CB036800

# Hipertensão
# Clínica de Kaplan

# Norman M. Kaplan, MD
Clinical Professor of Medicine
Department of Internal Medicine
University of Texas Southwestern Medical School
Dallas, Texas

# Ronald G. Victor, MD
Associate Director, Clinical Research
Director, Hypertension Center
The Heart Institute
Cedars-Sinai Medical Center
Los Angeles, California

**Com um capítulo escrito por Joseph T. Flynn, MD, MS**
Professor of Pediatrics
Division of Nephrology
Seattle Children's Hospital
Seattle, Washington

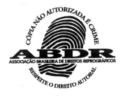

K17h  Kaplan, Norman M.
   Hipertensão clínica de Kaplan / Norman M. Kaplan, Ronald G. Victor ; tradução: Jussara Burnier, Paulo Henrique Machado ; revisão técnica: Elvino Barros. – 10. ed. – Porto Alegre : Artmed, 2012.
   600 p. : il. ; 25 cm.

   Com um capítulo escrito por Joseph T. Flynn.
   ISBN 978-85-363-2642-9

   1. Hipertensão. I. Victor, Ronald G. II. Título.

   CDU 616.12-008.331.1

Catalogação na publicação: Ana Paula M. Magnus – CRB 10/2052

10ª edição

# Hipertensão Clínica de Kaplan

Norman M. Kaplan
Ronald G. Victor

**Tradução:**
Jussara Burnier
Paulo Henrique Machado

**Consultoria, supervisão e revisão técnica desta edição:**
Elvino Barros
Médico. Professor Associado do Departamento de Medicina Interna da Faculdade de Medicina da Universidade Federal do Rio Grande do Sul (UFRGS). Médico do Serviço de Nefrologia do Hospital de Clínicas de Porto Alegre (HCPA). Doutor em Nefrologia pela Universidade Federal de São Paulo/Escola Paulista de Medicina (UNIFESP/EPM).

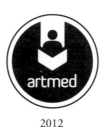

2012

Obra originalmente publicada sob o título *Kaplan's Clinical Hypertension*, 10th Edition.

ISBN 978-1-60547-503-5

© 2010 by Lippincott Williams & Wilkins, a Wolters Kluwer business.
530 Walnut Street Philadelphia, PA 19106 US LWW.com

Published by arrangement with Lippincott Williams & Wilkins/Wolters Kluwer Health Inc. USA
Lippincott Williams & Wilkins/Wolters Kluwer Health did not participate in the translation of this title.

Os autores e editores desta obra empenharam seus esforços para unir informação completa e de acordo com os padrões aceitos à época da publicação. Entretanto, sempre verifique a bula que acompanha cada medicamento para se certificar de que o conteúdo desta publicação está correto e de que não houve mudanças na dose recomendada ou nas contraindicações, assim como, se necessário, consulte um médico ou especialista. As doses e a forma de aplicação dos medicamentos são de inteira responsabilidade do usuário.

Capa
*VS Digital – arte sobre capa original*

Preparação de originais
*Débora Benke de Bittencourt*

Leitura final
*Matheus Silveira Hugo*

Gerente editorial – Biociências
*Letícia Bispo de Lima*

Editora responsável por esta obra
*Amanda Munari*

Projeto e editoração
*Armazém Digital® Editoração Eletrônica – Roberto Carlos Moreira Vieira*

Para aqueles que como Goldblatt e Grollman, Braun-Menéndez e Page, Lever e Pickering, Mancia, Brenner e Laragh, Julius, Hansson e Freiss, e muitos outros, cujo trabalho possibilitou reunir em um único livro o que acreditamos ser útil para a hipertensão clínica.

Reservados todos os direitos de publicação, em língua portuguesa, à
ARTMED® EDITORA S.A.
Av. Jerônimo de Ornelas, 670 – Santana
90040-340 – Porto Alegre – RS
Fone: (51) 3027-7000  Fax: (51) 3027-7070

É proibida a duplicação ou reprodução deste volume, no todo ou em parte, sob quaisquer formas ou por quaisquer meios (eletrônico, mecânico, gravação, fotocópia, distribuição na Web e outros), sem permissão expressa da Editora.

SÃO PAULO
Av. Embaixador Macedo Soares, 10.735 – Pavilhão 5
Cond. Espace Center – Vila Anastácio
05095-035 São Paulo SP
Fone: (11) 3665-1100 Fax: (11) 3667-1333

SAC  0800 703-3444 – www.grupoa.com.br

IMPRESSO NO BRASIL
PRINTED IN BRAZIL

# Prefácio

A hipertensão vem aumentando, sendo diagnosticada com maior frequência tanto nas sociedades desenvolvidas como nas subdesenvolvidas, na medida em que as populações se tornam mais obesas e envelhecem. A literatura sobre o tema, assim como o aumento na prevalência da doença, trilha o mesmo caminho. A capacidade exigida de um único autor para absorver e organizar essa quantidade incrível de informações em um livro relativamente pequeno, atual e inclusivo tornou-se uma missão quase impossível. Felizmente, Dr. Ronald Victor decidiu participar como coautor. Depois de 10 anos de um contato estreito na University of Texas Southwestern Medical School, permito-me considerá-lo um pesquisador, mestre e clínico brilhante e liberal. Apesar de sua mudança para a nebulosa Los Angeles, ele adiciona uma perspectiva imensamente pura na produção deste livro.

Da mesma forma que na edição anterior, continuo me surpreendendo com a imensa quantidade de textos sobre hipertensão publicada nos últimos quatro anos. Nesta edição, foi incluída uma quantidade significativa de novas informações importantes, apresentadas de forma a permitir a compreensão de seu significado e a colocação imediata em prática. Quase todas as páginas foram revisadas com base nos mesmos objetivos:

- Concentrar a atenção nos problemas comuns; quase metade da atenção é dedicada à hipertensão primária.
- Cobrir toda forma de hipertensão, pelo menos *en passant*, fornecendo referências para todos aqueles que desejarem obter informações adicionais. Dar atenção especial a alguns tópicos que se tornaram mais relevantes.
- Incluir os dados mais recentes, mesmo se estiverem disponíveis somente sob a forma de sinopses.
- Prover fisiopatologia suficiente que permita expressar julgamentos clínicos seguros.
- Ser objetivo e identificar tendências com clareza, embora minhas visões possam diferir das visões de outros profissionais.

Tentei dar atenção razoável aos profissionais dos quais discordo.

Dr. Joseph T. Flynn, professor de Pediatria da Divisão de Nefrologia do Seattle Children's Hospital, Seattle, Washington, contribuiu com um capítulo sobre hipertensão em crianças e em adolescentes. Tive a felicidade de participar de ambientes acadêmicos em que nascem esses esforços e gostaria de expressar meus agradecimentos a todos que assumiram a responsabilidade de construir esse tipo de ambiente e a todos os colegas que nos ajudaram ao longo dos anos.

Norman M. Kaplan
Ronald G. Victor

# Sumário

**1**
**Hipertensão na população em geral** ........................................................... 9

**2**
**Medição da pressão arterial** ........................................................... 33

**3**
**Hipertensão primária: patogênese** ........................................................... 61

**4**
**Hipertensão primária: história natural e avaliação** ........................................................... 144

**5**
**Tratamento da hipertensão: por que, quando, por quanto tempo** ........................................................... 186

**6**
**Tratamento da hipertensão: mudanças no estilo de vida** ........................................................... 220

**7**
**Tratamento da hipertensão: terapia medicamentosa** ........................................................... 251

**8**
**Crise hipertensiva** ........................................................... 356

**9**
**Hipertensão renal parenquimatosa** ........................................................... 372

**10**
**Hipertensão renovascular** ........................................................... 409

**11**
**Aldosteronismo primário** ........................................................... 433

## 12
**Feocromocitoma (com uma introdução sobre massas adrenais incidentais)** ...............457

## 13
**Hipertensão induzida por cortisol ou deoxicorticosterona** ...............................482

## 14
**Outras formas identificáveis de hipertensão**.................................................................498

## 15
**Hipertensão associada à gravidez e à pílula** ................................................................519

## 16
**Hipertensão na infância e na adolescência**...................................................................544

**Apêndice: Informações para os pacientes** ......................................................................573
**Índice** ...................................................................................................................... 576

# Hipertensão na população em geral

A hipertensão causa tanto desespero quanto esperança: desespero porque, sob o ponto de vista quantitativo, é o maior fator de risco de doenças cardiovasculares (DCVs), sua prevalência cresce e o controle é insatisfatório virtualmente em todo lugar; e esperança pela possibilidade de prevenção (embora essa ocorrência seja rara) e porque o tratamento pode controlar a doença de maneira eficaz, resultando em queda acentuada na incidência de acidente vascular cerebral e de ataque cardíaco.

Cabe ressaltar que, embora a maior parte deste livro aborde a hipertensão nos Estados Unidos e em outros países desenvolvidos, as DCVs são a principal causa de morte em todo o mundo, não apenas nos países economicamente desenvolvidos nos quais a incidência é maior, mas também nos países em desenvolvimento. Como Lawes e colaboradores (2008) observaram: "Em geral, cerca de 80% dos problemas (de hipertensão) atribuíveis ocorrem em economias de baixa e média renda".

Por outro lado, em geral, a hipertensão é a grande responsável pelos fatores de risco de DCVs. O cálculo do impacto total dos fatores de risco conhecidos que incidem sobre a carga geral da doença indica que 54% dos acidentes vasculares cerebrais (AVCs) e 47% das doenças cardíacas isquêmicas (DCIs) são atribuíveis à hipertensão (Lawes et al., 2008). Em 52 países a hipertensão é superada apenas pelo tabagismo (Danaei et al., 2009) dentre todos os fatores de risco potencialmente modificáveis de infarto do miocárdio.

O segundo maior contribuinte para nosso desespero atual é a prevalência crescente da hipertensão observada na avaliação em curso de uma amostra representativa da população norte-americana (Cutler et al., 2008; Lloyd-Jones et al., 2009). De acordo com a análise desses investigadores, a prevalência da hipertensão nos Estados Unidos aumentou de 24,4% em 1990 para 28,9% em 2004. Predominantemente, o aumento dessa prevalência é o resultado de uma população envelhecida e mais obesa.

O impacto mais impressionante causado pelo envelhecimento foi observado entre os participantes do *Framingham Heart Study*. Entre aqueles que permaneceram normotensos na idade de 55 ou 65 anos (formando duas coortes), o acompanhamento de 20 anos revelou desenvolvimento de hipertensão em quase 90% naqueles que atualmente estão com 75 ou 85 anos (Vasan et al., 2002).

O impacto do envelhecimento, acompanhado por aumentos na prevalência da hipertensão em casos de mortalidade por AVC e DCI, foi claramente retratado em uma metanálise de dados de quase um milhão de adultos, obtidos em 61 estudos prospectivos realizados pela *Prospective Studies Collaboration* (Lewington et al., 2002). A Figura 1.1 mostra que o risco absoluto de DCI na mortalidade aumentou em pelo menos duas vezes em cada década de vida, com linhas semelhantes de progressão para as pressões arteriais, sistólica e diastólica, em cada período de 10 anos.

Ao mesmo tempo, nos Estados Unidos, as populações estão envelhecendo e a obesidade se tornou epidêmica (Hedley et al., 2004) e está aumentando rapidamente em todos os lugares em processo de urbanização (Yusuf et al., 2001). De maneira geral, a pressão arterial aumenta com o ganho de peso e, provavelmente nos Estados Unidos, o aumento na prevalência do ex-

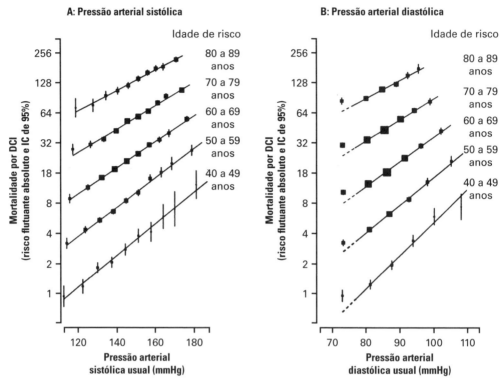

**FIGURA 1.1** Taxa de mortalidade por doença cardíaca isquêmica (DCI) em cada década de vida calculada para pressões arteriais sistólica (**à esquerda**) e diastólica (**à direita**) usuais no início de cada década. Os dados foram obtidos levando-se em conta quase um milhão de adultos em 61 estudos prospectivos. (Dados modificados de Lewington S, Clarke R, Qizilbash N, et al.: *Age-specific relevance of usual blood pressure to vascular mortality: A meta-analysis of individual data for one million adults in 61 prospective studies.* Lancet 2002;360:1903-1913.)

cesso de peso seja responsável pela elevação significativa no nível da pressão arterial em crianças e adolescentes nos últimos 12 anos (Ostchega et al., 2009).

O terceiro maior contribuinte para nosso desespero atual é o controle inadequado da hipertensão praticamente em todos os lugares. De acordo com pesquisas semelhantes realizadas na década de 1990, com limites definidos em 140/90 mmHg, o controle foi atingido em 29% de hipertensos nos Estados Unidos, 17% no Canadá, mas em menos de 10% em cinco países europeus (Inglaterra, Alemanha, Itália, Espanha e Suécia) (Wolf-Maier et al., 2004). Nos Estados Unidos, foi possível obter alguma melhoria na taxa de controle, embora o percentual tenha atingido apenas 45% (Lloyd-Jones et al., 2009) (Tabela 1.1), ao passo que há registros de taxas de controle mais elevadas no Canadá (Mohan & Campbell, 2008), em Cuba (Ordunez-Garcia et al., 2006), na Dinamarca (Kronborg et al., 2009) e na Inglaterra (Falaschetti et al., 2009). Como era de se esperar, foram registradas taxas ainda mais baixas de controle em países menos desenvolvidos como a China (Dorjgochoo et al., 2009). Além disso, nos Estados Unidos, as taxas de controle entre os indivíduos mais atingidos (os idosos) são significativamente mais baixas. Apenas 29% das mulheres com idade entre 70 e 79 anos controlam a hipertensão (Lloyd-Jones et al., 2009). Além do mais, em comparação com a população branca, as taxas de controle entre hispânicos e afro-americanos permanecem relativamente mais baixas (McWilliams et al., 2009). O que causa maior preocupação é que, mesmo nas situações em que o tratamento atinja o nível ideal (abaixo de 120/80 mmHg), os pacientes hipertensos continuam a apresentar maior risco de acidente vascular cerebral do que os pacientes normotensos com níveis semelhantes de pressão arterial (Asayama et al., 2009).

A despeito de todos esses problemas ainda há esperança, iniciando com evidências impressionantes de queda na taxa de mortalidade por DCV, pelo menos nos Estados Unidos (Parikh et al., 2009) e na Inglaterra (Unal et al., 2004). Entretanto, nos Estados Unidos, pelo que temos observado, o controle da hipertensão desempenha um papel relativamente inexpressivo na queda do índice de mortalidade por doença coronariana (Ford et al., 2007).

Não obstante, ainda há esperanças com relação à hipertensão. A prevenção primária é considerada viável (Whelton et al., 2002), embora continue sendo um fato raro (Kotseva et al., 2009). Além do mais, hoje em dia, os números crescentes da obesidade colocam seriamente em dúvida a capacidade de implementar as mudanças necessárias referentes ao estilo de vida, à alimentação inadequada (*fast food*) e à menor atividade física. Entretanto, deu-se início aos estudos controlados de prevenção primária da hipertensão utilizando medicamentos anti-hipertensivos (Julius et al., 2006).

Por outro lado, atualmente há uma documentação ampla sobre a capacidade protetora contra acidente vascular cerebral e ataque cardíaco com terapia anti-hipertensiva em pacientes com hipertensão (*Blood Pressure Trialists, 2008*).

Não há mais nenhuma dúvida sobre os benefícios da redução da pressão arterial, porém ainda existe alguma incerteza sobre a forma mais econômica de atingir níveis pressóricos mais baixos. Enquanto isso, a descoberta do genoma humano alimentou a esperança de que a transferência ou a manipulação genética possa evitar a hipertensão. A partir de agora, é extremamente improvável que essa esperança se estenda além do grupo muito pequeno de pacientes nos quais foram descobertos defeitos monogenéticos.

De modo geral, aparentemente, o desespero ofuscou o brilho da esperança em relação à hipertensão. Entretanto, por natureza, os provedores de assistência médica devem ser otimistas, tendo em vista que há um valor inerente em considerar os desesperos causados pela hipertensão, não como aceitação da derrota mas como um grande desafio. De acordo com o quadro de Nolte e McKee (2008), a forma mais realista de medir a saúde das nações é analisar a mortalidade controlável pelos serviços de assistência médica. Com base nesse critério, os Estados Unidos se classificam em 19º lugar entre os 19 países desenvolvidos que participaram da análise. Esse fato, da mais alta seriedade, pode ser uma falha do sistema de assistência médica dos Estados Unidos, considerado amplamente perdulário e desorganizado. Preferimos encarar essa péssima classificação como um desafio: embora a assistência médica atual seja inadequada, incluindo, obviamente, o manejo da hipertensão, o potencial para melhorar nunca foi tão grande (Shih et al., 2008).

**Tabela 1.1**
**Tendências da conscientização, tratamento e controle de pressão alta em adultos norte-americanos (idade aproximada de 20 anos) entre 1976 e 2004**

| | Pesquisa realizada pelo National Health and Nutrition Examination Survey, nos Estados Unidos (%) | | | | |
|---|---|---|---|---|---|
| | 1976-1980 | 1988-1991 | 1991-1994 | 2000-2004 | 2005-2006 |
| Conscientização | 51 | 73 | 68 | 70 | 79 |
| Tratamento | 31 | 55 | 54 | 59 | 61 |
| Controle | 10 | 29 | 27 | 34 | 45 |

Percentual de adultos entre 18 e 74 anos com pressão arterial sistólica de 140 mmHg ou mais e pressão arterial diastólica de 90 mmHg ou mais que tomavam medicação anti-hipertensiva.
Adaptação de Lloyd-Jones E, Adams R, Carnethon M e colaboradores: *Heart disease and stroke statistics-2009 update: A report from the American Heart Association statistics committee and stroke statistics subcommittee. Circulation 2009;119:e21-e181.*

Este livro resume e analisa os trabalhos realizados por milhares de médicos e investigadores em todo o mundo que atingiram avanços em nossos conhecimentos sobre os mecanismos da hipertensão e que desenvolveram terapias de controle cada vez mais eficazes. Entretanto, a despeito de seus esforços permanentes, certamente a hipertensão não será totalmente conquistada porque é uma doença que, nas palavras de um editor do Lancet (Anônimo; 1993):

> ... nos aflige desde a Idade Média [que] deveria simplesmente representar genes "desfavoráveis" que se acumularam para se expressarem na segunda metade de nossas vidas. Essa condição nunca poderia ser corrigida por qualquer pressão evolucionária, tendo em vista que esse tipo de pressão age apenas na primeira metade de nossas vidas: depois que reproduzimos, não é muito relevante se evoluímos sem dentes, sem olhos, sem paladar, sem nada.

Neste capítulo consideramos apenas os problemas globais da hipertensão na população em geral. Definimos a doença, quantificamos a prevalência e as consequências, classificamos os tipos e descrevemos o *status* atual da detecção e do controle. No restante do livro, essas generalidades serão ampliadas para caminhos práticos de avaliação e de tratamento da hipertensão em suas várias apresentações.

## DEFINIÇÃO CONCEITUAL DE HIPERTENSÃO

Embora já tenham decorrido mais de 100 anos desde que Mahomed diferenciou claramente hipertensão da doença renal de Bright, as autoridades continuam debatendo o nível de pressão arterial que é considerado anormal (*Task Force, 2007*). Sir George Pickering desafiou a sabedoria do debate citado acima e menosprezou a busca de uma linha divisória arbitrária entre pressão arterial normal e elevada. Em 1972, ele reafirmou seu argumento: "*Não há nenhuma linha divisória. A relação entre pressão arterial e mortalidade é quantitativa, isto é, quanto mais elevada a pressão, pior será o prognóstico*". Sir George Pickering considerava a pressão arterial "como quantidade e a consequência numérica relacionada ao tamanho daquela quantidade" (Pickering, 1972).

Entretanto, como Pickering percebeu, os médicos se sentem mais seguros quando trabalham com critérios precisos, mesmo que sejam critérios basicamente arbitrários. Considerar uma pressão arterial de 138/88 mmHg normal e uma de 140/90 mmHg elevada obviamente é arbitrário, porém a prática médica exige a aplicação de alguns critérios para determinar a necessidade de exame médico completo e de tratamento. Esses critérios devem se fundamentar em alguma base racional que inclua riscos de incapacitação e de morte associados a vários níveis de pressão arterial bem como na capacidade de reduzir esses riscos baixando os níveis pressóricos. Como afirmou Rose (1980): "A definição operacional de hipertensão é o nível no qual os benefícios... da ação excedem os da inércia".

Mesmo essa definição deveria ser ampliada, porque a ação (i.e., estabelecer o diagnóstico de hipertensão em qualquer nível de pressão arterial) envolve riscos, custos e benefícios, sendo que a inércia pode produzir benefícios. A Tabela 1.2 apresenta um resumo dessas situações. Portanto, a definição conceitual de hipertensão deve ser o nível de pressão arterial no qual os benefícios (menos os riscos e os custos) da ação excedam os riscos e os custos (menos os benefícios) da inércia.

A maioria dos elementos dessa definição conceitual é bastante óbvia. Porém alguns deles como interferência no estilo de vida e riscos de efeitos colaterais dos medicamentos não são tão óbvios. Portanto, inicialmente, nos concentraremos na consequência maior da inércia, o aumento na incidência de DCV prematura, porque essa é a base principal, senão a única, para determinar o nível de pressão arterial considerado anormal que se denomina *hipertensão*.

### Riscos da inércia: aumento no risco de DCV

Os riscos de pressão arterial elevada foram determinados por pesquisas epidemiológicas de

### Tabela 1.2
**Fatores envolvidos na definição conceitual de hipertensão**

| Ação | Benefícios | Riscos e custos |
|---|---|---|
| Ação | Reduz o risco de DCV, debilidade e morte | Presume a presença de problemas psicológicos em "pacientes hipertensos" |
|  | Diminui os custos financeiros de eventos catastróficos | Interfere na qualidade de vida |
|  |  | Exige mudanças no estilo de vida |
|  |  | Adiciona riscos e efeitos colaterais resultantes de terapia |
|  |  | Adiciona os custos financeiros da assistência médica |
| Inércia | Preserva o papel "não relacionado ao paciente" | Aumenta o risco de DCV, debilidade e morte |
|  | Mantém o nível atual do estilo de vida e da qualidade de vida | Aumenta os custos financeiros de eventos catastróficos |
|  | Evita riscos e efeitos colaterais da terapia |  |
|  | Evita os custos financeiros da assistência médica |  |

larga escala. O estudo *Prospective Studies Collaboration* (Lewington et al., 2002) coletou dados de cada um dos 958.074 participantes em 61 estudos prospectivos observacionais de pressão arterial e mortalidade. Em um período médio de 12 anos ocorreram 11.960 mortes atribuídas a AVC, 32.283 atribuídas a DCI, 10.092 atribuídas a outras causas vasculares e 60.797 atribuídas a causas não vasculares. A mortalidade durante cada década de idade foi relacionada à pressão arterial normal estimada no início daquela década. A Figura 1.1 mostra a relação entre pressão arterial sistólica e diastólica normal e o risco absoluto de mortalidade por DCI. Na faixa etária entre 40 e 89 anos, cada aumento de 20 mmHg na pressão arterial sistólica ou de 10 mmHg na diastólica está associado a um incremento de duas vezes nas taxas de mortalidade por DCI e a um aumento de mais de duas vezes na mortalidade causada por acidente vascular cerebral. Essas diferenças proporcionais na mortalidade vascular são aproximadamente 50% maiores entre 80 e 89 anos do que entre 40 e 49 anos de vida. Entretanto, o aumento absoluto do risco anual é maior nos mais idosos. Esse fato é demonstrado nas linhas retas da Figura 1.1 e não há evidências de um limite em que a pressão arterial não esteja relacionada diretamente a riscos até o nível de 115/75 mmHg.

Os autores chegam à seguinte conclusão: "A análise em pauta não apenas confirma que há uma relação permanente com risco em toda a faixa de pressão arterial normal, mas demonstra que dentro dessa faixa a pressão arterial normal está mais relacionada à mortalidade vascular do que se imaginava anteriormente". A longo prazo, os autores concluem que os valores de 10 mmHg acima da pressão arterial sistólica normal ou de 5 mmHg acima da pressão arterial diastólica normal poderiam estar associados a um aumento de 40% no risco de morte por acidente vascular cerebral e de 30% no risco de morte por doença cardíaca isquêmica.

Esses dados atribuem a culpa a níveis de pressão arterial abaixo do nível usualmente considerado como indicador de hipertensão, isto é, 140/90 mmHg ou mais. Os dados dos participantes que foram observados atentamente no *Framingham Heart Study* confirmam os riscos de DCV em níveis de pressão arterial que haviam sido previamente definidos como *normais* (120 a 129/80 a 84 mmHg) ou *altos normais* (130 a 139/85 a 89 mmHg), em comparação com os níveis considerados *ideais* (< 120/80 mmHg) (Vasan et al., 2001) (Figura 1.2). Os dados levantados por Lewington e colaboradores (2002) e por Vasan e colaboradores (2001) formam a base da nova classificação de níveis de pressão arterial, que será descrita mais adiante neste mesmo capítulo.

Embora em 15 países asiáticos do Oceano Pacífico tenham sido observadas relações semelhantes entre níveis de pressão arterial e DCVs, a associação é ainda mais forte para AVC e um pouco menos para doença coronariana em relação ao que foi observado no mundo ocidental (Martiniuk et al., 2007). Algumas dessas diferenças no risco e nos níveis de pressão arterial podem ser explicadas por fatores como diferenças socioeconômicas e variabilidade no acesso aos serviços de assistência médica (Victor et al., 2008; Wilper et al., 2008).

Além da contribuição essencial da pressão arterial propriamente dita para o risco cardiovascular, várias outras associações podem influenciar essa relação.

### Gênero e risco

Embora alguns estudos realizados com mulheres tenham demonstrado que elas têm maior tolerância à hipertensão do que os homens e apresentam taxas de mortalidade coronariana mais baixas em qualquer nível de hipertensão (Barrett-Connor, 1997), o *Prospective Studies Collaboration* descobriu que as associações específicas de idade entre mortalidade por DCI e pressão arterial são ligeiramente maiores em mulheres em relação aos homens, e concluiu que "o gênero tem pouca relevância para a mortalidade vascular como um todo" (Lewington et al., 2002). Nos Estados Unidos, as mulheres têm prevalência mais elevada de hipertensão

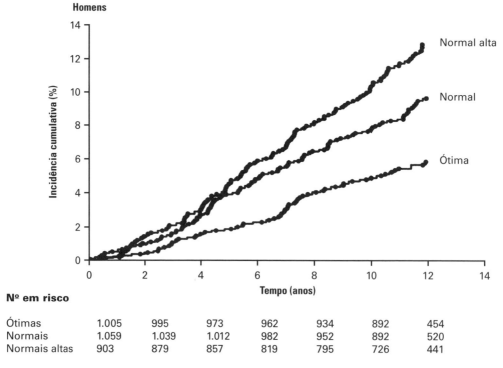

**FIGURA 1.2** Incidência cumulativa de eventos cardiovasculares em homens arrolados no *Framingham Heart Study* com pressões arteriais iniciais classificadas como ótimas (abaixo de 120/80 mmHg), normais (120 a 129/80 a 84 mmHg), ou normais altas (130 a 139/85 a 89 mmHg) em um período de acompanhamento de 12 anos. (Figura modificada do estudo de Vasan RS, Larson MG, Leip EP et al.: *Impact of high-normal blood pressure on the risk of cardiovascular disease. N Engl J Med* 2001;345:1291-1297.)

descontrolada do que os homens (Ezzati et al., 2008).

## Raça e risco

Como indica a Figura 1.3, os negros norte-americanos tendem a apresentar taxas mais elevadas de hipertensão do que a população branca (Lloyd-Jones et al., 2009), sendo que as taxas de mortalidade causadas por hipertensão são mais elevadas entre a população negra (Hertz et al., 2005). O *Multiple Risk Factor Intervention Trial*, envolvendo mais de 23.000 homens negros e 325.000 homens brancos, os quais foram acompanhados durante 10 anos, confirmou uma diferença racial interessante: a taxa de mortalidade por doença cardíaca coronariana (DCC) foi mais baixa em homens negros do que em homens brancos com pressão diastólica acima de 90 mmHg (risco relativo de 0,84), porém a taxa de mortalidade por doença cerebrovascular foi mais elevada (risco relativo de 2,0) (Neaton et al., 1989).

O risco mais elevado de hipertensão entre a população negra sugere que é necessário dar maior atenção a esse grupo racial, mesmo em níveis hipertensivos mais baixos, embora não haja razões para usar critérios diagnósticos diferentes em negros, em comparação com os critérios aplicáveis à população branca. O Capítulo 4 apresenta características especiais da hipertensão em negros com maior riqueza de detalhes.

O risco relativo de hipertensão também é diferente entre outros grupos raciais. Particularmente, as taxas de hipertensão em hispano-americanos de origem mexicana são mais baixas do que na população branca (Cutler et al., 2008). Levando-se em consideração a prevalência mais elevada de diabetes e de obesidade, os hispano-americanos apresentam taxas mais baixas de controle de hipertensão do que as populações branca e negra (Lloyd-Jones et al., 2009).

## Idade e risco

O número de pessoas com idade superior a 65 anos aumenta muito rapidamente e, em menos de 30 anos, um em cada cinco cidadãos norte-americanos terá idade em torno de 65 anos. A pressão arterial sistólica eleva-se progressiva-

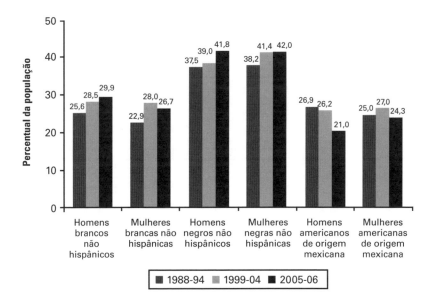

**FIGURA 1.3** Tendências da prevalência de hipertensão ajustadas pela idade em adultos com mais de 20 anos de idade por raça/etnia, gênero e pesquisas (NHANES: 1988 a 1994, 1999 a 2004 e 2005 a 2006). (Reproduzida com permissão de Lloyd-Jones D, Adams R, Carnethon M, et al.: *Heart Disease and stroke statistics-2009 update: A report from the American Heart Association statistics committee and stroke statistics subcomittee. Circulation 2009;119:e21-e181.*)

mente com o avanço da idade (Lloyd-Jones et al., 2009) (Figura 1.4), sendo que pessoas idosas com hipertensão correm risco maior de desenvolver doença cardiovascular (Wong et al., 2007).

## Pressão de pulso

Como mostra a Figura 1.5, os níveis sistólicos se elevam progressivamente com o avanço da idade, ao passo que, tipicamente, os níveis diastólicos começam a cair depois dos 50 anos (Burt et al., 1995). Essas duas alterações refletem um aumento na rigidez aórtica e na velocidade da onda de pulso com retorno mais rápido das ondas de pressão refletida, tema que será discutido com mais detalhes no Capítulo 3. Portanto, não é nenhuma surpresa o fato de que a ampliação progressiva da pressão de pulso seja um prognosticador de risco cardiovascular, considerando que tanto a ampliação da pressão de pulso como a maioria dos riscos resulta de alguma patologia, ou seja, aterosclerose e arteriosclerose (Thomas et al., 2008).

## Hipertensão sistólica isolada

Por meio da análise dos dados apresentados na Figura 1.5, conclui-se que a maior parte da hipertensão depois dos 50 anos de idade é uma hipertensão sistólica isolada (HSI), com pressão arterial diastólica inferior a 90 mmHg. Em uma análise realizada com base nos dados da *National Health and Nutrition Examination Survey* (NHANES) *III*, Franklin e colaboradores (2001a) descobriram que a HSI foi o diagnóstico em 65% de todos os casos de hipertensão descontrolada observados em toda a população e em 80% de pacientes com idade acima de 50 anos. É importante observar que, ao contrário de alguns relatos que definem HSI como uma pressão arterial sistólica de 160 mmHg ou mais elevada, Franklin e colaboradores (2001a) utilizaram, de forma apropriada, o nível de 140 mmHg ou mais.

A HSI está associada ao aumento da morbidade e da mortalidade por doença coronariana e por acidente vascular cerebral em pacientes com mais de 94 anos (Lloyd-Jones et al., 2005).

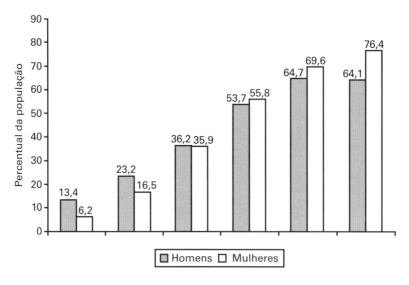

**FIGURA 1.4** Prevalência de hipertensão em adultos com mais de 20 anos de acordo com a idade e o gênero (NHANES: 2005 a 2006). Adaptação de NCHS e NHLBI. A hipertensão é definida como pressão arterial sistólica ≥ 140 mmHg ou pressão arterial diastólica ≥ 90 mmHg no caso de indivíduos que tomam medicação anti-hipertensiva ou que forem alertados pelo menos duas vezes por um médico ou qualquer outro profissional de que são hipertensos. (Reproduzida, com permissão, de Lloyd-Jones D, Adams R, Carnethon M, et al.: *Heart Disease and stroke statistics-2009 update: A report from the American Heart Association statistics committee and stroke statistics subcommittee. Circulation 2009;119:e21-e181*).

Entretanto, de maneira geral, os níveis sistólicos caem na medida em que os pacientes mais velhos desenvolvem doença cardiovascular e a função da bomba cardíaca se deteriora, o que torna óbvia uma curva de mortalidade cardiovascular em forma de U: a mortalidade aumenta tanto em indivíduos com pressão arterial sistólica inferior a 120 mmHg como em indivíduos com pressão arterial sistólica acima de 140 mmHg. Da mesma forma, a mortalidade é mais elevada em indivíduos com 85 anos de idade ou mais se a pressão arterial sistólica for inferior a 140 mmHg ou a pressão diastólica for inferior a 70 mmHg, sendo que ambas as variáveis são indicadoras da precariedade da saúde geral (van Bemmel et al., 2006).

## Hipertensão diastólica isolada

Em pessoas com idade inferior a 45 anos a HSI é uma ocorrência rara, porém a hipertensão diastólica isolada (HDI), isto é, pressão arterial sistólica abaixo de 140 mmHg e diastólica de 90 mmHg ou mais, pode ser observada em 20% de casos ou mais (Franklin et al., 2001a) (Figura 1.6). Entre 346 pacientes com HDI que foram acompanhados em um período de até 32 anos, não foi constatado nenhum aumento na mortalidade cardiovascular, ao passo que a mortalidade aumentou 2,7 vezes em indivíduos com uma combinação de elevações sistólicas e diastólicas (Strandberg et al., 2002).

## Risco relativo versus risco absoluto

De maneira geral, os riscos de pressão arterial elevada se apresentam como riscos relativos encontrados em níveis mais baixos de pressão. Sob essa ótica, a visão dos riscos tende a ser exagerada, como descreve o Capítulo 5, onde serão discutidos os benefícios terapêuticos e a decisão de tratar o paciente. No momento, um exemplo simples é suficiente. Como mostra a Figura 1.7, quando associações entre vários níveis de pressão arterial com risco de acidente vascular cerebral (AVC) foram examinadas em um total de 450.000 pacientes acompanhados por um período de 5 a 30 anos, houve um aumento claro no risco de AVC com níveis crescentes de pressão arterial diastólica (*Prospective Studies*

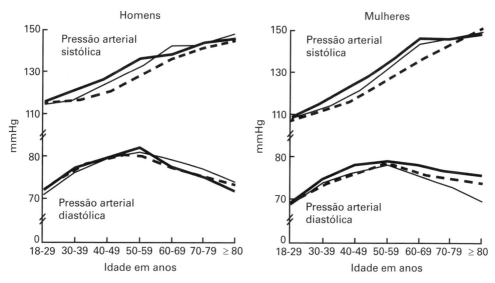

**FIGURA 1.5** Pressões arteriais sistólicas e diastólicas médias por idade e raça ou etnia para homens e mulheres na população norte-americana com 18 anos de idade ou mais. Linha espessa: negros não hispânicos; linha tracejada: brancos não hispânicos; linha fina: americanos de origem mexicana. Dados da pesquisa NHANES III. (Modificada de Burt VL, Whelton P, Roccella EJ, et al.: *Prevalence of hypertension in the U.S. adult population. Results from the Third National Health and Nutrition Examination Survey, 1988-1991.* Hypertension 1995;25:305-313.)

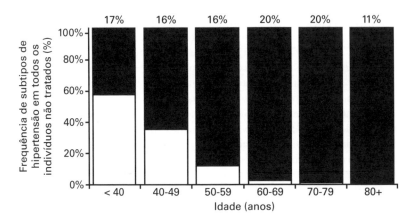

**FIGURA 1.6** Distribuição da frequência de indivíduos hipertensos não tratados conforme a idade e o subtipo da hipertensão. Os números no topo das barras representam a distribuição percentual total de todos os subtipos de hipertensão não tratada em cada grupo etário. Barra preta = HSI, Hipertensão sistólica isolada (Pressão arterial sistólica ≥ 140mmHg e Pressão Arterial diastólica < 90mmHg); Barra cinza = HSD, Hipertensão sistólica e diastólica associadas (Pressão sistólica ≥ 140mmHg e Pressão diastólica ≥ 90mmHg); Barra aberta = HDI, Hipertensão Diastólica Isolada (Pressão sistólica < 140mmHg e Pressão diastólica ≥ 90mmHg). (Reproduzida, com permissão, de Franklin SS, Jacobs MJ, Wong ND et al.: *Predominance of isolated systolic hypertension among middle-aged and elderly U.S. hypertensives. Hypertension* 2001a;37:869-874.)

*Collaboration*, 1995). Em termos relativos, o aumento no risco foi muito maior no grupo mais jovem (< 40 anos), variando de 0,2 a 1,9, que corresponde a um aumento de 10 vezes no risco relativo, em comparação com um aumento de menos de duas vezes no grupo mais velho (10,0 a 18,4). Entretanto, é óbvio que o *risco absoluto* é muito maior em idosos, com 8,4% (18,4 a 10,0) de indivíduos sujeitos a AVC com pressão arterial diastólica mais elevada, enquanto apenas 1,7% (1,9 a 0,2) do grupo mais jovem foi afetado. Embora a importância desse risco aumentado em jovens com pressão arterial mais elevada não deva ser ignorada, aparentemente o uso de alterações menores no risco absoluto é mais adequado na aplicação da estatística epidemiológica em pacientes individuais.

A distinção entre riscos individuais e populacionais é muito importante. Para a população em geral o risco aumenta claramente a cada incremento na pressão arterial, sendo que níveis de pressão acompanhados de riscos significativamente aumentados devem ser considerados *elevados*. Como observaram Stamler e colaboradores (1993): "Entre pessoas com 35 anos de idade ou mais, a maioria tem pressão arterial acima do nível ideal (<120/<80 mmHg) e, portanto, corre mais risco de sofrer de doença cardiovascular, isto é, o problema da pressão arterial envolve grande parte da população, não apenas a minoria substancial com hipertensão clínica". Entretanto, no caso de pacientes individuais, o risco absoluto de pressão arterial levemente elevada é muito pequeno. Portanto, deve-se utilizar mais do que simplesmente o nível de pressão arterial para determinar o risco e, ainda mais importante, para determinar a necessidade de instituir terapia (Jackson, 2009). O Capítulo 5 aborda esse assunto com detalhes.

## Benefícios da ação: risco diminuído de doença cardiovascular (DCV)

Apresentaremos, agora, o principal benefício presente na Tabela 1.2 que está envolvido na definição conceitual de hipertensão, nível no qual é possível demonstrar o benefício de redução na DCV baixando a pressão arterial. A inclusão desse fator é atribuída ao pressuposto de que não há nenhum benefício – e, como veremos, é potencialmente danoso – em rotular uma pessoa de hipertensa se nada for feito para baixar a pressão arterial.

## Tratamento natural versus tratamento medicamentoso da pressão arterial

Antes de iniciar o tema, cumpre fazer um alerta. Como mencionamos anteriormente, observa-se que há uma quantidade menor de pessoas com DCV e pressão arterial baixa que não estão recebendo terapia anti-hipertensiva. Entretanto, esse fato não pode ser usado como evidência para dar suporte aos benefícios terapêuticos porque, naturalmente, pressões arteriais baixas oferecem um grau de proteção que não é fornecido por pressões baixas resultantes de terapia anti-hipertensiva (Asayama et al., 2009).

As evidências disponíveis dão suporte àquela visão: As taxas de morbidade e de mortalidade, particularmente aquelas relacionadas a doenças coronarianas, continuam sendo mais elevadas em pacientes com risco relativamente baixo e que estejam fazendo tratamento à base de medicamentos anti-hipertensivos, do que em pessoas não tratadas com níveis semelhantes de pressão arterial. Esse fato foi demonstrado para doença coronariana em estudos de acompanhamento realizados em várias populações (Andersson et al., 1998; Clausen & Jensen, 1992; Thürmer et al., 1994) e em japoneses para acidentes vasculares cerebrais (Asayama et al., 2009). Esse assunto também será abordado com mais detalhes no Capítulo 5.

Uma análise de mortalidade por causas múltiplas e de mortalidade cardiovascular observada em sete estudos randomizados de pacientes na meia-idade, com pressão arterial diastólica variando de 90 a 114 mmHg, revelou uma redução da mortalidade na metade que foi tratada nos estudos em que a população estava num nível de risco relativamente elevado, de acordo com a definição de taxa de mortalidade por causas múltiplas acima de 6 por 1.000 pessoas por ano na população não tratada (Hoes et al., 1995). Entretanto, nos estudos envolvendo pacientes que iniciaram com um grau menor de risco, aqueles que foram tratados apresentaram taxas de mortalidade mais *elevadas* do que aquelas observadas nos grupos de pacientes não tratados.

Esses dados preocupantes não devem ser considerados evidências contra o uso de terapia à base de medicamentos anti-hipertensivos. De qualquer maneira, não negam que existe a possibilidade de proteção contra complicações cardiovasculares por meio de redução bem sucedida da pressão arterial com medicamentos em pacientes em situação de risco. Eles simplesmente indicam que a proteção não é universal ou uniforme por uma ou mais razões, incluindo as seguintes:

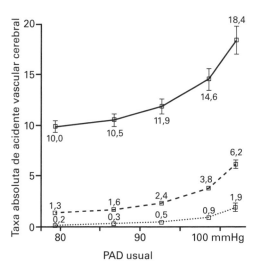

**FIGURA 1.7** Riscos absolutos de acidente vascular cerebral (AVC) de acordo com a idade e a pressão arterial diastólica usual, em 45 estudos prospectivos observacionais envolvendo 450.000 indivíduos com acompanhamento por um período de 5 a 30 anos, durante o qual 13.397 pacientes tiveram AVC. Linha pontilhada: menos de 45 anos de idade; linha tracejada: 45 a 65 anos de idade; linha contínua: ≥ 65 anos de idade. (Modificada de *Prospective Studies Collaboration. Cholesterol, diastolic blood pressure, and stroke; 13.000 strokes in 450.000 people in 45 prospective cohorts. Lancet 1995;346:1647-1653.*)

1. é possível conseguir apenas uma redução parcial da pressão arterial;
2. podem estar presentes danos hipertensivos irreversíveis;
3. pode não ocorrer nenhuma melhora nos outros fatores de risco que acompanham a hipertensão; e
4. há consequências danosas relacionadas ao uso de alguns medicamentos, em particular as altas doses de diuréticos utilizadas em es-

tudos anteriores realizados por Hoes e colaboradores (1995).

Qualquer que seja a explicação, esses dados documentam a existência de uma diferença entre os níveis naturais e os níveis induzidos de pressão arterial.

Contrariando esses dados, evidências experimentais epidemiológicas e clínicas indicam que a redução da pressão arterial é benéfica, particularmente em pacientes de alto risco (*Blood Pressure Trialists,* 2008).

## Fundamentos lógicos para reduzir pressão arterial elevada

A Tabela 1.3 apresenta os fundamentos lógicos para baixar níveis elevados de pressão arterial. Medições da redução de incidência de DCV e morte (último item listado na tabela) permitiram determinar o nível de pressão arterial no qual a terapia anti-hipertensiva produz algum benefício. Esse nível pode ser utilizado como parte da definição operacional de hipertensão.

Durante os últimos 40 anos, estudos terapêuticos controlados incluíram pacientes com níveis de pressão arterial diastólica de até 90 mmHg. O Capítulo 5 apresenta análises detalhadas desses estudos. No momento, é suficiente afirmar que não há nenhuma dúvida de que a proteção contra DCV tenha sido documentada para redução de níveis de pressão arterial diastólica que iniciam com 95 mmHg ou mais. Entretanto, há dúvida se a proteção foi constatada em pacientes cuja pressão arterial diastólica tenha iniciado com 90 mmHg ou mais e que estivessem em situação de risco baixo. Da mesma forma, a proteção para idosos com HSI foi documentada com base em uma pressão arterial sistólica igual ou superior a 160 mmHg, porém não há dados para a população de idosos entre 140 e 160 mmHg. Portanto, não há consenso entre os comitês de especialistas sobre o nível mínimo de pressão arterial a partir do qual deve-se iniciar o tratamento medicamentoso.

Em particular, as orientações britânicas (Williams et al., 2004) são mais conservadoras do que as norte-americanas (Chobanian et al., 2003). Enquanto as orientações norte-americanas recomendam o tratamento à base de medicamentos para todos os pacientes com pressão arterial sustentada acima de 140/90 mmHg, os britânicos usam 160/100 mmHg como nível obrigatório para tratamento medicamentoso, sendo que a decisão deve ser individualizada para aqueles com níveis de 140 a 159/90 a 99 mmHg.

Essas divergências ressaltaram a necessidade de considerar mais do que o nível de pressão arterial ao tomar esse tipo de decisão. O Capítulo 5 mostra que a consideração de outros fatores de risco, de danos em órgãos-alvo e da presença de doença cardiovascular permite tomar decisões mais racionais sobre quais pacientes deverão receber tratamento.

## Prevenção da progressão da hipertensão

Outro benefício da ação é a prevenção da progressão da hipertensão que deve ser encarada como uma alternativa para reduzir o risco de doença cardiovascular. As evidências desse benefício são fortes e baseiam-se em dados de vários estudos clínicos randomizados controlados por placebo. Nesses estudos, o número de pacientes cuja hipertensão progrediu de um grau

**Tabela 1.3**
**Fundamentos lógicos para reduzir a pressão arterial elevada**

1. Morbidade e mortalidade como resultado de DCVs estão diretamente relacionadas ao nível de pressão arterial.
2. A elevação da pressão arterial é maior naqueles indivíduos cujas pressões já são altas.
3. Nos seres humanos ocorrem menos danos vasculares nos casos em que a pressão arterial for mais baixa: abaixo de uma coarctação, além de uma estenose renovascular e na circulação pulmonar.
4. Em experimentos com animais, a redução na pressão arterial demonstrou que é possível proteger o sistema vascular.
5. A terapia anti-hipertensiva reduz a incidência de DCV e morte.

inicial menos grave para hipertensão mais séria, definida como pressão arterial acima de 200/110 mmHg, aumentou de apenas 95 entre 13.389 pacientes em tratamento ativo para 1.493 entre 13.342 pacientes do grupo de placebo (Moser & Hebert, 1996).

## Riscos e custos da ação

A decisão de rotular uma pessoa de hipertensa e iniciar algum tratamento envolve o papel desempenhado pelo paciente, mudanças no estilo de vida, possíveis interferências na qualidade de vida, riscos de efeitos colaterais do tratamento e custos financeiros. Como será enfatizado no próximo capítulo, o diagnóstico deve levar em conta mais de uma leitura, considerando-se que sempre há o efeito inicial do avental branco que, em geral, desaparece depois de algumas semanas, em particular se as medições forem feitas fora do consultório.

### Papel do paciente e agravamento da qualidade de vida

A mera rotulação de uma pessoa como hipertensa pode provocar efeitos negativos assim como um nível de atividade do sistema nervoso simpático suficiente para alterar as medições hemodinâmicas (Rostrup et al., 1991). As pessoas conscientes de que são hipertensas ficam consideravelmente ansiosas em relação ao diagnóstico do "assassino silencioso" e, como consequência, apresentam vários sintomas (Kaplan, 1997). Os efeitos adversos desse tipo de rotulação foram identificados em uma análise de medições da qualidade de vida relacionada à saúde em pessoas hipertensas que participaram do NHANES de 2001 a 2004 (Hayes et al., 2008). Os pacientes que sabiam que eram hipertensos apresentaram avaliações significativamente piores da qualidade de vida do que aqueles que eram hipertensos com níveis semelhantes de pressão arterial, porém não tinham consciência de sua condição. As medições da qualidade de vida não diferem de acordo com o *status* do controle da hipertensão. Felizmente, de maneira geral, as pessoas hipertensas que recebem orientação adequada e seguem a terapia diária moderna não apresentam agravamentos e, em geral, podem melhorar a qualidade vida (Degl'Innocenti et al., 2004; Grimm et al., 1997).

### Riscos dos efeitos adversos bioquímicos da terapia

Os riscos bioquímicos são menos prováveis de serem percebidos pelo paciente do que as interferências na qualidade de vida, porém, podem ser mais danosos. Esses riscos serão discutidos em detalhes no Capítulo 7. No momento, apenas dois riscos serão mencionados: Hipocalemia, que se desenvolve em 5 a 20% de pacientes tratados com diuréticos, e elevações nos níveis de triglicérides e de glicemia, que podem acompanhar o uso de betabloqueadores.

### Visão geral dos riscos e benefícios

Certamente, há muitos assuntos envolvidos na determinação do nível de pressão arterial que apresente risco suficiente para estabelecer o diagnóstico de hipertensão que exija terapia, a despeito dos riscos potenciais das terapias adequadas. Uma análise de temas relacionados à intervenção de fatores de risco realizada por Brett (1984) define claramente o problema:

> Geralmente, com a intervenção dos fatores de risco espera-se obter ganhos a longo prazo na sobrevida ou na qualidade de vida. Infelizmente, existem algumas contrapartidas (como inconveniência, despesas ou efeitos colaterais) e algo imediato deve ser sacrificado. Essa tensão entre benefícios e responsabilidades não é solucionada necessariamente recorrendo-se a fatos médicos, sendo que é ressaltada pelo fato de que muitas pessoas em situação de risco são assintomáticas. Particularmente, ao propor uma terapia medicamentosa, o médico não pode fazer uma pessoa assintomática sentir-se melhor, mas deve fazê-la sentir-se pior, considerando que a maior parte dos medicamentos tem alguma incidência de efeitos adversos. Mas, como os efeitos colaterais poderiam ser quantificados em um balanço de benefícios medicamentosos? Se um medica-

mento anti-hipertensivo eficaz provocar impotência em um paciente, quantos meses ou anos de sobrevida potencialmente aumentada serão necessários para tornar o efeito colateral aceitável? Obviamente, não há nenhuma resposta dogmática; da mesma forma, declarações globais como "todos os pacientes com hipertensão branda assintomática devem ser tratados" são inadequadas, mesmo nos casos em que o tratamento apresentar evidências de redução nas taxas de morbidade ou de mortalidade.

Por outro lado, de acordo com as Figuras 1.1 e 1.2, esses riscos relacionados à pressão arterial estão diretamente associados ao nível pressórico, aumentando progressivamente a cada incremento de pressão. Portanto, foi levantada a seguinte dúvida: se, com os medicamentos anti-hipertensivos atualmente disponíveis, com pouco ou nenhum efeito colateral, a terapia deve ser feita mesmo em níveis de pressão arterial inferiores a 140/90 mmHg, para evitar a progressão da pressão e a ocorrência de danos nos órgãos-alvo que costumam ocorrer em níveis "normais altos" (Julius, 2000). O Dr. Julius e colaboradores realizaram um estudo controlado com placebo *versus* terapia medicamentosa ativa nesses pacientes para comprovar o princípio de que a terapia à base de medicamentos pode evitar, ou pelo menos postergar, a progressão (Julius et al., 2006).

Os epidemiologistas ingleses Wald e Law (2003) e Law e colaboradores (2009) propuseram uma abordagem ainda mais audaciosa para prevenir as consequências cardiovasculares da hipertensão. Eles recomendaram o uso de uma "polipílula" (Polypill) composta de baixas doses de uma estatina, um diurético, um inibidor da ECA, um β-bloqueador, ácido fólico (deletado subsequentemente) e aspirina para administração em todos os pacientes com idade a partir de 55 anos e em todos os portadores de doença cardiovascular, sejam quais forem os níveis de pré-tratamento de colesterol ou de pressão arterial. Wald e Law concluíram que essa maneira de usar a polipílula poderia reduzir a incidência dos eventos de doença cardíaca isquêmica em 88% e de acidente vascular cerebral em 80%, com um terço das pessoas se beneficiando e ganhando uma média de 11 anos de vida sem essas doenças. Eles estimaram a ocorrência de efeitos colaterais em 8 a 15% das pessoas, dependendo da formulação exata do medicamento. Em uma análise mais recente, Law verificou que o uso da polipílula resultaria numa redução de 46% na incidência de doença cardiovascular e de 62% na de acidente vascular cerebral (Law et al., 2009).

Em grande parte, a capacidade de diminuir a incidência de doença cardiovascular nas sociedades em desenvolvimento depende dos custos terapêuticos (Lim et al., 2007). Uma polipílula com componentes genéricos seria uma opção para atender essa necessidade. Há o registro de um estudo-piloto realizado com essa polipílula (*Indian Polycap Study,* 2009). Estima-se que as reduções de risco a partir da observação dos efeitos da polipílula sejam de 62% na doença cardiovascular e 48% em acidentes vasculares cerebrais. Esses efeitos foram observados somente depois de 12 semanas; maiores benefícios poderiam ter sido observados em terapias com tempo mais longo de duração. A terapia à base de Polycap foi descontinuada em 16% porque foram observados inúmeros efeitos colaterais em 3 a 9% dos pacientes.

Tanto investigadores como críticos (Cannon, 2009) exigem a realização de estudos adicionais em larga escala com desfechos finais mais rigorosos. Cannon (2009) prevê que será possível "ampliar significativamente o número de pacientes que poderão se beneficiar dos medicamentos aprovados em vários estudos para redução de doença cardiovascular e da mortalidade". A adoção de terapias de baixo custo tem de superar uma série de obstáculos como, por exemplo, os bilhões de dólares que as indústrias farmacêuticas que produzem medicamentos anti-hipertensivos protegidos por patentes têm de gastar para persuadir o público, a FDA e o congresso de que serão duradouras.

# DEFINIÇÕES OPERACIONAIS DE HIPERTENSÃO

## Critérios do *Seventh Joint National Committee*

O relatório do *Seventh Joint National Committee* (JNC-7), em reconhecimento aos dados apresentados nas Figuras 1.1 e 1.2, introduziu uma nova classificação – pré-hipertensão – aplicável aos indivíduos cujas pressões arteriais sistólicas variarem de 120 a 139 mmHg e/ou diastólicas de 80 a 89 mmHg, em oposição à classificação do JNC-6 que considerou esses níveis como "normais" e "normais altos" (Chobanian et al., 2003) (Tabela 1.4). Além disso, os antigos estágios 2 e 3 foram combinados em um único estágio de categoria 2, levando-se em consideração a semelhança do manejo de todos os pacientes com pressão arterial acima de 160/100 mmHg.

## Classificação da pressão arterial

### Pré-hipertensão

O relatório do JNC-7 (Chobanian et al., 2003) afirma:

> Pré-hipertensão não é uma categoria de doença. Pelo contrário, é uma designação escolhida para identificar indivíduos com alto risco de desenvolver hipertensão, de maneira que os pacientes e os médicos devem ser alertados sobre esse risco e incentivados a intervir e prevenir ou retardar o desenvolvimento da doença. Indivíduos pré-hipertensos não são candidatos a terapias medicamentosas com base no nível de pressão arterial e devem ser orientados, com firmeza e sem nenhuma dúvida, a praticar mudanças no estilo de vida para reduzir o risco de desenvolver hipertensão no futuro... Além disso, indivíduos com pré-hipertensão que também sejam diabéticos ou portadores de doença renal, devem ser considerados para terapia medicamentosa adequada se o estudo de mudanças no estilo de vida não conseguir diminuir o nível da pressão arterial para 130/80 mmHg ou menos... O objetivo para indivíduos com pré-hipertensão e nenhuma indicação obrigatória é baixar a pressão arterial para o nível normal com mudanças no estilo de vida e evitar a elevação progressiva de pressão usando as mudanças recomendadas.

As orientações da *European* (*Task Force*, 2007) *World Health Organization-International Society of Hypertension (WHO-ISH Writing Group, 2003)* (Williams et al., 2004) e do Comitê Latino Americano (Sanchez et al., 2009) continuam classificando pressões arteriais abaixo de 140/90 mmHg como normais e normais altas, da mesma forma como fez o JNC-6. Entretanto, a classificação do JNC-7 parece adequada ao reconhecer o risco significativamente aumentado para pacientes com pressões acima do nível ideal. Considerando que, para cada incremento de 20/10 mmHg na pressão arterial, o risco de incidência de DCV é duas vezes maior, um nível de 135/85 mmHg, com um duplo grau de risco, se caracteriza melhor como pré-hipertensão do que como pressão normal alta.

Isso não causa nenhuma surpresa; levando-se em consideração a curva da pressão ar-

### Tabela 1.4
**Alterações na classificação da pressão arterial**

| Categoria JNC-6 | Pressão arterial sistólica/diastólica | Categoria JNC-7 |
|---|---|---|
| Ótima | < 120/80 | Normal |
| Normal | 120-129/80-84 | Pré-hipertensão |
| Limítrofe | 130-139/85-89 | Pré-hipertensão |
| Hipertensão | ≥ 140/90 | Hipertensão |
| Estágio 1 | 140-159/90-99 | Estágio 1 |
| Estágio 2 | 160-179/100-109 | Estágio 2 |
| Estágio 3 | ≥ 180/110 | Estágio 2 |

O sexto relatório do *Joint National Committee on Prevention, Detection, Evaluation and Treatment of High Blood Pressure. Arch Intern Med* 1997;157:2413-246; O sétimo relatório do *Joint National Committee on Prevention, Detection, Evaluation and Treatment of High Blood Pressure. JAMA* 2003;289:2560-2571.

terial em forma de sino da população adulta norte-americana (Figura 1.8), o número de pessoas com pré-hipertensão é ainda maior do que o de pessoas com hipertensão, ou seja, 37 *versus* 29% da população adulta (Lloyd-Jones et al., 2009).

É importante lembrar que – a despeito do apelo inequívoco por mudanças no estilo de vida para promover a saúde sem administração de medicamentos anti-hipertensivos em indivíduos pré-hipertensos (a menos que tenham uma indicação obrigatória como diabetes ou insuficiência renal) – o rótulo de pré-hipertensão poderia provocar ansiedade e levar ao uso prematuro de medicamentos cuja ação protetora ainda não foi comprovada para esses níveis baixos de hipertensão. Os norte-americanos adoram tomar pílulas e os médicos frequentemente atendem seu desejo. Portanto, caberá ao tempo responder: os norte-americanos são muito rápidos ou o resto do mundo é muito lento?

### Hipertensão sistólica em idosos

Em vista dos riscos previamente observados de elevações sistólicas isoladas, o JNC-7 recomenda que, na presença de pressão arterial diastólica abaixo de 90 mmHg, níveis sistólicos de 140 mmHg ou mais são classificados como hipertensão sistólica isolada. Ainda não existe nenhuma documentação sobre os valores terapêuticos para reduzir níveis sistólicos entre 140 e 160 mmHg, embora os riscos dessas elevações na pressão arterial sistólica em idosos tenham sido identificados claramente (Franklin et al., 2001b).

### Hipertensão em crianças

No caso de crianças, o JNC-7 utiliza a definição do *Report of the Second Task Force on Blood Pressure Control in Children (National High Blood Pressure, 1996)* que identifica *hipertensão significativa* como pressão arterial persistentemente igual ou superior ao 95º do percentil para idade e estatura, e como *hipertensão grave* a pressão arterial persistentemente igual ou superior ao 99º do percentil para idade e estatura. A hipertensão em crianças é apresentada no Capítulo 16, que descreve as diretrizes mais recentes.

### Hipertensão lábil

O registro de leituras ambulatoriais tornou óbvia a acentuada variabilidade na pressão arterial de quase todos os pacientes (ver Capítulo 2). Em face da variabilidade usual da pressão arterial, o termo *lábil* não tem utilidade nem significado.

### Hipertensão limítrofe

O termo *limítrofe* pode ser utilizado para descrever a hipertensão na qual a pressão arterial eleva-se apenas ocasionalmente acima de 140/90 mmHg. É mais provável ocorrer pressão arterial elevada persistente nessas pessoas do que naquelas com leituras normais consistentes. Entretanto, não se tem certeza absoluta sobre a ocorrência dessa progressão. Em um estudo especial de um grupo de cadetes da força aérea em boa forma física e de baixo risco com pressões limítrofes, apenas 12% desenvolveram hipertensão sustentada nos 20 anos subsequentes (Madsen & Buch, 1971). Não obstante, pessoas com pressões limítrofes tendem a apresentar alterações hemodinâmicas indicativas de hipertensão precoce e graus

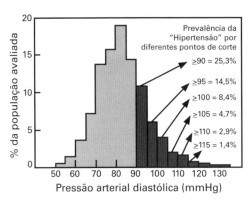

**FIGURA 1.8** Distribuição de frequência da pressão arterial diastólica de acordo com medições em triagens domésticas (n = 158.906; idades entre 39 e 69 anos). (Reproduzida, com permissão, de *Hypertension Detection and Follow-up Program Cooperative Group. The hypertension Detection and Follow-up Program. A progress report. Circ Res*1977:40(Suppl.1):I106-I109.)

mais elevados de outros fatores de risco cardiovascular, incluindo aumento no peso corporal, dislipidemia e níveis mais altos de insulina plasmática (Julius et al., 1990) e, portanto, devem ser acompanhadas mais rigorosamente e orientadas a mudar o estilo de vida.

## PREVALÊNCIA DA HIPERTENSÃO

Como já observamos anteriormente, a prevalência da hipertensão está aumentando em todo o mundo, em países desenvolvidos por causa do aumento da longevidade com seus problemas de hipertensão sistólica e nos países em desenvolvimento por causa do aumento da obesidade associado ao processo de urbanização.

### Prevalência na população norte-americana adulta

As melhores fontes de dados para a população norte-americana são as pesquisas da NHANES, que examinam uma grande amostra representativa da população adulta com idade de 18 anos ou mais.

A NHANES define presença de hipertensão como pressão arterial sistólica de 140 mmHg ou mais e diastólica de 90 mmHg ou mais, ou nos casos em que os pacientes estiverem fazendo terapia medicamentosa. Nos últimos dados da NHANES, foi utilizada uma média de três medições da pressão arterial feitas em clínicas. A análise dos dados de 1999 a 2004 mostra um aumento definitivo na prevalência da hipertensão nos Estados Unidos para um total de 28,9%. Como mostra a Figura 1.4, a prevalência aumenta em ambos os sexos com o avanço da idade, mais nas mulheres mais velhas do que nos homens mais velhos. De acordo com a Figura 1.3, a prevalência entre a população negra norte-americana é mais alta do que entre brancos e americanos de origem mexicana, em ambos os sexos e em todas as idades. Levando-se em conta a população total, os brancos norte-americanos mantém a mesma proporção da população hipertensa, ao passo que a população negra mantém uma proporção de 21,3% mais que a esperada e os americanos de origem mexicana 33,8% menos que a expectativa (Fields et al., 2004). Parte das taxas globais mais baixas em americanos de origem mexicana reflete um nível de idade média mais jovem. Após o ajuste da idade, os americanos de origem mexicana apresentam taxas de prevalência semelhantes às da população branca.

Os aumentos na prevalência nos últimos 10 anos são atribuídos a uma série de fatores, incluindo:

- Aumento do número de hipertensos que dedicam mais tempo em função da melhora no estilo de vida ou em função do uso de terapias medicamentosas mais eficazes.
- Aumento do número de idosos: 81% de todos os adultos hipertensos têm idade igual ou superior a 45 anos, embora esse grupo represente apenas 46% da população norte-americana (Fields et al., 2004).
- Aumento da obesidade: Hajjar e Kotchen (2003) calculam que mais da metade do aumento da prevalência pode ser atribuída ao aumento do índice de massa corporal (IMC).
- Taxas aumentadas de novos hipertensos não atribuíveis à idade mais avançada ou obesidade: taxas aumentadas de prevalência em todos os grupos excetuando-se os grupos com idades entre 18 e 29 anos.

### Populações fora dos Estados Unidos

Nas pesquisas nacionais realizadas na década de 1990, utilizando técnicas semelhantes de amostragem e de apresentação de relatórios, foram observadas prevalências significativamente mais elevadas de hipertensão em seis países europeus (Inglaterra, Finlândia, Alemanha, Itália, Espanha e Suécia) em comparação com os Estados Unidos e o Canadá (Wolff-Maier et al., 2003). A prevalência de hipertensão ajustada por idade e gênero foi de 28% nos Estados Unidos e Canadá e de 44% nos seis países europeus. A prevalência total de hipertensão mais elevada de 60% foi intimamente correlacionada com mortalidades por acidente vascular cerebral nos vários países, fato que ratificou a validade das descobertas.

Essas pesquisas revelaram também diferenças bastante acentuadas na prevalência de hipertensão entre populações semelhantes cuja explicação não é muito fácil. Por exemplo, em 24 cidades em toda a Inglaterra, Shaper e colaboradores (1988) relataram uma variação de três vezes entre 7.735 homens de meia-idade, com taxas mais elevadas no norte do país e na Escócia. Algumas variações poderiam ser explicadas por fatores óbvios como peso corporal, consumo de álcool e ingestão de sódio e potássio. Entretanto, a maior parte das variações permanece sem explicação (Bruce et al., 1993).

Em vários países foram observadas grandes diferenças igualmente importantes na mortalidade resultante de doença coronariana associada a níveis elevados de pressão arterial (van der Hoogen et al., 2000). As taxas de mortalidade por DCC, em qualquer nível de pressão arterial, foram três vezes mais elevadas nos Estados Unidos e no norte da Europa do que no Japão e no sul da Europa. Entretanto, o aumento relativo da mortalidade por DCC para um determinado incremento na pressão arterial foi igual em todos os países.

## INCIDÊNCIA DA HIPERTENSÃO

Sabe-se muito menos sobre a incidência de hipertensão de desenvolvimento recente do que sobre a prevalência. Existe atualmente um banco de dados do estudo de Framingham (Parikh et al., 2008) e outro do *National Health Epidemiologic Follow-up Study* (Cornoni-Huntley et al., 1989). Neste último estudo, 14.407 participantes no NHANES I (1971 a 1975) foram acompanhados por um período médio de 9,5 anos. A incidência de hipertensão na população branca (homens e mulheres) apresentou um aumento de cerca de 5% para cada intervalo de 10 anos de idade na linha de base, entre as idades de 25 a 64 anos. A incidência entre negros foi pelo menos duas vezes àquela observada na população branca.

Como mostra a Figura 1.9, a incidência de hipertensão na coorte de Framingham durante 4

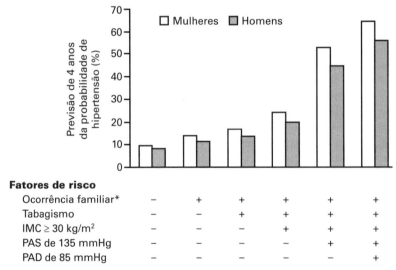

**FIGURA 1.9** Pressão arterial de 120/80 mmHg, a menos que haja outra indicação. Os sinais de "mais" e "menos" na parte inferior do gráfico indicam a presença ou ausência de fatores de risco. *Ambos os pais com hipertensão; **IMC** = índice de massa corporal; **PAD** = pressão arterial diastólica; **PAS** = pressão arterial sistólica. (Reproduzida, com permissão, de Parikh NI, Pencina MJ, Wang TJ et al.: *A risk score for predicting near-term incidence of hypertension: The Framingham Heart Study. Ann Intern Med 2008:148:102-110.*)

anos estava diretamente relacionada aos seguintes fatores: nível anterior de pressão arterial, índice de massa corporal, tabagismo e hipertensão em ambos os pais (Parikh et al., 2008).

## CAUSAS DA HIPERTENSÃO

A lista de causas da hipertensão (Tabela 1.5) é bastante longa. Entretanto, a causa de aproximadamente 90% de casos da doença é desconhecida, isto é, causas primárias ou essenciais. A proporção de casos secundários a algum mecanismo identificável foi debatida consideravelmente, na medida em que foram reconhecidas mais causas específicas. A alegação de que uma causa ou outra seja responsável por até 20% de todos os casos de hipertensão provém de alguns investigadores que estão particularmente interessados em uma determinada categoria hipertensiva e, consequentemente, observam populações altamente selecionadas.

### Tabela 1.5
### Tipos e causas de hipertensão

| Hipertensão sistólica e diastólica | Alimentos contendo inibidores da tiramina e da monoamina oxidase |
|---|---|
| Primária, essencial ou idiopática | Coarctação da aorta e aortite |
| Causas identificáveis | Induzida por gravidez |
|   Renais | Distúrbios neurológicos |
|     Doença renal parenquimatosa |   Pressão intracraniana aumentada |
|     Glomerulonefrite aguda |   Apneia central do sono |
|     Nefrite crônica |   Quadriplegia |
|     Doença policística |   Porfiria aguda |
|     Nefropatia diabética |   Disautonomia familiar |
|     Hidronefrose |   Envenenamento por chumbo |
|   Doença renovascular |   Síndrome de Guillain-Barré |
|     Estenose da artéria renal | Estresse agudo (incluindo cirurgia) |
|     Outras causas de isquemia renal |   Hiperventilação psicogênica |
|   Tumores que produzem renina |   Hipoglicemia |
|   Renoprivo |   Queimaduras |
|   Retenção primária de sódio: síndrome de Liddle, síndrome de Gordon |   Abstinência de álcool |
| |   Crise de células falciformes |
|   Endócrina |   Depois de ressuscitação |
|     Acromegalia |   Perioperatório |
|     Hipotireoidismo | Volume intravascular aumentado |
|     Hipertireoidismo | Álcool |
|     Hipercalcemia (hiperparatireoidismo) | Nicotina |
|     Distúrbios suprarrenais | Ciclosporina, tacrolimo |
|       Distúrbios corticais | Outros agentes (ver Tabela 15.5) |
|         Síndrome de Cushing | |
|         Aldosteronismo primário | **Hipertensão sistólica** |
|         Hiperplasia adrenal congênita | Rigidez arterial |
|       Tumores medulares: feocromocitoma | Débito cardíaco aumentado |
| Cromafinomas extra-adrenais | Insuficiência da válvula aórtica |
| 11-β-hidroxiesteroide desidrogenase | Fístula arteriovenosa, ducto patente |
|   Deficiência ou inibição (alcaçuz) | Tirotoxicose |
|   Carcinoides | Doença óssea de Paget |
|   Hormônios exógenos | Beriberi |
|     Estrogênio | |
|     Glicocorticoides | |
|     Mineralocorticoides | |
|     Simpatomiméticos | |
|     Eritropoietina | |

Existem dados mais antigos, oriundos de pesquisas realizadas em várias populações, relatando que mais de 90% dos pacientes não apresentavam nenhuma causa perceptível (Sinclair et al., 1987). Entretanto, atualmente há procedimentos diagnósticos mais avançados que, com quase total certeza, aumentariam a frequência de várias formas identificáveis (secundárias) em relação às pesquisas mais antigas. Na realidade, a frequência de várias formas em populações não selecionadas de hipertensos é desconhecida.

## RISCO POPULACIONAL DA HIPERTENSÃO

Agora que já temos a definição e a classificação da hipertensão e várias estimativas de prevalência, é possível avaliar o impacto na população em geral. Como observamos anteriormente, para pacientes individuais, quanto mais elevado o nível da pressão arterial, maior o risco de morbidade e mortalidade. Entretanto, para a população em geral, o problema maior da hipertensão ocorre entre pessoas com níveis minimamente elevados de pressão, porque há um número muito grande de indivíduos nessa condição. Esse tipo de problema pode ser observado na Figura 1.10 que mostra que as taxas de mortalidade cardiovascular em 12 anos observadas em cada aumento de pressão são calculadas em relação à distribuição de vários níveis de pressão entre os 350.000 homens com idade entre 35 e 57 anos que foram selecionados para o *Multiple Risk Factor Intervention Trial* (*National High Blood Pressure,* 1993). Embora as taxas de mortalidade cresçam progressivamente, grande parte dos óbitos ocorre na proporção maior da população com níveis minimamente elevados de pressão. Multiplicando-se o percentual de homens em um determinado nível de pressão arterial pelo risco relativo daquele nível, pode-se observar que uma quantidade maior de mortalidade cardiovascular ocorrerá em indivíduos com pressão arterial diastólica de 80 a 84 mmHg, em comparação com indivíduos com pressão diastólica de 95 mmHg ou mais.

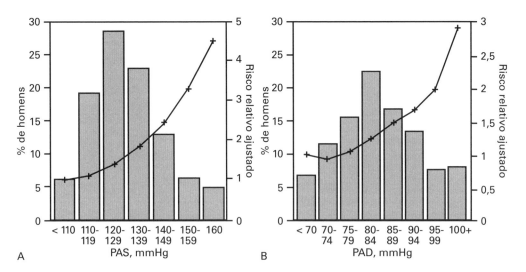

**FIGURA 1.10 A:** Distribuição percentual de PAS em homens de 35 a 37 anos, selecionados para o MRFIT, sem história de infarto de miocárdio, (*n* = 347.978) correspondente a taxas de mortalidade cardiovascular por nível de PAS em 12 anos. Essas taxas foram ajustadas por idade, raça, nível de colesterol sérico, quantidade de cigarros fumados por dia, uso de medicação para diabetes melito e renda familiar. **B:** O mesmo que em (A), mostrando a distribuição de PAD (*n* = 356.222). (Modificada de National High Blood Pressure Education Program Working Group. *Arch Intern Med* 1993;153:186–208.)

## Estratégia para a população

O risco desproporcional da hipertensão relativamente branda para a população em geral se baseia fortemente na questão sobre como aumentar, o máximo possível, a redução nos riscos criados por esta condição. No passado, todo os esforços se concentravam no grupo com níveis mais altos de pressão arterial. Entretanto, essa estratégia com base no "alto risco", por mais que seja eficaz em pessoas afetadas, contribui muito pouco para diminuir a morbidade e a mortalidade total se os pacientes de "baixo risco", que formam a maior parte dessa faixa da população em risco, forem ignorados (Rose, 1985).

Atualmente, um número crescente de pessoas com hipertensão leve fazem tratamento ativo e intensivo com medicamentos anti-hipertensivos. Entretanto, como enfatizado por Rose (1992), reduzir o nível de pressão arterial de toda a população seria uma estratégia mais eficaz, o que poderia ser feito pela redução do consumo de sódio. Rose estimou que uma redução em toda a distribuição da pressão arterial em apenas 2 a 3 mmHg seria muito mais eficaz para diminuir os riscos totais da hipertensão do que prescrever terapia medicamentosa anti-hipertensiva para todas as pessoas com hipertensão definida.

Esse tema foi abordado de forma bastante eloquente por Stamler (1998):

> A estratégia com base no alto risco em vigor nos últimos 25 anos – envolvendo detecção, avaliação e tratamento (usualmente incluindo terapia medicamentosa) de dezenas de milhões de pessoas com pressão arterial alta estabelecida – por mais útil que tenha sido, apresenta sérias limitações: ela é tardia, defensiva, basicamente reativa, consome muito tempo, está associada a efeitos adversos (inevitáveis com medicamentos, por mais favorável que seja a combinação de benefício e risco), possui custo elevado, o sucesso é apenas parcial e se prolonga por um tempo interminável. Não oferece nenhuma possibilidade de eliminar a epidemia de pressão alta.
>
> Entretanto, os conhecimentos atuais permitem perseguir a meta adicional de prevenção primária da pressão arterial, ou seja, a solução para a epidemia de pressão alta. Durante décadas, as evidências concordantes extensivas foram acumuladas por todas as disciplinas de pesquisa mostrando que a ingestão excessiva de sal, a obesidade, o consumo excessivo de álcool, a ingestão inadequada de potássio e o sedentarismo exercem efeitos adversos sobre os níveis de pressão arterial da população. Essa evidência é um fundamento científico sólido para expansão de estratégias de prevenção primária de pressão alta e pode melhorar o estilo de vida em todas as populações.

## PREVENÇÃO

Certamente, as abordagens mais amplas são corretas se baseadas nos fundamentos epidemiológicos. Entretanto, não é possível realizar as mudanças necessárias no estilo de vida em bases individuais (Woolf, 2008). Ao contrário, elas exigem mudanças sociais amplas. Como descreve o Capítulo 7, os provedores de assistência médica exercem papel importante nesse processo. Porém, as tarefas principais devem ser executadas por outras áreas, por exemplo:

- Construções de calçadas e ciclovias previstas no planejamento urbano.
- Os administradores escolares devem exigir a prática de atividade física no período escolar e desencorajar o consumo de refrigerantes e de doces.
- Os processadores de alimentos e os mercados devem deixar de preparar e vender produtos com alto teor de sal, calorias e gorduras.
- Os programas televisivos não devem estimular as crianças a fazerem escolhas que não sejam saudáveis.
- Os pais devem assumir a responsabilidade pelo bem-estar dos filhos.
- Os adultos devem abster-se de prazeres momentâneos (como comer um doce) para poderem gozar os benefícios futuros.
- A sociedade deve proteger os jovens imaturos que certamente continuarão fumando, bebendo e praticando sexo sem proteção. As formas de ajudar incluem imposição de restrições à venda de cigarros e de bebidas

alcoólicas, fornecimento de proteção tutelar em festas de estudantes, e assegurar disponibilidade de preservativos e de pílulas. Os adultos podem não gostar do que os jovens irresponsáveis fazem, porém somente "dizer não" não é suficiente.

Até a chegada (se chegar) desse ideal, é necessário administrar terapias medicamentosas ativas, seja por meio da abordagem medida e lenta adotada por Julius e colaboradores (2006) seja pelo uso amplo não medido de polipílulas defendido por Yusuf (2002) e formulada por Wald e Law (2003) e Law e colaboradores (2009). Entretanto, até que esse ideal seja factível, temos de manter a meta preventiva em mente na medida em que levarmos em consideração os problemas globais da hipertensão para pacientes individuais a serem apresentados nos capítulos seguintes.

## REFERÊNCIAS

Andersson OK, Almgren T, Persson B, et al. Survival of treated hypertension. *Br Med J* 1998;317:167–171.

Anonymous. Rise and fall of diseases [Editorial]. *Lancet* 1993;341: 151–152.

Asayama K, Ohkubo T, Yoshida S, et al. Stroke risk and antihypertensive drug treatment in the general population: The Japan arteriosclerosis longitudinal study. *J Hypertens* 2009;27: 357–364.

Barrett-Connor E. Sex differences in coronary heart disease. *Circulation* 1997;95:252–264.

Blood Pressure Lowering Treatment Trialists' Collaboration. Effects of different regimens to lower blood pressure on major cardiovascular events in older and younger adults: Meta-analysis of randomised trials. *Br Med J* 2008;336:1121–1123.

Brett AS. Ethical issues in risk factor intervention. *Am J Med* 1984; 76:557–561.

Bruce NG, Wannamethee G, Shaper AG. Lifestyle factors associated with geographic blood pressure variations among men and women in the UK. *J Hum Hypertens* 1993;7:229–238.

Burt VL, Whelton P, Roccella EJ, et al. Prevalence of hypertension in the US adult population. Results from the Third National Health and Nutrition Examination Survey, 1988–91. *Hypertension* 1995;25:305–313.

Cannon CP. Can the polypill save the world from heart disease? *Lancet* 2009;373:1313–1314.

Chobanian AV, Bakris GL, Black HR, et al. Seventh report of the Joint National Committee on the Prevention, Detection, Evaluation, and Treatment of High Blood Pressure. *Hypertension* 2003;42:1206–1252.

Clausen J, Jensen G. Blood pressure and mortality: And epidemiological survey with 10 years follow-up. *J Hum Hypertens* 1992; 6:53–59.

Cornoni-Huntley J, LaCroix AZ, Havlik RJ. Race and sex differentials in the impact of hypertension in the United States. *Arch Intern Med* 1989;149:780–788.

Cutler JA, Sorlie PD, Wolz M, et al. Trends in hypertension prevalence, awareness, treatment, and control rates in United States adults between 1988–1994 and 1999–2004. *Hypertension* 2008;52:818–827.

Danaei G, Ding EL, Mozaffarian D, et al. The preventable cause of death in the United States: Comparative risk assessment of dietary, lifestyle, and metabolic risk factors. *PLOS Medicine* 2009;6:e1000058.

Degl'Innocenti A, Elmfeldt D, Hofman A, et al. Health-related quality of life during treatment of elderly patients with hypertension: Results from the Study on Cognition and Prognosis in the Elderly (SCOPE). *J Hum Hypertens* 2004;18:239–245.

Dorjgochoo T, Shu XO, Zhang X, et al. Relation of blood pressure components and categories and all-cause, stroke and coronary heart disease mortality in urban Chinese women: A population-based prospective study. *Hypertension* 2009;27(3):468–475.

Ezzati M, Oza S, Danaei G, et al. Trends and cardiovascular mortality effects of state-level blood pressure and uncontrolled hypertension in the United States. *Circulation* 2008;117:905–914.

Falaschetti E, Chaudhury M, Mindell J, et al. Continued improvement in hypertension management in England: Results from the Health Survey for England 2006. *Hypertension* 2009;53:480–486.

Fields LE, Burt VL, Cutler JA, et al. The burden of adult hypertension in the United States 1999 to 2000: A rising tide. *Hypertension* 2004;44:398–404.

Ford ES, Ajani UA, Croft JB, et al. Explaining the decrease in U.S. deaths from coronary disease, 1980–2000. *N Engl J Med* 2007;356:2388–2398.

Franklin SS, Jacobs MJ, Wong ND, et al. Predominance of isolated systolic hypertension among middle-aged and elderly U.S. hypertensives. *Hypertension* 2001a;37:869–874.

Franklin SS, Larson MG, Khan SA, et al. Does the relation of blood pressure to coronary heart disease change with aging? *Circulation* 2001b;103:1245–1249.

Grimm RH Jr, Grandits GA, Cutler JA, et al. Relationships of quality-of-life measures to long-term lifestyle and drug treatment in the Treatment of Mild Hypertension Study. *Arch Intern Med* 1997;157:638–648.

Hajjar I, Kotchen TA. Trends in prevalence, awareness, treatment, and control of hypertension in the United States,1988–1990. *JAMA* 2003;290:199–206.

Hayes DK, Denny CH, Keenan NL, et al. Health-related quality of life and hypertension status, awareness, treatment, and control: National Health and Nutrition Examination Survey, 2001–2004. *J Hypertens* 2008;26:641–647.

Hedley AA, Ogden CL, Johnson CL, et al. Prevalence of overweight and obesity among US children, adolescents, and adults, 1999–2002. *JAMA* 2004;291:2847–2850.

Hertz RP, Unger AN, Cornell JA, et al. Racial disparities in hypertension prevalence, awareness, and management. *Arch Intern Med* 2005;165:2098–2104.

Hoes AW, Grobbee DE, Lubsen J. Does drug treatment improve survival? Reconciling the trials in mild-to-moderate hypertension. *J Hypertens* 1995;13:805–811.

Indian Polycap Study (TIPS). Effects of polypill (Polycap) on risk factors in middle-aged individuals without cardiovascular disease (TIPS): A phase II, double-blind, randomized trial. *Lancet* 2009;373:1341–1351.

Jackson R. Attributing risk to hypertension: What does it mean? *Am J Hypertens*. 2009;22(3):237–238.

Julius S. Trials of antihypertensive treatment. *Am J Hypertens* 2000;13:11S–17S.

Julius S, Jamerson K, Mejia A, et al. The association of borderline hypertension with target organ changes and higher coronary risk. *JAMA* 1990;264:354–358.

Julius S, Nesbitt SD, Egan BM, et al. Feasibility of treating prehypertension with an angiotensin-receptor blocker. *N Engl J Med* 2006;354:1685–1697.

Kaplan NM. Anxiety-induced hyperventilation. *Arch Intern Med* 1997;157:945–948.

Kotseva K, Wood D, De BG, et al. Cardiovascular prevention guidelines in daily practice: A comparison of EURO-ASPIRE I, II, and III surveys in eight European countries. *Lancet* 2009;373:929–940.

Kronborg CN, Hallas J, Jacobsen IA. Prevalence, awareness, and control of arterial hypertension Denmark. *J Am Soc Hypertens* 2009;3(1):19–24.

Law MR, Morris JK, Wald NJ. Use of blood pressure lowering drugs in the prevention of cardiovascular disease: Meta-analysis of 147 randomized trials in the context of expectations from prospective epidemiological studies. *Br Med J* 2009;338:b1665.

Lawes CM, Hoorn SV, Rodgers A. Global burden of blood-pressure-related disease, 2001. *Lancet* 2008;371:1513–1518.

Lewington S, Clarke R, Qizilbash N, et al. Age-specific relevance of usual blood pressure to vascular mortality: A meta-analysis of individual data for one million adults in 61 prospective studies. *Lancet* 2002;360:1903–1913.

Lim SS, Gaziano TA, Gakidou E, et al. Prevention of cardiovascular disease in high-risk individuals in low-income and middle-income countries: Health effects and costs. *Lancet* 2007;370:2054–2062.

Lloyd-Jones D, Adams R, Carnethon M, et al. Heart disease and stroke statistics-2009 update: A report from the American Heart Association statistics committee and stroke statistics subcommittee. *Circulation* 2009;119:e21–e181.

Lloyd-Jones DM, Evans JC, Levy D. Hypertension in adults across the age spectrum: Current outcomes and control in the community. *JAMA* 2005;294:466–472.

Madsen RER, Buch J. Long-term prognosis of transient hypertension in young male adults. *Aerospace Med* 1971;42:752–755.

Martiniuk AL, Lee CM, Lawes CM, et al. Hypertension: Its prevalence and population-attributable fraction for mortality from cardiovascular disease in the Asia-Pacific region. *J Hypertens* 2007;25:73–79.

McWilliams JM, Meara E, Zaslavsky AM, et al. Differences in control of cardiovascular disease and diabetes by race, ethnicity, and education: U.S. trends from 1999 to 2006 and effects of medicare coverage. *Ann Intern Med* 2009;150:505–515.

Mohan S, Campbell NR. Hypertension management in Canada: Good news, but important challenges remain. *CMAJ* 2008;178:1458–1460.

Moser M, Hebert PR. Prevention of disease progression, left ventricular hypertrophy and congestive heart failure in hypertension treatment trials. *J Am Coll Cardiol* 1996;27:1214–1218.

National High Blood Pressure Education Program Working Group. National High Blood Pressure Education Program Working Group report on primary prevention of hypertension. *Arch Intern Med* 1993;153:186–208.

National High Blood Pressure Education Program Working Group. Update on the 1987 Task Force Report on high blood pressure in children and adolescents. *Pediatrics* 1996:98:649–658.

Neaton JD, Wentworth D, Sherwin R, et al. Comparison of 10 year coronary and cerebrovascular disease mortality rates by hypertensive status for black and non-black men screened in the Multiple Risk Factor Intervention Trial (MRFIT) [Abstract].*Circulation* 1989;80(Suppl. 2):II-300.

Nolte E, McKee M. Measuring the health of nations: Updating an earlier analysis. *Health Affairs* 2008;27: 58–71.

Ordunez-Garcia P, Munoz JL, Pedraza D, et al. Success in control of hypertension in a low-resource setting: The Cuban experience. *J Hypertens* 2006;24:845–849.

Ostchega Y, Carroll M, Prineas, et al. Trends of elevated blood pressure among children and adolescents: Data from the national health and nutrition examination survey 1988–2006. *Am J Hypertens* 2009;22:59–67.

Parikh NI, Gona P, Larson MG, et al. Long-term trends in myocardial infarction incidence and case fatality in the National Heart, Lung, and Blood Institute's Framingham Heart study. *Circulation* 2009;119:1203–1210.

Parikh NI, Pencina MJ, Wang TJ, et al. A risk score for predicting near-term incidence of hypertension: The Framingham Heart Study. *Ann Intern Med* 2008;148:102–110.

Pickering G. Hypertension: Definitions, natural histories and consequences. *Am J Med* 1972;52:570–583.

Prospective Studies Collaboration. Cholesterol, diastolic blood pressure, and stroke. *Lancet* 1995;346:1647–1653.

Rose G. Epidemiology. In: Marshall AJ, Barritt DW, eds. *The Hypertensive Patient*. Kent, UK: Pitman Medical; 1980:1–21.

Rose G. Sick individuals and sick populations. *Int J Epidemiol* 1985;14:32–38.

Rose G. *The Strategy of Preventive Medicine*. Oxford, UK: Oxford University Press; 1992.

Rostrup M, Mundal MH, Westheim A, et al. Awareness of high blood pressure increases arterial plasma catecholamines, platelet noradrenaline and adrenergic responses to mental stress. *J Hypertens* 1991;9:159–166.

Sanchez RA, Ayala M, Baglivo H, et al. Latin American guidelines on hypertension. *J Hypertens* 2009;27:905–922.

Shaper AG, Ashby D, Pocock SJ. Blood pressure and hypertension in middle-aged British men. *J Hypertens* 1988;6:367–374.

Shih A, Davis K, Schoenbaum S, et al. Organizing the U.S. health care delivery system for high performance. *The Commonwealth Fund*. 2008;98.

Sinclair AM, Isles CG, Brown I, et al. Secondary hypertension in a blood pressure clinic. *Arch Intern Med* 1987;147:1289–1293.

Stamler J. Setting the TONE for ending the hypertension epidemic. *JAMA* 1998;279:878–879.

Stamler J, Stamler R, Neaton JD. Blood pressure, systolic and diastolic, and cardiovascular risks. *Arch Intern Med* 1993;153:598–615.

Strandberg TE, Salomaa VV, Vanhanen HT, et al. Isolated diastolic hypertension, pulse pressure, and mean arterial pressure as predictors of mortality during a follow-up of up to 32 years. *J Hypertens* 2002;20:399–404.

Task Force. The Task Force for the Management of Arterial Hypertension of the European Society of Hypertension (ESH) and of the European Society of Cardiology (ESC). *J Hypertens* 2007;25:1105–1187.

Thomas F, Blacher J, Benetos A, et al. Cardiovascular risk as defined in the 2003 European blood pressure classification: The assessment of an additional predictive value of pulse pressure on mortality. *J Hypertens* 2008;26:1072–1077.

Thürmer HL, Lund-Larsen PG, Tverdal A. Is blood pressure treatment as effective in a population setting as in controlled trials? Results from a prospective study. *J Hypertens* 1994;12:481–490.

Unal B, Critchley JA, Capewell S. Explaining the decline in coronary heart disease mortality in England and Wales between 1981 and 2000. *Circulation* 2004;109:1101–1107.

van Bemmel T, Gussekloo J, Westendorp RG, et al. In a population-based prospective study, no association between high blood pressure and mortality after age 85 years. *J Hypertens* 2006;24:287–292.

van den Hoogen PCW, Feskens EJM, Nagelkerke NJD, et al. The relation between blood pressure and mortality due to coronary heart disease among men in different parts of the world. *N Engl J Med* 2000;342:1–8.

Vasan RS, Beiser A, Seshadri S, et al. Residual lifetime risk for developing hypertension in middle-aged women and men: The Framingham Heart Study. *JAMA* 2002;287:1003–1010.

Vasan RS, Larson MG, Leip EP, et al. Impact of high-normal blood pressure on the risk of cardiovascular disease. *N Engl J Med* 2001;345:1291–1297.

Victor RG, Leonard D, Hess P, et al. Factors associated with hypertension awareness, treatment, and control in Dallas County, Texas. *Arch Intern Med* 2008;168:1285–1293.

Wald NJ, Law MR. A strategy to reduce cardiovascular disease by more than 80%. *Br Med J* 2003;326:1419–1423.

Whelton PK, He J, Appel LJ, et al. Primary prevention of hypertension: Clinical and public health advisory from the National High Blood Pressure Education Program. *JAMA* 2002;288:1882–1888.

WHO/ISH Writing Group. World Health Organization (WHO) International Society of Hypersion (ISH) statement on management of hypertension. *J Hypertens* 2003;21:1983–1992.

Williams B, Poulter NR, Brown MJ, et al. Guidelines for management of hypertension: Report of the fourth working party of the British Hypertension Society, 2004—BHS IV. *J Hum Hypertens* 2004;18:139–185.

Wilper AP, Woolhandler S, Lasser KE, et al. A national study of chronic disease prevalence and access to care in uninsured U.S. adults. *Ann Intern Med* 2008;149:170–176.

Wolf-Maier K, Cooper RS, Banegas JR, et al. Hypertension prevalence and blood pressure levels in 6 European countries, Canada, and the United States. *JAMA* 2003;289:2363–2369.

Wolf-Maier K, Cooper RS, Kramer H, et al. Hypertension treatment and control in five European countries, Canada, and the United States. *Hypertension* 2004;43:10–17.

Wong ND, Lopez VA, L'Italien G, et al. Inadequate control of hypertension in US adults with cardiovascular disease comorbidities in 2003–2004. *Arch Intern Med* 2007;167:2431–2436.

Woolf SH. The power of prevention and what it requires. *JAMA* 2008;299:2437–2439.

Yusuf S. Two decades of progress in preventing vascular disease. *Lancet* 2002;360:2–3.

Yusuf S, Reddy S, Ôunpuu S, et al. Global burden of cardiovascular diseases. Part I: General considerations, the epidemiologic transition, risk factors, and impact of urbanization. *Circulation* 2001;104:2746–2753.

# 2
# Medição da pressão arterial

Após a abordagem de alguns dos temas relevantes sobre hipertensão na população em geral, a próxima etapa é a avaliação individual de pacientes hipertensos. Este capítulo apresenta a medição da pressão arterial (PA) considerando, em primeiro lugar, vários aspectos de sua variabilidade que, por sua vez, estão envolvidos em uma série de características especiais de importância clínica considerável, incluindo o efeito do "avental branco", queda noturna e aumento da pressão pela manhã.

Hoje em dia, a pressão arterial é reconhecida como uma variável contínua impossível de ser caracterizada com precisão, a não ser por meio de várias leituras nas mais diversas condições. Em geral, a medição da pressão não é precisa (Keenan et al., 2009; Mitka, 2008), sendo que, fora dos consultórios médicos, a medicação deve ser feita com uma ferramenta de qualidade para melhor controle de seus níveis (Pickering, 2006). São necessárias várias medições fora dos consultórios para garantir o manejo e a precisão diagnóstica. As automedições domiciliares são alternativas lógicas considerando que, geralmente, pelo menos nos Estados Unidos, não há disponibilidade de monitoramento ambulatorial.

Um comitê de especialistas realizou uma excelente revisão desses e de outros temas sobre medições da pressão arterial (Pickering et al., 2008). Ao mesmo tempo, três especialistas em hipertensão publicaram uma proposta que, embora à primeira vista pareça radical, poderia melhorar o reconhecimento e o manejo da hipertensão: em todas as pessoas com idade acima de 50 anos, não se deve medir ou registrar a pressão arterial diastólica porque, como dizem, "a pressão sistólica é a que importa" (Williams et al., 2008). Em parte, esses autores estão corretos: próximo da idade de 50 anos, grande parte da hipertensão é predominantemente ou puramente sistólica, sendo que a atenção para diminuir o nível diastólico pode prejudicar o controle adequado do nível sistólico. Entretanto, a combinação aumenta o poder preditivo.

Antes de entrarmos em detalhes, é importante fazer um comentário de caráter geral: o automonitoramento de cada paciente com problemas de pressão arterial, na residência ou no trabalho, deveria ser implementado de forma mais ampla. A variabilidade da pressão arterial apresentada na próxima seção é típica. A maior parte dos pacientes apresenta pressão arterial variável, que é controlada precariamente com várias medicações. Os profissionais de consultório não conseguem resolver esse tipo de problema. Na realidade, o consultório médico é responsável pela solução apenas de parte substancial do problema (Ogedegbe et al., 2008).

A única solução é os pacientes hipertensos (e os respectivos médicos) medirem a pressão arterial de forma mais séria, com a mesma seriedade que os pacientes diabéticos insulino-dependentes monitoram o nível glicêmico e que as sobreviventes de câncer de mama se preocupam em fazer um acompanhamento rigoroso. Isso pode parecer excessivamente dramático, mas as consequências relacionadas à hipertensão mutilam e matam um número muito maior de pessoas que o diabetes e o câncer. Entretanto, reconhecemos que existe um grande problema: geralmente, a hipertensão somente incomoda quando já é muito tarde.

Uma das poucas maneiras comprovadas de melhorar a adesão dos pacientes à terapia é o monitoramento domiciliar da pressão arterial (MDPA) (Pickering et al., 2008). Acreditamos que cada paciente hipertenso deve possuir um dispositivo domiciliar de medição de pressão que permita monitorar a pressão arterial tão rigorosamente como os diabéticos costumam monitorar o nível glicêmico. Todos os profissionais devem ter consciência da variabilidade da pressão arterial que vai desde a dificuldade para minimizar os surtos que ocorrem pela manhã até a exposição dos sintomas ortostáticos dos finais de tarde decorrentes do controle excessivamente rigoroso da hipertensão durante o resto do dia.

Os profissionais da área médica são os responsáveis diretos por pacientes individuais. Desconhecemos a existência de um método mais eficaz de controle da hipertensão de pacientes individuais do que o monitoramento domiciliar da pressão. Na melhor das hipóteses, o paciente deve alterar o regime anti-hipertensivo com base nas leituras domiciliares da pressão arterial, a exemplo do que fazem os diabéticos com a dosagem de insulina com base nas leituras glicêmicas feitas em casa. Talvez essas automodificações exijam demais dos pacientes. Entretanto, as leituras de pressão podem ser informadas por telefone ou enviadas por fax ou *e-mail* para um médico ou assistente que poderá orientá-los adequadamente.

Durante muito tempo os médicos mantiveram os pacientes fora desse círculo, por orgulho de renunciar parcialmente ao seu poder ou com receio da possibilidade de que os pacientes pudessem ajudar a si mesmos. Todavia, devemos reconhecer o potencial do monitoramento domiciliar e utilizá-lo em benefício de nossos pacientes. A avaliação da variabilidade da pressão arterial é um ótimo começo.

## VARIABILIDADE DA PRESSÃO ARTERIAL

A variabilidade pressórica é muito maior do que a maioria dos profissionais imagina (Keenan et al., 2009) na ausência de monitoramento ambulatorial da pressão arterial (MAPA) durante 24 horas.

As consequências adversas em não reconhecer e em não gerenciar essas variabilidades são óbvias: pacientes individuais podem ser rotulados falsamente de hipertensos ou normotensos. Se forem rotulados falsamente como normotensos, os pacientes podem deixar de receber alguma terapia relevante. Se forem rotulados falsamente como hipertensos, o próprio rótulo pode provocar efeitos danosos, como foi observado no Capítulo 1, e os pacientes acabarão recebendo alguma terapia desnecessária. Além disso, a variabilidade propriamente dita está associada a graus mais elevados de danos em órgãos-alvo (Jankowski et al., 2008). O MAPA tem condições de reconhecer facilmente as variabilidades típicas da pressão arterial dentro de um período de 24 horas (Figura 2.1). Esse gráfico de leituras feitas em um único paciente, em intervalos de 15 minutos, durante o dia, e em intervalos de 30 minutos, durante a noite, mostra grandes diferenças nas leituras diurnas, queda típica durante o sono e aumento abrupto pela manhã.

### Fontes de variação

De maneira geral, as leituras são variáveis em decorrência de problemas que envolvem o observador (variação nas medições) ou de fatores internos de trabalho do paciente (variação biológica).

### *Variação nas medições*

Reeves (1995) (Tabela 2.1) compilou e referenciou uma enorme lista de fatores que podem afetar a acurácia imediata de medições da pressão em consultórios. Esses erros são mais comuns do que se imagina e a única forma de evitá-los é a reciclagem regular e frequente do pessoal (Niyonsenga et al., 2008).

### *Variações biológicas*

As variações biológicas na pressão arterial podem ser aleatórias ou sistemáticas. Embora sejam incontroláveis, as variações aleatórias podem ser reduzidas simplesmente pela repetição das medições por quantas vezes forem ne-

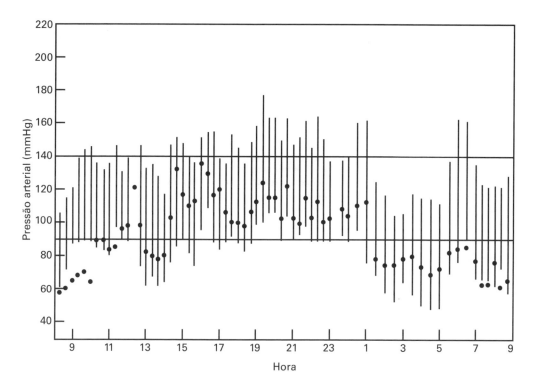

**FIGURA 2.1** Gráfico de pressões arteriais obtidas por MAPA durante 24 horas, iniciando às 9 horas, em um homem de 50 anos de idade com hipertensão que não estava recebendo nenhum tipo de tratamento. O paciente dormiu durante toda a noite até as 6 horas. *Círculos escuros*: frequência cardíaca expressa em batimentos por minuto. (Reproduzida, com permissão, de Zachariah PK, Sheps SG, Smith RL: *Defining the roles of home and ambulatory monitoring. Diagnosis 1988;10:39-50.*)

cessárias. As variações sistemáticas são introduzidas por algo que afeta o paciente que, caso seja reconhecido, passa a ser controlável. Entretanto, se esse algo não for reconhecido, não será possível reduzir as variações por meio de leituras múltiplas. Os exemplos típicos são variações sistemáticas relacionadas à temperatura ambiente: usualmente, as leituras mais elevadas são observadas no inverno, particularmente em pessoas magras que, em geral, apresentam PAs sistólicas iguais ou superiores a 10 mmHg mais elevadas do que no verão (Al-Tamer et al., 2008).

Como pode ser observado na Figura 2.1, há diferenças consideráveis nas leituras de pressão em diferentes horários do dia, independentemente se o paciente é ativo ou não. Além dessas diferenças, as variações de pressão entre os intervalos de visitas ao médico podem ser substanciais. Mesmo depois de três visitas ao consultório médico, o desvio padrão da diferença na pressão arterial em 32 indivíduos, entre uma visita e outra, foi de 10,4 mmHg para a pressão arterial sistólica e de 7,0 mmHg para a diastólica (Watson et al., 1987).

## Tipos de variação

Existem várias fontes de variabilidade na pressão arterial: a curto prazo, diárias (durante o dia), diurnas (em períodos de 24 horas) e sazonais. A variabilidade a *curto prazo* no estado de repouso é afetada pela respiração e pela frequência cardíaca, sob influência do sistema nervoso autônomo. A variabilidade diária é determinada principalmente pelo grau de atividade mental e física. A variabilidade diurna é substancial, com

### Tabela 2.1
**Fatores que afetam a acurácia imediata das medições da pressão arterial em consultórios**

| Aumenta a pressão arterial | Diminui a pressão arterial | Nenhum efeito sobre a pressão arterial |
|---|---|---|
| Examinado<br>  Sons suaves de Korotkoff<br>  Pseudo-hipertensão<br>  Reação ao avental branco<br>  Braço parético (devido a acidente vascular cerebral)<br>  Dor, ansiedade<br>  Tabagismo agudo<br>  Cafeína aguda<br>  Ingestão aguda de etanol<br>  Bexiga distendida<br>  Falar, sinalizar<br>Instalações, equipamentos<br>  Ambiente frio<br>  Válvula com vazamento<br>Exame<br>  Manguito muito estreito<br>  Braço abaixo do nível do coração<br>  Período de repouso muito curto<br>  Falta de apoio na parte posterior do braço<br>  Erros de paralaxe<br>  Uso da fase IV (adultos) | Examinado<br>  Sons suaves de Korotkoff<br>  Refeição recente<br>  Hiato auscultatório não percebido<br>  Alto volume de ejeção<br>Instalações, equipamentos<br>  Ambientes com alto nível de ruído<br>  Falha no dispositivo aneroide<br>  Nível baixo de mercúrio<br>  Vazamento na válvula<br>Examinador<br>  Leituras até 5 ou 10 mmHg mais baixas ou expectativa de discrepância<br>  Audição alterada<br>Exame<br>  Tempo excessivo de repouso<br>  Braço acima do nível do coração<br>  Desinsuflagem excessivamente rápida<br>  Excesso de pressão na campana<br>  Erro de paralaxe (aneroide) | Examinado<br>  Fase menstrual<br>  Ingestão crônica de cafeína<br>  Autoinsuflação do manguito<br>Examinado e examinador<br>  Discordância quanto ao gênero ou raça<br>Exame<br>  Manga de camisa fina sob o manguito<br>  Campana *versus* diafragma<br>  Autoinsuflação do manguito<br>  Hora do dia (durante as horas de trabalho) |

Modificada de Reeves RA: *Does this patient have hypertension?* JAMA 1995;273:1211-1218.

---

quedas médias de aproximadamente 15% na pressão arterial durante o sono. Como já observamos, as variações *sazonais* podem atingir níveis consideráveis.

A influência predominante das atividades sobre as variações de pressões diárias e diurnas foi bem demonstrada em um estudo realizado em 461 pacientes hipertensos não tratados cujas pressões arteriais foram registradas por um monitor ambulatorial em intervalos de 15 minutos durante o dia, e a cada 30 minutos durante a noite, em um período de 24 horas (Clark et al., 1987). Além disso, foram feitas cinco leituras na clínica antes e depois do registro da pressão de 24 horas. Houve variações consideráveis quando as leituras da pressão diastólica média de cada hora foram comparadas com a pressão arterial diastólica média clínica de cada paciente, sendo que o nível pressórico mais baixo ocorreu durante a noite e o mais elevado por volta do meio-dia (Figura 2.2A). Os dados de cada paciente foram registrados em um diário no local da medição da pressão (por exemplo, em casa, no trabalho ou em algum outro local), bem como o que cada um estava fazendo no momento das medições, selecionando entre um grupo de 15 opções de atividade. Após a análise dos efeitos das várias combinações de local e de atividade sobre a pressão arterial, foram observados vários efeitos em relação à pressão medida durante os momentos de relaxamento (Tabela 2.2). Os efeitos residuais relacionados à hora do dia foram inexpressivos depois que os efeitos estimados das várias combinações de

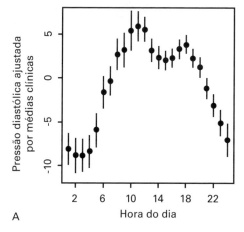
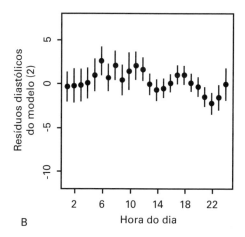

**FIGURA 2.2 A**: Gráfico de leituras de pressões arteriais diastólicas ajustadas por médias clínicas individuais. **B**: Gráfico de resíduos médios dos horários de leituras da pressão arterial diastólica depois do ajuste de várias atividades por um modelo baseado na hora do dia. As médias horárias (círculos escuros) ± 2 erros padrões da média (linhas verticais) são comparadas com a hora correspondente do dia. (Modificada de Clark LA, Denby L, Pregibon D, et al.: *A quantitative analysis of the effects of activity and time of day on the diurnal variations of blood pressure. J Chronic Dis* 1987;40:671-679.)

local e de atividade foram subtraídos das leituras individuais obtidas durante o período de 24 horas (Figura 2.2B), Um fato é incontestável, usualmente a pressão arterial cai durante o sono e ocorre uma elevação abrupta típica pela manhã, porém, além dessas situações, não há nenhum ritmo circadiano de pressão (Peixoto & White, 2007).

## Fontes adicionais de variação

Além do nível da atividade e dos estresses relacionados às medições, vários outros fatores afetam a variabilidade pressórica, incluindo a sensibilidade de barorreflexos e o nível de pressão arterial, sendo que ocorrem mais variabilidades em níveis de pressão mais elevados (Ragot et al., 2001). Provavelmente, esta última relação seja responsável pela ampla percepção de que as pessoas mais idosas apresentam mais variação na pressão arterial. Entretanto, estudos de hipertensos mais jovens e mais velhos com níveis comparáveis de pressão arterial não revelaram a existência de uma relação consistente com a idade (Brennan et al., 1986).

É extremamente importante minimizar alterações na pressão arterial resultantes de mudanças internas do paciente. Mesmo fatos insignificantes podem causar algum impacto: as pressões arteriais sistólica e diastólica podem elevar em cerca de 10 mmHg ou mais em casos de distenção da bexiga (Faguis & Karhuvaara, 1989) ou durante conversas comuns do dia a dia (Le Pailleur et al., 1998). Há relatos de que a simples presença de um estudante de medicina é suficiente para aumentar a pressão arterial em uma média de 6,4/2,4 mmHg (Matthys et al., 2004). Indivíduos mais ansiosos ou eufóricos tendem a apresentar níveis mais elevados de pressão (Ogedegbe et al., 2008). O ato de comer pode diminuir a pressão arterial, particularmente nos idosos (Smith et al., 2003). Dois hábitos comuns podem exercer efeitos pressores significativos: tabagismo (Gropelli et al., 1992) ou consumo de bebidas com alto teor de cafeína (Hartley et al., 2004).

A pressão arterial pode variar em medições feitas no braço esquerdo e no direito. As medições devem ser feitas em ambos os braços no exame inicial, sendo que o braço que apresentar nível mais elevado deve ser usado nas medições subsequentes. Enquanto alguns especialistas acham que as diferenças são inexpressivas e poucas delas estão relacionadas a doença arte-

### Tabela 2.2
**Alterações médias nas pressões arteriais associadas a atividades comuns, em comparação com a pressão arterial no estado de relaxamento**

| Atividade | Pressão arterial sistólica (mmHg) | Pressão arterial diastólica (mmHg) |
| --- | --- | --- |
| Participar de reuniões | +20,2 | +15,0 |
| Trabalhar | +16,0 | +13,0 |
| Trânsito | +14,0 | +9,2 |
| Caminhar | +12,0 | +5,5 |
| Vestir-se | +11,5 | +9,5 |
| Afazeres domésticos | +10,7 | +6,7 |
| Telefonar | +9,5 | +7,2 |
| Alimentar-se | +8,8 | +9,6 |
| Conversar | +6,7 | +6,7 |
| Trabalhar em escritório | +5,9 | +5,3 |
| Ler | +1,9 | +2,2 |
| Trabalhar (em casa) | +1,6 | +3,2 |
| Assistir televisão | +0,3 | +1,1 |
| Relaxar | 0,0 | 0,0 |
| Dormir | -10,0 | -7,6 |

Dados adaptados de Clark LA, Denby L, Pregibon D e colaboradores: *A quantitative analysis of the effects of activity and time of day on the diurnal variations of blood pressure. J Chronic Dis 1987:40:671-679.*

rial obstrutiva (Eguchi et al., 2007), outros entendem que as diferenças são comuns e indicativas de aumento na mortalidade por causas múltiplas (Agarwal et al., 2008).

Quanto maior a variabilidade, usualmente medida por um desvio padrão ponderado de 24 horas em relação a leituras feitas por monitoramento ambulatorial da pressão (Bilo et al., 2007), maior é o grau de incidência de danos atuais nos órgãos-alvo (Shintani et al., 2007; Tatasciore et al., 2007) e de riscos cardiovasculares futuros (Jankowski et al., 2008). Portanto, os danos induzidos por hipertensão se relacionam não apenas ao nível médio da pressão arterial, mas também à magnitude de sua variabilidade.

## Pressão arterial durante o sono e ao acordar

### Padrão normal

Em grande parte, a queda usual na pressão arterial durante a noite é resultado do sono e da inatividade e não da hora do dia (Sayk et al., 2007). Enquanto as quedas noturnas médias atingem cerca de 15% em indivíduos ativos durante o dia, a redução na pressão é de apenas 5% naqueles que permanecem na cama durante 24 horas (Casiglia et al., 1996). As quedas usuais na pressão arterial e na frequência cardíaca que ocorrem durante o sono refletem uma redução no tônus nervoso simpático. Em homens jovens e saudáveis, os níveis de catecolamina plasmática caem com os movimentos rápidos dos olhos durante o sono, ao passo que acordar subitamente aumenta o nível de epinefrina e permanecer de pé, logo em seguida, resulta em um aumento acentuado no nível de norepinefrina (Dodt et al., 1997).

De maneira geral, a queda noturna de pressão é distribuída sem nenhuma evidência de bimodalidade tanto em pessoas normotensas como em hipertensas (Staessen et al., 1997). Em um certo sentido, a separação entre indivíduos com "queda" e "sem queda" de pressão é artificial. Portanto, alguns especialistas recomendam pelo menos dois monitoramentos ambulatoriais de 24 horas para melhorar a confiabilidade diagnóstica do estado de queda de pressão (Cuspidi et al., 2004); outros definem ausência de queda de pressão como a presença de níveis de pressão arterial noturna que permanecem acima de 125/80 (White & Larocca, 2003); outros como uma queda inferior a 10% em relação à média dos níveis apurados durante o dia (Henskens et al., 2008).

Às vezes, o que costuma parecer ausência de queda de pressão pode simplesmente ser consequência de levantar-se para urinar (Perk et al., 2001) ou reflexo da apneia obstrutiva do sono (Pelttari et al., 1998), ou simplesmente má qualidade do sono (Matthews et al., 2008). Além disso, o grau de queda de pressão durante o sono é afetado pela quantidade de ingestão de sódio dietético em indivíduos sensíveis ao sal: a administração de sódio atenua a queda de pressão nesses indivíduos, ao passo que a redução na ingestão de sódio recupera o estado de queda (Uzu et al., 1999). Entre 325 franco-africanos aqueles que excretavam grandes quantidades de sódio urinário durante o dia apresentavam queda maior de pressão à noite (Bankir et al., 2008). Além disso, a queda de pressão é mais comum entre pessoas que são mais fisicamente ativas durante o dia (Cavelaars et al., 2004).

## Associações com ausência de queda de pressão

Várias associações foram observadas em quedas abaixo do normal na pressão arterial noturna, incluindo:

- Idade avançada (Staessen et al., 1997)
- Disfunção cognitiva (Van Boxtel et al., 1998)
- Diabetes (Björklund et al., 2002)
- Obesidade (Kotsis et al., 2005)
- Afro-americanos (Jehn et al., 2008) e hispânicos (Hyman et al., 2000)
- Vasodilatação alterada dependente do endotélio (Higashi et al., 2002)
- Níveis elevados de marcadores de adesão celular e de inflamação (Von Känel et al., 2004)
- Hipertrofia ventricular esquerda (Cuspidi et al., 2004)
- Hemorragia intracraniana (Tsivgoulis et al., 2005)

- Perda da função renal (Fukuda et al., 2004)
- Mortalidade por doença cardiovascular (Redon & Lurbe, 2008)

No que diz respeito ao risco maior em indivíduos com ausência de queda de pressão, Hermida e colaboradores (2008) alteraram a prevalência da queda de pressão de 16 para 57% por meio da administração de uma entre as três medicações que estavam sendo tomadas ao deitar por 250 pacientes resistentes.

## Associações com quedas excessivas de pressão

Assim como a ausência de queda de pressão arterial durante o sono pode refletir ou contribuir para incidência de danos cardiovasculares, quedas excessivas na pressão arterial noturna também podem ser perigosas. Floras (1988) sugeriu que as quedas noturnas de pressão podem induzir isquemia miocárdica em indivíduos hipertensos com hipertrofia ventricular esquerda e reserva vasodilatadora coronariana alterada, contribuindo para a curva em J de eventos coronarianos aumentados nos casos em que a pressão arterial diastólica cair abaixo de 85 mmHg (ver Capítulo 5).

A primeira evidência objetiva dessa ameaça de queda excessiva de pressão foi a descoberta de Kario e colaboradores (1996) de que a doença cerebrovascular mais silenciosa (identificada por imagens de ressonância magnética do cérebro) foi encontrada entre indivíduos com queda extrema de pressão que apresentavam quedas noturnas acima de 20% na pressão arterial sistólica. Subsequentemente, em um estudo envolvendo o acompanhamento de 575 idosos durante um período de 41 meses, Kario e colaboradores (2001) descobriram que o risco mais baixo de acidente vascular cerebral ocorre em pressões arteriais diastólicas de 75 mmHg durante o sono, sendo que o risco associado à ingestão de medicamentos anti-hipertensivos aumenta abaixo desse nível. Da mesma forma, em um grupo menor de indivíduos hipertensos com doença coronariana estável, a isquemia do miocárdio ocorreu com mais frequência durante a noite em pacientes não tratados sem queda de pressão e em indivíduos com queda de pressão excessiva (Pierdomenico et al., 1998). Quedas de pressão noturna excessivamente elevadas podem também aumentar o risco de neuropatia ótica isquêmica anterior e de glaucoma (Pickering, 2008). Essas descobertas servem de alerta contra a dosagem de medicamentos no final da tarde ou ao deitar que tenham efeito anti-hipertensivo substancial nas primeiras horas após a administração.

### *Surto nas primeiras horas da manhã*

A pressão arterial aumenta subitamente, isto é, ocorre um surto, ao acordar, seja logo no início da manhã (Gosse et al., 2004) seja depois de um cochilo no meio da tarde (Bursztin et al., 1999), embora o grau dos surtos possa variar em medições repetidas (Wizner et al., 2008). De acordo com várias descrições anteriores, as primeiras horas da manhã, após as 6 horas, são acompanhadas por aumento na prevalência de todas as catástrofes cardiovasculares, em comparação com o restante do período de 24 horas (Muller, 1999). Aumentos de pressão nas primeiras horas da manhã foram observados em casos de acidente vascular cerebral (Foerch et al., 2008; Kario et al., 2003), de parada cardíaca (Peckova et al., 2003; Soo et al., 2000), de rompimento da aorta abdominal (Manfredini et al., 1999) e epistaxe (Manfredini et al., 2000), possivelmente como consequência da desestabilização das placas ateroescleróticas (Marfella et al., 2007) que se localizam dentro de artérias de resistência com paredes espessadas (Rizzoni et al., 2007).

Provavelmente, essas alterações abruptas sejam mediadas por atividade simpática elevada depois de algumas horas de quiescência relativa (Dodt et al., 1997; Panza et al., 1991), que pode ser acentuada em indivíduos excessivamente hostis (Pasic et al., 1998). O surto pode agravar-se com aumento na atividade física (Leary et al., 2002), embora o simples acordar do sono possa elevar a pressão arterial de forma significativa, mesmo em pacientes cuja hipertensão esteja sob controle satisfatório aparente (Redon et al., 2002). Evidentemente, as medições domiciliares da pressão arterial são apenas uma forma prática de reconhecer e modular esse tipo de surto, usando medicações de ação prolongada ou adicionando a dose de um alfa-bloqueador ao deitar (Kario et al., 2008).

## Efeito do avental branco

As medições da pressão arterial podem despertar reações de alerta. Essa reação é transitória em alguns pacientes e permanente em outros. Em geral, é observada com mais frequência em pessoas que apresentam elevação maior da pressão sob estresse psicológico (Palatini et al., 2003), embora a grande maioria dos indivíduos tenha pressão mais alta em consultórios médicos do que fora deles (O'Brien et al., 2003)

### *Ambiente*

Existe uma hierarquia nos avisos de alerta: menos avisos em casa, mais avisos em clínicas ou consultórios e o máximo de avisos em hospitais. As medições feitas pelo mesmo médico apresentaram níveis mais elevados no hospital do que em um posto de saúde (Enström et al., 2000). Para diminuir as reações de alerta, os pacientes devem relaxar em uma sala tranquila, sendo necessário fazer várias medições com um dispositivo automático (Myers et al., 2009).

### *Medidor*

A Figura 2.3 demonstra que a presença do médico geralmente provoca aumentos na pressão arterial que, às vezes, são marcantes (Mancia et al., 1987). Os dados apresentados na Figura 2.3 foram coletados em pacientes que tinham registro intra-arterial. Quando as leituras intra-arteriais estavam estáveis, a pressão foi medida no braço não cateterizado por um médico e por uma enfermeira, sendo que a primeira metade do tempo foi medida primeiramente pelo médico e a segunda metade foi medida pela enfermeira. Os pacientes não foram apresentados aos funcionários do hospital, mas foram avisados de que estavam a caminho. Quando o médico fez a primeira leitura, a pressão arterial aumentou em uma média de 22/14 mmHg e em até 74 mmHg na pressão sistólica. Depois de um período de 5 a 10 minutos, os valores caíram pela metade em relação aos mencionados acima. Aumentos semelhantes no nível de pressão foram observados em três visitas subsequentes. Quando a enfermeira fez o primeiro conjunto de leituras, as elevações de pressão correspondiam a apenas 50% daquelas observadas pelo médico e, em geral, o nível da pressão arterial retornava a níveis próximos da linha de base nas medições feitas depois de 5 e 10 minutos. Os aumentos de pressão não estavam relacionados à idade do paciente, ao gênero, à variabilidade total ou aos níveis da pressão arterial. Essas diferenças acentuadas não estão limitadas ao charme dos médicos italianos ou ao grau de pacientes excitáveis. Diferenças semelhantes entre medições feitas por médicos e por enfermeiras foram observadas por repetidas vezes em outros lugares (Little et al., 2002).

Na maioria dos pacientes, uma grande quantidade de dados indica a tendência acentuada de queda na pressão arterial depois de medições sucessivas, seja qual for o intervalo entre leituras (Verbek et al., 2006a). Esses dados sugerem fortemente que é melhor que as enfermeiras, em vez dos médicos, façam as medições da pressão arterial e que são necessários pelo menos três conjuntos de leituras antes de rotular o paciente de hipertenso e recomendar algum tipo de tratamento (Graves & Sheps, 2004).

## Hipertensão do avental branco

Como poderá ser observado mais adiante, existem várias definições para *hipertensão do avental branco* (HAB). A definição mais adequada é a média de várias medições da pressão arterial durante o dia fora de consultório médico ou menos de 135/85 mmHg na presença de leituras usuais acima de 140/90 mmHg feitas em consultório (O'Brien et al., 2003; Verdecchia et al., 2003).

A maioria dos pacientes apresenta níveis mais elevados de pressão arterial em medições feitas em consultório do que em medições fora do ambiente médico. Esse fato é comprovado por uma comparação entre as pressões arteriais sistólicas obtidas por um médico contra pressões sistólicas médias obtidas durante o dia por monitores ambulatoriais (Pickering, 1996) (Figura 2.4). Na Figura 2.4, todos os pontos que se localizam acima da linha diagonal representam leituras mais elevadas obtidas em consultório em relação às leituras feitas fora do ambiente médico, o que demonstra que a maioria dos pacientes apresenta o *efeito* do avental branco.

Enquanto a maior parte dos pacientes que apresentaram o efeito do avental branco também tinham leituras elevadas fora do consultório, indicando que são hipertensos em todos os ambientes (Figura 2.4, grupo 2), um

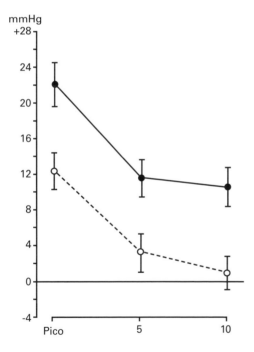

**FIGURA 2.3** Comparação entre elevações máximas (ou picos) na pressão arterial sistólica em 30 indivíduos em medições feitas por um médico (linha contínua) e por uma enfermeira (linha tracejada). O gráfico mostra também as elevações que ocorreram depois de 5 e 10 minutos. Os dados são expressos como alterações médias (± o erro padrão em relação à média) em relação a um valor de controle obtido 4 minutos antes de cada visita. (Modificada de Mancia G, Paroti G, Pomidossi G, et al.: *Alerting reaction and rise in blood pressure during measurement by physician and nurse. Hypertension 1987;9:209-215.*)

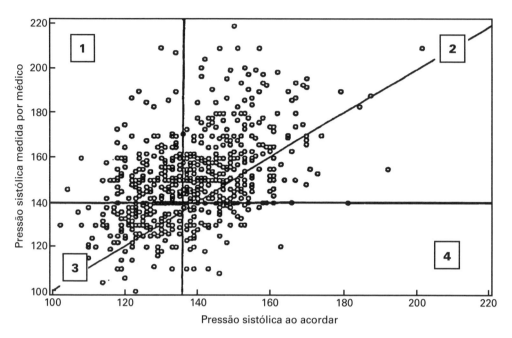

**FIGURA 2.4** Gráfico de leituras da pressão arterial sistólica clínica e ambulatorial feitas durante o dia em 573 pacientes. **1**. Pacientes com HAB; **2**. Pacientes com hipertensão sustentada; **3**. Pacientes com pressão arterial normal; **4**. Pacientes cuja pressão arterial clínica subestima a pressão arterial ambulatorial. A maior parte de hipertensos e normotensos apresentou pressões clínicas mais elevadas do que as pressões ambulatoriais ao despertar. (Adaptação de Pickering TG: *Ambulatory monitoring and the definition of hypertension. J Hypertens 1992;10:401-409.*)

grupo pequeno, porém significativo, de pacientes apresentou leituras normais fora do consultório — isto é, hipertensão do avental branco (Figura 2.4, grupo 1) — ao passo que o outro grupo apresentou leituras normais nas medições feitas no consultório, porém leituras elevadas fora do ambiente médico (Figura 2.4, grupo 4). Como observaremos mais adiante, essa hipertensão *mascarada* vem recebendo uma atenção cada vez maior. Pickering e colaboradores (1988) já haviam descoberto que entre 292 pacientes não tratados, com leituras de consultório elevadas persistentes durante um período médio de 6 anos, as leituras de medições feitas fora do consultório registradas durante 24 horas por um monitor ambulatorial foram normais em 21% dos casos. A partir daquela observação, chegou-se à conclusão de que a prevalência de HAB é de aproximadamente 15% em vários grupos de pacientes com hipertensão de consultório médico (Dolan et al., 2004). Para assegurar o diagnóstico é necessário fazer mais de um monitoramento ambulatorial da pressão arterial (Cuspidi et al., 2007).

É muito importante não fazer confusão entre *efeito do avental branco* e hipertensão do avental branco. Como Pickering (1996) enfatizou: "Hipertensão do avental branco é uma medição do nível da pressão arterial, ao passo que efeito do avental branco é a medição de alterações no nível pressórico. De maneira alguma, os efeitos do avental branco de grandes proporções devem limitar-se a pacientes com hipertensão do avental branco e, na realidade, é mais acentuado com maior frequência em pacientes com hipertensão grave".

Na medida em que o interesse pela hipertensão do avental branco (HAB) foi aumentando, várias características se tornaram aparentes, como:

- Em grande parte, a prevalência depende da definição de limite superior do nível normal de leituras fora do consultório em medições

feitas durante o dia. Dependendo do nível escolhido, a prevalência varia de 12 a 53,2% (Verdecchia et al., 1995). Em geral, são aceitos níveis abaixo de 135/85 mmHg (Fagard & Cornelissen, 2007).
- A prevalência de HAB pode diminuir se as leituras feitas em consultório se basearem em pelo menos cinco visitas diferentes. Quanto maior for a elevação da pressão medida em consultório, maior será a frequência de HAB (Verdecchia et al., 2001).
- Obviamente, somente as leituras ambulatoriais feitas durante o dia devem ser utilizadas na definição de HAB, tendo em vista que, tipicamente, as leituras noturnas são mais baixas.
- Para documentar a presença de HAB, as leituras feitas em casa são tão úteis quanto as leituras ambulatoriais (Den Hond et al., 2003).
- A prevalência aumenta com a idade do paciente (Mansoor et al., 1996), sendo particularmente elevada em pacientes idosos com hipertensão sistólica isolada (Jumabay et al., 2005).
- As mulheres são mais propensas a sofrer hipertensão do avental branco (Dolan et al., 2004).
- Com base nas medições feitas em consultório, alguns pacientes podem ter hipertensão resistente ou sem controle em vez de hipertensão do avental branco. Portanto, terapias intensivas não são necessárias na ausência de danos em órgãos-alvo (Redon et al., 1998). Todavia, grande parte dos hipertensos tratados que apresentam leituras altas persistentes de medições feitas em consultório apresentam também leituras altas nas medições feitas fora do ambiente médico, de forma que as deficiências de controle não podem ser atribuídas ao efeito do avental branco (Mancia et al., 1997).
- Embora diminua o nível da pressão arterial de consultório na mesma extensão tanto em pacientes com hipertensão do avental branco como em pacientes com hipertensão sustentada, a terapia anti-hipertensiva reduz a pressão arterial ambulatorial somente em pacientes com hipertensão sustentada (Pickering et al., 1999).

Além dessas características, ainda permanecem dois itens importantes e inter-relacionados: Qual é o histórico natural da hipertensão do avental branco e quais os prognósticos?

## História natural

Uma quantidade muito pequena de pacientes foi acompanhada por um período de tempo suficientemente longo para assegurar a história natural da hipertensão do avental branco, embora Pickering e colaboradores (1999) tenham descoberto que apenas entre 10 e 30% se tornaram hipertensos entre 5 a 10 anos. Mais recentemente, Mancia e colaboradores (2009) descobriram que 43% dos pacientes com HAB desenvolveram hipertensão sustentada depois de 10 anos. De acordo com observações feitas anteriormente, a magnitude do efeito do avental branco varia consideravelmente, de forma que são necessários vários monitoramentos ambulatoriais da pressão arterial para assegurar o diagnóstico (Verbeck et al., 2006b).

## Prognóstico

Na medida em que um número maior de pacientes é acompanhado por períodos de tempo mais longos diminuem as incertezas sobre o risco de hipertensão do avental branco. Em uma análise de dados de estudos prospectivos de coortes realizados nos Estados Unidos, Itália e Japão, que utilizaram metodologia comparável de monitoramento ambulatorial da pressão arterial de 24 horas em 1.549 pacientes normotensos e 4.406 pacientes hipertensos essenciais, a prevalência de hipertensão do avental branco foi de 9% (Verdecchia et al., 2005). Durante os primeiros seis anos de acompanhamento, o risco de acidente vascular cerebral em uma análise multivariada foi insignificante sob o ponto de vista estatístico, ou seja, 1,15 no grupo de hipertensão do avental branco contra 2,01 no grupo hipertenso ambulatorial, em comparação com o grupo normotenso. Entretanto, depois de seis anos, a incidência de acidente vascular cerebral começou a aumentar no grupo de hipertensão do avental branco e, depois de nove

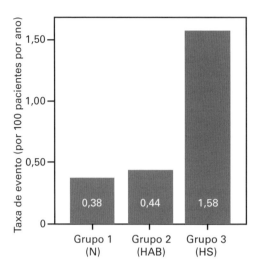

**FIGURA 2.5** Curva de sobrevida livre de eventos em pacientes normotensos (N), com hipertensão do avental branco (HAB) e com hipertensão sustentada (HS). (Reimpressão, com permissão, de Pierdomenico SD, Lapenna D, Di Mascio, et al.: *Short and long-term risk of cardiovascular events in white-coat hypertension. J Hum Hypertens* 2008;22:408-414.)

anos, cruzou a curva de risco do grupo hipertenso ambulatorial.

Alterações semelhantes, porém menos contundentes, em todos os eventos cardiovasculares foram observadas em acompanhamentos por períodos de 14 anos (Ben-Dov et al., 2008; Pierdomenico et al., 2008). Pierdomenico e colaboradores (2008) acompanharam 305 pessoas com pressão arterial normal (NT), 399 com HAB (definida como pressão > 140/90 mmHg) e 1.333 com hipertensão sustentada. Ao final do período de acompanhamento, a terapia anti-hipertensiva estava sendo administrada em 7% de normotensos, 47% de HABs e 94% de hipertensos sustentados. De acordo com a Figura 2.5, as taxas de sobrevida sem eventos foram iguais nos normotensos e nos HBAs até o décimo ano, quando caíram entre os HABs e permaneceram muito mais elevadas do que às observadas nos hipertensos sustentados durante todo o 14º ano. Dados semelhantes foram registrados por Ben-Dov e colaboradores (2008) em um grupo ainda maior de hipertensos do avental branco não tratados, em comparação com pacientes portadores de hipertensão sustentada.

Antes do surgimento de eventos clínicos, os pacientes com hipertensão do avental branco apresentavam aumento na rigidez (De Simone et al., 2007) e espessura (Puato et al., 2008) arterial. Obviamente, é imprescindível fazer o acompanhamento rigoroso de pacientes diagnosticados com hipertensão do avental branco. Pelo menos, deveriam ser incentivados a mudar o estilo de vida de forma adequada e a continuar monitorando o *status* da pressão arterial.

## Hipertensão mascarada

De acordo com a parte inferior direita da Figura 2.4, rotulada de número 4, alguns pacientes apresentam pressão arterial normal nas medições feitas em consultório (< 140/90) e leituras ambulatoriais elevadas (> 135/85 mmHg). Esses hipertensos "mascarados" podem abranger uma porção significativa (10% ou mais) da população em geral (Cuspidi & Parati, 2007). Leituras de pressões arteriais ambulatoriais mais elevadas durante o dia, em comparação com pressões medidas no consultório, foram encontradas em mais de 20% de 713 idosos hipertensos (Wing et al., 2002) e em 13,8% de hipertensos de estágio 1 que nunca haviam sido tratados (Palatini et al., 2004). Esses pacientes apresentam taxas de morbidade cardiovascular tão elevadas quanto às observadas em indivíduos com hipertensão clínica e ambulatorial (Ben-Dov et al., 2008; Bobrie et al., 2008).

Considerando que, por definição, esses pacientes apresentam leituras normais nas medições de pressão feitas em consultório, a única forma de excluir a presença de hipertensão mascarada é fazer medições fora do consultório em cada paciente. Embora, usualmente, apenas algumas leituras domésticas sejam necessárias (Mallion et al., 2004), a maior parte dos pacientes não faz esse tipo de medição. Portanto, a busca deve se limitar aos indivíduos mais propensos a apresentar leituras mais elevadas nas medições feitas fora do consultório. Esses indivíduos incluem casos de diabetes (Leitão et al., 2007), taquicardia inexplicável (Grassi et al., 2007), hipertrofia ventricular esquerda (Lurbe et al., 2005) ou apneia obstrutiva do sono (Baguer et al., 2008).

# MEDIÇÃO DA PRESSÃO ARTERIAL EM CONSULTÓRIO

Na prática médica diária, embora as medições de pressões arteriais feitas em consultório sejam o procedimento menos preciso, ao mesmo tempo exercem maior impacto sobre os cuidados dos pacientes. Nas melhores circunstâncias, todas as causas previamente descritas de variabilidade são difíceis de controlar. Portanto, devemos fazer o possível para melhorar a prática atual. O uso das orientações apresentadas na Tabela 2.3 pode evitar a ocorrência da maior parte dos erros de medição.

### Tabela 2.3
### Orientações para medição da pressão arterial

Condições do paciente
  Postura
  - Inicialmente, em particular em pacientes com mais de 65 anos de idade, com diabetes ou que estiverem recebendo terapia anti-hipertensiva, deve-se verificar a presença de mudanças posturais fazendo medições depois de 5 minutos em posição supina, e 2 minutos depois que o paciente mudar para a posição de pé.
  - Nos acompanhamentos de rotina o paciente deve permanecer sentado, quieto com o braço apoiado no nível do coração, e com as costas recostadas contra o encosto da cadeira. O tempo antes de fazer a medição é incerto; a maioria das orientações recomenda 5 minutos.
  Circunstâncias
  - Não ingerir cafeína ou fumar no período de 30 minutos antes da leitura.
  - O ambiente deve ser calmo e acolhedor.
Equipamentos
  Dimensões do manguito
  - O balão deve abranger pelo menos 80% da circunferência e cobrir dois terços do comprimento do braço.
  - Balões excessivamente pequenos podem resultar em leituras falsamente altas.
  Manômetro
  - De mercúrio, aneroide de calibração recente ou dispositivo eletrônico validado.
  Estetoscópio
  - As olivas do estetoscópio devem ser usadas.
  - Evitar excesso de pressão sobre as olivas.
  Lactentes
  - Usar ultrassonografia (método Doppler, por exemplo).
Técnica
  Número de leituras
  - Em cada ocasião, devem ser feitas pelo menos duas leituras, em intervalos de tempo que sejam práticos. Se a variação entre as leituras for superior a 5 mmHg, recomenda-se fazer leituras adicionais até os valores ficarem mais próximos.
  - Para fins diagnósticos, é imprescindível fazer três conjuntos de leituras em intervalos de pelo menos 1 semana.
  - Inicialmente, a pressão deve ser medida em ambos os braços. Se as leituras forem diferentes, recomenda-se utilizar o braço de pressão mais alta.
  - Se a pressão do braço for excessivamente alta, deve-se medir a pressão em uma das pernas, principalmente em pacientes com idade inferior a 30 anos.
  Desempenho
  - Insuflar rapidamente o balão até atingir uma pressão de 20 mmHg acima da pressão sistólica, reconhecida pelo desaparecimento do pulso radial, para evitar a ocorrência de hiato auscultatório.
  - Desinsuflar o balão até 3 mmHg/s.
  - Registrar a fase I (surgimento) e a fase V (desaparecimento) dos sons de Korotkoff.
  - Se os sons de Korotkoff forem fracos, o paciente deve elevar o braço e abrir e fechar a mão entre 5 a 10 vezes. A seguir, o balão deve ser insuflado rapidamente.
  Registros
  - Deve-se anotar a pressão, a posição do paciente, o braço e as dimensões do manguito (por exemplo, 140/90, posição sentada, braço direito e manguito grande para adultos, respectivamente).

## O paciente e a posição do braço

O paciente deve permanecer confortavelmente sentado e posicionar o braço no nível do coração (Figura 2.6). As medições que foram feitas com o braço do paciente solto lateralmente apresentaram níveis médios mais elevados de 10 mmHg em comparação com medições feitas com o braço apoiado numa posição horizontal no nível do coração (Netea et al., 2003). Na posição sentada ereta sem apoio sobre uma mesa, as leituras podem ser 10 mmHg mais altas por causa da ação isométrica necessária para dar suporte ao corpo e ao braço. As leituras sistólicas são aproximadamente 8 mmHg mais elevadas na posição em supino do que na posição sentada, mesmo nas situações em que o braço estiver no nível do átrio direito (Netea et al., 2003).

### Diferenças entre os braços

Inicialmente, como comentado antes neste capítulo, a pressão arterial deve ser medida em ambos os braços para avaliar as diferenças entre eles; se a medição for mais elevada em um braço, esse braço deve ser usado nas próximas medições. Diferenças absolutas superiores a 10 mmHg nos níveis sistólicos foram encontradas em 9% de pacientes por Kimura e colaboradores (2004) e em 20% por Lane e colaboradores (2002). Pressões arteriais mais baixas no braço esquerdo costumam ocorrer em pacientes com sequestro subclávio causado por inversão de fluxo no sentido descendente de uma artéria vertebral na posição distal em relação a uma artéria subclávia obstruída, conforme foi observado em 9% de pacientes com ruídos cervicais assintomáticos (Borstein & Norris, 1986). A pressão arterial pode ser mais alta ou mais baixa no braço parético de pacientes que tiveram acidente vascular cerebral (Dewar et al., 1992).

### Pressão na posição de pé

As leituras devem ser feitas na posição de pé, e pelo menos 2 minutos depois dessa posição, para possibilitar a verificação de mudanças posturais espontâneas ou induzidas por medicamentos, particularmente em pacientes idosos ou diabéticos. Nos casos de sintomas sugestivos em que

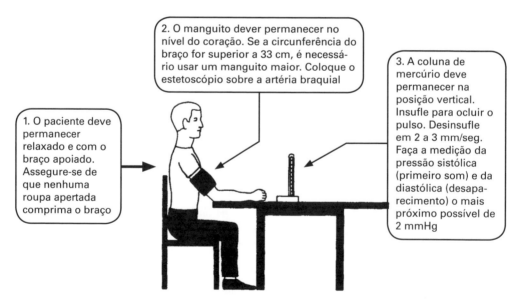

**FIGURA 2.6** Técnica de medição da pressão arterial recomendada pela British Hypertension Society. (Reproduzida, com permissão, de *British Hypertension Society. Standardization of blood pressure measurement. J Hypertens 1985;3:29-31.*)

não houver queda de pressão, o paciente deve permanecer de pé sem se movimentar durante pelo menos mais 5 minutos. Na maioria das pessoas, a pressão arterial sistólica cai e a diastólica aumenta em alguns milímetros de mercúrio ao mudar da posição em supino para a posição de pé. Em indivíduos idosos, quedas posturais significativas de 20 mmHg são mais comuns e ocorrem em cerca de 10% de pacientes ambulatoriais com idade acima de 65 anos e em mais da metade de moradores debilitados de lares para idosos, em especial naqueles com pressão arterial sistólica elevada na posição em supino (Gupta & Lipsitz, 2007).

## Medição de pressão na perna

Nos casos em que a leitura no braço for excessivamente alta, principalmente em pacientes com idade inferior a 30 anos, recomenda-se medir a pressão em uma das pernas para excluir a hipótese de coarctação da aorta.

## Esfigmomanômetro

Avaliações independentes da precisão e do desempenho dos dispositivos de medição da pressão arterial podem ser encontradas no *site* www.dableducational.org. Entretanto, não é necessário seguir os padrões obrigatórios. Erros significativos em manômetros de mercúrio ou aneroides foram encontrados em mais de 5% de leituras feitas em consultórios médicos (Niyonsenga et al., 2008).

O uso de dispositivos eletrônicos automáticos está aumentando cada vez mais, levando-se em consideração que os manômetros de mercúrio estão sendo desativados gradativamente por causa do potencial tóxico de vazamentos de mercúrio e da imprecisão dos manômetros aneroides. Isso deve melhorar a acurácia das leituras de pressão.

## Dimensões do balão

A largura do balão deve ser aproximadamente dois terços da distância entre a axila e o espaço antecubital. Balões com 16 cm de largura são adequados para a maioria dos pacientes adultos. O balão deve ser longo o suficiente para envolver pelo menos 80% do braço. Balões muito curtos podem gerar leituras falsamente elevadas (Aylett et al., 2001) e balões muito largos podem gerar leituras falsamente baixas (Bakx et al., 1997).

Os manguitos da maioria dos esfigmomanômetros comercializados nos Estados Unidos têm balões de 12 cm de largura e 22 cm de comprimento, que são muito curtos para uso em pacientes com circunferência do braço acima de 26 cm e em pacientes com braço muito gordo ou musculoso (Aylett et al., 2001). A *British Hypertension Society (BHS)* recomenda manguitos mais longos (12 x 40 cm) para braços obesos (O'Brien et al., 2003). A *American Heart Association* recomenda manguitos progressivamente maiores com circunferência maior:

- Circunferência do braço de 22 a 26 cm: manguito de 12 x 22 cm (adultos pequenos).
- Circunferência do braço de 27 a 34 cm: manguito de 16 x 30 cm (adultos).
- Circunferência do braço de 35 a 44 cm: manguito de 16 x 36 cm (adultos de grande porte).
- Circunferência do braço de 45 a 52 cm: manguito de 16 x 42 cm (coxa de adultos).

As crianças exigem manguitos menores, que variam de acordo com o tamanho do paciente.

## Posição do manguito

Nos casos em que o balão interno do manguito não envolver totalmente o braço do paciente é necessário assegurar que seja colocado sobre a artéria braquial. A borda inferior do manguito deve ficar a uma distância aproximada de 2,5 cm acima do espaço antecubital. Em pessoas extremamente obesas, pode-se utilizar manguitos de coxa com balão largo dobrado sobre si mesmo, caso seja necessário, ou pode-se colocar o balão no antebraço e, nessa hipótese, os sons poderão ser ouvidos sobre a artéria radial.

## Manômetro

Os dispositivos eletrônicos estão sendo incorporados rapidamente ao mercado doméstico e estão se tornando o padrão em consultórios e hospitais. Felizmente, sua precisão e confiabilidade estão melhorando, sendo que muitos foram aprovados pelos protocolos da *U.S. Association for the Advancement of Medical Instrumentation* (AAMI) e da BHS. Foram criados *websites* (www.dableducational.com e bhsec.org/blood_pressure_list.stm) para fornecer todas as informações disponíveis sobre os dispositivos que estão sendo comercializados.

Quase todos os dispositivos eletrônicos mais modernos se baseiam na oscilometria e detectam oscilações iniciais (sistólicas) e máximas (pressão arterial média) na artéria braquial e calculam a pressão arterial diastólica com base em algoritmos proprietários. De maneira geral, há uma correlação íntima entre leituras obtidas por dispositivos auscultatórios e oscilométricos. Os dispositivos oscilométricos são mais rápidos e mais fáceis de usar e, além disso, minimizam a preferência digital terminal comum, em que o último número é arredondado para 0 ou 5. A insuflagem de alguns dispositivos eletrônicos é automática, o que é particularmente útil em pacientes com artrite. Outros dispositivos são conectados a uma impressora e alguns fazem o carregamento dos dados depois de armazenar um determinado número de leituras. Há dispositivos que fazem transmissão automática de dados para uma estação central (Moller et al., 2003). Dispositivos adequados podem ser adquiridos por menos de U$ 40. Para assegurar o uso adequado e a acurácia das medições deve-se fazer a verificação do dispositivo. Para tanto, o paciente deve usar o dispositivo em um braço enquanto a pressão é medida simultaneamente no consultório médico com um esfigmomanômetro no outro braço.

## Dispositivos para uso no punho e no dedo

Os dispositivos oscilométricos para uso no punho são particularmente úteis em pacientes obesos cuja parte superior do braço seja excessivamente grande para gerar leituras precisas. Esses dispositivos devem permanecer no nível do coração. Pelo menos um deles (Visocor HM 40) está aprovado (Dorigatti et al., 2009).

Os dispositivos digitais medem a pressão no dedo por pletismografia volumétrica. O manguito de dedo Finapress pode ser usado no monitoramento contínuo da pressão arterial em condições cuidadosamente controladas (Silke & McAuley, 1998), porém não é adequado para leituras intermitentes. As unidades para medições domésticas não são recomendadas para automonitoramento (Pickering et al., 2008).

## Dispositivos automatizados

De maneira geral, os dispositivos oscilométricos automatizados cuja utilização vem crescendo cada vez mais em consultórios, salas de emergência e hospitais, superestimam a pressão arterial em cerca de 10/5 mmHg (Park et al., 2001). Não obstante, esses e outros dispositivos automatizados usualmente produzem leituras satisfatórias na maioria dos ambientes clínicos (www.dableducational.org).

Por outro lado, as máquinas automatizadas para uso na comunidade são mais imprecisas, particularmente em pacientes com braços maiores ou menores do que a média (Van Durme et al., 2000). Para aqueles indivíduos que não têm condições de utilizar dispositivos domésticos mais precisos (e com maior facilidade de validação), as leituras obtidas nessas máquinas comunitárias são melhores do que nada, porém o manejo dos pacientes não deve ser feito somente com base em leituras feitas nessas máquinas.

## Técnica para medir a pressão arterial

Como observamos na Tabela 2.3, deve-se tomar o cuidado de elevar a pressão no balão aproximadamente 20 mmHg acima do nível sistólico, de acordo com a indicação do desaparecimento do pulso radial, tendo em vista que os pacientes podem apresentar hiato auscultatório (desaparecimento temporário do som depois da primeira vez que é ouvido), fato que está relacionado ao aumento na rigidez arterial.

A medição pode ser repetida após um intervalo de 15 segundos, sem afetar significativamente a acurácia. A taxa de desinflagem do manguito varia de 2 a 4 mmHg por segundo. Taxas mais lentas ou mais rápidas podem gerar leituras falsamente mais elevadas (Bos et al., 1992)

Por auscultação, o desaparecimento do som (fase V) é um desfecho mais sensível e mais reprodutível do que o amortecimento sonoro (fase IV) (De Mey, 1995). Em alguns pacientes com circulação hipercinética, nos casos de gravidez ou de anemia, por exemplo, os sons não desaparecem e o som abafado pode ser ouvido logo abaixo do valor da pressão arterial diastólica esperada, às vezes próximo de zero. Esse fenômeno pode também ser provocado ao pressionar excessivamente o estetoscópio contra a artéria. Na presença de arritmias é necessário fazer leituras adicionais, com dispositivos auscultatórios ou oscilométricos, para estimar a pressão arterial sistólica e diastólica média (Lip et al., 2001).

## *Pseudo-hipertensão*

Em alguns pacientes idosos com artérias calcificadas e excessivamente rígidas o balão não consegue colocar a artéria braquial em colapso, gerando leituras falsamente elevadas ou pseudo-hipertensão (Spence, 1997). As suspeitas de pseudo-hipertensão devem focalizar pessoas idosas com vasos rígidos; indivíduos com pequenos danos vasculares na retina ou em algum outro local, a despeito de leituras de pressão excessivamente elevadas; ou em pessoas que sofrem sintomas posturais desordenados apesar dos cuidados terapêuticos.

Usualmente, em casos de suspeita, os dispositivos oscilométricos automáticos são mais precisos (Zweifler & Shahab, 1993) e, em situações raras, é necessário fazer leituras intra-arteriais diretas.

## *Alternativas para amplificar os sons*

Com a auscultação, a altura e a nitidez dos sons de Korotkoff dependem, em parte, do diferencial de pressão entre as artérias do antebraço e as que se localizam embaixo do balão do manguito. Para aumentar o diferencial de pressão e, consequentemente, a altura dos sons, deve-se diminuir a quantidade de sangue no antebraço ou aumentar a capacidade do leito vascular. Para diminuir rapidamente a quantidade de sangue, basta inflar o balão, encurtando o tempo ao impedir o fluxo externo de sangue e continuando o fluxo arterial interno, ou elevando o braço durante alguns segundos para drenar o sangue venoso antes de insuflar o balão. Induzir a vasodilatação por meio de exercícios musculares, especificamente fechando e abrindo a mão 10 vezes antes de insuflar o balão, aumenta a capacidade do leito vascular. Se não for possível ouvir nitidamente os sons, o balão deve ser esvaziado e insuflado novamente. Caso contrário, os vasos serão reenchidos parcialmente e os sons serão abafados.

## *Medição da pressão arterial na coxa*

O uso de manguitos de grande porte (coxa) evita leituras artificialmente elevadas. Com o paciente na posição em prono e a perna dobrada e apoiada, o observador ouve os sons de Korotkoff na fossa poplítea com auxílio do estetoscópio. Esse procedimento faz parte do exame inicial completo de jovens hipertensos nos quais a coarctação é mais comum. Normalmente, no joelho, a pressão arterial sistólica é mais elevada e a diastólica um pouco mais baixa do que no braço por causa do contorno da onda do pulso (Hugue et al., 1988).

## *Medição da pressão arterial em crianças*

Se a criança estiver tranquila, utiliza-se a mesma técnica aplicada em adultos, porém com manguitos menores e mais estreitos (ver Capítulo 16). Se a criança estiver agitada, o melhor procedimento é simplesmente determinar a pressão arterial sistólica palpando-se o pulso radial durante a desinflagem do manguito. O uso de ultrassonografia é a melhor opção para medir a pressão arterial em lactentes.

### Registro das medidas

Seja qual for o método utilizado para medir a pressão arterial, as condições devem ser anotadas para permitir que outras pessoas possam comparar as medidas ou interpretá-las de forma adequada. Esse fato é particularmente crítico em relatórios científicos, embora muitos artigos sobre hipertensão não forneçam essas informações.

### Pressão arterial durante exercícios

Os testes de estresse descobriram que respostas exageradas da pressão arterial durante ou imediatamente após exercícios graduados são preditoras do desenvolvimento de hipertensão em indivíduos normotensos (Miayi et al., 2000) e da morbidade e mortalidade subsequentes por doença cardiovascular (Laukkanen et al., 2004). Várias séries utilizaram limites superiores diferentes para respostas normais aos exercícios. Entretanto, respostas exageradas a níveis sistólicos acima de 200 mmHg, a uma carga de trabalho de 100W, aumenta a probabilidade do início de hipertensão de 2 para 4 vezes no período subsequente de 5 a 10 anos, em comparação com respostas não exageradas.

A despeito do aumento da probabilidade de desenvolvimento de hipertensão com a elevação exagerada da pressão arterial durante testes de estresse, o acompanhamento por um período médio de 6,6 anos de 6.145 homens que haviam se submetido a teste de estresse limitado por sintomas identificou um aumento significativo na mortalidade cardiovascular na metade do grupo em que a elevação sistólica foi de 43 mmHg ou menos (13,7%) em comparação com a outra metade que apresentou elevação de 44 mmHg ou mais (8,2%) (Gupta et al., 2007).

## Importância da medição da pressão arterial em consultório

Mesmo na hipótese de que todas as orientações da Tabela 2.3 sejam rigorosamente seguidas, as medições rotineiras da pressão arterial feitas em consultório por esfigmomanometria continuarão a apresentar um nível considerável de variabilidade. Entretanto, antes de descontar medições casuais, é importante lembrar que todos os dados sobre risco de hipertensão descritos no Capítulo 1 se baseiam apenas em uma ou em algumas leituras de grandes grupos de pessoas feitas em consultório. Não se pode negar que esses dados tenham valor epidemiológico, porém, geralmente, algumas leituras casuais de consultório não são suficientes para determinar o estado de pacientes individuais. Duas ações minimizam a variabilidade: em primeiro lugar, são necessárias pelo menos duas leituras em cada visita, quantas forem necessárias para obter níveis estáveis com uma diferença inferior a 5 mmHg; em segundo, devem ser feitos pelo menos três e, preferencialmente, mais conjuntos de leituras em intervalos semanais, a menos que o valor inicial seja muito elevado, ou seja, acima de 180/120 mmHg, exigindo a administração imediata de terapia.

Embora várias leituras feitas cuidadosamente em consultório sejam tão confiáveis como aquelas feitas por monitores ambulatoriais, as leituras feitas fora do consultório fornecem dados adicionais para confirmar o diagnóstico e, mais importante, para documentar o nível de adequabilidade da terapia.

## MEDIÇÕES DOMICILIARES

Com base no que já foi discutido, está claro que, com frequência, a pressão arterial registrada em hospitais ou em consultórios médicos é afetada por reações de alerta agudas e crônicas que tendem a acentuar a variabilidade e elevar o nível de pressão, criando um efeito significativo do avental branco. Duas técnicas – medições domiciliares e o monitoramento ambulatorial da pressão arterial (MAPA) – minimizam a incidência desses problemas. Ao contrário do MAPA, cuja aplicação ainda é mais limitada, o uso de medições domiciliares continua em expansão (Pickering et al., 2008).

Duas declarações de autoria de vários especialistas na área de monitoramento da pressão arterial foram publicadas (Parati et al., 2008a; Pickering et al., 2008). O máximo que podemos fazer é citar o resumo do documento norte-americano e recomendar aos leitores que procurem obter cópias completas na *American Society of Hypertension* (www.ash-us.org), ligar para o número de telefone 800-242-8721 (somente nos Estados Unidos) ou escrever para a *American Heart Association*, 7272, Greenville Ave., Dallas, Texas 75231-4596, e solicitar a reimpressão nº 71-0443. As orientações europeias estão em estreita concordância com as norte-americanas.

> Há uma literatura em rápida expansão mostrando que, em geral, as medições feitas por pacientes em sua própria casa são inferiores às leituras feitas em consultório e mais próximas da pressão arterial média registrada por monitores ambulatoriais durante 24 horas, nível de pressão arterial que é o melhor preditor de risco cardiovascular. Levando em consideração o número maior de leituras que podem ser feitas por monitoramento domiciliar da pressão arterial (MDPA) em comparação com medições em consultório e a eliminação do efeito do avental branco (aumento na pressão arterial durante a visita a um consultório médico), as leituras domiciliares são mais reproduzíveis do que as leituras em consultório e mostram correlações melhores com medições de danos em órgãos-alvo. Além disso, estudos prospectivos que utilizaram múltiplas leituras domiciliares para expressar a pressão arterial autêntica descobriram que a pressão arterial domiciliar é melhor preditora de risco do que a pressão medida em consultório.

As recomendações abaixo são muito importantes:

- O MDPA deveria se tornar um componente rotineiro de medições da pressão arterial na grande maioria de pacientes com suspeita de hipertensão ou hipertensão conhecida.
- É extremamente importante orientar os pacientes a adquirir monitores oscilométricos para medir a pressão na parte superior do braço com um manguito de tamanho adequado. A precisão desses monitores deve estar rigorosamente de acordo com os protocolos internacionais padronizados. Cabe aos provedores de assistência médica orientar os pacientes como utilizar esses monitores.
- São necessárias duas ou três leituras, de manhã e à noite, com o paciente em repouso na posição sentada, durante 1 semana. Recomenda-se tomar decisões clínicas somente após um total de 12 leituras ou mais.
- O MDPA é indicado para pacientes com diagnóstico recente ou suspeita de hipertensão nos quais seja possível distinguir entre hipertensão do avental branco e hipertensão sustentada. Em pacientes com pré-hipertensão, o MDPA pode ser útil para detectar hipertensão mascarada.
- O MDPA é recomendado para avaliar respostas a qualquer tipo de tratamento anti-hipertensivo, podendo, também, melhorar a adesão.
- A meta do MDPA para tratamentos é inferior a 135/85 mmHg ou menos de 130/80 mmHg em pacientes de alto risco.
- O MDPA é útil em pacientes idosos nos quais ocorre um aumento na variabilidade da pressão arterial e no efeito do avental branco; em pacientes diabéticos em que o controle rigoroso da pressão arterial é de importância vital; e em gestantes, crianças e pacientes portadores de doença renal.
- O MDPA tem potencial para melhorar a qualidade do atendimento médico e de reduzir custos. Os custos são reembolsáveis (Pickering et al., 2008).

Essas afirmações incluem uma tabela que complementa as recomendações. Muitas dessas recomendações estão na Tabela 2.3, sendo que todas se aplicam ao monitoramento doméstico. A Tabela 2.4 apresenta uma lista de alguns pontos específicos do monitoramento doméstico.

As referências abaixo evidenciam a utilidade do monitoramento doméstico:

- *Diagnóstico:* Kawabe e Saits (2007), Padfield e Parati (2007), Stergiou e Parati (2007) e Verbeck e colaboradores (2006a).

### Tabela 2.4
### Recomendações adicionais para monitoramento domiciliar da pressão arterial

Equipamentos
- Dispositivo automático operado com bateria que tenha sido validado (acessar www.dableducational.org).
- Manguito para a parte superior do braço com tamanho adequado. A maior parte dos dispositivos domésticos existentes no mercado inclui apenas um manguito pequeno para uso adulto. Entretanto, se necessário, existem manguitos maiores no mercado.

Medição
- Medições iniciais: As medições devem ser feitas em um período de 7 dias, com duas a três medições todas as manhãs e duas a três todas as tardes, em horários pré-estabelecidos (uma média de 12 medições na parte da manhã e 12 medições na parte da tarde). As medições do primeiro dia devem ser excluídas da análise para possibilitar a eliminação de reações de alerta. Nos casos em que forem observados sintomas de hipotensão postural, devem-se fazer novas leituras depois de 5 minutos em posição supina e 2 minutos depois que o paciente ficar na posição de pé sem apoio.
- Fase da titulação de doses (titulação da dose inicial e ajuste da terapia): Todas as medições devem ser feitas em condições idênticas e nos mesmos horários que os valores iniciais. Os dados do MDPA devem ser avaliados antes da administração de medicamentos no início da manhã, para permitir a verificação da presença de surto matinal, e novamente à noite para garantir a persistência do controle. Depois de 2 a 4 semanas, a média das medições da pressão arterial serve de base para avaliar o efeito do tratamento.
- Observação a longo prazo: Pacientes normotensos estáveis (controlados) devem fazer o MDPA durante pelo menos uma semana, em intervalos de 15 minutos (uma média de 12 medições pela manhã e à tarde nas condições descritas acima). As medições devem ser mais frequentes em pacientes com baixa complacência.

Pressão arterial alvo
- Maior parte das leituras de 135/85 mmHg ou menos em casos de hipertensão sem complicações.
- Nos casos de diabetes, doença renal crônica ou doença cardíaca coronariana, a maior parte das leituras deve ser de 130/80 mmHg ou menos.
- Nas situações em que houver várias leituras acima de 140/90 mmHg, recomenda-se entrar em contato com um provedor de assistência médica.
- Nas situações em que houver várias leituras abaixo de 110/70 mmHg ou sintomas de hipotensão postural, recomenda-se entrar em contato com um provedor de assistência médica.

- *Prognóstico*: Asayama e colaboradores (2004) e Bobrie e colaboradores (2004).
- *Tratamento*: Green e colaboradores (2008), Obara e colaboradores (2008), Cuspidi e Sala (2008), Staessen e colaboradores (2004) e Verbeck e colaboradores (2007).
- *Relação custo-benefício*: Fukunaga e colaboradores (2008).
- *Conexão telemática*: Bobrie e colaboradores (2007) e Palmas e colaboradores (2008).

Alguns pacientes não conseguem superar a ansiedade gerada pela medição da própria pressão. Outros ficam muito preocupados, a despeito das orientações, com leituras excessivamente elevadas. Para alguns indivíduos, o estresse ultrapassa o valor e, nessa hipótese, devem ser aconselhados a doar o dispositivo para um parente ou vendê-lo para um vizinho.

## MONITORAMENTO AMBULATORIAL

O monitoramento ambulatorial da pressão arterial (MAPA) está no mercado há cerca de 30 anos e seu valor prognóstico foi confirmado em 1983 (Perloff et al., 1983). Uma crescente literatura específica confirmou o valor do MAPA. O'Brien foi o líder principal (2008) dessa corrente e concluiu seu trabalho de 2008 como segue:

> Cada paciente com suspeita de hipertensão deve fazer o MAPA para confirmar ou excluir

o diagnóstico e cada paciente com hipertensão descontrolada deve fazer o MAPA por repetidas vezes, se necessário, até conseguir controlar a pressão arterial durante 24 horas.

O'Brien não comemora seu entusiasmo sozinho. Floras (2007) declarou: "A medição da pressão arterial é uma das poucas áreas da medicina em que os pacientes do século XXI são avaliados quase que universalmente usando-se uma metodologia que foi desenvolvida no século XIX". O'Brien (2008) apresenta uma comparação qualitativa detalhada entre as três técnicas de medição da pressão arterial resumidas na Tabela 2.5. Como não poderia ser diferente, o MAPA é uma técnica tão boa ou melhor que os métodos de consultório e domiciliares, exceto no que diz respeito ao custo. Essa característica desempenhou papel importante na restrição ao uso do MAPA nos Estados Unidos. A despeito (ou por causa de) dos custos dramaticamente elevados da assistência médica nos Estados Unidos, as empresas terceirizadas não cobrem o custo real do MAPA e, menos ainda, não geram lucros para os usuários.

Embora muitos especialistas defendam o uso mais extensivo do MAPA – mesmo em termos de rotina – Palatini (2008) fez uma observação pertinente sobre a realidade, afirmando:

Sempre que um novo procedimento diagnóstico se torna disponível, é necessário fazer uma comparação mais eficiente entre a nova tecnologia e as necessidades dos pacientes. Levando-se em consideração os custos relativamente elevados da aplicação rotineira do MAPA, a solicitação de triagens exige a realização de estudos de viabilidade econômica, procedimento que não existe no mercado. Não há nenhum estudo planejado para investigar se a estratégia com base no MAPA é mais rentável do que estratégias que se baseiam em várias leituras feitas em consultório ou em casa.

A única vantagem óbvia do MAPA é sua capacidade exclusiva de medir a pressão arterial noturna, sendo que há relatos afirmando que esse tipo de medição é mais preciso para fins prognósticos (Boggia et al., 2007; Fagard et al., 2008) (Tabela 2.6). Infelizmente, os limites diagnósticos para pressão arterial ideal, normal e elevada com MAPA ainda permanecem em discussão (Hansen et al., 2008) (Tabela 2.7). O uso de modelos matemáticos adequados pode melhorar o valor do MAPA (Parati et al., 2008b).

De modo geral, o debate parece cada vez mais irrelevante. Com a explosão dos custos da assistência médica, mesmo em países que possuem um sistema nacional, a aplicação mais

### Tabela 2.5
**Qualidades relativas das técnicas de medição da pressão arterial**

|  | Consultório | Domiciliar | Ambulatorial |
|---|---|---|---|
| Custo | + | ++ | – |
| Necessidade de treinamento | – | + | + |
| Acurácia | – | + | ++ |
| Identificação da hipertensão do avental branco | – | + | + |
| Identificação da hipertensão mascarada | – | + | + |
| Leituras noturnas | – | – | ++ |
| Capacidade prognóstica | + | ++ | ++ |
| Reconhecimento do controle | – | + | ++ |
|    Noturno | – | – | + |
|    Surto matinal | – | + | + |
|    Queda excessiva | – | + | + |
|    Resistência | – | + | + |
| Melhora na adesão | – | + | ? |

–, menos favorável; +, favorável; ++, muito favorável.
Modificada de O'Brien E. *Ambulatory blood pressure measurement: the case for implementation in primary care. Hypertension* 2008;51:1435-1441.

### Tabela 2.6
**Situações em que o MAPA é útil**

- Exclusão da hipertensão do avental branco em pacientes com hipertensão de consultório, porém sem danos em órgão-alvo.
- Decisão de tratamento em pacientes idosos.
- Identificação da hipertensão noturna (*status* de queda de pressão).
- Avaliação de resistência aparente à terapia.
- Garantia da eficácia do tratamento durante um período de 24 horas.
- Manejo da hipertensão durante a gravidez.
- Avaliação de hipotensão e de hipertensão episódica.

### Tabela 2.7
**Limites recomendados para monitoramento ambulatorial da pressão arterial em adultos**

|  | Ideal | Normal | Anormal |
|---|---|---|---|
| Com o paciente acordado | < 130/80 | < 135/85 | > 140/90 |
| Durante o sono | < 115/65 | < 120/70 | > 125/75 |

Adaptada, com permissão, de O'Brien E, Asmar R, Beilin L, et al.: *European Society of Hypertension recommendations for conventional, ambulatory and blood pressure measurement. J Hypertens 2003;21:821-848.*

ampla de tecnologias de custo mais elevado e sem qualidades exclusivas parece pouco provável. O algoritmo criado por Pickering e colaboradores (2008) (Figura 2.7) coloca o MAPA no fundo do esquema para avaliar a necessidade terapêutica, que é uma das utilizações mais frequentes de todas as medições da pressão arterial.

A despeito dos questionamentos sobre seu uso na prática clínica, o MAPA é, sem dúvi-

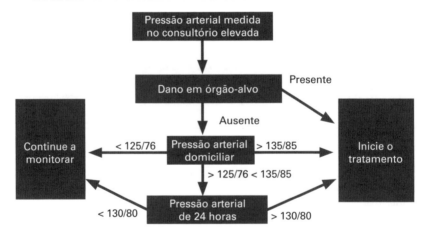

**FIGURA 2.7** Esquema para avaliação do *status* da pressão arterial de pacientes hipertensos, que pode ser utilizado em pacientes nos quais a decisão de iniciar o tratamento seja incerta com base na pressão medida em consultório que, por sua vez, pode ficar acima ou abaixo do ponto de corte definindo o controle adequado. Se necessário, o MDPA pode ser utilizado em conjunto com o MAPA para auxiliar a obtenção do diagnóstico. (Modificada, com permissão, de Pickering TG, Miller NH, Ogedegbe G, et al.: *Call to Action on use and reimbursement for home blood pressure monitoring: A joint scientific statement from the American Heart Association, American Society of Hypertension, and Preventive Cardiovascular Nurses Association. Hypertension 2008;52:10-29.*)

da alguma, a melhor maneira de avaliar a eficácia dos novos agentes anti-hipertensivos (Mancia & Parati, 2004).

## PRESSÃO ARTERIAL CENTRAL

Além do monitoramento ambulatorial da pressão arterial (MAPA), uma técnica mais recente está se movimentando do campo da investigação para a prática clínica: medição da pressão arterial central, de forma não invasiva, usando vários dispositivos existentes no mercado (Agabiti-Rosei et al., 2007). Estudos mais recentes utilizaram micromanômetros de alta fidelidade para registrar formas de onda da artéria radial usando uma função de transferência generalizada para gerar formas de onda de pressão central correspondentes (aórtica ascendente) (Figura 2.8). O dispositivo Sphygmocor foi usado em estudos clínicos que documentaram, pela primeira vez, melhor acurácia prognóstica (Roman et al., 2007) e razão de respostas terapêuticas diferentes (Williams et al., 2006) com pressão arterial central sobre medições periféricas.

O Capítulo 3 apresenta descrições detalhadas da velocidade e das reflexões da onda de pulso, da rigidez arterial, além de muitas outras informações sobre essa área emergente da hipertensão. Entretanto, no momento, a medição da pressão arterial central continuará sendo uma ferramenta investigativa interessante, embora, provavelmente, não passará para a prática clínica porque grande parte das informações que ela produz resulta da pressão do pulso e de outras formas de medição da rigidez arterial (Waldstein et al., 2008). Não obstante, na medida em que houver redução no custo dos equipamentos (hoje em torno de U$ 15.000) e a comprovação de sua superioridade sobre as medições periféricas (braquial) se tornar mais persuasiva (Franklin, 2008; Najjar et al., 2008; Pini et al., 2008), a medição da pressão arterial central pode ser o próximo grande avanço na hipertensão clínica.

### Frequência cardíaca

Com toda a atenção que merecem as medições da pressão arterial, a frequência cardíaca e sua variabilidade adicionam algo mais na avaliação de riscos cardiovasculares (Palatini et al., 2008).

## CONCLUSÃO

Levando em consideração todas as razões que tornam as medições domiciliares e ambulatoriais melhores do que as leituras de consultório, a esfigmomanometria de consultório continuará sendo a ferramenta principal para o diagnóstico e o monitoramento da hipertensão. As leituras domiciliares estão sendo usadas cada vez mais para confirmações diagnósticas e para dar mais segurança sobre a escolha da terapia mais adequada. È muito importante incentivar o uso do monitoramento ambulatorial na busca da hipertensão do avental branco, na avaliação de resistência aparente à terapia e para determinar a adequabilidade terapêutica, particularmente durante o sono e nas primeiras horas da manhã. A medição da pressão central pode, futuramente, se transformar no avanço mais relevante.

Na sequência, voltaremos nossa atenção para os mecanismos responsáveis pela pressão arterial elevada em 90% de indivíduos hiper-

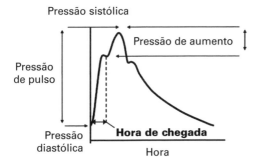

**FIGURA 2.8** Forma de onda da pressão central. A altura do pico sistólico tardio acima da inflexão da curva define o aumento de pressão, e a proporção entre a pressão aumentada em relação à PP define o índice de aumento (em percentual). (Reimpressa, com permissão, de Agabiti-Rosei E, Mancia G, O'Rourke MF, et al. *Central blood pressure measurements and antihypertensive therapy: A consensus document. Hypertension 2007;50:154-160.*)

tensos, isto é, aqueles com hipertensão primária (essencial).

## REFERÊNCIAS

Agabiti-Rosei E, Mancia G, O'Rourke MF, et al. Central blood pressure measurements and antihypertensive therapy: A consensus document. *Hypertension* 2007;50:154–160.

Agarwal R, Bunaye Z, Bekele DM. Prognostic significance between-arm blood pressure differences. *Hypertension* 2008; 51:657–662.

Al-Tamer YY, Al-Hayali JMT, Al-Ramadhan EAH. Seasonality of hypertension. *J Clin Hypertens (Greenwich)* 2008;10:125–129.

Asayama K, Ohkubo T, Kikuya M, et al. Prediction of stroke by self-measurement of blood pressure at home versus casual screening blood pressure measurement in relation to the joint national committee 7 classification: The Ohasaha study. *Stroke* 2004;35:2356–2361.

Aylett M, Marples G, Jones K, et al. Evaluation of normal and large sphygmomanometer cuffs using the Omron 705CP. *J Hum Hypertens* 2001;15:131–134.

Baguet J-P, Levy P, Barone-Rochette G, et al. Masked hypertension in obstructive sleep apnea syndrome. *J Hypertens* 2008;26: 885–892.

Bakx C, Oeriemans G, van den Hoogen H, et al. The influence of cuff size on blood pressure measurement. *J Hum Hypertens* 1997;11(7):439–445.

Bankir L, Bochud M, Maillard M, et al. Nighttime blood pressure and nocturnal dipping are associated with daytime urinary sodium excretion in African subjects. *Hypertension* 2008; 51:891–898.

Ben-Dov IZ, Kark JD, Mekler J, et al. The white coat phenomenon is benign in referred treated patients: A 14-year ambulatory blood pressure mortality study. *J Hypertens* 2008;26: 699–705.

Bilo G, Giglio A, Styczkiewicz K, et al. A new method for assessing 24-h blood pressure variability after excluding the contribution of nocturnal blood pressure fall. *J Hypertens* 2007;25:2058–2066.

Björklund K, Lind L, Andren B, et al. The majority of non-dipping men do not have increased cardiovascular risk: A population-based study. *J Hypertens* 2002;20:1501–1506.

Bobrie G, Clerson P, Ménard J, et al. Masked hypertension: A systematic review. *J Hypertens* 2008;26:1715–1725.

Bobrie T, Postel-Vinay N, Delonca J, et al. Self-measurement and self-titration in hypertension: A pilot telemedicine study. *Am J Hypertens* 2007;20:1314–1320.

Boggia J, Li Y, Thijs L, et al. Prognostic accuracy of day versus night ambulatory blood pressure: A cohort study. *Lancet* 2007;370:1219–1229.

Bornstein NM, Norris JW. Subclavian steal: A harmless haemodynamic phenomenon? *Lancet* 1986;2:303–305.

Bos WJW, van Goudoever J, van Montfrans GA, et al. Influence of short-term blood pressure variability on blood pressure determinations. *Hypertension* 1992;19:606–609.

Brennan M, O'Brien E, O'Malley K. The effect of age on blood pressure and heart rate variability in hypertension. *J Hypertens* 1986;4(Suppl. 6):S269–S272.

Bursztyn M, Ginsberg, G, Hammerman-Rozenberg R, et al. The siesta in the elderly: Risk factor for mortality? *Arch Intern Med* 1999;159:1582–1586.

Casiglia E, Palatini P, Colangeli G, et al. 24h rhythm of blood pressure and forearm peripheral resistance in normotensive and hypertensive subjects confined to bed. *J Hypertens* 1996;14: 47–52.

Cavelaars M, Tulen JHM, van Bemmel JH, et al. Physical activity, dipping and haemodynamics. *J Hypertens* 2004;22:2303–2309.

Clark LA, Denby L, Pregibon D, et al. A quantitative analysis of the effects of activity and time of day on the diurnal variations of blood pressure. *J Chronic Dis* 1987;40:671–679.

Cuspidi C, Parati G. Masked hypertension: An independent predictor of organ damage. *J Hypertens* 2007;25:275–279.

Cuspidi C, Sala C. Home blood pressure measurement: A means for improving blood pressure control? *J Hum Hypertens* 2008; 22:159–162.

Cuspidi C, Meani S, Sala C, et al. How reliable is isolated clinical hypertension defined by a single 24-h ambulatory blood pressure monitoring? *J Hypertens* 2007;25:315–320.

Cuspidi C, Meani S, Salerno M, et al. Cardiovascular target organ damage in essential hypertensives with or without reproducible nocturnal fall in blood pressure. *J Hypertens* 2004;22: 273–280.

De Mey C. Method specificity of the auscultatory estimates of the inodilatory reduction of diastolic blood pressure based on Korotkoff IV and V criteria. *Br J Clin Pharmacol* 1995;39: 485–490.

De Simone G, Schillaci G, Chinali M, et al. Estimate of white-coat effect and arterial stiffness. *J Hypertens* 2007;25:827–831.

Den Hond E, Celis H, Fagard R, et al. Self-measured versus ambulatory blood pressure in the diagnosis of hypertension. *J Hypertens* 2003;21:717–722.

Dewar R, Sykes D, Mulkerrin E, et al. The effect of hemiplegia on blood pressure measurement in the elderly. *Postgrad Med J* 1992;68:888–891.

Dodt C, Breckling U, Derad I, et al. Plasma epinephrine and norepinephrine concentrations of healthy humans associated with nighttime sleep and morning arousal. *Hypertension* 1997;30:71–76.

Dolan E, Stanton A, Atkins N, et al. Determinanats of white-coat hypertension. *Blood Press Monit* 2004;9:307–309.

Dorigatti F, Bonso E, Saladini F, et al. Validation of the visocor HM40 wrist blood pressure measuring devise according to the International Protocol. *Blood Press Monit* 2009;14:83–86.

Eguchi K, Yacoub M, Jhalani J, et al. Consistency of blood pressure differences between the left and right arms. *Arch Intern Med* 2007;167:388–393.

Enström I, Pennert K, Lindholm LH. Difference in blood pressure, but not in heart rate, between measurements performed at a health centre and at a hospital by one and the same physician. *J Hum Hypertens* 2000;14:355–358.

Fagard RH, Cornelissen VA. Incidence of cardiovascular events in white-coat, masked and sustained hypertension versus true normotension: A meta-analysis. *J Hypertens* 2007;25:2193–2198.

Fagard RH, Celis H, Thijs L, et al. Daytime and nighttime blood pressure as predictors of death and cause-specific cardiovascular events in hypertension. *Hypertension* 2008;51:55–61.

Faguis J, Karhuvaara S. Sympathetic activity and blood pressure increases with bladder distension in humans. *Hypertension* 1989;14:511–517.

Floras JS. Antihypertensive treatment, myocardial infarction, and nocturnal myocardial ischaemia. *Lancet* 1988;2:994–996.

Floras JS. Ambulatory blood pressure: Facilitating individualized assessment of cardiovascular risk. *J Hypertens* 2007;25:1565–1568.

Foerch C, Korf H-W, Steinmetz H, et al. Abrupt shift of the pattern of diurnal variation in stroke onset with daylight saving time transitions. *Circulation* 2008;118:284–290.

Franklin SS. Beyond blood pressure: Arterial stiffness as a new biomarker of cardiovascular disease. *J Am Soc Hypertens* 2008;2(3): 140–151.

Fukuda M, Munemura M, Usami T, et al. Nocturnal blood pressure is elevated with natriuresis and proteinuria as renal function deteriorates in nephropathy. *Kidney Int* 2004;65: 621–625.

Fukunaga H, Ohkubo T, Kobayashi M, et al. Cost-effectiveness of the introduction of home blood pressure measurement in patients with office hypertension. *J Hypertens* 2008;26:685–690.

Gosse P, Lasserre R, Minifié C, et al. Blood pressure surge on rising. *J Hypertens* 2004;22:1113–1118.

Grassi G, Seravalle G, Trevano FQ, et al. Neurogenic abnormalities in masked hypertension. *Hypertension* 2007;50:537–542.

Graves JW, Sheps SG. Does evidence-based medicine suggest that physicians should not be measuring blood pressure in the hypertensive patient? *Am J Hypertens* 2004;17:354–360.

Green BB, Cook AJ, Ralston JD, et al. Effectiveness of home blood pressure monitoring, web communication, and pharmacist care on hypertension control: A randomized controlled trial. *JAMA* 2008;299(24):2857–2867.

Groppelli A, Giorgi DMA, Omboni S, et al. Persistent blood pressure increase induced by heavy smoking. *J Hypertens* 1992; 10:495–499.

Gupta V, Lipsitz LA. Orthostatic hypotension in the elderly: Diagnosis and treatment. *Am J Med* 2007;120:841–847.

Gupta MP, Polena S, Coplan N, et al. Prognostic significance of systolic blood pressure increases in men during exercised stress testing. *Am J Cardiol* 2007;100:1609–1613.

Hansen TW, Kikuya M, Thijs L, et al. Diagnostic thresholds for ambulatory blood pressure moving lower: A review based on a meta-analysis—clinical implications. *J Clin Hypertens (Greenwich)* 2008;10:377–381.

Hartley TR, Lovallo WR, Whitsett TL. Cardiovascular effects of caffeine in men and women. *Am J Cardiol* 2004;93:1022–1026.

Henskens LH, Kroon AA, van Oostenbrugge RJ, et al. Different classifications of nocturnal blood pressure dipping affect the prevalence of dippers and nondippers and the relation with target-organ damage. *J Hypertens* 2008;26:691–698.

Hermida RC, Ayala DE, Fernandez JR, et al. Chronotherapy improves blood pressure control and reverts the non-dipper pattern in patients with resistant hypertension. *Hypertension* 2008;51:69–76.

Higashi Y, Nakagawa K, Kimura M, et al. Circadian variation of blood pressure and endothelial function in patients with essential hypertension: A comparison of dippers and non-dippers. *J Am Coll Cardiol* 2002;40:2039–2043.

Hugue CJ, Safar ME, Aliefierakis MC, et al. The ratio between ankle and brachial systolic pressure in patients with sustained uncomplicated essential hypertension. *Clin Sci* 1988;74: 179–182.

Hyman DJ, Ogbonnaya K, Taylor AA, et al. Ethnic differences in nocturnal blood pressure decline in treated hypertensives. *Am J Hypertens* 2000;13:884–891.

Jankowski P, Kawecka-Jaszcz K, Czarnecka D, et al. Pulsatile but not steady component of blood pressure predicts cardio vascular events in coronary patients. *Hypertension* 2008;51: 848–855.

Jehn ML, Brotman DJ, Appel LJ. Racial differences in diurnal blood pressure and heart rate patterns: Results from the dietary approaches to stop hypertension (DASH) trial. *Arch Intern Med* 2008;168(9):996–1002.

Jumabay M, Ozawa Y, Kawamura H, et al. White coat hypertension in centenarians. *Am J Hypertens* 2005;18:1040–1045.

Kario K, Matsuo T, Kobayashi H, et al. Nocturnal fall of blood pressure and silent cerebrovascular damage in elderly hypertensive patients. *Hypertension* 1996;27:130–135.

Kario K, Matsui Y, Shibasaki S, et al. An α-adrenergic blocker titrated by self-measured blood pressure recordings lowered blood pressure and microalbuminieria in patients with morning hypertension: the Japan morning surge-1 study. *J Hypertens* 2008;26:1257–1265.

Kario K, Pickering TG, Umeda Y, et al. Morning surge in blood pressure as a predictor of silent and clinical cerebrovascular disease in elderly hypertensives: A prospective study. *Circulation* 2003;107:1401–1406.

Kario K, Shimada K, Schwartz JE, et al. Silent and clinically overt stroke in older Japanese subjects with white-coat and sustained hypertension. *J Am Coll Cardiol* 2001;38:238–245.

Kawabe H, Saito I. Which measurement of home blood pressure should be used for clinical evaluation when multiple measurements are made? *J Hypertens* 2007;25:1369–1374.

Keenan K, Haven A, Neal BC, et al. Long term monitoring in patients receiving treatment to low blood pressure: Analysis of data from placebo controlled randomised controlled trial. *BMJ* 2009;338:b1492.

Kimura A, Hashimoto J, Watabe D, et al. Patient characteristics and factors associated with inter-arm difference of blood pressure measurements in a general population in Ohasama, Japan. *J Hypertens* 2004;22:2277–2283.

Kotsis V, Stabouli S, Bouldin M, et al. Impact of obesity on 24-hour ambulatory blood pressure and hypertension. *Hypertension* 2005;45:602–607.

Lane D, Beevers M, Barnes N, et al. Inter-arm differences in blood pressure: When are they clinically significant? *J Hypertens* 2002;20:1089–1095.

Laukkanen JA, Kurl S, Salonen R, et al. Systolic blood pressure during recovery from exercise and the risk of acute myocardial infarction in middle-aged men. *Hypertension* 2004;44: 820–825.

Le Pailleur C, Helft G, Landais P, et al. The effects of talking, reading, and silence on the "white coat" phenomenon in hypertensive patients. *Am J Hypertens* 1998;11:203–207.

Leary AC, Struthers AD, Donnan PT, et al. The morning surge in blood pressure and heart rate is dependent on levels of physical activity after waking. *J Hypertens* 2002;20:865–870.

Leitão CB, Canani LH, Kramer CK, et al. Masked hypertension, urinary albumin excretion rate, and echocardiographic parameters in putatively normotensive type 2 diabetic patients. *Diabetes Care* 2007;30:1255–1260.

Lip GYH, Zarifis J, Beevers DG. Blood pressure monitoring in atrial fibrillation using electronic devices. *Arch Intern Med* 2001;161:294.

Little P, Barnett J, Barnsley L, et al. Comparison of agreement between different measures of blood pressure in primary care and daytime ambulatory blood pressure. *Br Med J* 2002; 325:254–257.

Lurbe E, Torro I, Alvarez V, et al. Prevalence, persistence, and clinical significance of masked hypertension in youth. *Hypertension* 2005;45:493–498.

Mallion JM, Genes N, Vaur L, et al. Detection of masked hypertension by home blood pressure measurement: Is the number of measurements an important issue? *Blood Press Monit* 2004;9:301–305.

Mancia G, Parati G. Office compared with ambulatory blood pressure in assessing response to antihypertensive treatment: A meta-analysis. *J Hypertens* 2004;22:435–445.

Mancia G, Bombelli M, Facchetti R, et al. Long-term risk of sustained hypertension in white-coat or masked hypertension. *J Hypertens* 2009;54:226–232.

Mancia G, Parati G, Pomidossi G, et al. Alerting reaction and rise in blood pressure during measurement by physician and nurse. *Hypertension* 1987;9:209–215.

Mancia G, Sega R, Milesi C, et al. Blood pressure control in the hypertensive population. *Lancet* 1997;349:454–457.

Manfredini R, Portaluppi F, Salmi R, et al. Circadian variation in onset of epistaxis. *Br Med J* 2000;321:11–12.

Manfredini R, Portaluppi F, Zamboni P, et al. Circadian variation in spontaneous rupture of abdominal aorta. *Lancet* 1999; 353:643–644.

Mansoor GA, McCabe EJ, White WB. Determinants of the white-coat effect in hypertensive subjects. *J Hum Hypertens* 1996; 10:87–92.

Marfella R, Siniscalchi M, Portoghese M, et al. Morning blood pressure surge as a destabilizing factor of atherosclerotic plaque: Role of ubiquitin—proteasome activity. *Hypertension* 2007; 49:784–791.

Matthews KA, Kamarck TW, Hall MH, et al. Blood pressure dipping and sleep disturbance in African-American and Caucasian men and women. *Am J Hypertens* 2008;21:826–831.

Matthys J, De Meyere M, Mervielde I, et al. Influence of the presence of doctors-in-training on the blood pressure of patients: A randomised controlled trial in 22 teaching practices. *J Hum Hypertens* 2004;18:769–773.

Mitka M. Many physician practices fall short on accurate blood pressure measurement. *JAMA* 2008;299(24):2842–2843.

Miyai N, Arita M, Morioka I, et al. Exercise BP response in subjects with high-normal BP. *J Am Coll Cardiol* 2000;36:1626–1631.

Møller DS, Dideriksen A, Sørensen S, et al. Accuracy of telemedical home blood pressure measurement in the diagnosis of hypertension. *J Hum Hypertens* 2003;17:549–554.

Muller JE. Circadian variation in cardiovascular events. *Am J Hypertens* 1999;12:35S–42S.

Myers MG, Valdivieso M, Kiss A. Use of automated office blood pressure measurement to reduce the white coat response. *J Hypertens* 2009;27:280–286.

Najjar SS, Scuteri A, Shetty V, et al. Pulse wave velocity is an independent predictor of the longitudinal increase in systolic blood pressure and of incident hypertension in the Baltimore Longitudinal Study of Aging. *J Am Coll Cardiol* 2008;51: 1377–1383.

Netea RT, Lenders JW, Smits P, et al. Influence of body and arm position on blood pressure readings: An overview. *J Hypertens* 2003;21:237–241.

Niyonsenga T, Vanasse A, Courteau J, et al. Impact of terminal digit preference by family physicians and sphygmomanometer calibration errors on blood pressure value: Implication for hypertension screening. *J Clin Hypertens (Greenwich)* 2008; 10:341–347.

O'Brien E. Ambulatory blood pressure measurement: the case for implementation in primary care. *Hypertension* 2008;51: 1435–1441.

O'Brien E, Asmar R, Beilin L, et al. European Society of Hypertension recommendations for conventional, ambulatory and home blood pressure measurement. *J Hypertens* 2003; 21:821–848.

Obara T, Ohkubo T, Asayama K, et al. Home blood pressure measurements associated with better blood pressure control: The J-HOME study. *J Hum Hypertens* 2008;22:197–204.

Ogedegbe G, Pickering TG, Clemow L, et al. The misdiagnosis of hypertension: The role of patient anxiety. *Arch Intern Med* 2008;168:2459–2465.

Padfield PL, Parati G. Home blood pressure monitoring in clinical practice: How many measurements and when? *J Hypertens* 2007;25:1337–1339.

Palatini P. Ambulatory blood pressure monitoring in clinical practice: Is being superior good enough? *J Hypertens* 2008;26: 1300–1302.

Palatini P, Palomba D, Bertolo O, et al. The white-coat effect is unrelated to the difference between clinic and daytime blood pressure and is associated with greater reactivity to public speaking. *J Hypertens* 2003;21:545–553.

Palatini P, Parati G, Julius S. Office and out of office heart rate measurements: Which clinical value? *J Hypertens* 2008;26:1540–1545.

Palatini P, Winnicki M, Santonastaso M, et al. Prevalence and clinical significance of isolated ambulatory hypertension in young subjects screened for stage 1 hypertension. *Hypertension* 2004;44:170–174.

Palmas W, Pickering TG, Teresi J, et al. Telemedicine home blood pressure measurements and progression of albuminuria in elderly people with diabetes. *Hypertension* 2008;1282–1288.

Panza JA, Epstein SE, Quyyumi AA. Circadian variation in vascular tone and its relation to alpha-sympathetic vasoconstrictor activity. *N Engl J Med* 1991;325:986–990.

Parati G, Mancia G. Hypertension staging through ambulatory blood pressure monitoring. *Hypertension* 2002;40:792–794.

Parati G, Stergiou GS, Asmar R, et al. European society of hypertension guidelines for blood pressure monitoring at home: A summary report of the Second International Consensus Conference on home blood pressure monitoring. *J Hypertens* 2008a;26:1505–1530.

Parati G, Vrijens B, Vincze G. Analysis and interpretation of 24-h blood pressure profiles: Appropriate mathematical models may yield deeper understanding. *Am J Hypertens* 2008b;21(2):123–125.

Park MK, Menard SW, Yuan C. Comparison of auscultatory and oscillometric blood pressures. *Arch Pediatr Adolesc Med* 2001; 155:50–53.

Pasic J, Shapiro D, Motivala S, et al. Blood pressure morning surge and hostility. *Am J Hypertens* 1998;11:245–250.

Peckova M, Fahrenbruch CE, Cobb LA, et al. Circadian variations in the occurrence of cardiac arrests. *Circulation* 1998;98:31–39.

Peixoto AJ, White WB. Circadian blood pressure: Clinical implications based on the pathophysiology of its variability. *Kidney Int* 2007;71:855–860.

Pelttari LH, Hietanen EK, Salo TT, et al. Little effect of ordinary antihypertensive therapy on nocturnal high blood pressure in patients with sleep disordered breathing. *Am J Hypertens* 1998;11:272–279.

Perk G, Ben-Arie L, Mekler J, et al. Dipping status may be determined by nocturnal urination. *Hypertension* 2001;37:749–752.

Perloff D, Sokolow M, Cowan R. The prognostic value of ambulatory blood pressure. *JAMA* 1983;249(20):2792–2798.

Pickering TG. White coat hypertension. *Curr Opin Nephrol Hypertens* 1996;5:192–198.

Pickering TG. Should doctors still measure blood pressure? *J Clin Hypertens* 2006;8(6):394–396.

Pickering TG. Ambulatory blood pressure and diseases of the eye: Can low nocturnal blood pressure be harmful? *J Clin Hypertens* 2008;10(5):411–414.

Pickering TG, Coats A, Mallion JM, et al. White-coat hypertension. *Blood Press Monit* 1999;4:333–341.

Pickering TG, James GD, Boddie C, et al. How common is white coat hypertension? *JAMA* 1988;259:225–228.

Pickering TG, Miller NH, Ogedegbe G, et al. Call to action on use and reimbursement for home blood pressure monitoring: A joint scientific statement from the American Heart Association, American Society of Hypertension, and Preventive Cardiovascular Nurses Association. *Hypertension* 2008;52:10–29.

Pierdomenico SD, Bucci A, Costantini F, et al. Circadian blood pressure changes and myocardial ischemia in hypertensive patients with coronary artery disease. *J Am Coll Cardiol* 1998; 31:1627–1634.

Pierdomenico SD, Lapenna D, Di Mascio R, et al. Short- and long-term risk of cardiovascular events in white-coat hypertension. *J Hum Hypertens* 2008;22:408–414.

Pini R, Cavallini MC, Palmieri V, et al. Central but not brachial blood pressure predicts cardiovascular events in an unselected geriatric population. *J Am Coll Cardiol* 2008;51:2432–2439.

Puato M, Palatini P, Zanardo M, et al. Increase in carotid intima-media thickness in grade I hypertensive subjects: White-coat versus sustained hypertension. *Hypertension* 2008;51:1300–1305.

Ragot S, Herpin D, Siché JP, et al. Relationship between short-term and long-term blood pressure variabilities in essential hypertensives. *J Hum Hypertens* 2001;15:41–48.

Redon J, Lurbe E. Nocturnal blood pressure versus nondipping pattern: What do they mean? *Hypertension* 2008;51:41–42.

Redon J, Campos C, Narciso ML, et al. Prognostic value of ambulatory blood pressure monitoring in refractory hypertension. *Hypertension* 1998;31:712–718.

Redon J, Roca-Cusachs A, Mora-Macia J. Uncontrolled early morning blood pressure in medicated patients: The ACAMPA study. *Blood Press Monit* 2002;7:111–116.

Reeves RA. Does this patient have hypertension? *JAMA* 1995; 273:1211–1218.

Rizzoni D, Porteri E, Platto C, et al. Morning rise of blood pressure and subcutaneous small resistance artery structure. *J Hypertens* 2007;25:1698–1703.

Roman MJ, Devereux RB, Kizer JR, et al. Central pressure more strongly relates to vascular disease and outcome than does brachial pressure: the strong heart study. *Hypertension* 2007; 50:197–203.

Sayk F, Becker C, Teckentrup C, et al. To dip or not to dip: On the physiology of blood pressure decrease during nocturnal sleep in healthy humans. *Hypertension* 2007;49:1070–1076.

Shintani Y, Kikuya M, Hara A, et al. Ambulatory blood pressure, blood pressure variability and the prevalence of carotid artery alteration: The Ohasama study. *J Hypertens* 2007;25:1704–1710.

Silke B, McAuley D. Accuracy and precision of blood pressure determination with the Finapres. *J Hum Hypertens* 1998;12: 403–409.

Smith NL, Psaty BM, Rutan GH, et al. The association between time since last meal and blood pressure in older adults: The cardiovascular health study. *J Am Geriatr Soc* 2003;51: 824–828.

Soo LH, Gray D, Young T, et al. Circadian variation in witnessed out of hospital cardiac arrest. *Heart* 2000;84:370–376.

Spence JD. Pseudo-hypertension in the elderly. *J Hum Hypertens* 1997;11:621–623.

Staessen JA, Bieniaszewski L, O'Brien E, et al. Nocturnal blood pressure fall on ambulatory monitoring in a large international database. *Hypertension* 1997;29:30–39.

Staessen JA, Hond ED, Celis H, et al. Antihypertensive treatment based on blood pressure measurement at home or in the physician's office: A randomized controlled trial. *JAMA* 2004; 291:955–964.

Stergiou GS, Parati G. The optimal schedule for self-monitoring of blood pressure by patients at home. *J Hypertens* 2007;25: 1992–1997.

Tatasciore A, Renda G, Zimarino M, et al. Awake systolic blood pressure variability correlates with target-organ damage in hypertensive subjects. *Hypertension* 2007;50:325–332.

Tsivgoulis G, Vemmos KN, Zakopoulos N, et al. Asssociation of blunted nocturnal blood pressure dip with intracerebral hemorrhage. *Blood Press Monit* 2005;10:189–195.

Uzu T, Fujii T, Nishimura M, et al. Determinants in circadian blood pressure rhythm in essential hypertension. *Am J Hypertens* 1999;12:35–39.

Van Boxtel MPJ, Gaillard C, Houx PJ, et al. Is nondipping in 24 h ambulatory blood pressure related to cognitive dysfunction? *J Hypertens* 1998;16:1425–1432.

Van Durme DJ, Goldstein M, Pal N, et al. The accuracy of community-based automated blood pressure machines. *J Fam Pract* 2000;49:449–452.

Verberk WJ, Kroon AA, Kessels AGH, et al. The optimal scheme of self blood pressure measurement as determined from ambulatory blood pressure recordings. *J Hypertens* 2006a;24: 1541–1548.

Verberk WJ, Kroon AA, Lenders JWM, et al. Self-measurement of blood pressure at home reduces the need for antihypertensive drugs: a randomized, controlled trial. *Hypertension* 2007;50: 1019–1025.

Verberk WJ, Kroon AA, Thien T, et al. Prevalence of the white-coat effect at multiple visits before and during treatment. *J Hypertens* 2006b;24:2457–2463.

Verdecchia P, O'Brien E, Pickering T, et al. When can the practicing physician suspect white coat hypertension? Statement from the Working Group on Blood Pressure Monitoring of the European Society of Hypertension. *Am J Hypertens* 2003; 16:87–91.

Verdecchia P, Palatini P, Schillaci G, et al. Independent predictors of isolated clinic ("white-coat") hypertension. *J Hypertens* 2001; 19:1015–1020.

Verdecchia P, Reboldi GP, Angeli F, et al. Short- and long-term incidence of stroke in white-coat hypertension. *Hypertension* 2005;45:203–208.

Verdecchia P, Schillaci G, Borgioni C, et al. White coat hypertension and white coat effect. *Am J Hypertens* 1995;8:790–798.

Von Känel R, Jain S, Mills PJ, et al. Relation of nocturnal blood pressure dipping to cellular adhesion, inflammation and hemostasis. *J Hypertens* 2004;22:2087–2093.

Waldstein SR, Rice SC, Thayer JF, et al. Pulse pressure and pulse wave velocity are related to cognitive decline in the Baltimore longitudinal study of aging. *Hypertension* 2008;51:99–104.

Watson RDS, Lumb R, Young MA, et al. Variation in cuff blood pressure in untreated outpatients with mild hypertension—Implications for initiating antihypertensive treatment. *J Hypertens* 1987;5:207–211.

White WB, Larocca GM. Improving the utility of the nocturnal hypertension definition by using absolute sleep blood pressure rather than the "dipping" proportion. *Am J Cardiol* 2003; 92:1439–1441.

Williams B, Lacy PS, Thom SM, et al. Differential impact of blood pressure-lowering drugs on central aortic pressure and clinical outcomes: principal results of the Conduit Artery Function Evaluation (CAFÉ) study. *Circulation* 2006;113: 1213–1225.

Williams B, Lindholm LH, Sever P. Systolic pressure is all that matters. *Lancet* 2008;371:2219–2221.

Wing LM, Brown MA, Beilin LJ, et al. 'Reverse white-coat hypertension' in older hypertensives. Second Australian National Blood Pressure Study. *J Hypertens* 2002;20:639–644.

Wizner B, Dechering DG, Thijs L, et al. Short-term and long-term repeatability of the morning blood pressure in older patients with isolated systolic hypertension. *J Hypertens* 2008;26:1328–1335.

Zweifler AJ, Shahab ST. Pseudohypertension. *J Hypertens* 1993; 11:1–6.

# 3

# Hipertensão primária: patogênese

**A** pesar de décadas de pesquisa e de debate, ainda não existe um mecanismo unificador – e, portanto, nenhum alvo terapêutico único – para a hipertensão primária humana. É necessário construir um modelo que envolva todos os mecanismos neurais, renais, hormonais e vasculares que conspirem numa miríade de formas para produzir hipertensão. Nos últimos quatro anos, desde a última edição deste livro, ocorreu um progresso significativo em cada uma dessas áreas. Porém, ainda não foi possível que os novos avanços no mecanismo desta doença tenham alterado a abordagem do diagnóstico, do tratamento e da prevenção da hipertensão. Como resultado, a terapia à base de medicamentos anti-hipertensivos permanece empírica. Os Capítulos 6 e 7 mostram que grande parte dos pacientes precisará tomar vários medicamentos anti-hipertensivos de classes diferentes – e implementar várias mudanças no estilo de vida – para neutralizar os vários mecanismos que provavelmente sejam a causa de sua hipertensão.

## CONSIDERAÇÕES GERAIS

Antes de fazer uma imersão nos dados e teorias específicas, é necessário abordar algumas considerações gerais. Em particular, tem sido muito difícil desvendar a patogênese da hipertensão primária por várias razões:

- A relevância dos modelos de roedores na hipertensão clínica é incerta e em seres humanos os métodos se limitam à realização de testes de hipóteses mecânicas.
- A dicotomia entre normotensão e hipertensão é arbitrária porque a hipertensão possui uma característica quantitativa que mostra uma relação positiva contínua com risco cardiovascular (Lewington et al., 2002). Consequentemente, vários especialistas – iniciando com Sir Thomas Pickering (Pickering, 1964), incluindo membros da *American Society of Hypertension Working Group* (Giles et al., 2005) – argumentaram que a pressão arterial alta propriamente dita não chega a ser considerada uma doença. O mesmo argumento se aplica aos níveis elevados de colesterol sérico e, mesmo assim, conhecemos muito mais sobre os mecanismos moleculares da hiperlipidemia do que os da hipertensão. Embora não seja necessariamente fútil, a busca causativa é muito difícil.
- A dificuldade começa ao se verificar a pressão arterial "normal" de uma pessoa em um determinado momento, como uma foto instantânea. A exemplo da discussão apresentada no Capítulo 2, a pressão arterial de uma pessoa varia mais de momento a momento e de um dia para o outro do que qualquer outro tipo de medição rotineira na medicina clínica. A variabilidade individual dificulta ainda mais a distinção entre normal e anormal, entre normotensão e hipertensão.
- A pressão arterial é um traço complexo influenciado por fatores ambientais bem definidos e por fatores genéticos cuja caracterização é precária. Depois da excitação inicial em torno do Projeto do Genoma Humano, a hipertensão passou a ser muito mais resistente a dissecções genéticas do que a dislipidemia e a aterosclerose. Depois do investimento de centenas de milhões de dólares em pesquisas, muitos estudos negativos e

muitos estudos de associação falso-positiva criaram uma sensação de futilidade. Porém, ultimamente, emergiram algumas lideranças que se opõem ao exame detalhado da avaliação em várias amostras de estudos.

- Todos os projetos de pesquisa clínica têm suas limitações. Os estudos transversais de caso-controle de indivíduos normotensos *versus* hipertensos encontraram muitas dificuldades para distinguir mecanismos causais de ajustes compensatórios. Basta uma leve elevação na pressão arterial para que surjam outros fatores de risco cardiovascular e remodelagens consideráveis em todo o sistema cardiovascular (Nesbitt et al., 2005). Crianças normotensas de pais hipertensos oferecem uma alternativa para identificar os fatores patogênicos que precedem o início da hipertensão e, consequentemente, podem ser causais. Entretanto, esses estudos exigem amostras grandes para detectar efeitos menores. Os estudos clínicos apresentam distorções no recrutamento de indivíduos que procuram assistência médica e que não refletem os problemas mais relevantes da doença na população em geral, em especial as populações minoritárias de baixa representatividade nas pesquisas clínicas (Victor et al., 2004). Os estudos epidemiológicos têm natureza observadora e não comprovam a causa. Grande parte das inferências mecânicas tem origem em análises *post hoc* de estudos randomizados controlados de medicamentos cujo objetivo não era questionar mecanismos da doença e os patrocinadores, na verdade, se interessavam apenas pelos resultados econômico-financeiros.

A hipertensão primária não pode mais ser considerada uma entidade única, ou seja, ela deve ser subdividida em vários subconjuntos hemodinâmicos diferentes, incluindo a hipertensão diastólica em pessoas na meia-idade e a hipertensão sistólica isolada em pessoas idosas. Aparentemente, a hipertensão relacionada à obesidade é uma entidade diferente da hipertensão em pessoas magras. A grande esperança é que fenótipos definidos com maior rigor possam abrir caminhos para uma melhor compreensão mecânica da gênese e da progressão da hipertensão em segmentos específicos da população e para a identificação de indivíduos que possam se beneficiar da medicina personalizada.

Não é possível descrever as contribuições dos vários investigadores, antigos e atuais, nas limitações de um único capítulo. A discussão apresentada na sequência explicará os conceitos básicos rapidamente e, sempre que possível, enfatizará os dados recentes de estudos translacionais em seres humanos. Iniciaremos com a hemodinâmica sistêmica e, a seguir, discutiremos os mecanismos da doença, a genética humana e os modificadores ambientais (Figura 3.1).

## SUBTIPOS HEMODINÂMICOS

Evidências crescentes dos investigadores do *Framingham Heart Study* e de outros pesquisadores indicam que a hipertensão humana pode ser dividida em pelo menos três subtipos hemodinâmicos distintos que variam com a idade.

### Hipertensão sistólica em adultos jovens

A hipertensão sistólica isolada em adultos jovens (tipicamente na faixa etária de 17 a 25 anos) se localiza em uma das extremidades do espectro etário. As principais anormalidades hemodinâmicas são débito cardíaco aumentado e rigidez da aorta (McEniery et al., 2005), ambos presumidamente refletindo um sistema nervoso simpático muito ativado. A prevalência em homens jovens é estimada em 25%, e apenas 2% em mulheres jovens (McEniery et al., 2005). Esses dados podem estar superestimados, tendo em vista que a pressão da artéria braquial superestima a pressão aórtica central em aproximadamente 20 mmHg em adultos jovens devido à amplificação da onda de pulso periférica (Hulsen et al., 2006). Não obstante, o maior estudo realizado até o momento observou que o nível da pressão aórtica central foi 20 mmHg mais alto do que à pressão normal de adultos jovens

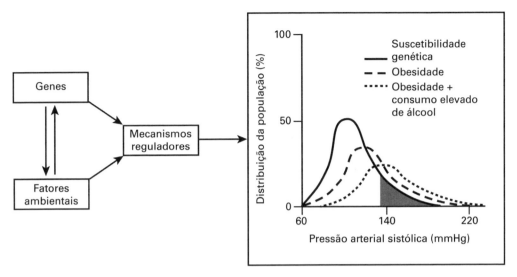

**FIGURA 3.1** Interação entre fatores genéticos e ambientais no desenvolvimento da hipertensão. O lado *esquerdo* da figura mostra que os genes e o ambiente interagem para afetar vários mecanismos hipertensivos. O lado *direito* da figura mostra, de forma esquemática, os efeitos cumulativos de fatores genéticos e ambientais sobre o nível de pressão arterial da população, cuja distribuição é normal. A linha contínua mostra a distribuição teórica da pressão arterial causada apenas pela suscetibilidade genética; a área sombreada indica a pressão arterial sistólica na faixa hipertensiva. As linhas tracejadas e as linhas pontilhadas indicam populações em que um (obesidade) ou dois (obesidade mais consumo de bebidas alcoólicas) fatores ambientais foram adicionados. (Modificada, com permissão, de Carretero OA, Oparil S: *Essential hypertension. Circulation* 2000;101:329-335.)

com hipertensão sistólica isolada (McEniery et al., 2005). A circulação hiperdinâmica na juventude pode preceder a hipertensão diastólica na meia-idade (Julius et al., 1991).

## Hipertensão diastólica na meia-idade

Nos diagnósticos de hipertensão na meia-idade (faixa etária típica de 30 a 50 anos) o padrão mais comum da pressão arterial é de pressão diastólica elevada com pressão sistólica normal (hipertensão diastólica isolada) ou elevada (combinação de hipertensão sistólica e diastólica) (Franklin et al., 2005). Essa é a hipertensão "essencial" clássica. A hipertensão diastólica isolada é mais comum em homens e, com frequência, está associada a ganho de peso na meia--idade (Franklin et al., 2005) e à síndrome metabólica (Franklin et al., 2006). De maneira geral, sem tratamento, a hipertensão diastólica isolada progride para uma combinação de hipertensão sistólica e diastólica.

A falha hemodinâmico fundamental é a elevação da resistência vascular sistêmica associada a um débito cardíaco inapropriadamente "normal" (Staessen et al., 2003). Vasoconstrição nas arteríolas resistentes (diâmetro entre 100 a 200 μm) é o resultado do estímulo neuro--hormonal e de uma reação autorreguladora dos músculos lisos vasculares a uma expansão do volume plasmático que, por sua vez, resulta na incapacidade de excreção renal de sódio (Staessen et al., 2003).

## Hipertensão sistólica isolada em adultos mais velhos

Depois dos 55 anos de idade, a hipertensão sistólica isolada (pressão arterial sistólica > 140 mmHg e diastólica < 90 mmHg) é a forma mais comum (Franklin, 2006). Nos países desenvolvidos, a pressão sistólica eleva-se gradualmente conforme a idade, diferentemente, a pressão diastólica eleva-se até os 55 anos e então diminui progressivamente (Burt et al., 1995). A amplificação resultante da pressão do pulso (PP) indica o enrijecimento da aorta central, diâmetro aórtico reduzido e um retorno mais rápido das ondas pulso refletidas da periferia, causando um aumento na pressão aórtica sistólica (Agabiti-Rosei et al., 2007; Mitchell et al., 2008a). O acúmulo de colágeno (pouco distensível) aumenta de forma adversa sua proporção em relação à elastina na parede da aorta.

A hipertensão sistólica isolada representa uma aceleração desse processo de enrijecimento dependente da idade (Mitchell et al., 2007), embora a pressão arterial sistólica e a pressão de pulso (PP) não elevem com a idade na ausência de urbanização (freiras enclausuradas, por exemplo) (Timio et al., 1999). A hipertensão sistólica isolada é muito mais comum em mulheres e constitui-se no maior fator de risco para insuficiência cardíaca diastólica, que também é mais comum em mulheres (Franklin, 2006). A maior parte dos casos de hipertensão sistólica isolada surge depois dos 60 anos de idade e não é resultado da hipertensão diastólica "desgastada" da meia-idade (Franklin et al., 2005). Em comparação com adultos jovens ou na meia-idade com pressão arterial ideal, os indivíduos com nível de pressão na faixa pré-hipertensiva são mais propensos a desenvolver hipertensão sistólica isolada depois dos 60 anos de idade (Franklin et al., 2005).

Uma enorme variedade de mecanismos neuro-hormonais, renais e vasculares interagem em vários graus para estimular esses diferentes padrões hemodinâmicos de hipertensão.

## MECANISMOS NEURAIS

O excesso de atividade do sistema nervoso simpático desempenha papel importante na patogênese precoce de vários modelos de ratos utilizados com frequência em estudos de hipertensão (Guyenet, 2006). O trabalho pioneiro de Julius e colaboradores (1991) e de outros pesquisadores indicam que, em geral, a hipertensão é frequentemente iniciada pelo estímulo adrenérgico aumentando o débito cardíaco (circulação "hiperdinâmica"), sendo sustentada por vasoconstrição, remodelamento vascular e autorregulação – levando a um aumento na vasoconstrição com débito cardíaco normal inapropriado.

Até recentemente, perdeu-se o interesse no estudo dos mecanismos neurais simpáticos da hipertensão humana. Uma das razões é que, em comparação com o sistema renina-angiotensina-aldosterona (SRAA), é mais difícil medir a atividade do sistema nervoso simpático. Além disso, em comparação com os bloqueadores do SRAA, os bloqueadores simpatolíticos centrais e andrenérgicos possuem perfis menos favoráveis de efeitos colaterais devido à existência de vários sítios de ação dentro do sistema nervoso central. Em resultados de estudos cardiovasculares recentes, os α-bloqueadores e os β-bloqueadores não apresentaram o mesmo desempenho que as outras classes de anti-hipertensivos. Esses medicamentos não são mais considerados como terapia de primeira linha para tratamento de hipertensão não complicada (Capítulo 7).

Mesmo assim, a nível celular e molecular, a norepinefrina (NE) é tão potente quanto a angiotensina II (Ang II) para causar hipertrofia dos músculos lisos vasculares e do músculo cardíaco (Victor & Shafiq, 2008). Além disso, a ativação simpática estimula a liberação de renina e a retenção de sódio renal, contribuindo para a hipertensão em inúmeros modelos animais (Guyenet, 2006). A ativação simpática sustentada foi demonstrada em várias formas de hipertensão humana, porém ainda há grandes hiatos nos conhecimentos dos mecanismos precisos que estimulam essa atividade e de sua contribuição para o desenvolvimento e progressão da hipertensão. O aprimoramento da compreensão dos mecanismos neurais simpáticos na hipertensão humana poderá identificar alvos terapêuticos mais específicos.

No decorrer dos últimos anos, houve um progresso significativo em várias áreas como:

1. hipertensão primária,
2. hipertensão parenquimatosa renal, e
3. hipertensão relacionada à obesidade.

Há evidências crescentes de que esses estados hipertensivos são acompanhados por excesso de atividade simpática, porém com diferenças nos mecanismos e nos padrões de ativação simpática, bem como na responsividade simpática a diferentes medidas específicas. Além do mais, o surgimento de procedimentos invasivos para diminuir a atividade nervosa simpática (ANS) e a pressão arterial em pacientes com hipertensão refratária reacendeu o entusiasmo em relação aos mecanismos neurais, mesmo antes da aprovação desses procedimentos pela FDA. Esses procedimentos invasivos são o marcapasso sinusal carotídeo implantável (Mohaupt et al., 2007) e a ablação dos nervos simpáticos renais por radiofrequência (Krum et al., 2009).

O Capítulo 9 apresenta informações sobre a hipertensão parenquimatosa renal. A hipertensão relacionada à obesidade se transformou em um tópico tão importante que mereceu uma discussão específica no final deste capítulo. Mas, em primeiro lugar, faremos uma revisão do controle neural da pressão arterial.

## Visão geral do sistema nervoso simpático

De acordo com a Figura 3.2, há vários mecanismos centrais e reflexos envolvidos no controle neural da pressão arterial.

### Barorreceptores

Os reflexos inibidores mais importantes surgem nos seguintes pontos:

1. barorreceptores arteriais de alta pressão do seio carotídeo e do arco aórtico, e
2. barorreceptores cardiopulmonares de baixa pressão do coração e das grandes veias.

A ativação desses barorreceptores pela elevação na pressão arterial ou por pressão aumentada de enchimento cardíaco, respectivamente, envia sinais inibidores para o sistema nervoso central por meio do núcleo do trato solitário (NTS) e evoca aumentos reflexos na atividade parassimpática eferente e reduções na atividade simpática eferente, provocando bradicardia e vasodilatação periférica, que amortecem as elevações na pressão arterial (Guyenet, 2006).

Na hipertensão primária, os barorreceptores se adaptam a níveis maiores de pressão arterial mantendo esses níveis elevados (Guyenet, 2006). Os marcapassos de barorreceptores carotídeos implantados por meios cirúrgicos produzem reduções sustentadas na pressão arterial em modelos de cachorros hipertensos (Lohmeier et al., 2007) e, possivelmente, em pacientes com hipertensão refratária a tratamentos médicos (Mohaupt et al., 2007). A falha barorreflexa total é uma causa rara de hipertensão lábil observada com frequência em sobreviventes de câncer na garganta, como complicação tardia da terapia radioativa, que provoca destruição gradual dos nervos barorreceptores (Heusser et al., 2005). Por outro lado, a disfunção barorreptora parcial é muito comum em hipertensos idosos e, tipicamente, se apresenta com uma combinação de hipotensão ortostática e pós-prandial com hipertensão supina (Vloet et al., 2005).

### Reflexos neurais excitatórios

Os reflexos excitatórios mais importantes são aqueles que surgem nos quimiorreceptores do corpo da carótida, nos rins e nos músculos esqueléticos. A ativação dos quimiorreceptores do corpo da carótida por hipoxia evoca ativação reflexa simpática. A ativação repetida desse quimiorreflexo excitatório tem implicações na patogênese da hipertensão com apneia do sono. Os rins são ricamente inervados com aferentes sensoriais que se projetam de uma forma centralizada para o núcleo do trato solitário e podem evocar excitação simpática reflexa. A ativação dos aferentes renais excitatórios por metabólitos isquêmicos (a adenosina, p. ex.) tem implicações na patogênese da hipertensão renovascular. A ativação desses aferentes por metabólitos isquêmicos ou urêmicos (a ureia, p. ex.) tem implicações na patogênese da hipertensão

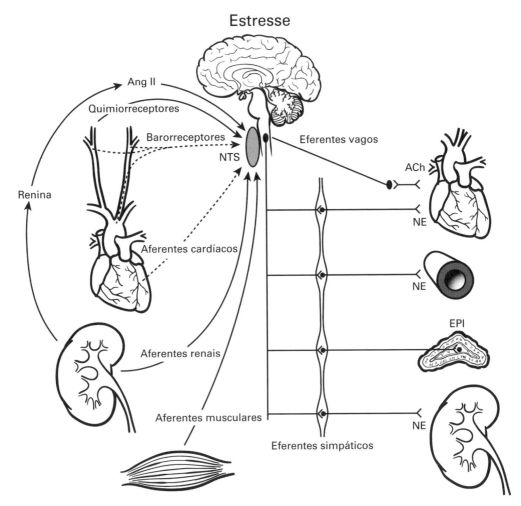

**FIGURA 3.2** Mecanismos centrais e reflexos envolvidos no controle neural da pressão arterial. As setas pontilhadas representam influências neurais inibidoras e as setas contínuas representam influências neurais excitatórias sobre o fluxo externo simpático. **EPI**: epinefrina; **NTS**: núcleo do trato solitário; **NE**: norepinefrina; **Ach**: acetilcolina; **Ang II**: angiotensina II. (Modificada de Victor RG, Shafiq M: *Sympathetic neural mechanisms in human hypertension. Curr Hypertens Rep* 2008:10:241-247.)

em casos de doença renal crônica. Os músculos esqueléticos também são inervados por aferentes sensoriais que enviam sinais para o cérebro a respeito das alterações mecânicas e químicas que ocorrem nas contrações musculares. Durante os exercícios físicos, os aferentes musculares suscitam reflexos aumentos reflexos na pressão arterial e no débito cardíaco, aumentando a perfusão muscular. Esse mecanismo reflexo pode aumentar na hipertensão e provocar uma elevação exagerada na pressão arterial durante os exercícios físicos (Leal et al., 2008).

## Fluxo simpático central

As entradas sinápticas excitatórias e inibitórias do núcleo do trato solitário projetam-se de forma centralizada nos neurônios da medula ventrolateral rostral (MVLR), sítio de origem do fluxo externo simpático do tronco cefálico

(Guynet, 2006). A partir daquele ponto, as fibras simpáticas pré-ganglionares fazem a sinapse na medula suprarrenal (para liberar epinefrina [EPI]) e nos gânglios da cadeia simpática paravertebral. As fibras pós-ganglionares que liberam norepinefrina inervam o coração, os vasos sanguíneos e os rins.

## Receptores adrenérgicos

As catecolaminas induzem seus efeitos por meio dos receptores α e β-adrenérgicos acoplados à proteína G. Os receptores α-adrenérgicos são mais abundantes nos vasos de resistência e fazem a mediação de grande parte da vasoconstrição causada pela norepinefrina liberada por meios neurais. Há três subtipos de receptores $α_2$-adrenérgicos que variam de acordo com a localização e a função (Knaus et al., 2007). Estudos realizados em ratos criados geneticamente indicam que os $α_{2A}$ se localizam na medula ventrolateral rostral e suprimem tonicamente o fluxo externo simpático. Eles fazem a mediação entre o efeito hipotensivo da clonidina e os simpatolíticos centrais relacionados. Os subtipos $α_{2A}$ e $α_{2C}$ se localizam nos terminais do nervo simpático e provocam inibição retroalimentadora de liberação da norepinefrina. Por outro lado, os subtipos $α_{2B}$ se localizam em vasos de resistência. Porém, ao contrário dos receptores $α_1$, eles não fazem parte da junção neurorreflexora, mas mediam a vasoconstrição das catecolaminas circulantes. Sua resposta explica também a hipertensão paradoxal nas situações em que os pacientes com insuficiência autônoma são tratados com clonidina, que estimula todos os três subtipos de receptores $α_2$-adrenérgicos.

A estimulação β-adrenérgica do coração aumenta a contratilidade ventricular e a frequência cardíaca aumentando, consequentemente, o débito cardíaco. A estimulação α-adrenérgica da vasculatura periférica provoca vasoconstrição e, ao longo do tempo, promove o remodelamento e hipertrofia vascular (Bleeke et al., 2004).

Acredita-se que os nervos simpáticos renais estejam envolvidos na patogênese da hipertensão (DiBona, 2005). Os nervos renais causam vasoconstrição renal (e hipertrofia) através dos receptores $α_1$, estimulam a liberação de renina através dos receptores $β_1$ e aumentam a reabsorção de sódio e água através dos receptores $α_1$ (Figura 3.3).

## Influências corticais

As influências corticais são particularmente evidentes nas quedas noturnas normais da pressão arterial, no aumento pressórico matinal, durante exercícios físicos e no estresse emocional (em especial o distúrbio do pânico) e com reações ao avental branco (ver Capítulo 2).

## Regulação simpática da pressão arterial a longo prazo

Conforme observamos acima, o sistema nervoso simpático é muito conhecido por regular alterações a curto prazo na pressão arterial como respostas transitórias de pressores durante exercícios físicos e estresse emocional. Além disso, a ativação sustentada dos nervos simpáticos renais pode contribuir com o controle da pressão arterial a longo prazo, promovendo a retenção de sódio (DiBona, 2005). Além do mais, a ação da norepinefrina sobre os receptores $α_1$-adrenérgicos constitui um estímulo trófico para a hipertrofia do músculo cardíaco e dos músculos lisos vasculares (Bleeke et al., 2004). Em pacientes com hipertensão e hipertrofia ventricular esquerda (HVE) a atividade nervosa simpática é aumentada e pode predispor a hipertrofia cardíaca e morte súbita (Burns et al., 2007; Schlaich et al., 2003).

O excesso de atividade simpática sustentada foi demonstrado não apenas na fase inicial da hipertensão primária, mas também em várias outras formas de hipertensão humana estabelecida. Essas outras formas incluem hipertensão associada à obesidade, apneia do sono, diabetes melito tipo 2 precoce e pré-diabetes, doença renal crônica, insuficiência cardíaca e terapia imunossupressiva com inibidores da calcineurina como a ciclosporina (Victor & Shafiq, 2008). Nessas condições, o fluxo simpático central pode ser estimulado por meio da desativa-

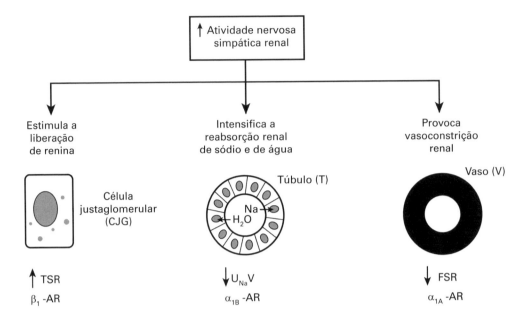

**FIGURA 3.3** Efeitos do aumento na atividade nervosa simpática renal sobre os três neuroefetores renais: as células granulares justaglomerulares (CGJ) com elevação na taxa de secreção de renina (TSR) por meio da estimulação dos adrenorreceptores (AR) $\beta_1$, as células epiteliais tubulares renais (T) com reabsorção aumentada de sódio tubular renal e excreção reduzida de sódio urinário ($U_{Na}V$) por meio da estimulação do adrenorreceptor $\alpha_{1B}$, e a vasculatura renal (V) com fluxo sanguíneo renal (FSR) diminuído por meio da estimulação do adrenorreceptor $\alpha_{1A}$. (Extraída, com permissão, de DiBona GF: *Physiology in perspective: The wisdom of the body. Neural control of the kidney. Am J Physiol Regul Integr Comp Physiol 2005;289:R633-R641.*)

ção de estímulos neurais inibitórios (barorreceptores, p. ex.), pela ativação de estímulos neurais excitatórios (quimiorreceptores do corpo carotídeo, aferentes renais) ou pela circulação da angiotensina II, que ativa conjuntos de neurônios excitatórios do tronco cefálico que não possuam barreira hematoencefálica (Figura 3.2). Por outro lado, aparentemente, a atividade nervosa simpática é suprimida em casos de aldosteronismo primário e de feocromocitoma (Grassi et al., 2008a).

Com os elementos básicos em mente, faremos, a seguir, uma revisão das evidências dos componentes neurológicos da hipertensão primária.

## Excesso de atividade simpática na hipertensão primária

Nos estágios iniciais, a hipertensão primária está associada, de forma consistente, ao aumento na frequência cardíaca e no débito cardíaco, à norepinefrina plasmática e urinária, à liberação regional de norepinefrina, à receptação diminuída de norepinefrina, à estimulação nervosa simpática pós-gangliônica periférica e ao tônus vasoconstritor α-adrenérgico mediado por receptor na circulação periférica (Grassi et al., 2008a; Guyenet, 2006; Schlaich et al., 2004; Victor & Shafiq, 2008).

É muito difícil demonstrar esses efeitos, em parte porque é muito complicado medir a atividade simpática, principalmente na condição clínica. Os níveis plasmáticos de norepinefrina são medições insensíveis. A análise da variabilidade da frequência cardíaca, embora seja fácil e não invasiva, não é uma medição válida da atividade simpática (Taylor & Stundiger, 2006). As duas técnicas mais avançadas para quantificar a atividade simpática em seres humanos são as medições por traçador radioativo de liberação regional de norepinefrina e a microneurografia (medições da atividade nervosa simpática por microeletrodos) (Schlaich et al., 2004; Wallin & Charkoudian, 2007). As medições por radiotraçador são invasivas e exigem canulação arterial. As medições por microeletrodos são minimamente invasivas, porém exigem treinamento especial.

## Liberação regional de norepinefrina

Esler, Lambert e colaboradores desenvolveram um trabalho importante mostrando que o Estágio 1 da hipertensão primária se caracteriza pela ativação simpática cujos alvos são os rins, o coração e a vasculatura dos músculos esqueléticos (Esler et al., 2006; Schlaich et al., 2004).

## Medições diretas da atividade nervosa simpática

Como mostra a Figura 3.4, a microneurografia gera medições diretas da atividade nervosa simpática pós-gangliônica – estímulo neural imediato à liberação de norepinefrina (Guyenet, 2006). Trata-se de uma ferramenta poderosa de pesquisa clínica (Wallin & Charkoudian, 2007), porém excessivamente técnica e trabalhosa para testes diagnósticos de rotina.

A atividade nervosa simpática muscular (ANS *muscular* ou ANSM) se refere a explosões espontâneas de descargas simpáticas pós-

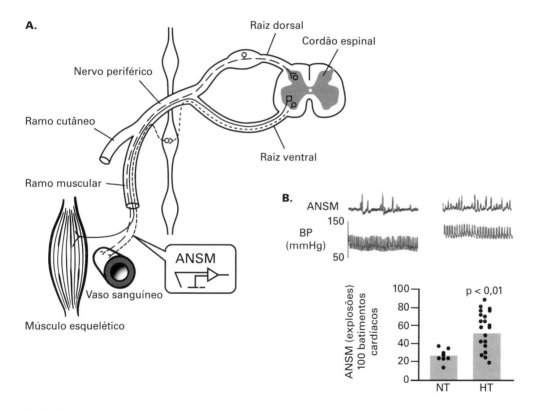

**FIGURA 3.4** Medições microneurográficas da atividade nervosa simpática muscular (ANSM) em seres humanos normotensos e hipertensos. **A.** Diagrama esquemático mostrando o sítio de inserção do microeletrodo em um feixe nervoso simpático periférico inervando vasos sanguíneos em músculos esqueléticos humanos. **B.** Registros multiunidades de ANSM e de pressão arterial em dois seres humanos ilustrativos (*painel superior*) e sumário de dados (*painel inferior*) mostrando níveis médios mais elevados da estimulação nervosa em seres humanos hipertensos (HT) e normotensos (NT). (*Painel A* modificado, com permissão, de Guyenet PG: *The sympathetic control of blood pressure. Nat Rev Neurosci 2006;7:335-346; Painel B* adaptado, com permissão, de Schlaich MP, Lambert E, Kaye DM, et al.: *Sympathetic augmentation in hypertension: Role of nerve firing, norepinephrine reuptake, and angiotensin neuromodulation. Hypertension 2004; 43:169-175.*)

-gangliônicas cujo alvo é a musculatura vascular esquelética. A atividade é regulada rigorosamente por barorreceptores do seio carotídeo e do arco aórtico, acompanhada de alterações paralelas no tônus vasomotor regional e eliminada por bloqueio ganglionar (Wallin & Charkoudian, 2007). Essas ações são impulsos vasoconstritores que liberam norepinefrina. Os níveis basais da ANSM produzem medidas válidas da atividade simpática em repouso – pelo menos para um dos maiores leitos vasculares que contribui para a resistência periférica total e para a pressão arterial.

A Figura 3.4 traz como exemplo um dos muitos estudos que demonstram níveis mais elevados de ANSM em indivíduos hipertensos comparados com normotensos, porém com sobreposição entre grupos (Guyenet, 2006). Em um estudo recente realizado por Grassi e colaboradores (2007), a sobreposição foi eliminada em grande parte quando o grupo-controle normotenso foi definido mais cuidadosamente usando o monitoramento ambulatorial da pressão arterial (MAPA) durante 24 horas. Quando os indivíduos com hipertensão do avental branco (apenas de consultório) e os de hipertensão mascarada (pressão arterial elevada somente fora do consultório) foram excluídos do grupo de controle hipertensivo, os valores médios da ANSM foram 70% mais elevados nos hipertensos persistentes em comparação com normotensos verdadeiros. Nas medições realizadas em circunstâncias experimentais, o nível da ANSM foi mais elevado do que o normal em indivíduos com hipertensão do avental branco ou com hipertensão mascarada.

## Mecanismos potenciais

Existem vários mecanismos que exercem alguma influência na estimulação do sistema nervoso simpático na hipertensão.

### Estresse físico e emocional

A ativação simpatoadrenal aumenta transitoriamente o nível da pressão arterial e da frequência cardíaca durante episódios de estresse físico e emocional. Porém, ainda permanece a dúvida: ela pode provocar hipertensão crônica?

Guyton considerava o sistema nervoso apenas como um controlador a curto prazo, ajustando alterações na pressão arterial a cada batimento cardíaco e a cada minuto, porém desempenhando um papel trivial na hipertensão crônica (Guyton, 1991). Por outro lado, o fisiologista sueco Bjorn Folkow levantou a hipótese de que picos adrenérgicos repetidos na pressão arterial podem, eventualmente, causar danos nos vasos sanguíneos produzindo hipertensão sustentada (Folkow, 2004).

A despeito da existência de uma vasta literatura, ainda não há provas conclusivas que confirmem a hipótese de Folkow (Carroll et al., 2001; Flaa et al., 2008; Mathews et al., 2004). É muito difícil quantificar o estresse psicológico e, com frequência, os estressores laboratoriais semiquantitativos padronizados são estímulos simpáticos fracos que não refletem o estresse da vida real. A elevação aguda na pressão arterial durante o teste pressor ao frio (mãos em água gelada) é um índice indireto de ANSM e de vasorreatividade α-adrenérgica (Carroll et al., 2001; Chen et al., 2008a; Flaa et al., 2008; Victor et al., 1987).

O padrão de resposta hemodinâmica a estresses mais realísticos no ambiente laboratorial tem condições de prever a pressão arterial na vida real medida por monitoramento ambulatorial. Por exemplo, em um estudo feito com 150 adultos jovens normotensos e pré-hipertensos, a resposta de um débito cardíaco aumentado a uma tarefa estressante e frustrante previu pressões arteriais elevadas durante o dia e à noite, porém apenas em indivíduos que também apresentavam evidências de capacidade vasodilatadora periférica alterada (Ottaviani et al., 2006). Esta última condição pode estar associada a marcadores de inflamação vascular e a uma recuperação mais lenta de respostas pressoras induzidas por estresse (Ottaviani et al., 2007; Steptoe & Marmot, 2005).

No estudo conduzido por Grassi e colaboradores (2007) mencionado acima, a ANSM elevada em pacientes com hipertensão primária documentada não se distinguiu daquela em pacientes com hipertensão mascarada ou hipertensão do avental branco – possivelmente refletindo uma reatividade adrenérgica exagerada da pressão arterial à vida cotidiana ou ao ambiente médico, respectivamente. O estresse causado pelo trabalho pode ser uma das causas de hipertensão (Pickering, 2006; Uno & Kario, 2006). Entre as minorias, a percepção do racismo pode estar associada a um nível mais elevado de pressão noturna (Brondolo et al., 2008). A liberação de norepinefrina é maior no cérebro de pacientes com hipertensão primária e naqueles com distúrbio do pânico (Esler et al., 2008a).

## Reajuste de barorreceptores

Embora os barorreceptores sejam reajustados para manter pressões arteriais mais elevadas, esse fato não explica a atividade simpática excessiva na hipertensão humana (Schlaich et al., 2004). O controle barorreflexo da frequência cardíaca se altera mesmo com hipertensão branda, porém o controle barorreflexo da atividade nervosa simpática, da resistência vascular e da pressão arterial permanece bem preservado (Guo et al., 1983). Mesmo falhas barorreflexas depois da ressecção bilateral de tumor do corpo carotídeo não causam hipertensão sustentada (Timmers et al., 2004).

## Efeitos centrais da angiotensina II

Em espécies de roedores, a angiotensina II penetra no tronco cefálico através de grupos neuronais exclusivos que não possuem barreira hematoencefálica – *os órgãos circunventriculares* – e aumentam o fluxo simpático central através de um mecanismo receptor de $AT_1$ (Guyenet, 2006). Em ratos espontaneamente hipertensos (REH) – modelo comum de hipertensão programada por meios genéticos – a inibição do sistema renina-angiotensina-aldosterona (SRAA) cerebral em mães grávidas elimina a hipertensão em seus descendentes (Wu & Berecek, 1993). Se o bloqueio SRAA for administrado sistematicamente na prole dos ratos depois do parto, a hipertensão será retardada e atenuada, mas não totalmente eliminada. Entretanto, se os bloqueadores do SRAA forem administrados por via oral, eles não diminuirão a atividade nervosa simpática muscular (ANSM) em pacientes adultos com hipertensão primária sem complicações (Esler et al., 2006).

## Compressão do tronco cefálico

Jannetta e colaboradores, neurocirurgiões da Universidade de Pittsburgh, defendem a hipótese de que a compressão pulsátil da medula ventrolateral rostral (MVLR) por uma artéria cerebelar inferior posterior em alça pode causar hipertensão neurogênica (Levy et al., 2001). Depois do desenvolvimento de um modelo animal, Jannetta e colaboradores fizeram cirurgia de descompressão microvascular em centenas de pacientes hipertensos. Entretanto, ainda permanece alguma incerteza devido à inconsistência dos resultados de observações não controladas em amostras pequenas com acompanhamento por curto período de tempo (Tan & Chan, 2007).

Em um estudo recente conduzido por um grupo independente na Alemanha, 14 pacientes com hipertensão primária foram acompanhados sequencialmente durante 24 meses depois de cirurgia com monitoramento ambulatorial da pressão arterial (MAPA) e microneurografia (Frank et al., 2009). A descompressão neurovascular produziu apenas alívio temporário da hipertensão na medida em que a pressão arterial e a ANSM caíram durante os primeiros seis meses após a cirurgia, retornando de forma constante a partir de então para os níveis pré-operatórios. A realização de estudos com um número maior de pacientes e observação a longo prazo é necessária. A hipertensão pode ser a causa e não a consequência da tortuosidade vascular.

## Em quais circunstâncias a ANSM aumentada causa hipertensão?

O aumento isolado da ANSM não causa hipertensão quando ela for acompanhada de reduções compensatórias no débito cardíaco e na sensibilidade do receptor α-adrenérgico à norepinefrina (Joyner et al., 2008). Supostamente, o excesso de atividade simpática leva à hipertensão somente quando houver alguma falha nessas compensações.

A ANSM aumentada pode causar hipertensão somente nos casos em que for acompanhada de um ou mais entre os seguintes mecanismos adicionais:

- Débito cardíaco inapropriadamente "normal" (Charkoudian et al., 2005). Esse fator aplica-se menos em mulheres do que em homens (Hart et al., 2009).
- Aumento da sensibilidade dos receptores α-adrenérgicos à norepinefrina (Charkoudian et al., 2005).
- Diminuição da recaptação da norepinefrina por terminais nervosos simpáticos (Esler et al., 2008b).
- Coliberação de epinefrina por terminais nervosos simpáticos (Berecek & Brody, 1982; Floras et al., 1988; Rumantir et al., 2000).

## Procedimentos invasivos emergenciais para diminuir a atividade nervosa simpática e a pressão arterial em pacientes com hipertensão refratária grave

Duas estratégias invasivas para diminuir a atividade nervosa simpática fazem parte dos estágios iniciais das avaliações clínicas para o tratamento de hipertensão grave e refratária sob o ponto de vista médico:

- Implante de um dispositivo marcapasso em seio carotídeo que tenha sido submetido a estudos pré-clínicos (Lohmeier et al., 2007) e a um estudo de relato caso clínico (Mohaupt, 2007);
- Ablação por radiofrequência de nervos renais que tenham passado por teste clínico não controlado de fase I (Krum, 2009).

Observação de reduções na pressão arterial, caso tenham sido confirmadas e graduadas para reduções na atividade nervosa simpática e no nível de norepinefrina, fortalecem a existência de um componente neurogênico importante, pelo menos nos casos mais graves de hipertensão primária.

## Resumo

Apesar de abundante documentação do aumento da atividade simpática na hipertensão primária não complicada, ainda não podemos quantificar sua contribuição neurogênica na hipertensão. A maioria das pesquisas clínicas é correlacional, transversal e baseada em registros do sistema nervoso autônomo intraneural do leito muscular esquelético que nem sempre reflete o sistema nervoso autônomo do rim no qual, presumivelmente, é mais importante na hipertensão. Com essas observações voltamos para os mecanismos renais.

## MECANISMOS RENAIS

Ao mesmo tempo, os rins são réus e vítimas na hipertensão. A hipertensão de origem parenquimatosa renal será discutida no Capítulo 9 e a hipertensão renovascular no Capítulo 10.

Na metade do século XIX, Richard Bright estabeleceu um elo entre doença cardíaca hipertensiva e rins pequenos e contraídos. Na década de 1930, o estudo definidor e marcante conduzido por Harry Goldblatt comprovou que os rins podem causar hipertensão. Iniciando com o trabalho de Guyton e colaboradores na década de 1960, muitos especialistas passaram a acreditar que a disfunção renal é uma condição *sine qua non* para o desenvolvimento da hipertensão.

De acordo com essa visão, o defeito fundamental de toda hipertensão é a incapacidade do rim eliminar a carga excessiva de sódio imposta por dietas ricas em sal (He & MacGregor).

## Consumo excessivo de sódio como causa principal de hipertensão

A base para o papel geralmente aceito – mas insuficiente – do excesso de sódio dietético é explicada a seguir. Como nossos ancestrais pré-históricos consumiam menos de 0,5 g de NaCl (< 10 mmol de Na), nossos rins desenvolveram mecanismos eficientes de transporte que possibilitam a retenção de sódio filtrado que, por sua vez, beneficia a sobrevivência durante a falta de água e sal, mas contribui para a hipertensão quando o consumo de sal dietético for excessivo (He & MadGregor, 2007). Somente nas últimas centenas de anos – um período muito curto na evolução humana – a ordem de magnitude do consumo diário de NaCl nos países desenvolvidos aumentou para 10 a 12 g por dia, que supera a capacidade do rim humano em manter o equilíbrio de sódio (He & MacGregor, 2007; Johnson et al., 2008). O excesso total residual do Na do corpo – principal cátion extracelular – expande o volume plasmático, aumenta o débito cardíaco e deflagra respostas autorreguladoras que aumentam a resistência vascular sistêmica. Além disso, o íon de sódio aumenta a contração dos músculos lisos, evocada por várias substâncias vasoconstritoras endógenas.

A origem da maior parte do excesso de sódio dietético não é o saleiro, mas os sistemas modernos de processamento de alimentos que adicionam sódio e removem o potássio. A Tabela 3.1 mostra que nossos ancestrais herbívoros consumiam menos de 10 mmol de sódio por dia, ao passo que nossos ancestrais carnívoros deveriam ingerir 30 mmol por dia (Eaton et al., 1996). A fisiologia humana evoluiu em um ambiente com baixo teor de sódio e alto teor de potássio e, aparentemente, não estamos equipados para a exposição atual a altos níveis de sódio e baixos níveis de potássio (Adrogue & Madias, 2007). Provavelmente, nossa preferência atual por sal é um hábito adquirido que se desenvolve na fase inicial da infância (Zinner et al., 2002).

As evidências do elo entre sal dietético e hipertensão são muito fortes e se originam em várias linhas de investigação:

## Estudos epidemiológicos

- Nos países subdesenvolvidos as pessoas que consomem pouco sódio apresentam pouca ou nenhuma hipertensão e a pressão arterial não aumenta com a idade, como costuma ocorrer nos países desenvolvidos ou em desenvolvimento (Denton et al., 1995; Page et al., 1981). Por exemplo, os índios Ianomani que habitam o norte do Brasil e eliminam apenas 1 mmol de sódio por dia têm pressão arterial média de 107/67 mmHg entre os homens e 98/62 mmHg entre as mulheres na faixa etária de 40 a 49 anos (Oliver et al., 1975).
- A ausência de hipertensão pode ser atribuída a outras diferenças no estilo de vida, porém comparações feitas em grupos vivendo em condições semelhantes relacionam a pressão

### Tabela 3.1
Dieta estimada de humanos no final da era paleolítica *versus* a dieta de norte-americanos contemporâneos

| Nutriente | Dieta no final da era paleolítica (presumindo 35% de carne) | Dieta norte-americana atual |
|---|---|---|
| Energia dietética total (%) | | |
|   Proteínas | 30 | 12 |
|   Carboidratos | 45-50 | 46 |
|   Gorduras | 20-25 | 42 |
| Proporção entre gorduras poli-insaturadas/saturadas | 1,41 | 0,44 |
| Fibras (g/dia) | 86 | 10-20 |
| Sódio (mg) | 604 | 3.400 |
| Potássio (mg) | 6.970 | 2.500 |
| Proporção entre potássio e sódio | 12:1 | 0,7:1 |
| Cálcio (mg) | 1.520 | 740 |

Dados de Eaton SB, Eaton SM III, Konner MJ e Shostak M: An *evolutionary perspective enhances understanding of human nutritional requirements. J Nutr* 1996;126:1732-1740.

arterial mais diretamente ao nível de consumo de sódio dietético (Page et al., 1981). Nos países em desenvolvimento, a urbanização – que inclui aumento no consumo de sal – provoca hipertensão (Lawes et al., 2008). Contudo, mesmo sem urbanização, a hipertensão ocorre em tribos subdesenvolvidas que consomem dietas com alto teor de sal (Page et al., 1981).

- Correlações significativas entre consumo de sal e desenvolvimento de hipertensão foram encontradas na maioria das grandes populações (Chien et al., 2008; Khaw et al., 2004; Zhou et al., 2003), mas não em todas elas (Smith et al., 1988). Os dados fundamentais são do estudo Intersalt que mediu os eletrólitos da urina de 24 horas e a pressão arterial em 10.079 homens e mulheres na faixa etária de 20 a 59 anos, em 52 locais ao redor do mundo (*Intersalt Cooperative Research Group, 1988*; Elliott et al., 1996). Em todos os centros foi encontrada uma correlação positiva entre excreção de sódio urinário e pressão sistólica e diastólica, porém uma associação muito mais significativa se deu entre a eliminação de sódio e alterações na pressão arterial com a idade (Figura 3.5). Poucas populações apresentaram níveis de consumo de sódio na faixa de 50 a 100 mmol por dia (3g de NaCl), exatamente onde se localiza o limite para o sódio exercer efeito sobre a pressão arterial (Figura 3.6).

## Estudos de migração

A migração de pessoas de ambientes rurais, com baixo consumo de sal, para ambientes urbanos, com alto consumo de sal, é acompanhada por aumentos na pressão arterial (He et al., 1991; Poulter et al., 1990).

## Intervenções dietéticas no nível populacional

No nível populacional, é extremamente difícil reduzir o consumo de sal apenas com orientação dietética. Nas situações em que isso foi possível, as pressões arteriais caíram. (Forte et al., 1989; Takahashi et al., 2006).

- Um teste randomizado de educação dietética especial que comparou 224 voluntários saudáveis numa comunidade rural no norte do Japão com 224 voluntários de uma comunidade de controle identificou uma queda na excreção de NaCl urinário de apenas 2 g por dia no grupo de intervenção, que foi acompanhada por uma queda de 3 mmHg na pressão arterial sistólica (Takahashi et al., 2006).

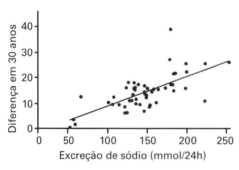

**FIGURA 3.5** Gráfico da diferença na pressão sistólica em 30 anos (55 menos 25 anos de idade) em relação à excreção média de sódio urinário em 52 populações. (Modificada de Stamler J, Elliott P, Dyer et al.: *Commentary: Sodium and blood pressure in the Intersalt study and other studies. Br Med J1996:312:1285-1287.*)

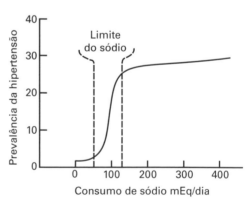

**FIGURA 3.6** Associação provável entre o consumo usual de sódio dietético e a prevalência de hipertensão em grandes populações. (Modificada de Kaplan NM: *Dietary salt intake and blood pressure. JAMA 1984;251:1429-1430*; Copyright 1984, American Medical Association.)

- Na Finlândia, nos últimos 30 anos, foi realizada uma campanha ampla bem sucedida em nível nacional para diminuir o consumo de sal em um terço. O resultado foi uma queda média de 10 mmHg na pressão arterial sistólica e diastólica da população, assim como uma queda de 75 a 80% na mortalidade por acidente vascular cerebral e por doença cardíaca coronariana (Karppanen & Mervaala, 2006). O Canadá vem em seguida (Campbell & Spence, 2008). Efeitos maiores exigem regulamentação governamental e societária da indústria alimentícia, levando-se em consideração que 75 a 80% do sal dietético é proveniente do processamento de alimentos.

## Estudos com alimentação

A pressão arterial cai nos casos em que indivíduos hipertensos sofrem restrições ao consumo de sódio. Quedas dramáticas na pressão arterial podem acompanhar restrições rígidas ao consumo de sódio (Kempner; 1948), ao passo que restrições menos rígidas ao nível de 100 mEq por dia (5 a 6 g de NaCl) resultam em quedas modestas na pressão arterial – 5/3 mmHg em média (He & MacGregor, 2007) – conforme será descrito mais adiante no Capítulo 6.

- Há uma redução na progressão para hipertensão total nas situações em que indivíduos pré-hipertensos restringem moderadamente o consumo de sódio (Stamler et al., 1989; Whelton et al., 1998).
- Estudos de intervenções a longo prazo, iniciando com lactentes e crianças, para confirmar que a restrição ao consumo de sódio pode evitar a hipertensão, ou que o excesso de consumo pode causá-la, não são viáveis embora uma metanálise recente tenha mostrado a ocorrência de benefícios a curto prazo (He & MacGregor, 2006). Em 10 estudos envolvendo 966 crianças e adolescentes a pressão arterial caiu uma média de 1,1/1,2 mmHg após uma redução de 42% no consumo de sal, durante um período médio de 4 semanas. Em três estudos envolvendo 551 lactentes a pressão arterial sistólica caiu 2,5 mmHg depois da redução de 54% no consumo de sal, durante um período médio de 8 semanas.

## Estudos em primatas não humanos

De acordo com a Figura 3.7, a evidência mais marcante de hipertensão relacionada ao con-

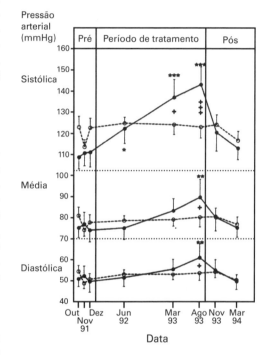

**FIGURA 3.7** Estudo de um grupo de 22 chipanzés mantidos em grupos sociais pequenos e estáveis. Os animais foram alimentados com uma dieta à base de frutas e vegetais, com adição de uma fórmula para lactentes. Os 12 animais-controle (*círculos abertos, linha pontilhada*) não apresentaram nenhuma mudança nas condições durante 24 anos e nenhuma alteração significativa na pressão arterial sistólica, diastólica ou média (média ± erro padrão em relação à média). Os 10 animais experimentais (*círculos escuros, linha contínua*) receberam a fórmula para lactentes com adição de 5 g de NaCl durante 19 semanas, 10 g por dia durante 3 semanas e 15 g por dia por 67 semanas. Na sequência, houve um período de 20 semanas sem adição de sal. Os valores da significância da elevação na pressão arterial em relação à média das três determinações da linha de base foram os seguintes: *$p < 0,05$, **$p < 0,0021$; valores da significância da diferença entre o grupo experimental e o grupo-controle: *$p < 0,05$, ***$p < 0,001$. (Modificada de Denton D, Weisinger R, Mundy NI et al.: *The effect of increased salt intake on blood pressure of chimpanzees. Nat Med* 1995;1:1009-1016.)

sumo de sal foi apresentada por um estudo feito com chipanzés em vida livre. A metade do grupo recebeu quantidades progressivas crescentes de sódio no alimento, enquanto a outra metade permaneceu na dieta usual com baixo teor de sódio (Denton et al., 1995). Durante as 89 semanas nas quais os chipanzés receberam quantidades extras de sódio, a pressão arterial se elevou em uma média de 33/10 mmHg, retornando ao nível da linha de base depois de 20 semanas sem consumo de sódio. Ao manter a sensibilidade variável ao sódio, a pressão arterial aumentou em apenas 7 a cada 10 chipanzés que consumiram sódio. Um ponto importante é que o consumo de sal entre os chipanzés variou de 0,5 g por dia (equivalente ao de nossos predecessores) a 10 a 15 g por dia (equivalente à dieta moderna à base de sal).

### Estudos genéticos humanos

A dificuldade de excreção de Na renal é o caminho comum final que faz a mediação de quase todas as causas monogênicas raras da hipertensão humana (Lifton et al., 2001), como será discutido mais adiante nesta mesma seção.

## Sal como causa de danos em órgãos-alvo além da pressão arterial

A maior parte dos estudos clínicos, porém não todos (Geleijnse et al., 2007), entende que dietas com alto teor de sal, além de elevar a pressão arterial, são um fator de risco independente para ocorrência de danos em órgãos-alvo que provocam eventos cardiovasculares fatais e não fatais, incluindo acidente vascular cerebral (Perry & Beevers, 1992), rigidez da aorta (du Cailar et al., 2004), hipertrofia cardíaca e disfunção diastólica (Frohlich, 2008; Pimenta & Calhoun, 2007), e insuficiência renal (Pimenta & Calhoun, 2007). Como se esses danos não fossem suficientes, as dietas ricas em sal aumentam também o risco de câncer de estômago fatal (Joossens et al., 1996) e catarata (Cumming et al., 2000).

### Como o sal eleva a pressão arterial?

Apesar de todas essas evidências não há uma explicação simples que justifique porque o sal dietético eleva a pressão arterial. Existem várias possibilidades: o sal promove vasconstrição, remodelamento vascular e hipertensão por meio de mecanismos que dependem de volume e que não dependem de volume (Rodriguez-Iturbe et al., 2007a) (Tabela 3.2)

### Mecanismos dependentes de volume

O sódio, principal cátion extracelular, é o principal determinante do volume de líquido extracelular que, por sua vez, estimulam a pré-carga cardíaca e o débito cardíaco. Débito cardíaco aumentado pode iniciar a hipertensão, porém, para mantê-la, é necessário vasoconstrição de vasos menores ou rigidez de vasos maiores.

**Tabela 3.2
Como a retenção de sódio pode elevar a pressão arterial?**

Mecanismos dependentes de volume
   Autorregulação
   Produção de esteroides endógenos
   semelhantes à ouabaína[a]
Mecanismos independentes de volume
   Efeitos no sistema nervoso central mediados pela angiotensina
   Aumento na atividade do sistema nervoso simpático
   Hipertrofia dos mioblastos cardíacos e da contratilidade das células dos músculos lisos vasculares
   Aumento na produção do fator nuclear kB
   Aumento na expressão de $AT_1R$ no tecido renal
   Aumento na produção do fator de crescimento de transformação

[a] A expansão do volume extracelular induz a produção de esteroides semelhantes à ouabaína com danos na bomba de sódio, potássio-adenosina-trifosfatase e o aumento na atividade do trocador de sódio/cálcio provoca incrementos no sódio citosólico, resultando em vasoconstrição e resistência vascular periférica aumentada.
**$AT_1R$:** Receptor tipo 1 da angiotensina II.
Adaptada de Rodriguez-Iturbe B, Romero F, Johnson RJ. *Pathophysiological mechanisms of salt-dependent hypertension. Am J Kidney Dis 2007a;50:655-672.*

Existem duas teorias – autorregulação e compostos endógenos semelhantes à ouabaína – no cerne do mecanismo dependente de volume.

## Autorregulação

O processo de autorregulação foi descrito pela primeira vez por Borst e Borst-De Geus (1963) e demonstrada experimentalmente por Guyton e Celeman (1969). De acordo com essa visão, a retenção de sódio renal é um evento incitador em todos os estados hipertensivos. O volume de sangue expandido aumenta a pré-carga cardíaca que, por sua vez, aumenta a perfusão dos tecidos periféricos. Na medida em que a perfusão tecidual exceder as demandas metabólicas, ocorre a constrição das artérias de resistência, interrompendo, consequentemente, o excesso de perfusão à "custa" de aumentos na resistência vascular e na pressão arterial. O aumento resultante na pós-carga cardíaca recoloca o débito cardíaco no nível normal. O termo *autorregulação* indica que a resposta vasoconstritora é uma propriedade intrínseca dos músculos vasculares lisos e não exige estímulos hormonais ou neurais.

Guyton foi quem mostrou pela primeira vez a conversão de débito cardíaco elevado para alta resistência vascular sistêmica, com débito cardíaco inapropriadamente normal, durante vários dias de infusão de volume em cachorros com massa renal reduzida (Guyton, 1992) (Figura 3.8). Seu conceito teve suporte de estudos em seres humanos indicando a conversão por uma ou duas décadas, desde um débito cardíaco

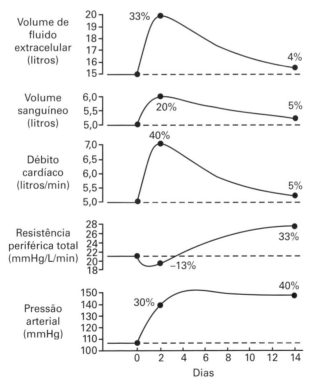

**FIGURA 3.8** Alterações progressivas em variáveis importantes do sistema circulatório durante as primeiras semanas em hipertensão com carga volumétrica. A elevação inicial no débito cardíaco é a causa básica da hipertensão. Subsequentemente, o mecanismo da autorregulação coloca o débito cardíaco em um nível quase normal e, ao mesmo tempo, provoca um aumento secundário na resistência periférica total. (Modificada de Guyton AC: *Kidneys and fluids in pressure regulation. Hypertension* 1992;19(Suppl.1):12-18.)

inicialmente elevado para, mais tarde, um aumento na resistência vascular sistêmica (Julius et al., 1991).

A autorregulação é uma propriedade de artérias pequenas e, portanto, tem pouco a ver com hipertensão sistólica isolada em idosos, que envolve, principalmente, as grandes artérias condutoras (Franklin, 2005). A autorregulação pode desempenhar um papel mais importante na hipertensão diastólica dependente de volume e na hipertensão parenquimatosa renal, que serão discutidas mais adiante no Capítulo 9.

## Compostos endógenos semelhantes à ouabaína

Haddy e Overbeck (1976) e Blaustein (1977) foram os pioneiros na teoria de que os inibidores endógenos de Na-K-ATPase semelhantes à ouabaína (EOs) mediam a vasoconstrição periférica em hipertensão causada pelo consumo de sal. De acordo com essa teoria, que evoluiu durante 40 anos (Figura 3.9), a retenção de sal pode estimular as células glomerulosas adrenais para liberar EOs (glicosídeos cardíacos),

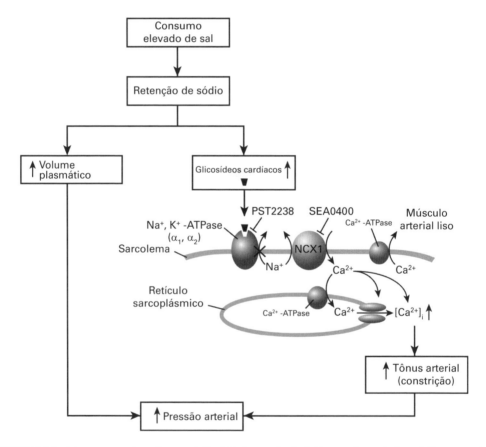

**FIGURA 3.9** Caminho proposto pelo qual a troca de $Na^+/Ca^{2+}$ faz a mediação da hipertensão sensível ao sal. O consumo elevado de sal aumenta os níveis plasmáticos dos glicosídeos cardíacos endógenos que inibem a $Na^+/K^+$-ATPase. Esse fato aumenta a membrana subplasmática $[Na^+]$ no músculo arterial liso elevando a citosólica $[Ca^{2+}]$ por meio do trocador de $Na^+/Ca^{2+}$ (NCX1) e, consequentemente, intensificando o tônus e contribuindo com a hipertensão. O SEA0400, um inibidor do NCX1, e o PST2238, um antagonista da ouabaína, bloqueiam a entrada de $Ca^{2+}$ e baixam a pressão arterial em modelos experimentais de hipertensão sensível ao sal. (Modificada, com permissão, de Iwamoto T. *$Na^+/Ca^{2+}$ exchange as a drug target – insights from molecular pharmacology and genetic engineering.* Ann NY Acad Sci 2007;1099:516-528.)

que inibem a Na/K-ATPase nos músculos vasculares lisos e no músculo cardíaco. O aumento resultante no fluxo de Na estimula o trocador de Na-Ca (TNC) para aumentar o $Ca^{2+}$ citosólico, intensificando a vasoconstrição e a contratilidade cardíaca, assim como a hipertrofia cardíaca e vascular dependente de $Ca^{2+}$ (Iwamoto, 2007).

Os inibidores específicos do TNC reduzem drasticamente a pressão arterial em vários modelos de ratos com hipertensão sensível ao sal, porém não têm nenhum efeito sobre a pressão arterial em ratos normotensos ou naqueles com hipertensão insensível ao sal (Iwamoto, 2007). Portanto, esses inibidores e os inibidores de ouabaína podem ser promissores como medicamentos novos para uso em pacientes com hipertensão sensível ao sal.

## *Mecanismos independentes de volume*

Trabalhos recentes enfatizaram vários mecanismos independentes de volume de hipertensão induzida pelo consumo de sal (ver Tabela 3.2).

- Pequenas elevações no nível de sódio sérico podem aumentar o fluxo simpático central (de Wardener et al., 2004), enquanto pequenas elevações no nível de sódio do CSF são captadas pelos canais de sódio nos órgãos subforniciais (Orlov & Mongin, 2007).
- O sódio extracelular estimula a liberação renal de NF-kB e de outras citocinas pró-inflamatórias que produzem um estado crônico de inflamação renal (Rodriguez-Iturbe et al., 2007b).
- O sódio extracelular estimula a produção do fator transformador de crescimento β (TGF-β), uma citocina pró-fibrótica que promove o remodelamento vascular e a hipertensão. Camundongos que não possuem o Emilin-1, inibidor endógeno do TGF-β, desenvolvem hipertensão sensível ao consumo de sal (Zacchigna et al., 2006).
- O sódio extracelular aumenta a expressão dos receptores tipo 1 da angiotensina II nos rins (Gu et al., 1998).

- A aldosterona não causa nenhum problema se houver restrição do consumo de sódio dietético, porém se transforma em uma toxina cardíaca, vascular e renal – promovendo inflamação e fibrose – nas situações em que o consumo de sódio dietético for completa (Pimenta & Calhoun, 2006).

## Sensibilidade e resistência ao sal

A dieta da maior parte dos adultos é rica em sódio desde a infância, porém apenas uma parte dos indivíduos desenvolve hipertensão na idade de 55 anos, o que sugere a existência de um grau variável de hipertensão sensível ao sódio (Rodriguez-Iturbe et al., 2007a).

No modelo de rato desenvolvido por Lewis K. Dahl, as cepas de ratos sensíveis ao sal permanecem normotensos em dietas com baixo teor de sal, porém desenvolvem hipertensão em dietas ricas em sal, ao passo que os ratos resistentes ao sal permanecem normotensos mesmo com consumo elevado de sal (Dahl & Heine, 1975). Portanto, com frequência, a hipertensão sensível ao sal é vista como um exemplo clássico de interação entre gene e ambiente. Entretanto, em seres humanos, a sensibilidade ao sal pode também ser adquirida – por exemplo, com ganho de peso, com dietas de baixo teor de potássio, como decorrência de lesão renal não específica ou como resultado de lesão renal progressiva causada por hipertensão descontrolada.

A sensibilidade ao sal – e a resistência ao sal – pode ser causada por mecanismos intrínsecos e extrínsecos ao rim (Tabela 3.3).

## *Hipertensão humana monogênica e hipotensão*

O estudo realizado pelo grupo de Richard Lifton e colaboradores sobre traços mendelianos raros identificou 20 genes nos quais as mutações homozigóticas geram formas familiares de hipotensão ou de hipertensão (Lifton et al., 2001). Digno de nota, cada uma dessas diferentes mutações afeta a pressão arterial principalmente alterando a capacidade do rim para eliminar sódio, conforme ilustra a Figura 3.10.

### Tabela 3.3
### Mecanismos parafisiológicos que resultam em uma tendência sustentada de retenção de sódio pelos rins

Defeitos genéticos
  Polimorfismos e variantes genéticas[a]
  Mutações genéticas dos canais/transportadores renais de sódio[b]
Mecanismos sistêmicos
  Tônus simpático aumentado
  Supressão insuficiente do sistema renina-angiotensina-aldosterona
  Atividade diminuída do peptídeo natriurético atrial
  Redução no hormônio gama estimulador de melanócito
    Insulina, síndrome metabólica
  Hiperuricemia
Mecanismos renais
  Defeitos específicos
    Excesso de atividade do receptor de endotelina (A)
    Ação alterada da endotelina 1 e da endotelina (B) no ducto coletor
    Atividade diminuída da dopamina (desacoplamento)
  Defeitos não específicos
    Número reduzido de unidades de néfrons
    Superprodução de TGF-β estimulada pelo sódio (progressão de DRC)
    Atividade diminuída do sistema calicrenina-cinina
    Síntese alterada do HETE-20 e níveis diminuídos de epoxigenase
    Aumento na atividade do sistema nervoso simpático induzido pelos rins
    Estresse oxidativo intrarrenal
    Angiotensina II intrarrenal aumentada
    Inflamação tubulointersticial

[a] Aldosteronismo remediável por glicocorticoides, variante p.Gly460Trp do gene da α-aducina, variante p.Gly40Ser do gene do glucagon, mutações de cinase regulada por glicocorticoides, famílias genéticas envolvidas no metabolismo do ácido araquidônico (genótipo SS [homozigoto para um pequeno número de repetições] do gene da sintase da prostaciclina humana), polimorfismos angiotensinogênios.
[b] Mutações nas subunidades β e γ do CNaE sensível à amilorida (síndrome de Liddle), cotransporte de sódio-cloreto (síndrome de Gitleman), cotransporte de sódio-potássio-cloreto, canais de potássio e de cloreto (síndrome de Bartter), cinases WNK1 e WNK4 (síndrome de Gordon), sintase da aldosterona/11β hidroxilase (aldosteronismo remediável por glicocorticoides), 11β hidroxilase 11α hidroxilase (hiperplasia adrenal), receptor mineralocorticoide, 11β hidroxiesteroide desidrogenase (excesso aparente de mineralocorticoides), receptor de mineralocorticoides (hipertensão induzida pela progesterona), pseudo-hipoaldosteronismo.
**TGF**-β (*transforming growth factor* β): fator transformador de crescimento β; **DRC**: doença renal crônica; **20-HTE**: 20-ácido hidroxiaraquidônico; **AT₁R**: receptor tipo 1 da angiotensina II.
Adaptada de Rodriguez-Iturbe B, Romero F, Johnson RJ. *Pathophysiological mechanisms of salt-dependent hypertension*. AM J Kidney Dis 2007a;50:655-672.

Para manter o equilíbrio de sal e água, os rins normalmente reabsorvem mais de 99% da carga de sódio filtrada, como segue: 60% do sódio filtrado é reabsorvido pelo túbulo proximal por meio da troca de $Na^+/H^+$, que é o alvo da acetazolamida; 30% no ramo ascendente espesso da alça de Henle por meio do transportador de Na-K-2Cl, que é o alvo dos diuréticos de "alça"; 7% no túbulo convoluto distal por meio do cotransportador de Na-Cl, alvo do diurético tiazida; e 2% no tubo coletor cortical por meio do canal de sódio epitelial (ENaC), que é ativado pela aldosterona (como parte do ramo efetor do SRAA) e pelo alvo dos antagonistas da aldosterona.

Nos distúrbios hipotensivos familiares, exemplificados pelas síndromes de Bartter e de Gitleman, as mutações que causam doenças diminuem a sensibilidade dos transportadores sensíveis a diuréticos, levando a uma hipotensão hipovolêmica e perda de sódio (Lifton et al., 2001). Tipicamente, esses distúrbios se apresentam no período neonatal ou na fase inicial da infância.

Nos distúrbios hipertensivos familiares, todas as mutações que causam doenças aumen-

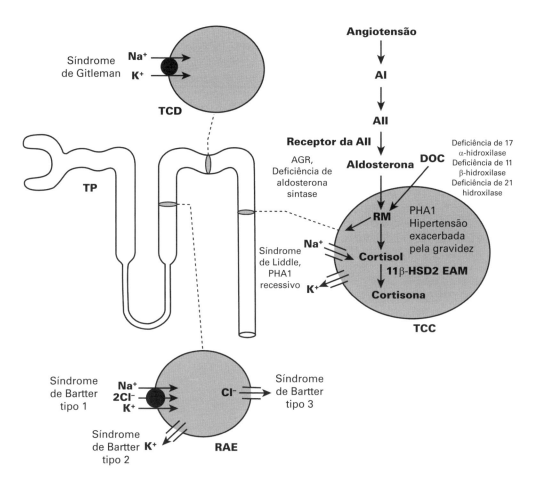

**FIGURA 3.10** Mutações que alteram a pressão arterial em seres humanos – A figura acima mostra um diagrama do néfron, a unidade filtrante do rim, bem como os caminhos moleculares que fazem a mediação da reabsorção de NaCl em células renais individuais do ramo ascendente espesso (RAE) da alça de Henle, do túbulo convoluto distal (TCD) e do tubo coletor cortical (TCC), juntamente com o caminho do sistema renina-angiotensina, principal regulador da reabsorção do sal renal. A figura acima mostra também as doenças hereditárias que afetam esses caminhos, com destaque para os distúrbios hipertensivos. **AI**: angiotensina I; **ECA**: enzima de conversão da angiotensina; **AII**: angiotensina II; **RM**: receptor mineralocorticoide; **ARG**: aldosteronismo remediável por glicocorticoides; **PHA1**: pseudo-hipoaldosteronismo tipo 1; **EAM**: excesso aparente de mineralocorticoides; **11 β-HSD2**: 11 β-hidroxiesteroide desidrogenase tipo 2; **DOC**: deoxicorticosterona; **TP**: túbulo proximal. (Adaptada de Lifton RP, Gharavi AG, Geller DS. *Molecular mechanisms of human hypertension. Cell* 2001;104:545-556.)

tam a atividade ENaC, diretamente, como na síndrome de Liddle, ou indiretamente devido à produção excessiva de mineralocorticoides, como no aldosteronismo, ou devido à desregulação do receptor de mineralocorticoides, a exemplo do que ocorre na hipertensão exacerbada pela gravidez (Lifton et al., 2001). O resultado final é uma hipertensão grave sensível ao sal que, em geral, se apresenta nas primeiras duas décadas de vida. O uso de diurético nesse caso é a pedra fundamental do tratamento da hipertensão.

Se essas mutações, ou outras, estão envolvidas na hipertensão primária comum na população em geral é um tema que será discutido mais adiante neste capítulo. Neste momento é suficiente afirmar que essas mutações são *experimentos extremos da natureza* que comprovam que o manuseio alterado do sódio renal pode resultar em efeitos dramáticos na pressão arterial humana.

Entretanto, como iremos descrever mais adiante, a definição de graus mais moderados da resistência e da sensibilidade ao sódio em seres humanos exige a aplicação de uma metodologia de pesquisa clínica específica que, em geral, é incômoda para uso clínico rotineiro.

## Metodologia de pesquisa clínica

Desde que Luft e Weinberger (1997) e Kawasaki (1978) descreveram várias respostas da pressão arterial a períodos curtos de consumo baixo e elevado de sódio, vários protocolos foram utilizados para determinar a sensibilidade ao sódio com uma grande variedade de resultados (de la Sierra et al., 2002).

Weinberger e colaboradores (1986) definiram sensibilidade ao sódio como uma redução de 10 mmHg ou mais na pressão arterial média, a partir do nível medido depois de uma infusão de 4 horas de 2 litros de solução salina normal, em comparação com o nível medido na manhã depois de uma dieta de 10 mmol de sódio, durante a qual os pacientes receberam doses orais de furosemida às 10, às 14 e às 18 horas. Com base nesse critério, os pesquisadores descobriram que 51% de hipertensos e 26% de normotensos eram sensíveis ao sódio. A maior parte dos estudos descobriu que a pressão arterial pode ser mais sensível ao sal entre pessoas mais velhas, com excesso de peso, hipertensas ou de descendência africana (Luft & Weinberger, 1997).

A reatividade elevada da pressão arterial aos testes de exposição ao frio é uma forma mais fácil de identificar indivíduos com pressão sensível ao sódio (Chen et al., 2008a). Dietas com alto consumo de sódio (em relação ao consumo de potássio) podem atuar tanto centralmente com o aumento da reatividade a muitos estímulos, como o estresse causado pelo frio, quanto perifericamente para aumentar a reatividade vascular à liberação neural de norepinefrina.

## Importância da natriurese pressórica

Quando a pressão arterial eleva-se em pessoas normotensas, ocorre um aumento na excreção renal de sódio e de água reduzindo o volume e retornando a pressão ao nível normal – fenômeno conhecido por *natriurese pressórica*. Com base em experimentos realizados em animais e em modelos computadorizados, Guyton (1961; 1992) considerou a regulação do volume de fluidos corporais pelos rins o mecanismo dominante para controle da pressão arterial a longo prazo – o único entre muitos controles reguladores com poder sustentado e infinito. Portanto, nas situações em que ocorrer desenvolvimento de hipertensão, Guyton entende que algo está errado na natriurese pressórica; caso contrário, a pressão arterial retornaria ao nível normal.

## Suporte experimental

O conceito de suporte experimental tem um fundamento bastante sólido: quando ocorre elevação na pressão arterial, o rim normal elimina mais sal e água, ou seja, ocorre a natriurese pressórica (Selkurt, 1951). A curva que relaciona a pressão arterial e a excreção de sódio é inclinada (Figura 3.11). Pequenas alterações na pressão de perfusão renal resultam em grandes alterações na taxa de excreção de sódio e água, agindo como um poderoso *feedback* negativo estabilizador da pressão arterial. Na medida em que a pressão se eleva, a pressão de perfusão renal aumentada leva a uma redução na reabsorção de sódio – particularmente na medula, no ramo espesso ascendente da alça de Henle (Cowley, 2008; Dickhout et al., 2002). Como resultado, os volumes de fluidos corporais diminuem o suficiente para baixar a pressão arterial até atingir o nível normal anterior.

## Adaptação à natriurese pressórica

Em pacientes com hipertensão primária – assim como em cada forma genética de hipertensão experimental – a adaptação da curva de excreção de sódio por pressão evita o retorno da pressão ao nível normal, o que permite manter o equilíbrio de fluidos, porém à custa de níveis elevados de pressão arterial (Mayer, 2008). Grande parte do trabalho realizado por Guyton,

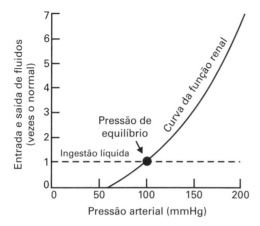

**FIGURA 3.11** Análise gráfica da regulação da pressão arterial pelo sistema de controle volumétrico de fluidos renais. A pressão se aproxima continuamente do ponto de intersecção entre a curva da função renal e a linha de ingestão líquida (i.e., pressão de equilíbrio). (Modificada de Guyton AC. *Kidneys and fluids in pressure regulation. Hypertension* 1992; 19(Suppl.1):12-18.)

Hall, Brands e colaboradores (Hall et al., 1996b) indica que a nova adaptação desempenha um papel importante na ocorrência de hipertensão e não simplesmente uma adaptação a níveis elevados de pressão arterial. Essa situação explica porque ocorre retenção de sódio quando a queda na pressão arterial resulta da administração de medicamentos não diuréticos.

De acordo com Figura 3.12, toda a curva pode se deslocar para a direita ou a inclinação da curva pode diminuir dependendo do tipo de lesão renal que, por sua vez, é refletido por sensibilidade variável ao sódio (Hall et al., 1996a). A hipertensão resistente ao sal se caracteriza por um deslocamento paralelo na curva da natriurese pressórica, enquanto que a hipertensão sensível ao sal é acompanhada por uma alteração na inclinação da curva – uma elevação ou uma redução exagerada na pressão arterial, com aumento ou redução no consumo de sódio, respectivamente.

## Mecanismo de adaptação

A natriurese pressórica – e a adaptação que ocorre na hipertensão – é mediada primeira e principalmente por alterações no transporte de sódio tubular com taxa de filtração glomerular inalterada (Cowley, 2008; Johnson et al., 2008). Os estudos de Crowley (2008), feitos com ratos, identificaram a medula renal como o local-chave onde ocorre a natriurese pressórica.

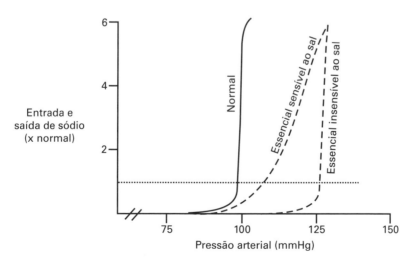

**FIGURA 3.12** Desenho esquemático mostrando a adaptação da natriurese pressórica na hipertensão. Relações do estado de equilíbrio entre pressões arteriais e excreção de sódio (igual à ingestão) para hipertensão essencial sensível e insensível ao sal. (Modificada de Hall JE, Brands MW, Henegar IR: *Angiotensin II and long-term arterial pressure regulation. J AM Soc Nephrol* 1999;10:S258-S265.)

A medula renal é muito vulnerável a insultos isquêmicos por várias razões. A extração de oxigênio já está próxima do nível máximo em condições de repouso para manter a atividade basal dos transportadores de sódio dependentes de energia, que são altamente concentrados nessa parte do rim. Aumentos repentinos na pressão arterial resultam no aumento do fluxo sanguíneo medular para se igualar aos aumentos na demanda de energia desses transportadores. Em outras palavras, o fluxo sanguíneo na medula renal deve ser pobremente autorregulado se a natriurese pressórica ocorre. Fluxo sanguíneo medular diminuído causa danos na natriurese pressórica, o que se torna bastante evidente em virtualmente todos os modelos de ratos utilizados em estudos de hipertensão.

A Tabela 3.3 apresenta uma lista parcial de vários mecanismos explanatórios subjacentes ao deslocamento da curva da natriurese pressórica para a direita, incluindo mecanismos vasoconstritores medulares aumentados ou mecanismos vasodilatadores medulares alterados – ambos são mecanismos autócrinos intrínsecos ao rim e aos mecanismos neuro-hormonais extrarrenais.

## Mecanismos intrarrenais

A melhor evidência – embora em roedores – é de um desequilíbrio entre um sistema renina-angiotensina-aldosterona (SRAA) excessivamente ativo, que reduz o fluxo sanguíneo medular renal, e causa uma diminuição do óxido nítrico, que normalmente mantém o fluxo sanguíneo medular e protege contra hipertensão (Dickhout et al., 2002).

## SRAA intrarrenal

O SRAA é um mecanismo fundamental na regulação do manuseio de sódio renal, produzindo a maior parte de seus efeitos biológicos por meio dos receptores de $AT_1$. No rim, os receptores de $AT_1$ estimulam a vasoconstrição medular renal e aumentam o nível de reabsorção de sódio. Realizados por Crowley e Coffman (2008), os experimentos de transplantes renais cruzados entre camundongos com e sem ruptura planejada do gene do receptor de $AT_1$ enfatizam a importância dos receptores de $AT_1$ renais na regulação normal da pressão arterial na gênese de hipertensão dependente da angiotensina II. Além disso, os receptores de $AT_1$ no cérebro regulam o apetite de sal, sede e modulam a liberação de vasopressina. Os receptores de $AT_1$ adrenais intensificam a secreção da aldosterona, o mineralocorticoide mais importante.

Comprovadamente, a angiotensina II (Ang II) provoca um deslocamento da curva da natriurese pressórica para a direita (Hall et al., 1996b). O efeito é muito potente porque aumenta de forma substancial a retenção de sódio em concentrações de Ang II bem abaixo daquelas necessárias para provocar vasoconstrição.

Geralmente, na medula de ratos, como ilustra a Figura 3.13, a Ang II dispara um sinal coordenado de cálcio nos pericitos dos vasos retos descendentes – promovendo vasoconstrição – e nas células epiteliais tubulares no ramo ascendente espesso – provocando a liberação de óxido nítrico (ON), um vasodilatador potente que se difunde nos vasos retos adjacentes compensando a vasoconstrição dependente da Ang II (Dickhout et al., 2002). O equilíbrio entre fatores vasoconstritores e vasodilatadores denomina-se "interação tubovascular". Outros fatores vasoconstritores associados incluem espécies reativas de oxigênio (superóxido e peróxido de hidrogênio); os fatores vasodilatadores incluem cicloxigenase (COX-2) e prostaglandinas (PGE2) (Cowley, 2008). Qualquer desequilíbrio pode causar isquemia medular, dificuldade de natriurese pressórica e hipertensão induzida pelo sal.

Uma das razões que tornam o sistema renina-angiotensina-aldosterona (SRAA) tão importante no manuseio do sódio renal é a concentração seletiva da Ang II no rim. Navar e colaboradores demonstraram que as concentrações intrarrenais de Ang II são várias vezes mais altas do que nos níveis de sangue porque o rim produz e sequestra a angiotensina II de forma ativa (Kobori et al., 2007). Em vários modelos experimentais de hipertensão, os níveis de Ang II são ainda mais elevados quando os níveis plasmáticos forem normais ou baixos. Portanto, o excesso de atividade seletiva do SRAA pode estimular a hipertensão mesmo nas situações em que os testes sanguíneos extrarrenais (isto é, os níveis de atividade da renina plasmática [ARP]) indicarem, como indicam na maioria dos casos de hipertensão primária humana, que a atividade sistêmica do SRAA é francamente suprimida ou "inapropriadamente normal".

Enquanto os receptores de $AT_1$ promovem retenção de sódio, aparentemente, os receptores de $AT_2$ promovem natriurese, em parte mediada pela liberação de óxido nítrico (ON) (Carey & Padia, 2008). Os bloqueadores do receptor da angiotensina (BRAs), que provocam bloqueio seletivo do receptor de $AT_1$, induzem natriurese em roedores desmascarando e ativando os receptores de $AT_2$ no túbulo proximal (Carey & Padia, 2008). Apesar do vasto suporte experimental, essa teoria ainda não chegou a ser testada em pacientes tendo em vista que não há disponibilidade de antagonistas do receptor seletivo de $AT_2$ para uso em seres humanos.

Existem mais dois sistemas que podem se opor à retenção de sódio mediada por receptor de $AT_1$ que merecem atenção.

## Sistema dopaminérgico renal

A dopamina provoca natriurese em roedores e em seres humanos por meio da estimulação de seus receptores ($D_1$). As células tubulares renais proximais são capazes de sintetizar dopamina localmente a partir da L-dopa (Levodopa) sendo que alguns estudos sobre o receptor da dopamina em modelos animais com camundongos nocautes, para o receptor da dopamina, sugerem que o sistema dopaminérgico intrarrenal pode explicar metade da excreção renal de sódio observada na sobrecarga de sal (Wang et al., 2008e). Os receptores renais da dopamina são desacoplados em modelos genéticos de ratos na hipertensão (Rodriguez-Iturbe et al., 2007b) e

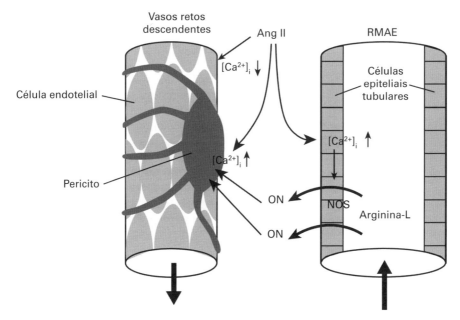

**FIGURA 3.13** Modelo que resume ações observadas na angiotensina II (Ang II) no ramo medular ascendente espesso (RMAE) e nos vasos retos descendentes adjacentes. A Ang II aumenta o $[Ca^{2+}]_i$ nos pericitos e reduz no endotélio dos vasos retos descendentes. A Ang II aumenta o nível de óxido nítrico (ON) nos pericitos dos vasos retos descendentes, porém somente quando essas células estiverem nas proximidades dos túbulos que circundam o RMAE. A Ang II aumenta o $[Ca^{2+}]_i$ e o $[ON]_i$ em RMAEs mesmo quando esses túbulos estiverem isolados. Esse fato indica que a Ang II exerce um efeito constritor nos vasos retos descendentes por meio de sua ação sobre os pericitos, sendo que essa ação constritora é amortecida pela difusão de ON de RMAEs para os pericitos dos vasos retos descendentes. (De Dickhout JG, Mori T, Cowley AW: *Tubulovascular nitric oxide crosstalk: Buffering of angiotensin II-induced medullary vasoconstriction.* Circ Res 2002;91:487-493.)

durante estresses oxidativos (Banday et al., 2008).

### Sistema da endotelina medular renal

A endotelina, descoberta como vasoconstritora potente derivada do endotélio, também é abundante na medula renal onde provoca vasodilatação e natriurese, reduzindo, consequentemente, a pressão arterial e protegendo contra hipertensão induzida pelo sal (Kohan, 2006). Esses efeitos são mediados pelo receptor da endotelina B (ETB), ao passo que as ações vasoconstritoras e pró-hipertensivas são mediadas pelo receptor da endotelina A (ETA).

Dietas com alto teor de sal estimulam a expressão da endotelina no rim, aumentando o fluxo sanguíneo medular renal por meio das prostaglandinas e do óxido nítrico (Schneider et al., 2008) e inibindo o efeito antinatriurético da vasopressina. Camundongos e ratos desenvolvidos por meios genéticos que não produzirem endotelina, ou o receptor da endotelina B na medula renal, desenvolvem hipertensão dependente de sal (Gariepy et al., 2000; Kohan, 2006). Portanto, o receptor de ETB é um potencial para a pesquisa de um novo medicamento anti-hipertensivo. *Entretanto, a primeira geração de antagonistas clínicos do receptor da endotelina inibia tanto os receptores de ETA como os de ETB, o que provavelmente explica o efeito frustrante sobre a pressão arterial.*

### Mecanismos extrarrenais

Os mecanismos sistêmicos abaixo também se adaptam à natriurese pressórica e têm sido considerados causadores de hipertensão sensível ao sal:

- Disfunção dos peptídeos natriuréticos (Dries et al., 2005; Oliver et al., 1998).
- Insulina (Rodriguez-Iturbe et al., 2007a).
- Hormônio α estimulador de melanócitos que causa ou exacerba hipertensão sensível ao sal em modelos de roedores por meio do sistema central da melanocortina e ativação da atividade nervosa simpática (ANS) (da Silva et al., 2008; Greenfield et al., 2009).
- Ativação dos Nervos Simpáticos Renais. Di-Bona (2005) demonstrou que a ativação dos nervos simpáticos renais desloca a curva da natriurese pressórica e contribui para a hipertensão sensível ao sal em ratos. Por outro lado, a perda de inervação renal evita o desenvolvimento, atenua a magnitude ou posterga o início da hipertensão em vários modelos animais (DiBona, 2005) e pode baixar a pressão arterial em pacientes hipertensos (Krum et al., 2009). Campese e colaboradores demonstraram que mesmo lesões parenquimatosas leves – com uma única injeção de fenol no polo inferior de um dos rins de ratos normais – produz hipertensão sensível ao sal sustentada mediada, em parte, pela ativação de aferentes renais que aumentam, de forma reflexiva, a ANS renal e, em parte, pela produção reduzida de óxido nítrico (expressão diminuída da NOS [sintase – ou sintetase – do óxido nítrico]) pelo rim lesado (Bai et al., 2007) – isto é, por mecanismos extra ou intrarrenais.

### Importância da inflamação renal

Estudos em roedores indicam a inflamação renal como causa e consequência de isquemia medular renal (Majid & Kopkan, 2007; Rodriguez-Iturbe et al., 2007a). A inflamação renal – não importa quem veio primeiro – é um ponto de referência do início e da progressão de hipertensão sensível ao sal experimental. Finalmente, a isquemia renal em curso lesa uma quantidade suficiente de néfrons para diminuir a taxa de filtração glomerular (TFG).

### Noctúria

A noctúria pode ser um sinal clínico da natriurese pressórica anormal e uma evidência de hipertensão sensível ao sal sem controle relacionado ao envelhecimento, à hipertensão e, em particular, a um padrão de queda noturna reversa ou grosseira da pressão arterial (Bankir et al., 2008). Em indivíduos normotensos, o fluxo urinário noturno é responsável por 53% do débito urinário na faixa etária dos 60 aos 80 anos, em comparação com 25% na faixa etária de 25 a 35 anos de idade (McKeigue & Reynard, 2000). Indivíduos hipertensos apresentam mais noctúria, possivelmente como reflexo da adaptação da relação entre natriurese e pressão (Fukuda et al., 2006). A retenção periférica de líquidos durante o dia pode levar a uma expansão de volume central à noite, com níveis elevados de pressão arterial noturna estimulando a natriurese pressórica (Bankir et al., 2008).

A sensibilidade da pressão arterial ao sal pode ser hereditária ou adquirida – no útero, durante a fase inicial da vida pós-natal, ou no decorrer da vida adulta como resultado de dietas com baixo teor de potássio ou de hipertensão sem controle.

## Defeitos renais hereditários na excreção de sódio

Usando ratos criados para serem sensíveis ou resistentes à ação hipertensiva do sódio dietético, Dahl e Heine (1975) demonstraram a primazia do rim no desenvolvimento de hipertensão por meio de uma série de experimentos com transplante. A pressão arterial segue o rim: quando o rim de um doador normotenso foi transplantado para um hospedeiro hipertenso, a pressão arterial do receptor caiu para o nível normal; por outro lado, quando um rim hipertenso foi transplantado para um hospedeiro normotenso, ocorreu uma elevação na pressão arterial. Além disso, o transplante do rim de um rato hipertenso, que foi transformado em normotenso por um breve período de tempo com um inibidor da enzima conversora da angiotensina (IECA), normalizou a pressão arterial em um hospedeiro hipertenso (Smallegange et al., 2004).

Curtis e colaboradores (1983) observaram remissão da hipertensão a longo prazo após o transplante renal em seis homens negros que provavelmente desenvolveram insuficiência renal somente como consequência de hipertensão primária. Como cinco desses pacientes permaneceram hipertensos depois da remoção de seus rins nativos, possivelmente sua hipertensão não era de origem pressora renal. A explicação mais provável para a reversão da hipertensão nesses pacientes foi o implante de tecido renal normal que possibilitou o controle do volume dos líquidos corporais que seus rins originais não conseguiam gerenciar. Além disso, a hipertensão se desenvolve com mais frequência em receptores de transplantes renais de doadores hipertensos do que em receptores de doadores normotensos (Guidi et al., 1996).

A excreção renal alterada de sódio, como já observamos, é o caminho final comum de grande parte das formas monogênicas conhecidas de hipertensão humana (Lifton et al., 2001).

## Origem perinatal de hipertensão sensível ao sal em adultos: número reduzido de néfrons

Peso baixo ao nascer, com nefrogênese reduzida, aumenta o risco de desenvolver hipertensão dependente de sal na fase adulta. Adultos hipertensos possuem uma quantidade menor de glomérulos por rim, porém poucos glomérulos lesados, sugerindo que a queda de néfrons e a redução na área superficial total de filtração são causas e não efeitos de hipertensão (Keller et al., 2003). Essa é uma das áreas mais fortes da pesquisa clínica do mecanismo da hipertensão primária.

Brenner e Chertow (1994) propuseram, em primeiro lugar, que a hipertensão pode surgir de uma redução congênita no número de néfrons ou da área de superfície de filtração por glomérulos, limitando, portanto, a capacidade excretora de sódio, aumentando a pressão arterial e criando um círculo vicioso no qual a hipertensão sistêmica provoca uma hipertensão glomerular que, por sua vez, produz mais hipertensão sistêmica (Figura 3.14).

A primeira afirmação importante da hipótese de Brenner teve origem na análise *post mortem* do número total de néfrons de 10 pacientes previamente hipertensos comparados com outros 10 pacientes normotensos, sendo que todas morreram por acidentes (Keller et al., 2003). Os dois grupos foram igualados por idade, gênero, estatura e peso. O número mediano de glomérulos nos hipertensos era menos da metade do que nos normotensos. Além do

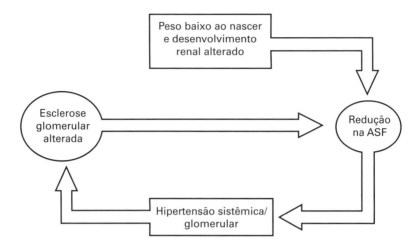

**FIGURA 3.14** Diagrama da hipótese de que os riscos de desenvolver hipertensão primária e lesão renal progressiva na vida adulta aumentam como resultado de oligonefropatia ou de um *deficit* inato da área superficial de filtração (ASF) causado por desenvolvimento renal alterado. (Modificada de Brenner BM, Chertow GM. *Congenital oligonephropathy and the etiology of adult hypertension and progressive renal injury*. Am J Kidney Dis 1994;23:171-175.)

mais, o volume glomerular nos indivíduos hipertensos era maior, sugerindo hiperfiltração. A probabilidade que o menor número de glomérulos nos pacientes hipertensos tenha origem no nascimento é sugerido pela ausência de glomérulos obsolescentes que poderiam estar presentes e depois perdidos.

## Oligonefropatia congênita

A hipótese de Brenner invoca um número reduzido de néfrons de oligonefropatia congênita, isto é, um número menor de néfrons como resultado do retardo no crescimento uterino (Mckenzie & Brenner, 1995). De acordo com o primeiro relato do Dr. David Barker e colaboradores, com base em estudos epidemiológicos, lactentes que nascem muito pequenos para a idade gestacional, isto é, com baixo peso ao nascer, apresentam risco aumentado de hipertensão, diabetes e doenças cardiovasculares em uma fase mais tardia da vida (Barker et al., 1989). O conceito de "programação perinatal" tem como foco as restrições à proteína materna (Woods et al., 2004) como responsável pelo desvio dos combustíveis necessários para o cérebro em desenvolvimento, em detrimento de órgãos menos vitais, incluindo o rim e o pâncreas, hipótese descrita como "fenótipo parcimonioso" (Hales & Barker, 2001).

A presença de oligonefropatia congênita em bebês humanos que nasceram com retardo no crescimento intrauterino foi apresentada pela primeira vez por Hinchliffe e colaboradores (1992) e confirmada por vários grupos (Hughson et al., 2008; Konje et al., 1996; Manalich et al., 2000), com a média de 260.000 néfrons a menos para cada redução de um quilograma no peso de nascimento. Nos casos de bebês com baixo peso ao nascer, o número reduzido de néfrons no nascimento pode ser recuperado mais tarde pela excelência da nutrição pós-natal, levando-se em consideração que a formação da maior parte dos néfrons acontece no último trimestre e não ocorre nenhuma nefrogênese depois de 34 a 36 semanas de gestação (Lucas & Moley, 1994).

O cenário subsequente foi descrito por Mackenzie e Brenner como segue (1995):

> As deficiências no suprimento total de néfrons, limitando a capacidade excretora renal total e, portanto, influenciando o ponto no qual é possível atingir as condições de equilíbrio entre pressão arterial e eliminação de sódio, poderia afetar profundamente a regulação da pressão a longo prazo. Nas situações em que ocorre uma

grande redução na massa renal, como no caso de ablação experimental extensiva do rim em roedores, a pressão arterial aumenta na circulação arterial sistêmica e nos capilares glomerulares, aumentando, consequentemente, a taxa de filtração glomerular e promovendo a eliminação de líquidos. Entretanto, elevações sustentadas na pressão hidráulica capilar glomerular estão associadas ao desenvolvimento de esclerose glomerular segmentar e focal levando a uma perda adicional de néfrons e a um círculo vicioso autoperpetuante de hipertensão e de lesão glomerular progressiva... Levando-se em consideração a associação entre peso baixo ao nascer e quantidade menor de néfrons... existe a tentação natural de especular que as origens da hipertensão em adultos que tiveram peso baixo no nascimento vão de uma doação deficiente de néfrons secundária a um retardo no crescimento intrauterino.

Evidências recentes que dão suporte à hipótese de Barker e Brenner incluem o seguinte:

- Um estudo com base nos registros de 16.265 gêmeos suecos confirma a associação de peso reduzido ao nascer com aumento no risco de hipertensão (pelo menos de acordo com avaliação de autorregistro) e indica que essa associação é independente de genes compartilhados, de ambiente pós-natal compartilhado e de fatores de risco adulto para hipertensão incluindo índice de massa corporal (Bergvall et al., 2007).
- Um estudo de caso-controle envolvendo um total de 332 adultos jovens, na faixa etária de 18 a 27 anos, mostra mais resistência à insulina e intolerância à glicose, assim como pressão mais elevada, entre aqueles que tiveram peso baixo ao nascer devido a parto prematuro do que entre aqueles nascidos dentro do prazo normal (Hovi et al., 2007).
- Dois grupos mostraram que o peso baixo ao nascer em brancos está associado à sensibilidade da pressão arterial ao sal em adultos jovens saudáveis (de Boer et al., 2008), em pré-adolescentes e em adolescentes (Simonetti et al., 2008).
- Dois grandes estudos epidemiológicos mostram que o peso baixo ao nascer está associado ao estreitamento da artéria retinal tanto em adultos (Liew et al., 2008) como em crianças de seis anos de idade (Mitchell et al., 2008b). A arteriopatia pode ser causa e efeito de pressão arterial elevada e está associada ao risco de acidente vascular cerebral (Norman, 2008).
- Uma revisão retrospectiva da ficha médica de 66 pacientes em um centro renal pediátrico descobriu que 50% de crianças com rim solitário congênito desenvolveram hipertensão e/ou microalbuminúria aos nove anos de idade (Schreuder et al., 2008).

## Ganho de peso pós-natal

A despeito de todas as evidências que dão suporte ao papel do peso baixo ao nascer na hipertensão adulta, sua contribuição pode ser pequena sob o ponto de vista quantitativo (Falkner et al., 1998; Huxley et al., 2009). Comprovou-se que a "recuperação" pós-natal rápida do peso corporal é uma contribuição ainda maior (Singhal & Lucas, 2004). Singhal e colaboradores (2004) resumiram uma quantidade expressiva de suas evidências e das evidências convincentes de outros pesquisadores de um período crítico – as primeiras duas semanas depois do nascimento – em que a alimentação excessiva programa o lactente para obesidade, resistência insulínica e disfunção endotelial que, por sua vez, resultam em diabetes, hipertensão e doença coronariana.

Essas evidências incluem observações múltiplas sobre os benefícios da alimentação com leite materno (com teor calórico mais baixo e volume inicial mais baixo) em vez do uso de fórmulas de leite (com teor calórico mais alto e volume maior) para a saúde adulta subsequente (Lawlor et al., 2004; Martin et al., 2004).

Seguindo essas linhas, análises adicionais de 2.003 finlandeses na coorte de nascimentos de Helsinque levaram Barker e colaboradores (2007) a propor dois caminhos diferentes pelos quais o peso baixo ao nascer predispõe para hipertensão. No primeiro, o peso baixo ao nascer resulta de subnutrição fetal e de placenta pequena, tornando a criança vulnerável a condições de vida pós-natal precárias, como, por exemplo, dietas à base de *fast food* com alto teor de sal. O peso baixo ao nascer durante a infância é seguido por crescimento rápido levando ao excesso de peso por volta dos 11 anos de idade. Como adultos, esses indivíduos se tornam obesos e desenvolvem resistência insulínica, hipertensão grave e doença coronariana. No segundo caminho, o raquitismo maternal ou mesmo um grau menor de deficiência de vitamina C faz a mãe ter pelve óssea com diâmetro pequeno. Lactentes com peso baixo ao nascer permanecem baixos e magros durante toda a infância, possivelmente por causa da má nutrição proteica. Como adultos, desenvolvem hipertensão leve, perfis lipídicos aterogênicos e acidente vascular cerebral.

Além disso, mães que fumam ou têm pressão arterial mais elevada antes da gravidez são mais propensas a ter bebês pequenos em relação à idade gestacional (Romundstad et al., 2007).

As implicações na saúde pública parecem óbvias. Nos Estados Unidos, cortes orçamentários recentes na ajuda à contracepção juvenil, à nutrição materna e aos cuidados pós-natais sugerem que continuarão sendo pagos bilhões para cobrir os custos de cuidados de doença renal terminal relacionada à hipertensão, acidentes vasculares cerebrais e ataques cardíacos em vez de milhões no tratamento preventivo de desassistidos.

## Limitações

Essas teorias foram testadas principalmente nas populações brancas europeias. Elas não conseguiram explicar a hipertensão excessiva em afro-americanos. Por exemplo, um estudo recente de autópsias realizadas em 59 afro-americanos e em 32 brancos não descobriu nenhuma evidência de que a maior incidência de doença hipertensiva em afro-americanos esteja associada a um peso mais baixo no nascimento ou a uma quantidade menor de glomérulos (Hughson et al., 2008). Em uma grande coorte birracial, envolvendo 55.908 gestações em 12 centros médicos distribuídos por todo o território norte-americano, as crianças que eram pequenas para a idade gestacional não estavam correndo risco elevado de pressão arterial alta por volta da idade de 7 anos, a menos que tivesse ocorrido ganho rápido de peso na fase inicial da infância, sendo que o risco era 50% maior para as crianças brancas em relação às crianças negras (Hemachandra et al., 2007).

## Resumo

Há outros mecanismos adicionais envolvidos, embora haja mais evidências de mecanismos renais do que qualquer outro na hipertensão primária.

## MECANISMOS VASCULARES

As alterações na estrutura e na função de grandes e pequenas artérias desempenham papel relevante na origem e na progressão da hipertensão (Harrison; 2007). Na maioria dos casos de hipertensão humana, a resistência vascular periférica aumenta enquanto o débito cardíaco permanece normal. De acordo com a lei de Pouiselle, a pressão arterial está diretamente relacionada à primeira potência do débito cardíaco e inversamente relacionada à quarta potência do raio dos vasos sanguíneos. Portanto, pequenas alterações no diâmetro dos vasos sanguíneos exercem efeitos enormes sobre a pressão arterial.

## Mecanismos celulares da vasoconstrição

Como demonstra a Figura 3.15, os aumentos no nível de cálcio citosólico são os caminhos comuns finais que fazem a mediação da contração dos músculos vasculares lisos (Harrison, 2007). Os medicamentos anti-hipertensivos mais potentes são vasodilatadores, tema que será discutido mais adiante no Capítulo 7. A pressão arterial é elevada em camundongos modificados por meios genéticos com resistência vascular, demonstrando que a constrição de vasos san-

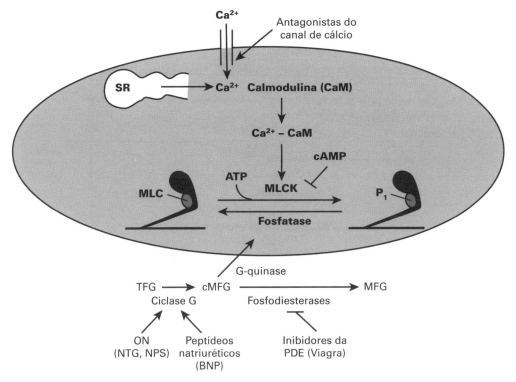

**FIGURA 3.15** Mecanismos da contração dos músculos vasculares lisos. (De Harrison DG. *Vascular mediators of hypertension in Clinical Hypertension Review Course Syllabus, American Society of Hypertension, Inc., New York, New York, 2007, pp. 107-125.*) **MLCK**: quinase da cadeia leve de miosina; **MLC**: cadeia leve de miosina; **Pi**: fósforo inorgânico; **TFG**: trifosfato de guanilila; **MFG**: monofosfato de guanilila; **ON**: óxido nítrico; **NTG**: nitroglicerina; **NPS**: nitroprussiato sódico; **BNP**: peptídeo natriurético cerebral; **PDE**: fosfodiesterase.

guíneos isoladamente, sem envolvimento renal, pode causar hipertensão (Harrison, 2007).

## Disfunção das células endoteliais e o caminho do óxido nítrico (ON)

O revestimento endotelial dos vasos sanguíneos é crítico para a saúde vascular e constitui-se na maior defesa contra aterosclerose e hipertensão (Munzel et al., 2008). Endotélios disfuncionais, que são a marca registrada de hipertensão e de outros fatores de risco cardiovascular, se caracterizam pela liberação alterada de fatores relaxantes derivados do endotélio (ON, fator hiperpolarizante derivado do endotélio) e pela liberação intensificada de fatores constritores de origem endotelial, fatores pró-inflamatórios, fatores pró-trombóticos e fatores de crescimento.

Os fatores de crescimento incluem a endotelina, o tromboxano e o TGF-β (August & Suthanthiran, 2006). Evidências crescentes indicam que os vasos sanguíneos são inflamados na hipertensão e que inflamações vasculares latentes desempenham papel central na gênese e nas complicações da pressão arterial alta (Marchesi et al., 2008; Paravicini & Touyz, 2006).

O endotélio de todos os vasos sanguíneos expressa a enzima NOS que pode ser ativada pela bradicinina ou acetilcolina ou pelo estresse cíclico de cisalhamento laminar que acompanha a hipertensão (Thomas et al., 2001). Após a ativação, a NOS converte a arginina L em citrulina (substância inerte) e em ON, gás volátil que se propaga para o músculo vascular liso adjacente e ativa uma série de G-quinases que culminam em vasodilatação (Figura 3.16). Portanto, o caminho do óxido nítrico é considerado

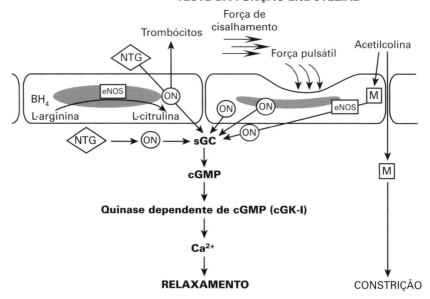

**FIGURA 3.16** Regulação do tônus vascular pelo endotélio. A eNOS por uma oxidação em duas etapas do aminoácido L-arginina resulta na formação da L-citrulina. O óxido nítrico é liberado no fluxo sanguíneo inibindo, consequentemente, a agregação plaquetária e a liberação de fatores vasoconstritores como a serotonina e o tromboxano. O óxido nítrico propaga-se também no meio e ativa o guanilato ciclase solúvel (sGC). Por outro lado, o segundo mensageiro resultante (cGMP) ativa a quinase dependente de cGMP que faz a mediação de reduções nas concentrações intracelulares de $Ca^{2+}$, causando, consequentemente, vasorrelaxamento. Os estímulos fisiológicos para liberar óxido nítrico são estresse por cisalhamento e alongamento pulsátil. **M**: receptor da acetilcolina muscarínica; **NTG**: nitroglicerina. (De Munzel T, Sinning C, Post F et al.: *Pathophysiology, diagnosis and prognostic implications of endothelial dysfunction. Ann Med 2008; 40: 180-196.*)

um dos mecanismos reguladores mais importantes que protegem contra hipertensão e acredita-se que a deficiência de ON contribua para a hipertensão.

A produção de ânion superóxido e de outras espécies reativas de oxigênio que resfriam o óxido nítrico é um dos principais mecanismos da disfunção de células endoteliais na hipertensão que, em consequência, reduzem sua biodisponibilidade. O termo "força oxidante" se refere a elevações crônicas em espécies reativas de oxigênio que estão associadas à hipertensão, aterosclerose e diabetes (Paravicini & Touyz, 2008)

As duas principais espécies reativas de oxigênio são o radical superóxido ($O_2$) e o peróxido de hidrogênio ($H_2O_2$) (Figura 3.17). A produção excessiva de radical superóxido e de $H_2O_2$ pode ativar moléculas sinalizadoras que resultam em crescimento celular, fibrose, inflamação e, finalmente, remodelamento vascular (Figura 3.18).

## Fontes enzimáticas de superóxido

Existem quatro fontes enzimáticas principais de superóxido vascular:

1. NADPH oxidases, que se expressam universalmente em todos os tipos de células vasculares e são ativadas pela circulação de Ang II e de outros fatores;
2. NOS, que produz superóxido somente quando um cofator importante (tetra-hidrobiopterina ou $BH_4$) for deficiente (processo que se denomina "desacoplamento da NOS");
3. xantina oxidase, que produz ácido úrico;
4. mitocôndrias (Paravicini & Touys, 2006).

- **NADPH oxidases.** A produção de superóxido pela NADPH oxidase é um dos principais mecanismos mediadores de hipertensão in-

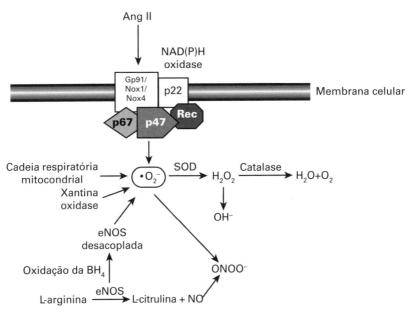

**FIGURA 3.17** Geração de $O_2$ e de $H_2O_2$ a partir do $O_2$ em células vasculares. Muitos sistemas enzimáticos, incluindo a NAD(P)H oxidase, xantina oxidase e NOS desacoplada, entre outros, têm potencial para gerar espécies reativas de oxigênio. A NAD(P)H oxidase é uma enzima de multissubunidade compreendendo o Gp9phox (ou seus homólogos, Nox1 e Nox4), p22phox, p47phox, p67phox e o p40phox, que é regulada por vários estímulos, incluindo agentes vasoativos como a Ang II, o superóxido dismutase (SOD) e a tetra-hidrobiopterina ($BH_4$). (De Paravicini TM, Touyz RM. *Redox signaling in hypertension. Cardiovasc Res* 2006;71:247-258.)

duzida pela Ang II (Landmesser et al., 2002; Paravicini & Touys, 2008). As NADPH oxidases também são expressas no rim e no cérebro onde desempenham papel importante na hipertensão experimental por meio da retenção de sódio e da ativação simpática central, respectivamente. Embora não haja nenhuma evidência, os bloqueadores do sistema renina-angiotensina-aldosterona (SRAA) deveriam inibir a ativação dessas NADPH oxidases.

- **NOS Endotelial Desacoplada.** Normalmente, a NOS endotelial (eNOS) gera óxido nítrico. Entretanto, na ausência de L-arginina ou de tetra-hidrobiopterina ($BH_4$), a NOS interrompe a produção de óxido nítrico e, em vez disso, começa a utilizar oxigênio como substrato para produzir superóxido (Mueller et al., 2005) (Figura 3.17). Em modelos experimentais, as espécies reativas de oxigênio (ERO) geradas por NADPH oxidase oxidam o $BH_4$ e desacoplam a NOS; estresse oxidativo gera estresse oxidativo. A administração oral de $BH_4$ pode melhorar a função endotelial e baixar a pressão arterial em pacientes (Porkert et al., 2008).
- **Xantina Oxidase.** A geração de espécies reativas de oxigênio por xantina oxidase (XO) é responsável pela associação entre níveis elevados de ácido úrico sérico com disfunção endotelial e hipertensão (Feig et al., 2008a). Níveis elevados de ácido úrico estão intimamente associados a novo início de hipertensão em crianças, sendo que dados recentes mostram que reduzir o nível de ácido úrico com alopurinol baixa a pressão arterial em alguns pacientes pediátricos (Feig et al., 2008b). Esse tema será discutido mais adiante neste capítulo.
- **Transporte Mitocondrial de Elétrons:** A angiontensina II (Ang II) pode também induzir disfunção mitocondrial *in vitro* por meio da ativação da NADPH oxidase de células endoteliais e formação de peroxinitrito (Dougham et al., 2008).

## Inibição da NOS

A dimetil-arginina assimétrica (ADMA) é um agente inibidor endógeno da NOS e, como tal, é um mecanismo atrativo, mas não comprovado de disfunção endotelial e hipertensão (Thomas et al., 2001). A administração farmacológica de ADMA ou de argininas metiladas sintéticas intimamente relacionadas eleva a pressão arterial de forma brusca em ratos normotensos (Sander et al., 1997) e em seres humanos normotensos (Achan et al., 2003; Sander et al., 1999). Os níveis plasmáticos de ADMA são elevados em pacientes portadores

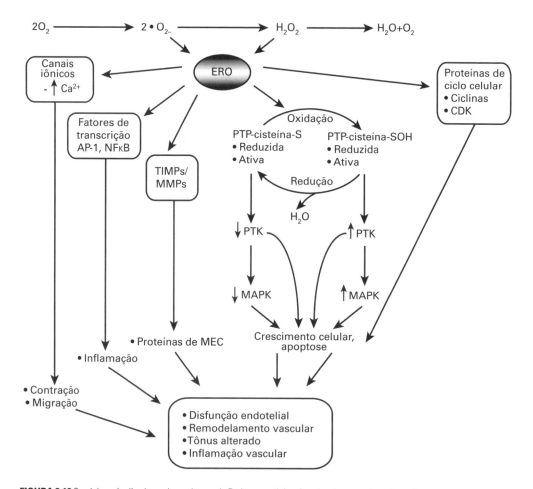

**FIGURA 3.18** Caminhos sinalizadores dependentes de Redox em células de músculos vasculares lisos. Espécies reativas intracelulares de oxigênio (ERO) modificam a atividade das proteínas tirosina quinases (PTK), como Ser, Ras, JAK2, Pyk2, P13K e EGFR, assim como proteínas quinases ativadas por mitogênio (MAPK), em particular a p38MAPK, JNK e ERK5. Provavelmente, esses processos ocorram por meio da oxidação/redução de proteínas tirosina fosfatases (PTP), que são suscetíveis à oxidação e desativação por EROs. As espécies reativas de oxigênio também influenciam expressões genéticas e proteicas por meio da ativação de fatores de transcrição, como o NF-κB, o ativador de proteína 1 (AP-1), e o fator 1 induzível por hipóxia (HIF-1). As espécies reativas de oxigênio estimulam canais iônicos, como os canais de $Ca^{2+}$ e $K^+$ de membranas plasmáticas, causando alterações na concentração catiônica. A ativação desses caminhos sensíveis às reações de redução-oxidação resulta em inúmeras respostas celulares que, se não forem controladas, podem contribuir para a ocorrência de danos vasculares hipertensivos. **MEC**: matriz extracelular; **MMP**: metaloproteinases da matriz; **TIMP**: inibidor tecidual das metaloproteinases da matriz. (De Paravicini TM, Touys RM. *Redox signaling in hypertension. Cardiovasc Res* 2006;71:247-258.)

de doença renal terminal (DRT) (Valance et al., 1992) e estão associados à função endotelial reduzida em adultos jovens saudáveis, com ou sem hipercolesterolemia (Ardigo et al., 2007; Boger et al., 1998) e em africanos saudáveis de cor negra, em comparação com europeus brancos saudáveis (Melikian et al., 2007). A dimetil-arginina assimétrica é uma preditora, embora fraca, de mortalidade por todas as causas no nível populacional (Boger et al., 2009). Surpreendentemente, ainda não se sabe se os níveis plasmáticos da ADMA estão associados à hipertensão primária ou são preditores de seu início. Além disso, os níveis plasmáticos de L-arginina (subestado endógeno da NOS) são mais do que duas ordens de grandeza acima dos níveis plasmáticos da ADMA (Boger et al., 2009) que, aparentemente, seriam muito baixos para inibir a NOS de forma competitiva *in vivo*.

## Medição da disfunção endotelial em seres humanos

Há vários meios de avaliar a função endotelial em seres humanos (Munzel et al., 2008), embora todos tenham limitações.

### *Dilatação mediada por fluxo*

A vasodilatação dependente do endotélio pode ser avaliada por meio da medição de aumentos no diâmetro de grandes artérias (antebraço ou coronária) após a infusão intra-arterial de acetilcolina ou da liberação isquêmica (interrupção da circulação no antebraço, por exemplo) ou uma elevação súbita na pressão arterial (teste pressor ao frio). A técnica usada com mais frequência é a ultrassonografia não invasiva da artéria braquial. Os inibidores competitivos da NOS bloqueiam, especificamente, a dilatação dependente do endotélio, porém não bloqueiam a dilatação dessas artérias produzida por nitrovasodilatadores como a nitroglicerina e o nitroprussiato.

### *Proteína C reativa*

A proteína C reativa (PCR) é um biomarcador sérico facilmente mensurável para inflamação de vasos sanguíneos e, portanto, para disfunção endotelial (Savoia & Schiffrin, 2006). Estudos transversais mostram fortes correlações entre nível elevado de PCR com rigidez arterial e pressão de pulso elevada (Lakoski et al., 2005). Estudos longitudinais implicam níveis elevados de PCR como marcadores de risco/fatores de risco para novo início de hipertensão (Niskanen et al., 2004; Sesso et al., 2003). A PCR pode ser mais que uma marcadora de risco para desenvolvimento futuro de hipertensão: camundongos transgênicos que expressam PCR humana desenvolvem hipertensão (Vongpatanasin et al., 2007).

Há controvérsias se a medição da PCR e de outros biomarcadores melhoram a estratificação de risco cardiovascular além dos fatores de risco tradicionais de Framingham, que incluem hipertensão (Wang et al., 2006; Zethelius et al., 2008). A terapia à base de estatinas diminui o risco de eventos cardiovasculares em pacientes com níveis elevados de PCR, a despeito de níveis médios de colesterol LDL de 108 mg/dL na linha de base, e de pressão arterial média na faixa alta-normal (134/80 mmHg) (Ridker et al., 2008).

### *Outras abordagens*

A força oxidativa pode também ser avaliada indiretamente por meio da medição dos níveis urinários de isoproteínas (Ashfaq et al., 2008) ou indiretamente pela medição dos níveis de NADPH oxidase em células endoteliais humanas dissociadas de forma aguda (Donato et al., 2007).

## Por que as vitaminas antioxidantes não baixam a pressão arterial em seres humanos?

Como mostra a Figura 3.17, a enzima celular superóxido dismutase (SOD) converte superóxido em peróxido de hidrogênio que, em seguida, é convertido por catalase em água e oxigênio. Em ratos e camundongos a hipertensão pode ser eliminada tratando os animais com agentes miméticos do SOD (como o tempol) que são antioxidantes poderosos (Paravicini & Touys, 2008).

Considerando que os dados experimentais são extremamente abundantes, os resultados dos estudos com antioxidantes para hipertensão e doença cardiovascular são decepcionantes (Paravicini & Touys, 2008). Se a força oxidativa é tão importante na hipertensão humana, porque as vitaminas antioxidantes não são mais eficazes para baixar a pressão arterial? A melhor explicação é que as vitaminas C e E são antioxidantes fracos – muito mais fracos do que o tempol e outros agentes utilizados em estudos animais. Ao contrário do tempol, a vitamina E não consegue renovar-se de forma contínua e interrompe o trabalho depois da interação inicial com superóxido. Na dosagem oral padrão, esses suplementos vitamínicos têm capacidade limitada para atravessar as membranas celulares onde ocorre a produção de superóxido e não inibem a produção de peróxido de hidrogênio, que por si só altera a saúde vascular. Evidentemente, são necessários antioxidantes mais fortes, assim como caminhos melhores para medir a força oxidativa *in vivo*.

Enquanto isso, aparentemente, a força oxidativa reduzida explica parte dos efeitos benéficos dos bloqueadores do sistema renina-angiotensina-aldosterona (SRAA) (Capítulo 7) e das estatinas, assim como a dieta *Dietary Approach to Stop Hypertension* (DASH) e a prática regular de exercícios (Capítulo 6).

## Remodelamento vascular

Ao longo do tempo, eventos como disfunção das células endoteliais, ativação neuro-hormonal, inflamação vascular e pressão arterial elevada provocam o remodelamento dos vasos sanguíneos que, mais tarde, perpetuam a hipertensão (Figura 3.19) (Duprez, 2006). O aumento na espessura medial em relação ao diâmetro do lúmen (proporção aumentada entre meio e lúmen) é a marca registrada do remodelamento hipertensivo em artérias grandes e pequenas.

### *Mecanismos*

O remodelamento de artérias pequenas inicia por vasoconstrição, que normaliza a força sobre a parede e evita respostas tróficas (Duprez, 2006). As células normais dos músculos lisos se rearranjam ao redor de um lúmen menor, processo conhecido por *remodelamento eutrófico interno*. A proporção entre meio e lúmen aumenta, porém a área transversal medial permanece inalterada. Em outras palavras, o remodelamento eutrófico interno descreve uma redução no diâmetro do lúmen, sem alteração na composição ou na quantidade do material da parede do vaso. Ao diminuir o diâmetro do lúmen na circulação periférica, o remodelamento eutrófico interno aumenta a

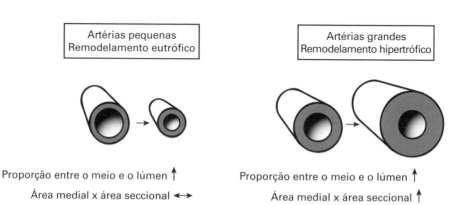

**FIGURA 3.19** Remodelamento vascular de artérias pequenas e grandes na hipertensão. Os diagramas representam artérias em secções transversais mostrando a túnica adventícia, a túnica média e a túnica íntima. (Modificada de Duprez DA. Role of the renin-angiotensin-aldosterone system in vascular remodeling and inflammation; A clinical review. J Hypertens 2006;24:983-981.)

resistência vascular sistêmica que é a marca registrada da hipertensão diastólica.

Aparentemente, o sistema renina-angiotensina-aldosterona (SRAA) é o mecanismo dominante nessa forma de remodelamento (Duprez, 2006). A angiotensina II (Ang II) estimula esse processo gerando espécies reativas de oxigênio (EROs), ativando os receptores tirosina-quinase e negando os efeitos protetores do receptor ativado por proliferadores do peroxissomo gama (PPARγ).

Por outro lado, o remodelamento de artérias grandes se caracteriza pela expressão de genes hipertróficos, disparando aumentos na espessura média e na proporção entre meio e lúmen (Duprez, 2006). Esse *remodelamento hipertrófico* envolve não apenas aumentos no tamanho das células dos músculos vasculares lisos, mas também um acúmulo de proteínas da matriz extracelular, como colágeno e fibronectina, em decorrência da ativação do TGF-β. A rigidez resultante das grandes artérias é a marca registrada hemodinâmica da hipertensão sistólica isolada.

Aparentemente, a pressão intravascular (i.e., a força de cisalhamento), os nervos simpáticos e a geração de espécies reativas de oxigênio, induzida pela Ang II – em especial o $H_2O_2$ – são os principais mediadores do remodelamento hipertrófico.

## Avaliação do remodelamento vascular na hipertensão humana

Várias abordagens estão sendo utilizadas para estudar o remodelamento arterial humano na hipertensão:

## Biópsia glútea

As artérias de resistência podem ser isoladas do tecido subcutâneo obtido por biópsia glútea. As medições diretas da pressão intra-arterial, das dimensões das paredes vasculares e da densidade do receptor mostram que o remodelamento de artérias pequenas na hipertensão pode ser revertida por tratamento oral com bloqueadores do SRAA, mas não com β-bloqueadores (a despeito de níveis comparáveis de redução na pressão arterial), implicando em um papel específico para a Ang II no processo de remodelamento (Touys & Schiffrin, 2008). O músculo liso arterial de pacientes hipertensos, quando exposto à Ang II, gera quantidades aumentadas de superóxido (Touys & Schiffrin, 2008). Os receptores vasculares de $AT_2$ são suprarregulados em pacientes diabéticos tratados com um bloqueador do receptor da angiotensina (BRA) (mas não com um β-bloqueador) (Savoia et al., 2007).

## *Avaliação não invasiva da pressão aórtica central*

O remodelamento vascular pode ser monitorada de forma não invasiva em pacientes por meio da derivação de formas de onda da pressão aórtica central pela tonografia de aplanação da artéria radial. A pressão aórtica central – embora medida indiretamente – é superior à pressão da artéria braquial como índice da força hemodinâmica aplicada sobre os vasos sanguíneos cerebrais, coronarianos e renais (Agabiti-Rosei et al., 2007).

## *Contornos de ondas de pressão central* versus *ondas de pressão periférica*

A forma de onda da pressão arterial se altera na medida em que se movimenta da aorta central para as artérias periféricas. Os conceitos básicos foram resumidos no documento de consenso da *American Heart Association* (Agabiti-Rosei et al., 2007):

> A onda de pressão gerada pelo ventrículo esquerdo percorre a árvore arterial no sentido descendente e, em seguida, reflete-se em vários sítios periféricos, principalmente em artérias de resistência (pequenas artérias e arteríolas musculares). Consequentemente, a forma de onda de pressão registrada em qualquer sítio da árvore arterial é a soma das formas de onda geradas pela ejeção ventricular esquerda, que se movimentam para frente, e da onda que se movimenta para trás, "eco" da onda incidente que se reflete em sítios periféricos. Nos casos em que as grandes artérias condutoras forem saudáveis e complacentes, a onda refletida se funde com a onda incidente durante a diástole, au-

mentando, portanto, a pressão arterial diastólica e adicionando perfusão coronariana. Por outro lado, nos casos em que as artérias forem rígidas, a velocidade da onda pulsátil aumenta, acelerando as ondas incidentes e reflexivas. Como consequência, a onda refletida funde-se com a onda incidente na sístole e aumenta a pressão arterial sistólica em vez da pressão diastólica. Como resultado, a pós-carga ventricular esquerda aumenta, comprometendo o relaxamento ventricular e o enchimento coronariano normais... Outra consideração importante é a "amplificação da onda da pressão". Tipicamente, as pressões diastólica e média alteram pouco ao longo da árvore arterial. Entretanto, a pressão arterial sistólica amplifica quando se movimenta da aorta para a periferia (Figura 3.20)... De maneira geral, a pressão sistólica e a pressão pulsátil braquiais tendem a superestimar a pressão sistólica e a pressão pulsátil centrais, tanto em indivíduos mais jovens como em pessoas mais velhas.

**Dispositivos comerciais:** entre todos os dispositivos disponíveis no mercado, o SphygmoCor (AtCor Medical, Houston, TX) é o mais amplamente utilizado em estudos clínicos. Esse dispositivo utiliza medições da pressão arterial na artéria braquial com manguito padrão e uma função de transferência generalizada validada (*software* proprietário) para converter a forma de onda da artéria radial ou carotídea – medida por tonografia de aplanação – em uma forma de onda da pressão arterial aórtica central derivada (Figura 3.21) (Agabiti-Rosei et al., 2007): os valores derivados para a pressão de pulso aórtica, o índice de aumento e a velocidade da onda

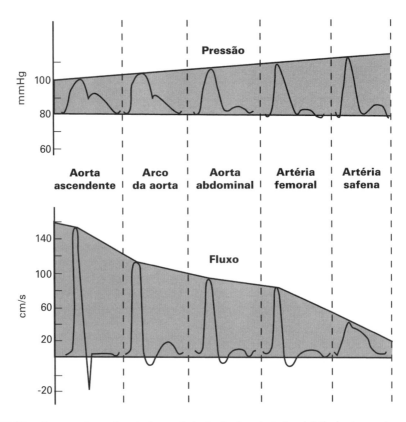

**FIGURA 3.20** Alteração nos contornos da onda de pressão (**acima**) e da onda de fluxo (**abaixo**) entre a aorta ascendente e a artéria safena. (De Agabiti-Rosei E, Mancia G, O'Rourke MF, et al.: *Central blood pressure measurements and antihypertensive therapy. A consensus document.* Hypertension 2007;50:154-160.)

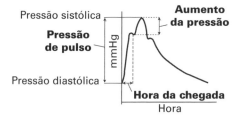

**FIGURA 3.21** Forma de onda da pressão central. A altura do pico sistólico tardio acima da inflexão define a pressão aumentada, sendo que a proporção da pressão aumentada em relação à PP define o índice de aumento. (De Agabiti-Rosei E, Mancia G, O'Rourke MF, et al.: *Central blood pressure measurements and antihypertensive therapy. A consensus document.* Hypertension 2007;50:154-160.)

pulsátil são índices de remodelamento vascular, principalmente em casos de rigidez aórtica. Tipicamente, na hipertensão, a pressão de pulso é ampliada, o índice de aumento se eleva, a velocidade da onda pulsátil aumenta e a incisura dicrótica está ausente.

**Rigidez aórtica ambulatorial:** é possível também derivar um índice de rigidez aórtica do monitoramento ambulatorial da pressão arterial (MAPA) plotando a pressão sistólica como uma função da pressão diastólica (Dechering et al., 2008). A teoria é simples: Para uma determinada elevação na pressão arterial diastólica, a elevação na pressão sistólica deverá ser maior se as grandes artérias forem rígidas, em vez de serem complacentes. O índice de rigidez arterial ambulatorial (IRAA) é calculado plotando 1 menos a curva da regressão dos valores individuais de pressão arterial sistólica e diastólica verificadas do monitor de pressão arterial ambulatorial. Entretanto, há dados conflitantes sobre a reprodutibilidade do IRAA e de sua correlação com a velocidade da onda de pulso e com outras medições mais estabelecidas da rigidez arterial (Dechering et al., 2008; Gosse et al., 2007; Schillace & Parati, 2008).

## Rarefação de pequenos vasos e perfusão tecidual alterada

De maneira geral, tanto a hipertensão humana como a experimental é acompanhada de *rarefação microvascular* – número reduzido ou comprimento combinado de pequenos vasos em um determinado volume tecidual (Levy et al., 2008). As espécies reativas de oxigênio podem causar constrição de vasos pré-capilares com rarefação funcional (recrutamento capilar diminuído durante a demanda metabólica) e apoptose com rarefação anatômica (morte de células dos músculos vasculares lisos com redução vascular).

A rarefação microvascular envolve recrutamento capilar cutâneo reduzido e hiperemia reativa reduzida nas circulações do antebraço e da coronária, mesmo na ausência de aterosclerose coronariana (Levy et al., 2008). A rarefação/isquemia microvascular é um mecanismo atrativo que explica a coexistência frequente de hipertensão e diabetes (principalmente em casos de captação diminuída de glicose mediada pela insulina nos músculos esqueléticos) e os danos acelerados em órgãos-alvo em pacientes portadores das duas condições.

## Resumo

O remodelamento de artérias grandes e pequenas começa na fase inicial do processo hipertensivo e pode ser ao mesmo tempo causa e efeito de pressão arterial elevada. O tratamento anti-hipertensivo não traz ótima proteção cardiovascular, a menos que o remodelamento vascular seja prevenido ou revertido pela normalização da carga hemodinâmica – restabelecendo a função celular endotelial normal – pelo controle da inflamação vascular e pela eliminação da ativação neuro-hormonal (Duprez, 2006).

## MECANISMOS HORMONAIS: O SISTEMA RENINA-ANGIOTENSINA-ALDOSTERONA (SRAA)

A ativação do SRAA, como já observamos anteriormente, é um dos mecanismos mais importantes que contribui para retenção renal de sódio, disfunção de células endoteliais, inflamação e remodelamento vascular, e hipertensão (Figura 3.22). (Duprez, 2006; Marchesi et al., 2008.)

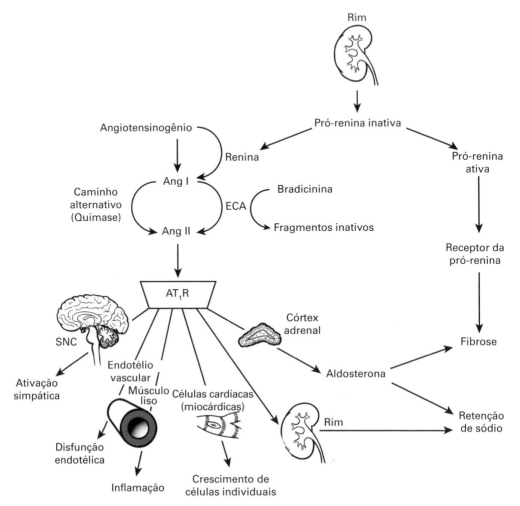

**FIGURA 3.22** Sistema renina-angiotensina-aldosterona. **Ang I**: angiotensina I; **Ang II**: angiotensina II; **ECA**: enzima conversora da angiotensina; **AT₁R**: receptor da angiotensina tipo 1.

## Visão geral

Iniciando com a descoberta da renina em 1898 pelo fisiologista finlandês Robert Tigerstedt e o estudante de medicina Bergman, o trabalho realizado por vários grupos de pesquisa nos trouxe ao nível atual de conhecimento, que não para de evoluir (Luft, 2008).

A renina, uma protease produzida somente pelas células justaglomerulares renais, faz a clivagem de angiotensinogênio (substrato da renina produzido pelo fígado) em angiotensina I que, por sua vez, é convertida pela enzima conversora da angiotensina (ECA) em angiotensina II (Ang II) (Figura 3.22). A ECA é mais abundante nos pulmões, embora também esteja presente no coração e na vasculatura sistêmica (ECA tecidual). A quimase, uma protease serina que se localiza no coração e nas artérias sistêmicas, gera um caminho alternativo para a conversão de Ang I em Ang II. A interação entre a Ang II e os receptores da AT₁ acoplados por proteína G ativa inúmeros processos celulares que contribuem para a hipertensão e aceleram danos em órgãos-alvo terminais. Esse processo inclui vasoconstrição, geração de espécies reativas de oxigênio, inflamação vascular, remodelamento vascular e cardíaco, e produção de aldosterona. Há evidências crescentes de que a aldosterona, a Ang II e mesmo a renina e a pró-renina ativam vários caminhos sinalizadores que podem danificar a saúde vascular e causar hipertensão. Outros metabólitos da Ang I, incluindo o Ang I-7, podem proteger contra hipertensão, embora as evidências clínicas sejam menos bem desenvolvidas.

## Aldosterona e regulação do canal de sódio epitelial

A ativação do SRAA constitui um mecanismo de defesa a curto prazo contra hipotensão hipovolêmica (como nas hemorragias e na privação de sal). A interação da aldosterona com os receptores citosólicos de mineralocorticoides nas células do ducto coletor renal recruta canais de sódio do citosol para a superfície do epitélio renal. O canal de sódio epitelial (ENaC) recrutado dessa forma aumenta a reabsorção de sódio, re-expandindo, consequentemente, o volume plasmático.

Por outro lado, as dietas modernas com alto teor de sal deveriam engendrar inibição contínua de realimentação do SRAA. A supressão da aldosterona sérica provoca endocitose e destruição do ENaC (por meio da desfosforilação e da consequente ativação da ubiquitina ligase Nedd4-2) e excreção aumentada de sódio renal, diminuindo, portanto, o volume plasmático e defendendo contra a hipertensão por ingestão de sal (Victor, 2007).

No ambiente de consumo elevado de sódio dietético e de pressão arterial alta, o SRAA deve ser totalmente suprimido, sendo que qualquer atividade desse sistema é inapropriada (Victor, 2007). Entretanto, em indivíduos normotensos, o risco de desenvolver hipertensão aumenta com níveis crescentes de aldosterona sérica dentro da faixa "normal" (Vasan et al., 2004). Em indivíduos afro-caribenhos hipertensos, os níveis de aldosterona sérica são mais elevados do que em indivíduos brancos hipertensos, apesar de níveis mais baixos de renina plasmática (Stewart et al., 2006), implicando na produção anormal de aldosterona por mecanismos independentes da renina – uma forma incomum de aldosteronismo primário.

Os receptores de mineralocorticoides são amplamente expressos fora do rim, de forma que a aldosterona pode alterar a saúde vascular por meio de vários mecanismos extrarrenais (Schiffrin, 2006). A aldosterona amplifica a inflamação e o remodelamento vascular induzido pela Ang II (Duprez, 2006). Ao estimular os receptores de mineralocorticoides no coração e no rim, a aldosterona em circulação promove fibrose cardíaca e renal na hipertensão (Schiffrin, 2006). A aldosterona pode contribuir para o excesso de atividade simpática ao estimular os receptores de mineralocorticoides nos órgãos circunventriculares do tronco cefálico. Entretanto, aparentemente, a aldosterona somente causa problemas nas dietas ricas em sódio (Williams et al., 2005a).

## Ações da ang II mediadas por receptores

A Ang II é o principal peptídeo efetor do SRAA. Há dois tipos principais conhecidos de recepetores da angiotensina acoplados à proteína G. Os receptores da $AT_1$ são amplamente expressos na vasculatura, nos rins, nas glândulas suprarrenais, no coração, no fígado e no cérebro. A ativação do receptor da $AT_1$ explica a maioria das ações hipertensivas da Ang II. A estimulação dos receptores da $AT_1$ pela Ang II, como observamos anteriormente, é o melhor mecanismo que já foi estudado para a ativação da NADPH oxidase e, consequentemente, para espécies reativas de oxigênio na vasculatura, nos rins e no cérebro.

Além disso, a sinalização intensificada mediada pelo receptor da $AT_1$ dá uma explicação mecânica comum para a frequente coexistência de pressão arterial elevada com resistência insulínica e aterosclerose, constituindo um alvo terapêutico importante para interromper cada passo na progressão de doenças cardiovasculares a partir do remodelamento vascular e da formação de placa aterosclerótica para acidente vascular cerebral, infarto do miocárdio (IM) e morte (Figura 3.23).

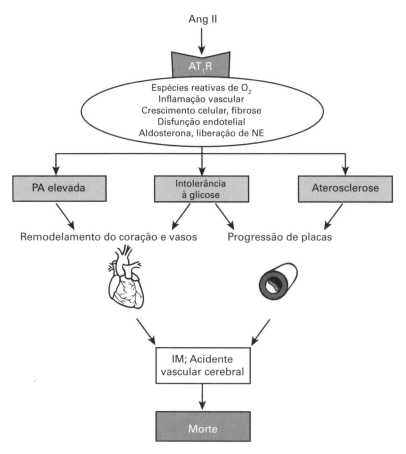

**FIGURA 3.23** Papel do mecanismo central da sinalização mediada pelo receptor tipo I da Ang II na progressão da hipertensão e de doença vascular. **NE**: norepinefrina; **PA**: pressão arterial; **IM**: infarto do miocárdio.

Por outro lado, os receptores da $AT_2$ são amplamente distribuídos em fetos, porém em adultos são encontrados apenas em órgãos como medula suprarrenal, útero, ovário, endotélio vascular e em regiões distintas do cérebro. Em roedores, a ativação do receptor da $AT_2$ se opõe à maior parte (talvez nem todos) dos efeitos danosos dos receptores da $AT_1$ promovendo vasodilatação dependente do endotélio pelos caminhos da bradicinina e do óxido nítrico. Entretanto, outros dados de experimentos em animais sugerem que os receptores da $AT_2$ podem ser pró-fibróticos e seu papel na hipertensão humana ainda é meramente especulativo.

A descoberta de vários metabólitos da angiotensina aumentou a complexidade do SRAA (Figura 3.24).

## Ações da renina e da pró-renina mediadas por receptores

Na visão tradicional do SRAA, a pró-renina é considerada a precursora inativa da renina cuja função é apenas gerar a Ang I pela clivagem enzimática de angiotensinogênio. Novos conceitos estão evoluindo rapidamente na medida em que os dados implicam a pró-renina e a renina

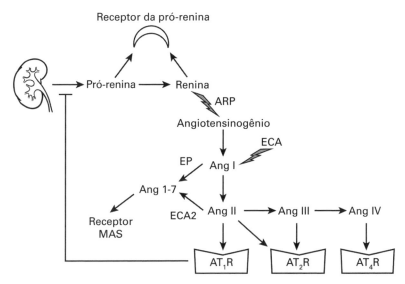

**FIGURA 3.24** Complexidade crescente na compreensão do sistema renina-angiotensina. A Ang 1-7 interage com um receptor MAS específico acoplado à proteína G e, em geral, se opõe às ações vasoconstritora e proliferativa da Ang II. **ARP**: atividade da renina plasmática; **ECA**: enzima conversora da angiotensina; **ECA2**: enzima conversora da angiotensina tipo 2; **EP**: endopeptidase; **Ang I**: angiotensina I; **Ang II**: angiotensina II; **Ang III**: angiotensina III; **Ang IV**: angiotensina IV; **Ang 1-7**: angiotensina de 1 a 7; **AT$_1$R**: receptor da angiotensina tipo 1; **AT$_2$R**: receptor da angiotensina tipo 2; **AT$_4$R**: receptor da angiotensina tipo 4.

como toxinas cardíacas e renais diretas – hipótese que foi avançada e perseguida intensamente por Laragh, Sealey e colaboradores (Laragh, 2001).

A pró-renina é inativa porque o anel do aminoácido 43 permanece fechado e evita a ligação com angiotensinogênio. Nos rins, a pró-renina inativa é convertida em renina ativa sempre que ocorrer a clivagem enzimática da região desse sítio inibidor. Quando a pró-renina em circulação ligar-se a um receptor da pró-renina de descoberta recente no coração e nos rins, o sítio se abre (sem clivagem) e esse processo não enzimático ativa totalmente a pró-renina (Figura 3.25) (Huang et al., 2006; Danser, 2006). Como resultado, ocorre uma aceleração na produção de TGF-β, levando à deposição de colágeno e de fibrose.

Esse processo mediado por receptores é independente da geração de Ang II e, portanto, não é afetado por inibidores da ECA e por bloqueadores do receptor da angiotensina. Embora sejam excelentes anti-hipertensivos (Capítulo 7) desencadeiam grandes aumentos reativos na produção de pró-renina e renina que pode apor-se a alguma proteção cardiovascular permitida pela ativação reduzida do receptor de AT$_1$. Os aumentos reativos são ainda maiores com o alisquireno, novo inibidor direto da renina que reduz a sua capacidade de fazer a clivagem do angiotensinogênio e gerar Ang I, embora não iniba a sinalização pró-fibrótica pelo receptor da pró-renina (Feldt et al., 2008; Schefe et al., 2008).

Como, tipicamente, os níveis sanguíneos da pró-renina são 100 vezes mais elevados do que os níveis de renina, a ativação do receptor da pró-renina pode transformar-se em um mecanismo importante da hipertensão humana. Sua descoberta recente reacendeu o entusiasmo por observações mais antigas que haviam sido esquecidas há muito tempo. Sealy e Laragh (1975) encontraram pró-renina em plasma humano. Vinte anos mais tarde, Wilson e Luetscher (Wilson e Luetscher, 1990) descobriram que crianças com diabetes tipo 1 apresentavam

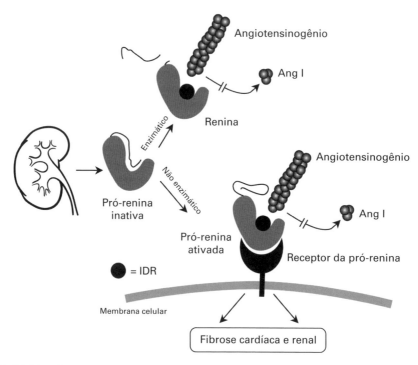

**FIGURA 3.25** Inibição da ativação enzimática e não enzimática da pró-renina. **Ang**: angiotensina; **IDR**: inibidor direto da renina. (Modificada, com permissão, de Danser AH, Deinum J: *Renin, prorenin and the putative (pro)renin receptor. Hypertension 2005;46:1069-1976.*)

níveis elevados de pró-renina, a despeito do nível baixo de atividade da renina plasmática; além do mais, as crianças com níveis elevados de pró-renina desenvolveram complicações diabéticas como insuficiência renal, cegueira e neuropatia. Portanto, a pró-renina pode tornar-se um "novo" biomarcador, particularmente para as complicações micro e macrovasculares da hipertensão e do diabetes.

## Atividade da renina plasmática como índice clínico da atividade do SRAA

### Ensaios clínicos

A atividade da renina plasmática (ARP) e a concentração da renina plasmática (CRP) são passíveis de medições. A ARP é medida por meio da incubação de plasmas de pacientes que contenham angiotensinogênio e renina para gerar Ang I que, por sua vez, pode ser medida por radioimunoensaio (Sealey et al., 2005). A quantidade gerada de Ang I é proporcional à quantidade de renina. Deve-se tomar muito cuidado para evitar a crioativação da pró-renina, que pode resultar em elevações espúrias no nível da ARP (Sealey et al., 2005). Se o plasma for resfriado a 4°C, o sítio pró-segmentar se desdobra, sendo subsequentemente clivado por proteases plasmáticas (Figura 3.25). As amostras de plasma devem ser processadas na temperatura ambiente para evitar a crioativação da pró-renina.

A medição da ARP pode ser feita em vários laboratórios clínicos comerciais. Por outro lado, as medições da CRP e dos níveis de pró-renina são feitas principalmente para fins de pesquisa. Até o momento, não há nenhuma vantagem clínica óbvia da CRP sobre a ARP, levando-se em consideração que os dois ensaios exigem padrões laboratoriais rigorosos e o impedimento da crioativação.

## Níveis da atividade da renina plasmática

Os vários fatores que podem alterar a secreção de renina incluem aqueles apresentados na Tabela 3.4, sendo que os papéis mais importantes são desempenhados por alterações pressóricas dentro das arteríolas aferentes (barorreceptores intrarrenais), pela concentração de sódio na mácula densa e pela atividade nervosa simpática renal (por meio de adrenorreceptores $\beta_1$ [ARs]).

Considerando todos os fatores que afetam a ARP, o consenso observado na literatura é bastante surpreendente: quase todos os pacientes com aldosteronismo primário apresentam valores suprimidos; a maioria de pacientes com hipertensão renovascular ou maligna acelerada tem níveis elevados; e a prevalência de valores suprimidos entre pacientes com hipertensão primária é surpreendentemente semelhante em séries diferentes (Figura 3.26). Os capítulos subsequentes apresentam informações específicas sobre o uso de ensaios de ARP na avaliação de várias formas identificáveis de hipertensão.

A lista da Tabela 3.4 não pretende cobrir todas condições e doenças conhecidas para as quais tenha sido feito algum ensaio de renina, porém apresenta as mais importantes sob a perspectiva clínica, na tentativa de classificá-las de acordo com o respectivo mecanismo. Algu-

**Tabela 3.4**
**Condições clínicas que afetam a atividade da renina plasmática (ARP)**

| ARP Diminuída | ARP Aumentada |
|---|---|
| Volume expandido de líquidos | Redução no volume de líquidos |
|   Cargas de sal, orais ou intravenosas |   Restrição ao sódio |
|   Retenção primária de sal |   Perda de líquidos |
|     Síndrome de Liddle |     Indução diurética |
|     Síndrome de Gordon |     Perdas gastrintestinais |
|   Excesso de mineralocorticoides |     Hemorragia |
|     Aldosteronismo primário | Redução efetiva no volume de plasma |
|     Síndrome de Cushing |   Postura ereta |
|     Hiperplasia adrenal congênita |   Cirrose com ascite |
|     Deoxicorticosterona (DOC), excesso de 18-hidroxi-DOC |   Síndrome nefrótica |
|     Inibição da 11 $\beta$-hidroxiesteroide desidrogenase (alcaçuz) | Pressão de perfusão renal diminuída |
| Inibição simpática |   Hipertensão renovascular |
|   Disfunção autônoma |   Hipertensão maligna acelerada |
|   Terapia com bloqueadores neuronais adrenérgicos |   Doença renal crônica (dependente de renina) |
|   Terapia com $\beta$-bloqueadores adrenérgicos |   Hiperplasia justaglomerular |
| Hipercalemia | Ativação simpática |
| Substrato diminuído de renina (?) |   Terapia com vasodilatadores diretos |
|   Terapia androgênica |   Feocromocitoma |
| Redução no tecido renal |   Estresse: exercícios, hipoglicemia |
|   Hipoaldosteronismo hiporreninêmico |   Hipertireoidismo |
|   Doença renal crônica (dependente de volume) |   Agentes simpatomiméticos (cafeína) |
|   Anéfrico | Hipocalemia |
|   Avanço da idade | Substrato aumentado de renina |
| Causas desconhecidas |   Gravidez |
|   Hipertensão primária com baixo nível de renina |   Terapia com estrogênio |
|   Raça negra | Hipersecreção autônoma de renina |
|  |   Tumores secretores de renina |
|  | Danos agudos nas células justaglomerulares |
|  |   Glomerulonefrite aguda |
|  | Inibição diminuída de realimentação |
|  |   Níveis baixos de AII (terapia com IECAI) |
|  | Causas desconhecidas |
|  |   Hipertensão primária com alto nível de renina |

mas condições se enquadrariam em duas ou mais categorias; por exemplo, postura ereta pode envolver ativação simpática e volume plasmático efetivo diminuído e perfusão renal reduzida.

## Papel na hipertensão primária

A pressão arterial elevada propriamente dita – em particular a hipertensão sensível ao sal com expansão volumétrica – deve provocar supressão completa do *feedback* da ARP. Na realidade, pacientes com hipertensão primária tendem a ter níveis mais baixos de ARP do que pacientes normotensos classificados por idade e sexo (Helmer, 1964; Meade et al., 1993). Entretanto, a maior parte de pacientes com hipertensão primária não tem ARP suprimida, o que incentiva grande parte das pesquisas clínicas a explicar os níveis "inapropriadamente" normais ou mesmo níveis elevados de ARP (Figura 3.26).

As seguintes explicações foram propostas: Sealey e colaboradores (1988) propuseram a teoria da heterogeneidade de néfrons – uma subpopulação de néfrons isquêmicos que contribui para o excesso de renina. Esler e colaboradores (1977) apresentaram a proposta de que a hipertensão primária com nível alto de renina é neurogênica – alto nível renal de atividade nervosa simpática. Williams e colaboradores (Williams et al., 1992) propuseram o conceito da não modulação – regulação defeituosa do *feedback* do SRAA dentro dos rins e das glândulas suprarrenais.

## Hipertensão primária com nível baixo de renina

Evidentemente, há várias explicações possíveis para níveis normais de renina na hipertensão, que é um achado comum. Embora haja a expectativa de níveis baixos de renina na ausência de uma ou outra entre as circunstâncias previamente descritas, um grande volume de trabalho foi desenvolvido para descobrir mecanismos, prognósticos e terapias especiais para pacientes hipertensos com nível baixo de renina, em particular para a prevalência de nível baixo de renina duas vezes maior na população negra em relação à população branca (Sagnella, 2001).

**Mecanismos**: um dos possíveis mecanismos para hipertensão com nível baixo de renina é a expansão volumétrica com ou sem excesso de mineralocorticoides, embora a grande maioria das análises cuidadosas não tenha conseguido indicar expansão de volume (Sagnella, 2001) ou níveis aumentados de mineralocorticoides (Pratt et al., 1999). Ao manter níveis normais de aldosterona, a despeito de níveis baixos de renina, os pacientes hipertensos apresentaram uma elevação menor na secreção de aldosterona em dietas com baixo consumo de sódio (Fisher et al., 1999).

Os danos da excreção de sódio, determinados por meios genéticos, foram associados à hipertensão com nível baixo de renina (Lifton et al., 2001). Duas novas formas de hipertensão, com níveis baixos de renina, foram identificadas recentemente (ver Capítulos 13 e 14). Uma delas envolvendo quantidades aumentadas de esteroides com 18 hidroxilações e outra com níveis elevados de cortisol da inibição da enzima 11-β-hidroxiesteroide desidrogenase. Não é nenhuma surpresa que graus sutis desses defeitos tenham sido procurados em indivíduos hipertensos com baixo nível de renina cujos resultados foram simplesmente equivocados (Carvajal et al., 2005; Rossi et al., 2001; Soro et al., 1995; Williams et al., 2005b).

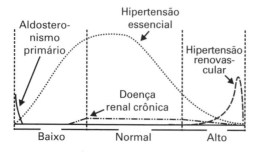

**FIGURA 3.26** Representação esquemática de ARP em várias doenças hipertensivas. O número aproximado de pacientes com cada tipo de hipertensão é apresentado juntamente com a proporção de níveis baixo, normal ou alto de renina. (Modificada de Kaplan NM: *Renin profiles. JAMA* 1977;238:611-613; Copyright 1977, American Medical Association.)

**Prognóstico:** uma análise retrospectiva realizada durante um intervalo de 7 anos mostrou que pacientes hipertensos com níveis baixos de renina não tiveram acidente vascular cerebral ou ataque cardíaco, enquanto que 11% de pacientes com nível normal de renina e 14% de pacientes com níveis elevados de renina apresentaram uma dessas complicações cardiovasculares (Brunner et al., 1972). Em um estudo prospectivo envolvendo o tratamento de 1.717 indivíduos hipertensos que foram acompanhados durante 8 anos a incidência de infarto do miocárdio foi de 1,7 por 1.000 pessoas/ano no grupo de 12% com níveis elevados de renina; 5,6 por 1.000 pessoas/ano no grupo de 56% com nível normal; e 2,8 por 1.000 pessoas/ano no grupo de 32% com níveis baixos de renina (Alderman et al., 1991). A incidência de acidente vascular cerebral não foi correlacionada com o *status* da renina. Em uma população expandida, acompanhada durante 3,6 anos, a relação entre níveis de atividade da renina plasmática (ARP) e infarto do miocárdio permaneceu independente e direta, porém apenas naqueles indivíduos com pressão arterial inicial acima de 95 mmHg (Alderman et al., 1997).

Por outro lado, Meade e colaboradores (1993) não encontraram nenhuma associação entre níveis de ARP e doença cardíaca isquêmica em um acompanhamento durante 20 anos de 803 homens brancos normotensos. Esses pesquisadores não encontraram nenhum aumento na doença da artéria carótida entre pacientes com níveis elevados de renina (Rossi et al., 2000). Alguns observaram uma relação direta entre os níveis de renina e hipertrofia ventricular esquerda (HVE) (Aronow et al., 1997; Koga et al., 1998).

**Terapia:** Laragh (1973) e Laragh e Sealey (2003) atribuem uma grande parcela de significância aos vários níveis de ARP encontrados em pacientes com hipertensão primária. De acordo com sua visão, os níveis de renina podem identificar as contribuições relativas da vasoconstrição e da expansão dos líquidos corporais para a patogênese da hipertensão. De acordo com a "análise bipolar de vasoconstrição e volume", a vasoconstrição arteriolar pela Ang II é predominantemente responsável pela hipertensão em pacientes com níveis elevados de renina, ao passo que a expansão volumétrica é predominantemente responsável em pacientes com níveis baixos de renina.

Alguns investigadores encontraram pacientes com hipertensão primária e níveis baixos de renina que mantiveram o excesso de volume presumido (mas não comprovado) (Vaughan et al., 1973; Preston et al., 1998), fato que não ocorreu com outros (Ferguson et al., 1977; Holland et al., 1979; Hunyor et al., 1975) que apresentaram quedas maiores na pressão arterial com administração de diuréticos, em comparação com pacientes com nível normal de renina. Em alguns estudos, a idade e a raça foram consideradas melhores preditoras de resposta a vários medicamentos (Preston et al., 1998), sendo que em outros estudos o *status* da renina simplesmente não refletiu as respostas (Weir & Saunders, 1998).

Recentemente, estudos a curto prazo descobriram que, em geral, níveis baixos de ARP prevêm uma queda inicial maior na pressão arterial com um diurético da família dos tiazídicos, ao passo que níveis elevados de ARP geralmente prevêm uma queda inicial maior da pressão com um inibidor da ECA ou com um bloqueador do receptor da angiotensina (BRA). Entretanto, o efeito é pequeno em comparação com o alto grau de variabilidade inter e intraindivíduos nessas respostas.

Esses estudos são resumidos como segue:

- Em um estudo de 203 afro-americanos e de 236 brancos hipertensos, o pré-tratamento com atividade da renina plasmática foi associado, de forma positiva, a respostas da pressão arterial a uma ARP, que foi responsável por 15% da variação na resposta entre indivíduos (Canzanello et al., 2008).
- Em um estudo prospectivo envolvendo 208 finlandeses do sexo masculino com hipertensão moderada, o pré-tratamento com atividade da renina plasmática foi correlacionado, de forma positiva, a respostas da pressão arterial a uma ARP ou a um betabloqueador e correlacionada, de forma negativa, à resposta da pressão arterial a um diurético à base de

tiazidas. No entanto, a atividade da renina plasmática foi responsável por apenas 4% da variabilidade total nas respostas entre pacientes (Suonsyrja et al., 2008).
- Da mesma forma, a atividade da renina plasmática foi responsável por apenas 4% da variabilidade entre indivíduos durante uma monoterapia de 1 mês com hidroclorotiazida (HCTZ) em um outro estudo de 197 afro-americanos e 190 brancos com hipertensão (Turner et al., 2001). Além disso, não foi possível prever respostas individuais entre as pessoas que repetiram o protocolo.

Na prática clínica geral, a maior parte dos médicos acha que não é necessário, como rotina, obter perfis de renina para estabelecer prognósticos e selecionar terapias. Entretanto, sob a perspectiva médica, como poderá ser observado nos capítulos seguintes, o perfil da renina é com frequência usado no diagnóstico de formas secundárias de níveis altos e baixos de renina nos casos de hipertensão refratária.

## Células T e hipertensão induzida pela Ang II: uma nova hipótese unificadora

Aparentemente, estudos realizados em camundongos sugerem que a hipertensão induzida pela Ang II pode ser causada pela ativação seletiva da NADPH oxidase somente em vasos sanguíneos (Landmesser et al., 2002), nos rins (Dickout et al., 2002) e no órgão subfornical do cérebro (Zimmerman et al., 2002). Na tentativa de reconciliar essas descobertas confusas, Harrison e colaboradores (2008) procuraram um sinal oriundo do sangue em circulação como hipótese unificadora e produziram dados indicando que as células T – que também expressam receptores de $AT_1$ e NADPH oxidase – desempenham papel central na gênese da hipertensão – pelo menos em camundongos e possivelmente também em seres humanos.

De acordo com essa nova teoria (ilustrada na Figura 3.27), a Ang II ativa a NADPH oxidase e aumenta as espécies reativas de oxigênio no órgão subfornical que, por sua vez, dispara atividade nervosa simpática (ANS) para o baço e linfonodos, liberando células T adicionais na circulação. Ao mesmo tempo, a Ang II ativa a NADPH oxidase nas células T ativando-as e aumentando a expressão de quimiocinas e de receptores celulares superficiais movimentando as células T ativadas na direção do tecido adiposo que envolve os vasos sanguíneos e o rim.

As células T sequestradas liberam fator de necrose tumoral (TNFα) e outras citocinas que ativam a NADPH oxidase renal e vascular, estimulando continuamente a produção de espécies reativas de oxigênio. Consequentemente, o sequestro de células T ativadas na gordura perivascular promove vasoconstrição e remodelamento vascular. O sequestro de células T ativadas no tecido adiposo perinéfrico promove disfunção renal e retenção de sódio.

### Evidência experimental

As evidências experimentais crescentes de células T ativadas na hipertensão incluem:

- A timectomia neonatal atrasa o desenvolvimento de hipertensão em modelos de roedores (Khraibi et al., 1987).
- O mofetil micofenolato (CellCept), imunossupressivo seletivo de células T, baixa a pressão arterial e atenua lesões renais em ratos Dahl sensíveis ao sal alimentados com dieta rica em sódio (Tian et al., 2007) e em ratos com hipertensão sensível ao sal induzida por isquemia renal aguda (Pechman et al., 2008).
- Camundongos sem o gene ativador da recombinase (RAG1-/-camundongos) não possuem células T e B e apresentam respostas hipertensivas moderadas à administração de Ang II ou DOCA-sal (Guzik et al., 2007). A transferência adotiva de células T – mas não de células B – recupera totalmente a hipertensão.
- A intercepção do antagonista do TNF bloqueia a geração de espécies reativas de oxigênio e normaliza a pressão arterial em modelos de camundongos de hipertensão induzida pela Ang II e hipertensão induzida por mineralocorticoides (Guzik et al., 2007).

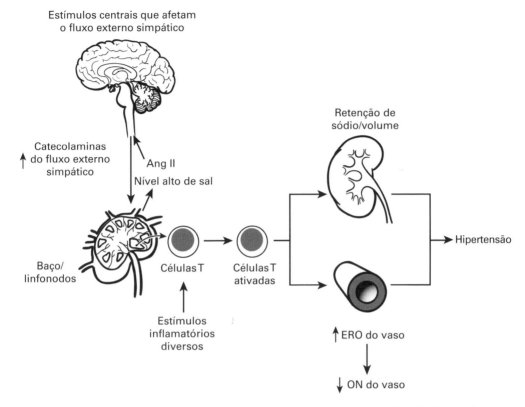

**FIGURA 3.27** Mecanismo proposto para o papel da imunidade adaptadora na hipertensão. Estímulos hipertensivos como a Ang II podem participar da ativação das células T por ação direta e também pela ativação do sistema nervoso central. A ativação do SNC leva a um fluxo externo simpático aumentado que também promove a ativação das células T e intensifica a produção de quemoquinas na gordura perivascular e no tecido adiposo perinéfrico, resultando no acúmulo de células T nesses sítios. Estímulos inflamatórios diversos também promovem hipertensão pela ativação das células T. As células T ativadas penetram na gordura perivascular, ativam a produção vascular de espécies reativas de oxigênio (EROs) e reduzem a produção de óxido nítrico (ON), causando vasoconstrição. As células T afetam também o manuseio e o volume de sódio renal. Essas ações no rim e na vasculatura provocam hipertensão. (De Harrison DG, Guzik TJ, Goronzy J, et al.: *Is hypertension an immunologic disease? Curr Cardiol Rep* 2008;10:464-469.)

## Evidência translacional

Embora seja interessante, a evidência translacional ainda é circunstancial:

- Em pacientes portadores de AIDS, a pressão arterial é baixa antes do tratamento e se eleva na medida em que aumenta a contagem das células T com base em terapia antivirótica de alta eficácia (Seaberg et al., 2005). Os efeitos desconcertantes da perda de peso e da saúde geral não podem ser excluídos nesse estudo amplo de 5.578 homens.

- Pacientes com artrite reumatoide, psoríase e outras doenças inflamatórias colágeno-vasculares apresentam taxas muito elevadas de hipertensão (Panoulas et al., 2008). Embora o risco de hipertensão aumente com a gravidade crescente das doenças inflamatórias (Neimann et al., 2006), a terapia à base de esteroides também contribui para o aumento desse tipo de risco (Panoulas et al., 2007).

- Dados preliminares sugerem que o mofetil micofenolato pode beneficiar a hipertensão em pacientes com doenças colágeno-vasculares (Herrera et al., 2006). Nesse estudo sem controle de oito pacientes com psoríase ou artrite reumatoide e hipertensão de estágio 1 sem complicações, a pressão arterial média caiu de 152/92 para 137/83 mmHg depois de três meses de tratamento com mofetil micofenolato e, a seguir, retornou para os níveis pré-tratamento após a interrupção da terapia. As alterações na pressão arterial refletiam alterações na excreção urinária do TNFα. As conclusões mecanicistas dependem da realização de estudos adequados.

Implicar a ativação das células T como uma das causas de hipertensão primária pode ser um contrassenso porque vários outros agentes anti-inflamatórios – incluindo AINE, prednisona e ciclosporina – em geral causam hipertensão (este tema será discutido no Capítulo 14). Em doses farmacológicas-padrão esses agentes causam retenção de sódio renal e vasoconstrição por meio de vários outros mecanismos.

A ativação das células T pode ser particularmente importante em casos de hipertensão relacionada à obesidade, fato que será discutido mais adiante, seguida pela consideração de algumas condições clínicas que também estão associadas a uma incidência maior de hipertensão.

## HIPERTENSÃO RELACIONADA À OBESIDADE, À SÍNDROME METABÓLICA E AO DIABETES TIPO 2

A primeira e principal dessas condições clínicas é a tríade formada por obesidade, síndrome metabólica e diabetes tipo 2. A hipertensão faz parte da epidemia de obesidade que segue uma escalada a uma taxa fenomenal, especialmente em pessoas mais jovens (Barlow, 2007). Antes de discutir os mecanismos da hipertensão relacionada à obesidade é imprescindível tecer alguns comentários introdutórios.

### Epidemia da obesidade

As últimas duas décadas presenciaram um aumento drástico nas taxas de obesidade e de diabetes tipo 2 nos países desenvolvidos e em desenvolvimento. Veja a seguir alguns dados estatísticos:

- Dois terços da população norte-americana adulta têm excesso de peso (IMC > 25), sendo que cerca de 32% são obesos (IMC > 30); entre os obesos, 5% são extremamente obesos (IMC > 40) (Grundy, 2008).
- Entre as crianças norte-americanas a prevalência de obesidade (definida como IMC > 95 percentil) aumentou de 5% em 1970 para 17% em 2004 (Barlow, 2007).
- A obesidade está associada a um tempo de vida mais curto tanto em modelos de roedores como em seres humanos. Entre não fumantes, a obesidade encurta a expectativa de vida em 5,8 anos em homens e em cerca de 7,1 anos em mulheres (Peters et al., 2003). Por outro lado nos macacos rhesus a restrição calórica aumenta a longevidade e reduz a incidência de doenças relacionadas à idade como diabetes, doença cardiovascular, atrofia cerebral e câncer (Colman et al., 2009).

### *Epidemia da obesidade e interação entre gene e ambiente*

Hoje em dia a epidemia da obesidade é atribuída à cultura moderna de *fast food* e ao estilo de vida sedentário. Nas palavras de Esler (2008), a escalada da obesidade na infância se deve às "batatas fritas e aos chipes de computador".[*] Portanto, a mudança no estilo de vida, com dieta e exercícios físicos, é considerada o pilar dos tratamentos (Harsha & Bray, 2008). Entretanto, a incidência de recidivas é quase universal e, de acordo com Mark (2008), "a terapia dietética para obesidade é um imperador desnudo".

Tanto fatores genéticos como biológicos contribuem para a dificuldade universal em manter dietas de baixo teor calórico (Mark, 2008). De um lado, a perda de peso ativa mecanismos compensatórios poderosos que estimulam o ape-

---

[*] N. de T. Em inglês é um trocadilho "*potato chips*" e "*computer chips*".

tite e lentificam o metabolismo. De outro lado, estudos de filhos gêmeos e filhos adotivos demonstram que o índice de massa corporal (IMC) tem uma característica altamente hereditária e que há uma grande variação na propensão genética dos indivíduos ou na resistência de ganhar peso em nosso ambiente tóxico moderno.

## Associação com hipertensão

Nas populações, a prevalência de hipertensão caminha juntamente com o índice de massa corporal médio, como ilustra a diáspora africana: a despeito de genes ancestrais comuns, a hipertensão está presente em apenas 10% dos africanos que vivem na zona rural da República dos Camarões onde o IMC médio é de 22; em 25% de jamaicanos com IMC médio de 25; porém em 40% de afro-americanos que vivem no estado de Illinois com IMC médio de 35 (Figura 3.28) (Cooper et al., 1997). O ganho de peso, mesmo em níveis que não são considerados problemáticos, aumenta a incidência de hipertensão. Os investigadores do *Framingham Heart Study* estimam que 70% da hipertensão em homens e 61% em mulheres são diretamente atribuíveis ao excesso de adiposidade. Um aumento médio de 4,5 mmHg na pressão sistólica foi observado em cada ganho de peso de 4,5 kg (Kannel et al., 1993).

Além disso, a obesidade é acompanhada por aumentos na incidência de hipertensão e outros desfechos, incluindo acidente vascular cerebral (Jood et al., 2004), doença coronariana (Widlansky et al., 2004), insuficiência cardíaca (Kenchaiah et al., 2002) e cardiomiopatia (Pilz et al., 2004).

## Mecanismos da hipertensão relacionada à obesidade

O padrão hemodinâmico da hipertensão relacionada à obesidade se caracteriza por expansão volumétrica, débito cardíaco aumentado e resistência vascular sistêmica que não conseguem cair o suficiente para equilibrar débitos cardíacos mais elevados (Esler et al., 2006).

Um grande número de mecanismos é apoiado por várias observações em estudos feitos em animais e seres humanos. Uma lista parcial inclui o seguinte:

- Excesso de atividade simpática (Esler et al., 2006).

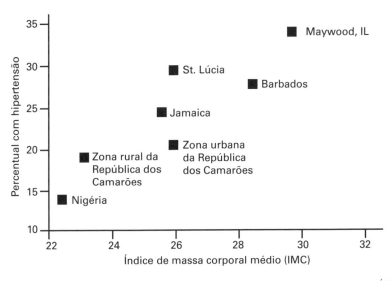

**FIGURA 3.28** Prevalência da hipertensão ajustada por idade e gênero entre sete populações com origem na África Ocidental. (Modificada, com permissão, de Cooper R, Rotimi C, Ataman S et al.: *The prevalence of hypertension in seven populations of West African origin. Am J Public Health 1997;87:160-168.*)

- Resistência seletiva à leptina (Correia & Haynes, 2004; Yang & Barouch, 2007).
- Adipocinas incluindo leptina, ácidos graxos livres e Ang II (Katagiri et al., 2007).
- Excesso de atividade do SRAA, deficiência de espécies reativas de oxigênio e de óxido nítrico (Katagiri et al., 2007) com ativação das células T (Wu et al., 2007).
- Excesso de atividade do caminho de endocanabinoides (Grassi et al., 2008b).

Aparentemente, como ilustra a Figura 3.29, o tecido adiposo visceral vincula obesidade à hipertensão e aterosclerose. O tecido adiposo não é mais considerado meramente um depósito para armazenamento de energia passiva. As células adiposas produzem inúmeras substâncias biologicamente ativas que se denominam *adipocinas* (Katagiri et al., 2007). Muitas dessas substâncias foram consideradas pró-hipertensivas, incluindo a leptina, angiotensinógenos, resistina, proteína de ligação do retinol (RBP4), inibidor 1 do ativador de plasminogênio (PAI-1), fator de necrose tumoral (TNFα), ácidos graxos, esteroides sexuais e fatores de crescimento. Outras substâncias como

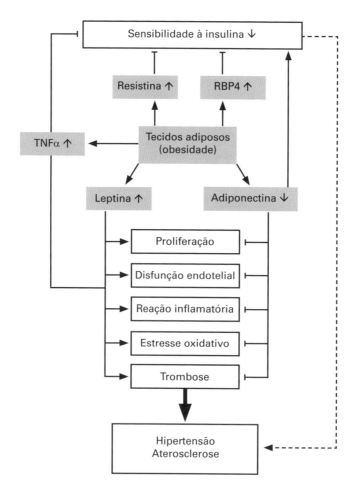

**FIGURA 3.29** As adipocitocinas interagem de uma forma complexa para regular a função vascular e, finalmente, o desenvolvimento de doenças vasculares. **RBP4**: proteína de ligação do retinol; **TNF**α: fator de necrose tumoral. (De Katagiri H, Yamada T, Oka Y: *Adiposity and cardiovascular disorders: Disturbance of the regulatory system consisting of humoral and neuronal signals. Circ Res 2007;101:27-39.*)

a adiponectina são consideradas anti-hipertensivas. Acredita-se que as adipocinas pró-hipertensivas e pró-ateroescleróticas comprometam a saúde vascular por meio de vários mecanismos, incluindo proliferação de músculos vasculares lisos, inflamação, força oxidativa, disfunção endotelial e trombose.

## Mecanismos neurais de hipertensão relacionada à obesidade

O excesso de atividade simpática é um dos mecanismos mais importantes – talvez o mais importante – que vincula obesidade à hipertensão e a danos hipertensivos em órgãos-alvo (Mancia et al., 2007). A atividade nervosa simpática muscular (ANSM) é mais alta em indivíduos obesos normotensos do que em indivíduos magros normotensos e ainda mais alta em obesos hipertensos (Lambert et al., 2007). Acredita-se que, com o ganho de peso, a atividade nervosa simpática (ANS) aumentada seja um mecanismo compensatório para queimar gordura – porém às custas de ativação simpática em tecidos que regulam a pressão arterial – nos rins e nos músculos vasculares lisos (Figura 3.30).

Entretanto, a teoria teleológica interessante proposta por Landsberg (2006) foi colocada em dúvida: o bloqueio ganglionar provoca maiores quedas na pressão arterial em obesos do que em pacientes hipertensos magros, porém, surpreendentemente, tem um efeito menor no consumo de energia em repouso (Shibao et al., 2007). Portanto, a evidência de uma contribuição simpática para hipertensão relacionada à obesidade é forte, embora o quadro ainda não esteja completo. Vários fatores podem ativar o sistema nervoso simpático em indivíduos obesos:

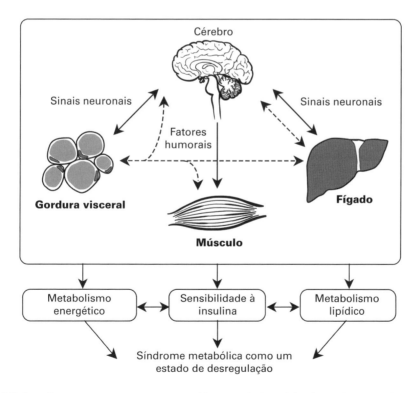

**FIGURA 3.30** Comunicações propostas entre órgãos e tecidos por meio de caminhos humorais e neuronais envolvidos na síndrome metabólica. (De Katagiri H, Yamada T, Oka Y. *Adiposity and cardiovascular disorders: Disturbance of the regulatory system consisting of humoral and neuronal signals. Circ Res 2007;101:27-39.*)

1. apneia obstrutiva do sono que causa hipoxia recorrente e ativa os quimiorreceptores do corpo da carótida que aumentam, de forma reflexiva, a atividade simpática (Biaggioni, 2007; Esler et al., 2006);
2. acúmulo de gordura no fígado que ativa os aferentes sensoriais hepáticos que aumentam, de forma reflexiva, a atividade nervosa simpática (Katagiri et al., 2007); e
3. células adiposas superalimentadas que liberam adipocinas que cruzam a barreira hematoencefálica e ativam, de forma centralizada, a atividade nervosa simpática (Katagiri et al., 2007).

## *Apneia obstrustiva do sono como causa de hipertensão neurogênica*

A apneia obstrutiva do sono, tema a ser discutido no Capítulo 14, é comum em pessoas obesas e considerada uma causa importante de hipertensão e de doença cardíaca hipertensiva (Biaggioni, 2007). Na apneia obstrutiva do sono, episódios repetidos de dessaturação arterial durante o sono dispara grandes oscilações na atividade nervosa simpática muscular e na pressão arterial (Narkiewicz et al., 2005). Além disso, parece haver um restabelecimento do quimiorreflexo, provocando ativação simpática sustentada mesmo ao acordar.

Em pacientes com apneia obstrutiva do sono, níveis elevados de catecolaminas plasmáticas e urinárias podem simular os níveis observados com feocromocitoma, tema que será discutido no Capítulo 12.

Se a apneia obstrutiva do sono é uma causa comum de hipertensão neurogênica, porque a pressão positiva contínua nas vias aéreas (CPAP) – melhor tratamento disponível para apneia obstrutiva do sono – é tão pouco atrativa em comparação com terapias anti-hipertensivas? Três metanálises recentes mostram que a CPAP baixa, em média, apenas 2/1 mmHg na pressão arterial (Alajmi et al., 2007; Bazzano et al., 2007; Haentjens et al., 2007). Entretanto, as metanálises indicam variações interindividuais consideráveis na redução da pressão arterial com CPAP, sendo que o maior efeito ocorre em pacientes com insuficiência cardíaca nos quais a pressão arterial sistólica durante o dia cai em cerca de 15 mmHg – e a ANSM durante o dia em 17% (Usui et al., 2005). Além do mais, a retirada da CPAP a curto prazo aumenta a norepinefrina urinária (Phillips et al., 2007). É necessário realizar estudos de CPAP controlados randomizados a longo prazo, adequadamente potencializados, para hipertensão relacionada à apneia obstrutiva do sono.

A apneia obstrutiva do sono não é somente um estado hiperadrenérgico, mas também um estado de hiperaldosteronismo (Calhoun et al., 2004; Pimenta & Calhoun, 2007; Pratt-Ubunama et al., 2007). A estimulação excessiva dos receptores de mineralocorticoides no tronco cefálico aumenta a atividade nervosa simpática em animais (Pimenta & Calhoun, 2007). Os antagonistas dos receptores de mineralocorticoides podem melhorar a hipertensão induzida pela apneia obstrutiva do sono, embora sejam necessários estudos clínicos adicionais para determinar se esse é um efeito robusto e mediado, pelo menos em parte, por atividade nervosa simpática reduzida (Pimenta & Calhoun, 2007).

## *Hipertensão relacionada à obesidade como variante neurogênica de hipertensão*

Na ausência de apneia obstrutiva do sono, a hipertensão relacionada à obesidade é acompanhada por um padrão altamente característico de ativação simpática – padrão que difere qualitativamente daquele em indivíduos hipertensos magros.

Tanto em pacientes hipertensos obesos como em não obesos a ativação simpática é dirigida para os rins e para os músculos esqueléticos (Esler et al., 2006). Em pacientes hipertensos não obesos, a ativação simpática é dirigida também para o coração, possivelmente contribuindo para a incidência de hipertrofia ventricular esquerda e arritmias ventriculares. Entretanto, de alguma forma, em pacientes obesos hipertensos o coração é poupado dessa ativação simpática (Esler et al., 2006). Consequentemente, o trabalho realizado por Esler, Lambert e colaboradores implica os nervos simpáticos cardíacos na hipertrofia cardíaca por sobrecarga pressórica (i.e., hipertrofia ventricular esquerda relacionada à hipertensão) mas não em hipertrofia e remodelamento cardíacos associados à obesidade.

Além do mais, Lambert e colaboradores (2007) entendem que a hipertensão em pacientes não obesos está associada a uma taxa aumentada de estimulação de axônios simples que já estavam ativos. Por outro lado, a obesidade aumenta a atividade nervosa simpática muscular (ANSM) por meio do recrutamento de fibras previamente silenciosas, sem nenhum aumento na taxa de estimulação. Os circuitos neurais centrais que acionam a ANSM podem ser modulados por frequência em hipertensos magros, porém modulados por amplitude em casos de hipertensão relacionada à obesidade – como se os respectivos cérebros fossem sintonizados em "FM" ou "AM".

Como ilustra a Figura 3.30 (Katagiri et al., 2007), os mecanismos neuro-hormonais adicionais para hipertensão relacionada à obesidade incluem

1. sinais neurais aferentes provenientes do fígado, e
2. adipocinas, isto é, sinais hormonais oriundos de células adiposas.

## Sinais neurais aferentes provenientes do fígado

Em modelos de roedores, níveis elevados de glicose e de ácidos graxos na veia porta aumentam a descarga de aferentes sensoriais que se projetam de forma centralizada por meio do nervo vago e dispara ativação simpática reflexa (Katagiri et al., 2007). Na obesidade, o acúmulo de gordura no fígado pode, portanto, enviar sinais para o cérebro sobre o armazenamento excessivo de energia e evocar aumentos de reflexo na atividade nervosa simpática (ANS), aumentando o consumo energético e a lipólise, embora isso contribua para a hipertensão (Katagiri et al., 2007). Essa versão revisada da hipótese de Landsberg ainda não foi testada diretamente em seres humanos. Por outro lado, trabalhos mais recentes implicaram as adipocinas na vinculação da obesidade – em especial a obesidade abdominal – à hipertensão, à aterosclerose e a diabetes tipo 2.

## Adipocinas

Os trabalhos já realizados focaram principalmente duas adipocinas: a leptina, que aumenta com o IMC e pode contribuir com a hipertensão relacionada à obesidade; e a adiponectina cujo nível cai com aumentos no IMC e pode ter efeito protetor.

**Leptina**: a leptina, uma proteína 16kDa derivada principalmente de adipócitos, age no hipotálamo e regula o metabolismo energético diminuindo o apetite e aumentando o consumo de energia por meio da estimulação simpática de vários tecidos. Em modelos de roedores obesos a leptina perde a capacidade de supressão do apetite, porém mantém a capacidade de aumentar a ANS (em particular no rim), fato denominado "resistência seletiva à leptina" (Mark et al., 2004).

A leptina pode contribuir também para a hipertensão da obesidade induzindo a proliferação das células dos músculos lisos, inflamação e força oxidativa (Katagiri et al., 2007). A leptina pode estimular a liberação de óxido nítrico (ON) e causar vasodilatação dependente do endotélio, mecanismo protetor que pode se perder com a obesidade – um estado inflamatório e de estresse oxidativo.

**Adiponectina**: a adiponectina é a proteína produzida com maior abundância pelos adipócitos. Em geral, os níveis plasmáticos são elevados (de 3 a 30 mg/mL) e se correlacionam inversamente com o IMC (Katagiri et al., 2007). A correlação inversa é mais forte com tecido adiposo visceral do que com tecido adiposo subcutâneo. Os níveis de adiponectina são normais em indivíduos obesos "saudáveis" que não tenham hipertensão ou diabetes (Aguilar-Salinas et al., 2008). Indivíduos obesos com níveis normais de adiponectina podem estar protegidos contra disfunção endotelial, remodelamento vascular e aterosclerose. A presença de hipertensão está associada a níveis mais baixos de adiponectina plasmática (Shankar et al., 2008).

## Excesso de atividade do sistema renina-angiotensina-aldosterona (SRAA) e ativação de células T em tecidos adiposos

Tipicamente, a despeito da sobrecarga volumétrica que normalmente supriria o SRAA, todos os componentes do sistema são aumentados em pacientes obesos (Engeli et al., 2005) e ainda mais nos casos em que a obesidade for acompanhada de hipertensão (Dall'Asta et al., 2009). A hipertensão relacionada à obesidade possui nível elevado de renina (Umemura et al., 1997). Evidentemente, a ANS pode estimular a produção de renina por meio das células granulares justaglomerulares (GJ).

Em modelos de camundongos com hipertensão induzida pela Ang II, a gordura perivascular (mas não o músculo vascular) se torna infestada de células T ativadas, revelando uma movimentação seletiva na direção de adipócitos (Guzik et al., 2007). O tecido adiposo visceral também se torna infestado de células T ativadas nos casos de obesidade induzida por dieta tanto em camundongos como em seres humanos (Wu et al., 2007). Em pacientes obesos, a ativação dos simpáticos, o SRAA, as citocinas inflamatórias e as células T podem se transformar em uma tempestade perfeita para a hipertensão (Harrison et al., 2008).

## Síndrome metabólica

A obesidade abdominal (parte superior do corpo) é pior do que a obesidade subcutânea (parte inferior do corpo) sob os pontos de vista metabólico e cardiovascular. Essa diferença foi observada por Jean Vague (1956) (na realidade em 1947, porém em um documento francês que recebeu pouca atenção) e foi bem confirmada de que o aumento na circunferência da cintura é o componente principal da síndrome metabólica (Grundy, 2008).

O diagnóstico de síndrome metabólica exige três ou mais entre os cinco componentes apresentados na Tabela 3.5. As condições associadas incluem doença do fígado gorduroso, cálculos biliares de colesterol, gota, depressão, apneia obstrutiva do sono e síndrome ovariana policística. A síndrome metabólica apresenta um risco duas vezes maior de doença cardiovascular ateroesclerótica e um risco cinco vezes maior de diabetes tipo 2. A síndrome ovariana policística aumenta os riscos de doença coronariana, acidente vascular cerebral e mortalidade cardiovascular além dos riscos observados em componentes individuais da síndrome, como por exemplo, a hipertensão.

A síndrome metabólica é pandêmica em todo o mundo e afeta entre 20 a 30% de adultos na maioria dos países ocidentais, incluindo os Estados Unidos (Grundy, 2008).

## Mecanismos

O excesso de gordura corporal (ver Figura 3.31) é o principal gerador da síndrome metabólica, sendo que são necessários fatores de suscetibilidade – genéticos e ambientais – para sua expressão total (Grundy, 2007). A síndrome total é um estado pró-inflamatório e pró-trombótico que resulta em disfunção endotelial, intolerância à glicose, hipertensão e aterosclerose. Os mecanismos patogenéticos incluem adipocinas, moléculas de adesão, mediadores inflamatórios, excesso de atividade do SRAA e do sistema nervoso simpático, assim como excesso de atividade do sistema endocanaboide.

**Tabela 3.5
Critérios diagnósticos para síndrome metabólica**

Três ou mais entre as seguintes características:
1. Circunferência da cintura, ≥ 102 cm em homens ou ≥ 88 cm em mulheres
2. Triglicérides, ≥ 150 mg/dL
3. HDL-C, < 40 mg/dL em homens ou < 50 mg/dL em mulheres
4. Pressão arterial, ≥ 130/85 mmHg
5. Glicose no jejum, ≥ 100 mg/dL (incluindo diabetes)

Modificada de Grundy SM. *Metabolic syndrome pandemic.* Arterioscler Thrombo Vasc Biol 2008:28:629-636.

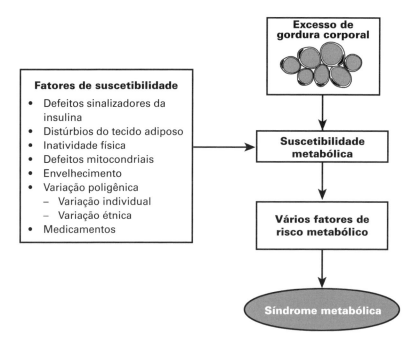

**FIGURA 3.31** Esquema proposto para a patogênese da síndrome metabólica (SM). Para vários fatores de risco metabólico que compõem a SM em desenvolvimento, o excesso de gordura corporal deve ser combinado com a suscetibilidade metabólica. Com frequência, essa suscetibilidade se manifesta pela resistência insulínica. Várias influências adversas contribuem para a suscetibilidade metabólica. (De Grundy SM: *Metabolic syndrome: A multiplex cardiovascular risk factor. J Clin Endocrinol Metab* 2007;92:399-404.)

## Diabetes

### Prevalência

A epidemia de obesidade é acompanhada por uma epidemia paralela de diabetes melito tipo 2. Aproximadamente 19 milhões de norte-americanos têm diabetes tipo 2, que não chega a ser diagnosticado em um terço de casos e outros 54 milhões têm intolerância à glicose (Norris et al., 2008). O diabetes tipo 2 é um risco coronariano equivalente e se tornou a causa número um de doença renal terminal (Almdal et al., 2004). Nos Estados Unidos, em 2000, o risco de desenvolver diabetes durante a vida era de 32,8% para homens e de 38,5% para mulheres (Narayan et al., 2003). Se o diabetes for diagnosticado na idade de 40 anos, os homens diabéticos perderão 11,6 anos de vida e as mulheres 14,3 anos. Por volta do ano 2030 calcula-se que 366 milhões de pessoas em todo o mundo serão diabéticas (Wild et al., 2004).

### Associação com hipertensão

Com frequência, há uma coexistência entre diabetes e hipertensão – muito mais comum do que as previsões esperadas. Todos os pacientes hipertensos devem passar por uma triagem para verificar a presença de diabetes tendo em vista a alta prevalência dessa condição na população hipertensa e a aceleração na incidência de danos em órgãos-alvo (Norris et al., 2008).

### Mecanismos

Acredita-se que os mesmos mecanismos patogênicos subjacentes à síndrome metabólica expliquem a associação entre hipertensão e diabetes.

As consequências da coexistência entre diabetes e hipertensão são abordadas no Capítulo 14 e o tratamento de pacientes hipertensos diabéticos no Capítulo 7. O Capítulo 9 apresenta uma lista de problemas especiais relacionados à nefropatia diabética.

## Deficiências das teorias atuais e observações inexplicadas

Existem algumas quebras na cadeia ligando hipertensão com obesidade e outros componentes da síndrome metabólica. As teorias atuais não explicam totalmente algumas observações clínicas importantes:

- *A síndrome metabólica varia de acordo com a raça.* Embora a hipertensão predomine em afro-americanos, os níveis séricos de triglicérides são mais baixos do que em não negros e o risco de esteatose hepática é baixo (Browning et al., 2004; Ong et al., 2007). O diabetes predomina em americanos de origem mexicana; o risco de esteatose hepática é excessivo, porém o risco de hipertensão é desproporcionalmente baixo em relação às altas taxas de obesidade (Browning et al., 2004; Ong et al., 2007). Da mesma forma, os americanos nativos apresentam taxas elevadas de diabetes relacionado à obesidade e a cálculos biliares, porém taxas baixas de hipertensão e de doença coronariana (Saad et al., 1991). Os níveis da atividade nervosa simpática muscular (ANSM) não acompanham o índice de massa corporal (IMC) tanto entre os índios Pima (Spraul et al., 1993) como em homens afro-americanos (Abate et al., 2001). Em parte, essas suscetibilidades diferentes se relacionam aos genes dos ancestrais (Romeo et al., 2008).
- *Com frequência, a perda de peso – por meio de dieta, medicamentos ou cirurgia – resulta em melhoras proporcionalmente menores na pressão arterial do que na tolerância à glicose, no nível sérico de triglicérides e em outros componentes da síndrome metabólica.* Em particular, não existe um equilíbrio entre os efeitos da cirurgia bariátrica (Mark, 2008). A cirurgia bariátrica, único tratamento eficaz para obesidade significativa, produz perda sustentada de peso mas, inexplicavelmente, tem maior efeito a longo prazo sobre o diabetes e a dislipidemia do que sobre a hipertensão. O estudo prospectivo mais amplo de cirurgia bariátrica acompanhou 1.700 pacientes, sendo que, depois de 10 anos, a maioria estava 20 kg mais magra. A despeito de benefícios expressivos e sustentados sobre a tolerância à glicose, triglicérides e a incidência de diabetes, os benefícios sobre a hipertensão e a pressão arterial foram pequenos e de curta duração (Mark, 2008; Sjostrom et al., 2000; Sjostrom et al., 2004) (Figura 3.32). Depois de 8 a 10 anos após a realização da cirurgia bariátrica não houve efeitos detectáveis na pressão arterial ou na hipertensão incidente. Talvez o peso corporal tenha sido superestimado como direcionador de pressão arterial ou a perda de peso sustentada induzida por meios cirúrgicos tenha ativado mecanismos pressores compensatórios.

## Prevenção de hipertensão da obesidade

Os Capítulos 6 e 7 apresentam temas relacionados a mudanças no estilo de vida e terapias medicamentosas para hipertensão associada à obesidade, respectivamente. Entretanto, em face de sua importância, cabe fazer alguns comentários sobre a necessidade e os possíveis métodos de prevenção da obesidade.

O problema, como já observamos neste capítulo, inicia na primeira infância e na infância. Grupos demográficos específicos são afetados de forma desproporcional: 24% das garotas afro-americanas e 22% dos rapazes americanos de origem mexicana são obesos (Barlow, 2007). A obesidade também está aumentando rapidamente entre nativos americanos e crianças americanas de origem asiática. Em geral, a obesidade é mais comum entre as minorias de baixa renda dos centros urbanos que não têm acesso suficiente à escolha de alimentos saudáveis e a *playgrounds* seguros. As crianças obesas têm

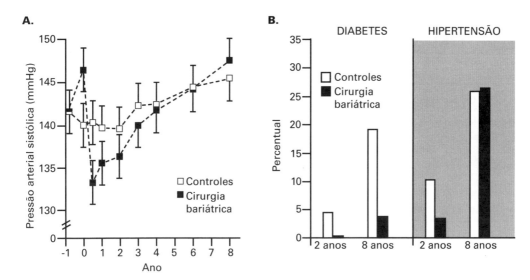

**FIGURA 3.32** Dados do *Swedish Obesity Study* mostrando o efeito diferencial da cirurgia bariátrica sobre o diabetes e a hipertensão a longo prazo. Inicialmente, a pressão arterial diminuiu depois da cirurgia bariátrica, porém retornou aos níveis de controle depois de um período de 6 a 8 anos, a despeito de reduções substanciais persistentes no peso corporal (**Painel A**). Além disso, embora a cirurgia bariátrica tenha sido acompanhada por redução persistente na incidência e na gravidade do diabetes e da dislipidemia, a incidência de hipertensão no período de 8 a 10 anos não foi diferente entre o grupo cirúrgico e o grupo-controle (**Painel B**, à direita). (De Mark AL. *Dietary therapy for obesity: An emperor with no clothes. Hypertension* 2008;51:1426-1434; Adaptada de Sjostrom L, Lindrook AK, Peltonen M, et al. *Lifestyle, diabetes, and cardiovascular risk factors 10 years after bariatric surgery. N Engl J Med* 2004;351:2683-2693; and Sjostrom CD, Petronen M, Wedel H, et al. *Differentiated long-term effects of intentional weight loss on diabetes and hypertension. Hypertension* 2000;36:20-25.)

maior propensão do que as crianças de peso normal de se tornarem adultos obesos e desenvolverem hipertensão, diabetes e doença coronariana. A prevenção tem de iniciar na primeira infância e na infância.

Levando-se em consideração o baixo índice de sucesso das terapias comportamentais individuais, é imprescindível promover mudanças sociais (Tabela 3.6) (Ebbeling et al., 2002). As mesmas estratégias agressivas e multifacetárias usadas contra o uso do tabaco provavelmente serão necessárias para pressionar as grandes empresas multinacionais responsáveis por forçar o consumo de alimentos energéticos densos em um público ávido, em particular as crianças. Até essa campanha apresentar seus resultados, se é que irá apresentar, somente o fato de aumentar o nível diário de atividade física das pessoas pode causar um grande impacto na prevenção da obesidade e de suas consequências metabólicas adversas (Blair & Church, 2004).

Talvez as pessoas possam começar a subir escadas, somente para dar um exemplo a nossos pacientes.

## ÁCIDO ÚRICO E HIPERTENSÃO

As evidências gradualmente crescentes do papel causal do ácido úrico e da xantina oxidase na hipertensão primária são impressionantes. Mesmo assim, não são conclusivas ou não dão suporte ao uso do alopurinol, inibidor da xantina oxidase, para reduzir o risco de desenvolvimento de hipertensão em pessoas com hiperuricemia assintomática (Trachtman, 2007).

### Evidências

Aparentemente, a avaliação crescente do papel potencial do ácido úrico como causa de hipertensão se deve, em grande parte, ao trabalho

### Tabela 3.6
### Abordagem consensual para prevenção e tratamento de obesidade na infância

| | |
|---|---|
| Em casa | Separar algum tempo para:<br>Refeições saudáveis<br>Atividade física<br>Limitar o tempo assistindo televisão e com jogos de computador |
| Na escola | Educação física obrigatória<br>Estabelecer padrões mais estritos para os programas de lanches escolares<br>Eliminar alimentos pouco saudáveis – refrigerantes e doces – das máquinas automáticas<br>Fornecimento de lanches saudáveis por meio de bancas e de máquinas automáticas sob concessão |
| Projeto urbano | Proteção de espaços abertos<br>Construção de pavimentação (calçadas), ciclovias, áreas de lazer (*playgrounds*) e zonas para pedestres |
| Assistência médica | Melhorar a cobertura de seguro para tratamentos eficazes de obesidade |
| Mercadologia e media | Considerar a hipótese de tributar lanches não saudáveis (*fast food*) e refrigerantes<br>Subsídios a alimentos nutritivos, como frutas e legumes<br>Exigir o uso de rótulos nas embalagens de *fast food* indicando o valor nutritivo<br>Proibir propaganda e ação mercadológica de alimentos direcionados a crianças<br>Aumentar investimentos em campanhas de saúde pública para prevenção de obesidade |
| Política | Regulamentar as contribuições políticas das indústrias alimentícias |

Modificada de Ebbeling CB, Pawlak DB, and Ludwig DS. *Childhood obesity: Public health crisis, common sense cure.* Lancet 2002;360:473-482.

persistente de Richard Johnson, Daniel Feig e colaboradores (Feig et al., 2008a). As evidências desses pesquisadores incluem:

- A descrição inicial de uma associação entre ácido úrico e hipertensão feita por Mahomed em 1879 foi acompanhada de várias observações semelhantes durante os 100 ou mais anos que se seguiram (Feig et al., 2008a).
- Indução de hipertensão em ratos hiperuricêmicos (Feig et al., 2008a).
- Publicação contínua de estudos (cerca de 12 ao todo) mostrando que elevações no nível do ácido úrico são preditoras do desenvolvimento de hipertensão (Feig et al., 2008a). Isso inclui os dados do *Bogalusa Heart Study* em que os níveis de ácido úrico permitiram prever a incidência de hipertensão durante um acompanhamento médio de 12 anos (Alper Jr. et al., 2005) e os dados do *Framingham Study* em que o nível de ácido úrico era um preditor independente – embora modesto – de hipertensão (Sundstrom et al., 2005).
- Reconhecimento de alteração na função endotelial com hiperuricemia, que melhorou com a queda nos níveis de ácido úrico (Mercuro et al., 2004; Kato et al., 2005).
- Reconhecimento de um nível elevado de ácido úrico como preditor forte de mortalidade cardiovascular e de doença renal crônica, independente da pressão arterial e de outros fatores de risco tradicionais (Fang & Alderman, 2000; Meisinger et al., 2008; Weiner et al., 2008).
- Publicação do primeiro teste cuidadosamente controlado mostrando que o alopurinol baixa a pressão arterial na hipertensão primária (Feig et al., 2008b). Em um teste cru-

zado randomizado duplo cego controlado por placebo em 30 adolescentes com hiperuricemia e com diagnóstico recente de hipertensão, o tratamento com alopurinol durante 1 mês baixou a pressão arterial ambulatorial de 24 horas em 7/5 mmHg, atingindo a normotensão em dois terços de indivíduos. Como se tratava de um estudo a curto prazo, não se sabe se os resultados impressionantes se devem à redução nos níveis de ácido úrico ou a alguma outra propriedade do alopurinol – em particular a atividade reduzida da xantina oxidase e a consequente produção reduzida de superóxido.

## Mecanismos potenciais

Os níveis médios de ácido úrico duplicaram no último século levando-se em consideração que os norte-americanos consomem mais carne, frutose e calorias totais (Feig et al., 2008a). A hiperuricemia pode ser causada por superprodução (como na síndrome metabólica) ou por transporte renal diminuído (como nos casos de consumo excessivo de álcool ou de terapia diurética).

Os níveis de ácido úrico são mais elevados em seres humanos e em macacos do que em outros mamíferos devido a mutações de sentido equívoco no gene codificador da uricase hepática, que converte ácido úrico, um ânion orgânico insolúvel, em alantoína que é mais solúvel e, portanto, excretada mais facilmente na urina (Mene & Punzo, 2008).

Talvez em seres humanos, entre os produtos da xantina oxidase, o superóxido seja o verdadeiro culpado e não o ácido úrico. Os polimorfismos no transportador renal de ácido úrico foram associados à hiperuricemia e gota, embora não tenha havido nenhuma relação com hipertensão (Vitart et al., 2008).

## DIFERENÇAS ENTRE OS GÊNEROS E HORMÔNIOS SEXUAIS

Antes dos 50 anos de idade as mulheres têm menos hipertensão do que os homens, mas se aproximam rapidamente depois da menopausa, e têm mais hipertensão a partir de então (Ong et al., 2007). Entretanto, conhecemos muito pouco sobre os mecanismos que fazem a mediação entre essas diferenças entre os gêneros na hipertensão. Estão vinculadas aos efeitos protetores do estrogênio, aos efeitos pró-hipertensivos dos androgênios, ou a ambos?

## Androgênios

O papel dos androgênios na gênese da hipertensão primária é controverso, embora as evidências venham se tornando cada vez maiores (Kienitz & Quinkler, 2008; Qiao et al., 2008). Em quase todos os modelos de roedores hipertensos os machos apresentam pressão arterial mais elevada do que as fêmeas antes da castração, mas não depois (Kienitz & Quinkler, 2008). As medições dos níveis de testosterona não contam toda a história por que sua produção pode cair substancialmente com o estresse, sendo que os androgênios – e não a testosterona – podem estar envolvidos.

Em mulheres com síndrome ovariana policística (SOP), níveis mais elevados da pressão arterial estão associados à hiperandrogenemia independente da idade, à resistência insulínica e à obesidade (Chen et al., 2007). A longo prazo, a administração de testosterona em transexuais femininos para masculinos aumenta a pressão arterial, às vezes acentuadamente (Mueller et al., 2007). Os androgênios podem contribuir para vasoconstrição e hipertensão por meio da suprarregulação da expressão do tromboxano A2, da norepinefrina, da expressão de Ang II e da ação endotélica (Kienitz & Quinkler, 2008).

## Estrogênio

Em concentrações fisiológicas os efeitos do estrogênio sobre a pressão arterial são menos claros do que os da testosterona (Qiao et al., 2008). O estrogênio exógeno – como as pílulas anticoncepcionais em mulheres na pré-menopausa ou como terapia de reposição hormonal em mulheres na pós-menopausa – pode elevar a pressão arterial e contribuir para a hipertensão, tema que será discutido no Capítulo 15.

## Fatores associados à hipertensão em mulheres

Não há grandes diferenças entre os gêneros em relação aos fatores predisponentes da hipertensão. No estudo *Women's Health Initiative* – uma coorte bem caracterizada de 98.705 mulheres na faixa etária entre 50 e 79 anos – a hipertensão foi mais comum em mulheres com excesso de peso do que em mulheres magras (48 *versus* 29%), nas fisicamente inativas *versus* naquelas com bom condicionamento físico (45 *versus* 31%), e em abstêmias, alcoólatras bebedoras pesadas comparadas com bebedoras moderadas (46 *versus* 36 *versus* 32%) (Oparil, 2006).

## Outras associações

Lee (2002) sumarizou a associação de vários fatores hemorreológicos associados à hipertensão. Esses fatores podem estar associados a inflamações vasculares e incluem o seguinte: ativação de células T (Harrison et al., 2008), hematócrito aumentado (Smith et al., 1994), níveis elevados de fibrinogênio plasmático (Landin et al., 1990), atividade fibrinolítica diminuída caracterizada por níveis aumentados do inibidor do ativador plasminogênico e do antígeno do ativador de plasminogênio tecidual (Poli et al., 2000) e viscosidade sanguínea aumentada (Devereux et al., 2000). A viscosidade sanguínea aumentada, juntamente com fatores aumentados do hematócrito e de fatores trombogênicos, pode estar envolvida em maiores chances de complicações trombóticas do que hemorrágicas em pacientes hipertensos.

O Capítulo 14 apresenta várias outras doenças nas quais, com frequência, pode-se observar a presença de hipertensão.

## GENES E AMBIENTE

### História familiar

A hipertensão está presente nas famílias. Uma história familiar de hipertensão aumenta o risco de desenvolvimento dessa condição durante toda a vida, em especial nos casos em que ambos os pais eram hipertensos (Wang et al., 2008b). Grandes estudos em irmãos biológicos e adotivos utilizaram estimativas do monitoramento ambulatorial da pressão arterial (MAPA) indicando que aproximadamente 60% da associação familiar de pressão arterial são causadas por genes compartilhados e cerca de 40% pelas condições ambientais (Kupper et al., 2005). Conhecemos muito mais os fatores ambientais do que os fatores genéticos.

## Determinantes genéticos de hipertensão primária

### *Comentários gerais*

A complexa regulação da pressão arterial tem impedido a dissecção genética da hipertensão arterial humana tanto com gens candidatos, varreduras genômicas, fenótipos intermediários, estudos de expressão gênica quanto na comparação genômica com os modelos de roedores. O entusiasmo despertado pela elucidação do genoma humano foi abafado rapidamente pela realidade, como Sir George Pickering alertou há cerca de 40 anos (1964) de que "pressão arterial elevada não é função de um gene, mas de uma hoste de genes, cada qual contribuindo com um efeito pequeno". Os "sinais" genéticos aparentemente fracos, os fortes determinantes ambientais da pressão arterial, a grande quantidade de informações genéticas sem nehuma relação e o grande "barulho" em torno da medição da pressão arterial aumentam o risco de estudos falso-positivos e falso-negativos.

Nas palavras do Dr. Joseph Loscalzo (2007), editor chefe da *Circulation*:

> Enquanto eu e muitos outros acreditamos que o entendimento do genoma, em detalhes moleculares precisos, nos dará um conhecimento único e verdadeiro do risco e da patogênese das doenças, minha visão do crescente número de trabalhos associados ao genoma não tem me convencido que esta meta será atingida brevemente... Por causa do extraordinário número de comparações realizadas entre duas grandes populações (p. ex., 500.000 polimorfismo de nucleotidios únicos, SNPs, no geno-

ma humano de 17.000 seres humanos, no recente estudo de associação genômica, mostrou modesta diferença na prevalência, podendo atingir diferenças estatísticas significativas, mesmo depois de ajustes para comparações múltiplas... Lembre ainda que embora 500.000 SNPs possa parecer um grandenúmero, há 3,2 bilhões de pares de base no genoma humano, indicando que menos de 0,02% do genoma é especialmente acessado com este painel de marcadores... Epidemiologistas genéticos abordam esse assunto por notar uma associação estatística entre os grupos de SNPs (i.e., os haplótipos).

## Estudos de associação entre SNPs e genoma

Na Inglaterra, o *Welcome Trust Case Control Consortium* (*Welcome Trust Case Control Consortium, 2007*) conduziu um estudo balizador amplo da associação de genomas de 14.000 casos de sete doenças comuns (incluindo 2.000 casos de hipertensão primária) e 3.000 controles. A análise de 500.000 polimorfismos nucleotídeos únicos (SNPs) em cada indivíduo confirmou vários SNPs definidos previamente e identificou novos SNPs associados à doença coronariana e diabetes, porém não conseguiu identificar nenhum SNP associado à hipertensão em níveis pré-definidos de significância estatística. Entretanto, seis SNPs mostraram uma associação com um valor P corrigido menos estrito, justificando a realização de estudos futuros.

Subsequentemente, nos Estados Unidos, em um estudo com 11.433 indivíduos realizado pelo *Family Blood Pressure Program* (Ehret et al., 2008), apenas um desses SNPs mostrou uma associação potencial com hipertensão. Curiosamente, a associação foi positiva para os americanos de origem europeia, negativa para os de origem hispânica, sendo que não foi encontrada nenhuma associação entre afro-americanos. Esse SNP (rs1937506) se localiza em um "deserto" genético no cromossomo 13q21, onde os dois genes mais próximos nos flancos nunca foram associados à hipertensão.

Levando-se consideração essas duas descobertas negativas, relatos positivos de estudos menores de associações de SNPs deveriam ser obtidos com um "grão de sal".

## Outros estudos de associação genética: gene candidato e SNPs de descoberta recente

Não obstante, deveríamos observar alguns exemplos de descobertas positivas recentes de estudos de associações genéticas, incluindo alguns que foram replicados em amostras de estudos independentes.

- *Alelo menor do gene corin, hipertensão e hipertrofia ventricular esquerda em negros.* O gene corin é uma serina protease que faz a conversão enzimática do pró-ANP e pró-BNP – pró-hormônios inativos – em peptídeos natriuréticos menores biologicamente ativos. O *Dallas Heart Study* – amostra multiétnica ampla com base na população – revelou que 12% de negros e quase nenhum branco carregam um alelo menor (menos comum) definido por duas mutações missenses no gene corin; esse alelo está associado a uma prevalência maior de hipertensão e pressão arterial sistólica mais elevada (4 mmHg no nível populacional). Essas descobertas foram confirmadas em duas outras grandes amostras populacionais independentes (Dries et al., 2005). Quando coexpressos em várias células, esses SNPs reduzem a atividade enzimática do corin *in vitro*, embora, isoladamente, nenhum tenha produzido qualquer efeito (Wang et al., 2008d). Ainda não sabemos se os SNPs diminuem a função do corin em pacientes. Em caso positivo, isso seria a indicação de que, em geral, os peptídeos natriuréticos são uma defesa contra hipertensão, sendo que a ocorrência de danos genéticos nesse mecanismo de defesa poderia explicar 10% ou mais da hipertensão e da doença cardíaca hipertensiva em negros norte-americanos.
- *Polimorfismos dos receptores adrenérgicos.* O mesmo *Dallas Heart Study* não fez nenhuma associação entre os alelos candidatos dos receptores $\alpha_{2A}$ ou $\alpha_{2C}$ – isoladamente ou em combinação – e hipertensão, pressão arterial

não tratada ou massa ventricular esquerda (Li et al., 2006); nenhuma associação entre vários alelos candidatos dos receptores adrenérgicos β – isoladamente ou em combinação – com alelos $\alpha_{2C}$ e/ou hipertrofia ventricular esquerda (HVE) (Canham et al., 2007). Por outro lado, em San Diego, O'Connor e colaboradores descobriram várias associações entre hipertensão e índices (ainda que indiretas) de reatividade simpática e estressores laboratoriais com variantes recentes em genes reguladores da síntese e da liberação exocitótica das catecolaminas (Fung et al., 2008; O'Connor et al., 2008; Rao et al., 2007a; Shih & O'Connor, 2008; Zhang et al., 2007). Um quadro conciso deverá emergir desse trabalho, considerando que algumas associações são específicas apenas para pressão arterial diastólica; algumas são observadas somente em homens e outras apenas em mulheres. A grande implicação é que, em parte, a variabilidade individual na reatividade da pressão arterial aos estressores ambientais é pré-determinada por meios genéticos.

- *Variantes Comuns (SNPs) em Genes Subjacentes à Hipertensão Monogênica e à Hipotensão na População em Geral.* Em um estudo realizado no Reino Unido envolvendo 2.037 adultos de 520 famílias (Tobin et al., 2008), 298 SNPs candidatos foram indentificados em regiões genéticas em que deleções, cópias ou substituições de regiões cromossômicas relativamente grandes resultam em formas monogênicas raras de hipertensão ou de hipotensão, desccritas anteriormente neste capítulo. Cinco polimorfismos no gene codificador do canal de potássio ROMK (envolvido de certa forma na síndrome de Bartter) mostraram associações negativas com a pressão arterial no monitoramento de 24 horas. O efeito mais forte ocorreu em um alelo do cromossomo 11, presente em 16% da população, que está associado a uma pressão arterial sistólica mais baixa de 1,5 mmHg e a uma voltagem EKG mais baixa (Tobin et al., 2008). Essa descoberta aguarda confirmação independente.

## Carreadores das mutações da síndrome de Bartter e de Gitleman na população em geral

Como afirmamos anteriormente neste capítulo, as mutações mais importantes (não SNPs) em 20 genes envolvidos no manuseio do sal causam formas monogênicas graves de início precoce de hipotensão e hipertensão. Porém, a aplicabilidade desse trabalho na hipertensão primária era previamente desconhecida. Atualmente, novos dados do *Framingham Heart Study* mostram que as mutações genéticas subjacentes às síndromes pediátricas de perda salina (síndromes de Bartter e de Gitleman) no estado homozigoto estão presentes em 1 a 2% da população adulta em geral no estado heterozigoto, com a possibilidade de criar resistência contra a hipertensão primária (Ji et al., 2008). Pelo menos 1 em 64 desses indivíduos transporta 1 entre 3 mutações funcionais de genes codificadores do NCCT, o NKCC2 ou o ROMK. Entre indivíduos na faixa de 51 a 60 anos de idade a hipertensão está presente em apenas 19% de portadores, em comparação com 42% de não portadores (Figura 3.33).

Consequentemente, adultos jovens normotensos que não possuam essas (e outras) mutações protetoras podem ter risco aumentado para desenvolver hipertensão sensível ao sal na meia-idade, sendo que muitos se beneficiam de terapias com doses baixas de diuréticos ou pelo menos de dietas com baixo teor de sódio. Provavelmente, os carreadores têm pressão arterial resistente ao sal e não precisam se preocupar em ingerir alimentos com alto teor de sódio.

## Aspectos raciais e étnicos da hipertensão

Entre os adultos norte-americanos, aproximadamente 40% dos negros não hispânicos têm hipertensão, em comparação com cerca de 28% dos brancos não hispânicos ou dos hispânicos (Ong et al., 2007). É surpreendente que a hipertensão não seja mais comum entre hispânicos levando-se em consideração as taxas eleva-

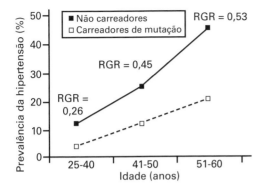

**FIGURA 3.33** Prevalência reduzida de hipertensão entre portadores de mutações. Prevalência de hipertensão no último exame nas idades de 25 a 40 anos, de 41 a 50 anos e de 51 a 60 anos para portadores e não portadores de mutações genéticas que causam as síndromes de Bartter e Gitleman. A figura mostra o risco genotípico relativo (RGR) para portadores de mutação. (De Ji W, Foo JN, O'Roak BJ et al.: *Rare independent mutations in renal salt handling genes contribute to blood pressure variation. Nat Genet 2008;40:591-599.*)

das de obesidade e de diabetes tipo 2 (Hertz et al., 2006). Ainda mais surpreendente é que a hipertensão é mais comum no México do que entre mexicanos que emigraram para os Estados Unidos, o que sugere importância maior dos fatores ambientais do que a obesidade (Barquera et al., 2008).

Em negros norte-americanos a hipertensão não é apenas mais prevalente do que em outros grupos raciais e étnicos, mas inicia também em uma idade mais jovem, é mais grave e causa mais danos em órgãos-alvo, incapacidade prematura e morte (Stewart et al., 2006). A alta prevalência de hipertensão entre os negros norte-americanos foi atribuída à pressão seletiva de populações oriundas da região do sub-Sahara africano para desenvolver aumento na absorção de sódio renal (Chun et al., 2008). Evidências recentes de estudos realizados em centros de pesquisas clínicas incluem o seguinte: em comparação com indivíduos brancos normotensos, os indivíduos negros normotensos tendem a apresentar volume urinário menor e uma urina mais concentrada (Bankir et al., 2007; Chun et al., 2008), possivelmente como resultado de níveis mais elevados de vasopressina (Bankir et al., 2007) ou de transportadores mais ativos de Na-K-2Cl sensível à furosemida, ou ambos (Aviv et al., 2004; Chun et al., 2008). A excreção urinária insuficiente de sódio durante o dia está associada à menor queda noturna da pressão arterial, que pode ser observada com maior frequência em indivíduos negros do que em indivíduos brancos (Bankir et al., 2008).

Entretando, geralmente os estudos dos centros de pesquisas clínicas não têm a finalidade de considerar os efeitos das desvantagens socioeconômicas e de outros fatores relacionados ao preconceito racial (Victor et al., 2004). As diferenças observadas entre negros e brancos em relação aos eletrólitos urinários podem ter mais a ver com baixas rendas ao longo da vida e com dietas pobres em potássio do que com genes ancestrais (Ganguli et al., 1997).

Embora, com frequência, presuma-se que os negros norte-americanos tenham as taxas de hipertensão mais elevadas do mundo, a realidade não é exatamente assim (Cooper et al., 2005). A prevalência de hipertensão é maior em vários países europeus predominantemente brancos do que na população negra norte-americana, sendo relativamente incomum entre os negros que vivem na África (Figura 3.34). Esses dados internacionais minimizam a importância ambiental na variação da pressão arterial humana e questionam a busca por genes de ancestrais africanos que predisponham para hipertensão.

Por outro lado, como explicaremos no Capítulo 4, a análise de genes ancestrais produziu um salto qualitativo importante na compreensão da base genética da doença renal crônica não diabética que afeta desproporcionalmente as populações de origem africana. Entretanto, o mesmo tipo de análise de genes ancestrais não produziu nenhum resultado em casos de hipertensão.

## DETERMINANTES AMBIENTAIS

Em casos de hipertensão primária, as exposições mais importantes e mais estudadas – ambiente fetal, ganho de peso pós-natal, obesidade adul-

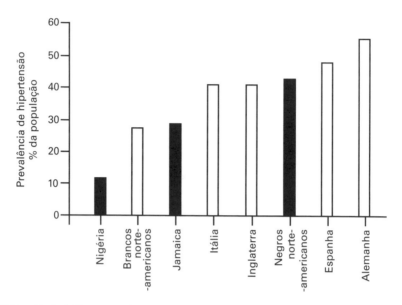

**FIGURA 3.34** Prevalência da hipertensão ajustada pela idade nas populações de descendência africana e europeia. (Modificada de Cooper RS, Wolf-Maier K, Luke A, et al.: An *international comparative study of blood pressure in populations of European vs. African descent*. BMC Med 2005;3:1-8.)

ta – foram abordadas no início deste capítulo. Muitas outras exposições podem agir para iniciar a hipertensão, agravá-la ou neutralizar terapias anti-hipertensivas.

## Tabaco

A nicotina presente na fumaça dos cigarros eleva a pressão arterial principalmente ao estimular a liberação de norepinefrina (NE) dos terminais nervosos simpáticos (Grassi et al., 1994) – efeito que aumenta quando ocorre alguma alteração nos reflexos barorreceptores, como no caso de pacientes com idade avançada portadores de doença coronariana (Shinozaki et al., 2008). Não há desenvolvimento de nenhuma tolerância, de maneira que a pressão arterial se eleva a cada cigarro – cerca de 7/4 mmHg em média, porém duas vezes mais em muitos pacientes (Verdecchia et al., 1995). Charutos e tabaco sem fumaça também elevam a pressão arterial (Bolinder & Fu, 1998), embora o mesmo não ocorra com a terapia de substituição de nicotina (mesmo em altas doses) (Hatsukami et al., 2007).

Entretanto, o efeito pressor de cada cigarro é transitório e desaparece em 30 minutos. Se a pressão for medida em ambientes sem fumaça, como em consultórios médicos e em clínicas de pesquisa médica, o efeito pressor pode passar despercebido (Pickering et al., 2007; Verbeck et al., 2008; Verdecchia et al., 1995). Consequentemente, as medições clínicas casuais da pressão arterial utilizadas em grandes estudos epidemiológicos (Bowman et al., 2007; Halperin et al., 2008) podem ter subestimado o risco do tabagismo sobre a hipertensão incidente. Além de elevar os níveis plasmáticos de NE, a fumaça de cigarro pode também contribuir para a hipertensão alterando a vasodilatação dependente de óxido nítrico (ON) e aumentando os níveis plasmáticos da ADMA (Zhang et al., 2006).

## Café, colas e cafeína

A cafeína – estimulante mais consumido em todo o mundo – eleva a pressão de forma aguda bloqueando os receptores vasodilatadores da adenosina e aumentando a NE plasmática (Bonita et al., 2007). A ingestão de doses equivalentes de cafeína em ambientes laboratoriais controlados – duas ou três xícaras de café – aumenta a pressão arterial de forma aguda. Entretanto, a intensidade da resposta pressora varia amplamente entre estudos e indivíduos de 3/4 a 15/13 mmHg e tende a ser maior em hipertensos (Mort & Kruse, 2008). Tipicamente, a pressão arterial atinge o pico 1 hora após a ingestão de cafeína e retorna para a linha de base depois de 4 horas. Todavia, como afirmou Myers (2004) "a despeito dos inúmeros estudos..., ainda não há muita certeza se a cafeína eleva a pressão arterial somente em condições laboratoriais ideais ou se provoca respostas pressoras clínicas importantes com consumo regular durante as atividades diárias". Quando um indivíduo consome café frequentemente, ele se habitua ao efeito pressor agudo da cafeína durante todo o dia. Essa prática representa risco aumentado de desenvolver hipertensão crônica?

De acordo com o *Nurse's Health Study*, o risco de uma mulher desenvolver hipertensão não varia com o consumo de café, mas aumenta verticalmente quando a cafeína é consumida em refrigerantes (mesmo em colas dietéticas sem açúcar) (Winkelmayer et al., 2005), possivelmente porque o café contenha antioxidantes protetores (polifenóis) que não estão presentes nas colas (Vinson, 2006). Além disso, os polifenóis do café podem conferir alguma proteção contra o desenvolvimento de diabetes, ao passo que os refrigerantes aumentam o risco de desenvolver todos os componentes da síndrome metabólica, incluindo a hipertensão (Dhingra et al., 2007).

A metabolização da cafeína ocorre principalmente no fígado pelo citocromo P-450. As pessoas que carregam um polimorfismo do gene P-450 (CYP12A) correm o risco de terem um infarto do miocárdio se tiverem o hábito de tomar quantidades excessivas de café (Cornelis et al., 2006).

## Álcool

Às vezes, uma dose de bebida alcoólica eleva a pressão arterial por causa da atividade nervosa simpática aumentada e, outras vezes, baixa a pressão devido à vasodilatação (Chen et al., 2008b; Randin et al., 1995). Os princípios éticos não permitem a realização de estudos prospectivos controlados randomizados para medir os efeitos do consumo crônico de etanol nos níveis de pressão arterial.

Grande parte dos estudos epidemiológicos acha que a relação entre o consumo de álcool e muitos resultados sobre a saúde – incluindo níveis de pressão arterial, risco de hipertensão, risco de acidente vascular cerebral e mortalidade total – tenha uma curva em forma de J (Figura 3.35) (Kloner & Rezkalla, 2007; O'Keefe et al., 2007). O risco é mais alto em quem não consome bebidas alcoólicas do que em bebedores moderados – aqueles que tomam um ou dois drinques por dia – aumentando progressivamente com o consumo excessivo de álcool. Aparentemente, o risco de desenvolver hipertensão é mais elevado no consumo esporádico excessivo de bebidas alcoólicas por causa da ativação simpática em cada miniperíodo de intervalo de abstinência de álcool (Kloner & Rezkalla, 2007).

Entretanto, recentemente, uma abordagem genética hábil utilizada no Japão coloca em

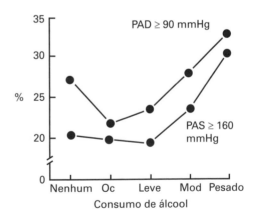

**FIGURA 3.35** Taxas de prevalência ajustadas para idade (%) de hipertensão sistólica e diastólica medida por níveis de ingestão de álcool em bebidas ingeridas. **PAD**: pressão arterial diastólica; **Oc**: drinques ocasionais; **Leve**: uma ou duas doses por dia; **Mod**: moderado (três a seis doses por dia); **Pesado**: mais de seis doses por dia; **PAS**: pressão arterial sistólica. (Modificada de Shaper AG, Wannamethee G, Whincup P. *Alcohol and blood pressure in middle-aged British men. J Hum Hypertens 1988;2:71S-78S.*)

debate essa *relação em forma de J* (Chen et al., 2008b). Pessoas orientais com mutação de perda funcional no gene codificador da substância álcool desidrogenase (ALDH2) ficam ruborizadas e sentem náuseas depois de beber e, por isso, bebem menos ou não tomam bebidas alcoólicas. Uma metanálise de 10 estudos publicados, envolvendo principalmente homens japoneses, descobriu a existência de um efeito linear entre gene e dose, sem nenhuma evidência de um *ramo em J* inicial. Homens com o genótipo *1*1 (tolerância/ingestão mais elevada de álcool) e aqueles com genótipo *1*2 (tolerância/ingestão intermediária de álcool) apresentaram uma probabilidade de 2,4 e 1,7 vezes de terem hipertensão em comparação com homens com genótipo *2*2 (tolerância/ingestão menor de álcool). A medição da pressão arterial sistólica revelou um incremento de 7 mmHg em homens com genótipo *1*1 e de 4 mmHg naqueles com genótipo *1*2 em comparação com homens com genótipo *2*2. Por outro lado, não foi encontrada nenhuma associação entre o genótipo ALDH2 e hipertensão ou níveis de pressão arterial em mulheres japonesas que bebem pouco álcool por razões culturais independente do genótipo.

## Temperatura e altitude

A pressão arterial tende a ser mais elevada em temperaturas mais frias (Modesti et al., 2006), fato que pode desempenhar papel importante no aumento de infartos do miocárdio e de morte cardíaca súbita durante os meses de inverno (Gerber et al., 2006). Da mesma forma, a escalada para altitudes maiores pode elevar a pressão arterial (Wolfel et al., 1994) – às vezes de forma dramática – e a hipertensão pode ser observada com maior frequência entre indivíduos que vivem em altitudes mais elevadas (Khalid et al., 1994).

Provavelmente, a ativação simpática é subjacente a esses efeitos. A exposição ao frio aumenta a atividade nervosa simpática muscular e a pressão arterial (Victor et al., 1987). Pressões parciais mais baixas de oxigênio ativam os quimiorreceptores do corpo da carótida (Hainsworth et al., 2007), com a atividade nervosa simpática durante pelo menos quatro semanas depois da escalada para altitudes maiores (Hansen & Sander, 2003).

Por outro lado, o maior estudo baseado na temperatura ambiente e na pressão arterial – com base no monitoramento ambulatorial da pressão arterial de 6.404 pacientes – descobriu que a água quente estava associada não apenas a pressões arteriais ambulatoriais clínicas e diurnas mais baixas, mas, surpreendentemente, a pressões arteriais mais elevadas durante a noite, em especial em idosos (Modesti et al., 2006). Provavelmente, a pressão arterial mais baixa durante o dia se deve à vasodilatação. A pressão arterial mais elevada durante o sono poderia ser consequência de termostatos mais baixos e do uso mais intenso de ar condicionado à noite.

## Vitamina D

Evidências crescentes, embora indiretas, tornam a deficiência leve de vitamina D como uma causa de hipertensão. Essas evidências incluem o seguinte:

- No *Intersalt Study*, a hipertensão foi prevalente, de forma crescente, em populações que vivem do outro lado do equador (Rostand, 1997).
- A pressão arterial tende a ser mais elevada no inverno do que no verão (Richart et al., 2007). Esse fato e a relação com a latitude observada acima podem estar associados a temperaturas frias e menor exposição ao sol.
- A absorção reduzida de vitamina D pela pele escura foi sugerida como uma explicação potencial para pressões arteriais mais elevadas em negros, que apresentam níveis mais baixos de vitamina D no sangue (Scragg et al., 2007).
- Em estudos prospectivos de coortes, níveis sanguíneos baixos da 25-hidroxivitamina D2 foram associados, de forma independente, a aumentos no risco de hipertensão (Forman et al., 2007, 2008; Wang et al.,

2008a), de eventos cardiovasculares (Giovannucci et al., 2008; Wang et al., 2008c) e de morte (Melamed et al., 2008). No *Nurse's Health Study*, mulheres normotensas que tomavam suplementos de vitamina D tinham menor probabilidade de desenvolver hipertensão duas décadas mais tarde (Forman et al., 2007).

Aproximadamente 80% da vitamina D provêm da luz solar, especificamente a luz UVB, absorvida pela pele e 20% provêm de fontes dietéticas e são absorvidas pelo intestino (Richart et al., 2007). A vitamina D3 é convertida em 25-hidroxivitamina D2, um metabólito inativo que é convertido pela enzima hidroxilase em 1,25-hidroxi D2, que é a forma ativa. A enzima é expressa com abundância não apenas nos rins, mas também no músculo vascular liso e em outros tecidos envolvidos na regulação da pressão arterial (Richart et al., 2007). Como os testes do sangue humano analisam apenas a 25-hidroxivitamina D2 inativa, os dados epidemiológicos – embora positivos – podem subestimar a força da associação. Os camundongos nocaute para receptores da vitamina D desenvolvem hipertensão com elevação de renina porque a vitamina D regula o sinal de cálcio que, usualmente, suprime a liberação de renina das células JG (Bouillon et al., 2008).

Entretanto, o entusiasmo por essa hipótese é sufocado por resultados negativos de um grande estudo randomizado com cerca de 36.000 mulheres pós-menopáusicas nas quais os suplementos de cálcio e de vitamina D não exerceram nenhum efeito sobre a pressão arterial ou sobre o risco de desenvolver hipertensão (Margolis et al., 2008). Esse e estudos clínicos anteriores sobre esse tópico serão discutidos mais adiante no Capítulo 6.

## Nutrientes

O INTERMAP (Stamler et al., 2003) – um grande estudo epidemiológico com 4.680 homens e mulheres com idade variando entre 40 e 59 anos em 17 populações ao redor do mundo – está fornecendo novos dados sobre associações entre macro e micronutrientes medidos cuidadosamente e pressão arterial (em vez da avaliação recordatória subjetiva de outros estudos como o *Nurse's Health Study*). A avaliação recordatória de dietas pode subestimar ou superestimar os níveis na coleta de urina de 24 horas (Leiba et al., 2005).

O INTERMAP e outros bancos de dados fornecem informações atualizadas sobre as deficiências de nutrientes como causas potenciais de hipertensão:

A pressão arterial é 7/7 mmHg mais elevada nos participantes do INTERMAP do norte *versus* do sul da China, fato que está relacionado à ingestão mais elevada de calorias e sal e à ingestão mais baixa de potássio, magnésio e fósforo (Zhao et al., 2004).

A análise de nutrientes individuais pode subestimar o impacto total da dieta sobre a pressão arterial devido a interações como o excesso de sódio dietético e a deficiência de potássio dietético (Adrogue & Madias, 2007).

### Potássio

Dietas com baixo teor de potássio são um fator de risco para a hipertensão (Adrogue & Madias, 2007) e para acidente vascular cerebral (Khaw & Barrett-Connor, 1987; Tobian et al., 1995). De acordo com revisão de Adrogue & Madias (2007) as evidências incluem pesquisas de população mostrando uma relação inversa entre ingestão de potássio dietético e pressão arterial. Entretanto, dois grandes estudos recentes encontraram pouca ou nenhuma associação entre níveis baixos de potássio dietético/urinário e acidente vascular cerebral (Geleijnse et al., 2007; Larsson et al., 2008).

O nível de potássio dos músculos esqueléticos (melhor indicador dos estoques totais de potássio do corpo) é reduzido em hipertensos não tratados (Ericsson, 1984). A depleção de potássio eleva a pressão arterial enquanto a suplementação de potássio baixa a pressão arterial (ver Capítulo 6). A ingestão total de potássio das pessoas modernas certamente diminuiu abaixo do consumo de seus ancestrais (Tabela 3.1), de forma que há razões lógicas para defender um retorno a dietas mais "naturais" com alto teor de potássio e baixo teor de sódio.

Há relatos de que dietas com baixo teor de potássio causam hipertensão excessiva em negros norte-americanos (Turban et al., 2008). A maior parte dos estudos acha que os negros e os brancos norte-americanos se alimentam de dietas igualmente ricas em sódio, porém os negros consomem menos potássio e apresentam níveis mais baixos de potássio urinário (Adrogue & Madias, 2007). Entretanto, como discutimos anteriormente, níveis mais baixos de potássio urinário, mesmo nos casos em que a ingestão de potássio dietético for controlada, sugerem diferenças raciais adicionais no manuseio renal de líquidos e de eletrólitos (Turban et al., 2008).

### Magnésio, cálcio e fósforo

Depois do cálcio, o magnésio é o segundo cátion intracelular mais abundante. Como a maior parte dos cátions penetra nas células através de canais de cálcio controlados por voltagem, o magnésio poderia ser considerado como um bloqueador endógeno do canal de cálcio (Sontia & Touys, 2007). Vários estudos epidemiológicos, incluindo o INTERMAP, mostram uma associação estatística significativa, porém fraca, entre ingestão reduzida de magnésio e pressão arterial aumentada (Champagne, 2008; Elliott et al., 2008). Outros estudos de associações foram negativos e os estudos intervencionistas sugerem pouco efeito (se é que há algum) dos suplementos de magnésio sobre a pressão arterial (Champagne, 2008). A deficiência de magnésio é particularmente comum em pacientes com diabetes tipo 2 e desempenha papel importante na vinculação entre hipertensão e diabetes (Barbagallo et al., 2007; Pham et al., 2007).

No estudo INTERMAP, os níveis de cálcio e de fósforo dietético variam com o nível de magnésio mostrando uma relação inversa, porém fraca, com pressão arterial aumentada (Elliott et al., 2008). A ingestão baixa de magnésio foi associada ao aumento no risco de acidente vascular cerebral em indivíduos de alto risco (Larsson et al., 2008).

### Citrato

Níveis baixos de excreção urinária de citrato de 24 horas estão associados a autorrelatos de hipertensão no *Nurse's Health Study* e no *Health Professionals Follow-up Study* (Taylor et al., 2006). A hipocitratúria pode resultar da deficiência dietética de frutas cítricas ou de urina ácida (devido ao consumo elevado de carne) que altera o transporte renal de citrato. Níveis baixos de citrato urinário constituem o mecanismo comum de risco modestamente aumentado de formação cálculos renais em pacientes com hipertensão (Taylor et al., 2006). Embora a ingestão de potássio-magnésio-citrato seja eficaz para dissolver cálculos renais (Pak, 2008) ainda não foi avaliada no tratamento ou na prevenção de hipertensão.

## Exposições tóxicas

### Chumbo

Há relatos indicando que a exposição pesada ocupacional ao chumbo causa danos renais e, consequentemente, hipertensão (Vaziri, 2008). Se a exposição a níveis baixos de chumbo ambiental também causa hipertensão é um tema mais controverso. Entretanto, mesmo níveis relativamente baixos de chumbo no sangue foram associados a aumentos no índice de mortalidade cardiovascular e de mortalidade total (Menke et al., 2006).

A maioria dos estudos populacionais indica uma associação positiva, embora modesta, entre os níveis de chumbo no sangue e pressão arterial e hipertensão incidente (Navas-Acien et al., 2007). Entretanto, os níveis sanguíneos refletem exposição aguda ao chumbo e a associação com hipertensão crônica pode ser um pouco mais forte na base de medições radiográficas do chumbo no osso tibial, que reflete melhor a exposição cumulativa (Navas-Acien et al., 2007; Perlstein et al., 2007). O chumbo pode desempenhar um papel ainda mais importante na hipertensão sistólica isolada em idosos, talvez por causa de uma exposição maior ao chumbo no passado e da deposição de chumbo na parede arterial, contribuindo para a rigidez (Martin et al., 2006; O'Rourke & Hashimoto, 2007; Perlstein et al., 2007).

## Poluição do ar

Em condições experimentais, a exposição à poluição a curto prazo aumenta rapidamente a pressão arterial (principalmente a pressão arterial diastólica) em indivíduos normotensos (Urch et al., 2005). Ainda não há nenhuma confirmação de que a exposição a longo prazo contribui para a incidência de hipertensão crônica (Brook, 2008). Nos pulmões, o material em partículas pode ativar reflexos neurais excitatórios que aumentam a atividade nervosa simpática, enquanto que partículas menores podem penetrar na circulação sistêmica, provocando estresse oxidativo e inflamação vascular (Bhatnagar, 2006; Brook, 2008; Sun et al., 2005).

Em mulheres na fase pós-menopáusica a exposição à poluição a longo prazo está associada ao risco aumentado de doença cardiovascular e de morte (Miller et al., 2007). Portanto, aparentemente, é mais provável que a poluição do ar esteja envolvida na progressão e não na gênese da hipertensão, principalmente em indivíduos suscetíveis.

## CONCLUSÃO

A cobertura precedente não esgota os mecanismos possíveis da hipertensão primária, porém, pelo menos, aborda todos que receberam atenção séria até o momento atual. É importante enfatizar que, provavelmente, vários defeitos estejam envolvidos e alguns dos fatores iniciais não são mais perceptíveis porque foram diminuídos durante o desenvolvimento da hipertensão. Sem marcadores genéticos específicos é impossível saber se uma pessoa normotensa, mesmo com histórico familiar fortemente positivo, irá definitivamente desenvolver hipertensão, de forma que é muito difícil desenhar e executar estudos prospectivos a longo prazo.

Na ausência de certeza sobre a patogênese da hipertensão será muito difícil convencer muitos pacientes de que é necessário tomar medidas preventivas. Entretanto, aparentemente, não há nenhum dano provável e há uma série de benefícios potenciais a serem ganhos com moderação no consumo de sódio, de calorias e de bebidas alcoólicas, na manutenção de um bom condicionamento físico, e ao evitar estresses desnecessários. De acordo com o Capítulo 6, o valor dessas medidas preventivas já foi demonstrado.

Agora que as causas possíveis da hipertensão primária foram examinadas, passaremos a discutir as consequências históricas e clínicas da doença. Independente da causa, é imprescindível avaliar as suas consequências.

## REFERÊNCIAS

Abate NI, Mansour YH, Tuncel M, et al. Overweight and sympathetic overactivity in black Americans. *Hypertension* 2001;38: 379–383.

Achan V, Broadhead M, Malaki M, et al. Asymmetric dimethylarginine causes hypertension and cardiac dysfunction in humans and is actively metabolized by dimethylarginine dimethylaminohydrolase. *Arterioscler Thromb Vasc Biol* 2003;23: 1455–1459.

Adrogue HJ, Madias NE. Sodium and potassium in the pathogenesis of hypertension. *N Engl J Med* 2007;356:1966–1978.

Agabiti-Rosei E, Mancia G, O'Rourke MF, et al. Central blood pressure measurements and antihypertensive therapy: A consensus document. *Hypertension* 2007;50:154–160.

Aguilar-Salinas CA, Garcia EG, Robles L, et al. High adiponectin concentrations are associated with the metabolically healthy obese phenotype. *J Clin Endocrinol Metab* 2008;93:4075–4079.

Alajmi M, Mulgrew AT, Fox J, et al. Impact of continuous positive airway pressure therapy on blood pressure in patients with obstructive sleep apnea hypopnea: A meta-analysis of randomized controlled trials. *Lung* 2007;185:67–72.

Alderman MH, Madhavan S, Ooi WL, et al. Association of the renin-sodium profile with the risk of myocardial infarction in patients with hypertension. *N Engl J Med* 1991;324:1098–1104.

Alderman MH, Ooi WL, Cohen H, et al. Plasma renin activity: A risk factor for myocardial infarction in hypertensive patients 312. *Am J Hypertens* 1997;10:1–8.

Almdal T, Scharling H, Jensen JS, et al. The independent effect of type 2 diabetes mellitus on ischemic heart disease, stroke, and death: A population-based study of 13,000 men and women with 20 years of follow-up. *Arch Intern Med* 2004;164:1422–1426.

Alper AB Jr, Chen W, Yau L, et al. Childhood uric acid predicts adult blood pressure: The Bogalusa Heart Study. *Hypertension* 2005;45:34–38.

Ardigo D, Stuehlinger M, Franzini L, et al. ADMA is independently related to flow-mediated vasodilation in subjects at low cardiovascular risk. *Eur J Clin Invest* 2007;37:263–269.

Aronow WS, Ahn C, Kronzon I, et al. Association of plasma renin activity and echocardiographic left ventricular hypertrophy with frequency of new coronary events and new atherothrombotic brain infarction in older persons with systemic hypertension. *Am J Cardiol* 1997;79:1543–1545.

Ashfaq S, Abramson JL, Jones DP, et al. Endothelial function and aminothiol biomarkers of oxidative stress in healthy adults. *Hypertension* 2008;52:80–85.

August P, Suthanthiran M. Transforming growth factor beta signaling, vascular remodeling, and hypertension. *N Engl J Med* 2006;354:2721–2723.

Aviv A, Hollenberg NK, Weder A. Urinary potassium excretion and sodium sensitivity in blacks. *Hypertension* 2004;43:707–713.

Bai Y, Ye S, Mortazavi R, et al. Effect of renal injury-induced neurogenic hypertension on NO synthase, caveolin-1, AKt, calmodulin and soluble guanylate cyclase expressions in the kidney. *Am J Physiol Renal Physiol* 2007;292:F974–F980.

Banday AA, Lau YS, Lokhandwala MF. Oxidative stress causes renal dopamine D1 receptor dysfunction and salt-sensitive hypertension in Sprague-Dawley rats. *Hypertension* 2008;51: 367–375.

Bankir L, Perucca J, Weinberger MH. Ethnic differences in urine concentration: Possible relationship to blood pressure. *Clin J Am Soc Nephrol* 2007;2:304–312.

Bankir L, Bochud M, Maillard M, et al. Nighttime blood pressure and nocturnal dipping are associated with daytime urinary sodium excretion in African subjects. *Hypertension* 2008;51: 891–898.

Barbagallo M, Dominguez LJ, Resnick LM. Magnesium metabolism in hypertension and type 2 diabetes mellitus. *Am J Ther* 2007;14:375–385.

Barker DJ, Osmond C, Forsen TJ, et al. Maternal and social origins of hypertension. *Hypertension* 2007;50:565–571.

Barker DJ, Osmond C, Golding J, et al. Growth in utero, blood pressure in childhood and adult life, and mortality from cardiovascular disease. *Br Med J* 1989;298:564–567.

Barlow SE. Expert committee recommendations regarding the prevention, assessment, and treatment of child and adolescent overweight and obesity: Summary report. *Pediatrics* 2007;120 (Suppl. 4):S164–S192.

Barquera S, Durazo-Arvizu RA, Luke A, et al. Hypertension in Mexico and among Mexican Americans: Prevalence and treatment patterns. *J Hum Hypertens* 2008;22:617–626.

Bazzano LA, Khan Z, Reynolds K, et al. Effect of nocturnal nasal continuous positive airway pressure on blood pressure in obstructive sleep apnea. *Hypertension* 2007;50:417–423.

Berecek KH, Brody MJ. Evidence for a neurotransmitter role for epinephrine derived from the adrenal medulla. *Am J Physiol* 1982;242:H593–H601.

Bergvall N, Iliadou A, Johansson S, et al. Genetic and shared environmental factors do not confound the association between birth weight and hypertension: A study among Swedish twins. *Circulation* 2007;115:2931–2938.

Bhatnagar A. Environmental cardiology: Studying mechanistic links between pollution and heart disease. *Circ Res* 2006;99: 692–705.

Biaggioni I. Should we target the sympathetic nervous system in the treatment of obesity-associated hypertension? *Hypertension* 2007;49:27–33.

Blair SN, Church TS. The fitness, obesity, and health equation: Is physical activity the common denominator? *JAMA* 2004;292: 1232–1234.

Blaustein MP. Sodium ions, calcium ions, blood pressure regulation, and hypertension: A reassessment and a hypothesis. *Am J Physiol* 1977;232:C165–C173.

Bleeke T, Zhang H, Madamanchi N, et al. Catecholamine-induced vascular wall growth is dependent on generation of reactive oxygen species. *Circ Res* 2004;94:37–45.

Boger RH, Bode-Boger SM, Szuba A, et al. Asymmetric dimethylarginine (ADMA): A novel risk factor for endothelial dysfunction: Its role in hypercholesterolemia. *Circulation* 1998;98:1842–1847.

Boger RH, Sullivan LM, Schwedhelm E, et al. Plasma asymmetric dimethylarginine and incidence of cardiovascular disease and death in the community. *Circulation* 2009;119:1592–1600.

Bolinder G, de FU. Ambulatory 24-h blood pressure monitoring in healthy, middle-aged smokeless tobacco users, smokers, and nontobacco users. *Am J Hypertens* 1998;11:1153–1163.

Bonita JS, Mandarano M, Shuta D, et al. Coffee and cardiovascular disease: In vitro, cellular, animal, and human studies. *Pharmacol Res* 2007;55:187–198.

Borst JG, Borst-De Geus A. Hypertension explained by Starling's theory of circulatory homoeostasis. *Lancet* 1963;1: 677–682.

Bouillon R, Carmeliet G, Verlinden L, et al. Vitamin D and human health: Lessons from vitamin D receptor null mice. *Endocr Rev* 2008;29:726–776.

Bowman TS, Gaziano JM, Buring JE, et al. A prospective study of cigarette smoking and risk of incident hypertension in women. *J Am Coll Cardiol* 2007;50:2085–2092.

Brenner BM, Chertow GM. Congenital oligonephropathy and the etiology of adult hypertension and progressive renal injury. *Am J Kidney Dis* 1994;23:171–175.

Brondolo E, Libby DJ, Denton EG, et al. Racism and ambulatory blood pressure in a community sample. *Psychosom Med* 2008; 70:49–56.

Brook RD. Cardiovascular effects of air pollution. *Clin Sci (Lond)* 2008;115:175–187.

Browning JD, Szczepaniak LS, Dobbins R, et al. Prevalence of hepatic steatosis in an urban population in the United States: Impact of ethnicity. *Hepatology* 2004;40:1387–1395.

Brunner HR, Laragh JH, Baer L, et al. Essential hypertension: Renin and aldosterone, heart attack and stroke. *N Engl J Med* 1972;286:441–449.

Burns J, Sivananthan MU, Ball SG, et al. Relationship between central sympathetic drive and magnetic resonance imaging-determined left ventricular mass in essential hypertension. *Circulation* 2007;115:1999–2005.

Burt VL, Whelton P, Roccella EJ, et al. Prevalence of hypertension in the US adult population. Results from the Third National Health and Nutrition Examination Survey, 1988–1991. *Hypertension* 1995;25:305–313.

Calhoun DA, Nishizaka MK, Zaman MA, et al. Aldosterone excretion among subjects with resistant hypertension and symptoms of sleep apnea. *Chest* 2004;125:112–117.

Campbell NR, Spence JD. Stroke prevention and sodium restriction. *Can J Neurol Sci* 2008;35:278–279.

Canham RM, Das SR, Leonard D, et al. Alpha2cDel322-325 and beta1Arg389 adrenergic polymorphisms are not associated with reduced left ventricular ejection fraction or increased left ventricular volume. *J Am Coll Cardiol* 2007;49: 274–276.

Canzanello VJ, Baranco-Pryor E, Rahbari-Oskoui F, et al. Predictors of blood pressure response to the angiotensin receptor blocker candesartan in essential hypertension. *Am J Hypertens* 2008;21:61–66.

Carey RM, Padia SH. Angiotensin $AT_2$ receptors: Control of renal sodium excretion and blood pressure. *Trends Endocrinol Metab* 2008;19:84–87.

Carroll D, Smith GD, Shipley MJ, et al. Blood pressure reactions to acute psychological stress and future blood pressure status: A 10-year follow-up of men in the Whitehall II study. *Psychosom Med* 2001;63:737–743.

Carvajal CA, Romero DG, Mosso LM, et al. Biochemical and genetic characterization of 11 beta-hydroxysteroid dehydrogenase type 2 in low-renin essential hypertensives. *J Hypertens* 2005;23:71–77.

Champagne CM. Magnesium in hypertension, cardiovascular disease, metabolic syndrome, and other conditions: A review. *Nutr Clin Pract* 2008;23:142–151.

Charkoudian N, Joyner MJ, Johnston CP, et al. Balance between cardiac output and sympathetic nerve activity in resting humans: Role in arterial pressure regulation. *J Physiol* 2005;568: 315–321.

Chen J, Gu D, Jaquish CE, et al. Association between blood pressure responses to the cold pressor test and dietary sodium intervention in a Chinese population. *Arch Intern Med* 2008a; 168:1740–1746.

Chen L, Davey SG, Harbord RM, et al. Alcohol intake and blood pressure: A systematic review implementing a Mendelian randomization approach. *PLoS Med* 2008b;5:e52.

Chen MJ, Yang WS, Yang JH, Chen CL, et al. Relationship between androgen levels and blood pressure in young women with polycystic ovary syndrome. *Hypertension* 2007;49:1442–1447.

Chien KL, Hsu HC, Chen PC, et al. Urinary sodium and potassium excretion and risk of hypertension in Chinese: Report from a community-based cohort study in Taiwan. *J Hypertens* 2008;26:1750–1756.

Chun TY, Bankir L, Eckert GJ, et al. Ethnic differences in renal responses to furosemide. *Hypertension* 2008;52:241–248.

Colman RJ, Anderson RM, Johnson SC, et al. Caloric restriction delays disease onset and mortality in rhesus monkeys. *Science* 2009;325:201–204.

Cooper R, Rotimi C, Ataman S, et al. The prevalence of hypertension in seven populations of west African origin. *Am J Public Health* 1997;87:160–168.

Cooper RS, Wolf-Maier K, Luke A, et al. An international comparative study of blood pressure in populations of European vs. African descent. *BMC Med* 2005;3:2.

Cornelis MC, El-Sohemy A, Kabagambe EK, et al. Coffee, CYP1A2 genotype, and risk of myocardial infarction. *JAMA* 2006;295: 1135–1141.

Correia ML, Haynes WG. Obesity-related hypertension: Is there a role for selective leptin resistance? *Curr Hypertens Rep* 2004;6: 230–235.

Cowley AW. Renal medullary oxidative stress, pressure-natriuresis, and hypertension. *Hypertension* 2008;52:777–786.

Crowley SD, Coffman TM. In hypertension, the kidney breaks your heart. *Curr Cardiol Rep* 2008;10:470–476.

Cumming RG, Mitchell P, Smith W. Dietary sodium intake and cataract: The Blue Mountains Eye Study. *Am J Epidemiol* 2000; 151:624–626.

Curtis JJ, Luke RG, Dustan HP, et al. Remission of essential hypertension after renal transplantation. *N Engl J Med* 1983;309: 1009–1015.

da Silva AA, do Carmo JM, Kanyicska B, et al. Endogenous melanocortin system activity contributes to the elevated arterial pressure in spontaneously hypertensive rats. *Hypertension* 2008; 51:884–890.

Dahl LK, Heine M. Primary role of renal homografts in setting chronic blood pressure levels in rats. *Circ Res* 1975;36:692–696.

Dall'Asta C, Vedani P, Manunta P, et al. Effect of weight loss through laparoscopic gastric banding on blood pressure, plasma renin activity and aldosterone levels in morbid obesity. *Nutr Metab Cardiovasc Dis* 2009;19:110–114.

Danser AH. Prorenin: Back into the arena. *Hypertension* 2006;47: 824–826.

de Boer MP, Ijzerman RG, de Jongh RT, et al. Birth weight relates to salt sensitivity of blood pressure in healthy adults. *Hypertension* 2008;51:928–932.

de la Sierra A, Giner V, Bragulat E, et al. Lack of correlation between two methods for the assessment of salt sensitivity in essential hypertension. *J Hum Hypertens* 2002;16:255–260.

de Wardener HE, He FJ, MacGregor GA. Plasma sodium and hypertension. *Kidney Int* 2004;66:2454–2466.

Dechering DG, van der Steen MS, Adiyaman A, et al. Reproducibility of the ambulatory arterial stiffness index in hypertensive patients. *J Hypertens* 2008;26:1993–2000.

Denton D, Weisinger R, Mundy NI, et al. The effect of increased salt intake on blood pressure of chimpanzees. *Nat Med* 1995;1: 1009–1016.

Devereux RB, Case DB, Alderman MH, et al. Possible role of increased blood viscosity in the hemodynamics of systemic hypertension. *Am J Cardiol* 2000;85:1265–1268.

Dhingra R, Sullivan L, Jacques PF, et al. Soft drink consumption and risk of developing cardiometabolic risk factors and the metabolic syndrome in middle-aged adults in the community. *Circulation* 2007;116:480–488.

DiBona GF. Physiology in perspective: The Wisdom of the Body. Neural control of the kidney. *Am J Physiol Regul Integr Comp Physiol* 2005;289:R633–R641.

Dickhout JG, Mori T, Cowley AW Jr. Tubulovascular nitric oxide crosstalk: Buffering of angiotensin II-induced medullary vasoconstriction. *Circ Res* 2002;91:487–493.

Donato AJ, Eskurza I, Silver AE, et al. Direct evidence of endothelial oxidative stress with aging in humans: Relation to impaired endothelium-dependent dilation and upregulation of nuclear factor-kappaB. *Circ Res* 2007;100:1659–1666.

Doughan AK, Harrison DG, Dikalov SI. Molecular mechanisms of angiotensin II-mediated mitochondrial dysfunction: Linking mitochondrial oxidative damage and vascular endothelial dysfunction. *Circ Res* 2008;102:488–496.

Dries DL, Victor RG, Rame JE, et al. Corin gene minor allele defined by 2 missense mutations is common in blacks and associated with high blood pressure and hypertension. *Circulation* 2005;112:2403–2410.

du Cailar G, Mimran A, Fesler P, et al. Dietary sodium and pulse pressure in normotensive and essential hypertensive subjects. *J Hypertens* 2004;22:697–703.

Duprez DA. Role of the renin-angiotensin-aldosterone system in vascular remodeling and inflammation: A clinical review. *J Hypertens* 2006;24:983–991.

Eaton SB, Eaton SB, III, Konner MJ, et al. An evolutionary perspective enhances understanding of human nutritional requirements. *J Nutr* 1996;126:1732–1740.

Ehret GB, Morrison AC, O'Connor AA, et al. Replication of the Wellcome Trust genome-wide association study of essential hypertension: The Family Blood Pressure Program. *Eur J Hum Genet* 2008;4:1–5.

Elliott P, Kesteloot H, Appel LJ, et al. Dietary phosphorus and blood pressure: International study of macro- and micro-nutrients and blood pressure. *Hypertension* 2008;51:669–675.

Elliott P, Stamler J, Nichols R, et al. Intersalt revisited: Further analyses of 24 hour sodium excretion and blood pressure within and across populations. Intersalt Cooperative Research Group. *Br Med J* 1996;312:1249–1253.

Engeli S, Bohnke J, Gorzelniak K, et al. Weight loss and the renin-angiotensin-aldosterone system. *Hypertension* 2005;45: 356–362.

Ericsson F. Potassium in skeletal muscle in untreated primary hypertension and in chronic renal failure, studied by X-ray fluorescence technique. *Acta Med Scand* 1984;215:225–230.

Esler M, Eikelis N, Lambert E, et al. Neural mechanisms and management of obesity-related hypertension. *Curr Cardiol Rep* 2008b;10:456–463.

Esler M, Eikelis N, Schlaich M, et al. Human sympathetic nerve biology: Parallel influences of and epigenetics in essential hypertension and panic disorder. *Ann N Y Acad Sci* 2008;1148: 338–348.

Esler M, Eikelis N, Schlaich M, et al. Chronic mental stress is a cause of essential hypertension: Presence of biological markers of stress. *Clin Exp Pharmacol Physiol* 2008a;35:498–502.

Esler M, Julius S, Zweifler A, et al. Mild high-renin essential hypertension. Neurogenic human hypertension? *N Engl J Med* 1977;296:405–411.

Esler M, Straznicky N, Eikelis N, et al. Mechanisms of sympathetic activation in obesity-related hypertension. *Hypertension* 2006; 48:787–796.

Falkner B, Hulman S, Kushner H. Birth weight versus childhood growth as determinants of adult blood pressure. *Hypertension* 1998;31:145–150.

Fang J, Alderman MH. Serum uric acid and cardiovascular mortality the NHANES I epidemiologic follow-up study, 1971-1992. National Health and Nutrition Examination Survey. *JAMA* 2000;283:2404–2410.

Feig DI, Kang DH, Johnson RJ. Uric acid and cardiovascular risk. *N Engl J Med* 2008a;359:1811–1821.

Feig DI, Soletsky B, Johnson RJ. Effect of allopurinol on blood pressure of adolescents with newly diagnosed essential hypertension: A randomized trial. *JAMA* 2008b;300:924–932.

Feldt S, Batenburg WW, Mazak I, et al. Prorenin and renin-induced extracellular signal-regulated kinase 1/2 activation in monocytes is not blocked by aliskiren or the handle-region peptide. *Hypertension* 2008;51:682–688.

Ferguson RK, Turek DM, Rovner DR. Spironolactone and hydrochlorothiazide in normal-renin and low-renin essential hypertension. *Clin Pharmacol Ther* 1977;21:62–69.

Fisher ND, Hurwitz S, Ferri C, et al. Altered adrenal sensitivity to angiotensin II in low-renin essential hypertension. *Hypertension* 1999;34:388–394.

Flaa A, Eide IK, Kjeldsen SE, et al. Sympathoadrenal stress reactivity is a predictor of future blood pressure: An 18-year follow-up study. *Hypertension* 2008;52:336–341.

Floras JS, Aylward PE, Victor RG, et al. Epinephrine facilitates neurogenic vasoconstriction in humans. *J Clin Invest* 1988;81: 1265–1274.

Folkow B. Pathogenesis of structural vascular changes in hypertension. *J Hypertens* 2004;22:1231–1233.

Forman JP, Curhan GC, Taylor EN. Plasma 25-hydroxyvitamin D levels and risk of incident hypertension among young women. *Hypertension* 2008;52:828–832.

Forman JP, Giovannucci E, Holmes MD, et al. Plasma 25--hydroxyvitamin D levels and risk of incident hypertension. *Hypertension* 2007;49:1063–1069.

Forte JG, Miguel JM, Miguel MJ, et al. Salt and blood pressure: A community trial. *J Hum Hypertens* 1989;3:179–184.

Frank H, Heusser K, Geiger H, et al. Temporary reduction of blood pressure and sympathetic nerve activity in hypertensive patients after microvascular decompression. *Stroke* 2009;40:47–51.

Franklin SS. Arterial stiffness and hypertension: A two-way street? *Hypertension* 2005;45:349–351.

Franklin SS. Hypertension in older people: Part 1. *J Clin Hypertens (Greenwich)* 2006;8:444–449.

Franklin SS, Barboza MG, Pio JR, et al. Blood pressure categories, hypertensive subtypes, and the metabolic syndrome. *J Hypertens* 2006;24:2009–2016.

Franklin SS, Pio JR, Wong ND, et al. Predictors of new-onset diastolic and systolic hypertension: The Framingham Heart Study. *Circulation* 2005;111:1121–1127.

Frohlich ED. The role of salt in hypertension: The complexity seems to become clearer. *Nat Clin Pract Cardiovasc Med* 2008; 5:2–3.

Fukuda M, Goto N, Kimura G. Hypothesis on renal mechanism of non-dipper pattern of circadian blood pressure rhythm. *Med Hypotheses* 2006;67:802–806.

Fung MM, Nguyen C, Mehtani P, et al. Genetic variation within adrenergic pathways determines in vivo effects of presynaptic stimulation in humans. *Circulation* 2008;117: 517–525.

Ganguli MC, Grimm RH Jr, Svendsen KH, et al. Higher education and income are related to a better Na: K ratio in blacks: baseline results of the Treatment of Mild Hypertension Study (TOMHS) data. *Am J Hypertens* 1997;10:979–984.

Gariepy CE, Ohuchi T, Williams SC, et al. Salt-sensitive hypertension in endothelin-B receptor-deficient rats. *J Clin Invest* 2000; 105:925–933.

Geleijnse JM, Witteman JC, Stijnen T, et al. Sodium and potassium intake and risk of cardiovascular events and all-cause mortality: The Rotterdam Study. *Eur J Epidemiol* 2007;22: 763–770.

Gerber Y, Jacobsen SJ, Killian JM, et al. Seasonality and daily weather conditions in relation to myocardial infarction and sudden cardiac death in Olmsted County, Minnesota, 1979 to 2002. *J Am Coll Cardiol* 2006;48:287–292.

Giles TD, Berk BC, Black HR, et al. Expanding the definition and classification of hypertension. *J Clin Hypertens (Greenwich)* 2005;7:505–512.

Giovannucci E, Liu Y, Hollis BW, et al. 25-hydroxyvitamin D and risk of myocardial infarction in men: A prospective study. *Arch Intern Med* 2008;168:1174–1180.

Gosse P, Papaioanou G, Coulon P, et al. Can ambulatory blood-pressure monitoring provide reliable indices of arterial stiffness? *Am J Hypertens* 2007;20:831–838.

Grassi G, Quarti-Trevano F, Dell'Oro R, et al. Essential hypertension and the sympathetic nervous system. *Neurol Sci* 2008a; 29(Suppl. 1):S33–S36.

Grassi G, Quarti-Trevano F, Seravalle G, et al. Blood pressure lowering effects of rimonabant in obesity-related hypertension. *J Neuroendocrinol* 2008b;20(Suppl. 1): 63–68.

Grassi G, Seravalle G, Calhoun DA, et al. Mechanisms responsible for sympathetic activation by cigarette smoking in humans. *Circulation* 1994;90:248–253.

Grassi G, Seravalle G, Trevano FQ, et al. Neurogenic abnormalities in masked hypertension. *Hypertension* 2007;50:537–542.

Greenfield JR, Miller JW, Keogh JM, et al. Modulation of blood pressure by central melanocortinergic pathways. *N Engl J Med* 2009;360:44–52.

Grundy SM. Metabolic syndrome: A multiplex cardiovascular risk factor. *J Clin Endocrinol Metab* 2007;92:399–404.

Grundy SM. Metabolic syndrome pandemic. *Arterioscler Thromb Vasc Biol* 2008;28:629–636.

Gu JW, Anand V, Shek EW, et al. Sodium induces hypertrophy of cultured myocardial myoblasts and vascular smooth muscle cells. *Hypertension* 1998;31:1083–1087.

Guidi E, Menghetti D, Milani S, et al. Hypertension may be transplanted with the kidney in humans: A long-term historical prospective follow-up of recipients grafted with kidneys coming from donors with or without hypertension in their families. *J Am Soc Nephrol* 1996;7:1131–1138.

Guo GB, Thames MD, Abboud FM. Arterial baroreflexes in renal hypertensive rabbits. Selectivity and redundancy of baroreceptor influence on heart rate, vascular resistance, and lumbar sympathetic nerve activity. *Circ Res* 1983; 53:223–234.

Guyenet PG. The sympathetic control of blood pressure. *Nat Rev Neurosci* 2006;7:335–346.

Guyton AC. Physiologic regulation of arterial pressure. *Am J Cardiol* 1961;8:401–407.

Guyton AC. Blood pressure control—special role of the kidneys and body fluids. *Science* 1991;252:1813–1816.

Guyton AC. Kidneys and fluids in pressure regulation. Small volume but large pressure changes. *Hypertension* 1992;19: I2–I8.

Guyton AC, Coleman TG. Quantitative analysis of the pathophysiology of hypertension. *Circ Res* 1969;24:1–19.

Guzik TJ, Hoch NE, Brown KA, et al. Role of the T cell in the genesis of angiotensin II induced hypertension and vascular dysfunction. *J Exp Med* 2007;204:2449–2460.

Haddy FJ, Overbeck HW. The role of humoral agents in volume expanded hypertension. *Life Sci* 1976;19:935–947.

Haentjens P, Van MA, Moscariello A, et al. The impact of continuous positive airway pressure on blood pressure in patients with obstructive sleep apnea syndrome: Evidence from a meta-analysis of placebo-controlled randomized trials. *Arch Intern Med* 2007;167:757–764.

Hainsworth R, Drinkhill MJ, Rivera-Chira M. The autonomic nervous system at high altitude. *Clin Auton Res* 2007;17:13–19.

Hales CN, Barker DJ. The thrifty phenotype hypothesis. *Br Med Bull* 2001;60:5–20.

Hall JE, Brands MW, Shek EW. Central role of the kidney and abnormal fluid volume control in hypertension. *J Hum Hypertens* 1996a;10:633–639.

Hall JE, Guyton AC, Brands MW. Pressure-volume regulation in hypertension. *Kidney Int Suppl* 1996b;55:S35–S41.

Halperin RO, Gaziano JM, Sesso HD. Smoking and the risk of incident hypertension in middle-aged and older men. *Am J Hypertens* 2008;21:148–152.

Hansen J, Sander M. Sympathetic neural overactivity in healthy humans after prolonged exposure to hypobaric hypoxia. *J Physiol* 2003;546:921–929.

Harrison DG. Vascular mediators of hypertension. ASH Clinical Hypertension Review Course Syllabus. American Society of Hypertension, 2007, pp.107–125.

Harrison DG, Guzik TJ, Goronzy J, et al. Is hypertension an immunologic disease? *Curr Cardiol Rep* 2008;10:464–469.

Harsha DW, Bray GA. Weight loss and blood pressure control (Pro). *Hypertension* 2008;51:1420–1425.

Hart EC, Charkoudian N, Wallin BG, et al. Sex differences in sympathetic neural-hemodynamic balance: Implications for human blood pressure regulation. *Hypertension* 2009;53:571–576.

Hatsukami D, Mooney M, Murphy S, et al. Effects of high dose transdermal nicotine replacement in cigarette smokers. *Pharmacol Biochem Behav* 2007;86:132–139.

He FJ, MacGregor GA. Importance of salt in determining blood pressure in children: Meta-analysis of controlled trials. *Hypertension* 2006;48:861–869.

He FJ, MacGregor GA. Salt, blood pressure and cardiovascular disease. *Curr Opin Cardiol* 2007;22:298–305.

He J, Klag MJ, Whelton PK, et al. Migration, blood pressure pattern, and hypertension: The Yi Migrant Study. *Am J Epidemiol* 1991;134:1085–1101.

Helmer OM. Renin activity in blood from patients with hypertension. *CMAJ* 1964;90:221–225.

Hemachandra AH, Howards PP, Furth SL, et al. Birth weight, postnatal growth, and risk for high blood pressure at 7 years of age: Results from the Collaborative Perinatal Project. *Pediatrics* 2007;119:e1264–e1270.

Herrera J, Ferrebuz A, MacGregor EG, et al. Mycophenolate mofetil treatment improves hypertension in patients with psoriasis and rheumatoid arthritis. *J Am Soc Nephrol* 2006;17:S218–S225.

Hertz RP, Unger AN, Ferrario CM. Diabetes, hypertension, and dyslipidemia in Mexican Americans and non-Hispanic whites. *Am J Prev Med* 2006;30:103–110.

Heusser K, Tank J, Luft FC, et al. Baroreflex failure. *Hypertension* 2005;45:834–839.

Hinchliffe SA, Lynch MR, Sargent PH, et al. The effect of intrauterine growth retardation on the development of renal nephrons. *Br J Obstet Gynaecol* 1992;99:296–301.

Holland OB, Gomez-Sanchez C, Fairchild C, et al. Role of renin classification for diuretic treatment of black hypertensive patients. *Arch Intern Med* 1979;139:1365–1370.

Hovi P, Andersson S, Eriksson JG, et al. Glucose regulation in young adults with very low birth weight. *N Engl J Med* 2007; 356:2053–2063.

Huang Y, Wongamornthan S, Kasting J, et al. Renin increases mesangial cell transforming growth factor-beta1 and matrix proteins through receptor-mediated, angiotensin II-independent mechanisms. *Kidney Int* 2006;69:105–113.

Hughson MD, Gobe GC, Hoy WE, et al. Associations of glomerular number and birth weight with clinicopathological features of African Americans and whites. *Am J Kidney Dis* 2008;52: 18–28.

Hulsen HT, Nijdam ME, Bos WJ, et al. Spurious systolic hypertension in young adults; prevalence of high brachial systolic blood pressure and low central pressure and its determinants. *J Hypertens* 2006;24:1027–1032.

Hunyor SN, Zweifler AJ, Hansson L, et al. Effect of high dose spironolactone and chlorthalidone in essential hypertension: Relation to plasma renin activity and plasma volume. *Aust N Z J Med* 1975;5:17–24.

Huxley R, Neil A, Collins R. Unravelling the fetal origins hypothesis: Is there really an inverse association between birthweight and subsequent blood pressure? *Lancet* 2002;360:659–665.

Intersalt Cooperative Research Group. Intersalt: An international study of electrolyte excretion and blood pressure. Results for 24 hour urinary sodium and potassium excretion. *Br Med J* 1988;297:319–328.

Iwamoto T. $Na^+/Ca^{2+}$ exchange as a drug target—insights from molecular pharmacology and genetic engineering. *Ann N Y Acad Sci* 2007;1099:516–528.

Ji W, Foo JN, O'Roak BJ, et al. Rare independent mutations in renal salt handling genes contribute to blood pressure variation. *Nat Genet* 2008;40:592–599.

Johnson RJ, Feig DI, Nakagawa T, et al. Pathogenesis of essential hypertension: Historical paradigms and modern insights. *J Hypertens* 2008;26:381–391.

Jood K, Jern C, Wilhelmsen L, et al. Body mass index in mid-life is associated with a first stroke in men: A prospective population study over 28 years. *Stroke* 2004;35:2764–2769.

Joossens JV, Hill MJ, Elliott P, et al. Dietary salt, nitrate and stomach cancer mortality in 24 countries. European Cancer Prevention (ECP) and the INTERSALT Cooperative Research Group. *Int J Epidemiol* 1996;25:494–504.

Joyner MJ, Charkoudian N, Wallin BG. A sympathetic view of the sympathetic nervous system and human blood pressure regulation. *Exp Physiol* 2008;93:715–724.

Julius S, Krause L, Schork NJ, et al. Hyperkinetic borderline hypertension in Tecumseh, Michigan. *J Hypertens* 1991;9:77–84.

Kannel WB, Garrison RJ, Dannenberg AL. Secular blood pressure trends in normotensive persons: The Framingham Study. *Am Heart J* 1993;125:1154–1158.

Karppanen H, Mervaala E. Sodium intake and hypertension. *Prog Cardiovasc Dis* 2006;49:59–75.

Katagiri H, Yamada T, Oka Y. Adiposity and cardiovascular disorders: Disturbance of the regulatory system consisting of humoral and neuronal signals. *Circ Res* 2007;101:27–39.

Kato M, Hisatome I, Tomikura Y, et al. Status of endothelial dependent vasodilation in patients with hyperuricemia. *Am J Cardiol* 2005;96:1576–1578.

Kawasaki T, Delea CS, Bartter FC, et al. The effect of high-sodium and low-sodium intakes on blood pressure and other related variables in human subjects with idiopathic hypertension. *Am J Med* 1978;64:193–198.

Keller G, Zimmer G, Mall G, et al. Nephron number in patients with primary hypertension. *N Engl J Med* 2003;348: 101–108.

Kempner W. Treatment of hypertensive vascular disease with rice diet. *Am J Med* 1948;4:545–577.

Kenchaiah S, Evans JC, Levy D, et al. Obesity and the risk of heart failure. *N Engl J Med* 2002;347:305–313.

Khalid ME, Ali ME, Ahmed EK, et al. Pattern of blood pressures among high and low altitude residents of southern Saudi Arabia. *J Hum Hypertens* 1994;8:765–769.

Khaw KT, Barrett-Connor E. Dietary potassium and stroke-associated mortality. A 12-year prospective population study. *N Engl J Med* 1987;316:235–240.

Khaw KT, Bingham S, Welch A, et al. Blood pressure and urinary sodium in men and women: The Norfolk Cohort of the European Prospective Investigation into Cancer (EPIC-Norfolk). *Am J Clin Nutr* 2004;80:1397–1403.

Khraibi AA, Smith TL, Hutchins PM, et al. Thymectomy delays the development of hypertension in Okamoto spontaneously hypertensive rats. *J Hypertens* 1987;5:537–541.

Kienitz T, Quinkler M. Testosterone and blood pressure regulation. *Kidney Blood Press Res* 2008;31:71–79.

Kloner RA, Rezkalla SH. To drink or not to drink? That is the question. *Circulation* 2007;116:1306–1317.

Knaus AE, Muthig V, Schickinger S, et al. Alpha2-adrenoceptor subtypes—unexpected functions for receptors and ligands derived from gene-targeted mouse models. *Neurochem Int* 2007;51:277–281.

Kobori H, Nangaku M, Navar LG, et al. The intrarenal renin-angiotensin system: From physiology to the pathobiology of hypertension and kidney disease. *Pharmacol Rev* 2007;59: 251–287.

Koga M, Sasaguri M, Miura S, et al. Plasma renin activity could be a useful predictor of left ventricular hypertrophy in essential hypertensives. *J Hum Hypertens* 1998;12:455–461.

Kohan DE. The renal medullary endothelin system in control of sodium and water excretion and systemic blood pressure. *Curr Opin Nephrol Hypertens* 2006;15:34–40.

Konje JC, Bell SC, Morton JJ, et al. Human fetal kidney morphometry during gestation and the relationship between weight, kidney morphometry and plasma active renin concentration at birth. *Clin Sci (Lond)* 1996;91:169–175.

Krum H, Schlaich M, Whitbourn R, et al. Catheter-based renal sympathetic denervation for resistant hypertension: A multicentre safety and proof-of-principle cohort study. *Lancet* 2009;373:1275–1281.

Kupper N, Willemsen G, Riese H, et al. Heritability of daytime ambulatory blood pressure in an extended twin design. *Hypertension* 2005;45:80–85.

Lakoski SG, Cushman M, Palmas W, et al. The relationship between blood pressure and C-reactive protein in the Multi-Ethnic Study of Atherosclerosis (MESA). *J Am Coll Cardiol* 2005;46:1869–1874.

Lambert E, Straznicky N, Schlaich M, et al. Differing pattern of sympathoexcitation in normal-weight and obesity-related hypertension. *Hypertension* 2007;50:862–868.

Landin K, Tengborn L, Smith U. Elevated fibrinogen and plasminogen activator inhibitor (PAI-1) in hypertension are related to metabolic risk factors for cardiovascular disease. *J Intern Med* 1990;227:273–278.

Landmesser U, Cai H, Dikalov S, et al. Role of p47(phox) in vascular oxidative stress and hypertension caused by angiotensin II. *Hypertension* 2002;40:511–515.

Landsberg L. A teleological view of obesity, diabetes and hypertension. *Clin Exp Pharmacol Physiol* 2006;33:863–867.

Laragh JH. Vasoconstriction-volume analysis for understanding and treating hypertension: The use of renin and aldosterone profiles. *Am J Med* 1973;55:261–274.

Laragh JH. Laragh's 25 lessons in pathophysiology and 12 clinical pearls for treating hypertension. *Am J Hypertens* 2001;14:1173–1177.

Laragh JH, Sealey JE. Relevance of the plasma renin hormonal control system that regulates blood pressure and sodium balance for correctly treating hypertension and for evaluating ALLHAT. *Am J Hypertens* 2003;16:407–415.

Larsson SC, Virtanen MJ, Mars M, et al. Magnesium, calcium, potassium, and sodium intakes and risk of stroke in male smokers. *Arch Intern Med* 2008;168:459–465.

Lawes CM, Vander HS, Rodgers A. Global burden of blood-pressure-related disease, 2001. *Lancet* 2008;371: 1513–1518.

Lawlor DA, Najman JM, Sterne J, et al. Associations of parental, birth, and early life characteristics with systolic blood pressure at 5 years of age: Findings from the Mater-University study of pregnancy and its outcomes. *Circulation* 2004;110:2417–2423.

Leal AK, Williams MA, Garry MG, et al. Evidence for functional alterations in the skeletal muscle mechanoreflex and metaboreflex in hypertensive rats. *Am J Physiol Heart Circ Physiol* 2008;295:H1429–H1438.

Lee AJ. Haemorheological, platelet and endothelial factors in essential hypertension. *J Hum Hypertens* 2002;16:529–531.

Leiba A, Vald A, Peleg E, et al. Does dietary recall adequately assess sodium, potassium, and calcium intake in hypertensive patients? *Nutrition* 2005;21:462–466.

Levy BI, Schiffrin EL, Mourad JJ, et al. Impaired tissue perfusion: A pathology common to hypertension, obesity, and diabetes mellitus. *Circulation* 2008;118:968–976.

Levy EI, Scarrow AM, Jannetta PJ. Microvascular decompression in the treatment of hypertension: Review and update. *Surg Neurol* 2001;55:2–10.

Lewington S, Clarke R, Qizilbash N, et al. Age-specific relevance of usual blood pressure to vascular mortality: A meta-analysis of individual data for one million adults in 61 prospective studies. *Lancet* 2002;360:1903–1913.

Li JL, Canham RM, Vongpatanasin W, et al. Do allelic variants in alpha2A and alpha2C adrenergic receptors predispose to hypertension in blacks? *Hypertension* 2006;47:1140–1146.

Liew G, Wang JJ, Duncan BB, et al. Low birthweight is associated with narrower arterioles in adults. *Hypertension* 2008;51:933–938.

Lifton RP, Gharavi AG, Geller DS. Molecular mechanisms of human hypertension. *Cell* 2001;104:545–556.

Lohmeier TE, Dwyer TM, Irwin ED, et al. Prolonged activation of the baroreflex abolishes obesity-induced hypertension. *Hypertension* 2007;49:1307–1314.

Loscalzo J. Association studies in an era of too much information: Clinical analysis of new biomarker and genetic data. *Circulation* 2007;116:1866–1870.

Lucas A, Morley R. Does early nutrition in infants born before term programme later blood pressure? *Br Med J* 1994;309:304–308.

Luft FC. A brief history of renin. *J Mol Med* 2008;86:611–613.

Luft FC, Weinberger MH. Heterogeneous responses to changes in dietary salt intake: The salt-sensitivity paradigm. *Am J Clin Nutr* 1997;65:612S–617S.

Mackenzie HS, Brenner BM. Fewer nephrons at birth: A missing link in the etiology of essential hypertension? *Am J Kidney Dis* 1995;26:91–98.

Majid DS, Kopkan L. Nitric oxide and superoxide interactions in the kidney and their implication in the development of salt-sensitive hypertension. *Clin Exp Pharmacol Physiol* 2007;34: 946–952.

Manalich R, Reyes L, Herrera M, et al. Relationship between weight at birth and the number and size of renal glomeruli in humans: A histomorphometric study. *Kidney Int* 2000;58:770–773.

Mancia G, Bousquet P, Elghozi JL, et al. The sympathetic nervous system and the metabolic syndrome. *J Hypertens* 2007;25: 909–920.

Marchesi C, Paradis P, Schiffrin EL. Role of the renin-angiotensin system in vascular inflammation. *Trends Pharmacol Sci* 2008;29: 367–374.

Margolis KL, Ray RM, Van HL, et al. Effect of calcium and vitamin D supplementation on blood pressure: The Women's Health Initiative Randomized Trial. *Hypertension* 2008;52: 847–855.

Mark AL. Dietary therapy for obesity: An emperor with no clothes. *Hypertension* 2008;51:1426–1434.

Mark AL, Correia ML, Rahmouni K, et al. Loss of leptin actions in obesity: Two concepts with cardiovascular implications. *Clin Exp Hypertens* 2004;26:629–636.

Martin D, Glass TA, Bandeen-Roche K, et al. Association of blood lead and tibia lead with blood pressure and hypertension in a community sample of older adults. *Am J Epidemiol* 2006;163: 467–478.

Martin RM, Ness AR, Gunnell D, et al. Does breast-feeding in infancy lower blood pressure in childhood? The Avon Longitudinal Study of Parents and Children (ALSPAC). *Circulation* 2004;109:1259–1266.

Matthews KA, Katholi CR, McCreath H, et al. Blood pressure reactivity to psychological stress predicts hypertension in the CARDIA study. *Circulation* 2004;110:74–78.

Mayer G. An update on the relationship between the kidney, salt and hypertension. *Wien Med Wochenschr* 2008; 158:365–369.

McEniery CM, Yasmin, Wallace S, et al. Increased stroke volume and aortic stiffness contribute to isolated systolic hypertension in young adults. *Hypertension* 2005;46:221–226.

McKeigue PM, Reynard JM. Relation of nocturnal polyuria of the elderly to essential hypertension. *Lancet* 2000;355: 486–488.

Meade TW, Cooper JA, Peart WS. Plasma renin activity and ischemic heart disease. *N Engl J Med* 1993;329:616–619.

Meisinger C, Koenig W, Baumert J, et al. Uric acid levels are associated with all-cause and cardiovascular disease mortality independent of systemic inflammation in men from the general population: The MONICA/KORA cohort study. *Arterioscler Thromb Vasc Biol* 2008;28:1186–1192.

Melamed ML, Michos ED, Post W, et al. 25-hydroxyvitamin D levels and the risk of mortality in the general population. *Arch Intern Med* 2008;168:1629–1637.

Melikian N, Wheatcroft SB, Ogah OS, et al. Asymmetric dimethylarginine and reduced nitric oxide bioavailability in young Black African men. *Hypertension* 2007;49:873–877.

Mene P, Punzo G. Uric acid: Bystander or culprit in hypertension and progressive renal disease? *J Hypertens* 2008; 26:2085–2092.

Menke A, Muntner P, Batuman V, et al. Blood lead below 0.48 micromol/L (10 microg/dL) and mortality among US adults. *Circulation* 2006;114:1388–1394.

Mercuro G, Vitale C, Cerquetani E, et al. Effect of hyperuricemia upon endothelial function in patients at increased cardiovascular risk. *Am J Cardiol* 2004;94:932–935.

Miller KA, Siscovick DS, Sheppard L, et al. Long-term exposure to air pollution and incidence of cardiovascular events in women. *N Engl J Med* 2007;356:447–458.

Mitchell GF, Conlin PR, Dunlap ME, et al. Aortic diameter, wall stiffness, and wave reflection in systolic hypertension. *Hypertension* 2008a;51:105–111.

Mitchell GF, Guo CY, Benjamin EJ, et al. Cross-sectional correlates of increased aortic stiffness in the community: The Framingham Heart Study. *Circulation* 2007;115:2628–2636.

Mitchell P, Liew G, Rochtchina E, et al. Evidence of arteriolar narrowing in low-birth-weight children. *Circulation* 2008b;118: 518–524.

Modesti PA, Morabito M, Bertolozzi I, et al. Weather-related changes in 24-hour blood pressure profile: Effects of age and implications for hypertension management. *Hypertension* 2006;47:155–161.

Mohaupt MG, Schmidli J, Luft FC. Management of uncontrollable hypertension with a carotid sinus stimulation device. *Hypertension* 2007;50:825–828.

Mort JR, Kruse HR. Timing of blood pressure measurement related to caffeine consumption. *Ann Pharmacother* 2008;42: 105–110.

Mueller A, Kiesewetter F, Binder H, et al. Long-term administration of testosterone undecanoate every 3 months for testosterone supplementation in female-to-male transsexuals. *J Clin Endocrinol Metab* 2007;92:3470–3475.

Mueller CF, Laude K, McNally JS, et al. ATVB in focus: Redox mechanisms in blood vessels. *Arterioscler Thromb Vasc Biol* 2005;25:274–278.

Munzel T, Sinning C, Post F, et al. Pathophysiology, diagnosis and prognostic implications of endothelial dysfunction. *Ann Med* 2008;40:180–196.

Myers MG. Effect of caffeine on blood pressure beyond the laboratory. *Hypertension* 2004;43:724–725.

Narayan KM, Boyle JP, Thompson TJ, et al. Lifetime risk for diabetes mellitus in the United States. *JAMA* 2003;290:1884–1890.

Narkiewicz K, Wolf J, Lopez-Jimenez F, et al. Obstructive sleep apnea and hypertension. *Curr Cardiol Rep* 2005;7:435–440.

Navas-Acien A, Guallar E, Silbergeld EK, et al. Lead exposure and cardiovascular disease—a systematic review. *Environ Health Perspect* 2007;115:472–482.

Neimann AL, Shin DB, Wang X, et al. Prevalence of cardiovascular risk factors in patients with psoriasis. *J Am Acad Dermatol* 2006;55:829–835.

Nesbitt SD, Julius S, Leonard D, et al. Is low-risk hypertension fact or fiction? cardiovascular risk profile in the TROPHY study. *Am J Hypertens* 2005;18:980–985.

Niskanen L, Laaksonen DE, Nyyssonen K, et al. Inflammation, abdominal obesity, and smoking as predictors of hypertension. *Hypertension* 2004;44:859–865.

Norman M. Low birth weight and the developing vascular tree: A systematic review. *Acta Paediatr* 2008;97:1165–1172.

Norris SL, Kansagara D, Bougatsos C, et al. Screening adults for type 2 diabetes: A review of the evidence for the U.S. Preventive Services Task Force. *Ann Intern Med* 2008;148:855–868.

O'Connor DT, Zhu G, Rao F, et al. Heritability and genome-wide linkage in US and australian twins identify novel genomic regions controlling chromogranin a: Implications for secretion and blood pressure. *Circulation* 2008;118:247–257.

O'Keefe JH, Bybee KA, Lavie CJ. Alcohol and cardiovascular health: The razor-sharp double-edged sword. *J Am Coll Cardiol* 2007;50:1009–1014.

O'Rourke MF, Hashimoto J. Mechanical factors in arterial aging: A clinical perspective. *J Am Coll Cardiol* 2007;50:1–13.

Oliver PM, John SW, Purdy KE, et al. Natriuretic peptide receptor 1 expression influences blood pressures of mice in a dose-dependent manner. *Proc Natl Acad Sci U S A* 1998;95: 2547–2551.

Oliver WJ, Cohen EL, Neel JV. Blood pressure, sodium intake, and sodium related hormones in the Yanomamo Indians, a "no-salt" culture. *Circulation* 1975;52:146–151.

Ong KL, Cheung BM, Man YB, et al. Prevalence, awareness, treatment, and control of hypertension among United States adults 1999–2004. *Hypertension* 2007;49:69–75.

Oparil S. Women and hypertension: What did we learn from the Women's Health Initiative? *Cardiol Rev* 2006;14:267–275.

Orlov SN, Mongin AA. Salt-sensing mechanisms in blood pressure regulation and hypertension. *Am J Physiol Heart Circ Physiol* 2007;293:H2039–H2053.

Ottaviani C, Shapiro D, Goldstein IB, et al. Hemodynamic profile, compensation deficit, and ambulatory blood pressure. *Psychophysiology* 2006;43:46–56.

Ottaviani C, Shapiro D, Goldstein IB, et al. Vascular profile, delayed recovery, inflammatory process, and ambula-tory blood pressure: Laboratory-to-life generalizability. *Int J Psychophysiol* 2007;66:56–65.

Page LB, Vandevert DE, Nader K, et al. Blood pressure of Qash'qai pastoral nomads in Iran in relation to culture, diet, and body form. *Am J Clin Nutr* 1981;34:527–538.

Pak CY. Medical stone management: 35 years of advances. *J Urol* 2008;180:813–819.

Panoulas VF, Douglas KM, Milionis HJ, et al. Prevalence and associations of hypertension and its control in patients with rheumatoid arthritis. *Rheumatology (Oxford)* 2007;46:1477–1482.

Panoulas VF, Metsios GS, Pace AV, et al. Hypertension in rheumatoid arthritis. *Rheumatology (Oxford)* 2008;47:1286–1298.

Paravicini TM, Touyz RM. Redox signaling in hypertension. *Cardiovasc Res* 2006;71:247–258.

Paravicini TM, Touyz RM. NADPH oxidases, reactive oxygen species, and hypertension: Clinical implications and therapeutic possibilities. *Diabetes Care* 2008;31(Suppl. 2):S170–S180.

Pechman KR, Basile DP, Lund H, et al. Immune suppression blocks sodium-sensitive hypertension following recovery from ischemic acute renal failure. *Am J Physiol Regul Integr Comp Physiol* 2008;294:R1234–R1239.

Perlstein T, Weuve J, Schwartz J, et al. Cumulative community-level lead exposure and pulse pressure: The normative aging study. *Environ Health Perspect* 2007;115:1696–1700.

Perry IJ, Beevers DG. Salt intake and stroke: A possible direct effect. *J Hum Hypertens* 1992;6:23–25.

Peters A, Barendregt JJ, Willekens F, et al. Obesity in adulthood and its consequences for life expectancy: A life-table analysis. *Ann Intern Med* 2003;138:24–32.

Pham PC, Pham PM, Pham SV, et al. Hypomagnesemia in patients with type 2 diabetes. *Clin J Am Soc Nephrol* 2007;2:366–373.

Phillips CL, Yang Q, Williams A, et al. The effect of short-term withdrawal from continuous positive airway pressure therapy on sympathetic activity and markers of vascular inflammation in subjects with obstructive sleep apnoea. *J Sleep Res* 2007; 16:217–225.

Pickering G. Systemic arterial hypertension. In: Fisherman A, Richards C, eds. *Circulation of the Blood: Men and Ideas*. Bethesda, MD: American Physiological Society; 1964:487–544.

Pickering TG. Could hypertension be a consequence of the 24/7 society? The effects of sleep deprivation and shift work. *J Clin Hypertens (Greenwich)* 2006;8:819–822.

Pickering TG, Eguchi K, Kario K. Masked hypertension: A review. *Hypertens Res* 2007;30:479–488.

Pilz B, Brasen JH, Schneider W, et al. Obesity and hypertension-induced restrictive cardiomyopathy: A harbinger of things to come. *Hypertension* 2004;43:911–917.

Pimenta E, Calhoun DA. Aldosterone, dietary salt, and renal disease. *Hypertension* 2006;48:209–210.

Pimenta E, Calhoun DA. Resistant hypertension and aldosteronism. *Curr Hypertens Rep* 2007;9:353–359.

Poli KA, Tofler GH, Larson MG, et al. Association of blood pressure with fibrinolytic potential in the Framingham offspring population. *Circulation* 2000;101:264–269.

Porkert M, Sher S, Reddy U, et al. Tetrahydrobiopterin: A novel antihypertensive therapy. *J Hum Hypertens* 2008;22:401–407.

Poulter NR, Khaw KT, Hopwood BE, et al. The Kenyan Luo migration study: Observations on the initiation of a rise in blood pressure. *Br Med J* 1990;300:967–972.

Pratt JH, Rebhun JF, Zhou L, et al. Levels of mineralocorticoids in whites and blacks. *Hypertension* 1999;34:315–319.

Pratt-Ubunama MN, Nishizaka MK, Boedefeld RL, et al. Plasma aldosterone is related to severity of obstructive sleep apnea in subjects with resistant hypertension. *Chest* 2007;131:453–459.

Preston RA, Materson BJ, Reda DJ, et al. Age-race subgroup compared with renin profile as predictors of blood pressure response to antihypertensive therapy. Department of Veterans Affairs Cooperative Study Group on Antihypertensive Agents. *JAMA* 1998b;280:1168–1172.

Qiao X, McConnell KR, Khalil RA. Sex steroids and vascular responses in hypertension and aging. *Gend Med* 2008;5(Suppl. A):S46–S64.

Randin D, Vollenweider P, Tappy L, et al. Suppression of alcohol-induced hypertension by dexamethasone. *N Engl J Med* 1995; 332:1733–1737.

Rao F, Wen G, Gayen JR, et al. Catecholamine release-inhibitory peptide catestatin (chromogranin A(352–372)): Naturally occurring amino acid variant Gly364Ser causes profound changes in human autonomic activity and alters risk for hypertension. *Circulation* 2007a;115:2271–2281.

Rao F, Zhang L, Wessel J, et al. Tyrosine hydroxylase, the rate-limiting enzyme in catecholamine biosynthesis: Discovery of common human genetic variants governing transcription, autonomic activity, and blood pressure in vivo. *Circulation* 2007b;116:993–1006.

Richart T, Li Y, Staessen JA. Renal versus extrarenal activation of vitamin D in relation to atherosclerosis, arterial stiffening, and hypertension. *Am J Hypertens* 2007;20:1007–1015.

Ridker PM, Danielson E, Fonseca FA, et al. Rosuvastatin to prevent vascular events in men and women with elevated C-reactive protein. *N Engl J Med* 2008;359:2195–2207.

Rodriguez-Iturbe B, Romero F, Johnson RJ. Pathophysiological mechanisms of salt-dependent hypertension. *Am J Kidney Dis* 2007a;50:655–672.

Rodriguez-Iturbe B, Sepassi L, Quiroz Y, et al. Association of mitochondrial SOD deficiency with salt-sensitive hypertension and accelerated renal senescence. *J Appl Physiol* 2007b;102:255–260.

Romeo S, Kozlitina J, Xing C, et al. Genetic variation in PNPLA3 confers susceptibility to nonalcoholic fatty liver disease. *Nat Genet* 2008;40:1461–1465.

Romundstad PR, Davey SG, Nilsen TI, et al. Associations of prepregnancy cardiovascular risk factors with the offspring's birth weight. *Am J Epidemiol* 2007;166:1359–1364.

Rossi A, Baldo-Enzi G, Calabro A, et al. The renin-angiotensin-aldosterone system and carotid artery disease in mild-to-moderate primary hypertension. *J Hypertens* 2000;18:1401–1409.

Rossi E, Regolisti G, Perazzoli F, et al. –344C/T polymorphism of CYP11B2 gene in Italian patients with idiopathic low renin hypertension. *Am J Hypertens* 2001;14:934–941.

Rostand SG. Ultraviolet light may contribute to geographic and racial blood pressure differences. *Hypertension* 1997;30:150–156.

Rumantir MS, Jennings GL, Lambert GW, et al. The "adrenaline hypothesis" of hypertension revisited: Evidence for adrenaline release from the heart of patients with essential hypertension. *J Hypertens* 2000;18:717–723.

Saad MF, Lillioja S, Nyomba BL, et al. Racial differences in the relation between blood pressure and insulin resistance. *N Engl J Med* 1991;324:733–739.

Sagnella GA. Why is plasma renin activity lower in populations of African origin? *J Hum Hypertens* 2001;15:17–25.

Sander M, Chavoshan B, Victor RG. A large blood pressure-raising effect of nitric oxide synthase inhibition in humans. *Hypertension* 1999;33:937–942.

Sander M, Hansen J, Victor RG. The sympathetic nervous system is involved in the maintenance but not initiation of the hypertension induced by N (omega)-nitro-L-arginine methyl ester. *Hypertension* 1997;30:64–70.

Savoia C, Schiffrin EL. Inflammation in hypertension. *Curr Opin Nephrol Hypertens* 2006;15:152–158.

Savoia C, Touyz RM, Volpe M, et al. Angiotensin type 2 receptor in resistance arteries of type 2 diabetic hypertensive patients. *Hypertension* 2007;49:341–346.

Schefe JH, Neumann C, Goebel M, et al. Prorenin engages the (pro)renin receptor like renin and both ligand activities are unopposed by aliskiren. *J Hypertens* 2008;26:1787–1794.

Schiffrin EL. Effects of aldosterone on the vasculature. *Hypertension* 2006;47:312–318.

Schillaci G, Parati G. Ambulatory arterial stiffness index: Merits and limitations of a simple surrogate measure of arterial compliance. *J Hypertens* 2008;26:182–185.

Schlaich MP, Kaye DM, Lambert E, et al. Relation between cardiac sympathetic activity and hypertensive left ventricular hypertrophy. *Circulation* 2003;108:560–565.

Schlaich MP, Lambert E, Kaye DM, et al. Sympathetic augmentation in hypertension: Role of nerve firing, norepinephrine reuptake, and Angiotensin neuromodulation. *Hypertension* 2004; 43:169–175.

Schneider MP, Ge Y, Pollock DM, et al. Collecting duct-derived endothelin regulates arterial pressure and Na excretion via nitric oxide. *Hypertension* 2008;51:1605–1610.

Schreuder MF, Langemeijer ME, Bokenkamp A, et al. Hypertension and microalbuminuria in children with congenital solitary kidneys. *J Paediatr Child Health* 2008;44:363–368.

Scragg R, Sowers M, Bell C. Serum 25-hydroxyvitamin D, ethnicity, and blood pressure in the Third National Health and Nutrition Examination Survey. *Am J Hypertens* 2007;20:713–719.

Seaberg EC, Munoz A, Lu M, et al. Association between highly active antiretroviral therapy and hypertension in a large cohort of men followed from 1984 to 2003. *AIDS* 2005;19:953–960.

Sealy JE. and Laragh JH. "Prorenin" in human plasma? *Circ Res* 1975;36(Suppl 1):10–16.

Sealey JE, Blumenfeld JD, Bell GM, et al. On the renal basis for essential hypertension: Nephron heterogeneity with discordant renin secretion and sodium excretion causing a hypertensive vasoconstriction-volume relationship. *J Hypertens* 1988;6:763–777.

Sealey JE, Gordon RD, Mantero F. Plasma renin and aldosterone measurements in low renin hypertensive states. *Trends Endocrinol Metab* 2005;16:86–91.

Selkurt EE. Effect of pulse pressure and mean arterial pressure modification on renal hemodynamics and electrolyte and water excretion. *Circulation* 1951;4:541–551.

Sesso HD, Buring JE, Rifai N, et al. C-reactive protein and the risk of developing hypertension. *JAMA* 2003;290:2945–2951.

Shankar A, Marshall S, Li J. The association between plasma adiponectin level and hypertension. *Acta Cardiol* 2008;63: 160–165.

Shibao C, Gamboa A, Diedrich A, et al. Autonomic contribution to blood pressure and metabolism in obesity. *Hypertension* 2007;49:27–33.

Shih PA, O'Connor DT. Hereditary determinants of human hypertension: Strategies in the setting of genetic complexity. *Hypertension* 2008;51:1456–1464.

Shinozaki N, Yuasa T, Takata S. Cigarette smoking augments sympathetic nerve activity in patients with coronary heart disease. *Int Heart J* 2008;49:261–272.

Simonetti GD, Raio L, Surbek D, et al. Salt sensitivity of children with low birth weight. *Hypertension* 2008;52:625–630.

Singhal A, Cole TJ, Fewtrell M, et al. Breastmilk feeding and lipoprotein profile in adolescents born preterm: Follow-up of a prospective randomised study. *Lancet* 2004;363:1571–1578.

Singhal A, Lucas A. Early origins of cardiovascular disease: Is there a unifying hypothesis? *Lancet* 2004;363:1642–1645.

Sjostrom CD, Peltonen M, Wedel H, et al. Differentiated long-term effects of intentional weight loss on diabetes and hypertension. *Hypertension* 2000;36:20–25.

Sjostrom L, Lindroos AK, Peltonen M, et al. Lifestyle, diabetes, and cardiovascular risk factors 10 years after bariatric surgery. *N Engl J Med* 2004;351:2683–2693.

Smallegange C, Hale TM, Bushfield TL, et al. Persistent lowering of pressure by transplanting kidneys from adult spontaneously hypertensive rats treated with brief antihypertensive therapy. *Hypertension* 2004;44:89–94.

Smith S, Julius S, Jamerson K, et al. Hematocrit levels and physiologic factors in relationship to cardiovascular risk in Tecumseh, Michigan. *J Hypertens* 1994;12:455–462.

Smith WC, Crombie IK, Tavendale RT, et al. Urinary electrolyte excretion, alcohol consumption, and blood pressure in the Scottish heart health study. *Br Med J* 1988;297:329–330.

Sontia B, Touyz RM. Magnesium transport in hypertension. *Pathophysiology* 2007;14:205–211.

Soro A, Ingram MC, Tonolo G, et al. Evidence of coexisting changes in 11 beta-hydroxysteroid dehydrogenase and 5 beta-reductase activity in subjects with untreated essential hypertension. *Hypertension* 1995;25:67–70.

Spraul M, Ravussin E, Fontvieille AM, et al. Reduced sympathetic nervous activity. A potential mechanism predisposing to body weight gain. *J Clin Invest* 1993;92:1730–1735.

Staessen JA, Wang J, Bianchi G, et al. Essential hypertension. *Lancet* 2003;361:1629–1641.

Stamler J, Elliott P, Appel L, et al. Higher blood pressure in middle-aged American adults with less education-role of multiple dietary factors: The INTERMAP study. *J Hum Hypertens* 2003;17:655–775.

Stamler J, Rose G, Stamler R, et al. INTERSALT study findings. Public health and medical care implications. *Hypertension* 1989;14:570–577.

Steptoe A, Marmot M. Impaired cardiovascular recovery following stress predicts 3-year increases in blood pressure. *J Hypertens* 2005;23:529–536.

Stewart D, Johnson W, Saunders E. Hypertension in black Americans as a special population: Why so special? *Curr Cardiol Rep* 2006;8:405–410.

Sun Q, Wang A, Jin X, et al. Long-term air pollution exposure and acceleration of atherosclerosis and vascular inflammation in an animal model. *JAMA* 2005;294:3003–3010.

Sundstrom J, Sullivan L, D'Agostino RB, et al. Relations of serum uric acid to longitudinal blood pressure tracking and hypertension incidence. *Hypertension* 2005;45:28–33.

Suonsyrja T, Hannila-Handelberg T, Paavonen KJ, et al. Laboratory tests as predictors of the antihypertensive effects of amlodipine, bisoprolol, hydrochlorothiazide and losartan in men: Results from the randomized, double-blind, crossover GENRES Study. *J Hypertens* 2008;26:1250–1256.

Takahashi Y, Sasaki S, Okubo S, et al. Blood pressure change in a free-living population-based dietary modification study in Japan. *J Hypertens* 2006;24:451–458.

Tan EK, Chan LL. Neurovascular compression syndromes and hypertension: Clinical relevance. *Nat Clin Pract Neurol* 2007;3: 416–417.

Taylor EN, Mount DB, Forman JP, et al. Association of prevalent hypertension with 24-hour urinary excretion of calcium, citrate, and other factors. *Am J Kidney Dis* 2006;47:780–789.

Taylor JA, Studinger P. Counterpoint: Cardiovascular variability is not an index of autonomic control of the circulation. *J Appl Physiol* 2006;101:678–681.

Thomas GD, Zhang W, Victor RG. Nitric oxide deficiency as a cause of clinical hypertension: Promising new drug targets for refractory hypertension. *JAMA* 2001;285:2055–2057.

Tian N, Gu JW, Jordan S, et al. Immune suppression prevents renal damage and dysfunction and reduces arterial pressure in salt-sensitive hypertension. *Am J Physiol Heart Circ Physiol* 2007;292:H1018–H1025.

Timio M, Saronio P, Venanzi S, et al. Blood pressure in nuns in a secluded order: A 30-year follow-up. *Miner Electrolyte Metab* 1999;25:73–79.

Timmers HJ, Wieling W, Karemaker JM, et al. Cardiovascular responses to stress after carotid baroreceptor denervation in humans. *Ann N Y Acad Sci* 2004;1018:515–519.

Tobian L, Lange J, Ulm K, et al. Potassium reduces cerebral hemorrhage and death rate in hypertensive rats, even when blood pressure is not lowered. *Hypertension* 1985;7:I110–I114.

Tobin MD, Tomaszewski M, Braund PS, et al. Common variants in genes underlying monogenic hypertension and hypotension and blood pressure in the general population. *Hypertension* 2008;51:1658–1664.

Touyz RM, Schiffrin EL. Reactive oxygen species and hypertension: A complex association. *Antioxid Redox Signal* 2008;10: 1041–1044.

Trachtman H. Treatment of hyperuricemia in essential hypertension. *Hypertension* 2007;49:e45.

Turban S, Miller ER III, Ange B, et al. Racial differences in urinary potassium excretion. *J Am Soc Nephrol* 2008;19:1396–1402.

Turner ST, Schwartz GL, Chapman AB, et al. C825T polymorphism of the G protein beta(3)-subunit and antihypertensive response to a thiazide diuretic. *Hypertension* 2001;37:739–743.

Umemura S, Nyui N, Tamura K, et al. Plasma angiotensinogen concentrations in obese patients. *Am J Hypertens* 1997;10: 629–633.

Uno H, Kario K. Focus on masked workplace hypertension: The next step for perfect 24-hour blood pressure control. *Hypertens Res* 2006;29:937–940.

Urch B, Silverman F, Corey P, et al. Acute blood pressure responses in healthy adults during controlled air pollution exposures. *Environ Health Perspect* 2005;113:1052–1055.

Usui K, Bradley TD, Spaak J, et al. Inhibition of awake sympathetic nerve activity of heart failure patients with obstructive sleep apnea by nocturnal continuous positive airway pressure. *J Am Coll Cardiol* 2005;45:2008–2011.

Vague J. The degree of musculine differentiation of obesities: A factor determining predisposition to diabetes, atherosclerosis, gout and uric calculous disease. *Am J Clin Nutr* 1956;4: 20–34.

Vallance P, Leone A, Calver A, et al. Accumulation of an endogenous inhibitor of nitric oxide synthesis in chronic renal failure. *Lancet* 1992;339:572–575.

Vasan RS, Evans JC, Larson MG, et al. Serum aldosterone and the incidence of hypertension in nonhypertensive persons. *N Engl J Med* 2004;351:33–41.

Vaughan ED Jr, Laragh JH, Gavras I, et al. Volume factor in low and normal renin essential hypertension. Treatment with either spironolactone or chlorthalidone. *Am J Cardiol* 1973;32:523–532.

Vaziri ND. Mechanisms of lead-induced hypertension and cardiovascular disease. *Am J Physiol Heart Circ Physiol* 2008;295: H454–H465.

Verberk WJ, Kessels AG, de Leeuw PW. Prevalence, causes, and consequences of masked hypertension: A meta-analysis. *Am J Hypertens* 2008;21:969–975.

Verdecchia P, Schillaci G, Borgioni C, et al. Cigarette smoking, ambulatory blood pressure and cardiac hypertrophy in essential hypertension. *J Hypertens* 1995;13:1209–1215.

Victor RG. Pathophysiology of target-organ disease: Does angiotensin II remain the key? *J Clin Hypertens (Greenwich)* 2007;9: 4–10.

Victor RG, Haley RW, Willett DL, et al. The Dallas Heart Study: A population-based probability sample for the multidisciplinary study of ethnic differences in cardiovascular health. *Am J Cardiol* 2004;93:1473–1480.

Victor RG, Leimbach WN Jr, Seals DR, et al. Effects of the cold pressor test on muscle sympathetic nerve activity in humans. *Hypertension* 1987;9:429–436.

Victor RG, Shafiq MM. Sympathetic neural mechanisms in human hypertension. *Curr Hypertens Rep* 2008;10:241–247.

Vinson JA. Caffeine and incident hypertension in women. *JAMA* 2006;295:2135.

Vitart V, Rudan I, Hayward C, et al. SLC2A9 is a newly identified urate transporter influencing serum urate concentration, urate excretion and gout. *Nat Genet* 2008;40:437–442.

Vloet LC, Pel-Little RE, Jansen PA, et al. High prevalence of postprandial and orthostatic hypotension among geriatric patients admitted to Dutch hospitals. *J Gerontol A Biol Sci Med Sci* 2005;60:1271–1277.

Vongpatanasin W, Thomas GD, Schwartz R, et al. C-reactive protein causes downregulation of vascular angiotensin subtype 2 receptors and systolic hypertension in mice. *Circulation* 2007; 115:1020–1028.

Wallin BG, Charkoudian N. Sympathetic neural control of integrated cardiovascular function: Insights from measurement of human sympathetic nerve activity. *Muscle Nerve* 2007;36: 595–614.

Wang L, Manson JE, Buring JE, et al. Dietary intake of dairy products, calcium, and vitamin D and the risk of hypertension in middle-aged and older women. *Hypertension* 2008a;51:1073–1079.

Wang NY, Young JH, Meoni LA, et al. Blood pressure change and risk of hypertension associated with parental hypertension: The Johns Hopkins Precursors Study. *Arch Intern Med* 2008b; 168:643–648.

Wang TJ, Gona P, Larson MG, et al. Multiple biomarkers for the prediction of first major cardiovascular events and death. *N Engl J Med* 2006;355:2631–2639.

Wang TJ, Pencina MJ, Booth SL, et al. Vitamin D deficiency and risk of cardiovascular disease. *Circulation* 2008c;117:503–511.

Wang W, Liao X, Fukuda K, et al. Corin variant associated with hypertension and cardiac hypertrophy exhibits impaired zymogen activation and natriuretic peptide processing activity. *Circ Res* 2008d;103:502–508.

Wang X, Villar VA, Armando I, et al. Dopamine, kidney, and hypertension: Studies in dopamine receptor knockout mice. *Pediatr Nephrol* 2008e;23:2131–2146.

Weinberger MH, Miller JZ, Luft FC, et al. Definitions and characteristics of sodium sensitivity and blood pressure resistance. *Hypertension* 1986;8:II127–II134.

Weiner DE, Tighiouart H, Elsayed EF, et al. Uric acid and incident kidney disease in the community. *J Am Soc Nephrol* 2008;19: 1204–1211.

Weir MR, Saunders E. Renin status does not predict the antihypertensive response to angiotensin-converting enzyme inhibition in African-Americans. Trandolapril Multicenter Study Group. *J Hum Hypertens* 1998;12: 189–194.

Wellcome Trust Case Control Consortium. Genome-wide association study of 14,000 cases of seven common disease and 3,000 shared controls. *Nature* 2007;447:661–678.

Whelton PK, Appel LJ, Espeland MA, et al. Sodium reduction and weight loss in the treatment of hypertension in older persons: A randomized controlled trial of nonpharmacologic interventions in the elderly (TONE). TONE Collaborative Research Group. *JAMA* 1998;279:839–846.

Widlansky ME, Sesso HD, Rexrode KM, et al. Body mass index and total and cardiovascular mortality in men with a history of cardiovascular disease. *Arch Intern Med* 2004;164:2326–2332.

Wild S, Roglic G, Green A, et al. Global prevalence of diabetes: Estimates for the year 2000 and projections for 2030. *Diabetes Care* 2004;27:1047–1053.

Williams JS, Williams GH, Jeunemaitre X, et al. Influence of dietary sodium on the renin-angiotensin-aldosterone system and prevalence of left ventricular hypertrophy by EKG criteria. *J Hum Hypertens* 2005a;19:133–138.

Williams GH, Dluhy RG, Lifton RP, et al. Non-modulation as an intermediate phenotype in essential hypertension. *Hypertension* 1992;20:788–796.

Williams TA, Mulatero P, Filigheddu F, et al. Role of HSD11B2 polymorphisms in essential hypertension and the diuretic response to thiazides. *Kidney Int* 2005b;67:631–637.

Wilson DM, Luetscher JA. Plasma prorenin activity and complications in children with insulin-dependent diabetes mellitus. *N Engl J Med* 1990;323:1101–1106.

Winkelmayer WC, Stampfer MJ, Willett WC, et al. Habitual caffeine intake and the risk of hypertension in women. *JAMA* 2005;294:2330–2335.

Wolfel EE, Selland MA, Mazzeo RS, et al. Systemic hypertension at 4,300 m is related to sympathoadrenal activity. *J Appl Physiol* 1994;76:1643–1650.

Woods LL, Weeks DA, Rasch R. Programming of adult blood pressure by maternal protein restriction: Role of nephrogenesis. *Kidney Int* 2004;65:1339–1348.

Wu H, Ghosh S, Perrard XD, et al. T-cell accumulation and regulated on activation, normal T cell expressed and secreted upregulation in adipose tissue in obesity. *Circulation* 2007; 115:1029–1038.

Wu JN, Berecek KH. Prevention of genetic hypertension by early treatment of spontaneously hypertensive rats with the angiotensin converting enzyme inhibitor captopril. *Hypertension* 1993;22:139–146.

Wu Y, Huxley R, Li L, et al. Prevalence, awareness, treatment, and control of hypertension in China: Data from the China National Nutrition and Health Survey 2002. *Circulation* 2008; 118:2679–2686.

Yang R, Barouch LA. Leptin signaling and obesity: Cardiovascular consequences. *Circ Res* 2007;101:545–559.

Zacchigna L, Vecchione C, Notte A, et al. Emilin1 links TGF-beta maturation to blood pressure homeostasis. *Cell* 2006;124: 929–942.

Zethelius B, Berglund L, Sundstrom J, et al. Use of multiple biomarkers to improve the prediction of death from cardiovascular causes. *N Engl J Med* 2008;358:2107–2116.

Zhang L, Rao F, Zhang K, et al. Discovery of common human genetic variants of GTP cyclohydrolase 1 (GCH1) governing nitric oxide, autonomic activity, and cardiovascular risk. *J Clin Invest* 2007;117:2658–2671.

Zhang WZ, Venardos K, Chin-Dusting J, et al. Adverse effects of cigarette smoke on NO bioavailability: Role of arginine metabolism and oxidative stress. *Hypertension* 2006;48:278–285.

Zhao L, Stamler J, Yan LL, et al. Blood pressure differences between northern and southern Chinese: Role of dietary factors. The International Study on Macronutrients and Blood Pressure. *Hypertension* 2004;43:1332–1337.

Zhou BF, Stamler J, Dennis B, et al. Nutrient intakes of middle-aged men and women in China, Japan, United Kingdom, and United States in the late 1990s: The INTERMAP study. *J Hum Hypertens* 2003;17:623–630.

Zimmerman MC, Lazartigues E, Lang JA, et al. Superoxide mediates the actions of angiotensin II in the central nervous system. *Circ Res* 2002;91:1038–1045.

Zinner SH, McGarvey ST, Lipsitt LP, et al. Neonatal blood pressure and salt taste responsiveness. *Hypertension* 2002;40: 280–285.

# 4

# Hipertensão primária: história natural e avaliação

**D**epois das considerações sobre as causas prováveis de hipertensão primária, passaremos a analisar seu curso clínico e suas complicações. Em primeiro lugar, apresentaremos uma visão da história natural da doença caso ela não seja tratada, examinando a maneira específica pela qual a hipertensão leva a danos cardiovasculares prematuros e como esses danos se expressam sob o ponto de vista clínico. Este capítulo apresenta também uma análise adicional em populações especiais – idosos, mulheres, negros e outros grupos étnicos, diabéticos e obesos – que podem seguir cursos um pouco diferentes. Com base nesses conhecimentos, serão apresentadas diretrizes para avaliar pacientes hipertensos com diagnóstico recente.

Como observamos nos capítulos precedentes, aparentemente, a hipertensão se divide em três categorias lógicas principais: hipertensão diastólica isolada (HDI) nos jovens; hipertensão diastólica e sistólica; e hipertensão sistólica isolada em idosos (ver Figura 1.6, Capítulo 1). A Tabela 4.1 apresenta algumas diferenças principais entre os dois tipos observados em indivíduos com idade em torno de 30 anos. Pode ocorrer sobreposição desses tipos. Por exemplo, cerca de um terço de pacientes com HDI inicia com uma combinação de hipertensão sistólica e diastólica (Franklin et al., 2005). Grande parte do que será apresentado a seguir se relaciona a ambas as formas, porém a maioria dos estudos sobre a história natural da hipertensão envolve pacientes mais jovens com a doença combinada. Apenas recentemente, a HDI passou a receber o reconhecimento que merece (Franklin et al., 2001; McEniery et al., 2005; Wallace et al., 2007).

## HISTÓRIA NATURAL DA HIPERTENSÃO PRIMÁRIA

A história natural da hipertensão, descrita de forma simples na Figura 4.1, inicia quando alguma combinação de fatores hereditários e ambientais coloca em movimento aterações transitórias, porém repetitivas, de homeostase cardiovascular (pré-hipertensão), insuficiente para elevar a pressão arterial (PA) a níveis definidos como anormais, porém suficientes para desencadear uma cascata que, ao longo dos anos, leva a pressões arteriais que são elevadas (hipertensão precoce). Algumas pessoas, estimuladas por mudanças no estilo de vida, podem abortar o processo e retornar ao estado de normotensão. Entretanto, a maioria progride para *hipertensão estabelecida* que, se persistir, pode induzir uma grande variedade de complicações identificáveis como danos em órgãos-alvo e doenças associadas.

Como observamos no Capítulo 1, quanto mais elevada a pressão arterial e maior o tempo em que permanece elevada, maior será o índice de morbidade e de mortalidade. Embora alguns pacientes com pressão acentuadamente alta e não tratada não tenham nenhum problema, não temos condições de identificar com precisão, antecipadamente, quais indivíduos terão curso sem complicações, os poucos que entrarão em uma fase maligna acelerada de progressão rápida, e os muitos que desenvolverão complicações cardiovasculares mais lentamente, mas de forma progressiva. Na medida em que a pressão arterial e outros fatores de risco estão sendo tratados de forma crescente, tem ocorri-

## Tabela 4.1
**Diferenças entre hipertensão sistólica e diastólica combinadas *versus* hipertensão sistólica isolada (HSI)**

| | Combinada | HSI |
|---|---|---|
| Idade de Início | 30-50 | > 55 |
| Mecanismos | Vários | Rigidez aterosclerótica |
| Progressão | Lenta, variável | Mais rápida, contínua |
| Consequências | Doença da artéria coronária, nefroesclerose | Acidente vascular cerebral, insuficiência cardíaca congestiva |
| Resposta a tratamentos | Bloqueadores da renina-angiotensiva | Diuréticos, bloqueadores do canal de cálcio |

do uma queda nas taxas de morbidade e de mortalidade relacionadas a hipertensão (Menotti et al., 2009). O Capítulo 5 apresenta evidências dessas mudanças e os Capítulos 6 e 7 apresentam os métodos para conseguir essas evidências.

É importante observar que, provavelmente, o papel da hipertensão seja subestimado nas estatísticas de morbidade e de mortalidade que, em grande parte, se baseiam em certidões de óbito. Quando um paciente morre de acidente vascular cerebral, de ataque cardíaco ou de insuficiência renal – todas essas condições atribuíveis à hipertensão sem controle – o acidente vascular cerebral, o ataque cardíaco ou a insuficiência renal, mas não a hipertensão, em geral são apresentadas como causa da morte.

## PRÉ-HIPERTENSÃO

Poucas pessoas nascem com hipertensão, embora bebês com retardo no crescimento intrauteri-

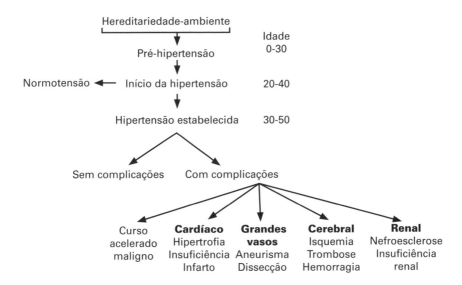

**FIGURA 4.1** Representação do histórico natural de hipertensão essencial não tratada.

no e que sejam, consequentemente, pequenos para a idade gestacional apresentam maior propensão para desenvolver hipertensão na vida adulta (Davies et al., 2006). A história natural de hipertensão inicia com pressão arterial normal, isto é, abaixo de 120/80 mmHg, que, em geral, se eleva lentamente até a meia-idade, época em que surge a hipertensão, isto é, 140/90 mmHg ou mais. Em muitas pessoas somente a pressão sistólica se eleva com o envelhecimento induzindo a hipertensão sistólica isolada, que é a forma mais comum de hipertensão em pessoas acima de 60 anos de idade.

Como, talvez, seja possível observar melhor nos dados da coorte de Framingham, apresentada na Figura 4.2, a pressão arterial tende a deixar seu rastro durante muitos anos, permanecendo na mesma posição relativa ao longo do tempo (Franklin et al., 1997). Indivíduos de cada segmento de pressão tendem a permanecer naquele segmento, com elevação lenta e gradual em 30 anos de acompanhamento. Uma das últimas pesquisas sobre a população do estudo de Framingham revelou que houve desenvolvimento de hipertensão em um intervalo de 4 anos apenas em 5% de homens e de mulheres com pressão arterial inferior a 120/80 mmHg, em 18% com pressão abaixo de 130/85 mmHg e em 37% com pressão de 130 a 139/85 a 89 mmHg (Vasan et al., 2001).

Naturalmente, a elevação progressiva na pressão prossegue de 120/80 a 140/90 mmHg através de níveis que foram, tradicionalmente, rotulados de "normais altos". Entretanto, mais e mais evidências mostraram o surgimento de fatores de risco cardiovascular, e mesmo de danos em órgãos-alvo, entre essas pessoas (Carrington, 2009; Kshirsagar et al., 2006; Toprak et al., 2009; Vasan et al., 2001). Portanto, o relatório do *Joint National Committee* (JNC-7) de 2003 introduziu o termo "pré-hipertensão" para abranger pacientes com níveis sustentados de pressão arterial de 120/80 a 139/89 mmHg (Chobanian et al., 2003). Embora a "pré-hipertensão" não tenha sido aceita nas orientações europeias de 2007 (Task Force, 2007) e tenha sido acusada de ser simplesmente um presente para os profissionais de *marketing* da indústria de medicamentos anti-hipertensivos (Marshall, 2009), o termo acabou por ganhar aceitação crescente (Delles, 2008). Ele deveria ser reconhecido pelos fundamentos lógicos apresentados no JNC-7:

> Pré-hipertensão não é uma categoria de doença. Pelo contrário, é uma designação escolhida para identificar indivíduos com alto risco de desenvolver hipertensão, de forma que pacientes e médicos possam ser alertados sobre esse risco e incentivados a intervir ou postergar o desenvolvimento da doença. A meta para indi-

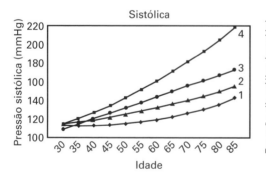 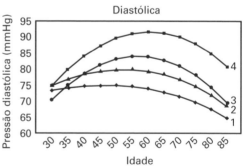

**FIGURA 4.2** Evolução das pressões sistólica e diastólica por idade em até 30 anos no *Framingham Heart Study*. Participantes que foram estratificados pela pressão arterial sistólica na meia-idade: menos de 120, 120 a 139, 140 a 159 e ≤ 160 mmHg. As curvas foram derivadas a partir da análise da regressão média individual. (Modificada de Franklin SS, Gustin W IV, Wong ND, et al. *Hemodynamic patterns of age-related changes in blood pressure: The Framingham Heart Study. Circulation* 1997;96:308-315.)

víduos com pré-hipertensão e sem nenhuma indicação convincente é baixar a pressão arterial até o nível normal por meio de mudanças no estilo de vida e prevenir a elevação progressiva da pressão por meio de mudanças no estilo de vida.

## Prevalência

Há tantas ou mais pessoas pré-hipertensas do que hipertensas atingindo uma média de 60 milhões em pesquisas realizadas na população norte-americana (Elliott & Black, 2007).

## Preditores

Considerando que a pré-hipertensão está a um passo da hipertensão, os mesmos fatores estão envolvidos no desenvolvimento de ambas as condições. A obesidade é o fator mais importante, com maior envolvimento do sexo masculino e da raça negra (Franklin et al., 2005; Toprak et al., 2009). Além disso, os seguintes fatores estão associados à pré-hipertensão: diabetes, tolerância alterada à glicose, síndrome metabólica, dislipidemia e tabagismo (Elliott & Black, 2007; Parikh et al., 2008).

## Associações

Como foi bem retratado no estudo *Prospective Studies Collaboration* (2002), elevações na pressão arterial de 115/75 para 135/85 mmHg duplica a taxa de mortalidade por doença cardíaca isquêmica e acidente vascular cerebral (ver Figura 1.1 no Capítulo 1). As evidências de danos em órgãos-alvo incluem:

- Hipertrofia ventricular esquerda (HVE) (Kokkinos et al., 2007);
- Calcificação da coronária (Pletcher et al., 2008);
- Reserva reduzida de fluxo coronariano (Erdogan et al., 2007);
- Progressão de aterosclerose coronariana (Sipahi et al., 2006);
- Aumentos em doença coronariana isquêmica e acidente vascular cerebral (Kshirsagar et al., 2006);
- Função cognitiva diminuída (Knecht et al., 2008);
- Proteinúria (Kim et al., 2007);
- Arteriosclerose renal (Ninomiya et al., 2007);
- Níveis séricos elevados de ácido úrico (Syamala et al., 2007);
- Níveis aumentados de vários outros marcadores de risco cardiovascular, incluindo a proteína C reativa (PCR) (Bo et al., 2009).

Com todos esses índices de danos iminentes ou existentes em órgãos-alvo, foram feitas várias tentativas de evitar a pré-hipertensão ou pelo menos de diminuir sua progressão para hipertensão. Como será descrito nos Capítulos 6 e 7, essas tentativas focaram nas mudanças de estilo de vida (Bavikati et al., 2006), porém as dificuldades de obter resultados duradouros com essas mudanças levaram à realização de estudos com medicamentos anti-hipertensivos (Julius et al., 2006; Luders et al., 2008; Skov et al., 2007).

## FASE INICIAL DA HIPERTENSÃO: CURSO DA PRESSÃO ARTERIAL

A hipertensão persiste na maioria das pessoas que se tornam hipertensas, contudo, em algumas pessoas a pressão arterial retorna para níveis normais e não aumenta novamente. Como enfatizamos no Capítulo 2, a hipertensão deve ser confirmada por várias leituras antes do diagnóstico e do início de algum tratamento. As leituras iniciais podem ser mais elevadas do que as subsequentes por causa de uma reação de alerta mais intensa e, como costuma acontecer com todas as variáveis biológicas, por causa de uma tendência das leituras inicialmente mais elevadas regredirem na direção da média. Se as leituras subsequentes forem consideravelmente mais baixas e não houver a presença de complicações vasculares óbvias, o paciente deve ser incentivado a aderir um estilo de vida saudável e retornar dentro de alguns meses para repetir as medições da pressão arterial ou a fazer automonitoramento em casa.

Os dados do estudo terapêutico australiano (Management Committee, 1982) confirmam a sabedoria dessa evolução: 12,8% de pacientes cujas pressões arteriais diastólicas tinham uma média de mais de 95 mmHg, em duas medidas iniciais feitas em intervalos de 2 semanas, apresentaram queda subsequente para um nível inferior a 95 mmHg, que persistiu durante o ano seguinte, de forma que não puderam fazer parte do estudo. Uma porção ainda maior (47,5%) daqueles que entraram no estudo com pressão arterial diastólica acima de 95 mmHg, e que receberam apenas comprimidos de placebo durante os 3 anos seguintes, mantiveram a pressão diastólica média abaixo de 95 mmHg. Uma porção significativa permaneceu abaixo de 90 mmHg enquanto estiveram recebendo placebo, incluindo 11% daqueles cuja pressão arterial diastólica estava no nível de 105 a 109 mmHg, Por outro lado, 12,2% de pacientes tratados com placebo apresentaram uma elevação progressiva na pressão arterial diastólica para mais de 110 mmHg.

Várias deduções podem ser feitas com base nesses e em outros dados que serão descritos mais adiante:

- O diagnóstico de hipertensão somente poderá ser determinado depois de várias leituras da pressão arterial durante pelo menos 6 semanas.
- Com frequência, muitos pacientes que não tomam medicamentos anti-hipertensivos apresentarão queda significativa na pressão arterial para níveis considerados seguros e que não exigem terapia.
- Pacientes com baixo risco cardiovascular e livres de lesão em órgãos-alvo, e cujas pressões arteriais diastólicas estiverem abaixo de 90 mmHg, podem ficar sem tratamento medicamentoso ativo com segurança durante pelo menos alguns anos.
- Se não forem tratados, os pacientes devem permanecer sob observação, tendo em vista que um número significativo apresentará elevação pressórica em níveis que exigirão tratamento.

Essas conclusões formam parte da base da abordagem do manejo inicial de pacientes com hipertensão relativamente leve que será apresentado no Capítulo 5.

## HIPERTENSÃO ESTABELECIDA

Como delineamos no Capítulo 1 e de acordo com a Figura 1.1, os efeitos a longo prazo de níveis progressivamente mais elevados de pressão arterial na incidência de acidente vascular cerebral e de doença cardíaca coronariana (DCC) são bastante claros. Em 61 estudos prospectivos observacionais envolvendo quase 1 milhão de pessoas com pressão arterial inicial de 115/75 mmHg, cujo acompanhamento durou cerca de 25 anos, as associações foram "positivas, contínuas e aparentemente independentes" (Prospective Studies Colaboration, 2002).

### Observações não controladas a longo prazo

Além desses estudos importantes, grupos menores de pacientes com hipertensão bastante grave foram acompanhados por investigadores enquanto aguardavam a disponibilidade de tratamentos efetivos (Bechgaard, 1976). Perera (1955) acompanhou 500 pacientes com pressões diastólicas de 90 mmHg ou mais, medidas em consultório – 150 pacientes antes do início da doença e 350 a partir de uma fase sem complicações – até a morte. A idade média no período inicial era de 32 anos e o tempo médio de sobrevida era de 20 anos. Perera (1955) resumiu sua pesquisa da história natural da hipertensão da seguinte forma:

> ... uma doença crônica, mais comum em mulheres, que, como regra geral, começa no início da vida adulta, talvez pouco relacionada à gravidez, ou sem nenhuma relação com ela, que persiste por um período médio de duas décadas, antes que suas complicações patológicas características causem morte na idade média entre 15 e 20 anos menos que a expectativa normal de vida. A doença vascular hipertensiva pode progredir a uma taxa altamente variável, porém, de maneira geral, pacientes com esse tipo de distúrbio passam a maior

parte da vida com hipertensão, mas com sintomas insignificantes e sem complicações.

## Idade de início

Vale a pena enfatizar um ponto adicional sobre os dados de Perera: poucos de seus pacientes experimentaram o início da hipertensão depois dos 45 anos de idade. Uma descoberta semelhante foi observada no *Cooperative Study of Renovascular Hypertension*, em que o diagnóstico de hipertensão primária foi obtido com um grau de certeza ainda maior em 1.128 pacientes (Maxwell, 1975). Desses pacientes, a documentação indica que o início de pressão arterial elevada ocorreu em uma idade abaixo de 20 anos em 12%, e acima de 50 anos apenas em 7% dos casos.

Por outro lado, em um outro estudo prospectivo mais recente de uma grande população mais representativa do que aquela acompanhada por Perera ou observada no *Cooperative Study*, 20% de pessoas na faixa etária de 40 a 69 anos, que desenvolveram pressão arterial diastólica de 90 mmHg ou mais durante um período de 5 anos, tinham 60 anos de idade ou mais (Buck et al., 1987). Além disso, a taxa de desenvolvimento de evento cardiovascular significativo entre hipertensos recentemente descobertos foi quase tão elevada naqueles que estavam na casa dos 40 como nos que estavam na faixa etária de 60 a 65 anos. Os hipertensos na meia-idade tinham muito mais propensão para desenvolver algum evento do que os normotensos da mesma idade, mas, como afirmaram Buck e colaboradores (1987), "a idade ultrapassa a hipertensão como causa de doença cardiovascular", de forma que há pouca diferença na taxa entre os indivíduos com idade entre 60 e 65 anos.

## Pacientes não tratados em estudos clínicos

Àqueles pacientes que não foram tratados durante as décadas de 1940 e 1950, quando não existia nenhuma terapia disponível, poderemos adicionar os pacientes que participaram de populações-controle dos estudos do tratamento da hipertensão até a metade da década de 1990, época em que os estudos controlados com placebo não eram mais considerados éticos, excetuando-se um estudo realizado em pacientes muito idosos para o qual não há dados disponíveis. Embora o objetivo desses estudos não era observar a história natural da hipertensão, seus dados ajudaram a definir, posteriormente, o curso de doenças não tratadas (Tabela 4.2). Os estudos envolvendo pacientes idosos serão analisados separadamente.

Os tipos de pacientes que foram incluídos nesses estudos controlados randomizados (ECRs) e a maneira que foram acompanhados são consideravelmente diferentes, de forma que a comparação entre eles não é apropriada. Além do mais, em geral, os pacientes inscritos nesses ECRs eram muito mais saudáveis do que a população em geral. Na maior parte das vezes, eles não poderiam ter debilidades mais relevantes ou quaisquer doenças coexistentes, como diabetes. Por exemplo, somente 1,1% dos pacientes que foram triados eram elegíveis para se inscreverem no estudo do *Systolic Hypertension in the Elderly Program* (SHEP) (SHEP Cooperative Research Group, 1991). Portanto, a taxa de complicações observada durante alguns anos de acompanhamento sem tratamento pode ser considerada mínima. Na população em geral, a expectativa deveria ser de taxas muito mais elevadas de doenças cardiovasculares (DCVs) e, obviamente, os perigos de hipertensão não tratada se expandiriam durante um período de tempo mais longo. Esses estudos serão apresentados com mais detalhes no Capítulo 5.

## Estudos em pacientes não tratados

A Tabela 4.3 apresenta um resumo de sete ECRs de idosos hipertensos, dois dos quais o estudo do Cooperative Research Group (1991) e o Systolic Hypertension in Europe Trial (Staessen et al., 1997) incluíram apenas pacientes com hipertensão sistólica isolada (HSI), sendo que os outros estudos envolveram apenas uma parte de pacientes com HSI. Nesses estudos os pacientes-controle apresentavam taxas muito mais eleva-

### Tabela 4.2
### Complicações entre grupos-controle em estudos de não idosos hipertensos

| Variável | Veterans Administration Cooperative[a] 1967 | 1970 | USPHS[b] | Austrália[c] | Oslo[d] | Medical Research Council[e] |
|---|---|---|---|---|---|---|
| Idade média (anos) | 51 | 52 | 44 | 50 | 45 | 52 |
| Faixa de PA diastólica (mmHg) | 115-129 | 90-114 | 90-115 | 95-109 | 90-110 | 95-109 |
| Nº de Indivíduos tratados com placebo | 70 | 194 | 196 | 1.617 | 379 | 8.654 |
| Acompanhamento médio (anos) | 1,3 | 3,3 | 7,0 | 3,0 | 5,5 | 5,5 |
| Doença coronariana[f] | | | | | | |
| Fatal | 1,0 | 6,0 | 2,0 | 0,4 | 0,5 | 1,1 |
| Não fatal | 3,0 | 1,0 | 26,0 | 4,9 | 2,9 | 1,6 |
| Insuficiência cardíaca congestiva[f] | 3,0 | 6,0 | 1,0 | 0,1 | 0,2 | – |
| Doença cerebrovascular[f] | 16,0 | 11,0 | 3,0 | 1,5 | 1,8 | 1,3 |
| Insuficiência renal[f] | 4,0 | 2,0 | 1,0 | 0,1 | – | – |
| Progressão de hipertensão[f] | 4,0 | 10,0 | 12,0 | 12,1 | 17,2 | 11,7 |
| Mortalidade total[f] | 6,0 | 10,0 | 2,0 | 1,2 | 2,4 | 2,9 |

USPHS: U.S. Public Health Service.
[a] Dados do *Veterans Administration Cooperative Study Group on Antihypertensive Agents. Effects of treatment on morbidity in hypertension.* JAMA 1967;202:116-122; 1970;213:1143-1152.
[b] Dados de Smith WM: *Treatment of mild hypertension.* Circ Res 1977;40(Suppl.1):98-115.
[c] Dados do *Management Committee. The Australian therapeutic trial in mild hypertension.* Lancet 1980;1:1261-1267.
[d] Dados de Helgeland A. *Treatment of mild hypertension.* Am J Med 1980;69:725-732.
[e] Dados do *Medical Research Council Working Party trial of mild hypertension.* Br Med J 1985;291:97-104.
[f] Dados registrados como taxa por 100 pacientes para todo o teste.

das dos vários desfechos do que as observadas nos estudos com pacientes hipertensos mais jovens apresentados na Tabela 4.2.

## Pressão sistólica versus pressão diastólica

Uma metanálise de todos os estudos publicados de pacientes idosos até 2000 (Staessen et al., 2000) reconfirmou o que havia sido mostrado repetidas vezes em vários estudos observacionais: elevações nos níveis sistólicos e quedas nos níveis diastólicos, com uma resultante ampliação da pressão de pulso, são alterações típicas que ocorrem com o envelhecimento e todos os riscos previstos. Como mostrado na Figura 4.3, o risco de morte se eleva verticalmente para cada incremento na pressão arterial sistólica, porém, em qualquer nível de PA sistólica, o risco aumenta ainda mais quanto mais baixa for a pressão arterial diastólica. Como observamos no Capítulo 1, a pressão de pulso ampliada não é tão preditora de risco como níveis sistólicos mais elevados.

Essas várias fontes deram origem ao quadro do histórico da hipertensão apresentado na Figura 4.1. Agora, examinaremos as várias complicações que aparecem na parte inferior daquela figura.

## COMPLICAÇÕES DA HIPERTENSÃO

A parte final da história natural da hipertensão não tratada está relacionada a um aumento na probabilidade de incapacitação e de morte prematura em decorrência de doença cardiovascular. Antes de considerarmos os tipos específicos de danos em órgãos e as causas de morte relacionadas à hipertensão, examinaremos a base subjacente da patologia arterial causada pela hi-

## Tabela 4.3
### Complicações entre grupos-controle em estudos de idosos hipertensos

| Complicação | Australiano[a] | EWPHE[b] | Coope e Warrender[c] | SHEP[d] | STOP-HT[e] | MRC-2[f] | Syst-Eur[g] | HYVET[h] |
|---|---|---|---|---|---|---|---|---|
| Idade média (anos) | 64 | 72 | 69 | 72 | 76 | 70 | 70 | 84 |
| PA na entrada (mmHg) | | | | | | | | |
| Sistólica | < 200 | 160-239 | 190-230 | 160-219 | < 180-230 | 160-209 | 160-219 | 160-199 |
| Diastólica | 95-109 | 90-119 | 105-120 | < 90 | 90-120 | < 115 | < 95 | < 110 |
| Média | 165/101 | 182/101 | 197/110 | 170/77 | 195/102 | 185/91 | 174/85 | 173/91 |
| Nº de pacientes tratados com placebo | 289 | 424 | 465 | 2.371 | 815 | 2.113 | 2.297 | 1.912 |
| Acompanhamento médio (anos) | 3,0 | 4,6 | 4,4 | 4,5 | 2,1 | 5,7 | 2,0 | 1,8 |
| Doença coronariana[i] | | | | | | | | |
| Fatal | 1,3 | 11,8 | 6,0 | 3,4 | 2,5 | 5,2 | 1,8 | |
| Não fatal | 8,3 | 2,8 | 2,2 | 3,4 | 2,7 | 2,3 | 1,4 | |
| Insuficiência cardiaca congestiva[i] | – | 5,4 | 7,7 | 4,5 | 4,8 | – | 2,1 | –6,4 |
| Doença cerebrovascular[i] | 4,2 | 13,7 | 9,4 | 6,8 | 6,6 | 6,4 | 3,4 | –8,0 |
| Progressão da hipertensão[i] | – | 6,8 | – | 15,0 | 9,3 | 8,3 | 5,5 | |
| Mortalidade total[i] | 3,1 | 35,1 | 14,8 | 10,2 | 7,9 | 15,0 | 6,0 | –22,0 |

**EWPHE**: European Working Party on Hypertension in the Elderly; **MRC**: Medical Research Council; **SHEP**:Systolic Hypertension in the Elderly Program; **STOP-HT**: Swedish Trial in Old Patients with Hypertension; **Syst-Eur**: Systolic Hypertension in Europe Trial.
[a] Dados do Management Committee. Treatment of mild hypertension in the elderly. Med J Aust 1981;2:398-402.
[b] Dados de Amery A, Birkenäger W, Brixko et al.: Mortality and morbidity results from the European Working Party on High Blood Pressure in the Elderly Trial. Lancet 1985;1:1349-1354.
[c] Dados de Coope J, WarrenderTS: Randomized trial of treatment of hypertension in elderly patients in primary care. Br Med J 1986;293:1145-1151.
[d] Dados do SHEP Cooperative Research Group. Prevention of stroke by antihypertensive drug treatment in older persons with isolated systolic hypertension. JAMA 1991;266:3255-3264.
[e] Dados de Dahlöf B. Lindholm LH, Hansson L et al.: Morbidity and mortality in the Swedish Trial in Old Patients with Hypertension. Lancet 1991;338:1281-1285.
[f] Dados do Medical Research Council Working Party of treatment in older adults. Br Med J 1992;304:405-412.
[g] Dados de Staessen JA, Fagard R,Thijs L et al.: Randomized Double-blind comparison of placebo and active treatment for older patients with isolated systolic hypertension. Lancet 1997;350:757-764.
[h] Dados de Beckett NS, Peters R, Fletcher AE, et al.: Treatment of hypertension in patients 80 years of age or older. N Engl J Med 2008;358:1887-1898.
[i] Dados registrados como taxa por 100 pacientes para todo o teste.

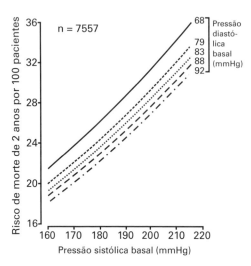

**FIGURA 4.3** Probabilidade de 2 anos de morte associada a diferentes níveis de pressão arterial sistólica, em diferentes níveis de pressão arterial diastólica na linha de base, em mulheres idosas com HSI não tratada e sem complicações cardiovasculares que participaram de oito ECRs. (Modificada de Staessen JA, Gasowski J, Wang JG et al.: *Risks of untreated and treated isolated systolic hypertension in the elderly. Lancet 2000;355:865-872.*)

pertensão e a maneira pela qual essa patologia se expressa clinicamente.

Como descrevemos no Capítulo 3, a patogênese da combinação de hipertensão sistólica e diastólica envolve mudanças estruturais nas arteríolas de resistência agrupadas sob os termos *remodelamento* e *hipertrofia*. Essas alterações quase certamente estão também envolvidas no desenvolvimento da arteriosclerose de vasos menores responsável por grande parte dos danos em órgãos-alvo observados na hipertensão de longa duração. Na medida em que as pessoas envelhecem, a aterosclerose de vasos maiores torna-se um fator crescente agravado pela alta força de cisalhamento da hipertensão (Lakatta & Levy, 2003), porém envolve "vários processos altamente inter-relacionados, incluindo distúrbios lipídicos, ativação plaquetária, trombose, disfunção endotelial, inflamação, estresse oxidativo, ativação de células vasculares lisas, metabolismo alterado da matriz e fatores genéticos" (Faxon et al., 2004). Considera-se a esclerose arterial e arteriolar de vasos menores como

consequência secundária da combinação típica de hipertensão sistólica e diastólica, ao passo que a aterosclerose de vasos maiores é a principal responsável pela hipertensão predominantemente sistólica, muito comum entre idosos.

## Tipos de lesões arteriais

As lesões vasculares mais comuns encontradas na hipertensão são as seguintes:

- Necrose fibrinoide observada em elevações agudas e graves da pressão arterial;
- Esclerose hiperplástica ou proliferativa;
- Esclerose hialina arteriolar com espessamento e hialinização da íntima e média;
- Aneurismas em pequenas arteríolas de penetração cerebral, usualmente em sua primeira ramificação, que representam dilatações pós-estenoicas recentes além de espessamento íntimal que, quando rompem, provocam hemorragias cerebrais típicas da hipertensão;
- Placas ateroscleróticas nas quais formam-se trombos e provavelmente sejam responsáveis pela isquemia e infarto cardíaco, do cérebro, do rim e de outros órgãos que ocorrem com mais frequência entre hipertensos;
- Danos na camada média da parede da aorta podem resultar na formação de placas grandes com dilatação aneurísmica final e ruptura, assim como dissecções aórticas.

A maior parte da morbidade e da mortalidade prematuras associadas à hipertensão está relacionada à aterosclerose. Embora, usualmente, seja apenas um dos vários fatores de risco envolvidos, a hipertensão desempenha um papel independente (Agmon et al., 2000) que pode estar relacionado à aterosclerose subclínica, mesmo em crianças e adolescentes (Berenson et al., 1998; Vos et al., 2003). Existem taxas variáveis de rigidez aterosclerótica entre os sexos (Waddell et al., 2001) e grupos étnicos (Chaturvedi et al., 2004), que podem explicar a variabilidade nos danos vasculares entre eles. Medições não invasivas da complacência arterial estão sendo utilizadas para identificar esse tipo precoce de aterosclerose (Herrington et al., 2004).

## Causas de morte

A morte pode resultar em situações nas quais essas lesões arteriais se rompem ou se tornam suficientemente ocluídas para causar isquemia ou infarto dos tecidos que suprem. O aumento total na mortalidade associada à hipertensão foi analisado no Capítulo 1. As causas de morte em indivíduos hipertensos, principalmente em séries publicadas antes do surgimento de terapias eficazes, podem ser resumidas da seguinte forma:

- As doenças cardiovasculares são responsáveis por uma proporção maior de mortes na medida em que se agrava a hipertensão;
- As doenças cardíacas ainda são as principais causas de todas as mortes, embora os acidentes vasculares cerebrais venham se tornando cada vez mais comuns nas populações com idade acima de 65 anos (Kjeldsen et al., 2001);
- A insuficiência cardíaca torna-se cada vez mais comum entre os idosos (Tocci et al., 2008).

## ENVOLVIMENTO DE ÓRGÃOS-ALVO

Agora, examinaremos com mais detalhes a patofisiologia e as consequências dessas complicações. Depois disso, as manifestações clínicas e laboratoriais dos danos em órgãos-alvo serão incorporadas nas orientações para avaliação de pacientes hipertensos.

### Doença cardíaca hipertensiva

A hipertensão duplica o risco de doença coronariana sintomática, incluindo infarto agudo do miocárdio (IM) e morte súbita, e triplica o risco de insuficiência cardíaca congestiva (ICC) (Kannel, 1996). Usualmente, a hipertensão, como mostra a Figura 4.4, juntamente com vários outros fatores de risco, resulta em hipertrofia ventricular esquerda (HVE) e/ou isquemia miocárdica e/ou infarto. Por outro lado, esses processos precipitam disfunções sistólicas e

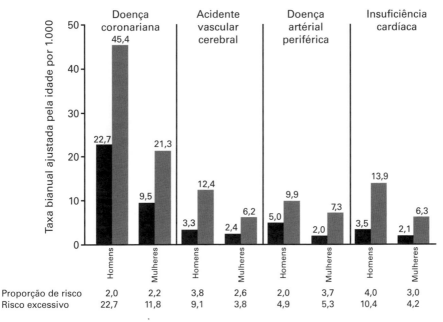

**FIGURA 4.4** Risco de eventos cardiovasculares pelo estado hipertensivo em indivíduos na faixa etária de 35 a 64 anos que participaram do estudo de Framingham depois do acompanhamento de 36 anos. A doença coronariana inclui manifestações clínicas como IM, angina do peito, morte súbita, outras mortes coronarianas e síndrome da insuficiência coronariana; a doença das artérias periféricas se manifesta como claudicação intermitente. As barras à esquerda de cada conjunto de colunas representam indivíduos normotensos; as barras à direita representam hipertensos. (Modificada de Kannel WB. *Blood pressure as a cardiovascular risk factor. JAMA* 1996;275:1571-1576.)

diastólicas que, com frequência, progridem para ICC (Krum & Alexandar, 2009) (Figura 4.5).

## Hipertrofia ventricular esquerda

### Prevalência

A hipertrofia ventricular esquerda (HVE) é identificada por eletrocardiografia apenas entre 5 e 18% de hipertensos, dependendo dos critérios utilizados (Ang & Lang, 2008), quando sua presença for detectada por ECG, a HVE é preditora de acidentes vasculares cerebrais (Ishikawa et al., 2009) e de danos renais (Sciaretta et al., 2009). A HVE pode ser identificada por ecocardiografia em uma quantidade maior de adultos hipertensos, em cerca de 30% de hipertensos não selecionados, e em até 90% de pessoas com hipertensão grave (Schmieder & Messerli, 2000). Além disso, a HVE pode estar associada à obesidade, ao alto consumo de sódio dietético, à anemia causada por doença renal terminal, ao abuso de bebidas alcoólicas, à diabetes e hipercolesterolemia (de Simone et al., 2001). Os exames rotineiros de ecocardiografia não são indicados apesar de sua maior sensibilidade (Cuspidi et al., 2008). Não obstante, técnicas como o ultrassom manual (Martin et al., 2009) e as imagens cardíacas por ressonância magnética, intensificadas por contraste, estão sendo utilizadas com uma frequência cada vez maior.

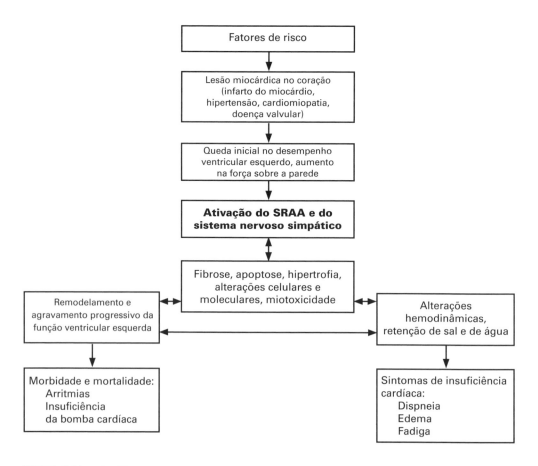

**FIGURA 4.5** Visão simplificada da fisiopatologia da insuficiência cardíaca. (De Krum H e Abraham WT. *Heart failure, Lancet 2009;373:941-955.*)

## Associações

A associação entre HVE e hipertensão é mais forte para níveis sistólicos, fato que contribui para a maior parte das relações entre pressão de pulso e hipertrofia ventricular esquerda (Mulè et al., 2003). A pressão de pulso aumentada se relaciona com a massa ventricular esquerda independente de outros componentes da pressão (de Simone et al., 2005). Além do estresse e do esforço invocados por pressões arteriais aumentadas, outros fatores contribuem, como:

- Genótipo que é um mecanismo provável para a prevalência maior de HVE entre negros do que entre brancos hipertensos (Kiser et al., 2004);
- Um dos polimorfismos do gene do receptor da angiotensina tipo 2 (-1332G/A) (Alfakih et al., 2004);
- O efeito marcante de inibidores da ECA e de BRAs na regressão da HVE e na prevenção do remodelamento depois de infarto do miocárdio (Kenchaiah et al., 2004) dá suporte à existência de um papel importante desempenhado pelo sistema renina-angiotensina;
- Em mulheres, mas não em homens, uma eventual associação entre aldosterona sérica e remodelamento cardíaco (Vasan et al., 2004) poderia refletir um aumento na atividade da renina-angiotensina;
- À vista dos efeitos pró-fibróticos da aldosterona descritos no Capítulo 3, esses fatos podem estar envolvidos na síntese de colágeno aumentado e na síntese de remodelamento cardíaco tipo 1 observadas em pacientes com insuficiência cardíaca hipertensiva (Querejeta et al., 2004);
- Aumento na atividade nervosa cardíaca simpática (Schlaich et al., 2003).

## Padrões

Os padrões de HVE diferem de acordo com o tipo de carga hemodinâmica: a sobrecarga de volume provoca hipertrofia excêntrica, enquanto que a carga de pressão arterial pura resulta em um aumento na espessura da parede do ventrículo esquerdo sem aumento concomitante no volume da cavidade, isto é, hipertrofia concêntrica. O padrão de HVE pode também ser modificado por um aumento na rigidez arterial, aumento da velocidade de pulso e pela viscosidade do sangue.

Na série de Wachtell e colaboradores (2001) envolvendo 913 pacientes com vários estágios de hipertensão, os percentuais mencionados a seguir entre os vários padrões foram encontrados por ecocardiografia: geometria normal, 19%; remodelamento concêntrico, 11%; hipertrofia excêntrica, 47%; e hipertrofia concêntrica, 23%.

A maior parte dos especialistas acha que a hipertrofia concêntrica é a mais danosa (Akinboboye et al., 2004), porém alguns acham que a HVE é um determinante da disfunção ventricular esquerda, independente da geometria da câmara (Schillaci et al., 2002).

## Consequências

Mesmo sem HVE, os hipertensos precoces apresentam uma quantidade significativamente reduzida de reserva de fluxo coronariano resultante da capacidade alterada de vasodilatação coronariana (Kawecka-Jaszcz et al., 2008). A conversão do remodelamento concêntrico ecocardiográfico para HVE está associado a um aumento na taxa de mortalidade (Milani et al., 2006). A presença de HVE está relacionada, de uma forma intensa e consistente, à morbidade (proporção do risco médio: 2,5) e à mortalidade cardiovascular subsequente (proporção do risco médio: 2,5) (Vakili et al., 2001). O risco aumentado de morte súbita em hipertensos provavelmente esteja ligado a alterações na condução e na repolarização ventricular associada à hipertrofia ventricular esquerda (Oikarinen et al., 2004).

## Regressão

A regressão da HVE foi observada em 52% dos 937 indivíduos hipertensos que foram tratados durante um período de 4,8 anos no estudo LIFE (Gerdts et al., 2008). A regressão diminui o risco de acidente vascular cerebral (Verdecchia et al., 2006). O Capítulo 7 apresenta os efeitos de vários agentes anti-hipertensivos.

## Disfunção sistólica e diastólica

Simone e colaboradores (2004) utilizam o termo massa ventricular esquerda (MVE) "inapropriada" nas situações em que a MVE exceder o valor teórico previsto por gênero, para o tamanho do corpo e para o trabalho executado pelo coração em cada contração. Esse tipo de MVE excessiva se traduz em geometria ventricular esquerda concêntrica e em disfunção sistólica e diastólica que, por sua vez, são predecessores de insuficiência cardíaca sistólica e diastólica. Pacientes com disfunção sistólica ventricular esquerda assintomática correm um risco elevado de insuficiência cardíaca e morte, mesmo com frações de ejeção levemente reduzidas (Verdecchia et al., 2005). Da mesma forma, a disfunção diastólica, definida como uma fração de ejeção normal e enchimento ventricular esquerdo anormal em indivíduos hipertensos assintomáticos com HVE, é uma precursora de insuficiência cardíaca diastólica (Aurigemma & Gaasch, 2004).

## Insuficiência cardíaca congestiva

A hipertensão está presente em cerca de dois terços de pacientes que desenvolvem insuficiência cardíaca congestiva (ICC) (Yancy et al., 2006). A hipertensão ainda é o principal fator para evitar a doença que, nos dias atuais, nos Estados Unidos, é a maior causa de hospitalização de adultos com idade acima de 65 anos (Curtis et al., 2008). Provavelmente os medicamentos anti-hipertensivos utilizados nos tratamentos não evitem totalmente a ICC, mas postergam seu desenvolvimento por várias décadas e são responsáveis pelo aumento na sobrevida em casos de ICC (Roger et al., 2004).

A maioria dos episódios de ICC em pacientes hipertensos está associada à disfunção diastólica, refletida na fração de ejeção preservadas (Bursi et al., 2006) (Tabela 4.4). Vasan e Benjamin (2001) explicam a suscetibilidade dos indivíduos hipertensos à insuficiência cardíaca diastólica, em particular aqueles com HVE, como segue:

> Quando estimuladas hemodinamicamente por meio de esforço (como exercícios, taquicardia, pós-carga aumentada ou pré-carga excessiva) as pessoas com hipertensão não conseguem aumentar o volume diastólico final (i.e., possuem reserva limitada de pré-carga) por causa de uma redução no relaxamento e na complacência ventricular esquerda. Consequentemente, tem início uma cascata em que há uma elevação na pressão arterial diastólica final do ventrículo esquerdo, uma elevação na pressão atrial esquerda e desenvolvimento de edema pulmonar.

O Capítulo 7 apresenta detalhes sobre o manejo da ICC em pacientes hipertensos.

**Tabela 4.4**
**Características de pacientes com insuficiência cardíaca sistólica ou diastólica**

| Características | Insuficiência cardíaca sistólica | Insuficiência cardíaca diastólica |
|---|---|---|
| Idade | Todas as idades, tipicamente entre 50 e 70 anos | Mais frequente em idosos |
| Gênero | Mais frequente em homens | Mais frequente em mulheres |
| Fração de ejeção ventricular esquerda | Deprimida, cerca de 40% ou menos | Preservada ou normal, 40% ou mais |
| Tamanho da cavidade ventricular esquerda | Em geral dilatada | Em geral normal; frequentemente com HVE concêntrica |
| HVE na eletrocardiografia | Às vezes presente | Usualmente presente |
| Radiografia torácica | Congestão e cardiomegalia | Congestão com ou sem cardiomegalia |
| Presença de ritmo de galope | Terceira bulha cardíaca | Quarta bulha cardíaca |

## Doença cardíaca coronariana

Como descrevemos no Capítulo 1, sob o ponto de vista quantitativo a hipertensão é o maior fator de risco de doença cardíaca coronariana (DCC). O desenvolvimento de isquemia miocárdica reflete um desequilíbrio entre o suprimento e a demanda de oxigênio miocárdico. A hipertensão, por reduzir o suprimento e aumentar a demanda, pode facilmente modificar este balanço.

### Manifestações clínicas

A hipertensão pode desempenhar um papel ainda mais importante do que se imagina na patogênese da DCC por duas razões. Em primeiro lugar, os hipertensos sofrem mais isquemia silenciosa (Boon et al., 2003) e infarto do miocárdio indolor (Kannel et al., 1985) do que os indivíduos normotensos. Em segundo lugar, a hipertensão preexistente pode permanecer oculta em pacientes observados pela primeira vez depois de um infarto do miocárdio. Embora elevações agudas na pressão arterial possam acompanhar o início de dor isquêmica, com frequência, o nível pressórico cai logo após o infarto se ocorrer algum dano na função da bomba.

Depois de um infarto do miocárdio, o prognóstico se agrava na presença de hipertensão preexistente ou subsequente (Thune et al., 2008). Por outro lado, foi observado um aumento na mortalidade pós-infarto do miocárdio entre indivíduos com pressão sistólica abaixo de 120 mmHg no momento da admissão (Gheorghiade et al., 2006) ou seis meses mais tarde (Thune et al., 2008).

No tratamento com trombolítico, o paciente com infarto do miocárdio apresenta risco de acidente vascular cerebral que é imposto pela presença de hipertensão. No estudo *Tissue Plasminogen Activator for Occluded Coronary Arteries-I* (GUSTO-I) a incidência de AVC variou de 1,2% em normotensos a 3,4% em indivíduos com pressão arterial sistólica acima de 175 mmHg (Aylward et al., 1996).

### Fibrilação atrial

Em um período de 16 anos de acompanhamento de 2.482 hipertensos sem tratamento anterior, 61 desenvolveram fibrilação atrial, correspondendo a uma taxa de 0,46 por 100 pessoas por ano (Verdecchia et al., 2003). A probabilidade aumentou com o avanço da idade e níveis crescentes de pressão arterial, de massa ventricular esquerda e do diâmetro atrial esquerdo. O risco de fibrilação atrial foi reduzido em cerca de 60% em indivíduos hipertensos cuja meta de tratamento era atingir um nível abaixo de 120/80 mmHg (Young-Xe & Ravid, 2004).

### Estenose aórtica

Em um estudo, 32% de 193 pacientes com estenose aórtica sintomática eram hipertensos e, provavelmente, a carga de trabalho adicional tenha sido responsável pelo desenvolvimento de sintomas em áreas de valores maiores e de perdas menores do trabalho executado pelo coração em cada contração (Antonini-Canterin et al., 2003). Por outro lado, a gravidade da estenose aórtica pode ser mascarada pela presença de hipertensão coexistente (Kaden & Haghi, 2008).

## Doença dos grandes vasos

### Aneurisma aórtico abdominal

A incidência de aneurismas aórticos abdominais está aumentando, provavelmente como consequência do número cada vez maior de pessoas idosas que carregam os riscos cardiovasculares da meia-idade (Rodin et al., 2003). Embora a hipertensão seja um desses fatores de risco, a ultrassonografia encontrou esse tipo de aneurisma em apenas 3% de hipertensos discretos na faixa etária de 60 a 75 anos, mas em 11% daqueles com pressão arterial sistólica acima de 195 mmHg e com doença vascular cerebral ou periférica (Simon et al., 1996). Um exame ultrassonográfico usado como *screening* é recomendado para homens com idade acima de 65 anos que nunca fumaram (Earnshaw et al., 2004). Atualmente, o tratamento de aneurismas com diâmetro acima de 5 cm utiliza procedimentos endovasculares (Prinssen et al., 2004).

## Dissecção da aorta

Cerca de 80% dos pacientes com dissecção aórtica têm hipertensão (Golledge & Eagle, 2008). Provavelmente, o mecanismo da dissecção envolva a combinação de força da onda pulsátil alta e aterosclerose acelerada, porque quanto mais elevada a pressão, maior será a probabilidade de dissecção.

A dissecção aórtica pode ocorrer na aorta ascendente (proximal ou tipo A), que exige cirurgia, ou na aorta descendente (distal ou tipo B) que, usualmente, pode ser tratada clinicamente (Golledge & Eagle, 2008). Como fator, a hipertensão é mais frequente com dissecções distais, ao passo que a síndrome de Marfan, a síndrome de Ehlers-Danlos e a necrose cística medial são observadas com maior frequência em lesões proximais (Patel & Deeb, 2008).

## Doença vascular periférica

A presença de doença vascular periférica (DVP), em geral manifestada por claudicação intermitente, apresenta um alto risco de mortalidade cardiovascular (Arain & Cooper, 2008). Por meio de medições do índice PA tornozelo-braquial (ITB) com um dispositivo Doppler, a DVP foi identificada em 43% de adultos norte-americanos com cerca de 40 anos de idade, apresentando-se com mais frequência em indivíduos negros, diabéticos, fumantes, mais velhos ou hipertensos (Selvin & Erlinger, 2004). ITBs baixos, abaixo de 0,9, melhoram a acurácia do *Framingham Risk Score* (*Ankle Brachial Índex Collaboration, 2008*).

## Arterite de Takayasu

A hipertensão está presente em quase a metade de pacientes portadores da arterite de Takayasu, doença inflamatória idiopática e crônica de grandes artérias, cuja incidência é mais frequente no Japão e na Índia (Weaver et al., 2004)

## Doença da artéria carótida

A presença de sopro auscultatório sobre a artéria carótida é indicação de um risco duas vezes maior de infarto do miocárdio e de mortalidade cardiovascular, em comparação com pessoas que não apresentam sopro (Pickett et al., 2008).

Em geral, utiliza-se a espessura íntima-média carotídea aumentada como substituta da doença vascular hipertensiva e como preditora da ocorrência de acidentes vasculares cerebrais isquêmicos (Prati et al., 2008).

## Doença cerebrovascular

Os acidentes vasculares cerebrais são a segunda causa de morte em todo o mundo, a causa principal de incapacitação neurológica permanente em adultos e a indicação mais comum para uso de leitos hospitalares ou de leitos domésticos para tratamento crônico (Donnan et al., 2008). A taxa de morte por acidente vascular cerebral é ainda mais elevada (cerca de 50%) entre negros que vivem no sul dos Estados Unidos (Obisesan et al., 2000), taxa semelhante à observada em vários outros grupos com atendimento médico inadequado em todo o mundo (Donnan et al., 2008). Na maior parte dos países industrializados, as taxas de mortalidade por acidente vascular cerebral caíram acentuadamente desde a década de 1950 até os dias atuais, sendo que essas quedas são atribuíveis ao aprimoramento no controle dos fatores de risco incluindo a hipertensão. A incidência de acidente vascular cerebral está aumentando em decorrência do número crescente de pessoas idosas (Bejot et al., 2008).

### Papel da hipertensão

A hipertensão é a causa principal de acidente vascular cerebral (AVC), mais ainda do que as doenças cardíacas. Aproximadamente 50% de AVCs são atribuíveis à hipertensão, sendo que o risco aumenta juntamente com elevações na pressão arterial (Gorelick, 2002). Indivíduos hipertensos apresentam de 3 a 4 vezes mais risco de incidência de AVC, sendo que aqueles com pressão arterial acima 130/85 mmHg têm risco 1,5 maior do que pessoas normotensas.

Em indivíduos hipertensos, quase 80% dos AVCs são isquêmicos, causados por trombose arterial ou embolismo, 15% são causados por hemorragia intraparenquimatosa, e 5% por hemorragia subaracnoidea (Donnan et al.,

2008). Ataques isquêmicos transitórios – episódios agudos de perda focal da função cerebral ou visual com menos de 24 horas de duração atribuídos ao suprimento sanguíneo inadequado – podem ter origem em êmbolos de placas ateroscleróticas nas carótidas ou nos trombos cardíacos (Flemming et al., 2004) e são seguidos de alto risco de acidente vascular cerebral (Daffertshofer et al., 2004).

A hipertensão sistólica isolada (HSI) nos idosos está associada a uma incidência 2,7 vezes maior de AVCs do que a observada em indivíduos normotensos da mesma idade (Qureshi et al., 2002). A ocorrência de doença cerebrovascular silenciosa é muito mais frequente em idosos hipertensos (Vermeer et al., 2002), assim como lesões na massa branca cerebral observadas na IRM (van Dijk et al., 2004) nos quais podem provocar atrofia cerebral e demência vascular.

Microssangramentos cerebrais foram encontrados em 15% de pacientes hipertensos, em particular naqueles com hipertensão noturna detectada por monitores ambulatoriais de pressão arterial (Henskens et al., 2008). Pressões de pulso mais amplas durante o sono estão associadas a aumentos significativos no risco de acidente vascular cerebral (Kario et al., 2004), possivelmente refletindo o papel da rigidez arterial (Laurent et al., 2003).

A maioria dos pacientes com acidente vascular cerebral, hipertensos ou normotensos, antes dos respectivos AVCs, no momento que são observados pela primeira vez, apresenta elevação transitória da pressão arterial, que cai espontaneamente dentro de poucos dias (Vemmos et al., 2004). Portanto, como observaremos no Capítulo 7, recomenda-se tomar cuidado ao baixar a pressão arterial no período pós-AVC imediato. Por outro lado – como também será observado – a proteção mais eficaz contra acidentes vasculares cerebrais iniciais e recorrentes é a redução da pressão arterial a longo prazo (Donnan et al., 2008).

## Danos cognitivos e demência

Tanto as pressões arteriais altas como baixas estão associadas à cognição alterada, mesmo na ausência de doença cerebrovascular clinicamente evidente (Birns & Kalra, 2009). Uma relação semelhante não linear tem sido observada com pressão de pulso: tanto a pressão de pulso excessivamente ampla (refletindo rigidez arterial) como a pressão de pulso baixa (refletindo perfusão cerebral reduzida) está associada a um aumento no risco de incidência da doença de Alzheimer e demência (Qiu et al., 2003). Tipicamente, a pressão arterial começa a cair 3 anos depois que a demência se torna manifesta, e continua a cair a partir de então (Qiu et al., 2004).

## Doença renal

A hipertensão desempenha papel importante nos danos renais, que se manifestam como proteinúria, taxa de filtração glomerular (TFG) reduzida ou progressão para doença renal terminal (DRT). Entretanto, ainda não foi definida a maneira pela qual a hipertensão causa lesões nos rins e a frequência dos danos renais.

### *Avaliação*

A *microalbuminúria* é amplamente reconhecida como manifestação inicial de dano renal por qualquer causa (Cirillo et al., 2008). Mesmo níveis baixos de albuminúria, < 30 mg/L, ou a relação albuminúria/creatinúria menor que 20 mg/g acompanham e são preditores de hipertensão e de doenças cardiovasculares (Danziger; 2008). Portanto, níveis baixos de albuminúria, entre 5 e 7 mg/L, estão sendo recomendados como limite para presença de microalbuminúria (Zamora & Cubeddu, 2009). A incidência de hipertensão pode ser claramente prevista pela presença de microalbuminúria em níveis bem abaixo de 30 mg/L (Brantsma et al., 2006; Forman et al., 2008; Wang et al., 2005).

Provavelmente, a presença de microalbuminúria reflita a presença de hipertensão levando-se em consideração que foi observada mesmo em indivíduos pré-hipertensos sem diabetes ou doença vascular aterosclerótica (Hsu et al., 2009).

A *taxa de filtração glomerular* (TFG) *estimada* com base em fórmulas, incluindo a creatinina sérica, está sendo utilizada com frequência cada vez maior como indicadora de danos renais, independente da microalbuminúria como risco cardiovascular (Hallan et al., 2007).

Os *níveis séricos de cistatina C*, tanto em termos absolutos como substituição da creatinina sérica para estimar a TFG (Stevens et al., 2006), estão sendo utilizados cada vez mais para avaliar a função renal. A cistatina C é uma proteína filtrada livremente pelo glomérulo, porém amplamente reabsorvida ou catabolizada pelas células epiteliais tubulares. Considerando que seu nível não depende da massa muscular, a cistatina C pode ser melhor marcador da função renal do que a creatinina sérica (Stevens et al., 2008). Níveis séricos aumentados são encontrados em indivíduos que desenvolvem hipertensão sem doença renal ou cardiovascular (Kestenbaum et al., 2008).

## *Consequências*

Como descrito mais extensamente no Capítulo 9, acredita-se que a ligação da hipertensão com doença renal crônica (DRC) seja uma via de duas mãos: a hipertensão causa DRC e a DRC causa hipertensão. Uma sequência geralmente aceita de hipertensão como causa de DRC é a perda de autorregulação renal que, em geral, atenua a transmissão de pressão arterial sistêmica aumentada para os glomérulos (Bidani & Griffin, 2004). Como consequência, os pacientes portadores de danos renais apresentam risco aumentado de disfunção renal progressiva e de doenças cardiovasculares (Färbom et al., 2008). Além disso, a redução na pressão arterial pode lentificar – ou mesmo interromper – a progressão de doenças renais e os eventos cardiovasculares que as acompanham (Ibsen et al., 2005). A progressão da hipertensão para doença renal crônica tem sido chamada de "nefroesclerose hipertensiva", sendo que esse diagnóstico é considerado a segunda causa mais comum de DRC, abaixo da nefropatia diabética.

Entretanto, Freedman e Sedor (2008) questionaram o conceito de hipertensão como causa de DRC. Em primeiro lugar, eles ressaltaram que a "nefroesclerose hipertensiva é uma entidade clínica com definição vaga, que se aplica mais comumente a afro-americanos com hipertensão e DRC em estágio avançado, na ausência de outras causas de insuficiência renal". Mesmo concordando que a hipertensão acelera a progressão para doença renal crônica que, por sua vez, evolui para doença renal terminal (DRT), eles observaram o seguinte:

> ... as evidências epidemiológicas que dão suporte à hipertensão essencial, variando de leve a moderada, como iniciadora de danos renais sempre foram muito fracas. Atualmente, os grandes avanços genéticos moleculares demonstram que variantes genéticas dentro de proteínas motoras moleculares, a miosina não muscular tipo IIA, estão associadas a doenças renais não diabéticas em afro-americanos, sugerindo que, em geral, as lesões renais é que causam pressão arterial elevada e não o contrário.

Os grandes avanços genéticos moleculares a que se referem Freedman e Sedor (2008) foram relatados por Kopp e colaboradores (2008) e Kao e colaboradores (2008). Kopp e colaboradores relataram a existência, em afro-americanos, de uma associação com glomeruloesclerose segmentar e focal (GESF) e um marcador genético no cromossomo 22q que centraliza em polimorfismos nucleótedes simples no intron 23 do gene MYH9 da cadeia pesada da miosina não muscular tipo IIA. O risco atribuível ao transporte desse haplótipo foi de 72% em afro-americanos e de 4% em americanos de origem europeia com GESF idiopática. Kao e colaboradores (2008) descobriram uma associação bem próxima do gene MYH9 em pacientes portadores de doença renal terminal (DRT) não diabética, porém não em pacientes com DRT diabética.

Essas descobertas podem ter aplicações clínicas importantes. No *African American Study of Kidney Disease and Hypertension* (AASK), a queda intensiva da pressão arterial com um inibidor da ECA não lentificou a progressão de danos renais (Appel et al., 2008). Como afirmaram Freedman e Sedor (2008): "Esperamos que os estudos de mecanismos pelos quais as variantes do gene MYH9 causam doença renal crônica resultarão em novos testes diagnósticos que permitam a detecção pré-sintomática de indivíduos de alto risco e possibilitarão a aplicação de novas estratégias para preservar a função renal".

## HISTÓRIA NATURAL DE POPULAÇÕES ESPECIAIS

Antes de entrarmos na avaliação, vamos descrever grupos de pessoas cuja hipertensão, por várias razões, pode seguir cursos diferentes daqueles que predominam em populações de homens, brancos e indivíduos na meia-idade que foram observados em grande parte dos estudos clínicos observacionais a longo prazo. Esses grupos especiais incluem uma porção significativa da população hipertensa: idosos, mulheres, negros e outros grupos étnicos, diabéticos e obesos.

### Idosos

Dois padrões de hipertensão são observados em pessoas idosas: a combinação de pressão sistólica e diastólica – hipertensão essencial (primária) comum na meia-idade e a hipertensão sistólica isolada – é a forma mais frequente em indivíduos acima de 60 anos de idade. Entretanto, considerando as consequências mais significativas, como se pode observar no Capítulo 7, a terapia para os dois casos é muito parecida e a maior parte dessa discussão não ajudará a fazer a distinção entre esses dois padrões.

### *Prevalência da hipertensão*

Como observamos no Capítulo 1, enquanto as pressões arteriais diastólicas tendem a um platô antes dos 60 anos de idade e a cair a partir de então, as pressões arteriais sistólicas se elevam progressivamente. Portanto, a incidência de hipertensão sistólica isolada (HSI) – definida como pressão sistólica de 140 mmHg ou mais e pressão diastólica de 90 mmHg ou menos – aumenta progressivamente com a idade. No estudo *National Health and Nutrition Examination Survey III,* a proporção de vários tipos de hipertensão observados com o avanço da idade mudou progressivamente de hipertensão diastólica e hipertensão combinada para hipertensão sistólica isolada (HSI) (Franklin et al., 2001). Em indivíduos com idade acima de 60 anos, a HSI foi o padrão de hipertensão em 87% daqueles que não haviam sido tratados. No estudo de Framingham, quase a metade dos indivíduos que desenvolveram HSI não tinha hipertensão diastólica antecedente e apenas 29% tinham nível diastólico anterior de 95 mmHg ou mais elevado (Franklin et al., 2005). Usualmente, os níveis sistólicos continuam a elevar depois da idade de 70 anos em indivíduos que permanecem saudáveis, mas tendem a cair nos casos de doenças debilitantes crônicas (Starr et al., 1998). Quase 90% dos indivíduos do estudo de Framingham que eram normotensos nas idades de 55 ou 65 anos desenvolveram hipertensão 20 anos mais tarde (Vasan et al., 2002).

Como descrevemos no Capítulo 2, é necessário tomar duas precauções ao avaliar níveis de pressão arterial em idosos. Em primeiro lugar, o efeito do avental branco é mais comum e significativo nos idosos do que em pessoas mais jovens (Fotherby & Potter, 1993), de maneira que, sempre que possível, é imprescindível fazer leituras fora do consultório. Em segundo lugar, os idosos podem apresentar níveis artificialmente elevados de pressão arterial nas medições indiretas usuais feitas com manguito (i.e., pseudo-hipertensão) por causa da rigidez aumentada das grandes artérias que pode evitar a compressão e o colapso da artéria braquial pelo manguito (Spence; 1997).

### *Riscos da hipertensão*

Conforme observamos na Tabela 4.3, nos dados relativos à metade de pacientes idosos tratados com placebo que participaram de sete estudos controlados randomizados nos últimos 20 anos, a mortalidade em idosos hipertensos é significativa, em particular aquela causada por acidentes vasculares cerebrais, mesmo durante os breves intervalos de 2 a 5 anos desses estudos. Como observamos, há uma tendência de os pacientes envolvidos serem mais saudáveis do que a população em geral, de forma que os riscos da combinação de hipertensão sistólica e diastólica e de hipertensão sistólica isolada são ainda maiores do que aqueles apresentados na Tabela 4.3.

Pode-se observar um padrão diferente em indivíduos muito idosos que apresentam mais debilidade crônica. Em indivíduos na faixa etária de 75 a 94 anos que foram acompanhados no estudo de Framingham, os riscos de mortalidade por causas múltiplas e de mortalidade cardiovascular aumentou em níveis mais baixos de pressão arterial sistólica (<120 mmHg). Muito desse aumento ocorreu em indivíduos com doença cardiovascular existente. Como Kannel e colaboradores (1997) observaram:

> Aparentemente a curva da taxa de morbidade e de mortalidade nos idosos é diferente, ou seja, aparenta ser quadrática (em forma de U) naqueles que já tiveram um evento cardiovascular e linear naqueles sem doença cardiovascular. Taxas de mortalidade excessivas em níveis baixos de pressão arterial poderiam ser reflexo de frações de ejeções diminuídas mais do que o impacto da pressão arterial baixa... Portanto, é provável que a elevação na pressão arterial permaneça um fator de risco perigoso, mesmo em indivíduos muito velhos.

A validade dessa conclusão foi demonstrada em uma análise subsequente que mostrou aumento no risco cardiovascular relacionado a hipertensão em indivíduos com idade acima de 80 anos, em comparação com pessoas mais jovens (Lloyd-Jones et al., 2005).

Além do aumento na mortalidade observado com pressões arteriais sistólicas baixas (<120 a 130 mmHg) ou elevadas (>180 mmHg) em indivíduos muito velhos, ambas estão associadas ao desenvolvimento de danos cognitivos (Waldstein et al., 2005).

## Fisiopatologia da hipertensão sistólica isolada

O mecanismo básico da elevação progressiva usual na pressão arterial sistólica com o avanço da idade é a perda de distensibilidade e de elasticidade nas grandes artérias de capacitância, processo que foi demonstrado de forma apropriada há mais de 50 anos (Hallock & Benson, 1937) (Figura 4.6). Volumes crescentes de solução salina foram infundidos em aortas amarradas removidas de pacientes no momento da morte, cujas idades variavam dos 20 aos 70 anos. A pressão interna das aortas dos indivíduos idosos atingiu níveis mais elevados em comparação com a pressão nas aortas das pessoas mais jovens, refletindo a rigidez dos vasos.

Subsequentemente, a elevação progressiva na pressão sistólica com o avanço da idade reflete uma área transversal reduzida do leito vascular periférico e da aorta mais rígida e das grandes artérias, produzindo um aumento na velocidade da onda pulsátil e um retorno precoce do reflexo da onda pulsátil na sístole (Safar & Benetos, 2003). O retorno precoce da onda pressórica refletida aumenta a pressão aórtica em toda a sístole, elevando a pressão sistólica e pulsátil, intensificando, consequentemente, o

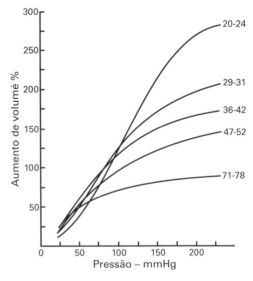

**FIGURA 4.6** Curvas mostrando a relação entre o percentual de elevação na pressão em relação ao aumento no volume infundido em aortas removidas na autópsia de pessoas em cinco grupos etários diferentes. As curvas foram construídas a partir dos valores médios obtidos de um determinado número de aortas. (Reimpressa, com permissão, de Hallock P, Benson IC. *Studies of the elastic properties of human isolated aorta. J Clin Invest 1937;16:595-602.*)

trabalho do ventrículo esquerdo enquanto diminui na pressão aórtica diastólica que dá suporte ao fluxo sanguíneo coronariano (Pierini et al., 2000).

## Hipotensão postural

Como mostramos no Capítulo 7, a terapia de hipertensão nos idosos é vital, porém, com frequência, deve ser amenizada pela necessidade de, em primeiro lugar, superar a hipotensão postural coexistente.

### *Definição e incidência*

Quedas na pressão sistólica de 20 mmHg ou mais, depois que o paciente permanecer de pé durante 1 minuto sem se movimentar, são definidas como hipotensão postural. A hipotensão postural foi encontrada em 68% de 489 pacientes com idade média de 81,6 anos em uma população geriátrica (Weiss et al., 2002). Na população geralmente saudável de homens e mulheres idosas que participaram do SHEP, a hipotensão postural foi encontrada em 10,4% de pessoas 1 minuto depois se erguerem da posição sentada em 12,0% aos 3 minutos, com 17,3% tendo hipotensão em um ou em ambos os intervalos (Applegate et al., 1991). Provavelmente a prevalência teria sido maior se os pacientes tivessem sido testados de forma correta depois de se erguerem a partir da posição em supino. Embora existam várias causas, principalmente neurológicas, para a hipotensão postural (Ejaz et al., 2004), a hipertensão foi o único fator predisponente para essa condição encontrado em uma população de idosos não selecionados (Räihä et al., 1995). Como se pode observar na Figura 4.7, quanto mais elevada a pressão arterial sistólica supina basal, maior era a tendência para quedas posturais (Lipsitz et al., 1985).

### *Mecanismo*

O envelhecimento normal está associado a várias alterações que podem resultar em hipotensão postural. As duas alterações mais comuns em pacientes com hipertensão na posição em supino ou na posição sentada são coleção venosa nas pernas e sensibilidade barorreceptora reduzida (Jones et al., 2003). Embora tenham modulação barorreceptora intacta de tráfego nervoso simpático, os idosos hipertensos apresentam alteração acentuada no controle barorreceptor de frequência cardíaca e no controle reflexo cardiopulmonar da circulação periférica (Grassi et al., 2000). Além disso, a coleção esplâncnica de sangue depois de comer pode levar a uma hipotensão pós-prandial profunda (Puisieux et al., 2000).

## Mulheres

Antes da idade de 50 anos as mulheres apresentam prevalência mais baixa de hipertensão do que os homens, embora, depois dos 55 anos de idade, apresentem maior aumento na rigidez aórtica proximal relacionado à idade que leva a uma maior incidência de hipertensão sistólica em mulheres mais velhas (Pemu & Ofili, 2008). Além disso, as mulheres apresentam duas outras características que tendem a baixar a pressão arterial diastólica e a ampliar a pressão de pulso: a

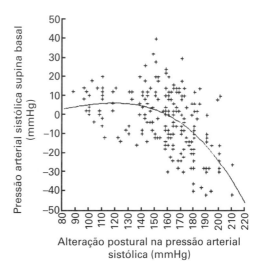

**FIGURA 4.7** Relação entre a pressão arterial sistólica supina basal e a alteração postural na pressão arterial sistólica para dados agregados de indivíduos mais velhos. (Modificada de Lipsitz LA, Storch HA, Minaker KL, et al.: *Intra-individual variability in postural BP in the elderly. Clin Sci* 1985;69:337-341.)

primeira é a estatura mais baixa que causa um retorno mais rápido da onda pulsátil para aumentar a pressão sistólica máxima; a segunda é que frequências cardíacas mais rápidas induzem períodos diastólicos mais curtos (Safar & Smulyan, 2004).

## Consequências

As mulheres de todas as idades têm incidência mais baixa de ataques cardíacos e de acidentes vasculares cerebrais do que os homens, porém mantêm uma forte associação contínua e linear entre pressão arterial sistólica e eventos cardiovasculares (Mason et al., 2004). Observou-se um risco aumentado de doença cardiovascular, incluindo níveis mais elevados de pressão arterial, em mulheres que apresentam sintomas menopáusicos significativos (Gast et al., 2008) ou enxaqueca com aura (Kurth et al., 2008).

O aumento usual no volume intravascular durante a fase luteal do ciclo menstrual pode estar relacionado a níveis mais elevados de aldosterona plasmática, elevando-se de uma média de 11,2 µg/dL, na fase folicular, para 17,8 µg/dL na fase luteal (Fommei et al., 2009). Esse aumento normal no nível de aldosterona plasmática pode gerar proporções falso-positivas entre aldosterona e renina, utilizadas em triagens para aldosteronismo primário.

## Negros

Nos Estados Unidos, a morte por hipertensão é a única razão mais comum para taxas de mortalidade mais elevadas em negros do que em brancos (Minor et al., 2008). Os negros têm mais hipertensão e sofrem mais com sua presença, pelo menos em parte por causa do *status* socioeconômico mais baixo e da consequente limitação do acesso aos serviços básicos de saúde (Jha et al., 2003). Provavelmente, a prevalência mais alta de hipertensão entre negros reflita fatores genéticos e ambientais. Com o uso de terapias adequadas é possível aliviar grande parte da morbidade e mortalidade excessivas relacionadas à hipertensão.

## Prevalência de hipertensão

### Negros nos Estados Unidos

Os níveis mais elevados de pressão arterial em negros norte-americanos iniciam na infância e na adolescência e se estabelecem logo no início da vida adulta. Grande parte das pressões arteriais mais altas em negros jovens é atribuída à estatura elevada e ao maior peso corporal (Toprak et al., 2009). Na meia-idade negros e brancos apresentam incidências semelhantes de hipertensão em relação à mesma pressão arterial e índice de massa corporal na linha de base (He et al., 1998). Entretanto, a hipertensão em negros é um fator de risco maior para doença coronariana, acidentes vasculares cerebrais e, em particular, doença renal terminal, do que em brancos (Minor et al., 2008). Usualmente, na maior parte dos estudos, os negros apresentam pressões arteriais mais elevadas durante o sono, de acordo com registros de monitoramento ambulatorial (Harshfield et al., 2002a), mas não apresentam surtos maiores de pressão arterial nas primeiras horas da manhã (Haas et al., 2005).

### Negros fora dos Estados Unidos

Em uma pesquisa sobre negros em sete populações de origem africana, Cooper e colaboradores (1999) descobriram que as taxas de hipertensão eram de 7% na zona rural da Nigéria, 26% na Jamaica e 33% nos Estados Unidos. Essas taxas mais elevadas estavam associadas ao índice de massa corporal e ao consumo de sódio.

### Fisiopatologia da hipertensão

A Tabela 4.5 apresenta uma lista contendo algumas entre as inúmeras características genotípicas e fenotípicas encontradas em negros hipertensos que explicam a maior prevalência e graus mais elevados de danos em órgãos-alvo. Independente de quem seja o responsável, obviamente fatores como pobreza, discriminação racial e barreiras nos serviços de assistência médica, estão envolvidos na morbidade e mortalidade relacionadas à hipertensão entre negros norte-americanos (Jha et al., 2003).

### Estresse

Como descrevemos no Capítulo 3, grande parte da literatura confirma a existência de uma associação entre estresses causados por *status* socioeconômico baixo e hipertensão. Um bom exemplo da provável interação entre *status* socioeconômico baixo e uma característica genética é a descoberta de que níveis de pressão arterial estavam significativamente associados a cor mais escura da pele, porém somente em negros pertencentes aos níveis inferiores da escala socioeconômica (Klag et al., 1991).

Além da baixa escala socioeconômica, James (1994) já havia se baseado na influência de uma estratégia de afrontamento envolvendo esforços ativos para gerenciar os estressores da vida por meio de trabalho árduo e da determinação de ser um vencedor. James denomina essa estratégia de afrontamento de *John Henryismo*, em homenagem a um lendário herói popular negro sem nenhuma educação que derrotou uma furadeira mecânica a vapor em uma batalha épica, mas morreu de completa exaustão.

### Dieta

Particularmente entre mulheres negras mais velhas, há uma correlação íntima entre a prevalência mais alta de hipertensão e de obesidade (Minor et al., 2008). Embora essas mulheres tenham maior sensibilidade pressora ao sódio (Palacios et al., 2004), aparentemente, os negros não ingerem mais sódio do que indivíduos não negros (Ganguli et al., 1999). Entretanto, consomem menos potássio e cálcio (Langford & Watson, 1990), têm menos hipocalemia não provocada (Andrew et al., 2002) e excreção mais baixa de potássio urinário, aparentemente mais do que se poderia atribuir ao baixo consumo de potássio (Turban et al., 2008).

### Responsividade aos fatores de crescimento

Dustan (1995) tentou explicar a prevalência aumentada de hipertensão grave em negros com base na responsividade aumentada aos fatores de crescimento vascular, em comparação com aquela observada nos fibroblastos formadores de queloides, que são mais comuns em negros.

### Complicadores da hipertensão

A hipertensão não somente é mais comum em negros como é mais grave, menos bem geren-

---

**Tabela 4.5**
**Características da hipertensão em negros**

**Genótipo**
Angiotensinogênio (Cooper et al., 1999)
Canal de sódio epitelial (Pratt et al., 2002)
Subunidade $\beta_3$ da proteína G (Dong et al., 1999)
Fator transformador de crescimento $\beta_1$ (Suthanthiran et al., 2000)

**Fenótipo Intermediário**
Ativação do sistema intrarrenal-renina (Price et al., 2002)
Excreção reduzida de calicreína (Song et al., 2000)
Vasodilatação reduzida dependente e independente de óxido nítrico (Campia et al., 2004)
Ingestão reduzida de potássio (Morris et al., 1999)
Diabetes melito (Brancati et al., 2000)
Hiperfiltração glomerular (Aviv et al., 2004a)
Vasoconstrição adrenérgica aumentada (Abate et al., 2001)
Níveis aumentados de endotelina 1 em circulação (Campia et al., 2004)
Natriurese pressórica aumentada induzida por estresse (Harshdield et al., 2002b)
Sensibilidade aumentada ao sódio (Aviv et al., 2004b)
Retenção aumentada da carga de sódio (Palacios et al., 2004)
Obesidade (Jones, 1999)
Vasoconstrição renal induzida por sódio (Schmidlin et al., 1999)
Queda menor na pressão arterial noturna (Hinderliter et al., 2004)

**Fenótipo**
Rigidez aórtica (Chaturvedi et al., 2004)
Insuficiência cardíaca congestiva (Dries et al., 1999)
Hipertrofia ventricular esquerda (Kizer et al., 2004)
Disfunção sistólica ventricular esquerda (Devereux et al., 2001)
Microalbuminúria (Aviv et al., 2004a)
Nefroesclerose (Toto, 2003)
Acidente vascular cerebral (Gillum, 1996)

ciada e, portanto, mais mortal. O que se pode assegurar com certeza é que os negros, em qualquer nível de pressão arterial, não sofrem mais danos vasculares do que os brancos; pelo contrário, eles apresentam um deslocamento para a direita na distribuição da pressão arterial, produzindo uma prevalência total maior e uma proporção mais elevada de doença grave (Cooper & Liao, 1996). A única exceção aparente é a taxa mais elevada de doença renal terminal em negros, conforme foi descrito anteriormente neste capítulo sob o título "Doença Renal".

## Outros grupos étnicos

Nos Estados Unidos, em comparação com a população negra, sabe-se muito menos sobre as características especiais de outros grupos étnicos, de maneira que faremos apenas algumas generalizações.

### *Ambiente primitivo* versus *ambiente industrializado*

As pessoas que vivem em zonas rurais, seja qual for a raça e o estilo de vida primitivo, tendem a ingerir menos sódio, permanecem menos obesos e têm menos hipertensão. Quando essas pessoas se mudam para áreas urbanas e adotam estilos de vida mais modernos, passam a ingerir mais sódio, ganham peso e desenvolvem mais hipertensão (Cooper et al., 1999). Alterações bastante dramáticas na prevalência da hipertensão e na natureza das complicações cardiovasculares foram observadas nas situações em que grupos étnicos que viviam isolados se mudaram para ambientes industrializados, como ocorre entre os sul-asiáticos que emigram para a Inglaterra (Khattar et al., 2000).

### *Persistência de diferenças étnicas*

Embora, com frequência, as mudanças ambientais alterem a pressão arterial e outras características cardiovasculares, alguns grupos étnicos preservam peculiaridades que, provavelmente, reflitam influências genéticas mais fortes. Os exemplos incluem os beduínos em Israel (Paran et al., 1992) e os nativos nos Estados Unidos (Howard, 1996). Nos Estados Unidos, os hispânicos, em particular a população de origem mexicana, têm prevalência menor de hipertensão, apesar da alta prevalência de obesidade, diabetes e resistência insulínica (Aranda et al., 2008). Esses fatores contribuem para taxas proporcionalmente mais elevadas de doenças cardiovasculares em norte-americanos de origem mexicana, em particular acidentes vasculares cerebrais (Lisabeth et al., 2008)

## Diabetes e hipertensão

A combinação de diabetes e hipertensão é um grande desafio para a saúde pública, o que levou à recomendação de que todos os adultos com pressão arterial acima de 135/80 mmHg sejam examinados para verificar a presença de diabetes (U.S. Preventive Services Task Force, 2008).

- Nos Estados Unidos, a incidência de diabetes tipo 2 está aumentando rapidamente com risco por toda a vida estimada, atualmente, atualmente, em 33% para homens e 39% para mulheres (Narayan et al., 2003).
- 71% dos norte-americanos adultos diabéticos têm hipertensão (Geiss et al., 2002) e um número significativo de hipertensos são portadores de diabetes não diagnosticada (Salmasi et al., 2004).
- A coexistência entre diabetes e hipertensão está associada a graus mais elevados de rigidez arterial (Tedesco et al., 2004) levando a elevações precoces na pressão sistólica e na pressão de pulso (Ronnback et al., 2004), que é o padrão de envelhecimento arterial acelerado.
- A presença de diabetes, seja do tipo 1 (Knerr et al., 2008) ou do tipo 2 (Mazzone et al., 2008), aumenta a taxa de doenças cardiovasculares ateroscleróticas, incluindo acidente vascular cerebral (Air & Kissela, 2007).
- Mesmo com tratamentos anti-hipertensivos eficazes, as artérias resistentes de indivíduos diabéticos hipertensos apresentam remodelamento persistentemente acentuado (Endermann et al., 2004).
- As complicações microvasculares do diabetes são também aceleradas pela hipertensão,

em particular a retinopatia (Gallego et al., 2008).

Como observaremos nos Capítulos 5 e 7, esses riscos elevados exigem terapia mais precoce e intensiva em indivíduos hipertensos com diabetes.

## Obesidade e hipertensão

Mesmo na ausência de diabetes tipo 2, a obesidade é um dos fatores mais comuns responsáveis por hipertensão (Schlaich et al., 2009). O *National Health and Nutrition Examination Survey III* observou um aumento progressivo na prevalência de hipertensão com índice de massa corporal crescente em todas as idades (Thompson et al., 1999) (Figura 4.8). A prevalência aumenta ainda mais nos casos em que a obesidade for predominantemente abdominal (Allemann et al., 2001). A presença de apneia do sono aumenta o risco de acidente vascular cerebral (Valham et al., 2008). Em idosos portadores de doença renal crônica, os riscos cardiovasculares da obesidade diminuem, embora a obesidade abdominal permaneça um fator de risco de eventos cardiovasculares (Elsayed et al., 2008).

## ALTERANDO A HISTÓRIA NATURAL

Agora, apresentaremos uma palavra adicional sobre prevenção, depois que já discutimos mecanismos possíveis, história natural, consequências mais importantes e populações especiais de hipertensão primária não tratada.

Grande parte dos esforços para alterar a história natural da hipertensão envolve tratamentos medicamentosos e não medicamentosos de doenças existentes. Entretanto, as tentativas de evitar a incidência de hipertensão devem ser incentivadas e acompanhadas de forma mais ampla. Sem conhecer as causas específicas desse tipo de doença não é possível promover nenhuma medida preventiva isolada com a certeza de que dará certo. Todavia, insistir que é necessário conhecer causas específicas antes de qualquer tentativa de prevenção é o mesmo que dizer que John Snow não deveria ter fechado a torneira porque não tinha provas de que os organismos *Vibrio cholera* eram a causa de morte naqueles indivíduos que beberam água poluída. As medidas preventivas que provavelmente ajudem – moderação na ingestão de sódio, redução da obesidade, manutenção do condicionamento físico, evitar estresse e dar mais atenção a outros fatores de risco co-

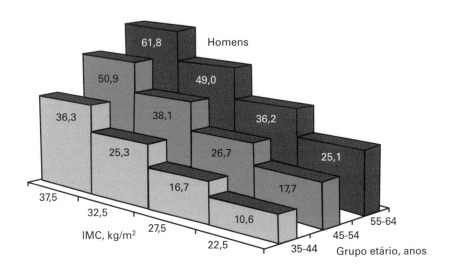

**FIGURA 4.8** Risco estimado (%) de hipertensão por grupo etário e por índice de massa corporal (IMC) entre homens no *National Health and Nutrition Examination Survey III.* (Modificada de Thompson D, Edelsberg J, Colditz GA, et al.: *Lifetime health and economic consequences of obesity. Arch Intern Med 1999;159:2177-2183.*)

existentes para doença cardiovascular prematura – não causarão nenhum dano e poderão trazer muitos benefícios.

O valor dessas medidas foi comprovado na prevenção do diabetes (Diabetes Prevention Program Research Group, 2002; Tuomilehto et al., 2001) e fortemente apoiado para prevenção de hipertensão (Whelton et al., 2002). Não obstante, com o reconhecimento da dificuldade em modificar hábitos do estilo de vida, estão sendo realizados vários estudos com medicamentos anti-hipertensivos para provar que eles podem pelo menos diminuir – ou mesmo interromper – a progressão inexorável da hipertensão (Julius et al., 2006; Luders et al., 2008; Skov et al., 2007).

## AVALIAÇÃO DE PACIENTES HIPERTENSOS

Após termos examinado a história natural de várias populações hipertensas iremos incorporar essas descobertas em um plano de ação para fazer a avaliação individual de pacientes hipertensos.

Há três razões principais para avaliar pacientes com hipertensão:

a) determinar o tipo de hipertensão, procurando especificamente causas identificáveis;
b) avaliar o impacto da hipertensão sobre os órgãos-alvo; e
c) estimar o perfil de risco total do paciente para desenvolvimento de doença cardiovascular prematura.

Essa avaliação pode ser feita com relativa facilidade e deve fazer parte do exame inicial de cada paciente com hipertensão recente. A busca de causas identificáveis deve ser mais intensa quanto mais jovem for o paciente e mais alta a pressão arterial. Entre pessoas na meia-idade e pessoas mais velhas deve-se dar mais atenção ao perfil de risco cardiovascular total, tendo em vista que essas populações são mais suscetíveis do que outras a catástrofes imediatas, a menos que sejam tomadas medidas preventivas.

## História

A anamnese dos pacientes hipertensos deve focar o tempo de duração da pressão arterial elevada e qualquer tratamento anterior, o uso atual de vários medicamentos que possam provocar aumento de pressão, e sintomas de disfunção em órgãos-alvo (Tabela 4.6). A atenção deve se concentrar também no *status* psicossocial do paciente, na busca de informações como grau de conhecimento sobre hipertensão, disposição para fazer as mudanças necessárias no estilo de vida e para tomar medicamentos, e capacidade para fazer tratamentos de custo elevado. Uma das áreas de grande importância é a disfunção sexual que, com frequência, é negligenciada até o seu surgimento depois da administração dos medicamentos anti-hipertensivos. A disfunção erétil, em geral atribuída ao uso de medicamentos anti-hipertensivos pode estar presente em até um terço de homens hipertensos não tratados e, provavelmente, esteja relacionada a alguma doença vascular subjacente (ver Capítulo 7).

Usualmente, a história familiar positiva de hipertensão é precisa, porém a acurácia de relatos negativos é de apenas 33% (Murabito et al., 2003).

### Sintomas relacionados à ansiedade

Embora muitos indivíduos hipertensos – senão a maioria – apresentem sintomas atribuídos à pressão arterial elevada (Kjellgren et al., 1998), a maioria desses sintomas é comum nas síndromes somáticas funcionais observadas em pessoas que acreditam que são portadoras de alguma doença séria (Barsky & Borus, 1999). Muitas pessoas acreditam que têm condições de dizer quando sua pressão arterial está elevada, porém, se isso ocorrer, provavelmente a percepção seja proveniente da ansiedade que, por sua vez, pode elevar a pressão (Cantillon et al., 1997). Se essas pessoas forem questionadas antes de se conscientizarem de que são hipertensas, sintomas incluindo cefaleia, sangramento pelo nariz, zunido, tontura e desmaios são mais comuns entre indivíduos com pressão arterial normal do que entre aqueles com hipertensão (Weiss, 1972)

## Tabela 4.6
### Aspectos importantes da história do paciente

**Duração da hipertensão**
 Última pressão arterial normal conhecida
 Curso da pressão arterial
**Tratamento anterior de hipertensão**
 Medicamentos: tipos, doses, efeitos colaterais
**Ingestão de agentes que podem interferir**
 Medicamentos anti-inflamatórios não esteroidais
 Contraceptivos orais
 Simpatomiméticos
 Esteroides adrenais
 Ingestão excessiva de sódio
 Bebidas alcoólicas (> 2 doses por dia)
 Fitoterápicos
**História familiar**
 Hipertensão
 Doença cardiovascular prematura ou morte
 Doenças familiares: feocromocitoma, doença renal, diabetes, gota
**Sintomas de causas secundárias**
 Fraqueza muscular
 Acessos de taquicardia, sudorese, tremor
 Afinamento da pele
 Dor nos flancos
**Sintomas de danos em órgãos-alvo**
 Cefaleias
 Fraqueza transitória ou cegueira
 Perda da acuidade visual
 Dor no peito
 Dispneia
 Edema
 Claudicação
**Presença de outros fatores de risco**
 Tabagismo
 Diabetes
 Dislipidemia
 Inatividade física
**Doenças concomitantes**
**Histórico dietético**
 Alteração de peso
 Alimentos frescos *versus* alimentos processados
 Sódio
 Gorduras saturadas
**Função sexual**
**Características da apneia do sono**
 Dor de cabeça pela manhã
 Sonolência durante o dia
 Ronco alto
 Sono errático
**Capacidade para mudar o estilo de vida e para manter o tratamento**
 Compreensão da natureza da hipertensão e da necessidade de fazer regime
 Capacidade para fazer exercícios físicos
 Fonte da preparação de alimentos
 Limitações financeiras
 Capacidade para ler instruções
 Necessidade de cuidados de saúde

Muitos dos sintomas descritos por hipertensos são secundários à ansiedade de serem portadores do "assassino silencioso" (como a hipertensão geralmente é conhecida), ansiedade que, com frequência, se expressa como hiperventilação aguda recorrente ou ataques de pânico (Davies et al., 1999; Smoller et al., 2003). Muitos dos sintomas descritos por indivíduos hipertensos, como cefaleia tensional, tontura e sensação de desfalecimento, fadiga, palpitações e desconforto no tórax, refletem hiperventilação recorrente, problema comum entre todos os pacientes (DeGuire et al., 1992), mas provavelmente muito mais comum entre hipertensos ansiosos sobre o diagnóstico e suas implicações (Kaplan, 1997). A ansiedade e os ataques de pânico são muito mais comuns entre pacientes que tiveram intolerância não específica a vários medicamentos anti-hipertensivos (Davies et al., 2003).

A situação é semelhante em casos de sintomas de depressão. Os sintomas de depressão (e de ansiedade) não foram considerados mais comuns antes do início da hipertensão (Shinn et al., 2001), mas foram mais comuns depois do diagnóstico (Scherrer et al., 2003).

## *Cefaleia*

Nas pesquisas transversais a cefaleia está entre os sintomas mais comuns (Middeke et al., 2008). Usualmente, essas cefaleias eram atribuídas ao estresse psicológico de ter o "assassino silencioso" (Friedman, 2002). Entretanto, dados de estudos prospectivos randomizados controlados por placebo (ECRs) mostram que, em geral, a prevalência de cefaleia é reduzida sempre que a pressão arterial baixar, independente dos medicamentos utilizados para essa finalidade (Law et al., 2005). Nessa metanálise de 94 ECRs envolvendo cerca de 24.000 pacientes, as queixas de cefaleia entre aqueles tratados para uma redução média de 10/5 mmHg na pressão arterial foram de 8,0 *versus* 12,4% entre os pacientes que receberam placebo. Esses dados têm forte implicação sobre a hipertensão como causa reversível de cefaleia. Cabe observar que a apneia do sono é comum mesmo entre obesos minimamente hipertensos (ver descrição no Capítulo 14) de forma que as cefaleias matinais podem refletir hipoxia noturna e não hipertensão.

### Tabela 4.7
**Aspectos importantes do exame físico**

Medição precisa da pressão arterial

Aparência geral: distribuição da gordura corporal, lesões cutâneas, força muscular, agilidade

Fundoscopia

Pescoço: palpação e auscultação das carótidas, tireoide

Coração: dimensões, ritmo, sons

Pulmões: roncos, estertores

Abdome: massas renais, sopros sobre a aorta ou artérias renais, pulsos femorais, circunferência da cintura

Extremidades: pulsos periféricos, edema

Avaliação neurológica incluindo a função cognitiva

## Noctúria

A noctúria é mais comum em hipertensos, em geral como consequência de hipertrofia prostática benigna coexistente (Blanker et al., 2000) ou simplesmente de capacidade reduzida da bexiga (Weiss & Blaivas, 2000). Pelo menos teoricamente, a relação alterada entre pressão e natriurese, descrita no Capítulo 3, poderia postergar a excreção urinária, sendo que a perda da capacidade de concentração pode ser um sinal inicial de dano renal.

## Exame físico

O exame físico deve incluir uma busca cuidadosa de danos aos órgãos-alvo e de características de várias causas identificáveis (Tabela 4.7). A circunferência da cintura deve ser medida, levando-se em consideração que valores acima de 88 cm para mulheres e acima de 102 cm para homens são indicadores de obesidade abdominal e da síndrome metabólica (Wilson & Grundy, 2003) e devem ser utilizados como fator de risco cardiovascular, qualquer que seja o peso (Malik et al., 2004).

## Exame fundoscópico

Os pequenos vasos sanguíneos podem ser observados com facilidade apenas no fundo dos olhos, porém isso exige dilatação da pupila, procedimento que, em geral, é executado com um midriático de ação curta como a amida a 1% para uso tópico. Essa fundoscopia de rotina pode retratar as alterações mais importantes da retinopatia hipertensiva (Figura 4.9) (Pache et al., 2002; Wong & Mitchell, 2007). Entretanto, o reconhecimento preciso das alterações iniciais mais sutis que podem surgir mesmo antes que a hipertensão se manifeste exige fotografia retinal digital (Maestri et al., 2007), atualmente disponível apenas em consultórios oftalmológicos, embora, possivelmente, venha a se tornar mais acessível a todos os profissionais que atendem pacientes hipertensos.

As alterações retinais foram classificadas mais logicamente por Wong e Mitchell (2004) (Tabela 4.8). As alterações progridem do estreitamento arterial inicial para esclerose e, em seguida, para exsudação, refletida nas características apresentadas na Figura 4.9. Como documentaram Wong e Mitchell (2007), alterações "discretas" foram observadas mesmo antes da manifestação da hipertensão. A associação marcante de sinais retinais com o risco de acidente vascular cerebral e a associação menos importante, mas ainda significativa, com o risco de doença cardíaca coronariana (Wang et al., 2008) tornam-se necessários exames da retina como parte essencial da

**Tabela 4.8**
**Classificação da retinopatia hipertensiva**

| Grau de retinopatia | Sinais na retina | Associações sistêmicas |
| --- | --- | --- |
| Nenhum | Nenhum sinal detectável | Nenhuma |
| Leve | Estreitamento arteriolar generalizado Estreitamento arteriolar focal Entrecruzamento arteriovenoso Opacidade ("fio de cobre") da parede arteriolar ou uma combinação dos sinais acima | Modesta associação com risco de acidente vascular cerebral, doença cardíaca coronariana e morte |
| Moderado | Hemorragia (caracterizada pela presença de pontos e manchas na forma de chama), microaneurisma, exsudato algodonoso, exsudato duro, ou uma combinação desses sinais | Forte associação com risco de acidente vascular cerebral, declínio cognitivo e morte por causas cardiovasculares |
| Maligno | Sinais de retinopatia moderada mais edema bilateral do disco ótico | Forte associação com morte |

Modificada de Wong TY, Mitchell P. *Hypertensive retinopathy. N Engl Med 2004;351:2310-2317.*

avaliação inicial de todos os pacientes hipertensos, com acompanhamento de acordo com a indicação. Infelizmente, em conjunto com outras partes do exame físico, muitos profissionais não aprendem – ou executam – a fundoscopia de forma adequada.

## Testes laboratoriais

### Testes laboratoriais de rotina

Os procedimentos de rotina imprescindíveis para a maioria de pacientes são os seguintes: hematócrito, análise da urina, química sanguínea automatizada (glicose, creatinina, eletrólitos e cálcio), perfil lipídico (colesterol LDL e HDL, triglicérides) e eletrocardiografia de 12 canais (Task Force, 2007). O sangue deve se coletado depois de uma noite de jejum para melhorar a acurácia diagnóstica dos níveis de glicose e de triglicérides. Usualmente, nenhum desses testes produz resultados normais nas fases iniciais e sem complicações da hipertensão primária, mas os resultados são importantes para estabelecer uma linha de base. A creatinina sérica deve ser utilizada, juntamente com a idade, sexo e peso do paciente, para que seja possível estimar a taxa de filtração glomerular usando a fórmula da MDRD (Stevens & Levey, 2004).

Como podemos observar, a avaliação sem exames de sangue e de urina é a única providência a ser tomada em populações de baixa renda (Montalvo et al., 2008).

### Dislipidemia

A hipertrigliceridemia e, ainda mais ameaçadora, a hipercolesterolemia são condições encontradas com mais frequência em hipertensos não tratados do que em normotensos (Ruixing et al., 2009). Como mostra a Figura 4.10, a prevalência de hipercolesterolemia aumenta com o nível da pressão arterial e contribui para um aumento acentuado na incidência de doença coronariana fatal (Neaton et al., 1992). A avaliação e o tratamento de dislipidemia são recomendados em nível mundial (Cooper & O'Flynn, 2008).

### Relação custo-benefício

A realização desses poucos teste é facilmente justificável. Inúmeros testes adicionais foram recomendados nas orientações europeias de 2007 (Task Force, 2007). Entre eles, o estudo quantitativo da albumina urinária é recomendado como procedimento de rotina para indivíduos hipertensos. Entretanto, a análise da relação custo-benefício concluiu que esse teste

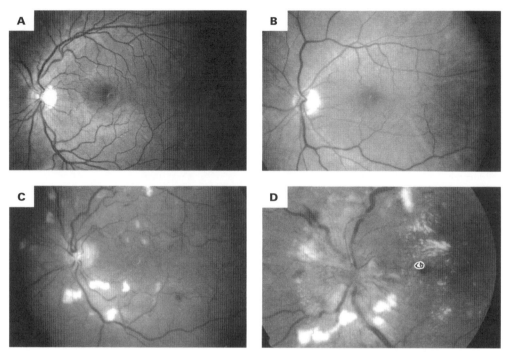

**FIGURA 4.9** Fotografias da retina mostrando uma retinopatia hipertensiva progressivamente mais grave. As fotos **A** e **B** são de Grau A (não malignas), **C** e **D** são de Grau B (malignas). (De Pache M, Kube T, Wolf S, et al.: *Do angiographic data support a detailed classification of hypertensive fundus changes? J Hum Hypertens 2002;16:405-410.*)

deveria se restringir a indivíduos hipertensos que também sejam diabéticos (Postma et al., 2008).

Surpreendentemente, análises semelhantes de outros testes que são realizados normalmente em laboratórios apresentaram custos elevados para um *Quality Adjusted Life Year* (QALY) (Boulware et al., 2003). Embora essas análises da relação custo-benefício venham sendo feitas de forma crescente na tentativa de racionalizar e justificar a realização de testes (assim como o uso de medicamentos, procedimentos cirúrgicos, etc.), com frequência, os resultados são contraditórios na prática comum e, como muitos diriam, contrariam o bom senso. Não obstante, na medida em que os custos de assistência médica se elevam vertiginosamente, os médicos têm a obrigação de conhecer os custos reais daquilo que fazem em pacientes individuais, a um custo relativamente baixo, quando esses custos forem extrapolados para grandes populações.

Talvez uma razão ainda maior para restringir a realização de testes seja a possibilidade de resultados falso-positivos, particularmente em pacientes com baixa probabilidade de terem condições de serem testados. Nesses pacientes, um resultado positivo teria maior probabilidade de ser falso-positivo do que um resultado positivo autêntico. Portanto, seria necessário executar procedimentos repetidos e adicionais de custos muito mais elevados para excluir o diagnóstico.

O ponto principal é que profissionais individuais tratando pacientes individuais devem utilizar os testes de forma seletiva, identificando tanto os custos embutidos como o potencial para resultados falso-positivos que exijam a realização de testes adicionais. Portanto, os testes que serão descritos a seguir devem ser usados

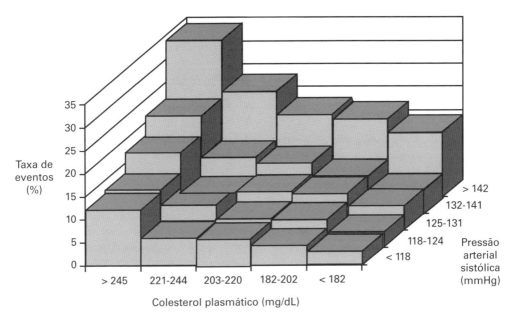

**FIGURA 4.10** Associações entre pressão arterial sistólica, colesterol plasmático e mortalidade por doença cardíaca coronariana em um período médio de acompanhamento de 12 anos entre os 316.099 homens que foram triados para o *Multiple Risk Factor Intervention Trial* (MRFIT). (Dados adaptados de Neaton JD, Wentworth D. *Serum cholesterol, blood pressure, cigarette smoking, and death from coronary heart disease: Overall findings and differences by age for 316.099 white men.* Arch Intern Med 1992;152:56-64.)

somente se a relação custo-benefício for satisfatória e se fornecerem informações que melhorem os cuidados dos pacientes. Obviamente, justifica-se a realização de alguns testes como o de glicemia e de lipídios porque são imprescindíveis para avaliação de risco total; outros para identificar danos em órgãos-alvo com ECG ou análises para microalbuminúria. Entretanto, os testes devem ser reservados para o reconhecimento de condições que possam ser tratadas por terapias disponíveis.

## Testes laboratoriais não rotineiros

### Microalbuminúria

Embora o JNC-7 considere a medição da excreção de albumina urinária um teste "opcional", trata-se de um teste rotineiro segundo as orientações europeias de 2007 (Task Force, 2007). Conforme observamos anteriormente neste capítulo a microalbuminúria é um indicador prognóstico claro de risco renal e cardiovascular e poderá influenciar a escolha do tratamento anti-hipertensivo.

### Ácido úrico sérico

Durante muitos anos, teve-se conhecimento da presença de níveis elevados de ácido úrico em muitos indivíduos hipertensos, níveis que refletem doença renal preexistente ou aumento na reabsorção de urato renal por uso de diurético. Entretanto, atualmente, em grande parte com base no entusiasmo de Richard Johnson, Daniel Feig e colaboradores (Feig et al., 2008a), a presença de hiperuricemia é considerada precursora e possível fator patogênico de hipertensão. Por repetidas vezes, ficou comprovado que a hiperuricemia é preditora da incidência de hipertensão (Forman et al., 2009).

Todavia, somente agora estão sendo realizados testes para comprovar a capacidade de melhorar a condição de indivíduos hipertensos por meio da redução nos níveis de ácido úrico.

Atualmente, existe um lampejo de evidência: a redução nos níveis de ácido úrico pelo uso de alopurinol foi associada à queda na pressão arterial de 30 adolescentes hipertensos (Feig et al., 2008b).

### Marcadores inflamatórios

A inflamação, avaliada principalmente por medições da proteína C reativa, está emergindo como precursora e preditora de doença cardiovascular, em particular em associação com a síndrome metabólica e a resistência insulínica (Rutter et al., 2004). Assim como a homocisteína, que aparentemente é um marcador de inflamação, as medições da proteína C reativa parecem não ser tão úteis na avaliação ou no manejo da hipertensão, mas podem ajudar a definir o risco cardiovascular total (Ridker et al., 2005).

### Insulina plasmática

A adição de medições insulínicas no jejum pode ser válida como forma indireta de avaliar a resistência à insulina. Níveis mais elevados de insulina plasmática foram associados a aumentos na incidência de hipertensão em mulheres na meia-idade (Forman et al., 2009). Entretanto, não é necessário identificar a resistência insulínica na prática clínica de rotina.

### Atividade da renina plasmática

Durante muitos anos, Laragh (2001) enfatizou o valor da avaliação do nível da renina plasmática acoplado com o nível de excreção de sódio urinário de 24 horas, ou seja, o perfil de renina-sódio. Várias orientações de comitês especializados, incluindo o JNC-7 (Chobanian et al., 2003) e as orientações europeias (Task Force, 2007), não recomendam o uso desse perfil como parte integrante de avaliações rotineiras de todos os hipertensos, mas como uma ferramenta diagnóstica na presença de outras características de estados de baixo nível de renina (como no aldosteronismo primário, p. ex.) ou em estados de alto nível de renina (como em doenças cardiovasculares, p. ex.).

### Testes adicionais

As orientações europeias de 2007 (Task Force, 2007) recomendam a realização de testes adicionais para uso seletivo, tais como:

- Ecocardiograma
- Ultrassom da carótida
- Índice tornozelo-braquial (ITB)
- Monitoramento domiciliar ou ambulatorial de 24 horas da pressão arterial
- Velocidade de onda pulsátil

O valor desses vários testes foi discutido anteriormente neste capítulo. Entre eles, aparentemente, apenas o monitoramento domiciliar ou ambulatorial de 24 horas da pressão arterial é necessário para a grande maioria de pacientes hipertensos, conforme descrevemos no Capítulo 2. Esse e outros testes podem ser úteis para identificar doença cardiovascular subclínica.

## Busca de causas identificáveis

As frequências das várias causas identificáveis de hipertensão apresentadas na Tabela 1.5 são muito baixas na população em geral com hipertensão discreta e assintomática. Todavia, torna-se necessário buscar indicações da presença de causas identificáveis nas avaliações rotineiras de cada novo indivíduo hipertenso. Nos casos em que forem encontradas indicações sugestivas ou se o paciente apresentar características de hipertensão "inapropriada" (Tabela 4.9) é necessário fazer um exame adicional completo para localizar alguma causa identificável.

Geralmente, como medida inicial, os estudos apresentados na Tabela 4.10 são procedimentos adequados de triagem e estão à disposição imediata de qualquer profissional. Se forem anormais, é necessário executar os procedimentos adicionais mencionados anteriormente, talvez depois do encaminhamento para um especialista em hipertensão, juntamente com quaisquer outros testes que se fizerem necessários para confirmar o diagnóstico. Mais detalhes sobre esses procedimentos poderão ser encontrados nos respectivos capítulos.

> **Tabela 4.9**
> **Características da hipertensão "inapropriada"**
>
> Idade de início: < 20 ou > 50 anos
> Nível da pressão arterial: > 180/110 mmHg
> Danos em órgãos
>    Fundoscopia de Grau II ou maior
>    Creatinina sérica > 1,5 mg/dL
>    Cardiomegalia ou hipertrofia ventricular esquerda de acordo com a eletrocardiografia
> Presença de características indicativas de causas secundárias
>    Hipocalemia não provocada
>    Sopro abdominal
>    Pressões variáveis com taquicardia, sudorese, tremor
>    História familiar de doença renal
> Resposta inadequada a terapias geralmente eficazes

## Avaliação do risco cardiovascular total

Depois da avaliação das causas e consequências da hipertensão é necessário avaliar o estado do risco cardiovascular total do paciente. O manejo adequado da hipertensão envolve atenção a todos os fatores de risco passíveis de alteração. Os pacientes de alto risco devem ser orientados e auxiliados a reduzir todos os fatores de risco. Para muitos pacientes a pressão arterial pode ser o risco mais fácil de controlar e, consequentemente, deve ser a primeira prioridade. De acordo com descrição mais detalhada que apresentaremos no próximo capítulo, o perfil de risco total fornece uma base mais racional do que níveis arbitrários de pressão arterial para determinar se e quando iniciar o tratamento e para definir o objetivo terapêutico. Por enquanto, a necessidade de uma avaliação completa de risco cardiovascular – uma tarefa simples e de custo baixo – é óbvia para o manejo adequado de todos os hipertensos. Entretanto, nenhuma evidência randomizada documentou alterações nos cuidados ou melhora nos desfechos usando essas previsões de risco (Scott, 2009).

### Fórmula do Framingham

Muitas avaliações se baseiam em dados do *Framingham Heart Study*, acompanhamento mais longo e mais completo de uma grande popula-

**Tabela 4.10**
**Guia geral de exames complementares para identificar pacientes com hipertensão secundária**

| | Procedimento diagnóstico | |
|---|---|---|
| **Diagnóstico** | **Inicial** | **Adicional** |
| Doença renal crônica | Urinálise; creatinina sérica; ultrassonografia renal | Renograma isotópico; biópsia renal |
| Doença renovascular | Renograma isotópico estimulado com captopril; ultrassonografia duplex | Ressonância magnética ou angiograma por TC; aortografia |
| Coarctação da aorta | Pressão arterial nas pernas | Ecocardiograma; aortografia |
| Aldosteronismo primário | Potássio plasmático e urinário; aldosterona e renina plasmática | Aldosterona plasmática ou urinária depois da administração de solução salina; coleta de amostra venosa adrenal |
| Síndrome de Cushing | Cortisol plasmático pela manhã e 1 mg de dexametasona ao deitar | Cortisol urinário depois de doses variáveis de dexametasona; tomografia das adrenais e cintilogramas |
| Feocromocitoma | Metanefrinas plasmáticas; metanefrina urinária | Catecolaminas urinárias; catecolaminas plasmáticas (basais e depois 0,3 mg de clonidina); varreduras adrenais por TC e cintilogramas |

**TC**: tomografia computadorizada.

ção que foi estudada com extremo cuidado (D'Agostino et al., 2008). Os últimos perfis incorporaram riscos de doença cardíaca coronariana, doença cerebrovascular, doença vascular periférica e insuficiência cardíaca. De uma lista mais longa de fatores de risco conhecidos, o estudo de Framingham utilizou aqueles apresentados na Tabela 4.11, que convertem as graduações nos vários fatores de risco em pontos para mulheres. Existem tabelas separadas para homens. Esses pontos são utilizados para determinar o risco absoluto de 10 anos (Tabela 4.12). Embora a idade se sobreponha a tudo o mais em termos de aumento de risco, os outros fatores são modificáveis e, portanto, demandam atenção.

Em face das dificuldades conhecidas para obtenção de amostras de sangue para análise de lipídios (Montalvo et al., 2008), o modelo de 2008 inclui avaliações de risco que se baseiam apenas na idade, índice de massa corporal, pressão arterial sistólica tratada ou não tratada, tabagismo e histórico de diabetes (D'Agostino et al., 2008).

## Outras fórmulas

Embora os dados do estudo de Framingham tenham sido amplamente utilizados, os britânicos achavam que eles subestimavam o risco em mulheres de origem sul-asiática (Hippisley-Cox et al., 2008). Portanto, propuseram um outro algoritmo de risco com base nos dados de dois milhões de pacientes que incluíam as seguintes variáveis: etnia, história familiar de doença coronariana em parentes de primeiro grau com idade abaixo de 60 anos, pontuação de privação, artrite reumatoide, doença renal crônica e fibrilação atrial. Esse algoritmo recebeu o nome de QRISK2.

A importância atribuída à idade é um dos problemas das fórmulas do estudo de Framingham e do Reino Unido. Como afirmou Christiaens (2008):

> Nos próximos 10 anos a idade será um fator de risco tão importante para o desenvolvimento de problemas cardiovasculares que todas as tabelas de risco serão enganosas. O envelheci-

### Tabela 4.11
**Pontos de doença cardiovascular para mulheres**

| Pontos | Idade (anos) | HDL | Colesterol total | PAS não tratada | PAS tratada | Fumante | Diabético |
|---|---|---|---|---|---|---|---|
| -3 | | 60+ | | > 120 | < 120 | | |
| -2 | | 50-59 | | | | | |
| -1 | | | | | | | |
| 0 | 30-34 | 45-49 | < 160 | 120-129 | 120-129 | Não | Não |
| 1 | 35-39 | 35-44 | 160-199 | 130-139 | | | |
| 2 | | < 35 | | 140-149 | | | |
| 3 | 40-44 | | 200-239 | 150-159 | 130-139 | Sim | Sim |
| 4 | 45-49 | | 240-279 | 160+ | 140-149 | | |
| 5 | | | 280+ | | | | |
| 6 | 50-54 | | | | 150-159 | | |
| 7 | 55-59 | | | | 160+ | | |
| 8 | | | | | | | |
| 9 | 60-64 | | | | | | |
| 10 | 65-69 | | | | | | |
| 11 | 70-74 | | | | | | |
| 12 Pontos | 75+ | | | | | | |

**PAS:** pressão arterial sistólica.
Reimpressa, com permissão, de D'Agostino RB Sr, Vasan RS, Pencina MJ et al. *General cardiovascular risk profile for use in primary care: The Framingham Heart Study. Circulation* 2008;117:743-753.

## Tabela 4.12
### Risco de doença cardiovascular para mulheres

| Pontos | Risco |
|---|---|
| ≤ –2 | < 1 |
| –1 | 1,0 |
| 0 | 1,2 |
| 1 | 1,5 |
| 2 | 1,7 |
| 3 | 2,0 |
| 4 | 2,4 |
| 5 | 2,8 |
| 6 | 3,3 |
| 7 | 3,9 |
| 8 | 4,5 |
| 9 | 5,3 |
| 10 | 6,3 |
| 11 | 7,3 |
| 12 | 8,6 |
| 13 | 10,0 |
| 14 | 11,7 |
| 15 | 13,7 |
| 16 | 15,9 |
| 17 | 18,5 |
| 18 | 21,5 |
| 19 | 24,8 |
| 20 | 28,5 |
| 21 + | > 30 |

mento é, sem dúvida alguma, o preditor mais forte de morbidade e de mortalidade – este é um fato biológico. Ao analisar as tabelas de risco, qualquer pessoa pode observar o que acontece: na idade de 65 anos, um grande grupo tem alcançado um limite de risco de 20% sendo prescritos medicamentos para redução do nível de lipídios para o resto da vida.

Uma melhor maneira de usar as tabelas de risco seria comparar o risco de um indivíduo com o risco mínimo de pessoas da mesma idade e gênero. O tratamento é uma opção quando, por exemplo, o paciente apresentar três vezes o risco mínimo para a idade e o gênero. Isso evitará o tratamento excessivo de pessoas idosas cujo alto risco estiver relacionado à idade e o subtratamento de pessoas mais jovens que estiverem em situação de alto risco.

## Outros fatores de risco

De acordo com a contagem feita por Scott (2009), pelo menos 28 outros marcadores de doenças foram sugeridos para inclusão nas avaliações de risco. Folsom e colaboradores (2006) avaliaram a associação de 19 desses novos marcadores de risco com incidência de doença cardíaca coronariana em 15.792 adultos que foram acompanhados durante 24 anos e descobriram que nenhum deles tem alguma utilidade para avaliações de risco.

Entretanto, outros investigadores acharam que um ou mais entre esses marcadores são úteis nas avaliações de risco cardiovascular. Esses marcadores incluem:

- Aumento da pressão de pulso (Thomas et al., 2008);
- Hemoglobina A1C (Simmons et al., 2008);
- Homocisteína (de Ruijter et al., 2009);
- Combinação de troponina 1, peptídeo natriurético cerebral N-terminal, cistatina C e proteína C reativa (Zethelius et al., 2008).

A maior acurácia dos dados de Zethelius e colaboradores (2008) pode refletir sua restrição a homens brancos magros da mesma idade na entrada do estudo. Como observaram de Lemos e Lloyd-Jones (2008): "Essa restrição mitiga a influência poderosa da idade no modelo de fator de risco estabelecido".

Por enquanto, aparentemente, a fórmula do Framingham é a mais adequada para uso nos Estados Unidos e servirá de base para a decisão de iniciar terapia medicamentosa no próximo capítulo. Os pacientes devem ser orientados de uma forma clara e inteligível sobre seus próprios estados de risco, para motivá-los a fazer mudanças no estilo de vida e a tomar as medicações necessárias e envolvê-los no processo de tomada de decisões, dando a eles mais autonomia. Como Christiaens (2008) observou: "Fazer estimativas de riscos não é o problema, porém usá-las para adequar o tratamento ao indivíduo é um problema".

Mantendo a história natural em mente, abordaremos agora porque, quando e quantas terapias são necessárias para o manejo adequado da hipertensão.

## REFERÊNCIAS

Abate NI, Mansour YH, Tuncel M, et al. Overweight and sympathetic overactivity in Black Americans. *Hypertension* 2001; 37:379–383.

Agmon Y, Khandheria BK, Meissner I, et al. Independent association of high blood pressure and aortic atherosclerosis. *Circulation* 2000;102:2087–2093.

Air EL, Kissela BM. Diabetes, the metabolic syndrome, and ischemic stroke: Epidemiology and possible mechanisms. *Diabetes Care* 2007;30:3131–3140.

Akinboboye OO, Chou R-L, Bergmann SR. Myocardial blood flow and efficiency in concentric and eccentric left ventricular hypertrophy. *Am J Hypertens* 2004;17:433–438.

Alfakih K, Maqbool A, Sivananthan M, et al. Left ventricle mass index and the common, functional, X-linked angiotensin II type-2 receptor gene polymorphism (-1332 G/A) in patients with systemic hypertension. *Hypertension* 2004;43:1189–1194.

Allemann Y, Hutter D, Aeschbacher BC, et al. Increased central body fat deposition precedes a significant rise in resting blood pressure in male offspring of essential hypertensive patients: A 5 year follow-up study. *J Hypertens* 2001;19:2143–2148.

Andrew ME, Jones DW, Wofford MR, et al. Ethnicity and unprovoked hypokalemia in the Atherosclerosis Risk in Communities Study. *Am J Hypertens* 2002;15:594–599.

Ang D, Lang C. The prognostic value of the ECG in hypertension: Where are we now? *J Hum Hypertens* 2008;22:460–467.

Ankle Brachial Index Collaboration. Ankle brachial index combined with Framingham Risk Score to predict cardiovascular events and mortality: A meta-analysis. *JAMA* 2008;300:197–208.

Antonini-Canterin F, Huang G, Cervesato E, et al. Symptomatic aortic stenosis: Does systemic hypertension play an additional role? *Hypertension* 2003;41:1268–1272.

Appel LJ, Wright JT Jr, Greene T, et al. Long-term effects of renin-angiotensin system-blocking therapy and a low blood pressure goal on progression of hypertensive chronic kidney disease in African Americans. *Arch Intern Med* 2008;168:832–839.

Applegate WB, Davis BR, Black RH, et al. Prevalence of postural hypotension at baseline in the Systolic Hypertension in the Elderly Program (SHEP) cohort. *J Am Geriatr Soc* 1991;39: 1057–1065.

Arain FA, Cooper LT Jr. Peripheral arterial disease: Diagnosis and management. *Mayo Clin Proc* 2008;83:944–949.

Aranda JM Jr, Calderon R, Aranda JM Sr. Clinical characteristics and outcomes in hypertensive patients of Hispanic descent. *Prev Cardiol* 2008;11:116–120.

Aurigemma GP, Gaasch WH. Diastolic heart failure. *N Engl J Med* 2004;351:1097–1105.

Aviv A, Hollenberg NK, Weder AB. Sodium glomerulopathy: Tubuloglomerular feedback and renal injury in African Americans. *Kidney Int* 2004a;65:361–368.

Aviv A, Hollenberg N, Weder A. Urinary potassium excretion and sodium sensitivity in blacks. *Hypertension* 2004b;43:707–713.

Aylward PE, Wilcox RG, Horgan JH, et al. Relation of increased arterial blood pressure to mortality and stroke in the context of contemporary thrombolytic therapy for acute myocardial infarction. *Ann Intern Med* 1996;125:891–900.

Barsky AJ, Borus JF. Functional somatic syndromes. *Ann Intern Med* 1999;130:910–921.

Bavikati VV, Sperling LS, Salmon RD, et al. Effect of comprehensive therapeutic lifestyle changes on prehypertension. *Am J Cardiol* 2008;102:1677–1680.

Bechgaard P. A 40 years' follow-up study of 1000 untreated hypertensive patients. *Clin Sci Mol Med Suppl* 1976;3: 673S–675S.

Bejot Y, Catteau A, Caillier M, et al. Trends in incidence, risk factors, and survival in symptomatic lacunar stroke in Dijon, France, from 1989 to 2006: A population-based study. *Stroke* 2008;39:1945–1951.

Berenson GS, Srinivasan SR, Bao W, et al. Association between multiple cardiovascular risk factors and atherosclerosis in children and young adults. *N Engl J Med* 1998; 338:1650–1656.

Bidani AK, Griffin KA. Pathophysiology of hypertensive renal damage: Implications for therapy. *Hypertension* 2004; 44:595–601.

Birns J, Kalra L. Cognitive function and hypertension. *J Hum Hypertens* 2009;23:86–96.

Blanker MH, Bohnen AM, Groeneveld FPMJ, et al. Normal voiding patterns and determinants of increased diurnal and nocturnal voiding frequency in elderly men. *J Urol* 2000;164:1201–1205.

Bo S, Gambino R, Gentile L, et al. High-normal blood pressure is associated with a cluster of cardiovascular and metabolic risk factors: A population-based study. *J Hypertens* 2009;27:102–108.

Boon D, van Goudoever J, Piek JJ, et al. ST segment depression criteria and the prevalence of silent cardiac ischemia in hypertensives. *Hypertension* 2003;41:476–481.

Boulware LE, Jaar BG, Tarver-Carr ME, et al. Screening for proteinuria in US adults: A cost-effectiveness analysis. *JAMA* 2003;290:3101–3114.

Brancati FL, Kao WHL, Folson AR, et al. Incident type 2 diabetes mellitus in African American and white adults. *JAMA* 2000;283:2253–2259.

Brantsma AH, Bakker SJ, de ZD, et al. Urinary albumin excretion as a predictor of the development of hypertension in the general population. *J Am Soc Nephrol* 2006;17:331–335.

Buck C, Baker P, Bass M, et al. The prognosis of hypertension according to age at onset. *Hypertension* 1987;9:204–208.

Bursi F, Weston SA, Redfield MM, et al. Systolic and diastolic heart failure in the community. *JAMA* 2006;296:2209–2216.

Campia U, Cardillo C, Panza JA. Ethnic differences in the vasoconstrictor activity of endogenous endothelin-1 in hypertensive patients. *Circulation* 2004;109:3191–3195.

Cantillon P, Morgan M, Dundas R, et al. Patients' perceptions of changes in their blood pressure. *J Hum Hypertens* 1997;11: 221–225.

Carrington M. Prehypertension causes a mounting problem of harmful cardiovascular disease risk in young adults. *J Hypertens* 2009;27:214–215.

Chaturvedi N, Bulpitt CJ, Leggetter S, et al. Ethnic differences in vascular stiffness and relations to hypertensive target organ damage. *J Hypertens* 2004;22:1731–1737.

Chobanian AV, Bakris GL, Black HR, et al. Seventh report of the Joint National Committee on Prevention, Detection, Evaluation, and Treatment of High Blood Pressure. *Hypertension* 2003;42:1206–1252.

Christiaens T. Cardiovascular risk tables. *Br Med J* 2008; 336: 1445–1446.

Cirillo M, Lanti MP, Menotti A, et al. Definition of kidney dysfunction as a cardiovascular risk factor: Use of urinary albumin excretion and estimated glomerular filtration rate. *Arch Intern Med* 2008;168:617–624.

Cooper A, O'Flynn N. Risk assessment and lipid modification for primary and secondary prevention of cardiovascular disease: Summary of NICE guidance. *Br Med J* 2008; 336:1246–1248.

Cooper RS, Liao Y, Rotimi C. Is hypertension more severe among U.S. blacks, or is severe hypertension more common? *Ann Epidemiol* 1996;6:173–180.

Cooper RS, Rotimmi CN, Ward R. The puzzle of hypertension in African-Americans. *Sci Am* 1999;Feb:56–63.

Curtis LH, Greiner MA, Hammill BG, et al. Early and long-term outcomes of heart failure in elderly persons, 2001–2005. *Arch Intern Med* 2008;168:2481–2488.

Cuspidi C, Valerio C, Sala C, et al. The Hyper-Pract Study: A multicentre survey on the accuracy of the echocardiographic assessment of hypertensive left ventricular hypertrophy in clinical practice. *Blood Press* 2008;17:124–128.

D'Agostino RB Sr, Vasan RS, Pencina MJ, et al. General cardiovascular risk profile for use in primary care: The Framingham Heart Study. *Circulation* 2008;117:743–753.

Daffertshofer M, Mielke O, Pullwitt A, et al. Transient ischemic attacks are more than "ministrokes." *Stroke* 2004;35: 2453–2458.

Danziger J. Importance of low-grade albuminuria. *Mayo Clin Proc* 2008;83:806–812.

Davies AA, Smith GD, May MT, et al. Association between birth weight and blood pressure is robust, amplifies with age, and may be underestimated. *Hypertension* 2006;48: 431–436.

Davies SJC, Ghahramani P, Jackson PR, et al. Association of panic disorder and panic attacks with hypertension. *Am J Med* 1999;107:310–316.

Davies SJC, Jackson PR, Ramsay LE, et al. Drug intolerance due to nonspecific adverse effects related to psychiatric morbidity in hypertensive patients. *Arch Intern Med* 2003;163:592–600.

de Lemos JA, Lloyd-Jones DM. Multiple biomarker panels for cardiovascular risk assessment. *N Engl J Med* 2008;358: 2172–2174.

de Ruijter W, Westendorp RG, Assendelft WJ, et al. Use of Framingham risk score and new biomarkers to predict cardiovascular mortality in older people: Population based observational cohort study. *Br Med J* 2009;338:a3083.

de Simone G, Kitzman DW, Palmieri V, et al. Association of inappropriate left ventricular mass with systolic and diastolic dysfunction. *Am J Hypertens* 2004;17:828–833.

de Simone G, Pasanisi F, Contraldo F. Link of nonhemodynamic factors to hemodynamic determinants of left ventricular hypertrophy. *Hypertension* 2001;38:13–18.

de Simone G, Roman MJ, Alderman MH, et al. Is high pulse pressure a marker of preclinical cardiovascular disease? *Hypertension* 2005;45:575–579.

DeGuire S, Gevirty R, Kawahara Y, et al. Hyperventilation syndrome and the assessment of treatment for functional cardiac symptoms. *Am J Cardiol* 1992;70:673–677.

Delles C. Risk factors and target organ damage: Is there a special case for prehypertension? *J Hypertens* 2008;26: 2268–2270.

Devereux RB, Bella JN, Palmieri V, et al. Left ventricular systolic dysfunction in a biracial sample of hypertensive adults. *Hypertension* 2001;38:417–423.

Diabetes Prevention Program Research Group. Reduction in the incidence of type 2 diabetes with lifestyle intervention or metformin. *N Engl J Med* 2002;346:393–403.

Dong Y, Zhu H, Sagnella GA, et al. Association between the C825T polymorphism of the G protein β3-subunit gene and hypertension in blacks. *Hypertension* 1999;34: 1193–1196.

Donnan GA, Fisher M, Macleod M, et al. Stroke. *Lancet* 2008; 371:1612–1623.

Dries DL, Exner DV, Gersh BJ, et al. Racial differences in the outcome of left ventricular dysfunction. *N Engl J Med* 1999; 340:609–616.

Dustan HP. Does keloid pathogenesis hold the key to understanding black/white differences in hypertension severity? *Hypertension* 1995;26:858–862.

Earnshaw JJ, Shaw E, Whyman WR, et al. Screening for abdominal aortic aneurysms in men. *Br Med J* 2004;328:1122–1124.

Ejaz AA, Haley WE, Wasiluk A, et al. Characteristics of 100 consecutive patients presenting with orthostatic hypotension. *Mayo Clin Proc* 2004;79:890–894.

Elliott WJ, Black HR. Prehypertension. *Nat Clin Pract Cardiovasc Med* 2007;4:538–548.

Elsayed EF, Tighiouart H, Weiner DE, et al. Waist-to-hip ratio and body mass index as risk factors for cardiovascular events in CKD. *Am J Kidney Dis* 2008;52:49–57.

Endermann DH, Pu Q, De Ciuceis C, et al. Persistent remodeling of resistance arteries in type 2 diabetic patients on antihypertensive treatment. *Hypertension* 2004;43(Part 2):399–404.

Erdogan D, Yildirim I, Ciftci O, et al. Effects of normal blood pressure, prehypertension, and hypertension on coronary microvascular function. *Circulation* 2007;115:593–599.

Farbom P, Wahlstrand B, Almgren P, et al. Interaction between renal function and microalbuminuria for cardiovascular risk in hypertension: The nordic diltiazem study. *Hypertension* 2008; 52:115–122.

Faxon DP, Creager MA, Smith SC Jr, et al. Atherosclerotic Vascular Disease Conference: Executive summary. *Circulation* 2004;109: 2595–2604.

Feig DI, Kang DH, Johnson RJ. Uric acid and cardiovascular risk. *N Engl J Med* 2008a; 359:1811–1821.

Feig DI, Soletsky B, Johnson RJ. Effect of allopurinol on blood pressure of adolescents with newly diagnosed essential hypertension: A randomized trial. *JAMA* 2008b;300: 924–932.

Flemming KD, Brown RD Jr, Petty GW, et al. Evaluation and management of transient ischemic attack and minor cerebral infarction. *Mayo Clin Proc* 2004;79:1071–1086.

Folsom AR, Chambless LE, Ballantyne CM, et al. An assessment of incremental coronary risk prediction using C-reactive protein and other novel risk markers: The atherosclerosis risk in communities study. *Arch Intern Med* 2006;166:1368–1373.

Fommei E, Ghione S, Ripoli A, et al. The ovarian cycle as a factor of variability in the laboratory screening for primary aldosteronism in women. *J Hum Hypertens* 2009;23:130–135.

Forman JP, Choi H, Curhan GC. Uric acid and insulin sensitivity and risk of incident hypertension. *Arch Intern Med* 2009;169: 155–162.

Forman JP, Fisher ND, Schopick EL, et al. Higher levels of albuminuria within the normal range predict incident hypertension. *J Am Soc Nephrol* 2008;19:1983–1988.

Fotherby MD, Potter JF. Reproducibility of ambulatory and clinic blood pressure measurements in elderly hypertensive subjects. *J Hypertens* 1993;11:573–579.

Franklin SS, Gustin W IV, Wong ND, et al. Hemodynamic patterns of age-related changes in blood pressure: The Framingham Heart Study. *Circulation* 1997;96:308–315.

Franklin SS, Jacobs MJ, Wong ND, et al. Predominance of isolated systolic hypertension among middle-aged and elderly US hypertensives. *Hypertension* 2001;37:869–874.

Franklin SS, Pio JR, Wong ND, et al. Predictors of new-onset diastolic and systolic hypertension: The Framingham Heart Study. *Circulation* 2005;111:1121–1127.

Freedman BI, Sedor JR. Hypertension-associated kidney disease: Perhaps no more. *J Am Soc Nephrol* 2008;19:2047–2051.

Friedman D. Headache and hypertension: Refuting the myth. *J Neurol Neurosurg Psychiatry* 2002;72:431.

Gallego PH, Craig ME, Hing S, et al. Role of blood pressure in development of early retinopathy in adolescents with type 1 diabetes: Prospective cohort study. *Br Med J* 2008;337:a918.

Ganguli MC, Grimm RH Jr, Svendsen KH, et al. Urinary sodium and potassium profile of blacks and whites in relation to education in two different geographic urban areas. *Am J Hypertens* 1999;12:69–72.

Gast GC, Grobbee DE, Pop VJ, et al. Menopausal complaints are associated with cardiovascular risk factors. *Hypertension* 2008; 51:1492–1498.

Geiss LS, Rolka DB, Engelgau MM. Elevated blood pressure among U.S. adults with diabetes, 1988–1994. *Am J Prev Med* 2002; 22:42–48.

Gerdts E, Cramariuc D, de SG, et al. Impact of left ventricular geometry on prognosis in hypertensive patients with left ventricular hypertrophy (the LIFE study). *Eur J Echocardiogr* 2008;9:809–815.

Gheorghiade M, Abraham WT, Albert NM, et al. Systolic blood pressure at admission, clinical characteristics, and outcomes in patients hospitalized with acute heart failure. *JAMA* 2006;296: 2217–2226.

Gillum RF. The epidemiology of cardiovascular disease in black Americans. *N Engl J Med* 1996;335:1597–1599.

Golledge J, Eagle KA. Acute aortic dissection. *Lancet* 2008;372: 55–66.

Gorelick PB. Stroke prevention therapy beyond antithrombotics: Unifying mechanisms in ischemic stroke pathogenesis and implications for therapy: An invited review. *Stroke* 2002; 33:862–875.

Grassi G, Seravalle G, Bertinieri G, et al. Sympathetic and reflex alterations in systo-diastolic and systolic hypertension in the elderly. *J Hypertens* 2000;18:587–593.

Haas DC, Gerber LM, Schwartz JE D, et al. A comparison of morning blood pressure surge in African-Americans and whites. *J Clin Hypertens* 2005;7:205–209.

Hallan S, Astor B, Romundstad S, et al. Association of kidney function and albuminuria with cardiovascular mortality in older vs younger individuals: The HUNT II Study. *Arch Intern Med* 2007;167:2490–2496.

Hallock P, Benson IC. Studies of the elastic properties of human isolated aorta. *J Clin Invest* 1937;16:595–602.

Harshfield GA, Treiber FA, Wilson ME, et al. A longitudinal study of ethnic differences in ambulatory blood pressure patterns in youth. *Am J Hypertens* 2002a;15:525–530.

Harshfield GA, Wilson ME, Hanevold C, et al. Impaired stress-induced pressure natriuresis increases cardiovascular load in African American youths. *Am J Hypertens* 2002b;15:903–906.

He J, Klag MJ, Appel LJ, et al. Seven-year incidence of hypertension in a cohort of middle-aged African Americans and whites. *Hypertension* 1998;31:1130–1135.

Henskens LH, van Oostenbrugge RJ, Kroon AA, et al. Brain microbleeds are associated with ambulatory blood pressure levels in a hypertensive population. *Hypertension* 2008;51:62–68.

Herrington DM, Brown V, Mosca L, et al. Relationship between arterial stiffness and subclinical aortic atherosclerosis. Circulation 2004;110:432–437.

Hinderliter AL, Blumenthal JA, Waugh R, et al. Ethnic differences in left ventricular structure: Relations to hemodynamics and diurnal blood pressure variation. *Am J Hypertens* 2004;17: 43-49.

Hippisley-Cox J, Coupland C, Vinogradova Y, et al. Predicting cardiovascular risk in England and Wales: Prospective derivation and validation of QRISK2. *Br Med J* 2008;336:1475–1482.

Howard BV. Blood pressure in 13 American Indian communities. *Public Health Rep* 1996;111:47–48.

Hsu CC, Brancati FL, Astor BC, et al. Blood pressure, atherosclerosis, and albuminuria in 10,113 participants in the atherosclerosis risk in communities study. *J Hypertens* 2009;27:397–409.

Ibsen H, Olsen MH, Wachtell K, et al. Reduction in albuminuria translates to reduction in cardiovascular events in hypertensive patients: Losartan Intervention for Endpoint Reduction in Hypertension study. *Hypertension* 2005;45: 198–202.

Ishikawa J, Ishikawa K, Kabutoya T, et al. Cornell product left ventricular hypertrophy in electrocardiogram and the risk of stroke in a general population. *Hypertens* 2009; 53:28–34.

James SA. John Henryism and the health of African-Americans. *Cult Med Psychiatry* 1994;18:163–182.

Jha AK, Varosy PD, Kanaya AM, et al. Differences in medical care and disease outcomes among black and white women with heart disease. *Circulation* 2003;108:1089–1094.

Jones DW. What is the role of obesity in hypertension and target organ injury in African Americans? *Am J Med Sci* 1999;317:147–151.

Jones PP, Christou DD, Jordan J, et al. Baroreflex buffering is reduced with age in healthy men. *Circulation* 2003;107:1770–1774.

Hinderliter AL, Blumenthal JA, Waugh R, et al. Ethnic differences in left ventricular structure: Relations to hemodynamics and diurnal blood pressure variation. Am J Hypertens 2004;17:43-49.

Julius S, Nesbitt SD, Egan BM, et al. Feasibility of treating prehypertension with an angiotensin-receptor blocker. *N Engl J Med* 2006;354:1685–1697.

Kaden JJ, Haghi D. Hypertension in aortic valve stenosis—a Trojan horse. *Eur Heart J* 2008;29:1934–1935.

Kannel WB. Blood pressure as a cardiovascular risk factor. *JAMA* 1996;275:1571–1576.

Kannel WB, D'Agostino RB, Silbershatz H. Blood pressure and cardiovascular morbidity and mortality rates in the elderly. *Am Heart J* 1997;134:758–763.

Kannel WB, Dannenberg AL, Abbott RD. Unrecognized myocardial infarction and hypertension. *Am Heart J* 1985;109: 581–585.

Kao WH, Klag MJ, Meoni LA, et al. MYH9 is associated with nondiabetic end-stage renal disease in African Americans. *Nat Genet* 2008;40:1185–1192.

Kaplan NM. Anxiety-induced hyperventilation. *Arch Intern Med* 1997;157:945–948.

Kario K, Ishikawa J, Eguchi K, et al. Sleep pulse pressure and awake mean pressure as independent predictors for stroke in older hypertensive patients. *Am J Hypertens* 2004;17:439–445.

Kawecka-Jaszcz K, Czarnecka D, Olszanecka A, et al. Myocardial perfusion in hypertensive patients with normal coronary angiograms. *J Hypertens* 2008;26:1686–1694.

Kenchaiah S, David BR, Braunwald E, et al. Antecedent hypertension and the effect of captopril on the risk of adverse cardiovascular outcomes after acute myocardial infarction with left ventricular systolic dysfunction: Insights from the Survival and Ventricular Enlargement trial. *Am Heart J* 2004;148:356–364.

Kestenbaum B, Rudser KD, de Boer IH, et al. Differences in kidney function and incident hypertension: The multi-ethnic study of atherosclerosis. *Ann Intern Med* 2008;148:501–508.

Khattar RS, Swales JD, Senior R, et al. Racial variation in cardiovascular morbidity and mortality in essential hypertension. *Heart* 2000;83:267–271.

Kim BJ, Lee HJ, Sung KC, et al. Comparison of microalbuminuria in 2 blood pressure categories of prehypertensive subjects. *Circ J* 2007;71:1283–1287.

Kizer JR, Arnett DK, Bella JN, et al. Differences in left ventricular structure between black and white hypertensive adults: The Hypertension Genetic Epidemiology Network Study. *Hypertension* 2004;43:1182–1188.

Kjeldsen SE, Julius S, Hedner T, et al. Stroke is more common than myocardial infarction in hypertension: Analysis based on 11 major randomized intervention trials. *Blood Press* 2001;10: 190–192.

Kjellgren KI, Ahlner J, Dahlöf B, et al. Perceived symptoms amongst hypertensive patients in routine clinical practice. *J Intern Med* 1998;244:325–332.

Klag MJ, Whelton PK, Coresh J, et al. The association of skin color with blood pressure in US blacks with low socioeconomic status. *JAMA* 1991;265:599–602.

Knecht S, Wersching H, Lohmann H, et al. High-normal blood pressure is associated with poor cognitive performance. *Hypertension* 2008;51:663–668.

Knerr I, Dost A, Lepler R, et al. Tracking and prediction of arterial blood pressure from childhood to young adulthood in 868 patients with type 1 diabetes: A multicenter longitudinal survey in Germany and Austria. *Diabetes Care* 2008;31:726–727.

Kokkinos P, Pittaras A, Narayan P, et al. Exercise capacity and blood pressure associations with left ventricular mass in prehypertensive individuals. *Hypertension* 2007;49:55–61.

Kopp JB, Smith MW, Nelson GW, et al. MYH9 is a major-effect risk gene for focal segmental glomerulosclerosis. *Nat Genet* 2008;40:1175–1184.

Krum H, Abraham WT. Heart Failure. *Lancet* 2009;373: 941–955.

Kshirsagar AV, Carpenter M, Bang H, et al. Blood pressure usually considered normal is associated with an elevated risk of cardiovascular disease. *Am J Med* 2006;119:133–141.

Kurth T, Schurks M, Logroscino G, et al. Migraine, vascular risk, and cardiovascular events in women: Prospective cohort study. *Br Med J* 2008;337:a636.

Lakatta EG, Levy D. Arterial and cardiac aging: Major shareholders in cardiovascular disease enterprises. *Circulation* 2003;107: 139–146.

Langford HG, Watson RL. Potassium and calcium intake, excretion, and homeostasis in blacks, and their relation to blood pressure. *Cardiovasc Drug Ther* 1990;4:403–406.

Laragh J. Laragh's lessons in pathophysiology and clinical pearls for treating hypertension. *Am J Hypertens* 2001;14:186–194.

Laurent S, Katsahian S, Fassot C, et al. Aortic stiffness is an independent predictor of fatal stroke in essential hypertension. *Stroke* 2003;34:1203–1206.

Law M, Morris J, Jordan R, Wald N. High blood pressure and headaches; Results from a meta-analysis of 94 randomised placebo controlled trials with 24000 participants. *Circulation* 2005; 2301–2306.

Lipsitz LA, Storch HA, Minaker KL, et al. Intra-individual variability in postural BP in the elderly. *Clin Sci* 1985;69:337–341.

Lisabeth LD, Smith MA, Sanchez BN, et al. Ethnic disparities in stroke and hypertension among women: The BASIC project. *Am J Hypertens* 2008;21:778–783.

Lloyd-Jones DM, Evans JC, Levy D. Hypertension in adults across the age spectrum: Current outcomes and control in the community. *JAMA* 2005;294:466–472.

Luders S, Schrader J, Berger J, et al. The PHARAO study: Prevention of hypertension with the angiotensin-converting enzyme inhibitor ramipril in patients with high-normal blood pressure: A prospective, randomized, controlled prevention trial of the German Hypertension League. *J Hypertens* 2008;26:1487–1496.

Maestri MM, Fuchs SC, Ferlin E, et al. Detection of arteriolar narrowing in fundoscopic examination: Evidence of a low performance of direct ophthalmoscopy in comparison with a microdensitometric method. *Am J Hypertens* 2007; 20:501–505.

Malik S, Wong ND, Franklin SS, et al. Impact of the metabolic syndrome on mortality from coronary heart disease, cardiovascular disease, and all causes in United States adults. *Circulation* 2004;110:1245–1250.

Management Committee. Untreated mild hypertension. *Lancet* 1982;1:185–191.

Marshall T. The rise of the term "prehypertension." *Ann Intern Med* 2009;150:145.

Martin LD, Howell EE, Ziegelstein RC, et al. Hand-carried ultrasound performed by hospitalists: Does it improve the cardiac physical examination? *Am J Med* 2009;122:35–41.

Mason PJ, Manson JE, Sesso HD, et al. Blood pressure and risk of secondary cardiovascular events in women: The Women's Antioxidant Cardiovascular Study (WACS). *Circulation* 2004;109: 1623–1629.

Maxwell MH. Cooperative study of renovascular hypertension: Current status. *Kidney Int Suppl* 1975;8:153–160.

Mazzone T, Chait A, Plutzky J. Cardiovascular disease risk in type 2 diabetes mellitus: Insights from mechanistic studies. *Lancet* 2008;371:1800–1809.

McEniery CM, Yasmin Wallace S, et al. Increased stroke volume and aortic stiffness contribute to isolated systolic hypertension in young adults. *Hypertension* 2005; 46:221–226.

Menotti A, Lanti M, Angeletti M, et al. Twenty-year cardiovascular and all-cause mortality trends and changes in cardiovascular risk factors in Gubbio, Italy: The role of blood pressure changes. *J Hypertens* 2009;27:266–274.

Middeke M, Lemmer B, Schaaf B, et al. Prevalence of hypertension-attributed symptoms in routine clinical practice: A general practitioners-based study. *J Hum Hypertens* 2008;22: 252–258.

Milani RV, Lavie CJ, Mehra MR, et al. Left ventricular geometry and survival in patients with normal left ventricular ejection fraction. *Am J Cardiol* 2006;97:959–963.

Minor DS, Wofford MR, Jones DW. Racial and ethnic differences in hypertension. *Curr Atheroscler Rep* 2008;10: 121–127.

Montalvo G, Avanzini F, Anselmi M, et al. Diagnostic evaluation of people with hypertension in low income country: Cohort study of "essential" method of risk stratification. *Br Med J* 2008;337:a1387.

Morris RC Jr, Sebastian A, Forman A, et al. Normotensive salt sensitivity. *Hypertension* 1999;33:18–23.

Mulè G, Nardi E, Andronico G, et al. Pulsatile and steady 24-h blood pressure components as determinants of left ventricular mass in young and middle-aged essential hypertensives. *J Human Hypertens* 2003;17:231–238.

Murabito JM, Evans JC, Lawson MG, et al. The ankle-brachial index in the elderly and risk of stroke, coronary disease, and death: The Framingham Study. *Arch Intern Med* 2003;163 :1939–1942.

Narayan KMV, Boyle JP, Thompson TJ, et al. Lifetime risk for diabetes mellitus in the United States. *JAMA* 2003;290:1884–1890.

Neaton JD, Wentworth D. Serum cholesterol, blood pressure, cigarette smoking, and death from coronary heart disease: Overall findings and differences by age for 316,099 white men. *Arch Intern Med* 1992;152:56–64.

Nguyen TT, Wang JJ, Wong TY. Retinal vascular changes in pre-diabetes and prehypertension: New findings and their research and clinical implications. *Diabetes Care* 2007;30:2708–2715.

Ninomiya T, Kubo M, Doi Y, et al. Prehypertension increases the risk for renal arteriosclerosis in autopsies: The Hisayama Study. *J Am Soc Nephrol* 2007;18:2135–2142.

Obisesan TO, Vargas CM, Gillum RF. Geographic variation in stroke risk in the United States. *Stroke* 2000;31: 19–25.

Oikarinen L, Nieminen MS, Viitasalo M, et al. QRS duration and QT interval predict mortality in hypertensive patients with left ventricular hypertrophy: The Losartan Intervention for Endpoint Reduction in Hypertension Study. *Hypertension* 2004; 43:1029–1034.

Pache M, Kube T, Wolf S, et al. Do angiographic data support a detailed classification of hypertensive fundus changes? *J Hum Hypertens* 2002;16:405–410.

Palacios C, Wigertz K, Maritn BR, et al. Sodium retention in black and white female adolescents in response to salt intake. *J Clin Endocrin Metab* 2004;89:1858–1863.

Paran E, Galily Y, Abu-Rabia Y, et al. Environmental and genetic factors of hypertension in a biracial Beduin population. *J Hum Hypertens* 1992;6:107–112.

Parikh NI, Pencina MJ, Wang TJ, et al. A risk score for predicting near-term incidence of hypertension: The Framingham Heart Study. *Ann Intern Med* 2008;148:102–110.

Patel HJ, Deeb GM. Ascending and arch aorta: Pathology, natural history, and treatment. *Circulation* 2008;118:188–195.

Pemu PI, Ofili E. Hypertension in women: Part I. *J Clin Hypertens* 2008;40:406–410.

Perera GA. Hypertensive vascular disease. *J Chron Dis* 1955;1: 33–42.

Pickett CA, Jackson JL, Hemann BA, et al. Carotid bruits as a prognostic indicator of cardiovascular death and myocardial infarction: A meta-analysis. *Lancet* 2008;371:1587–1594.

Pierini A, Bertinieri G, Pagnozzi G, et al. Effects of systemic hypertension on arterial dynamics and left ventricular compliance in patients 70 years of age. *Am J Cardiol* 2000;86:882–886.

Pletcher MJ, Bibbins-Domingo K, Lewis CE, et al. Prehypertension during young adulthood and coronary calcium later in life. *Ann Intern Med* 2008;149:91–99.

Postma MJ, Boersma C, Gansevoort RT. Pharmacoeconomics in nephrology: Considerations on cost-effectiveness of screening for albuminuria. *Nephrol Dial Transplant* 2008;23:1103–1106.

Prati P, Tosetto A, Vanuzzo D, et al. Carotid intima media thickness and plaques can predict the occurrence of ischemic cerebrovascular events. *Stroke* 2008;39:2470–2476.

Pratt JH, Ambrosius WT, Agarwal R, et al. Racial differences in the activity of amiloride-sensitive epithelial sodium channel. *Hypertension* 2002;40:903–908.

Price DA, Fisher NDL, Lansang MC, et al. Renal perfusion in blacks: Alterations caused by insuppressibility of intrarenal renin with salt. *Hypertension* 2002;40:186–189.

Prinssen M, Verhoeven ELG, Buth J, et al. A randomized trial comparing conventional and endovascular repair of abdominal aortic aneurysms. *N Engl J Med* 2004;351:1607–1618.

Prospective Studies Collaboration. Age-specific relevance of usual blood pressure to vascular mortality: A meta-analysis of individual data for one million adults in 61 prospective studies. *Lancet* 2002;360:1903–1913.

Puisieux F, Bulckaen H, Fauchais AL, et al. Ambulatory blood pressure monitoring and postprandial hypotension in elderly persons with falls or syncopes. *J Gerontol* 2000;55A:M535–M540.

Qiu C, von Strauss E, Winblad B, et al. Decline in blood pressure over time and risk of dementia: A longitudinal study from the Kungsholmen project. *Stroke* 2004;35:1810–1815.

Qiu C, Winblad B, Viitanen M, et al. Pulse pressure and risk of Alzheimer disease in persons aged 75 years or older: A community-based, longitudinal study. *Stroke* 2003;34:594–599.

Querejeta R, Lopez B, Gonzalez A, et al. Increased collagen type I synthesis in patients with heart failure of hypertensive origin: Relation to myocardial fibrosis. *Circulation* 2004;110: 1263–1268.

Qureshi AI, Suri FK, Mohammad Y, et al. Isolated and borderline isolated systolic hypertension relative to long-term risk and type of stroke: A 20-year follow-up of the National Health and Nutrition Survey. *Stroke* 2002;33:2781–2788.

Räihä I, Luutonen S, Piha J, et al. Prevalence, predisposing factors, and prognostic importance of postural hypotension. *Arch Intern Med* 1995;155:930–935.

Ridker PM, Cannon CP, Morrow D, et al. C-reactive protein levels and outcomes after statin therapy. *N Engl J Med* 2005;352:20–28.

Rodin MB, Daviglus ML, Wong GC, et al. Middle age cardiovascular risk factors and abdominal aortic aneurysm in older age. *Hypertension* 2003;42:61–68.

Roger VL, Weston SA, Redfield MM, et al. Trends in heart failure incidence and survival in a community-based population. *JAMA* 2004;292:344–350.

Ronnback M, Fagerudd J, Forsblom C, et al. Altered age-related blood pressure pattern in type 1 diabetes. *Circulation* 2004;110: 1076–1082.

Rudolph A, Abdel-Aty H, Bohl S, et al. Noninvasive detection of fibrosis applying contrast-enhanced cardiac magnetic resonance in different forms of left ventricular hypertrophy relation to remodeling. *J Am Coll Cardiol* 2009;53:284–291.

Ruixing Y, Jinzhen W, Weixiong L, et al. The environmental and genetic evidence for the association of hyperlipidemia and hypertension. *J Hypertens* 2009;27:251–258.

Rutter MK, Meigs JB, Sullivan LM, et al. C-reactive protein, the metabolic syndrome, and prediction of cardiovascular events in the Framingham Offspring Study. *Circulation* 2004;110:380–385.

Safar ME, Benetos A. Factors influencing arterial stiffness in systolic hypertension in the elderly: Role of sodium and the renin-angiotensin system. *Am J Hypertens* 2003;16:249–258.

Safar ME, Smulyan H. Hypertension in women. *Am J Hypertens* 2004;17:82–87.

Salmasi A-M, Alimo A, Dancy M. Prevalence of unrecognized abnormal glucose tolerance in patients attending a hospital hypertension clinic. *Am J Hypertens* 2004;17:483–488.

Scherrer JF, Xian H, Bucholz KK, et al. A twin study of depression symptoms, hypertension, and heart disease in middle-aged men. *Psychosom Med* 2003;65:548–557.

Schillaci G, Vaudo G, Pasqualini L, et al. Left ventricular mass and systolic dysfunction in essential hypertension. *J Hum Hypertens* 2002;16:117–122.

Schlaich MP, Grassi G, Lambert GW, et al. European Society of Hypertension Working Group on Obesity Obesity-induced hypertension and target organ damage: Current knowledge and future directions. *J Hypert* 2009;27:207–211.

Schlaich MP, Kaye DM, Lambert E, et al. Relation between cardiac sympathetic activity and hypertensive left ventricular hypertrophy. *Circulation* 2003;108:560–565.

Schmidlin O, Forman A, Tanaka M, et al. NaCl-induced renal vasoconstriction in salt-sensitive African Americans: antipressor and hemodynamic effects of potassium bicarbonate. *Hypertension* 1999;33(2):633–639.

Schmieder RE, Messerli FH. Hypertension and the heart. *J Hum Hypertens* 2000;14:597–604.

Sciarretta S, Pontremoli R, Rosei EA, et al. Independent association of ECG abnormalities with microalbuminuria and renal damage in hypertensive patients without overt cardiovascular disease: Data from Italy-Developing Education and awareness on MicroAlbuminuria in patients with hypertensive Disease study. *J Hypertens* 2009;27:410–417.

Scott IA. Evaluating cardiovascular risk assessment for asymptomatic people. *Br Med J* 2009;338:a2844.

Selvin E, Erlinger TP. Prevalence of and risk factors for peripheral arterial disease in the United States: Results from the

National Health and Nutrition Examination Survey, 1999–2000. *Circulation* 2004;110:738–743.

SHEP Cooperative Research Group. Prevention of stroke by antihypertensive drug treatment in older persons with isolated systolic hypertension. *JAMA* 1991;265:3255–3264.

Shinn EH, Poston WSC, Kimball KT, et al. Blood pressure and symptoms of depression and anxiety: A prospective study. *Am J Hypertens* 2001;14:660–664.

Simmons RK, Sharp S, Boekholdt SM, et al. Evaluation of the Framingham risk score in the European Prospective Investigation of Cancer-Norfolk cohort: Does adding glycated hemoglobin improve the prediction of coronary heart disease events? *Arch Intern Med* 2008;168:1209–1216.

Simon G, Nordgren D, Connelly S, et al. Screening for abdominal aortic aneurysms in a hypertensive patient population. *Arch Intern Med* 1996;156:2081–2084.

Sipahi I, Tuzcu EM, Schoenhagen P, et al. Effects of normal, pre-hypertensive, and hypertensive blood pressure levels on progression of coronary atherosclerosis. *J Am Coll Cardiol* 2006;48:833–838.

Skov K, Eiskjaer H, Hansen HE, et al. Treatment of young subjects at high familial risk of future hypertension with an angiotensin-receptor blocker. *Hypertension* 2007;50:89–95.

Smoller JW, Pollack MH, Wassertheil-Smoller S, et al. Prevalence and correlates of panic attacks in postmenopausal women: Results from an ancillary study to the Women's Health Initiative. *Arch Intern Med* 2003;163:2041–2050.

Song CK, Martinez JA, Kailasam MT, et al. Renal kallikrein excretion: Role of ethnicity, gender, environment, and genetic risk of hypertension. *J Hum Hypertens* 2000; 14:461–468.

Spence JD. Pseudo-hypertension in the elderly. *J Hum Hypertens* 1997;11:621–623.

Staessen JA, Fagard R, Thijs L, et al. Randomized double-blind comparison of placebo and active treatment for older patients with isolated systolic hypertension. *Lancet* 1997;350:757–764.

Staessen JA, Gasowski J, Wang JG, et al. Risks of untreated and treated isolated systolic hypertension in the elderly. *Lancet* 2000;355:865–872.

Starr JM, Inch S, Cross S, et al. Blood pressure and ageing. *Br Med J* 1998;317:513–514.

Stevens LA, Coresh J, Greene T, et al. Assessing kidney function—measured and estimated glomerular filtration rate. *N Engl J Med* 2006;354:2473–2483.

Stevens LA, Coresh J, Schmid CH, et al. Estimating GFR using serum cystatin C alone and in combination with serum creatinine: A pooled analysis of 3,418 individuals with CKD. *Am J Kidney Dis* 2008;51:395–406.

Stevens LA, Levey AS. Clinical implications of estimating equations for glomerular filtration rate. *Ann Intern Med* 2004; 141:959–961.

Suthanthiran M, Li B, Song JO, et al. Transforming growth factor-$\beta_1$ hyperexpression in African-American hypertensives. *Proc Natl Acad Sci USA* 2000;97:3479–3484.

Syamala S, Li J, Shankar A. Association between serum uric acid and prehypertension among US adults. *J Hypertens* 2007; 25:1583–1589.

Task Force for the Management of Arterial Hypertension of the European Society of Hypertension (ESH) and of the European Society of Cardiology (ESC). 2007 Guidelines for the Management of Arterial Hypertension. *J Hypertens* 2007;25:1105–1187.

Tedesco MA, Natale F, Di Salvo G, et al. Effects of coexisting hypertension and type II diabetes mellitus on arterial stiffness. *J Human Hypertens* 2004;18:469–473.

Thomas F, Blacher J, Benetos A, et al. Cardiovascular risk as defined in the 2003 European blood pressure classification: The assessment of an additional predictive value of pulse pressure on mortality. *J Hypertens* 2008;26:1072–1077.

Thompson D, Edelsberg J, Colditz GA, et al. Lifetime health and economic consequences of obesity. *Arch Intern Med* 1999;159: 2177–2183.

Thune JJ, Signorovitch J, Kober L, et al. Effect of antecedent hypertension and follow-up blood pressure on outcomes after high-risk myocardial infarction. *Hypertension* 2008;51:48–54.

Tocci G, Sciarretta S, Volpe M. Development of heart failure in recent hypertension trials. *J Hypertens* 2008;26:1477–1486.

Toprak A, Wang H, Chen W, et al. Prehypertension and black-white contrasts in cardiovascular risk in young adults: Bogalusa Heart Study. *J Hypertens* 2009;27:243–250.

Toto RB. Hypertensive nephrosclerosis in African Americans. *Kidney Int* 2003;64:2331–2341.

Tuomilehto J, Linström J, Eriksson JG, et al. Prevention of type 2 diabetes mellitus by changes in lifestyle among subjects with impaired glucose tolerance. *N Engl J Med* 2001;344:1343–1350.

Turban S, Miller ER III, Ange B, et al. Racial differences in urinary potassium excretion. *J Am Soc Nephrol* 2008;19: 1396–1402.

U.S. Preventive Services Task Force. Screening for type 2 diabetes mellitus in adults: U.S. Preventive Services Task Force recommendation statement. *Ann Intern Med* 2008; 148:846–854.

Vakili BA, Okin PM, Devereux RB. Prognostic implications of left ventricular hypertrophy. *Am Heart J* 2001; 141:334–341.

Valham F, Mooe T, Rabben T, et al. Increased risk of stroke in patients with coronary artery disease and sleep apnea: A 10-year follow-up. *Circulation* 2008;118:955–960.

van Dijk EJ, Breteler MMB, Schmidt R, et al. The association between blood pressure, hypertension, and cerebral white matter lesions: Cardiovascular Determinants of Dementia study. *Hypertension* 2004;44:625–630.

Vasan RS, Beiser A, Seshadri S, et al. Residual lifetime risk for developing hypertension in middle-aged women and men: The Framingham Heart Study. *JAMA* 2002;287:1003–1010.

Vasan RS, Benjamin EJ. Diastolic heart failure. *N Engl J Med* 2001;344:56–59.

Vasan RS, Evans JC, Benjamin EJ, et al. Relations of serum aldosterone to cardiac structure: Gender-related differences in the Framingham Heart Study. *Hypertension* 2004;43:957–962.

Vasan RS, Larson MG, Leip EP, et al. Impact of high-normal blood pressure on the risk of cardiovascular disease. *N Engl J Med* 2001;345:1291–1297.

Vemmos KN, Spengos K, Tsivgoulis G, et al. Factors influencing acute blood pressure values in stroke subtypes. *J Hum Hypertens* 2004;18:253–259.

Verdecchia P, Angeli F, Gattobigio R, et al. Asymptomatic left ventricular systolic dysfunction in essential hypertension: Prevalence, determinants and prognostic value. *Hypertension* 2005; 45:412–418.

Verdecchia P, Angeli F, Gattobigio R, et al. Regression of left ventricular hypertrophy and prevention of stroke in hypertensive subjects. *Am J Hypertens* 2006;19:493–499.

Verdecchia P, Reboldi GP, Gattobigio R, et al. Atrial fibrillation in hypertension: Predictors and outcome. *Hypertension* 2003; 41:218–223.

Vermeer SE, Koudstaal PJ, Oudkerk M, et al. Prevalence and risk factors of silent brain infarcts in the population-based Rotterdam Scan Study. *Stroke* 2002;33:21–25.

Vos LE, Oren A, Uiterwaal C, et al. Adolescent blood pressure and blood pressure tracking into young adulthood are related to subclinical atherosclerosis: The Atherosclerosis Risk in Young Adults (ARYA) study. *Am J Hypertens* 2003;16:549–555.

Wachtell K, Rokkedal J, Bella JN, et al. Effect of electrocardiographic left ventricular hypertrophy on left ventricular systolic function in systemic hypertension. *Am J Cardiol* 2001;87:54–60.

Waddell TK, Dart AM, Gatzka CD, et al. Women exhibit a greater age-related increase in proximal aortic stiffness than men. *J Hypertens* 2001;19:2205–2212.

Waldstein SR, Giggey PP, Thayer JF, et al. Nonlinear relations of blood pressure to cognitive function: The Baltimore Longitudinal Study of Aging. *Hypertension* 2005;45:374–379.

Wallace SM, Yasmin, McEniery C, et al. Isolated systolic hypertension is characterized by increased aortic stiffness and endothelial dysfunction. *Hypertension* 2007;51:119–126.

Wang L, Wong TY, Sharrett AR, et al. Relationship between retinal arteriolar narrowing and myocardial perfusion: Multi-ethnic study of atherosclerosis. *Hypertension* 2008;51:119–126.

Wang TJ, Evans JC, Meigs JB, et al. Low-grade albuminuria and the risks of hypertension and blood pressure progression. *Circulation* 2005;111:1370–1376.

Weaver FA, Kumar SR, Yellin AE, et al. Renal revascularization in Takayasu arteritis-induced renal artery stenosis. *J Vasc Surg* 2004;39:749–757.

Weiss A, Grossman E, Beloosesky Y, et al. Orthostatic hypotension in acute geriatric ward: Is it a consistent finding? *Arch Intern Med* 2002;162:2369–2374.

Weiss JP, Blaivas JG. Nocturia. *J Urol* 2000;163:5–12.

Weiss NS. Relation of high blood pressure to headache, epistaxis, and selected other symptoms. *N Engl J Med* 1972;287:631–633.

Whelton PK, He J, Appel LJ, et al. Primary prevention of hypertension: Clinical and public health advisory from the National High Blood Pressure Education Program. *JAMA* 2002;288: 1882–1888.

Wilson PWF, Grundy SM. The metabolic syndrome: Practical guide to origins and treatment: Part I. *Circulation* 2003;108: 1422–1425.

Wong TY, Mitchell P. Hypertensive retinopathy. *N Engl J Med* 2004;351:2310–2317.

Wong TY, Mitchell P. The eye in hypertension. *Lancet* 2007;369: 425–435.

Yancy CW, Lopatin M, Stevenson LW, et al. Clinical presentation, management, and in-hospital outcomes of patients admitted with acute decompensated heart failure with preserved systolic function: A report from the Acute Decompensated Heart Failure National Registry (ADHERE) Database. *J Am Coll Cardiol* 2006;47:76–84.

Young-Xu Y, Ravid S. Optimal blood pressure control for the prevention of atrial fibrillation [Abstract]. *Circulation* 2004;110 (Suppl. 3):III-768.

Zamora CR, Cubeddu LX. Microalbuminuria: Do we need a new threshold? *J Hum Hypertens* 2009;23:146–149.

Zethelius B, Berglund L, Sundstrom J, et al. Use of multiple biomarkers to improve the prediction of death from cardiovascular causes. *N Engl J Med* 2008;358:2107–2116.

# 5

# Tratamento da hipertensão: por que, quando, por quanto tempo

**N**os quatro capítulos anteriores foi feita uma revisão da epidemiologia, da história natural e da patofisiologia da hipertensão primária (essencial). Agora, neste capítulo, abordaremos seu tratamento, examinando os custos e os benefícios das terapias; o uso de tratamentos medicamentosos e não medicamentosos será abordado nos dois capítulos seguintes.

Neste capítulo, três perguntas principais serão feitas:

- Qual é a evidência de que o tratamento será benéfico?
- Em que nível de pressão arterial (PA) o tratamento medicamentoso deve ser iniciado? A adoção de mudanças no estilo de vida, que serão analisadas no próximo capítulo, se justifica para todas as pessoas, hipertensas ou não.
- Qual é o objetivo do tratamento e, além disso, há diferentes metas para diferentes pacientes?

Para responder a essas perguntas neste capítulo, serão considerados apenas dados comparando o tratamento medicamentoso ativo e os pacientes não tratados ou pacientes tratados com placebo. No Capítulo 7 examinaremos os dados comparando uma ou outra forma de terapia.

## EVIDÊNCIAS DE BENEFÍCIOS TERAPÊUTICOS

Em parte, as evidências de benefícios terapêuticos se originam em evidências epidemiológicas e experimentais, mas a fonte principal são os resultados de estudos terapêuticos de larga escala.

### Evidências epidemiológicas

As evidências epidemiológicas apresentadas no Capítulo 1 permitem tirar uma conclusão clara: Os riscos de morbidade e de mortalidade cardiovascular aumentam progressivamente com a elevação nos níveis da pressão arterial (Prospective Studies Collaboration; 2002). Aparentemente, parece intuitivo que a redução na pressão arterial diminui esses riscos em um grau semelhante. Entretanto, as taxas de mortalidade permanecem mais elevadas em hipertensos tratados para baixar a pressão arterial do que em indivíduos com o mesmo nível pressórico sem hipertensão precedente (Asayama et al., 2009). As razões para esse risco residual serão examinadas depois da revisão das evidências de estudos de tratamentos.

A despeito desse risco residual, as pesquisas em comunidades documentam que melhoras no controle da pressão arterial (PA) foram acompanhadas por reduções na mortalidade relacionada a PA (Ingelsson et al., 2008).

### Interrompendo a progressão da hipertensão

O estudo longitudinal realizado por Miall e Chinn em irlandeses por um período de 15 a 17 anos (1973) e o acompanhamento por 24 anos de aviadores americanos por Oberman e colaboradores (1967) mostraram que a hipertensão cria mais hipertensão. Em ambos os estudos, quanto mais elevada a pressão arterial, maior era a taxa de alteração pressórica, apontando para uma conclusão óbvia: é possível evitar elevações progressivas na PA mantendo a pressão em níveis baixos. Essa conclusão foi confirmada pelos resultados dos principais estudos de terapia anti-hipertensiva controlados por placebo: Enquanto que 10 a 17% dos participantes do grupo de placebo evoluíram além do limite da pressão arterial diastólica acima de 110 mmHg, em apenas um pequeno grupo daqueles que receberam tratamento medicamentoso ocorreu o mesmo (ver Capítulo 4, Tabelas 4.2 e 4.3).

## Evidências de experimentos naturais em seres humanos

Danos vasculares e níveis de pressão arterial foram intimamente correlacionados em três situações: doença vascular renal unilateral, coarctação da aorta e hipertensão pulmonar. Esses três experimentos naturais evidenciam que o mais importante é o nível de pressão arterial que flui através de um leito vascular e não algum outro efeito danoso associado à hipertensão sistêmica. Tecidos com pressão arterial mais baixa são protegidos; sendo que aqueles com pressão mais elevada são danificados.

- Rins com artéria renal estenótica se expõem a uma pressão mais baixa do que os rins contralaterais sem estenose. A nefroesclerose arteriolar se desenvolve no rim não estenótico com alta pressão, de tal forma que a hipertensão pode ser aliviada com a remoção do rim não estenótico, juntamente com reparo da estenose do rim contralateral (Thal et al., 1963).
- Os vasos expostos à alta pressão acima da coarctação desenvolvem aterosclerose em um grau muito maior do que os vasos abaixo da coarctação, onde a pressão é mais baixa (Hollander et al., 1976).
- De maneira geral, a baixa pressão dentro da artéria pulmonar protege esses vasos contra danos. Nas situações em que os pacientes desenvolvem hipertensão pulmonar secundária a estenose mitral ou depois de determinados tipos de doença cardíaca congênita, tanto arteriosclerose como necrose arteriolar geralmente desenvolve dentro dos vasos pulmonares (Heath & Edwards; 1958).

## Evidências de experimentos em animais

Da mesma forma que a hipertensão acelera e agrava a aterosclerose em seres humanos, os animais que se tornam hipertensos desenvolvem mais aterosclerose do que animais normotensos alimentados com a mesma dieta rica em colesterol (Chobanian; 1990). Em animais, lesões causadas por hipertensão, incluindo aterosclerose acelerada, podem ser evitadas reduzindo a pressão com agentes anti-hipertensivos (Chobanian et al., 1992).

## Evidências de estudos clínicos no tratamento anti-hipertensivo

O último exemplo de evidência – de que há benefício com a queda de pressão arterial quando ela se encontra elevada – é o mais importante. Durante as últimas cinco décadas, desde que o tratamento à base de anti-hipertensivos por via se tornou disponível, a proteção com esse tipo de tratamento tem sido demonstrada em níveis progressivamente mais baixos de pressão e, mais recentemente, foi confirmada também em pessoas idosas (Beckett et al., 2008). Os benefícios do uso individual de medicamentos em comparação ao uso de placebo são tão convincentes que excluem o desempenho desses estudos. Dessa forma, a atenção passou a se concentrar em estudos que fazem a comparação entre um conjunto de 1 ou 2 medicamentos contra outro conjunto de 1 ou 2 medicamentos diferentes. Os dados obtidos em várias meta-análises (Blood Pressure Lowering Treatment Trialists' Collaboration, 2008; Staessen et al., 2003; Wang et al., 2007) validam a conclusão das orientações das associações europeias de que "os principais benefícios dos tratamentos anti-hipertensivos resultam na redução nos níveis da pressão arterial" (Task Force; 2007).

Como se pode observar, essa ampla proteção envolve grupos desiguais de pacientes que apresentam respostas diferentes a medicamentos diferentes (Wang et al., 2007; Zanchetti et al., 2009). Entretanto, a mensagem global está bem clara: quanto mais baixa a pressão arterial maior a proteção.

## Problemas na aplicação dos resultados dos estudos na prática clínica

Antes de examinar os resultados de vários estudos controlados randomizados (ECRs) e das respectivas meta-análises, que são utilizadas para divulgar as orientações aplicáveis na prática clínica, torna-se necessário fazer alguns comentários de alerta. Os profissionais devem ter conhecimento das características, boas e ruins, do desempenho e da apresentação dos estudos clínicos, levando-se em consideração que são os pilares da *medicina com base em evidências*, isto é, a decisão de utilizar um tratamento com base em análises sistemáticas de evidências científicas imparciais.

### Problemas com os estudos clínicos

Conforme observamos anteriormente, os ECRs são imprescindíveis para avaliar o nível de confiabilidade dos efeitos modestos de tratamentos anti-hipertensivos sobre os principais desfechos em pacientes hipertensos típicos em um período de tempo relativamente curto, entre 3 e 5 anos, durante o qual é possível fazer observações cuidadosas (Mancia; 2006). Os ECRs são necessários porque, como concluiu Vandenbroucke (2004), "os estudos observacionais de tratamentos somente têm credibilidade em circunstâncias excepcionais".

Por mais essenciais que sejam, os ECRs podem ser enganosos, em parte por sua própria natureza e em parte por seus pontos fracos (Mancia; 2006). Em particular, o patrocínio financeiro cada vez maior de estudos clínicos pela indústria farmacêutica, ainda que frequentemente essenciais para sua realização, tem sido associado com a seleção de um comparador inapropriado, métodos de baixa qualidade (Lexchin et al., 2003) e apresentação seletiva de relatórios dos desfechos (Chan et al., 2004), e a conclusões mais positivas do que aquelas observadas nos estudos financiados por entidades sem fins lucrativos (Yank et al., 2007).

Além dessas distorções em relação ao patrocínio financeiro, em geral sutis e irreconhecíveis, inúmeros outros fatores podem, por outro lado, exagerar ou, minimizar os benefícios terapêuticos aparentes.

### *Possíveis subestimativas de benefícios*

Os resultados dos estudos podem subestimar os benefícios reais das terapias anti-hipertensivas por uma série de razões, incluindo as seguintes:

*Classificação inadequada de pacientes:* Usualmente, a avaliação da hipertensão para participação em estudos se baseia em um conjunto de 2 ou 3 medições da pressão arterial em consultório durante um período de 1 a 2 meses. Como observamos amplamente no Capítulo 2, essas medições limitadas provavelmente capturem um grande número de hipertensos clínicos (avental branco) temporários ou isolados diminuindo, consequentemente, a eficácia terapêutica, tendo em vista que todos os medicamentos anti-hipertensivos baixam mais a pressão arterial em relação a níveis pressóricos iniciais mais elevados, ao passo que a maioria das medicações reduz muito pouco a pressão arterial na ausência de hipertensão persistente.

*Intervenção tardia:* A hipertensão pode produzir danos muito antes que os pacientes tenham pressão arterial suficientemente alta para serem elegíveis para participação do estudo. Mesmo que sejam tratados com eficácia, esses danos podem ser irreversíveis, principalmente se outros fatores de risco também não forem corrigidos.

*Tratamento com tempo de duração muito curto:* De maneira geral, a duração dos estudos é inferior a cinco anos. Entretanto, pode levar mais tempo para que os benefícios dos medicamentos se manifestem plenamente, minimizando sua eficácia aparente.

*Terapia inadequada:* A queda total aproximada de 12/6 mmHg na pressão arterial que ocorre na maioria dos estudos clínicos provavelmente seja muito pouco para maximizar a redução nos danos da hipertensão. Há uma relação clara entre o grau dos danos e o nível de pressão arterial atingido durante a terapia e não em relação ao nível da fase de pré-tratamento. (Adler et al., 2000). Levando-se em consideração que, em alguns estudos, cerca de 40% não atingiram a meta definida para a pressão arterial (Mancia; 2006), os benefícios podem ser menores do que poderia ter sido obtido com terapia mais intensiva.

*Perda de pacientes durante o acompanhamento:* Em alguns estudos, costuma-se perder aproximadamente 25% de pacientes antes do final do período de acompanhamento. Em geral, a perda de pacientes de alto risco é maior, o que enfraquece as evidências dos benefícios (Mancia; 2006).

*Troca de pacientes:* Em todos os estudos, um número considerável de pacientes inicialmente randomizados para placebo é transferido para terapia ativa porque a pressão arterial elevou-se acima do teto pré-determinado de segurança presumida. Como observaram Ramsay e colaboradores (1996), "o tratamento desses pacientes de alto risco nos grupos-controle reduziu, inevitavelmente, as taxas de evento de doenças cardiovasculares resultando em subestimativas dos benefícios absolutos".

*Danos causados por medicamentos:* Os medicamentos disponíveis e escolhidos para quase todos os estudos iniciais em indivíduos com idade inferior a 60 anos foram altas doses de diuréticos e de inibidores adrenérgicos, sendo que a maioria é de β-bloqueadores não seletivos. Como observamos no Capítulo 7, várias anormalidades metabólicas, que particularmente agravam os níveis de lipídios e de glicose-insulina, foram amplamente documentadas com esses tratamentos. As melhoras no risco coronariano que resultaram da queda na pressão arterial podem ter sido amenizadas ou revertidas por anormalidades induzidas por esses medicamentos.

*Falta de adesão à terapia:* Os pacientes designados para tratamento medicamentoso ativo podem ter deixado de tomar todas as medicações e, portanto, tiveram menos benefícios. Embora, usualmente, seja feita a contagem de pílulas, não há uma avaliação realmente precisa da complacência dos pacientes.

## Possíveis superestimativas de benefícios

Por outro lado, o tratamento anti-hipertensivo pode ser menos eficaz do que o observado nos estudos controlados porque sua validade externa para aplicação dos resultados na prática clínica rotineira e em pacientes individuais é muito fraca (Kent e Hayward; 2007). Os dados obtidos em testes clínicos podem superestimar os benefícios terapêuticos pelas razões abaixo, considerando que são aplicados no universo de hipertensos.

*Inclusão de desfechos inadequados:* Para maximizar o impacto terapêutico é possível combinar vários desfechos, sendo que alguns são de significância questionável, como as hospitalizações que ocorrem de acordo com critérios subjetivos do investigador (Lim et al.). Lauer e Topol (2003) argumentam que somente a mortalidade por todas as causas deveria ser um desfecho primário tendo em vista que é objetiva, imparcial e relevante sob o ponto de vista clínico. Como observam, "qualquer desfecho que exija medições envolvendo o julgamento humano está inerentemente sujeito a tendenciosidade".

*Exclusão de pacientes de alto risco:* Em muitos ECRs, pacientes com várias doenças cardiovasculares sintomáticas, danos em órgãos-alvo ou fatores de risco sérios, foram excluídos deixando uma população razoavelmente saudável que poderia responder melhor do que o *mix* usual de pacientes (Uijen et al., 2007).

*Melhor aderência à terapia:* Os pacientes que participam de estudos nos quais as medicações e todos os cuidados médicos são livres e o acompanhamento é cuidadosamente monitorado têm maior probabilidade de ser complacentes em relação à terapia do que pacientes da prática clínica. Portanto, podem conseguir mais benefícios.

*Ênfase excessiva em relatórios iniciais:* De maneira geral, o primeiro relatório do estudo de um novo medicamento é mais positivo do que os relatórios subsequentes, embora, provavelmente, o primeiro seja mais citado e publicado com mais frequência (Ioannidis; 2005).

*Alterações relativas* versus *alterações absolutas:* Na maioria dos relatórios de ECRs, as reduções na incidência de doença cardíaca coronariana (DCC) e de acidentes vasculares cerebrais são relativas – ou seja, são a diferença entre as taxas observadas em pacientes tratados *versus* pacientes não tratados. Entretanto, de acordo com a Tabela 5.1, diferenças relativas muito grandes podem traduzir-se em diferenças absolutas pequenas. A redução de 40% no risco relativo pelo tratamento de hipertensão "branda" traduz-se em apenas 0,6% de redução no risco absoluto. Usualmente, a apresentação de dados de estudos com grandes reduções relativas de risco é muito mais atraente para o público e para os profissionais do que reduções absolutas menores. Entretanto, os dados relativos podem ser facilmente enganosos para os desavisados ao imaginarem que um número muito maior de pacientes poderá ser beneficiado do que realmente é possível.

Como indica a última coluna à direita da Figura 5.1, esses investigadores propõem o uso da medida *"número necessário para tratar (NNT)"*, calculado como o inverso da redução do risco absoluto, porque "transmite significância clínica e estatística para o médico" e "pode ser usada para extrapolar os achados publicados para um paciente para um risco arbitrário especificado na linha de base" (Cook & Sackett; 1995).

A Figura 5.1 demonstra com muita propriedade a necessidade de utilizar o risco absoluto ou o NNT (Lever & Ramsay; 1995). A Figura 5.1A mostra uma redução bastante semelhante no risco relativo de acidente vascular cerebral em seis estudos importantes realizados com idosos no estudo precedente do *Medical Research Council* em hipertensos mais jovens. A Figura 5.1B mostra os mesmos dados em termos absolutos, retratando claramente o benefício progressivamente maior de tratamentos com riscos pré-terapêuticos crescentes, que se reflete nas taxas do grupo de placebo.

O uso de NNTs com base na redução do risco absoluto é claramente mais preciso do que o quadro de riscos relativos. O NNT deve ser relacionado ao tempo de duração do estudo. Isso pode ser feito de uma forma mais eficiente utilizando-se a *diferença de risco* expressa como mortalidade por unidade de paciente-tempo (Lubsen et al., 2000). Entretanto, em relatórios mais recentes, os resultados são apresentados como *curvas de sobrevida*, que mostram diferenças em resultados que se alteram ao longo do tempo, usando os métodos de sobrevida da tabela de Kaplan-Meier para estimar a proporção de pacientes que experimentam um evento por unidade de tempo, desde a randomização (Pocock et al., 2002). Essas curvas de sobrevida re-

### Tabela 5.1
**Cálculo da redução do risco relativo e absoluto e número necessário de pacientes com hipertensão a serem tratados**

| Hipertensão | AVC em 5 anos Grupo-controle | Grupo tratamento ativo | Redução no risco relativo $(P_c-P_a)/P_c$ | Redução no risco absoluto $P_c-P_a$ | Número necessário a tratar $1/(P_c-P_a)$ |
|---|---|---|---|---|---|
| Diastólica ≤ 115 mmHg | | | | | |
| Taxa de eventos (P) | 0,20 | 0,12 | 0,40 | 0,08 | 13 |
| Número total de pacientes | 16.778 | 16.898 | | | |
| Diastólica ≤ 110 mmHg | | | | | |
| Taxa de eventos (P) | 0,015 | 0,009 | 0,40 | 0,006 | 167 |
| Número total de pacientes | 15.165 | 15.238 | | | |

Modificada de Cook RJ, Sackett DL. *The number to treat: A clinically useful measure of treatment and effect.* Br Med J 1995;310:452-454. Com base nos resultados de Collins R, Peto R, McMahon S, et al. *Blood pressure, stroke and coronary heart disease. Part 2: Short-term reductions in blood pressure.* Lancet 1990;335:827-838.

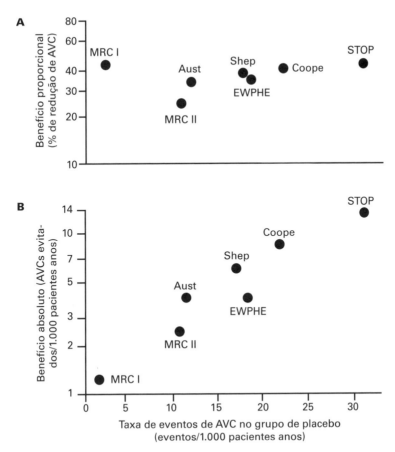

**FIGURA 5.1** Comparação entre benefícios proporcionais (relativos) (**A**) e absolutos (**B**) da redução na incidência de acidente vascular cerebral em seis estudos realizados com idosos e em um outro estudo (*Medical Research Council I* [MRC-I]) com desenho semelhante, mas o risco absoluto de acidente vascular cerebral foi muito mais baixo. As taxas de eventos se referem a uma combinação de acidente vascular fatal e não fatal. **Aust**: estudo australiano; **EPHE**: *European Working Party on High BP in the Elderly Trial*; **Coope**: Coope e Warrender; **SHEP**: *Systolic Hypertension in the Elderly Program*; **STOP**: *Swedish Trial in Old Patients with Hypertension*. (Modificada de Lever AF, Ramsay LE. *Treatment of hypertension in the elderly. J Hypertens* 1995;13:571-579.)

tratam fielmente os resultados dos estudos controlados randomizados nas situações em que forem construídas corretamente, isto é, mostrando o número de indivíduos que permanecem no estudo ao longo do tempo e as incertezas estatísticas.

*Mistura de medicamentos.* Para atingir as metas terapêuticas pré-estabelecidas, isto é, pressão arterial abaixo de 140/90, a maior parte dos estudos comparando medicamentos *versus* placebo (como analisaremos neste capítulo) ou um medicamento *versus* outro (como analisaremos no Capítulo 7) deve adicionar medicamentos complementares à medicação do estudo. Em alguns estudos, 80% de pacientes ou mais acabam usando dois ou mais medicamentos. O que é atribuído apenas ao medicamento do estudo representa o efeito de muitas outras medicações (McAlister et al., 2003).

## Soluções para problemas de estudos

Certamente, os profissionais que conduzem e relatam ECRs devem seguir orientações estabelecidas como os sistemas CONSORT (Rennie;

2001) ou GRADE system (Guyatt et al., 2008). Entretanto, os próprios médicos devem estar preparados para avaliar a validade dos dados obtidos nos estudos, levando-se em consideração as palavras de Montori e colaboradores (2004):

> De maneira geral, a ciência não é objetiva. O investimento emocional em ideias particulares e o interesse pessoal no sucesso acadêmico podem levar os investigadores a enfatizar excessivamente a importância de suas descobertas e a qualidade de seu trabalho. Conflitos ainda mais sérios surgem quando organizações que buscam lucro, incluindo a indústria farmacêutica, alocam recursos para pesquisa e consulta, conduzem o manejo e a análise dos dados, e elaboram relatórios em nome dos investigadores.

Montori e colaboradores (2004) prepararam o conjunto de orientações abaixo para uso médico na tentativa de evitar a ocorrência de mal-entendidos gerados por apresentações ou interpretações tendenciosas de dados dos estudos:

- Leia as seções sobre "Métodos e Resultados". Lembre-se de que, em geral, a seção "Discussão" apresenta conclusões diferentes daquelas a que poderiam chegar leitores imparciais.
- A leitura de sumários e comentários em publicações objetivas alternativas como o *ACP Journal Club, Evidence-based Medicine, Up-to-Date, The Medical Letter*, etc., é extremamente importante.
- Tome cuidado com comparações falhas. Com frequência, um comparador fraco é escolhido nos estudos clínicos comparativos, talvez o mais notável de todos seja o β-bloqueador atenolol (Carlberg et al., 2004).
- Tome cuidado com desfechos compostos. Como observamos anteriormente, a mortalidade por todas as causas dificilmente pode ser camuflada.
- Tome cuidado com os pequenos efeitos dos tratamentos, em particular quando os dados forem registrados como diferenças em riscos relativos. Fique atento se o intervalo de confiabilidade (IC) de 95% cruzar a linha média.
- Tome cuidado com análises de subgrupos. Inúmeros pré-requisitos devem ser atendidos para garantir que diferenças aparentes nas respostas de subgrupos sejam reais, principalmente se foi testado apenas um pequeno número de hipóteses que foram especificadas antes da divulgação dos resultados (Rothwell; 2005).

Enquanto isso, estudantes e profissionais devem valer-se o máximo possível das fontes disponíveis de informações clínicas com base em evidências (Demaerschalk; 2004). Atualmente, a *Cochrane Library* é a fonte mais destacada, porém estão surgindo mais e mais fontes, muitas sem nenhum custo.

## Problemas com metanálises e revisões sistemáticas

As metanálises e as revisões sistemáticas de vários ECRs bem conduzidos são o nível mais alto de evidência utilizado por especialistas, seja na preparação de diretrizes práticas, formulando orientações, nos planos de pagamento ou no conteúdo de livros (Thompson & Higgins, 2005). Infelizmente, as tendenciosidades também podem afetar essas metanálises e revisões sistemáticas. Como observaram Sterne e colaboradores (2001):

> Os estudos que mostram efeito significativo do tratamento são mais facilmente publicados em inglês, mais citados por outros pesquisadores e produzem muito mais publicações, comparado com outros estudos. Esses estudos, desta forma, também têm maior probabilidade de serem identificados. Esses estudos têm maior probabilidade de serem identificados e incluídos em revisões sistemáticas que, por sua vez, podem introduzir algumas tendenciosidades. A baixa qualidade metodológica dos estudos incluídos em revisões sistemáticas é outra fonte importante de tendenciosidades.
>
> Provavelmente, todas essas tendenciosidades afetam mais os pequenos estudos do que os estudos mais amplos. Quanto menor o estudo, maior deverá ser o efeito do tratamento para que os resultados sejam significativos... Portanto, as tendenciosidades em revisões sistemáticas

se tornam evidentes por meio de uma associação entre o tamanho do efeito do tratamento e a amplitude do estudo – essa associação pode ser analisada graficamente [por meio de gráficos de dispersão] e estatisticamente.

Mesmo nas melhores condições, as metanálises e as revisões sistemáticas de ECRs podem não gerar informações adequadas sobre resultados a longo prazo de doenças crônicas como hipertensão, levando-se em consideração que o tempo de duração de quase todos os ECRs é relativamente curto.

## Problemas com diretrizes

As recomendações mais fidedignas sobre o manejo mais eficiente da hipertensão são as orientações divulgadas por comitês especializados, nacionais ou internacionais, como o *U.S. Joint National Committee* (Chobanian et al., 2003a,b) ou a *European Societies of Hypertension and Cardiology* (Task Force; 2007).

Entretanto, há problemas com as diretrizes atualmente em vigor, tais como:

- Suas recomendações podem diferir substancialmente.
- As recomendações são muito longas para serem utilizadas quando necessárias; "Orientações Práticas" mais concisas estão em fase de elaboração.
- As metas terapêuticas são muito limitadas e não levam em consideração as crenças e as capacidades dos pacientes (Campbell & Murchie; 2004).
- Os participantes dos comitês de orientações podem ser limitados e estão comprometidos com interesses comerciais ou não serem incluídos os observadores mais críticos (Aldereman et al., 2002).

Apesar dos problemas com os estudos clínicos, metanálises e diretrizes, devemos usá-los como ferramentas efetivas no controle da hipertensão. A seguir, examinaremos a evidência de que baixar a pressão arterial com medicamentos produz benefícios, iniciando com o grau mais grave de hipertensão e encerrando com pré-hipertensão.

Como se tornará óbvio, a documentação das evidências de benefícios torna-se progressivamente mais difícil na medida em que diminuem o nível da pressão arterial e o grau total de risco. Raramente, os investigadores vivem o suficiente ou recebem fundos suficientes para obter dados de resultados "consistentes" sobre pacientes com pressão arterial minimamente elevada ou com pequeno risco cardiovascular. Mancia (2006), entre outros, tem recomendado o uso de desfechos substitutos, como regressão de hipertrofia ventricular esquerda ou de proteinúria nessas populações "para superar o paradoxo de que na hipertensão conhecemos bastante sobre estratégias preventivas cardiovasculares – principalmente em pacientes nos quais não há muito mais o que prevenir" (Mancia, 2006).

## Resultados de estudos clínicos

### Estudos em hipertensão maligna

Os benefícios de tratamentos medicamentosos em casos de hipertensão maligna eram facilmente demonstráveis em vista de seu curso previsível, relativamente breve e quase uniformemente fatal em pacientes não tratados. Depois do início em 1958, surgiram inúmeros estudos mostrando efeitos significativos do tratamento médico na redução da mortalidade em casos de hipertensão maligna (ver Capítulo 8).

### Estudos em hipertensão menos grave

A comprovação de que o tratamento fazia diferença em casos de hipertensão primária não maligna foi bem mais demorada. Entretanto, no final da década de 1950 e no início da década de 1960 começaram a surgir relatórios sugerindo que as terapias para tratamento de hipertensão não maligna eram bastante úteis (Hodge et al., 1961; Hood et al., 1963; Leischman; 1961). O primeiro estudo controlado por placebo, embora pequeno, conduzido por Hamilton e colaboradores (1964) mostrou uma queda acentuada nas complicações em um intervalo de 2 a 6 anos envolvendo 26 pacientes efetivamente tratados, em comparação com 31 pacientes não tratados.

## Veterans Administration Cooperative Study

A primeira prova definitiva de proteção fornecida por tratamentos anti-hipertensivos em hipertensão não maligna surgiu no *Veterans Administration Cooperative Study* que teve início em 1963. O valor terapêutico em 73 homens com pressões arteriais diastólicas variando entre 115 a 129 mmHg que foram medicados com hidroclorotiazida, reserpina e hidralazina *versus* 70 homens que receberam placebo, tornou-se óbvio depois de um período de tempo inferior a 1,5 ano, com redução na incidência de morte de 4 para 0 e, em complicações maiores, de 23 para 2 (*Veterans Administration Cooperative Study Group* [VA]; 1967).

Juntamente com um grupo de homens com pressões arteriais (PAs) diastólicas variando entre 115 e 129 mmHg, outro grupo de 380 indivíduos com PAs diastólicas variando de 90 a 114 mmHg foram alocados aleatoriamente para tratamento com placebo ou para tratamento ativo. Foi necessário um período de tempo maior – até 5,5 anos, com uma média de 3,3 anos – para demonstrar uma clara vantagem, estatisticamente significativa, do grupo tratado ativamente (VA; 1970). Um total de 19 indivíduos no grupo placebo, mas somente oito no grupo tratado, morreram de complicações hipertensivas, sendo que casos de morbidade séria ocorreram com maior frequência entre o grupo de placebo. No geral, ocorreram complicações maiores em 29% de participantes do grupo de placebo e em 12% no grupo tratado.

Os resultados promissores do estudo do *Veterans Administration* propiciaram o início de inúmeros estudos controlados adicionais de terapias para tratamento de hipertensão. Os dados obtidos em estudos concluídos antes de 1995, com diuréticos e β-bloqueadores, foram separados daqueles a partir de 1995, com inibidores da enzima conversora da angiotensina (IECA), bloqueadores do canal de cálcio (BCCs) e bloqueadores do receptor da angiotensina II (BRAs).

## *Estudos realizados antes de 1995*

Os 21 estudos listados na Tabela 5.2 incluíram um total de 56.078 pacientes acompanhados durante um período médio de cinco anos (Psaty et al., 1997; 2003). Em todos esses estudos os medicamentos primários foram β-bloqueadores ou diuréticos. Quase todos os estudos realizados antes da metade da década de 1980 utilizaram doses mais elevadas de diuréticos. Cabe ressaltar que o critério da pressão arterial de entrada para todos os estudos realizados antes do *Elderly Program-Pilot Study* (SHEP-P) em 1989 foi o nível diastólico, refletindo a maior ênfase que vem sendo dada, até recentemente, à PA diastólica em vez da PA sistólica como maior determinante de risco.

Os estudos publicados antes de 1985 envolviam principalmente pacientes mais jovens; os estudos realizados no início da década de 1990 envolviam hipertensos idosos com hipertensão combinada ou com hipertensão sistólica isolada (HSI), que será analisada separadamente.

### *Separação dos dados por doses*

Psaty e colaboradores (1997) separaram os nove estudos que envolviam doses elevadas de diuréticos (50 mg ou mais de hidroclorotiazida) dos quatro que envolviam doses mais baixas (12,5 a 25,0 mg de hidroclorotiazida) e dos quatro que utilizaram um β-bloqueador como medicamento primário (Figura 5.2). O estudo *Hypertension Detection and Follow-up Program* foi considerado separadamente, tendo em vista que não era controlado por placebo: metade dos pacientes era tratada mais intensamente (tratamento escalonado); a outra metade era tratada menos intensamente (tratamento referido).

A separação dos dados por doses revela claramente a falta de proteção contra doença cardíaca coronariana com altas doses de diuréticos ou de β-bloqueadores, ao passo que todos os tratamentos exerceram impacto significativo na redução de acidente vascular cerebral. Os quatro últimos estudos com baixas doses de

## Tabela 5.2
### Estudos randomizados controlados por placebo de tratamentos anti-hipertensivos publicados antes de 1995

| Teste (referência) | Número de pacientes | PA de entrada (mmHg) | Idade média (anos) | Duração (anos) | Medicamentos primários |
|---|---|---|---|---|---|
| VA Coop I (1967) | 143 | 186/121 | 51 | 1,5 | D-alta |
| VA Coop II (1970) | 380 | 163/104 | 51 | 3,3 | D-alta |
| Carter (1970) | 97 | >160/110 | 60-79 | 4,0 | D-alta |
| Barraclough et al., (1973) | 116 | —/109 | 56 | 2,0 | D-alta |
| Hipertensão-Acidente Vascular Cerebral (1974) | 452 | 167/100 | 59 | 2,3 | D-alta |
| USPHS (Smith; 1977) | 389 | 148/99 | 44 | 7,0 | D-alta |
| VA-NHLBI (Perry et al., 1978) | 1.012 | —/93 | 38 | 1,5 | D-alta |
| HDFP (1979) | 10.940 | 170/101 | 51 | 5,0 | D-alta |
| Oslo (Hegeland; 1980) | 785 | 155/97 | 45 | 5,5 | D-alta |
| Australiano (Management Comm; 1980) | 3.427 | 165/101 | 50 | 4,0 | D-alta |
| Kuramoto et al., (1981) | 91 | 168/86 | 76 | 4,0 | D-alta |
| MRC-I (1985) | 17.354 | 161/98 | 52 | 5,0 | β-B/D-alta |
| EWPHE (Amery et al.,1985) | 840 | 182/101 | 72 | 4,7 | D-Baixa |
| HEP (Coope & Warrender; 1986) | 884 | 197/100 | 60 | 4,4 | β-B |
| SHEP-P (Perry et al., 1989) | 551 | 172/75 | 72 | 2,8 | D-Baixa |
| SHEP (1991) | 4.736 | 170/77 | 72 | 4,5 | D-Baixa |
| STOP-H (Dahlöf et al., 1991) | 1.627 | 195/102 | 76 | 2,0 | β-B |
| MRC-II (1992) et al. | 4.396 | 185/91 | 70 | 5,8 | β-B/D-Baixa |
| TIA holandesa (1993) | 1.473 | 157/91 | 60 | 2,6 | β-B |
| PATS (1995) | 5.665 | 154/93 | 60 | 2,0 | D-alta |
| TEST (Eriksson; 1995) | 720 | 161/89 | 70 | 2,6 | β-B |

β-B: β-bloqueador; **PA**: pressão arterial; **D-Alta**: dose diurética ≥50 mg de hidroclorotiazida; **EWPHE**: *European Working Party on Hypertension in the Elderly;* **HDFP**: *Hypertension Detection and Follow-up Program;* **MRC**: *Medical Research Council;* **NHLBI**: *National Heart, Lung, and Blood Institute;* **PATS**: *Post-Stroke Antihypertensive Treatment;* **SHEP**: *Systolic Hypertension in the Elderly Program;* **SHEP-P**: *SHEP Pilot Study;* **STOP-H**: *Swedish Trial in Old Patients with Hypertension;* **TEST**: *Tenormin after Stroke and TIA;* **USPHS**: *U.S. Public Health Service;* **VA**: *Veterans Administration.*

diuréticos revelaram proteção excelente contra doença cardíaca coronariana.

### Conclusão

Com base nesses estudos, principalmente em pacientes na meia-idade com combinação de hipertensão sistólica e diastólica, as evidências foram muito claras. A redução de 10 a 12 mmHg na pressão arterial sistólica e de 5 a 6 mmHg na diastólica durante alguns anos resultou em reduções relativas de 38% na incidência de acidente vascular cerebral e de 16% na doença cardíaca coronariana (Collins & MacMahon; 1994).

### Estudos controlados por placebo depois de 1995

Depois de 1995, foram concluídos vários estudos e muitos mais foram iniciados para determinar os efeitos dos agentes anti-hipertensivos

| Desfecho nos regimes medicamentosos | Dose | Nº de estudos | Eventos, Tratamento Ativo/Controle | RR (95% IC) |
|---|---|---|---|---|
| *Acidente vascular cerebral* | | | | |
| Diuréticos | Alta | 9 | 88/232 | 0,49 (0,39-0,62) |
| Diuréticos | Baixa | 4 | 191/347 | 0,66 (0,55-0,78) |
| β-bloqueadores | – | 4 | 147/335 | 0,71 (0,59-0,86) |
| HDFP | Alta | 1 | 102/158 | 0,64 (0,50-0,82) |
| *Doença cardíaca coronariana* | | | | |
| Diuréticos | Alta | 11 | 211/331 | 0,99 (0,83-1,18) |
| Diuréticos | Baixa | 4 | 215/363 | 0,72 (0,61-0,85) |
| β-bloqueadores | – | 4 | 243/459 | 0,93 (0,80-1,09) |
| HDFP | Alta | 1 | 171/189 | 0,90 (0,73-1,10) |

**FIGURA 5.2** Metanálise de testes clínicos randomizados controlados por placebo em hipertensão de acordo com estratégia de tratamento de primeira linha. Para essas comparações, os números de participantes randomizados para tratamento ativo e placebo foram: 7.758 e 12.075 para tratamento com alta dose de diuréticos; 4.305 e 5.116 para tratamento com baixa dose de diuréticos; e 6.736 e 12.147 para tratamento com um β-bloqueador. **HDFP**: *Hypertension Detection and Follow-up Program;* **RR**: risco relativo; **IC**: intervalo de confiabilidade. (Adaptada de Psaty BM, Smith NL, Siscovick et al.: *Health outcomes associated with antihypertensive therapies used as first-line agents. JAMA* 1997;277:739-745.)

mais recentes – IECA, BCCs e BRAs – e para ampliar a população de pacientes para aqueles portadores de condições associadas, incluindo doença coronariana, diabetes e insuficiência renal (Tabela 5.3).

A Figura 5.3 dá uma visão geral dos dados de 31 ECRs mostrando a relação entre razões de chances de eventos cardiovasculares e diferenças na pressão arterial sistólica (Staessen et al., 2003). Além disso, a Figura 5.3 retrata dados de 15 dos 21 estudos controlados por placebo publicados antes de 1995 e apresentados na Tabela 5.2, sendo que os demais eram muito pequenos ou de duração muito curta para serem incluídos. A maioria dos estudos controlados por placebo publicados antes de 2003 foi incluída. Além disso, foram incluídos também os dados de alguns estudos comparativos que serão abordados no Capítulo 7, tendo em vista que o propósito do gráfico é mostrar o grau de proteção com diferentes variantes na pressão arterial sistólica. Em alguns dos estudos comparativos, pressões sistólicas mais elevadas foram observadas com o medicamento "comparador", com aumentos resultantes em eventos cardiovasculares.

A mensagem da Figura 5.3 é bem clara: o grau de redução na pressão arterial é o principal determinante da proteção cardiovascular e não o tipo de medicamento que provocou quedas pressóricas.

A única exceção aparente, que será descrita com detalhes no Capítulo 7, é que o tratamento com base em um β-bloqueador não foi tão eficaz contra acidente vascular cerebral como outros medicamentos, a despeito de reduções semelhantes no nível da pressão arterial (Carlberg et al., 2004).

Nos estudos de IECA, BRAs e BCCs controlados por placebo, publicados antes de 2003, a única diferença aparente é a proteção menor contra insuficiência cardíaca por BCCs (*Blood Pressure Lowering Treatment Trialists' Collaboration*; 2003) (Figura 5.4). Estudos subsequentes com o bloqueador do canal de cálcio amilodipina mostraram melhores efeitos protetores com a administração desse agente (Wang et al., 2007).

## Resultados dos estudos em populações especiais

### Estudos em pacientes idosos com hipertensão sistólica isolada (HSI)

Embora os primeiros e últimos estudos listados nas Tabelas 5.2 e 5.3 incluíram alguns pacientes

## Tabela 5.3
### Estudos randomizados controlados por placebo de tratamentos anti-hipertensivos publicados depois de 1995

| Estudo (referência) | Número de pacientes | PA de entrada (mmHg) | Idade média (anos) | Duração (anos) | Medicamentos primários |
|---|---|---|---|---|---|
| **IECA vs. Placebo** | | | | | |
| HOPE (Heart Outcomes; 2000) | 9.297 | 139/79 | 66 | 5 | Ramipril |
| PART 2 (MacMahon et al., 2000) | 617 | 133/79 | 61 | 4 | Ramipril |
| QUIET (Cashin-Hemphill et al., 1999) | 1.750 | 123/74 | 58 | 2 | Quinapril |
| SCAT (Teo et al., 2000) | 460 | 130/78 | 61 | 5 | Enalapril |
| PROGRESS (2001) | 6.150 | 147/86 | 64 | 4 | Perindopril, Indapamida |
| **BCC vs. Placebo** | | | | | |
| STONE (Gong; 1996) | 1.632 | 169/98 | 67 | 2 | Nifedipina |
| SYST-EUR (Staessen et al., 1997) | 4.695 | 174/86 | 70 | 2 | Nitrendipina |
| SYST-CHINA (Liu; 1998) | 2.394 | 170/86 | 67 | 3 | Nitrendipina |
| PREVENT (Pitt et al., 2000) | 825 | 129/79 | 57 | 3 | Amlodipina |
| IDNT (Lewis et al., 2001) | 1.136 | 159/97 | 59 | 3 | Amlodipina |
| **BRA vs. Placebo** | | | | | |
| IDNT (Lewis et al., 2001) | 1.148 | 160/87 | 59 | 3 | Irbersartan |
| RENAAL (Brenner et al., 2001) | 1.513 | 152/82 | 60 | 4 | Losartan |
| SCOPE (Lithell; 2003) | 4.937 | 166/90 | 76 | 4 | Candesartan |

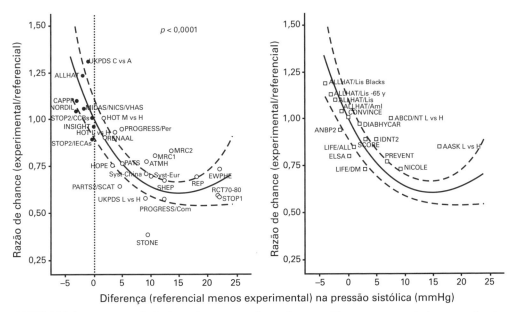

**FIGURA 5.3** Relação entre a razão de chance de eventos cardiovasculares e as diferenças correspondentes na pressão arterial sistólica em estudos publicados antes (esquerda) e depois (direita) de 2000. A razão de chance foi calculada em relação a tratamentos experimentais *versus* tratamentos referenciais. As diferenças na pressão arterial foram obtidas subtraindo-se os níveis alcançados pelos grupos experimentais dos níveis dos grupos referenciais. Os valores negativos indicam pressão arterial semelhante no grupo-controle comparado com o grupo de tratamento referencial. As linhas de regressão foram calculadas com 95% IC e foram ponderadas para o inverso da variância da razão de chance individual. (Modificada de Staessen JA, Wang J-G, Thijs L. *Cardiovascular Protection and blood pressure reduction: A quantitative overview updated until March 2003. J Hypertens* 2003;21:1055-1076.)

idosos com HSI, definida em grande parte desses estudos como pressão arterial sistólica de 160 mmHg ou mais e com pressão arterial diastólica abaixo de 95 mmHg, o fato de que, nos dias atuais, esses pacientes representam a maior porção de pacientes hipertensos e continuarão representando no futuro, em um grau ainda maior, justifica uma análise separada e mais rigorosa desses dados sobre o tratamento desses pacientes. A Tabela 5.4 mostra os estudos que fizeram parte de uma metanálise apresentada por Staessen e colaboradores (2000).

A Figura 5.5 apresenta um resumo dos dados desses oito estudos envolvendo 15.693 pacientes idosos com hipertensão sistólica isolada. A pressão arterial média na entrada era de 174/83 mmHg e a queda média de pressão durante o período mediano de acompanhamento de 3,8 anos foi de 10,4/4,1 mmHg. O tratamento diminuiu, de forma significativa, a mortalidade por causas múltiplas e a mortalidade cardiovascular em 13 e 18%, respectivamente, e teve um impacto ainda maior na morbidade: os eventos coronarianos foram reduzidos em 23% e os acidentes vasculares cerebrais em 30%.

Nesses estudos, os benefícios absolutos dos tratamentos ativos foram maiores em homens, em pacientes mais velhos e em indivíduos com complicações cardiovasculares precedentes, refletindo um estado de risco inicial mais elevado. Para evitar a ocorrência de eventos cardiovasculares maiores os números de pacientes que precisavam ser tratados durante cinco anos foram: 18 homens *versus* 38 mulheres; 19 pacientes com 79 anos de idade ou mais *versus* 39 pacientes na faixa etária de 60 a 69

| | Estudos | Eventos/participantes Medicamento | Placebo | Diferença na PA (média, mmHg) | | Risco relativo (95%) |
|---|---|---|---|---|---|---|
| **Acidente vascular cerebral** | | | | | | |
| IECA *vs.* placebo | 5 | 473/9.111 | 660/9.118 | -5/-2 | | 0,72 (0,64-0,81) |
| AC *vs.* Placebo | 4 | 76/3.794 | 119/3.688 | -8/-4 | | 0,62 (0,47-0,82) |
| BRA *vs.* placebo | 3 | 132/3.461 | 141/2.888 | -3/-2 | | 0,79 (0,63-0,99) |
| **Doença cardíaca coronariana** | | | | | | |
| IECA *vs.* placebo | 5 | 667/9.111 | 834/9.118 | -5/-2 | | 0,80 (0,73-0,88) |
| AC *vs.* Placebo | 4 | 125/3.794 | 156/3.688 | -8/-4 | | 0,78 (0,92-0,99) |
| BRA *vs.* placebo | 3 | 191/4.183 | 177/3.614 | -3/-2 | | 0,94 (0,77-1,14) |
| **Insuficiência cardíaca** | | | | | | |
| IECA *vs.* placebo | 5 | 219/8.233 | 269/8.246 | -5/-2 | | 0,82 (0,69-0,98) |
| AC *vs.* Placebo | 3 | 104/3.382 | 88/3.274 | -8/-4 | | 1,21 (0,93-1,58) |
| BRA *vs.* placebo | 2 | 242/1.655 | 240/1.091 | -3/-2 | | 0,71 (0,60-0,83) |
| **Eventos cardiovasculares relevantes** | | | | | | |
| IECA *vs.* placebo | 5 | 1.283/9.111 | 1.648/9.118 | -5/-2 | | 0,78 (0,73-0,83) |
| AC *vs.* Placebo | 3 | 280/3.382 | 337/3.274 | -8/-4 | | 0,82 (0,71-0,95) |
| BRA *vs.* placebo | 3 | 755/3.619 | 680/3.111 | -3/-2 | | 0,96 (0,88-1,06) |
| **Morte cardiovascular** | | | | | | |
| IECA *vs.* placebo | 5 | 488/9.111 | 614/9.118 | -5/-2 | | 0,80 (0,71-0,89) |
| AC *vs.* Placebo | 4 | 107/3.382 | 135/3.274 | -8/-4 | | 0,78 (0,61-1,00) |
| BRA *vs.* placebo | 3 | 234/3.359 | 198/2.831 | -3/-2 | | 1,00 (0,83-1,20) |
| **Mortalidade total** | | | | | | |
| IECA *vs.* placebo | 5 | 839/9.111 | 951/9.118 | -5/-2 | | 0,88 (0,81-0,96) |
| AC *vs.* Placebo | 4 | 239/3.794 | 263/3.688 | -8/-4 | | 0,89 (0,75-1,05) |
| BRA *vs.* placebo | 3 | 587/3.787 | 514/3.277 | -3/-2 | | 0,98 (0,89-1,11) |

**FIGURA 5.4** Comparações entre os efeitos terapêuticos com base no **IECA** (inibidor da enzima conversora da angiotensina); **AC** (antagonista de cálcio); **BRA** (bloqueador do receptor da angiotensina II); e todos *versus* placebo em eventos cardiovasculares e mortalidade. (Modificada do estudo *Blood Pressure Lowering Treatment Trialists' Collaboration. Effects of different blood-pressure-lowering regimens on major cardiovascular events: Results of prospectively-designed overviews of randomised trials. Lancet* 2003;362:1527-1535.)

## Tabela 5.4
**Estudos randomizados controlados por placebo de tratamentos anti-hipertensivos em pacientes idosos com hipertensão sistólica isolada acima de 160 mmHg[a]**

| Estudo (referência) | Número de pacientes | PA de entrada (mmHg) | Idade média (anos) | Duração (anos) | Medicamentos primários |
|---|---|---|---|---|---|
| EWPHE (Amery et al., 1985) | 172 | 178/92 | 73 | 4,3 | Diurético |
| MRC-I (1985) | 428 | 174/92 | 62 | 5,2 | β-B/Diurético |
| HEP (Coope & Warrender, 1985) | 349 | 191/85 | 70 | 3,6 | β-B |
| SHEP (1991) | 4.736 | 170/77 | 72 | 4,4 | Diurético |
| STOP-H (Dahlöf et al., 1991) | 268 | 194/91 | 76 | 1,9 | β-B/Diurético |
| MRC-II (1992) | 2.651 | 182/83 | 70 | 6,1 | β-B/Diurético |
| Syst-Eur (Staessen et al., 1997) | 4.695 | 174/85 | 70 | 2,0 | BCC |
| Syst-China (Liu et al., 1998) | 2.394 | 170/86 | 67 | 3,0 | BCC |

[a] Diagnóstico de hipertensão sistólica com base na pressão arterial sistólica acima de 160 mmHg, pressão arterial diastólica abaixo de 95 mmHg em todos os testes com exceção do SHEP, que exigiu uma pressão arterial diastólica ≤ 90 mmHg.
**β-B**: β-bloqueador; **BCC**: bloqueador do canal de cálcio; **EWPHE**: European Working Party on Hypertension in the Elderly; **MRC**: Medical Research Council; **SHEP**: Systolic Hypertension in the Elderly Program; **STOP-H**: Swedish Trial in Old Patients with Hypertension; **Syst-China**: Systolic Hypertension in China Trial; **Syst-Eur**: Systolic Hypertension in Europe Trial.

anos; e 16 com complicações cardiovasculares prévias *versus* 37 sem essas complicações (Staessen et al., 2000). Além disso, em um acompanhamento de 15 anos de uma parte dos participantes do estudo SHEP foi detectada uma redução persistente em eventos cardiovasculares fatais e não fatais entre o grupo original tratado com medicamentos em comparação com o grupo de placebo – 58% *versus* 79% – apesar do uso final de tratamento anti-hipertensivo em 65% do grupo de placebo, em comparação com 72% do grupo ativo (Sutton-Tyrrell et al., 2003).

Por mais impressionantes que sejam esses dados, é importante ressaltar que cobrem apenas a faixa mais alta (Estágio 2) da hipertensão sistólica isolada (HSI), isto é, pressão arterial sistólica de 160 mmHg ou mais, que foi o critério uniforme para participação nos estudos apresentados na Tabela 5.4 e na Figura 5.5. Grande parte da HSI está entre 140 e 159 mmHg e a maioria dos eventos cardiovasculares prematuros ocorre em pacientes naquela faixa, em vez de pacientes com pressão arterial sistólica mais elevada (Chaudhry et al., 2004). Até o presente momento, não há estudos controlados randomizados documentando benefícios em pacientes com HSI de Estágio 1.

## Estudos em pacientes com idade acima de 80 anos

Atualmente os dados disponíveis mostram os efeitos terapêuticos em paciente com mais de 80 anos de idade, grupo demográfico com crescimento mais rápido em termos percentuais (Beckett et al., 2008). O estudo *Hypertension in the Very Elderly Trial* (HYVET) incluiu 3.845 hipertensos com idade acima de 80 anos com pressão arterial sistólica sustentada de 160 mmHg ou mais. A pressão arterial média na posição sentada era de 173/91 mmHg. A metade foi encaminhada para o grupo de placebo e a outra metade para o grupo de tratamento ativo, iniciando o tratamento com o diurético indapamida e adicionando o IECA perindopril, de acordo com a necessidade, para atingir a pressão arterial de 150 mmHg. Com queda adicional média na pressão arterial de 15/6 mmHg em re-

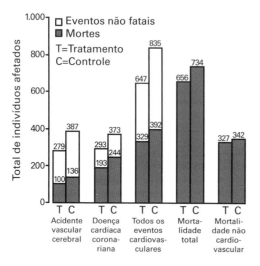

**FIGURA 5.5** Resumo dos resultados em 15.693 pacientes mais velhos com hipertensão sistólica isolada acima de 160 mmHg que participaram de oito estudos de tratamentos com medicamentos anti-hipertensivos. A pressão média de entrada era de 174/83 mmHg. Durante o período de acompanhamento (média de 3,8 anos), a diferença média na pressão arterial entre pacientes tratados e pacientes-controle foi de 10,4 mmHg na pressão sistólica e de 4,1 mmHg na diastólica. (Modificada de Staessen JA, Gasowski J, Wang JG et al. *Risks of untreated and treated isolated systolic hypertension in the elderly. Lancet* 2000;355:865-872.)

lação ao grupo de placebo, a metade que recebeu tratamento ativo conseguiu uma proteção significativamente maior contra acidente vascular cerebral, insuficiência cardíaca e mortalidade por todas as causas durante um período mediano de acompanhamento de 1,8 ano.

Esses resultados impressionantes estão de acordo com a observação de que os pacientes mais velhos obtêm maiores benefícios *absolutos* do que os pacientes mais jovens. De acordo com observação feita por Wang e colaboradores (2005), as inclinações relativas da redução de eventos com tratamento são semelhantes em pacientes mais jovens, pacientes mais velhos e pacientes muito velhos, porém, considerando que os mais velhos iniciam com graus mais elevados de risco, essa população consegue obter benefícios absolutos mais expressivos (Figura 5.6). Posteriormente, Wang e colaboradores (2005) mostraram que a redução na pressão sistólica é o elemento terapêutico crítico, seja qual for a magnitude da queda na pressão diastólica.

Os resultados de todos os estudos controlados randomizados (ECRs) publicados, relacionados a eventos cardiovasculares relevantes em pacientes com menos de 65 anos, com 65 anos ou mais velhos (excluindo o HYVET), mostram reduções de risco semelhantes (Tabela 5.5) (*Blood Pressure Lowering Treatment Trialists' Collaboration*; 2008). Portanto, a idade propriamente dita não é uma característica definidora: pacientes de qualquer idade com expectativa de vida razoável merecem receber tratamento anti-hipertensivo nos casos em que a pressão arterial sistólica estiver acima de 160 mmHg.

Os dados da Tabela 5.5 se referem a ECRs que utilizaram IECA ou BCC *versus* placebo.

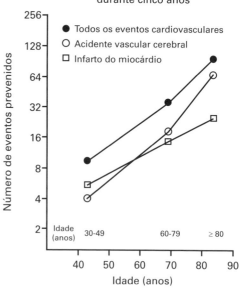

**FIGURA 5.6** Benefícios absolutos na prevenção de eventos cardiovasculares fatais e não fatais, de acidente vascular cerebral e de infarto do miocárdio em três grupos etários. Os símbolos representam o número de eventos que podem ser evitados no tratamento de 1.000 pacientes durante cinco anos. (Modificada de Wang J-G, Staessen JA, Franklin SS, et al. *Systolic and diastolic blood pressure lowering as determinants of cardiovascular outcome on antihypertensive drug treatment. Hypertension* 2005;45:907-913.)

Os estudos com BRA não foram controlados com placebo.

## Estudos em mulheres

Nos vários estudos descritos anteriormente as mulheres conseguem obter um pouco menos de benefícios dos tratamentos anti-hipertensivos do que os homens com níveis semelhantes de pressão arterial (Gueyffier et al., 1997). Esse fato reflete um estado menor de risco para mulheres do que para homens, que conseguem obter menos benefícios absolutos. Entretanto, no tratamento de mulheres com o mesmo grau de risco que os homens ocorrem reduções relativas virtualmente idênticas em doenças coronarianas e uma proteção ligeiramente maior contra acidentes vasculares cerebrais (Gueyffier et al., 1997).

## Estudos em negros

A pressão arterial em negros responde menos aos medicamentos inibidores da renina do que em brancos e, no teste ALLHAT os negros que receberam o IECA lisinopril tiveram mais insuficiência cardíaca e acidentes vasculares cerebrais do que os que foram tratados com o diurético clortalidona (Wright et al., 2008).

## Estudos em pacientes diabéticos

Dez ECRs fizeram a comparação entre o efeito de IECA (em quatro estudos), BRAs (em dois estudos) ou BCCs (em quatro estudos) contra placebo em hipertensos com ou sem diabetes (Tabela 5.6) (*Blood Pressure Lowering Treatment Trialists' Collaboration*; 2005). As quedas maiores na pressão arterial com tratamentos ativos foram acompanhadas, em geral, com a mesma proteção nos dois grupos contra acidente vascular cerebral, doença coronariana e, em um grau menor, insuficiência cardíaca. Em dois estudos de pacientes hipertensos com nefropatia diabética, tratados com inibidores dos receptores da angiotensina, a progressão da lesão renal foi mais lenta (Berl et al., 2003; Brenner et al., 2001).

## Estudos em pacientes cardíacos

Além da documentação indicando uma prevenção significativa na morbidade e mortalidade por doença cardíaca coronariana com baixas doses de diuréticos, BCCs, IECA e BRAs revista anteriormente neste capítulo (Figuras 5-2, 5-4), ECRs complementares examinaram o efeito de agentes anti-hipertensivos em pacientes com doença coronariana preexistente.

### *Angina e doença coronariana*

Nitratos, β-bloqueadores e bloqueadores do canal de cálcio foram utilizados durante muitos anos com base na eficácia para reduzir sintomas com poucos dados concretos – ou com nenhum

**Tabela 5.5**
Diferenças médias na pressão arterial entre grupos randomizados em adultos mais jovens e adultos mais velhos

| | Idade < 65 (n = 96.466) | | Idade ≥ 65 (n = 94.140) | |
|---|---|---|---|---|
| Comparação entre tratamentos | Idade (anos) | Diferença na PAS/PAD (mmHg) | Idade (anos) | Diferença na PAS/PAD (mmHg) |
| IECA versus placebo | 57 | -4,6/-2,1 | 70 | -4,2/-2,0 |
| AC versus placebo | 58 | -7,2/-2,9 | 72 | -9,3/-3,8 |
| Mais versus menos* | 57 | -4,3/-3,5 | 70 | -3,5/-3,4 |
| BRA versus outros | 56 | -1,7/-0,3 | 75 | -2,0/-1,2 |
| ACE-I versus D/BB | 55 | 1,3/0,2 | 73 | 2,0/0,5 |
| AC versus D/BB | 58 | 1,1/-0,2 | 72 | 0,5/-0,4 |
| IECA versus AC | 59 | 0,9/0,6 | 73 | 1,0/1,0 |

**PAS/PAD**: pressão arterial sistólica/diastólica; **IECA**: inibidor da enzima conversora da angiotensina; **AC**: antagonista de cálcio; **BRA**: bloqueador do receptor da angiotensina; **D/BB**: diurético ou β-bloqueador.
*Mais versus menos regime intensivo para baixar a pressão arterial.
(De Blood Pressure Lowering Treatment Trialists' collaboration. BMJ 2008;336:1121.)

### Tabela 5.6
### ECRs do tratamento de pacientes hipertensos e com diabetes

| Estudos (número) | Diferenças em PAS/PAD (mmHg) | Risco relativo (95% IC) |
|---|---|---|
| **Acidente vascular cerebral** | | |
| IECA *versus* placebo | | |
| Com diabetes (4) | -3,6/-1,9 | 0,69 (0,55-0,86) |
| Sem diabetes (4) | -5,8/-2,7 | 0,73 (0,62-0,85) |
| BCC *versus* placebo | | |
| Com diabetes (4) | -6,3/-3,0 | 0,47 (0,28-0,78) |
| Sem diabetes (3) | -6,2/-3,7 | 0,70 (0,49-0,99) |
| **DCC** | | |
| IECA *versus* placebo | | |
| Com diabetes (4) | -3,6/-1,9 | 0,91 (0,62-1,34) |
| Sem diabetes (4) | -5,8/-2,7 | 0,78 (0,69-0,88) |
| BCC *versus* placebo | | |
| Com diabetes (4) | -6,3/-3,0 | 1,00 (0,89-1,13) |
| Sem diabetes (3) | -9,2/-3,7 | 1,01 (0,93-1,10) |
| **Insuficiência cardíaca** | | |
| IECA *versus* placebo | | |
| Com diabetes (4) | -3,6/-1,9 | 0,88 (0,67-1,16) |
| Sem diabetes (4) | -5,8/-2,7 | 0,78 (0,62-0,98) |
| BCC *versus* placebo | | |
| Com diabetes (3) | -5,9/-3,1 | 1,29 (0,97-1,72) |
| Sem diabetes (2) | -9,3/-3,9 | 1,07 (0,43-2,62) |

Tabela composta a partir do estudo *Blood Pressure Lowering Treatment Trialists' Collaboration. Effects of different blood pressure-lowering regimens on major cardiovascular events in individuals with and without diabetes mellitus: Results of prospectively designed overviews of randomized trials. Arch Intern Med* 2005;165:1410-1419.

dado de desfecho duro. Mais recentemente, estudos com períodos mais longos de duração e com poder adequado para produzir dados concretos dos resultados mostraram que os IECAs ramipril (*HeartOutcomes; 2000*) e perindopril (*European Trial on Reduction, 2003*) reduzem a incidência de eventos cardiovasculares relevantes, ao passo que o BCC nifedipina GITS não exerce nenhum efeito sobre a sobrevida (Poole-Wilson et al., 2004). Entretanto, o estudo CAMELOT (Nissen et al., 2004) mostrou que um BCC e não um IECA protege pacientes portadores de doença arterial coronariana (DAC), mesmo nos casos de normotensos. Não há dados disponíveis sobre a capacidade dos tratamentos anti-hipertensivos de proteger pacientes que permanecem hipertensos depois de infarto do miocárdio (Thune et al., 2008).

### Insuficiência cardíaca congestiva

Vários estudos, alguns controlados por placebo e na maioria de curta duração, mostraram redução no número de hospitalizações e no índice de mortalidade em pacientes com insuficiência cardíaca crônica e que foram tratados com diuréticos, β-bloqueadores, IECA, BRAs e antagonistas da aldosterona (Klein et al., 2003; Lee et al., 2004), e em negros que foram tratados com uma combinação de hidralazina e nitrato (Taylor et al., 2004).

## Estudos em pacientes portadores de doença cerebral

### Acidente vascular cerebral

Reduções em eventos de acidente vascular cerebral e na mortalidade por tratamento de hipertensão foram claramente documentadas em pacientes inicialmente sem doença cerebrovascular, assim como em pacientes portadores de doença preexistente (Zhang et al., 2006). Tem sido mostrado que os bloqueadores do receptor da angiotensina (BRAs) preservam o fluxo sanguíneo cerebral em pacientes na fase pós-AVC, aumentando a segurança (Moriwaki et al., 2004). No estudo PROGRESS o uso de apenas um IECA não reduziu a recorrência de acidente vascular cerebral, embora a adição de um diurético tenha reduzido (PROGRESS; 2001). BCCs e baixas doses de diuréticos podem ser mais eficazes, embora todas as classes, excetuando-se os β-bloqueadores, protegem igualmente contra acidente vascular cerebral (Papadopoulos & Papademetriou; 2008).

Juntamente com o tratamento anti-hipertensivo, a redução do nível de colesterol no sangue com estatinas promoveu outra redução de 21% na incidência de acidente vascular cerebral em pacientes de alto risco (*Heart Protection Study*, 2004) e uma queda de 27% em hipertensos (Sever et al., 2003), efeito que pode ser maior do que o esperado com quedas usuais na pressão arterial com tratamentos à base de estatinas (Ferrier et al., 2002).

*Função cognitiva*

Estudos observacionais confirmam que o tratamento anti-hipertensivo preserva a função cognitiva (Staessen et al., 2007). No estudo Syst-Eur o bloqueador do canal de cálcio nitrendipina foi o único medicamento específico que comprovou em um ECR que previne a demência (McGuinness et al., 2008).

## Visão geral dos benefícios terapêuticos

O papel global dos tratamentos anti-hipertensivos em quedas marcantes na mortalidade coronariana e por AVC observadas na maior parte das sociedades desenvolvidas nos últimos 40 anos acaba se tornando inexpressivo, em que pesem todas as evidências precedentes de que o tratamento da hipertensão diminui a incidência de doença cardiovascular. É importante relembrar o que foi mencionado no Capítulo 1 de que as melhores evidências disponíveis atribuem ao tratamento da hipertensão apenas 3% e à redução da pressão arterial em termos populacionais 9,5% do crédito pelo declínio de 62% na mortalidade coronariana em homens e de 45% em mulheres na Inglaterra e no País de Gales entre 1981 e 2000 (Unal et al., 2004).

Há várias razões para esse papel limitado, incluindo:

- Taxas pequenas de controle adequado da hipertensão que, por sua vez, estão relacionadas à natureza básica da condição e do manejo inadequado.
- Atenção inadequada a fatores de risco concomitantes deixando grandes riscos residuais mesmo entre pacientes tratados (Blacher et al., 2004).
- Níveis excessivamente altos de pressão arterial, tanto para o início do tratamento como para metas terapêuticas, de acordo com o reconhecimento de que o risco aumenta em níveis acima de 115/75 mmHg.
- Incapacidade de administrar tratamentos preventivos eficazes antes do progresso inexorável das complicações relacionadas à hipertensão.

Esses e outros assuntos serão abordados no restante deste capítulo e no Capítulo 7. Porém, em primeiro lugar, examinaremos um dos aspectos mais interessantes do tratamento da hipertensão, a saber, a relação custo-benefício.

## Relação custo-benefício no tratamento da hipertensão

O tratamento da hipertensão está entre as medidas mais econômicas atualmente disponíveis para prevenção de casos de morte inevitáveis. Usando várias técnicas de modelos matemáticos e as análises de decisão de Markov, as estimativas mais recentes indicam que o tratamento da hipertensão adiciona anos de vida ajustados pela qualidade (QALYs) a um custo muito menor do que o tratamento de dislipidemia ou de diabetes. Talvez a melhor análise da relação custo-benefício de várias terapias seja a do *CDC Diabetes Cost-Effectiveness Group* (2002) que estima os custos de um QALY em pacientes com diabetes tipo 2 como segue: US$ 41.384 para controle glicêmico intensivo; US$ 51.889 para redução do colesterol sérico; e um positivo + US$ 1.959 para controle de hipertensão. Custos mais baixos refletem redução nos gastos monetários para tratamento de várias complicações do controle intensivo da hipertensão.

De maneira geral, essas estimativas de custo-benefício pressupõem a utilização das formas menos onerosas de terapia. Fischer e Avorn (2004) estimam uma economia de cerca de US$ 1,2 bilhão, somente nos Estados Unidos, com base nas recomendações do JNC-7 atualmente em vigor para iniciar os tratamentos com uma dose baixa de diurético e usar outras medicações, de acordo com a necessidade, para várias indicações obrigatórias.

Certamente, essas escolhas menos onerosas geram economias para o sistema de assistência médica, porém, aparentemente, o desejo insaciável de pacientes e profissionais de usar as marcas comerciais dos produtos que são anunciados na TV e na imprensa continuará a inflacionar os custos dos medicamentos nos Estados Unidos.

Embora o conceito de uma polipílula contendo uma estatina, três anti-hipertensivos, aspirina e ácido fólico, para administração em qualquer pessoa com idade acima de 55 anos e em qualquer pessoa portadora de doença cardiovascular (Wald & Law; 2003), pareça um pouco forçado, a necessidade crescente de tratamentos preventivos eficazes e de baixo custo podem transformar essa estratégia em realidade (Law et al., 2009).

## Limitações potenciais do tratamento da hipertensão

Temas associados à relação custo-benefício podem parecer remotos e quase irrelevantes para as pessoas que cuidam de pacientes hipertensos. No entanto, há três razões para que todos dêem a atenção que esses temas merecem. Em primeiro lugar, há os riscos não intencionais do crescimento contínuo da assistência médica sob a premissa de que mais é melhor, principalmente em uma população cada vez mais obesa e mais envelhecida (Fischer & Welch; 1999). Em segundo lugar, as limitações financeiras impostas sobre a assistência médica por todos os lados fazem com que a decisão de tratar casos de hipertensão se fundamente na relação custo-benefício. Em terceiro lugar, as deficiências da assistência médica estão se ampliando em nível mundial o que torna a disponibilidade de tratamentos eficazes de custo mais baixo essencial para superar tais deficiências (Gwatkin et al., 2004).

Aparentemente, os Estados Unidos são uma exceção considerando que os gastos com saúde em breve atingirão US$ 2,2 trilhões e, se permanecer essa tendência, esses gastos consumirão 25% do produto interno bruto no ano de 2030 (Blumenthal; 2001). Entretanto, mesmo os Estados Unidos reconhecem a necessidade de limitar o crescimento dos principais programas financiados pelo governo federal – Medicare e Medicaid – em particular com o crescimento no número de pessoas com idade acima de 65 anos (*American College of Physicians*; 2008). E, embora a vontade política de dar cobertura universal à assistência médica tenha sido manifestada apenas recentemente, a atenção está concentrada em 45 milhões de cidadãos norte-americanos que não possuem seguro de saúde e que elevarão o custo total com assistência médica pelo menos na fase inicial de cobertura.

Na medida em que essas limitações aumentam pode ocorrer uma colisão entre o desejo inerente de ampliar o número de pessoas hipertensas sob tratamento e a necessidade social de limitar gastos com a saúde pública. Swales (2000), que serviu ao governo do Reino Unido durante três anos, escreveu o seguinte sobre esse tema:

> O sucesso da ciência criou dilemas insuportáveis para a assistência médica em todo o mundo, seja financiada por meio da cobrança de impostos ou por seguro privado. Um hiato está se abrindo entre desejo e acessibilidade econômica. O tratamento da hipertensão é um exemplo esclarecedor dos problemas que esse hiato cria para a prática clínica. Isso, inevitavelmente, resulta em problemas sociais e políticos.
>
> O gradiente contínuo de risco associado à pressão arterial implica que os benefícios da reversão desse risco também podem ser contínuos. Quanto mais baixo o nível de pressão no qual o tratamento é recomendado, menor a probabilidade do indivíduo se beneficiar e

maior o número de pacientes elegíveis para tratamento. Há uma relação contínua e inversa entre benefício individual e os custos totais de assistência médica. Em algum ponto uma decisão tem de ser tomada no sentido de que os custos não justificam o tratamento de riscos de nível baixo... Está suficiente claro que a decisão final sobre tratamento não pode ser independente dos recursos colocados à disposição pelo governo ou por associações privadas de assistência médica.

O tratamento de pacientes hipertensos tem de ocorrer no mundo real de sistemas limitados de assistência médica... A exclusão da dimensão social pode levar a erros sérios e enfraquecer o caso para alocação de mais recursos para tratamento de distúrbios como a hipertensão. Embora o custo para tratar uma grande proporção da população seja elevado, o custo de não tratar a hipertensão, em termos hospitalares e de assistência social, também é muito alto. Na Inglaterra, a combinação de custos hospitalares e de assistência social no tratamento de acidentes vasculares cerebrais é quatro vezes o custo do manejo da hipertensão e, além disso, há um nítido retorno para a sociedade como resultado do tratamento de idosos hipertensos, em termos de redução nos custos indiretos de assistência médica.

A resistência às limitações sobre o tratamento da hipertensão é relativamente fácil porque está comprovado que esses tratamentos são benéficos e os custos são baixos em comparação com o restante. Na medida em que cresceu a demanda pela medicina com base em evidências, o tratamento da hipertensão passou a ser um dos principais exemplos de que evidências conclusivas são colocadas à disposição para a análise da relação custo-benefício. Ao mesmo tempo, a decisão crítica de quando instituir o tratamento é mais racionalmente definida.

## QUANDO O TRATAMENTO MEDICAMENTOSO DEVE SER INICIADO?

Antes de responder à pergunta, "Quando o tratamento medicamentoso deve ser iniciado?", é sempre importante lembrar o seguinte: pressões arteriais inicialmente elevadas, sistólica acima de 140 mmHg ou diastólica de 90 mmHg, devem sempre ser medidas novamente pelo menos três vezes, durante um período mínimo de quatro semanas, para assegurar a presença de hipertensão. O tratamento deve ser iniciado antes da determinação cuidadosa do diagnóstico somente nos casos em que o nível for muito elevado (>180/110 mmHg) ou na presença de sintomas por danos em órgãos-alvo.

Por outro lado, à vista dos riscos da pressão "normal" alta (Vasan et al., 2001), a terapia poderá ser indicada em um momento futuro para um número muito maior de pacientes, mesmo sem hipertensão nos termos da definição atualmente em vigor.

## Problemas com diretrizes

No passado, as diretrizes para instituição de tratamento se baseavam unicamente no nível da pressão arterial, o que dava origem a irracionalidades e inconsistências relevantes. Como observaram Jackson e colaboradores (1993):

> Isso levou à situação em que uma mulher com 60 anos de idade com pressão arterial diastólica de 100 mmHg, sem nenhum outro fator de risco (seu risco absoluto de doença cardiovascular era de cerca de 10% em 10 anos) atendesse aos critérios para tratamento, ao passo que uma mulher de 70 anos de idade com múltiplos fatores de risco e com pressão arterial diastólica de 95 mmHg (seu risco absoluto era de aproximadamente 50% em 10 anos) não atendesse aos critérios. O tratamento dessas duas pacientes poderia reduzir o risco absoluto na mulher de 60 anos em cerca de 3% em 10 anos (30 de 10%) e na mulher de 70 anos em cerca de 17% (30 de 50%).

## Diretrizes usando o risco total

Recentemente, a situação se alterou dramaticamente para melhor com a aceitação ampla de orientar os tratamentos de forma racional com base no risco cardiovascular absoluto, porém arbitrariamente em determinados níveis de pressão arterial (Jackson et al., 2005). A alteração foi incentivada por inúmeros fatores, como:

- Apresentação repetida de perfis de risco cardiovascular cobrindo toda a população adulta do fenomenalmente produtivo *Framingham Heart Study* (Kannel & Wolf; 2008). Com toda certeza, o gráfico de barras do estudo de Framingham é reconhecido em qualquer lugar (Figura 5.7).
- Apresentação de nomogramas relativamente simples e de fácil uso que traduzam o conceito de avaliação de risco em métodos práticos (Jackson et al., 2007; Mendis et al., 2007) (Figura 5.8). Os computadores estão sendo utilizados com frequência cada vez maior para avaliar os riscos totais dos pacientes e orientar as escolhas terapêuticas (Roberts et al., 2008).
- Reconhecimento de que as medições de risco mais simples, que não exijam a realização de exames laboratoriais, são tão precisas quanto medições mais sofisticadas que necessitam desses exames (Gaziano et al., 2008; Montalvo et al., 2008).
- Consciência de que 90% ou mais de pacientes portadores de doença coronariana apresentam vários fatores de risco, sendo que a hipertensão é o primeiro ou segundo na prevalência em várias populações (Greenland et al., 2003; Khot et al., 2003).

## Problemas com as avaliações atuais

Como observaremos mais adiante, diferentes comitês de especialistas que, recentemente, publicaram diretrizes nacionais e internacionais apresentam modos diferentes de avaliação de risco e utilizam níveis diferentes de risco como critérios para tratamento, em parte porque os perfis que se baseiam no estudo de Framingham superestimam o risco em populações fora dos Estados Unidos (Brindle et al., 2003).

Os avanços nos esforços para melhorar a acurácia das avaliações de risco são visíveis. Esses esforços incluem a adição de exames de microalbuminúria, da medida da espessura da camada íntima-média da carótida por ultrassonografia e o índice da massa ventricular esquerda por ecocardiografia (Task Force; 2007). Somente a microalbuminúria foi incluída nas orientações que estão em vigor; as demais são consideradas de custo muito elevado para uso rotineiro e não aumentam a acurácia (Wang et al., 2006).

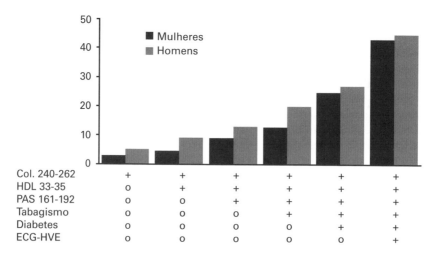

**FIGURA 5.7** Risco de doença cardíaca coronariana em indivíduos com nível de colesterol sérico variando entre 240 e 262 mg/dL pelo nível de outros fatores de risco. No *Framingham Study*, os indivíduos tinham idade entre 42 e 43 anos. (Modificada de Kannel, et al. Am Heart J 2004;148:17.)

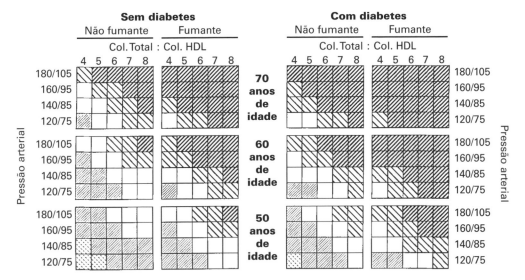

**FIGURA 5.8** Níveis de risco para homens em várias faixas de idade e vários níveis de pressão arterial de acordo com a presença ou ausência de diabetes, tabagismo e vários níveis da proporção entre colesterol total (col) e lipoproteína de alta densidade (HDL). O risco de evento cardiovascular em cinco anos é apresentado por quadrados pontilhados (2,5 a 5%); quadrados hachurados com traços finos (5 a 10%); quadrados abertos (10 a 15%); quadrados hachurados com traços largos (15 a 20%); e quadrados hachurados com traços intermediários (acima de 20%). (Modificada do *Core Service Committee. Guidelines for the Management of Mildly Raised Blood Pressure in New Zealand: National Health Committee; 1995.*)

## Diretrizes atuais

As diretrizes de quatro comitês de especialistas que foram publicadas desde 2003 se basearam na decisão de começar o tratamento medicamentoso ativo em todos os pacientes com pressão arterial abaixo de 140/90 mmHg, levando-se em consideração o grau de risco cardiovascular total (Tabela 5.7). As diretrizes britânicas (Williams et al., 2004a,b) permanecem mais conservadoras e recomendam tratamento medicamentoso em pacientes com pressão arterial entre 140-159/90-99 somente se houver danos em órgãos-alvo, complicações cardiovasculares, diabetes ou risco de 10 anos de doença cardiovascular superior a 20%.

Cabe ressaltar que, atualmente, todas as quatro diretrizes concordam que o tratamento medicamentoso deve iniciar com níveis de pressão arterial de 140/90, na presença de fatores de risco ou na presença de lesão em órgãos-alvo, e todas com exceção das diretrizes britânicas recomendam o uso de terapia ao nível de 130/80 em pacientes com diabetes ou insuficiência renal (US, WHO-ISH) ou 130/85 (Task Force; 2007).

Todas as diretrizes, à exceção do U.S. JNC-7, continuam utilizando a avaliação de risco total para determinar o limite para iniciar o tratamento. Com toda certeza, a falha do JNC-7 em utilizar mesmo um perfil grosseiro será corrigida no novo Relatório JNC-8. Como se pode observar na Tabela 5.8, as diretrizes europeias (Task Force; 2007) utilizam fatores de risco, danos em órgãos-alvo e a presença de doença clínica manifestada para determinar o grau total de risco, usando um gráfico de estratificação para classificar o risco de "médio" a "muito alto" (Tabela 5.9). Por outro lado, o nível de risco é usado para decidir entre a necessidade de iniciar a terapia ou de prosseguir com o monitoramento.

Como a capacidade para determinar o risco cardiovascular se tornou mais confiável e mais acessível, todas as recomendações para ini-

### Tabela 5.7
**Limites para instituição de tratamento medicamentoso nas diretrizes atuais**

| Nível de risco | US JCC-7 (Chobanian, 2003) | WHO-ISH (Writing Group, 2003) | Britânico (Williams et al., 2004a,b) | Europeu (Task Force, 2007) |
|---|---|---|---|---|
| Nenhum dano em órgão-alvo ou fatores de risco | ≥ 140/90 | ≥ 140/90 | ≥ 160/100 | ≥ 140/90 |
| Com fatores de risco |  | ≥ 140/90 | ≥ 140/90 | ≥ 140/90 |
| Com danos em órgão-alvo |  | ≥ 140/90 | ≥ 140/90 | ≥ 140/90 |
| Com diabetes ou insuficiência renal | ≥ 130/80 | ≥ 130/80 | ≥ 140/90 | ≥ 130/85 |

**JNC**: Joint National Committee on Prevention, Detection, Evaluation, and Treatment of High Blood Pressure; **WHO-ISH**: World Health Organization-International Society of Hypertension.

### Tabela 5.8
**Fatores que influenciam o prognóstico**

**Fatores de risco**

- Níveis sistólicos e diastólicos da pressão arterial
- Níveis da pressão de pulso (em idosos)
- Idade

- Tabagismo

- Dislipidemia
  - CT > 5,0 mmol/L (190 mg/dL ou
  - LDL-C > 3,0 mmol/L (115 mg/dL) ou
  - HDL-C < 1,0 mmol (40 mg/dL), M < 1,2 mmol/L (46 mg/dL) ou
  - TG > 1,7 mmol/L (150 mg/dL)
- Glicose plasmática no jejum de 5,6-6,9 mmol/L (102-125 mg/dL)
- Teste de tolerância à glicose anormal

- Diabetes melito

- Obesidade abdominal [circunferência da cintura > 102 cm (H); 88 cm (M)]

- Histórico familiar de DCV prematura

- Histórico familiar de DCV prematura (H em idade < 55 anos; M em idade < 65 anos)

**Danos em órgãos-alvo (DOA)**

- Hipertrofia ventricular esquerda eletrocardiográfica
- Hipertrofia ventricular esquerda ecocardiográfica
- Espessamento da parede da carótida (IMT > 0,9 mm) ou placa carotídea
- Velocidade de onda pulsátil carotídea-femoral > 12 m/s
- Índice tornozelo-braquial da PA < 0,9
- Leve aumento na creatinina plasmática: H: 115-133 μmol/L (1,3-1,5 mg/dL); M: 107-124 μmol/L (1,2-1,4 mg/dL);
- Taxa de filtração glomerular estimada baixa (< 60 mL/min/1,73 m$^2$)
- Microalbuminúria 30-300 mg/24 h

DOENÇA RENAL OU CARDIOVASCULAR ESTABELECIDA

- Doença cerebrovascular: acidente vascular cerebral isquêmico; hemorragia cerebral; ataque isquêmico transitório
- Doença cardíaca: infarto do miocárdio; angina; revascularização coronariana; insuficiência cardíaca

- Doença renal: doença renal crônica (creatinina sérica H > 133, M > 124 mmol/L; proteinúria (> 300 mg, 24 h).
- Doença de artérias periféricas
- Retinopatia avançada: hemorragias ou exsudados, papiledema

**H**: homens; **M**: mulheres; **DCV**: doença cardiovascular; **IMT**: espessura da íntima média; **PA**: pressão arterial; **TG**: triglicérides; **C**: colesterol; **HVE**: hipertrofia ventricular esquerda.

## Tabela 5.9
### Estratificação de risco para quantificação prognóstica

| Outros fatores de risco e histórico de doença | Pressão arterial (mmHg) | | | | |
|---|---|---|---|---|---|
| | Normal PAS 120-129 ou PAD 80-84 | Normal Alta PAS 130-139 ou PAD 85-89 | Grau 1 PAS 140-159 ou PAD 90-99 | Grau 2 PAS 160-179 ou PAD 100-109 | Grau 3 PAS ≥180 ou PAD ≥110 |
| Nenhum outro fator de risco | Risco médio | Risco médio | Risco baixo adicionado | Risco moderado adicionado | Risco alto adicionado |
| Um ou dois fatores de risco | Risco baixo adicionado | Risco baixo adicionado | Risco moderado adicionado | Risco moderado adicionado | Risco muito alto adicionado |
| Três ou mais fatores de risco, DOA ou diabetes | Risco moderado adicionado | Risco alto adicionado | Risco alto adicionado | Risco alto adicionado | Risco muito alto adicionado |
| CCA | Risco alto adicionado | Risco muito alto adicionado | Risco muito alto adicionado | Risco muito alto adicionado | Risco muito alto adicionado |

**CCA**: condições clínicas associadas; **DOA**: dano em órgão-alvo; **PAS**: pressão arterial sistólica; **PAD**: pressão arterial diastólica. (Modificada de *Guidelines Committee, 2003. European society of hypertension-European Society of Cardiology Guidelines for the management of arterial hypertension. J Hypertens 2003;21:1011-1053*.)

ciar uma terapia deveriam se basear em uma avaliação quantitativa de risco (Jackson et al., 2009), embora, na prática, raramente essa avaliação seja feita (Ducher et al., 2008).

Na prática clínica a maior parte das pessoas hipertensas apresenta pelo menos dois fatores de risco, ou seja, sexo masculino, idade acima de 55 anos, obesidade abdominal e dislipidemia (Muntner et al., 2002). Entretanto, poucos indivíduos – ditos de saúde perfeita – serão classificados como de "médio" ou de "baixo risco", e para a maioria será recomendado receber tratamento com níveis de pressão arterial igual ou superior a 140/90 mmHg.

## O limite poderia ser mais baixo?

Como pode-se observar nos dados da Tabela 5.7 todas as diretrizes atuais indicam o uso de tratamento medicamentoso anti-hipertensivo em pacientes com pressão arterial abaixo da definição tradicional de hipertensão de 140/90 se tiverem *status* de risco total elevado, particularmente em pacientes com diabetes ou insuficiência renal. Existem opiniões que defendem o uso de abordagens conservadoras na aplicação de tratamento medicamentoso ativo em casos de hipertensos "leves" de baixo risco (Rose; 1981).

Entretanto, na medida em que o mercado disponibiliza medicamentos mais eficazes e mais fáceis de tomar, alguns especialistas contestam que estão sendo administrados em pessoas que ainda não são hipertensas na tentativa de evitar o início da elevação na pressão arterial e a incidência de danos vasculares que podem surgir antes que o nível pressórico ultrapasse o limite de 140/90 mmHg. O fundamento lógico inclui a incapacidade dos tratamentos atuais, como são utilizados na prática clínica, para dar mais do que proteção parcial no tratamento de pacientes com pressão arterial acima de 140/90, isto é, cerca de 40% contra acidentes vasculares cerebrais e apenas 25% contra doença cardíaca.

Stevo Julius, em particular, defende que o tratamento medicamentoso deve iniciar mais cedo mesmo sem evidências dos benefícios, falha atribuível à ausência de estudos a longo prazo em pacientes com pressão arterial abaixo de 140/90 mmHg. Para produzir essas evidências, foi iniciado, em 1999, o estudo TROPHY (*Trial of Preventing Hypertension*), utilizando um bloqueador do receptor da angiotensina (BRA) na metade de um grupo de 809 pacientes cuja pressão arterial sistólica estava entre 130 e 139 mmHg e a diastólica entre 85 e 89 mmHg (Julius et al., 2006). Durante os dois anos de tratamento com BRA o número de pacientes que progrediu para hipertensão, isto é, pressão arterial de 140/90 mmHg ou mais, era 66% inferior em relação aos indivíduos que receberam placebo. Entretanto, dois anos após a descontinuação do tratamento com BRA havia um início de hipertensão apenas 16% menor no grupo previamente testado em comparação com o grupo de placebo.

A idade média dos participantes do TROPHY era de 48 anos. Se os ratos espontaneamente hipertensos (REHs) pudessem ser considerados modelos de hipertensão humana, o tratamento anti-hipertensivo deveria ser administrado no início da adolescência para evitar o desenvolvimento futuro de hipertensão na idade madura (Harrap et al., 1990). Portanto, a administração de medicamentos anti-hipertensivos deveria iniciar em uma idade mais jovem para evitar o desenvolvimento futuro da hipertensão, porém, provavelmente, isso tornaria esse tipo de estudo pouco prático ou mesmo antiético.

## Limites para pacientes de risco mais elevado

De acordo com os dados da Tabela 5.7 todas as diretrizes atuais, excetuando-se as britânicas, recomendam limites mais baixos para iniciar o tratamento medicamentoso em pacientes com diabetes ou com doença renal crônica (DRC). De acordo com uma grande quantidade de dados observacionais (Jafar et al., 2003; Vijan & Hayward, 2003) e com evidências experimentais (Bidani & Griffin; 2004), o risco aumentado da incidência de danos cardiovasculares e renais hipertensivos em pacientes diabéticos e em pacientes portadores de DRC é incontestável. Porém, a base de dados para recomendar níveis consideravelmente mais baixos de pressão arterial para instituição de tratamento medicamentoso é esparsa e pouco convincente (Zanchetti et al., 2009). O fato é que grande parte dos dados que dão suporte a limites mais baixos, citados repetidas vezes, não mostra exatamente quais os argumentos. Em particular:

*Diabetes:* a evidência se origina no estudo UKPDS (1998) em que a melhor proteção foi identificada em um nível atingido de pressão arterial de 144/82, em comparação com 154/87; e no estudo HOT (Hansson et al., 1998) a melhor proteção foi observada em um nível atingido de pressão arterial de 140/81, em comparação com 144/85 mmHg.

*Doença renal crônica*: Grande parte das evidências tem origem no estudo MDRD no qual um nível melhor de proteção foi observado *somente naqueles pacientes portadores de doença renal crônica (DRC) com proteinúria* maior que 1,0 g por dia, porém não em pacientes com menos proteinúria em um nível atingido de pressão arterial de cerca de 125/75 em comparação com 135/82 mmHg (Peterson et al., 1995). Embora não tivessem a finalidade de abordar o tema relacionado aos limites para terapia, e apesar de fornecerem dados sobre o risco de progressão de DRC por níveis atingidos de pressão arterial, estudos adicionais observaram que há alguma proteção abaixo de 130 mmHg apenas em pacientes com proteinúria acima de 1,0 g por dia, sendo que não identificaram nenhuma proteção adicional com pressões sistólicas de 160 que caíram para menos de 110 em pacientes com níveis mais baixos de proteinúria (Jafar et al., 2003) (Figura 5.9). Além disso, o *African American Study of Kidney Disease and Hypertension* (AASK) não observou nenhum benefício adicional com a lentificação da progressão da nefroesclerose hipertensiva com pressões arteriais atingidas de 128/78 em comparação com as pressões de 141/85 mmHg (Wright et al., 2002).

Os comentários precedentes não têm a intenção de negar o valor de iniciar o tratamento à base de medicamentos em pacientes com risco mais elevado – pacientes com doença renal crônica ou diabetes – em níveis mais baixos de pressão arterial e forçá-los a reduzir aquele nível com tratamento medicamentoso. Entretanto, além do custo financeiro, a instituição de trata-

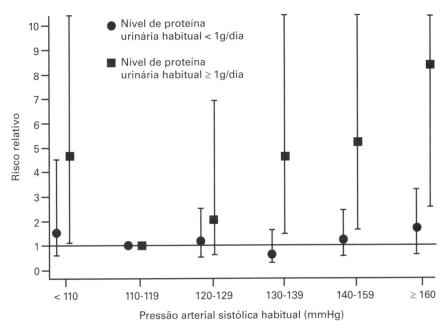

**FIGURA 5.9** O risco relativo de progressão de DRC em pacientes com excreção urinária de proteínas de 1,0 g por dia ou mais corresponde a 9.336 pacientes (223 eventos) e o risco relativo em pacientes com excreção urinária de proteínas inferior a 1,0 g por dia corresponde a 13.274 pacientes (88 eventos). O grupo de referência para cada situação é definido a um nível de pressão arterial sistólica de 110 a 119 mmHg. Os ICs são truncados, como mostra a figura. (Modificada de Jafar TH, Stark PC, Schmid CH et al. *Progression of chronic kidney disease: The role of blood pressure control, proteinuria, and angiotensin-converting enzyme inhibition: A patient level meta-analysis. Ann Intern Med* 2003;139:244-252.)

mentos mais amplos pode produzir efeitos colaterais. Certamente, precisamos de mais dados, a exemplo do que foi observado no JNC-7 que comentou que "os dados disponíveis são muito esparsos para justificar a meta de atingir o nível de 130/80 mmHg" (Chobanian et al., 2003b).

## Pacientes com doença arterial coronariana

Por outro lado, o uso de limites mais baixos, mesmo abaixo daqueles recomendados para pacientes com danos em órgãos-alvo (Tabela 5.7), foi aprovado em um estudo controlado randomizado (ECR) – o estudo CAMELOT – envolvendo cerca de 2.000 indivíduos com doença arterial coronariana (DAC) preexistente (Nissen et al., 2004). Esses pacientes eram normotensos, com pressão arterial média de 129/78. A maioria recebeu aspirina, β-bloqueadores e uma estatina e, para os 60% com hipertensão anterior, um ou mais medicamentos anti-hipertensivos. Eles foram alocados aleatoriamente para os grupos de placebo, amlodipina ou enalapril. Depois de um acompanhamento médio de 2,2 anos, ambos os medicamentos reduziram o nível da pressão arterial numa média de 4,8/2,5 mmHg. Houve uma redução significativa no número de eventos cardiovasculares (cerca de 31%), porém somente nos pacientes que receberam um bloqueador do canal de cálcio.

Basicamente, com suporte nos dados do estudo CAMELOT e mais algumas evidências experimentais, o Relatório Científico de 2007 da *American Heart Association* (Rosendorff et al., 2007) recomenda a meta abaixo de 130/80 para pacientes com risco elevado de doença cardíaca coronariana, incluindo aqueles com angina estável. O relatório recomenda ainda a possibilidade de considerar uma meta abaixo de 120/80 para pacientes com disfunção ventricular esquerda.

## Manejo global

O ponto principal é o seguinte: a maior parte dos hipertensos têm hipertensão assintomática razoavelmente branda e os benefícios do tratamento – medidos com a redução em desfechos duros – declina progressivamente quanto mais brando for o grau da hipertensão. Muitos pacientes recebem benefícios relativamente inexpressivos e, além do mais, são expostos aos efeitos colaterais adversos e aos custos financeiros bastante elevados do tratamento. Portanto, é racional e adequado aplicar uma estratégia com base no risco total para maximizar os benefícios para o paciente. Por outro lado, os pacientes em graus de risco mais elevados provavelmente consigam mais proteção nas situações em que o tratamento for realizado reduzindo a pressão para níveis mais baixos. Obviamente, a situação poderia mudar se e quando o uso antecipado de tratamento com medicamentos anti-hipertensivos comprovar que é possível evitar a progressão da pressão arterial e a incidência de danos cardiovasculares em pacientes com nível de pressão abaixo dos limites atualmente aceitos para iniciar tratamento medicamentoso.

Agora, após termos descrito os fundamentos lógicos para instituição de tratamento medicamentoso, retornaremos ao tema sobre o limite máximo para baixar a pressão arterial.

## META TERAPÊUTICA

Logicamente, a meta terapêutica deve ser reduzir a pressão arterial abaixo do limite para iniciar o tratamento. Até recentemente, a atitude geral era "quanto mais baixa melhor". Entretanto, inúmeros fatores levaram a abordagens mais cautelosas, incluindo as seguintes:

- O limite progressivamente mais baixo para instituição de tratamento, anteriormente de no máximo 160/110 mmHg, agora passou para o nível mínimo de 130/80 mmHg para alguns pacientes.
- Inclusão de pacientes idosos com hipertensão sistólica isolada e, por definição, com pressão arterial diastólica baixa, e o reconhecimento de que pressões diastólicas extremamente baixas podem estar associadas ao aumento de risco, seja ocorrendo naturalmente seja induzidas por tratamento (Messerli et al., 2006).
- Talvez ainda mais importante seja a preocupação sobre a possível existência de uma curva em forma de J tanto para a pressão arterial sistólica como para a diastólica, isto é, uma redução de risco na medida em que a pressão diminua até atingir um nível crítico, abaixo do qual seja inadequado para manter a perfusão de órgãos vitais, resultando numa elevação de risco na medida em que a pressão baixar ainda mais (Sleight et al., 2009).

## Evidências para a curva J

Stewart (1979) foi quem sugeriu pela primeira vez a existência de uma associação entre redução na pressão arterial e lesão isquêmica e relatou um aumento de cinco vezes na incidência de infarto do miocárdio entre pacientes cuja pressão arterial diastólica havia sido reduzida para menos de 90 mmHg (Korotkoff, fase 4). Em grande parte, o relatório de Stewart foi recebido com um certo descaso até Cruickshank e colaboradores (1987) relatarem o mesmo fenômeno.

Inúmeros estudos a longo prazo em pacientes com hipertensão diastólica avaliaram a incidência de complicações cardiovasculares de acordo com a pressão diastólica média. Em vez de demonstrar benefícios progressivos em pressões mais baixas, muito desses estudos revelaram uma curva em J na qual há um declínio no risco de eventos cardiovasculares na medida em que a pressão diastólica cai para menos de 100 a 85 mmHg, porém, o risco aumenta novamente em pressões diastólicas abaixo de 70 a 75 mmHg (Fagard et al., 2007; Messerli et al., 2006; Protogerou et al., 2007). Em todas essas séries o aumento na incidência de eventos cardiovasculares ocorreu apenas em pacientes com doença arterial coronariana preexistente que, logicamente, seriam mais vulneráveis a uma futura redução na perfusão. Em pacientes com hipertensão sistólica isolada, que iniciam com um nível diastólico abaixo de 90, foi reconhecido retrospectivamente um aumento na incidência de acidente vascular cerebral naqueles cujas pressões diastólicas haviam sido reduzidas para níveis abaixo de 65 mmHg por meios terapêuticos (Somes et al., 1999; Vokó et al., 1999). Weiner e colaboradores (2007) descobriram um aumento em acidentes vasculares cerebrais sempre que a pressão sistólica caía abaixo de 120 mmHg em pacientes portadores de doença renal crônica e Sleight e colaboradores (2009) descobriram um aumento na mortalidade cardiovascular com reduções adicionais na pressão arterial sistólica em pacientes com PA sistólica abaixo de 130 mmHg na linha de base.

Além disso, há relatos de curvas em J em fumantes que participaram do estudo HOT (Zanchetti et al., 2003), em pacientes do estudo IDNT de nefropatia diabética (Pohl et al., 2005) e em idosos que foram acompanhados para verificar o desenvolvimento de demência (van Dijk et al., 2004).

## Evidências contra a curva em J

O conceito de Cruickshank não foi contestado. Em particular, foram levantadas algumas dúvidas sobre a exatidão do nível crítico no qual surge a quebra na curva, assim como os poucos eventos que a formam (Hansson; 2000). Além do mais, foi observada uma redução em eventos coronarianos em pacientes com disfunção ventricular esquerda, cujas pressões diastólicas inicialmente baixas foram reduzidas ainda mais por terapia com IECA, bem abaixo da quebra de 85 a 90 mmHg na curva em J (Yusuf et al., 1992), bem como em pacientes portadores de doença arterial coronariana iniciando com uma pressão arterial de 129/78 (Nissen et al., 2004) que foram tratados com um bloqueador do canal de cálcio. Pacientes com doença cerebrovascular preexistente tinham maior proteção contra recorrências se a pressão arterial sistólica fosse reduzida abaixo de 120 mmHg (Arima et al., 2006). Conforme sugestão dos dados de pacientes pós-IM, presumivelmente, a curva em J reflita uma função ventricular esquerda diminuída (Thune et al., 2008).

A validade dessa interpretação teve o suporte de uma metanálise de dados individuais de 40.233 indivíduos em sete estudos controlados randomizados (Boutite et al., 2002). Sua análise meticulosa foi concluída como segue: "O risco aumentado de eventos observados em pacientes com pressão arterial baixa não foi relacionado ao tratamento anti-hipertensivo e não foi específico para eventos relacionados à pressão arterial. Provavelmente, condições precárias de saúde que levem a uma pressão arterial baixa e aumentem o risco de morte justifiquem a curva em J".

## Recomendações para a meta terapêutica

A meta ideal dos tratamentos anti-hipertensivos para pacientes com uma combinação de hipertensão sistólica e diastólica e que não se encontram em situação de alto risco é uma pressão arterial abaixo de 140/90 mmHg. Provavelmente, o maior benefício seja derivado da queda da pressão diastólica para o nível de 80 a 85 mmHg. Além de não haver comprovação de benefícios com controle mais intensivo, há também um custo adicional e um provável aumento nos efeitos colaterais associados a tratamentos anti-hipertensivos mais intensivos.

Em pacientes idosos com hipertensão sistólica isolada a meta deve ser de uma pressão arterial sistólica de 140 a 150 mmHg, nível atingido nos estudos controlados randomizados em que o benefício foi comprovado (Becket et al., 2008). Recomenda-se tomar muita cautela se, inadvertidamente, as pressões diastólicas caírem abaixo de 65 mmHg. Nessas circunstâncias, reduções nos níveis sistólicos abaixo do valor ideal precisam ser confrontadas com o potencial de danos, nos casos em que as pressões diastólicas caírem abaixo daquele nível.

Tratamentos mais intensivos para atingir pressão sistólica abaixo de 140 e/ou pressão diastólica abaixo de 90 podem ser desejáveis em alguns grupos, incluindo os seguintes:

- Pacientes negros com risco elevado de complicações hipertensivas e que continuarem apresentando danos renais progressivos, a

despeito de uma pressão diastólica de 85 a 90 mmHg.
- Pacientes com diabetes melito nos quais uma pressão arterial inferior a 140/80 mmHg diminui a incidência de eventos cardiovasculares (Hansson et al., 1998).
- Pacientes com lenta progressão da doença renal crônica com proteinúria maior do que 1 g/dia, nos quais a queda na pressão arterial para 125/75 mmHg poderá lentificar a taxa de perda da função renal (Lazarus et al., 1997).
- Pacientes com doença coronariana, se mais evidências derem suporte ao benefício adicional com uma pressão arterial de 125/75 (Nissen et al., 2004).

## Necessidade preponderante: tratamento adequado

A despeito das preocupações com a curva em J, não podemos perder de vista o fato de que a razão da menor proporção encontrada entre a maioria de hipertensos tratados reflete subtratamento e não supertratamento. Certamente, é essencial que as pressões arteriais sistólicas dos pacientes caiam abaixo de 140 mmHg e as diastólicas para a faixa de 80 a 85 mmHg para que seja possível demonstrar os benefícios terapêuticos.

## Importância das estratégias populacionais

A maior parte de nossos esforços atuais é direcionada para pacientes individuais com hipertensão existente. Obviamente, devemos também orientar as populações maiores a fazer o que possa protegê-las contra o desenvolvimento de hipertensão, abordagem que deve ser direcionada para "populações enfermas" e não apenas para indivíduos enfermos. Neste momento, essas estratégias populacionais não devem envolver o uso de medicamentos, pelo contrário, devem se basear apenas em mudanças no estilo de vida, tema a ser abordado no próximo capítulo.

## REFERÊNCIAS

Adler AI, Stratton IM, Neil HAW, et al. Association of systolic blood pressure with macrovascular and microvascular complications of type 2 diabetes (UKPDS 36). *Br Med J* 2000;321: 412–419.

Alderman MH, Furberg CD, Kostis JB et al. Hypertension guidelines: criteria that might make them more clinically useful. *Am J Hypertens* 2002;15:917–923.

American College of Physicians. Information on cost-effectiveness: An essential product of a national comparative effectiveness program. *Ann Intern Med* 2008;148:956–961.

Amery A, Birkenhäger W, Brixko P, et al. Mortality and morbidity from the European Working Party on high blood pressure in the elderly trial. *Lancet* 1985;1:1350–1354.

Arima H, Chalmers J, Woodward M, et al. Lower target blood pressures are safe and effective for the prevention of recurrent stroke: The PROGRESS trial. *J Hypertens* 2006;24:1201–1208.

Asayama K, Ohkubo T, Yoshida S et al. Stroke risk and antihypertensive drug treatment in the general population: the Japan arteriosclerosis longitudinal study. *J Hypertens* 2009;27:357–364.

Barraclough M, Joy MD, MacGregor GA, et al. Control of moderately raised blood pressure. *BMJ* 1973;3:434–436.

Beckett NS, Peters R, Fletcher AE, et al. Treatment of hypertension in patients 80 years of age or older. *N Engl J Med* 2008;358: 1887–1898.

Berl T, Hunsicker LG, Lewis JB, et al. Cardiovascular outcomes in the Irbesartan Diabetic Nephropathy Trial of patients with type 2 diabetes and overt nephropathy. *Ann Intern Med* 2003; 138:542–549.

Bidani AK, Griffin KA. Pathophysiology of hypertensive renal damage: Implications for therapy. *Hypertension* 2004;44:595–601.

Blacher J, Evans A, Arveiler D, et al. Residual coronary risk in men aged 50-59 years treated for hypertension and hyperlipidemia in the population: The PRIME study. *J Hypertens* 2004;22: 415–423.

Blood Pressure Lowering Treatment Trialists' Collaboration. Effects of different blood-pressure-lowering regimens on major cardiovascular events: Results of prospectively-designed overviews of randomised trials. *Lancet* 2003;362:1527–1535.

Blood Pressure Lowering Treatment Trialists' Collaboration. Effects of different blood pressure-lowering regimens on major cardiovascular events in individuals with and without diabetes mellitus: Results of prospectively designed overviews of randomized trials. *Arch Intern Med* 2005;165:1410–1419.

Blood Pressure Lowering Treatment Trialist Collaboration. Effects of different regimens to lower blood pressure on major cardiovascular events in older and younger adults: Meta-analysis of randomised trials. *Br Med J* 2008;336:1121–1123.

Blumenthal D. Controlling health care expenditures. *N Engl J Med* 2001;344:766–769.

Boutitie F, Gueyffier F, Pocock S, et al. J-shaped relationship between blood pressure and mortality in hypertensive patients: New insights from a meta-analysis of individual-patient data. *Ann Intern Med* 2002;136:438–448.

Brenner BM, Cooper ME, de Zeeuw D, et al. Effects of losartan on renal and cardiovascular outcomes in patients with type 2 diabetes and nephropathy. *N Engl J Med* 2001;345:861–869.

Brindle P, Emberson J, Lampe F, et al. Predictive accuracy of the Framingham coronary risk score on British men: Prospective cohort study. *Br Med J* 2003;327:1238–1239.

Campbell NC, Murchie P. Treating hypertension with guidelines in general practice: Patients decide how low they can go, not targets. *Br Med J* 2004;329:523–524.

Carlberg B, Samuelsson O, Lindholm LH. Atenolol in hypertension: Is it a wise choice? *Lancet* 2004;364:1684–1689.

Carter AB. Hypotensive therapy in stroke survivors. *Lancet* 1970; 1:485–489.

Cashin-Hemphill L, Holmvang G, Chan R, et al. Angiotensin converting enzyme inhibition as antiatherosclerotic therapy. *Am J Cardiol* 1999;83:43–47.

Chan A-W, Hróbjartsson A, Haahr MT, et al. Empirical evidence for selective reporting of outcomes in randomized trials: Comparison of protocols to published articles. *JAMA* 2004;291: 2457–2465.

Chaudhry SI, Krumholz HM, Foody JM. Systolic hypertension in older persons. *JAMA* 2004;292:1074–1080.

Chobanian AV. Adaptive and maladaptive responses of the arterial wall to hypertension. *Hypertension* 1990;15:666–674.

Chobanian AV, Haudenschild CC, Nickerson C, et al. Trandolapril inhibits atherosclerosis in the Watanabe heritable hyperlipidemic rabbit. *Hypertension* 1992;20:473–477.

Chobanian AV, Bakris GL, Black HR, et al. The seventh report of the Joint National Committee on Prevention, Detection, Evaluation, and Treatment of High Blood Pressure: The JNC-7 report. *JAMA* 2003a;289:2560–2572.

Chobanian AV, Bakris GL, Black HR, et al. Seventh report of the Joint National Committee on Prevention, Detection, Evaluation, and Treatment of High Blood Pressure. *Hypertension* 2003b;42:1206–1252.

Collins R, MacMahon S. Blood pressure, antihypertensive drug treatment and the risks of stroke and coronary heart disease. *Br Med Bull* 1994;50:272–298.

Cook RJ, Sackett DL. The number needed to treat: A clinically useful measure of treatment effect. *Br Med J* 1995;310: 452–454.

Coope J, Warrender TS. Randomised trial of treatment of hypertension in elderly patients in primary care. *BMJ (Clin Res Ed)* 1987;294(6565):179.

Cruickshank JM, Thorp JM, Zacharias FJ. Benefits and potential harm of lowering high blood pressure. *Lancet* 1987;1: 581–584.

Dahlöf B, Lindholm LH, Hansson L, et al. Morbidity and mortality in the Swedish Trial in Old Patients with Hypertension (STOP-Hypertension). *Lancet* 1991;338:1281–1285.

Demaerschalk BM. Literature-searching strategies to improve the application of evidence-based clinical practice principles to stroke care. *Mayo Clin Proc* 2004;79:1321–1329.

Ducher M, Juillard L, Leutenegger E, et al. Major cardiovascular risk factors are not taken into account by physicians when targeting blood pressure values for uncontrolled hypertensive patients. *Am J Hypertens* 2008;21:1264–1268.

Eriksson S, Olofsson BO, Webster PO, for the TEST Study Group. Atenolol in secondary prevention after stroke. *Cerebrovasc Dis* 1995;5:21–25.

European Trial on Reduction of Cardiac Events with Perindopril in Stable Coronary Artery Disease Investigators. Efficacy of perindopril in reduction of cardiovascular events among patients with stable coronary artery disease: Randomized, double-blind, placebo-controlled, multicentre trial (The EUROPA study). *Lancet* 2003;362:782–788.

Fagard RH, Staessen JA, Thijs L, et al. On-treatment diastolic blood pressure and prognosis in systolic hypertension. *Arch Intern Med* 2007;167:1884–1891.

Ferrier KE, Muhlmann MH, Baguet J-P, et al. Intensive cholesterol reduction lowers blood pressure and large artery stiffness in isolated systolic hypertension. *J Am Coll Cardiol* 2002;39: 1020–1025.

Fischer MA, Avorn J. Economic implications of evidence-based prescribing for hypertension: Can better care cost less? *JAMA* 2004;291:1850–1856.

Fisher ES, Welch HG. Avoiding the unintended consequences of growth in medical care. *JAMA* 1999;281:446–453.

Gaziano TA, Young CR, Fitzmaurice G, et al. Laboratory-based versus non-laboratory-based method for assessment of cardiovascular disease risk: the NHANES I Follow-up Study cohort. *Lancet* 2008;371:923–931.

Gong L, Zhang W, Zhu Y, et al. Shanghai trial of nifedipine in the early (STONE). *J Hypertens* 1996;14:1237–1245.

Greenland P, Knoll MD, Stamler J, et al. Major risk factors as antecedents of fatal and non-fatal coronary heart disease events. *JAMA* 2003;290:891–897.

Gueyffier F, Boutitie F, Boissel J-P, et al. Effect of antihypertensive drug treatment on cardiovascular outcomes in women and men. *Ann Intern Med* 1997;126:761–767.

Gueyffier F, Bulpitt C, Boissel J-P, et al. Antihypertensive drugs in very old people. *Lancet* 1999;353:793–796.

Guyatt GH, Oxman AD, Vist GE, et al. GRADE: An emerging consensus on rating quality of evidence and strength of recommendations. *Br Med J* 2008;336:924–926.

Gwatkin DR, Bhuiya A, Victora CG. Making health systems more equitable. *Lancet* 2004;364:1273–1280.

Hamilton M, Thompson EN, Wisniewski TKM. The role of blood-pressure control in preventing complications of hypertension. *Lancet* 1964;1:235–238.

Hansson L. Antihypertensive treatment: Does the J-curve exist? *Cardiovasc Drugs Ther* 2000;14:367–372.

Hansson L, Zanchetti A, Carruthers SG, et al. Effects of intensive blood-pressure lowering and low-dose aspirin in patients with hypertension. *Lancet* 1998;351:1755–1762.

Harrap SB, Van der Merwe WM, Griffin SA, et al. Brief angiotensin converting enzyme inhibitor treatment in young spontaneously hypertensive rats reduces blood pressure long term. *Hypertension* 1990;16:603–614.

Heart Outcomes Prevention Evaluation Study Investigators. Effects of an angiotensin-converting-enzyme inhibitor, ramipril, on cardiovascular events in high-risk patients. *N Engl J Med* 2000;342:145–153.

Heart Protection Study Collaborative Group. Effects of cholesterol-lowering with simvastatin on stroke and other major vascular events in 20,536 people with cerebrovascular disease or other high-risk conditions. *Lancet* 2004;363:757–767.

Heath D, Edwards JE. The pathology of hypertensive pulmonary vascular disease. *Circulation* 1958;18:533–547.

Hegeland A. Treatment of mild hypertension. *Am J Med* 1980; 69:725–732.

Hodge JV, McQueen EG, Smirk H. Results of hypotensive therapy in arterial hypertension. *Br Med J* 1961;1:1–7.

Hollander W, Madoff I, Paddock J, et al. Aggravation of atherosclerosis by hypertension in a subhuman primate model with coarctation of the aorta. *Circ Res* 1976;38(Suppl 2):631–672.

Hood D, Bjork S, Sannerstedt R, et al. Analysis of mortality and survival in actively treated hypertensive disease. *Acta Med Scand* 1963;174:393–402.

Ingelsson E, Gona P, Larson MG, et al. Altered blood pressure progression in the community and its relation to clinical events. *Arch Intern Med* 2008;168:1450–1457.

Ioannidis JP. Contradicted and initially stronger effects in highly cited clinical research. *JAMA* 2005;294:218–228.

Jackson R. Attributing risk to hypertension: what does it mean? *Am J Hypertens* 2009; 22(3):237–238.

Jackson R, Barham P, Biels J, et al. Management of raised blood pressure in New Zealand. *BMJ* 1993;307:107–110.

Jackson R, Lawes CMM, Bennett DA, et al. Treatment with drugs to lower blood pressure and blood cholesterol based on an individual's absolute cardiovascular risk. *Lancet* 2005;365:434–441.

Jafar TH, Stark PC, Schmid CH, et al. Progression of chronic kidney disease: The role of blood pressure control, proteinuria, and angiotensin-converting enzyme inhibition: A patient-level meta-analysis. *Ann Intern Med* 2003;139:244–252.

Julius S. Trials of antihypertensive treatment. *Am J Hypertens* 2000; 13:11S–17S.

Julius S, Nesbitt SD, Egan BM, et al. Feasibility of treating prehypertension with an angiotensin-receptor blocker. *N Engl J Med* 2006;354:1685–1697.

Kannel WB, Wolf PA. Framingham Study insights on the hazards of elevated blood pressure. *JAMA* 2008;300:2545–2547.

Kent DM, Hayward RA. Limitations of applying summary results of clinical trials to individual patients: The need for risk stratification. *JAMA* 2007;298:1209–1212.

Khot UN, Khot MB, Bajzer CT, et al. Prevalence of conventional risk factors in patients with coronary heart disease. *JAMA* 2003;290:898–904.

Klein L, O'Connor CM, Gattis WA, et al. Pharmacologic therapy for patients with chronic heart failure and reduced systolic function: Review of trials and practical considerations. *Am J Cardiol* 2003;91(Suppl):18F–40F.

Kuramoto K, Matsushita S, Kuwajima I, Murakami M. Prospective study on the treatment of mild hypertension in the aged. *Jpn Heart J* 1981;22:75–85.

Lauer MS, Topol EJ. Clinical trials: Multiple treatments, multiple end points, and multiple lessons. *JAMA* 2003;289:2575–2577.

Law MR, Morris JK, Wald NJ. Use of blood pressure lowering drugs in the prevention of cardiovascular disease: meta-analysis of 147 randomised trials in the context of expectations from prospective epidemiological studies. *BMJ* 2009;338:b1665.

Lazarus JM, Bourgoignie JJ, Buckalew VM, et al. Achievement and safety of a low blood pressure goal in chronic renal disease. *Hypertension* 1997;29:641–650.

Lee VC, Rhew DC, Dylan M, et al. Meta-analysis: Angiotensin-receptor blockers in chronic heart failure and high-risk acute myocardial infarction. *Ann Intern Med* 2004;141:693–704.

Leishman AWD. Hypertension—treated and untreated—A study of 400 cases. *Br Med J* 1961;1:1–5.

Lever AF, Ramsay LE. Treatment of hypertension in the elderly. *J Hypertens* 1995;13:571–579.

Lewis EJ, Hunsicker LG, Clarke WR, et al. Renoprotective effect of the angiotensin-receptor antagonist irbesartan in patients with nephropathy due to type 2 diabetes. *N Engl J Med* 2001;345:851–860.

Lexchin J, Bero LA, Djulbegovic B, et al. Pharmaceutical industry sponsorship and research outcome and quality: Systematic review. *Br Med J* 2003;326:1167–1176.

Lim E, Brown A, Helmy A, et al. Composite outcomes in cardiovascular research: A survey of randomized trials. *Ann Intern Med* 2008;149:612–617.

Lithell H, Hansson L, Skoog I, et al. The Study of Cognition and Prognosis in the Elderly (SCOPE): Principal results of a randomized double-blind interventional trial. *J Hypertens* 2003;21:875–886.

Liu L, Wang JG, Gong L, et al. Comparison of active treatment and placebo in older Chinese patients with isolated systolic hypertension. *J Hypertens* 1998;16:1823–1829.

Lubsen J, Hoes A, Grobbee D. Implications of trial results: The potentially misleading notions of number needed to treat and average duration of life gained. *Lancet* 2000;346:1757–1759.

MacMahon S, Neal B, Rodgers A, et al. Commentary: The PROGRESS trial three years later: Time for more action, less distraction. *Br Med J* 2004;329:970–971.

MacMahon S, Sharpe N, Gamble G, et al. Randomised, placebo-controlled trial of the angiotensin converting enzyme inhibitor, ramipril, in patients with coronary or other occlusive vascular disease. *J Am Coll Cardiol* 2000;36:438–443.

Management Committee of the Australian National Blood Pressure Study. The Australian therapeutic trial in mild hypertension. *Lancet* 1980;1:1262–1267.

Mancia G. Role of outcome trials in providing information on antihypertensive treatment: importance and limitations. *Am J Hypertens* 2006;19:1–7.

McAlister FA, Straus SE, Sackett DL, et al. Analysis and reporting of factorial trials: A systematic review. *JAMA* 2003;289: 2545–2553.

McGuinness B, Todd S, Passmore AP, et al. Systematic review: blood pressure lowering in patients without prior cerebrovascular disease for prevention of cognitive impairment and dementia. *J Neurol Neurosurg Psychiatry* 2008;79:4–5.

Medical Research Council Working Party. MRC trial of treatment of mild hypertension. *BMJ* 1985;291:97–104.

Medical Research Council Working Party. Medical Research Council trial of treatment of hypertension in older adults. *BMJ* 1992;304:405–412.

Mendis S, Lindholm LH, Mancia G, et al. World Health Organization (WHO) and International Society of Hypertension (ISH) risk prediction charts: Assessment of cardiovascular risk for prevention and control of cardiovascular disease in low and middle-income countries. *J Hypertens* 2007;25: 1578–1582.

Messerli FH, Mancia G, Conti CR, et al. Dogma disputed: can aggressively lowering blood pressure in hypertensive patients with coronary artery disease be dangerous? *Ann Intern Med* 2006;144:884–893.

Miall WE, Chinn S. Blood pressure and ageing. *Clin Sci Mol Med* 1973;45(Suppl):23–33.

Montalvo G, Avanzini F, Anselmi M, et al. Diagnostic evaluation of people with hypertension in low income country: Cohort study of "essential" method of risk stratification. *Br Med J* 2008;337:a1387.

Montori VM, Jaeschke R, Schünemann HJ, et al. Users' guide to detecting misleading claims in clinical research reports. *Br Med J* 2004;329:1093–1096.

Moriwaki H, Uno H, Nagakane Y, et al. Losartan, an angiotensin II (AT$_1$) receptor antagonists, preserves cerebral blood flow in hypertensive patients with a history of stroke. *J Hum Hypertens* 2004;18:693–699.

Muntner P, He J, Roccella EJ, et al. The impact of JNC-VI guidelines on treatment recommendations in the US population. *Hypertension* 2002;39:897–902.

Nissen SE, Tuzcu EM, Libby P, et al. Effect of antihypertensive agents on cardiovascular events in patients with coronary disease and normal blood pressure. The CAMELOT Study: A randomized controlled trial. *JAMA* 2004;292:2217–2226.

Oberman A, Lane NE, Harlan WR, et al. Trends in systolic blood pressure in the thousand aviator cohort over a twenty-four-year period. *Circulation* 1967;36:812–822.

Papadopoulos DP, Papademetriou V. Aggressive blood pressure control and stroke prevention: Role of calcium channel blockers. *J Hypertens* 2008;26:844–852.

PATS Collaborating Group. Post-stroke antihypertensive treatment study: A preliminary result. *Chinese Med J* 1995;108:710-717.

Perry HM Jr, Goldman AI, Lavin MA, et al. Evaluation of drug treatment in mild hypertension. *Ann N Y Acad Sci* 1978;304: 267–288.

Perry HM Jr, Smith WM, McDonald RH, et al. Morbidity and mortality in the Systolic Hypertension in the Elderly Program (SHEP) pilot study. *Stroke* 1989;20:4–13.

Peterson JC, Adler S, Burkart JM, et al. Blood pressure control, proteinuria, and the progression of renal disease: The Modification of Diet in Renal Disease Study. *Ann Intern Med* 1995;123: 754–762.

Pitt B, Byington R, Furberg C, et al. Effect of amlodipine on the progression of atherosclerosis and the occurrence of clinical events. *Circulation* 2000;102:1503–1510.

Pocock SJ, Clayton TC, Altman DG. Survival plots of time-to-event outcomes in clinical trials: Good practice and pitfalls. *Lancet* 2002;359:1686–1689.

Pohl MA, Blumenthal S, Cordonnier DJ, et al. The independent and additive impact of blood pressure control and angiotensin II receptor blockade on renal outcomes in the Irbesartan Diabetic Nephropathy Trial (IDNT): Clinical implications and limitations. *J Am Soc Nephrol* 2005;16:3027–3037.

Poole-Wilson PA, Lubsen J, Kirwan B-A, et al. Effect of long-acting nifedipine on mortality and cardiovascular morbidity in patients with stable angina requiring treatment (ACTION trial): Randomised controlled trial. *Lancet* 2004;364: 849–857.

PROGRESS Collaborative Group. Randomised trial of a perindopril-based blood-pressure-lowering regimen among 6105 individuals with previous stroke or transient ischaemic attack. *Lancet* 2001;358:1033–1041.

Prospective Studies Collaboration. Age-specific relevance of usual blood pressure to vascular mortality: A meta-analysis of individual data for one million adults in 61 prospective studies. *Lancet* 2002;360:1903–1913.

Protogerou AD, Safar ME, Iaria P, et al. Diastolic blood pressure and mortality in the elderly with cardiovascular disease. *Hypertension* 2007;50:172–180.

Psaty BM, Lumly T, Furberg CD, et al. Health outcomes associated with various antihypertensive therapies used as first-line agents: A network meta-analysis. *JAMA* 2003;289:2534–2544.

Psaty BM, Smith NL, Siscovick DS, et al. Health outcomes associated with antihypertensive therapies used as first-line agents. *JAMA* 1997;277:739–745.

Ramsay LE, Hag IU, Yeo WW, et al. Interpretation of prospective trials in hypertension. *J Hypertens* 1996;14(Suppl 5):S187–S194.

Rennie D. CONSORT revised: Improving the reporting of randomized trials. *JAMA* 2001;285:2006–2007.

Roberts EB, Ramnath R, Fallows S, et al. "First-hit" heart attack risk calculators on the world wide web: Implications for laypersons and healthcare practitioners. *Int J Med Inform* 2008; 77:405–412.

Rose G. Strategy of prevention. *Br Med J* 1981;282:1847–1851.

Rosendorff C, Black HR, Cannon CP, et al. Treatment of hypertension in the prevention and management of ischemic heart disease: A scientific statement from the American Heart Association Council for High Blood Pressure Research and the Councils on Clinical Cardiology and Epidemiology and Prevention. *Circulation* 2007;115:2761–2788.

Rothwell PM. Treating individuals 2. Subgroup analysis in randomised controlled trials: importance, indications, and interpretation. *Lancet* 2005;365:176–186.

Sever PS, Dahlöf B, Poulter NR, et al. Prevention of coronary and stroke events with atorvastatin in hypertensive patients who have average or lower-than-average cholesterol concentrations, in the Anglo-Scandinavian Cardiac Outcomes Trial—Lipid-Lowering Arm (ASCOT-LLA): A multicentre randomised controlled trial. *Lancet* 2003;361:1149–1158.

SHEP Cooperative Research Group. Prevention of stroke by antihypertensive drug treatment in older persons with isolated systolic hypertension. *JAMA* 1991;265:3255–3264.

Sleight P, Redon J, Verdecchia P et al. Prognostic value of blood pressure in patients with high vascular risk in the Ongoing Telmisartan Alone and in combination with Ramipril Global Endpoint Trial study. *J Hypertens* 2009;27:1360–1369.

Smith WM. Treatment of mild hypertension. *Hypertension* 1977; 25(Suppl 1):I98–I105.

Somes GW, Pahor M, Shorr RI, et al. The role of diastolic blood pressure when treating isolated systolic hypertension. *Arch Intern Med* 1999;159:2004–2009.

Staessen JA, Fagard R, Thijs L, et al. Randomised double-blind comparison of placebo and active treatment for older patients with isolated systolic hypertension. *Lancet* 1997;350:757–764.

Staessen JA, Gasowski J, Wang JG, et al. Risks of untreated and treated isolated systolic hypertension in the elderly. *Lancet* 2000;355:865–872.

Staessen JA, Wang J-G, Thijs L. Cardiovascular protection and blood pressure reduction: A quantitative overview updated until 1 March 2003. *J Hypertens* 2003;21:1055–1076.

Staessen JA, Richart T, Birkenhager WH. Less atherosclerosis and lower blood pressure for a meaningful life perspective with more brain. *Hypertension* 2007;49:389–400.

Sterne JAC, Egger M, Smith GD. Investigating and dealing with publication and other biases in meta-analysis. *Br Med J* 2001;323:101–105.

Stewart IMG. Relation of reduction in pressure to first myocardial infarction in patients receiving treatment for severe hypertension. *Lancet* 1979;1:861–865.

Sutton-Tyrrell K, Wildman R, Newman A, et al. Extent of cardiovascular risk reduction associated with treatment of isolated systolic hypertension. *Arch Intern Med* 2003;163:2728–2731.

Swales JD. Hypertension in the political arena. *Hypertension* 2000;35:1179–1182.

Task force for the management of arterial hypertension of the European society of hypertension (ESH) and of the European society of cardiology (ESC). 2007 Guidelines for the Management of Arterial Hypertension: The Task Force for the Management of Arterial Hypertension of the European Society of Hypertension (ESH) and of the European Society of Cardiology (ESC). *J Hypertens* 2007;25:1105–1187.

Taylor AL, Ziesche S, Yancy C, et al. Combination of isosorbide dinitrate and hydralazine in blacks with heart failure. *N Engl J Med* 2004;351:2049–2057.

Teo K, Burton J, Buller C, et al. Long-term effects of cholesterol lowering and angiotensin-converting enzyme inhibition on coronary atherosclerosis. *Circulation* 2000;102:1748–1754.

Thal AP, Grage TB, Vernier RL. Function of the contralateral kidney in renal hypertension due to renal artery stenosis. *Circulation* 1963:27:36–43.

Thompson SG, Higgins JPT. Can meta-analysis help target interventions at individuals most likely to benefit? *Lancet* 2005;365:341–346.

Thune JJ, Signorovitch J, Kober L, et al. Effect of antecedent hypertension and follow-up blood pressure on outcomes after high-risk myocardial infarction. *Hypertension* 2008;51: 48–54.

Uijen AA, Bakx JC, Mokkink HG, et al. Hypertension patients participating in trials differ in many aspects from patients treated in general practices. *J Clin Epidemiol* 2007;60:330–335.

UKPDS Group. Tight blood pressure control and risk of macrovascular and microvascular complications in type 2 diabetes: UKPDS 38. *Br Med J* 1998;317:703–713.

Unal B, Critchley JA, Capewell S. Explaining the decline in coronary heart disease mortality in England and Wales between 1981 and 2000. *Circulation* 2004;109:1101–1107.

Vandenbrouke JP. When are observational studies as credible as randomized trials? *Lancet* 2004;363:1728–1731.

van Dijk EJ, Breteler MMB, Schmidt R, et al. The association between blood pressure, hypertension, and cerebral white matter lesions: Cardiovascular Determinants of Dementia study. *Hypertension* 2004;44:625–630.

Vasan RS, Larson MG, Leip EP, et al. Impact of high-normal blood pressure on the risk of cardiovascular disease. *N Engl J Med* 2001;345:1291–1297.

Veterans Administration Cooperative Study Group on Antihypertensive Agents. Effects of treatment on morbidity in hypertension. *JAMA* 1967;202:1028–1034.

Veterans Administration Cooperative Study Group on Antihypertensive Agents. Effects of treatment on morbidity in hypertension. *JAMA* 1970;213:1143–1152.

Vijan S, Hayward RA. Treatment of hypertension in type 2 diabetes mellitus: Blood pressure goals, choice of agents, and setting priorities in diabetes care. *Ann Intern Med* 2003;138:593:602.

Voko Z, Bots ML, Hofman A, et al. J-shaped relation between blood pressure and stroke in treated hypertensives. *Hypertension* 1999;34:1181–1185.

Wald NJ, Law MR. A strategy to reduce cardiovascular disease by more than 80%. *Br Med J* 2003;326:1419–1424.

Wang J-G, Staessen JA, Franklin SS, et al. Systolic and diastolic blood pressure lowering as determinants of cardiovascular outcome on antihypertensive drug treatment. *Hypertension* 2005;45:907–913.

Wang W, Lee ET, Fabsitz RR, et al. A longitudinal study of hypertension risk factors and their relation to cardiovascular disease: the Strong Heart Study. *Hypertension* 2006;47:403–409.

Wang JG, Li Y, Franklin SS, et al. Prevention of stroke and myocardial infarction by amlodipine and Angiotensin receptor blockers: a quantitative overview. *Hypertension* 2007;50:181–188.

Weiner DE, Tighiouart H, Levey AS, et al. Lowest systolic blood pressure is associated with stroke in stages 3 to 4 chronic kidney disease. *J Am Soc Nephrol* 2007;18:960–966.

WHO/ISH Writing Group. 2003 World Health Organization (WHO)/International Society of Hypertension (ISH) statement on management of hypertension. *J Hypertens* 2003;21:1983–1992.

Williams B, Poulter NR, Brown MJ, et al. British Hypertension Society guidelines for hypertension management 2004 (BHS-IV): Summary. *Br Med J* 2004a;328:634–640.

Williams B, Poulter NR, Brown MJ, et al. Guidelines for management of hypertension: Report of the fourth working party of the British Hypertension Society, 2004—BHS IV. *J Hum Hypertens* 2004b;18:139–185.

Wright JT Jr, Bakris G, Greene T, et al. Effect on blood pressure lowering and antihypertensive drug class on progression of hypertensive kidney disease: Results from the AASK trial. *JAMA* 2002;288:2421–2431.

Wright JT Jr, Harris-Haywood S, Pressel S, et al. Clinical outcomes by race in hypertensive patients with and without the metabolic syndrome: Antihypertensive and Lipid-Lowering Treatment to Prevent Heart Attack Trial (ALLHAT). *Arch Intern Med* 2008;168:207–217.

Yank V, Rennie D, Bero LA. Financial ties and concordance between results and conclusions in meta-analyses: Retrospective cohort study. *Br Med J* 2007;335:1202–1205.

Yusuf S, Pepine CJ, Garces C, et al. Effect of enalapril on myocardial infarction and unstable angina in patients with low ejection fractions. *Lancet* 1992;340:1173–1178.

Zanchetti A, Hansson L, Clement D, et al. Benefits and risks of more intensive blood pressure lowering in hypertensive patients of the HOT study with different risk profiles: Does a J-shaped curve exist in smokers? *J Hypertens* 2003;21:797–804.

Zanchetti A, Grassi G, Mancia G. When should antihypertensive drug treatment be initiated and to what levels should systolic blood pressure be lowered? A critical reappraisal. *J Hypertens* 2009;27:923–934.

Zhang H, Thijs L, Staessen JA. Blood pressure lowering for primary and secondary prevention of stroke. *Hypertension* 2006;48: 187–195.

# 6

# Tratamento da hipertensão: mudanças no estilo de vida

Agora, com o conhecimento dos benefícios e custos do tratamento anti-hipertensivo, poderemos abordar os aspectos práticos necessários para se conseguir a redução da pressão arterial. Neste capítulo serão analisadas as *Mudanças no Estilo de Vida*, que substituiu a expressão *Tratamento Não Medicamentoso*. No final do capítulo faremos alguns comentários sobre várias outras terapias que não se baseiam em mudanças no estilo de vida. O próximo capítulo abordará o uso de medicamentos.

## AMBIENTE PARA MUDANÇAS NO ESTILO DE VIDA

As recomendações de mudança no estilo de vida têm a finalidade de auxiliar o tratamento da hipertensão com base em todas as diretrizes atuais publicadas por comitês de especialistas (*Canadian Hypertension Society*, 2008; Chobanian et al., 2003; *Task Force*, 2007; Williams et al., 2004). Tomando-se como base a lista apresentada na Tabela 6.1, as recomendações são virtualmente idênticas, excetuando-se o consumo mais liberal de álcool nas orientações europeias, canadenses e britânicas e uma indicação mais específica no relatório do JNC-7 sobre o aumento no consumo de frutas e legumes e a redução na ingestão de gorduras preconizado na dieta DASH (D*ietary Approaches to Stop Hypertension*/Abordagens Dietéticas para Eliminar a Hipertensão) (Tabela 6.2) (Chobanian et al., 2003).

### Potencial preventivo

As mudanças no estilo vida também podem evitar a incidência de hipertensão (Whelton et al.,

**Tabela 6.1**
**Terapia do estilo de vida para reduzir a possibilidade de tornar-se hipertenso e para reduzir a pressão arterial e o risco de complicações cardiovasculares relacionadas à pressão arterial em pacientes hipertensos**

Dieta saudável: rica em frutas frescas e legumes, produtos lácteos com baixo teor de gordura, fibras dietéticas e solúveis, grãos integrais e proteínas vegetais; baixa em gorduras saturadas, colesterol e sal.

Atividade física regular: 30 a 60 minutos de exercícios físicos de intensidade moderada, de 4 a 7 dias por semana.

Consumo de álcool com moderação: ($\leq$ 2 doses-padrão por dia e < 14 doses-padrão por semana para homens e < 9 doses-padrão por semana para mulheres).

Atingir e manter o peso corporal ideal (IMC entre 18,5 e 24,9 kg/m$^2$).

Circunferência da cintura < 102 cm (homens) e 88 cm (mulheres).

Redução na ingestão de sódio < 100 mmol/dia.

Ambiente livre de tabaco.

2002). Além das evidências de seu potencial preventivo ainda serem fragmentadas, não há provas de que, individualmente ou em conjunto, essas mudanças poderão reduzir a morbidade e a mortalidade induzidas pela hipertensão. Entretanto, são incontestáveis as evidências de que conseguirão baixar a pressão arterial e reduzir outros fatores importantes de risco cardiovascular (Elmer et al., 2006).

Os benefícios do estilo de vida que segue as características apresentadas na Tabela 6.1 foram amplamente demonstrados em grandes populações observadas durante longos períodos. Os exemplos incluem taxas de mortalidade 25% mais baixas em pacientes que seguem rigorosamente a dieta do Mediterrâneo, em comparação com adultos gregos que não fazem esse tipo de dieta (Trichopoulou et al., 2003) e taxas de mortalidade 50% mais baixas em europeus na faixa etária de 70 a 90 anos, fisicamente ativos, que tomam bebidas alcoólicas moderadamente e não fumam (Knoops et al., 2004). Outro exemplo é a expectativa de vida de 7 a 10 anos mais longa em seguidores da igreja Adventista do Sétimo Dia que aderem a um estilo de vida mais saudável (Fraser & Shavlik; 2001). Mais um exemplo é a baixa incidência entre profissionais da saúde e enfermeiras que não fumam, não são obesos, fazem exercícios regularmente e consomem quantidades moderadas de álcool (Chiuve et al., 2008).

As evidências de prevenção do diabetes por meio de mudanças no estilo de vida são ainda mais fortes (Lindstrom et al., 2006). Durante um período de 20 anos, os chineses que, inicialmente, tinham tolerância anormal à glicose, perderam peso, ingeriam mais legumes, beberam menos álcool e fizeram mais exercícios, apresentaram uma queda de 43% no início do diabetes (Li et al., 2008).

Não há dúvidas de que o estilo de vida prejudicial à saúde das pessoas que vivem na maioria das sociedades desenvolvidas contribui para a alta incidência de hipertensão, diabetes e doença cardiovascular (Mente et al., 2009). Como foi observado no relatório do JNC-7 (Chobanian et al., 2003):

> Cento e vinte milhões de norte-americanos estão acima do peso ou são obesos. O consumo médio de sódio é de aproximadamente 4.100 mg/dia para homens e 2.750 mg/dia para mulheres, sendo que 75% são provenientes de alimentos industrializados. Menos de 20% de norte-americanos fazem atividade física regu-

### Tabela 6.2
### Dieta DASH

| Grupo de alimentos | Porção diária | Exemplos e comentários |
|---|---|---|
| Grãos | 7-8 | Pão de trigo integral, aveia em flocos, pipoca. |
| Legumes | 4-5 | Tomate, batata, cenoura, feijão, ervilha, abóbora, espinafre. |
| Frutas | 4-5 | Damasco, banana, uva, laranja, toranja (*grapefruit*), melão. |
| Laticínios com baixo teor de gordura ou sem gordura | 2-3 | Leite sem gordura (desnatado) ou com baixo teor de gordura (1%), iogurte desnatado ou com baixo teor de gordura, queijo desnatado ou com baixo teor de gordura. |
| Carne, carne de aves, peixe | ≤ 2 | Selecionar apenas carnes magras e retirar a gordura; usar carne grelhada, assada ou cozida; não ingerir frituras; retirar a pele da carne de aves. |
| Nozes, sementes, feijões secos | 4-5/semana | Amêndoas, amendoim, castanha, semente de girassol, soja, lentilha. |
| Gorduras e óleos | 2-3 | Margarinas suaves (*light*), maionese com baixo teor de gordura, óleo vegetal (oliva, milho, canola, cártamo). |
| Doces | 5/semana | Xarope (*Maple syrup*), açúcar, geleia, compotas, balas, sorvete |

lar e menos de 25% consomem diariamente cinco ou mais porções de frutas e legumes.

Levando-se em consideração que o risco de desenvolver hipertensão ao longo da vida é muito alto, é imprescindível planejar estratégias de saúde pública que complementem as estratégias de tratamentos anti-hipertensivos. Para evitar a elevação dos níveis de pressão arterial é necessário introduzir medidas de prevenção primária para reduzir ou minimizar os fatores causadores na população, particularmente em indivíduos com pré-hipertensão. As abordagens populacionais que diminuem os níveis de pressão arterial na população em geral, mesmo que em quantidades modestas, têm potencial para reduzir substancialmente a morbidade e a mortalidade ou, pelo menos, de postergar o início da hipertensão.

As barreiras para prevenção incluem normas culturais: atenção insuficiente para a educação relacionada à saúde por profissionais de assistência médica; falta de reembolso pela prestação de serviços de educação relacionada à saúde; falta de acesso aos locais de prática de atividade física; maiores porções de refeições em restaurantes; impossibilidade de escolha de alimentos saudáveis na maioria das escolas, locais de trabalho e restaurantes; falta de programas de exercícios nas escolas; adição de grandes quantidades de sódio nos alimentos pelas indústrias alimentícias e restaurantes; e custo mais elevado de produtos alimentícios com baixo teor de sódio e com menor teor calórico. A superação dessas barreiras exige aplicação de abordagens multidisciplinares direcionadas não apenas para as populações de alto risco, mas também para as comunidades, escolas, locais de trabalho e para a indústria alimentícia.

Obviamente, a remoção dessas barreiras será muito difícil e exigirá grandes mudanças ambientais que demandam vontade política e financiamento governamental que, infelizmente, não existem. Enquanto isso, foram feitas tentativas menores e mais focalizadas para documentar a capacidade de as mudanças no estilo de vida postergarem – ou mesmo evitarem – o desenvolvimento de hipertensão. De acordo com o resumo apresentado na Tabela 6.3, três estudos preventivos bem controlados a longo prazo, envolvendo indivíduos com pressão arterial normal alta, mostraram que mudanças no estilo de vida, individuais e combinadas, baixam a pressão arterial e diminuem a incidência de hipertensão (*Hypertension Prevention Trial Research Group*, 1990; Stamler et al., 1989; *Trials of Hypertension Prevention Collaborative Research Group*, 1992, 1997).

Os efeitos de mudanças múltiplas no estilo de vida também foram analisados em dois grupos de pacientes com pressões arteriais um pouco mais elevadas. O *Trial of Nonpharmacologic Interventions in the Elderly* (TONE) inscreveu 975 homens e mulheres na faixa etária de 60 a 80 anos cuja hipertensão foi controlada com um medicamento anti-hipertensivo (Whelton et al., 1998). Esses pacientes foram alocados aleatoria-

### Tabela 6.3
**Estudos de mudanças no estilo de vida na incidência de hipertensão**

| Estudo (referência) | Nº de participantes | Duração (anos) | Perda de peso (kg) | Redução na incidência (%) |
|---|---|---|---|---|
| Estudo de prevenção primária (Stamler et al., 1989) | 201 | 5 | 2,7 | 54 |
| Estudo de prevenção de hipertensão (*Hypertension Prevention Trial Research Group*; 1990) | 252 | 3 | 1,6 | 23 |
| Estudos de prevenção de hipertensão I (*Trials of Hypertension Prevention Collaborative Research Group*, 1992) | 564 | 1,5 | 3,9 | 51 |
| II (*Trials of Hypertension Prevention Collaborative Research Group*, 1997) | 595 | 4,0 | 1,9 | 21 |

mente para redução na ingestão de sódio, perda de peso, ambos ou nenhuma intervenção (i.e., cuidados habituais). A medicação anti-hipertensiva foi retirada depois de três meses. Durante os 30 meses que se seguiram, a proporção de pacientes que permaneceu normotensa sem medicamentos anti-hipertensivos foi de apenas 16% nos casos de cuidados habituais, de mais de 35% em pacientes com uma das duas intervenções, e de 43,6% naqueles com ambas as intervenções (Figura 6.1). Esses efeitos expressivos foram conseguidos com quantidades relativamente pequenas na redução do consumo de sódio dietético (média de 40 mmol por dia) ou na redução de peso (média de 4,7 kg).

Outro estudo envolveu 412 adultos com idade média de 48 anos cuja pressão arterial sistólica variava entre 120 e 159 mmHg e diastólica entre 80 e 95 mmHg (Sacks et al., 2001). Esses pacientes receberam aleatoriamente 1 entre 2 dietas preparadas previamente, uma dieta norte-americana típica (grupo-controle) e outra composta de mais frutas, legumes e laticínios com baixo teor de gorduras (*Dietary Approaches to Stop Hypertension* [dieta DASH apresentada na Tabela 6.2]). Além disso, os participantes receberam aleatoriamente 1 entre 3 níveis de ingestão de sódio: alto (150 mmol por dia), intermediário (100 mmol por dia) ou baixo (50 mmol por dia).

Cada dieta foi consumida durante 30 dias consecutivos sem perda de peso. A Figura 6.2 mostra quedas significativas na pressão arterial sistólica (PAS) observadas com a dieta DASH em qualquer nível de consumo de sódio, em comparação com a dieta-controle, e quedas significativas na PAS com consumos progressivamente mais baixos de sódio em ambas as dietas. Os efeitos foram observados em normotensos e hipertensos, homens e mulheres e negros e

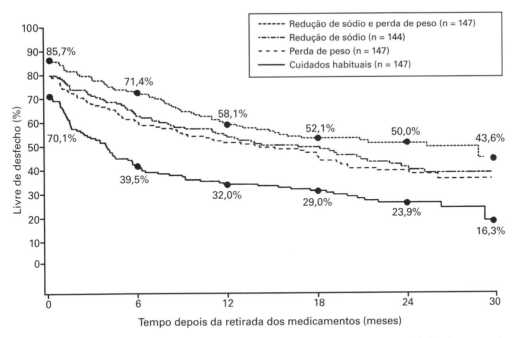

**FIGURA 6.1** Percentuais dos 144 participantes designados para reduzir o consumo de sódio, dos 147 designados para perda de peso, dos 147 designados para uma combinação de redução no consumo de sódio e perda de peso, e dos 147 designados para cuidados habituais (sem nenhuma intervenção no estilo de vida) que permaneceram sem incidência de eventos cardiovasculares e de pressão arterial elevada, para os quais não foi prescrito nenhum agente anti-hipertensivo durante o período de acompanhamento. (Modificada de Whelton PK, Appel LJ, Espeland MA et al. *Sodium reduction and weight loss in the treatment of hypertension in older persons. JAMA* 1998;279:839-846.)

brancos, e foram acompanhados de quedas na pressão arterial diastólica (PAD). Por mais impressionantes que sejam esses resultados, eles não são aplicáveis no mundo "real" porque foram obtidos em um estudo a curto prazo com controle extremamente rígido. O estudo PREMIER apresentou uma visão mais realista do que a expectativa geral, no qual os participantes foram alocados para a dieta DASH, mas cada um preparava suas próprias refeições (Elmer et al., 2006). Sem causar nenhuma surpresa, ao final de 18 meses, nem a extensão da alteração dietética nem a redução da pressão arterial foi tão significativa como no estudo DASH original. A queda adicional na pressão arterial foi de −1,1/-0,9 mmHg, em comparação com o grupo que recebeu apenas orientação.

Por mais racional que a mudança no estilo de vida possa ser, seja para tratamento ou prevenção de hipertensão, seu valor deve ser colocado em perspectiva. Como observou Pickering (2004):

Levando-se em consideração que os profissionais da assistência médica possuem recursos limitados para melhorar o controle da hipertensão, o mais apropriado seria focalizar a intervenção que apresenta maiores chances de sucesso; há poucas dúvidas de que o tratamento medicamentoso é o grande vencedor. Essa conclusão não tem a intenção de negar a importância das mudanças no estilo de vida como a dieta DASH e, certamente, os pacientes devem ser incentivados a adotá-las, mas considerando que a medicina comportamental está em evolução, clínicos necessitam encontrar métodos mais custo-efetivos para instituir e manter as alterações comportamentais. Enquanto isso, os médicos ainda terão de utilizar os blocos de receita médica.

## Proteção contra doenças cardiovasculares

Talvez nunca seja esclarecida a dúvida maior, ou seja, se essas mudanças no estilo de vida real-

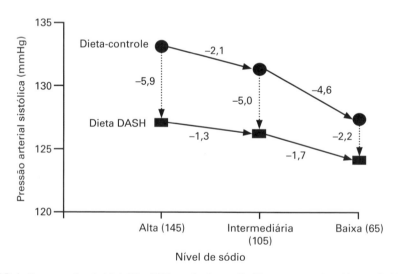

**FIGURA 6.2** Redução na pressão arterial sistólica (PAS) por abordagens dietéticas para controlar a hipertensão (dieta [DASH]) e consumo reduzido de sódio. A PAS média se refere à dieta para controlar a ingestão elevada de sódio. Os três níveis dietéticos de sódio são expressos em termos de milimoles por dia. As linhas contínuas indicam alterações na PA para vários níveis de sódio e as setas com linhas pontilhadas indicam as diferenças médias na PA entre as duas dietas em cada nível de consumo de sódio. A ordem em que os participantes recebiam os níveis de sódio era aleatória com desenho cruzado. Houve uma diferença significativa na PAS entre as fases de alto e de baixo consumo de sódio na dieta-controle (média= −6,7 mmHg) e na dieta DASH (média= −3,0 mmHg). (Modificada de Sacks FM, Svetkey LP, Vollmer WM, et al. *Effects on blood pressure of reduced dietary sodium and the dietary approaches to stop hypertension [DASH] diet. N Eng J Med* 2001;344:3-10.)

mente diminuem a morbidade e a mortalidade em pacientes hipertensos. O Capítulo 5 apresenta uma descrição sobre a dificuldade para demonstrar esse tipo de proteção nos vários estudos terapêuticos que utilizam medicamentos anti-hipertensivos mais potentes. Provavelmente não haja nenhum caminho para comprovar a eficácia das mudanças no estilo de vida, que são menos potentes e mais difíceis de monitorar que os tratamentos medicamentosos (Nicolson et al., 2004). As mudanças no estilo de vida devem ser aceitas com base na evidência de que poderão baixar a pressão arterial e outros fatores de risco, em particular o diabetes (Unger; 2008), sem riscos e com uma chance razoável de adoção pela maioria dos pacientes.

## Problemas das terapias individuais

Enquanto não há nenhuma dúvida de que mudanças múltiplas no estilo de vida poderão baixar a pressão arterial, como foi amplamente demonstrado em estudos controlados, há outra questão que precisa ser reconhecida – a despeito de seus esforços, os profissionais que cuidam de pacientes individuais podem encontrar bem menos benefícios (Christian et al., 2008; Folsom et al., 2007). Somente efeitos mínimos podem ser conseguidos mesmo com orientações repetidas (Kastarinen et al., 2002) ou com outras intervenções (Little et al., 2004) como foi observado no estudo PREMIER (Elmer et al., 2006).

Está suficientemente claro que, para a maioria das pessoas, as mudanças no estilo de vida podem ocorrer apenas a partir de mudanças sociais. A despeito da comprovação de que o tabaco mata, foi necessário o ataque financeiro massivo de um processo judicial para convencer os fabricantes a reduzir a promoção de seu veneno nos Estados Unidos, resultando em uma expressiva redução no tabagismo entre a população norte-americana.

Um início promissor da ação governamental para diminuir o consumo de sódio ocorreu no Reino Unido como resultado de uma campanha contínua conduzida por Graham MacGregor, um médico obstinado. Nos Estados Unidos, o *Center for Science in the Public Interest* é o defensor mais expressivo de uma ação governamental.

A seguir, analisaremos os efeitos da mudança no estilo de vida individual para o controle da hipertensão, com o reconhecimento de que somente alterações sociais significativas levarão a modificações no estilo de vida.

## EVITAR O CONSUMO DE TABACO

Deixar de fumar é a maneira imediata mais efetiva de reduzir riscos cardiovasculares (Asaria et al., 2007). Entretanto, de maneira geral, acredita-se que não haja um efeito sobre a pressão arterial (PA) envolvido nesse tipo de redução de risco tendo em vista que fumantes crônicos, têm PA mais baixa que não fumantes (Mikkelsen et al., 1997), provavelmente porque pesam menos que os não fumantes. Na realidade, talvez o papel de um efeito pressor do tabagismo não tenha sido percebido por causa da prática quase universal de os fumantes se absterem de fumar durante algum tempo antes da medição da pressão arterial, usualmente porque é proibido fumar nas instalações médicas. Portanto, o efeito pressor imediato, significativo e repetitivo do tabagismo não foi percebido levando-se em consideração que dura apenas por um período que varia de 15 a 30 minutos depois de cada cigarro. O efeito pressor mais importante do tabagismo foi reconhecido apenas com monitoramento ambulatorial da pressão arterial (Oncken et al., 2001). O uso de tabaco sem fumaça e de charutos, se sua fumaça for inalada, também aumenta o risco de infarto do miocárdio (Teo et al., 2006). Infelizmente, na medida em que caiu o uso de cigarros, o uso de outros produtos derivados do tabaco aumentou (Connolly & Alpert; 2008).

O tabagismo aumenta a rigidez arterial (Jatoi et al., 2007) e mesmo o tabagismo passivo diminui a síntese do óxido nítrico (ON) (Argacha et al., 2008). Provavelmente, esse fato esteja envolvido na maior incidência de hipertensão em pessoas na meia-idade (Halperin et al., 2008).

Portanto, torna-se necessário orientar inequívoca e repetidamente os hipertensos que usam tabaco a deixar de fumar e dar assistência para que isso ocorra (Burke et al., 2008b). A terapia de substituição da nicotina pode ajudar mesmo que cause estimulação simpática (Hatsukami et al., 2008). A vareniclina (Chantix), agonista da nicotina, é superior à terapia de substituição da nicotina tanto para aliviar os sintomas da abstinência como para bloquear o desejo de continuar fumando (Burke et al., 2008b). Se o paciente continuar fumando, qualquer medicamento anti-hipertensivo, exceto os β-bloqueadores não seletivos, pode atenuar elevações na pressão arterial induzidas pelo tabagismo (Pardell et al., 1998).

## REDUÇÃO DE PESO

A maior parte dos norte-americanos, cerca de 80% de mulheres afro-americanas, tem excesso de peso definido como IMC acima de 25, e 30% são obesos definidos como IMC acima de 30 (Burke et al., 2008a). A característica da vida moderna, com mais ingestão calórica e menos atividade física, gera mais obesidade que, nos dias atuais, é uma epidemia mundial (Romero-Corral et al., 2006), particularmente em crianças (Ogden et al., 2008). Qualquer grau de ganho de peso, mesmo em níveis que não sejam definidos como excesso de peso, está associado a um aumento na incidência de hipertensão (Redón et al., 2008) e, ainda mais assustador, de diabetes tipo 2. Índices de massa corporal acima de 30 são preditores significativos de hipertensão incidente (Parikh et al., 2008). Como descrevemos mais completamente no Capítulo 3, o efeito hipertensivo do ganho de peso está principalmente relacionado ao aumento na quantidade de gordura visceral abdominal (Orr et al., 2008), acompanhado de alteração na função endotelial (Pierce et al., 2008).

Apesar de uma consciência maior sobre o problema, os hábitos alimentares entre adultos norte-americanos hipertensos continuam se agravando (Mellen et al., 2008). Levando-se em consideração que perdas significativas de peso são muito difíceis para a maioria das pessoas obesas, os médicos, os pacientes e a sociedade em geral devem participar mais para evitar ganhos de peso, particularmente entre crianças (Ebbeling et al., 2002), nas quais a obesidade e a síndrome metabólica estão avançando de forma muito rápida (Ogden et al., 2008). Infelizmente, mesmo com o programa estruturado para aplicação em crianças de 7 a 11 anos, o peso continuou a aumentar quando o programa foi desativado (James et al., 2007). Uma vez mais, cabe ressaltar que são necessárias mudanças sociais para interromper a epidemia.

### Dados clínicos

Com base na análise de toda a literatura disponível até março de 2007, Horvath e colaboradores (2008) conseguiram identificar apenas 15 estudos sobre o efeito na pressão arterial de pessoas hipertensas causado pela perda de peso, por meio de dietas ou de tratamento medicamentoso, que atendiam os critérios para realização de estudos controlados randomizados (ECRs) em que os pacientes foram acompanhados durante pelo menos 24 semanas (Tabela 6.4). Esses 15 estudos correspondem à depuração de 5.285 artigos sobre perda de peso que foram encontrados, indicando que há poucos dados confiáveis à disposição. Observem que, a despeito de seu crescimento rápido, a cirurgia bariátrica não teve nenhum estudo controlado válido. Em um estudo retrospectivo de 180 pacientes que haviam tido *bypass* gástrico, em comparação com 157 pacientes tratados sem cirurgia, o grupo cirúrgico apresentou uma queda maior de -7/-6 mmHg na pressão arterial depois de um período médio de acompanhamento de 3,4 anos (Batsis et al., 2008).

Os dados podem ser considerados positivos, como entendem Harsha e Bray (2008), tendo em vista que uma queda de 6/3 mmHg por meio de dieta é cerca da metade da queda observada com a administração de medicamentos anti-hipertensivos e, se esses dados fossem aplicados na população hipertensa total, poderiam diminuir a morbidade e a mortalidade cardiovascular. Entretanto, Mark (2008) tem uma visão negativa com base no seguinte argumento:

> ... há questões sobre o pragmatismo de mudanças amplas no estilo de vida a longo prazo

### Tabela 6.4
### Efeitos a longo prazo das intervenções para redução de peso em pacientes hipertensos

|  | Nº de ECRs | Nº de participantes | Alteração na PAS (mmHg) | Alteração na PAD (mmHg) | Alteração no peso corporal (kg) |
|---|---|---|---|---|---|
| Dieta | 7 | 1.632 | -6,3 | -3,4 | -4,14 |
| Orlistat | 4 | 1.023 | -2,5 | -1,7 | -3,74 |
| Sibutramina | 4 | 360 | – | +3,2 | -3,72 |
| Intervenções invasivas | 0 | – | – | – | – |

Com base em dados de Horvath K, Jeitier K, Siering U et al. *Long term effects of weight reducing interventions in hypertensive patients: Systematic review and meta-analysis*. Arch Intern Med 2008;168(6):571-580.

no "mundo real". Além disso, embora perdas modestas de peso produzam reduções precoces na pressão arterial, as reduções pressóricas de longo prazo são menos expressivas do que as de curto prazo. Uma pedra a mais no sapato da ideia de que perda de peso é a resposta para hipertensão na obesidade é a seguinte: em pacientes que fazem cirurgia bariátrica para obesidade mórbida, embora ocorra uma queda inicial, a pressão arterial retorna para os níveis de controle depois de 6 a 8 anos, a despeito de reduções substanciais e sustentadas no peso corporal. Resumindo, as reduções crônicas na pressão arterial durante as dietas e perdas de peso não são tão sustentadas ou pronunciadas como geralmente se presume.

A conclusão pessimista de Mark (2008) é amenizada pelo argumento de que, como a obesidade é uma condição "genética neurobiológica", pode ser necessário administrar uma combinação de medicamentos durante toda a vida para que possa ser controlada, situação análoga à do diabetes melito tipo 2. Obviamente, não há nenhum valor em programas dietéticos intensivos de curto prazo que oferecem alívio instantâneo, mas quase sempre resultam em frustração posterior e, com frequência, são seguidos de ganhos de peso acima dos níveis anteriores aos da dieta.

Para ter certeza, algumas pessoas hipertensas com excesso de peso podem se beneficiar da dieta e dos medicamentos atualmente disponíveis no mercado. Talvez o melhor exemplo seja o estudo *Trials of Hypertension Prevention II* (Stevens et al., 2001), no qual 595 indivíduos moderadamente obesos (10 a 65% acima do peso ideal) com pressão arterial normal alta (pressões arteriais diastólicas variando entre 83 a 89 mmHg) foram inscritos em um programa intensivo de perda de peso e, em seguida, comparados com outros 596 indivíduos que foram simplesmente observados. Durante o período de três anos de acompanhamento, apenas 13% dos participantes ativos foram capazes de manter uma perda substancial de peso de 4,5 kg ou mais, porém, como mostra a Figura 6.3, aqueles indivíduos tiveram uma queda significativa na pressão arterial e um risco relativo 65% mais baixo para o início de hipertensão em comparação com o grupo-controle. Mesmo os indivíduos que não apresentaram perda de peso sustentada (i.e., o grupo de recidiva) tiveram um risco 25% mais baixo de desenvolver hipertensão no final do período de três anos.

### Recomendações

Para iniciar, é imprescindível medir a circunferência da cintura juntamente com o índice de massa corporal (Nyamdorj et al., 2008). Os pacientes devem ser orientados a fazer uma dieta de baixa caloria bem estruturada, na linha do programa Vigilantes do Peso (Tsai & Wadden; 2005), e evitar dietas "intensivas" e a última "moda" que estiver sendo divulgada no momento. Os benefícios da orientação dietética e das terapias comportamentais são limitados (Svetkey et al., 2008). A capacidade de perda de peso é bastante intensificada nas situações em que for acompanhada de programas regulares de atividades físicas (Jakicic et al., 2008). É necessário fazer exercícios relativamente vigorosos para superar a taxa metabólica em repouso que ocorre durante as dietas. Uma média de 275 minutos (4,5 horas) de exercícios moderados por semana é imprescindível para evitar ganhos de peso depois de perdas de peso bem sucedidas (Jakicic et al., 2008).

Como podemos observar na Tabela 6.4, entre as terapias medicamentosas atualmente disponíveis, o orlistat não eleva a pressão arterial. A sibutramina diminui a atividade simpática central, mas aumenta a atividade periférica, de forma que seu efeito sobre a pressão arterial está relacionado ao nível basal da atividade nervosa periférica: indivíduos com níveis elevados, medidos como atividade nervosa simpática muscular, tendem a não apresentar alterações ou quedas na pressão arterial; aqueles com níveis baixos tendem a apresentar elevações na pressão arterial (Heusser et al., 2007)

O uso da cirurgia bariátrica está crescendo cada vez mais, com perdas significativas de peso em mais de 90% de casos (Sjöström et al., 2007), em face do sucesso extremamente limitado dos regimes médicos utilizados por pacientes com obesidade acentuada. Infelizmente, como observamos no Capítulo 3, em geral, as reduções iniciais modestas na pressão arterial não são sustentadas (Sjöström et al., 2004).

Portanto, somos forçados a conviver com uma epidemia de crescimento rápido que traz vários danos, alguns relacionados à hipertensão e que, aparentemente, são incontroláveis. Talvez, a exemplo do que ocorreu com o tabaco, a cura exija uma ação judicial, conforme observou Gostin (2007):

> A despeito dos incontestáveis riscos políticos, os órgãos de saúde pública deveriam exigir a

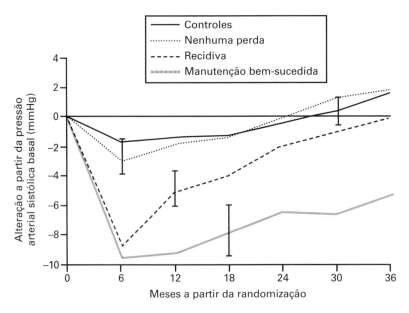

**FIGURA 6.3** Alterações a longo prazo no peso e na pressão arterial sistólica (PAS). Os dados foram ajustados por idade, etnia e gênero de acordo com os padrões de alteração de peso. Os controles de tratamento normal não foram alocados para intervenção. Pacientes com manutenção de peso bem-sucedida foram definidos como aqueles que perderam 4,0 kg ou mais durante seis meses e mantiveram pelo menos 4,5 kg de perda de peso em 36 meses. Participantes com recidiva foram aqueles que perderam pelo menos 4,5 kg em seis meses, mas cuja perda de peso em 36 meses foi menos de 2,5 kg. Os participantes registrados como nenhuma alteração de peso tiveram perda de peso de 2,5 kg ou menos em 6 e 36 meses. As barras de erro representam 95% de intervalo de confiança. (Modificada de Stevens VJ, Obarzanek E, Cook NR, et al. *Long-term weight loss and changes in blood pressure: Results of the Trials of Hypertension Prevention, pahse II. Ann Intern Med* 2001;134:1-11.)

adoção de medidas intensas para controlar a obesidade? Talvez mesmo banindo alimentos prejudiciais? As justificativas são as altas taxas epidêmicas de excesso de peso e de obesidade, a prevenção de morbidade e de mortalidade e as violentas disparidades na saúde de acordo com a raça e o *status* socioeconômico. Se os problemas estivessem relacionados a patógenos, a tabaco ou a tintas à base de chumbo, a grande maioria daria suporte a medidas agressivas para proteger indivíduos inocentes dos riscos criados por outros indivíduos. Porém, os alimentos confortáveis também ocultam muitos perigos – é difícil dizer se estão carregados de gordura e, em caso positivo, que tipo de gordura. Embora o público não goste de paternalismo, vale a pena pelo menos considerar se uma abordagem dessa natureza seria justificável para regulamentar danos que, aparentemente, são autoimpostos, mas que estão profundamente enraizados na sociedade e estão difundidos para todo o público.

## REDUÇÃO NO CONSUMO DE SÓDIO DIETÉTICO

### Histórico

Nenhum alimento em seu estado natural possui alto teor de sódio. Originalmente, a finalidade da adição de sal era preservar alimentos que poderiam se deteriorar sem refrigeração. Embora os lactentes prefiram líquidos menos salgados, a presença de quantidades cada vez maiores de sal em virtualmente todos os alimentos processados leva a uma preferência adquirida muito rapidamente. Os fabricantes de produtos alimentícios conseguem aumentar o volume de seus produtos com a água retida pelo sal. Os apreciadores de refrigerantes e de cerveja são induzidos a consumir mais líquido para matar a sede provocada pelo sal e condimentos.

Excetuando-se alguns consultores bem remunerados da indústria do sal, sob a liderança de M. Alderman (Alderman, 2008; Cohen et al., 2008), reduções moderadas no consumo de sódio dietético são defendidas por especialistas individuais, por relatórios de diretrizes nacionais e internacionais, por órgãos da saúde pública e por organizações médicas, incluindo a *American Medical Association* (Havas et al., 2007). Infelizmente, os únicos documentos norte-americanos oficiais que impedem a ocorrência dessa mudança social tão desejada são as normas da *U.S. Food and Drug Administration* que continuam a designar o sal como "ingrediente reconhecido como seguro (GRAS)", permitindo, portanto, que a indústria alimentícia adicione a quantidade de sal que desejar e gere 77% do consumo individual de sódio nos Estados Unidos. Ao contrário de outros países que iniciaram abordagens sobre temas relacionados ao consumo de sódio dietético, os Estados Unidos se recusam a fazer o mesmo, apesar de apresentações sucessivas de evidências científicas sólidas do papel patogênico desempenhado pelo excesso de sódio e dos benefícios da redução moderada na ingestão desse produto. Em sua análise sobre o tema, Dickinson e Havas (2007) estimam que, "nos Estados Unidos, uma redução moderada no consumo de sódio poderia evitar pelo menos 150.000 mortes por ano".

A restrição rígida ao consumo de sódio dietético foi uma das primeiras terapias eficazes para tratamento de hipertensão (Kempner; 1948). Entretanto, no final de década de 1950, depois que as tiazidas foram introduzidas no mercado, e ficou comprovado que seu modo de ação envolvia um estado discreto de depleção de sódio, tanto médicos como pacientes passaram a adotar avidamente essa forma de terapia no lugar da redução na ingestão de sódio dietético. Ao descartarem as restrições rígidas ao consumo de sal os médicos ignoraram os benefícios da redução modesta de seu efeito anti-hipertensivo inerente e de seu potencial para diminuir a perda de potássio induzida pelos diuréticos.

Essa mesma designação mal orientada permite a adição de grandes quantidades de sal em medicamentos sem que sua presença seja indicada e exigida nos rótulos. No Reino Unido, um comprimido de 325 mg de acetaminofeno tem quase 1.000 mg de sódio (Jarrett; 2008), porém o Tylenol comercializado nos Estados Unidos tem menos de 1 mg por comprimido.

## Evidências de efeitos anti-hipertensivos

Ficou comprovado que a redução moderada no consumo de sódio até um nível de 2,4 g por dia (6 g de NaCl por dia, 100 mmol por dia) tem um efeito anti-hipertensivo moderado – porém substancial – e um possível efeito preventivo. Algumas análises mostraram quedas significativas na pressão arterial, maiores em hipertensos do que em normotensos, e estão correlacionadas com o grau de redução no consumo de sódio (He & MacGregor; 2003) (Figura 6.4). Uma dessas análises se restringiu a 26 estudos que tiveram duração de quatro semanas ou mais, embora resultados muito semelhantes tenham sido encontrados em outra análise de 40 estudos com duração de apenas duas semanas ou mais (Geleijnse et al., 2003) (Tabela 6.5). Essas duas metanálises relataram uma redução média na excreção diária de sódio de cerca de 75 mmol por dia. Entretanto, a terceira metanálise, feita por Hooper e colaboradores (2002), restringiu-se a estudos com seis meses de dura-

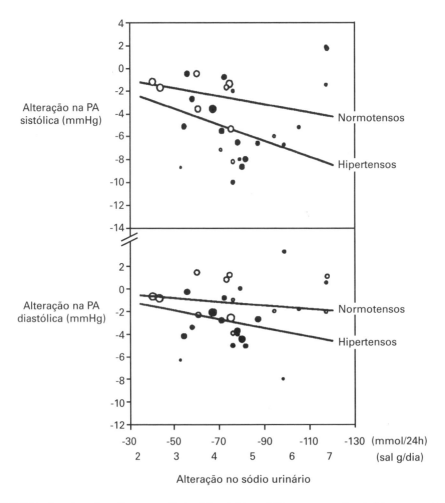

**FIGURA 6.4** Relação entre a alteração na excreção de sódio urinário em 24 horas e a pressão arterial em uma metanálise de 26 estudos. **Círculos abertos:** normotensos. **Círculos escuros:** hipertensos. A inclinação é ponderada pelo inverso da variância da alteração da pressão arterial. O tamanho de cada círculo é proporcional ao peso do estudo. (Modificada de He FJ, MacGregor GA. *How far should salt intake be reduced? Hypertension* 2003;42:1093-1099.),

### Tabela 6.5
**Metanálise de estudos de redução no consumo de sódio dietético**

| Referência | Nº de estudos | Duração | Redução na excreção de sódio de 24 horas (mmol) | Redução na PA Normotensos sist/dias | Redução na PA Hipertensos sist/dias |
|---|---|---|---|---|---|
| Geleijnse et al., (2003) | 40 | > 2 semanas | -77 | -1,3/-1,1 | -5,2/-3,7 |
| He e MacGregor (2003) | 26 | > 4 semanas | -78 | -2,0/-1,0 | -5,0/-2,7 |
| Hooper et al., (2002) | 7 | 6-12 meses | -49 | -2,5/-1,2 | |
| | 4 | 13-60 meses | -35 | -1,1/-0,6 | |

ção ou mais e a alguns com cinco anos. Obviamente, nesses poucos estudos o grau de redução sustentada no consumo de sódio foi menor e o grau de queda na pressão arterial foi consideravelmente menor. Esses dados ressaltam o problema de ações individuais para reduzir a ingestão de sódio. Ao discutir seus resultados, Hooper e colaboradores (2002) fazem o seguinte comentário:

> Aparentemente, apesar do grande incentivo e apoio aos estudos incluídos nesta revisão, a redução do consumo de sal diminui ao longo do tempo. No atendimento rotineiro de cuidados primários a intervenção provavelmente seja menos intensa e, portanto, de impacto mais limitado.

A despeito da sensatez dessa conclusão, o mesmo argumento poderá ser usado em tentativas de convencer as pessoas obesas a perder peso ou fumantes viciados a deixar de fumar: vale a pena perseguir as metas, embora a maior parte dos bons conselhos não seja aceita de imediato.

Essa provável incapacidade de manter redução suficiente no consumo de sódio dietético para atingir efeitos significativos sobre a pressão arterial em períodos mais longos de tempo levou a um esforço planejado para convencer os fabricantes de produtos alimentícios a reduzir a quantidade de sódio adicionada em alimentos e bebidas processadas, fonte de cerca de três quartos do consumo atual de sódio (Dickinson & Havas; 2007). Enquanto isso, os pacientes devem ser orientados a ler o rótulo dos produtos processados, evitando aqueles com mais de 300 mg por porção. Além disso, vários livros e *websites,* como o da *American Heart Association* dão orientações e receitas de dietas com teor mais baixo de sódio.

## Mecanismos do efeito anti-hipertensivo

Apesar de um número considerável de pesquisas, ainda não foram caracterizados os mecanismos pelos quais o consumo excessivo de sódio eleva a pressão arterial nem os mecanismos pelos quais uma restrição moderada na ingestão de sódio baixa a pressão arterial. Entretanto, é possível melhorar a estrutura e a função do coração e dos rins depois de um período de redução moderada e prolongada no consumo de sódio: a hipertrofia ventricular esquerda diminui (Messerli et al., 1997) e a hiperfiltração glomerular e a proteinúria são reduzidas (Weir; 2004).

A queda na pressão arterial tende a ser maior em indivíduos com níveis mais baixos de renina plasmática e níveis mais elevados do peptídeo natriurético atrial (Melander et al., 2007). A sensibilidade da pressão arterial ao sódio tende a se intensificar em hipertensos, em negros e em pessoas mais velhas, em associação com níveis mais baixos de renina, de forma que esses pacientes tendem a responder melhor à redução no consumo de sódio (Vollmer et al., 2001; Weinberger, 1996).

### *Sensibilidade ao sódio*

Conforme detalhamos no Capítulo 3, há uma variação nas respostas das pressões arteriais das pessoas a cargas ou a reduções do consumo de sódio, isto é, sensibilidade ao sódio. Essa sensibilidade é maior em adultos que tiveram peso baixo ao nascer (de Boer et al., 2008). Os negros, que têm maior probabilidade de nascer com peso baixo, tendem a ser mais sensíveis ao sódio (Schmidlin et al., 2007). Depois de um período de acompanhamento de 15 anos as pessoas mais sensíveis ao sódio desenvolveram hipertensão (Barba et al., 2007); essas pessoas têm maior incidência de doença cardiovascular e sobrevida mais curta (Franco e Oparil; 2006).

Aparentemente, a despeito dessas associações, não há necessidade de apurar o grau individual de sensibilidade antes de recomendar a cada paciente uma redução moderada no consumo de sódio, em particular porque os testes podem não ser confiáveis ou reprodutíveis (Gerdts et al., 1999). Provavelmente, indivíduos com melhores respostas à redução no consumo de sódio sejam mais sensíveis a ele, porém não há nenhum dano e, como observamos da Tabela 6.6, há outros benefícios potenciais na redução moderada ao consumo de sódio em todos os hipertensos. Todas as pessoas deveriam ser incentivadas a diminuir os níveis de sódio até atingirem a meta de 100 mmol por dia, principalmente levando-se em consideração que não há uma maneira absolutamente certa de prever quem desenvolverá hipertensão.

## Benefícios adicionais da redução no consumo de sódio

Além de quedas na pressão arterial, foram observados outros benefícios com reduções moderadas no consumo de sódio, como resume a Tabela 6.6.

### Intensificação da eficácia dos medicamentos anti-hipertensivos

A redução moderada no consumo de sódio aumenta claramente a eficácia de todas as classes de medicamentos anti-hipertensivos, com a possível exceção dos bloqueadores do canal de cálcio (Chrysant et al., 2000; Morgan et al., 1986). Os bloqueadores do canal de cálcio possuem efeito natriurético intrínseco, o que pode explicar a potencialização menor com a redução no nível de sódio, tema que será discutido no Capítulo 7.

### Proteção contra perda de potássio induzida por diuréticos

Níveis elevados de sódio dietético tornam os pacientes mais vulneráveis ao efeito colateral mais sério da terapia com diuréticos, a perda de potássio. Os diuréticos inibem a reabsorção de sódio na parte inicial do túbulo contorcido distal onde a secreção de potássio está acoplada

**Tabela 6.6**
**Benefícios adicionais da redução moderada no consumo de sódio**

Melhora na complacência de grandes artérias (Gates et al., 2004)
Intensificação da eficácia de medicamentos anti-hipertensivos (Vogt et al., 2008)
Redução na perda de potássio induzida por diuréticos (Crippa et al., 1996)
Regressão de hipertrofia ventricular esquerda (Messerli et al., 1997)
Redução na proteinúria (Weir, 2004)
Redução na excreção urinária de cálcio (Carbone et al., 2003; Sakhaee et al., 1993)
Diminuição na osteoporose (Martini et al., 2000)
Prevalência diminuída de câncer no estômago (Fock et al., 2008)
Prevalência diminuída de acidente vascular cerebral (Joosens & Kesteloot; 2008)
Prevalência diminuída de asma (Peat; 1996)
Prevalência diminuída de catarata (Cumming et al., 2000)
Proteção contra o início de hipertensão (Whelton et al., 2002)

com a reabsorção de sódio sob a influência da aldosterona. Nas situações em que o diurético é administrado diariamente, enquanto o paciente ingere grandes quantidades de sódio, a depleção de sódio inicial induzida por diuréticos reduz o volume plasmático ativando a liberação de renina e, secundariamente, aumentando a secreção de aldosterona. Como o diurético continua a inibir a reabsorção de sódio, mais sódio é liberado para o túbulo distal. A ação das quantidades aumentadas de aldosterona aumenta a reabsorção de sódio que, consequentemente, aumenta a secreção de potássio; o potássio é eliminado pela urina.

Com reduções modestas de sódio, uma quantidade menor é liberada para o sítio distal de troca e, portanto, menos potássio é eliminado pela urina. Essa restrição modesta não deveria ativar o mecanismo do sistema renina-angiotensina-aldosterona para causar mais troca distal de sódio por potássio, considerando que, usualmente, esse fato ocorre somente com restrição mais rígida ao consumo de sódio. Esse postulado foi confirmado em um teste de 12 pacientes hipertensos que receberam 1 entre 3 diuréticos em um intervalo de quatro semanas, enquanto ingeriam uma dieta de 72 ou 195 mmol por dia de sódio (Ram et al., 1981). Enquanto estavam em uma dieta modestamente restrita, os níveis totais de potássio do corpo dos pacientes caíram apenas pela metade. Resultados semelhantes foram observados com o diurético indapamida (Crippa et al., 1996).

## Uma visão discordante

Há poucos dissidentes que não concordam com o valor atribuído a reduções moderadas no consumo de sódio. Sua discordância se baseia na possibilidade de que essa redução possa causar riscos que superem os benefícios. Esses perigos possíveis incluem o seguinte:

- *Aumento na incidência de infarto do miocárdio* (Alderman et al., 1995). Esses dados revelaram um aumento na incidência de infartos miocárdicos (mas não em acidentes vasculares cerebrais) em homens (mas não em mulheres) com excreção urinária de sódio mais baixa durante um período de acompanhamento de 3,8 anos. Esses dados tem sido questionado pelo pequeno número de eventos (46 em 2.937 indivíduos); falha em verificar a real ingestão de sódio a longo prazo; e probabilidade da presença de vários fatores que poderiam causar confusão (Cook et al., 1995).
- *Aumento na incidência de mortalidade* (Alderman et al., 1998; Cohen et al., 2006, 2008). Esses dados, baseados em questionário recordatório dietético de um único dia, revelaram um aumento na incidência de mortalidade por todas as causas com ingestões mais baixas de sódio em uma amostra representativa de adultos norte-americanos observados pelo *National Health and Nutrition Examination Surveys* (NHANES) I, II e III. Esses dados foram questionados principalmente pela inadequabilidade da medição do consumo de sódio em uma única lembrança de 24 horas, o que resultou em um nível tão baixo (30 mmol por dia), que seria impossível conseguir em uma população com vida normal; pela presença de fatores conhecidos (prováveis) e desconhecidos que poderiam causar confusão; e pela incapacidade de verificar o consumo de sódio a longo prazo (de Wardener, 1999; Poulter, 1998). Além disso, quando os mesmos dados do NHANES foram observados separadamente para os 6.797 pacientes não obesos e para os 2.688 obesos, foram encontradas associações diretas altamente significativas entre aumento no consumo de sódio e acidente vascular cerebral, doença cardíaca coronariana e mortalidade cardiovascular e mortalidade por todas as causas entre os pacientes obesos (He et al., 1999).

Dados prospectivos mais fortes, sob o ponto de vista metodológico, coletados na Finlândia, documentam a existência de uma *correlação positiva* entre consumo mais elevado de sódio, verificado pela excreção urinária de sódio de 24 horas, e o risco de doença cardíaca coronariana em homens, associação independente de outros fatores de risco, incluindo pressão arterial, e observados também primariamente em indivíduos com excesso de peso (Tuomilehto et al., 2001).

- *Alterações potencialmente danosas em várias respostas hormonais, lipídicas e fisiológicas* (Graudal et al., 1998). Usualmente, essas alterações foram observadas somente em casos de restrição grave à ingestão de sódio de até 10 mmol por dia em curtos intervalos de tempo.
- *Inexistência de dados dos resultados sobre segurança*. A realização de estudos controlados randomizados (ECRs) de ingestão moderada de sódio com base em desfechos duros não é viável, o que dá aos dissidentes objeções gratuitas. Entretanto, o acompanhamento de 2.415 pessoas durante um período de 10 a 15 anos, que haviam mantido um consumo de sódio dietético abaixo do nível usual, depois de terem participado de ECRs com duração de 1,5 a 4 anos para ingestão mais baixa de sódio, registrou taxas 25% mais baixas de eventos cardiovasculares entre indivíduos que haviam recebido previamente dieta reduzida de sódio *versus* indivíduos com dieta normal (Cook et al., 2007). Podemos admitir que são dados poucos robustos, mas mais úteis do que os dados puramente observacionais.

## Conclusões

O consumo elevado de sódio é prejudicial e reduções moderadas no consumo valem a pena e são viáveis. Estima-se que quedas na pressão arterial, com uma redução universal no consumo de sódio desde 50 mmol por dia ao nível recomendado de 100 mmol por dia, possam se traduzir numa redução de 22% na incidência de acidente vascular cerebral e de 16% na incidência de doença coronariana (Law; 1997). Essas estimativas podem ser válidas: na Bélgica, pesquisas repetidas de 1966 a 1986 mostraram uma redução progressiva no consumo médio de sódio de 203 para 144 mmol por dia; essas quedas estão intimamente correlacionadas a elevações menores na pressão arterial com o avanço da idade e a mortalidade diminuída por acidente vascular cerebral na população (Joossens & Kesteloot; 1991). Provavelmente essas reduções amplas a nível populacional no consumo de sódio melhorem a saúde e reduzam os custos sociais (Asaria et al., 2007). O potencial real de benefícios, com a possibilidade remota de causar danos, transforma reduções moderadas no consumo de sódio em uma meta desejável, tanto para pacientes hipertensos individuais como para a população em geral. Sobre esse tema, Havas e colaboradores (2007) fizeram a seguinte observação:

> ... torna-se necessária uma cooperação substancial entre o governo, a indústria alimentícia, os médicos e o público para conseguir mudanças significativas e permitir que uma parcela maior da população receba os benefícios da redução no consumo de sódio dietético. Com respostas adequadas da indústria alimentícia, a orientação de pacientes, a educação pública e o uso inteligente dos rótulos das embalagens de alimentos, a ingestão de sódio pode ser reduzida sem inconveniências ou perda do prazer pelos alimentos.

## SUPLEMENTAÇÃO DE POTÁSSIO

Muitos dos benefícios da redução no consumo de sódio poderiam refletir consumo aumentado de potássio, embora no estudo TONE o efeito anti-hipertensivo de ambos tenha sido independente (Appel et al., 2001). Os níveis de potássio intracelular são mais baixos em indivíduos hipertensos e, como íon celular mais abundante, pode ser um fator fundamental no controle da pressão arterial (Delgado; 2004).

### Dados clínicos

He e Whelton (1999) identificaram 33 estudos controlados randomizados que abordaram o efeito da suplementação oral de potássio sobre a pressão arterial, 20 deles em pessoas hipertensas. Uma análise conjunta dos 33 estudos encontrou uma redução global de 4,4/2,5 mmHg (Figura 6.5). Efeitos mais expressivos foram observados em 28 estudos em que houve aumento de 20 mmol por dia ou mais na excreção de potássio em comparação com 28 estudos sem a administração de medicamentos anti-hipertensivos. No geral, a resposta foi maior em negros, quanto mais elevado o nível da pressão arterial basal e quanto maior a ingestão de sódio. Outra análise de 27 estudos mostrou que um aumento médio de 44 mmol por dia no consumo de potássio gerou uma queda média de 3,5/2,5 mmHg entre indivíduos hipertensos (Geleijnse et al., 2003). Entretanto, com aplicação de critérios mais rígidos em todos os estudos publicados, apenas seis foram aceitos, envolvendo 483 pacientes (Dickinson et al., 2006a). A conclusão dos autores foi a seguinte:

> Esta revisão sistemática não encontrou nenhum efeito estatisticamente significativo da suplementação de potássio sobre a pressão arterial. As evidências do efeito da suplementação de potássio sobre a pressão arterial não foram conclusivas por causa do número reduzido de participantes nos dois estudos de mais qualidade, do curto período de tempo de acompanhamento e da heterogeneidade inexplicável entre os estudos.

Em quase todos esses estudos o cloreto de potássio (KCl) foi o suplemento potássico utilizado, administrado em quantidades que variaram de 48 a 120 mmol por dia. Dois ECRs observaram uma queda maior na pressão arterial depois da administração de citrato de potássio (Overlack et al., 1995) ou bicarbonato de potássio (Morris et al., 1995) do que com a administração de quantidades iguais de KCl. O citrato de potássio evitou também a incidência de caliurese e de reabsorção óssea causadas pela alta ingestão de sal (Sellmeyer et al., 2002).

## Proteção contra acidentes vasculares cerebrais

O aumento na ingestão de potássio pode proteger contra acidentes vasculares cerebrais

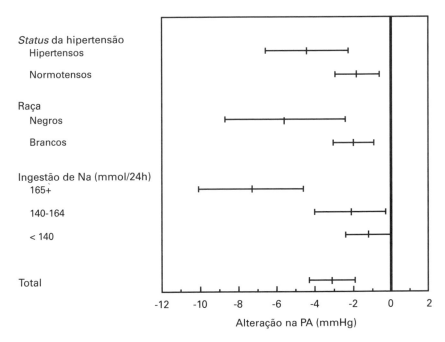

**FIGURA 6.5** Avaliação da diferença da PAS de acordo com as características dos participantes em 33 estudos controlados randomizados de suplementação de potássio. **Na**: sódio. (Modificada de Jiang H, Whelton PK. *What is the role of dietary sodium and potassium in hypertension and target organ injury?* Am J Med Sci 1999;317:152-159.)

(AVCs). Essa proteção foi sugerida por Acheson e Williams (1983) e teve suporte dos achados de que aumentos no consumo de potássio de 10 mmol por dia estavam associados a uma redução de 40% na mortalidade por AVC entre 859 pessoas mais velhas (Khaw & Barrett-Connor; 1987). Entre os homens do *Framingham Heart Study* a ingestão aumentada de três porções por dia de frutas e legumes com alto teor de potássio foi associada a um risco 22% menor de AVC em um período de acompanhamento de 20 anos (Gillman et al., 1995). Em três populações ainda maiores, a ingestão aumentada de potássio dietético foi associada a uma incidência menor de AVC (Ascherio et al., 1998; Bazzano et al., 2001; Fang et al., 2000) e de mortalidade por todas as causas (Tunstall-Pedoe; 1999). Embora as frutas e legumes possuam outros ingredientes protetores além do potássio, as reduções significativas na incidência de AVC observadas em oito estudos de coortes, uma redução de 11% em pessoas que consumiram entre 3 a 4 porções por dia, e 26% nas que consumiram mais de cinco porções por dia podem ser atribuídas ao teor elevado de potássio (He et al., 2006).

### Recomendações

Embora possam baixar a pressão arterial, os suplementos de potássio têm custo muito elevado e são potencialmente perigosos para uso rotineiro no tratamento de hipertensão em pacientes normocalêmicos. Eles são indicados para uso em casos de hipocalemia induzida por diuréticos e, sob a forma de substitutos do sal contendo potássio, o aumento nas despesas é inexpressivo (Coca et al., 2005). Para a população em geral, a redução no consumo de alimentos processados com alto teor de sódio e baixo teor de potássio e aumento na ingestão de alimentos naturais com baixo teor de sódio e alto teor de potássio é o necessário para conseguir benefícios potenciais. Frutas e feijões produzem a maior quantidade de potássio por porção.

## SUPLEMENTAÇÃO DE CÁLCIO

Os suplementos dietéticos e não dietéticos de cálcio exercem influência mínima sobre a pressão arterial, ou seja, o efeito é muito pequeno para recomendar o uso no tratamento de hipertensão. Além disso, 732 mulheres pós-menopáusicas saudáveis que foram alocadas aleatoriamente para receber um grama de cálcio elementar por dia apresentaram uma quantidade significativamente maior de eventos cardiovasculares, incluindo ataques cardíacos, acidentes vasculares cerebrais e morte súbita durante um período de cinco anos, em comparação com 739 mulheres que receberam placebo (Bolland et al., 2008).

### Dados clínicos

A *2006 Cochrane Review* encontrou apenas 13 estudos controlados randomizados envolvendo 485 indivíduos hipertensos que eram válidos sob a ótica metodológica (Dickinson et al., 2006b). Observou-se uma redução estatisticamente significativa na pressão arterial sistólica de −2,5 mmHg e uma queda inexpressiva de −0,8 mmHg na diastólica. A conclusão dos autores foi a seguinte:

> Em face da má qualidade e da heterogeneidade entre os estudos incluídos na revisão, a evidência em favor da associação causal entre suplementação de cálcio e queda na pressão arterial é fraca e provavelmente se deva a erro metodológico. Esse fato costuma ocorrer porque, em geral, os estudos de má qualidade têm a tendência de superestimar os efeitos dos tratamentos. Faz-se necessário realizar estudos mais amplos, com maior período de duração, duplo-cegos, de melhor qualidade e controlados por placebo para avaliar o efeito da suplementação de cálcio sobre a pressão arterial e os desfechos cardiovasculares.

### Recomendações

Na ausência de dados que mostrem efeitos benéficos relevantes da suplementação de cálcio na pressão arterial e na presença de dados que mostram efeitos adversos sérios sobre a doença cardiovascular, o uso desses suplementos não é recomendado para tratamento de hipertensão. Além disso, os suplementos de cálcio podem aumentar ainda mais a hipercalciúria já presente em muitos hipertensos e, consequentemente, provocar cálculos renais e infecção no trato urinário (Curhan et al., 1997). O melhor caminho é garantir ingestão dietética adequada de cálcio sem administração de suplementos de cálcio para evitar ou tratar a hipertensão.

## SUPLEMENTAÇÃO DE MAGNÉSIO

A orientação dada para os suplementos de cálcio se aplica também ao uso do magnésio. Os níveis séricos e intracelulares de magnésio são normais na maioria dos indivíduos hipertensos não tratados (Delva et al., 1996). Entretanto, baixas concentrações musculares de magnésio foram encontradas na metade dos pacientes que faziam terapia crônica à base de altas doses de diuréticos (Drup et al., 1993), sendo que a deficiência de magnésio pode ser responsável se a hipocalemia não for corrigida por meio da reposição de potássio (Whang et al.,1992).

Na *Cochrane Review*, Dickinson e colaboradores (2006c) encontraram 12 estudos envolvendo 545 hipertensos que atendiam aos critérios rigorosos com suplementos de magnésio. A pressão arterial sistólica caiu por um valor inexpressivo de –1,3 mmHg, ao passo que a diastólica caiu por um valor significativo de –2,2 mmHg. Assim como nos casos do potássio e do cálcio, a conclusão foi a seguinte: "em face da má qualidade e da heterogeneidade entre os estudos incluídos na revisão, a evidência em favor de uma associação causal entre suplementação de magnésio e queda na pressão arterial é fraca e provavelmente se deva a algum erro metodológico...".

Portanto, em vez da administração de suplementos de magnésio, é preferível aumentar o consumo diário de frutas frescas e de legumes (Larsson et al., 2008). Os suplementos de magnésio devem ser administrados nos pacientes com insuficiência de magnésio (Atsmon & Dolev; 2005). Usualmente, esses pacientes toleram 15 mmol de magnésio por dia.

## AUMENTO DA ATIVIDADE FÍSICA

As evidências de proteção contra o desenvolvimento de hipertensão, doença cardiovascular e mortalidade por todas as causas pela prática regular de exercícios físicos se tornaram inquestionáveis (Williams; 2008). Não obstante, a maior parte das pessoas em todas as sociedades industrializadas estão se tornando menos fisicamente ativas na vida cotidiana, gastando cada vez mais tempo em atividades sedentárias (Kimm et al., 2005; Nader et al., 2008). A atividade física aumentada e níveis elevados de capacidade de exercícios físicos não apenas diminuem o risco da incidência de doença coronariana (Weisntein et al., 2008) e de diabetes (Sigal et al., 2007), mas provavelmente também evitem o desenvolvimento de hipertensão (Leary et al., 2008). Em um acompanhamento prospectivo de 11 anos de cerca de 12.000 finlandeses, a incidência de hipertensão foi reduzida em 28% em homens e 35% em mulheres que se empenharam em níveis elevados de atividade física como corrida ou natação (Barengo et al., 2005). Além disso, a atividade física regular durante a gravidez reduziu a incidência de pré-eclâmpsia (Saftlas et al., 2004).

### Dados clínicos

A pressão arterial eleva-se durante a prática de exercícios de níveis moderados a elevados, mais com exercícios de resistência do que com exercícios aeróbicos (Lydakis et al., 2008), porém, em seguida, usualmente cai para níveis inferiores aos de antes do exercício (Quinn; 2000). Quedas persistentes na pressão arterial podem ser observadas depois da prática repetitiva de exercícios aeróbicos, mesmo sem perda de peso (Williams et al., 2007). Além do mais, pacientes com hipotensão ortostática apresentam queda postural menor depois da prática de exercícios regulares (Winker et al., 2005). Levando em consideração que a elevação da pressão arterial sistólica durante a prática de exercícios e a elevação na pressão arterial ao levantar pela manhã são fatos associados a um aumento na incidência de eventos cardiovasculares, há uma grande preocupação em torno da prática de exercícios na parte da manhã. Entretanto, mesmo no caso de pacientes portadores de doença coronariana conhecida não foi observado nenhum aumento em eventos com exercícios praticados de manhã *versus* exercícios praticados à tarde (Murray et al., 1993). Por outro lado, exercícios físicos extenuantes em pacientes que habitualmente são sedentários, podem, às vezes, precipitar infarto agudo do miocárdio, ao passo que a prática habitual de exercícios vigorosos diminui o risco de morte súbita durante as atividades físicas (Whang et al., 2006). Portanto, os pacientes sedentários devem ser orientados a aumentar lentamente o nível de atividade. Com o aumento gradual nos exercícios, as elevações exageradas na pressão arterial, como as que se observam nos testes de estresse, podem ser moderadas (Ketelhut et al., 2004).

Indivíduos hipertensos devem iniciar com capacidade reduzida de exercícios (Lim et al., 1996) e podem sentir dificuldades adicionais se estiverem tomando β-bloqueadores, que podem mitigar aumentos na frequência e no débito cardíaco mediados por exercícios (Vanhees et al., 2000). Os outros agentes anti-hipertensivos não interferem na capacidade de praticar exercícios (Predel et al., 1996).

Possivelmente surjam preocupações sobre outra atividade que envolve exercício – o intercurso sexual que é acompanhado de elevações significativas no pulso e na pressão arterial equivalentes ao Estágio II do teste de esteira padronizado de Bruce para homens e ao Estágio I para mulheres (Palmieri et al., 2007). Na realidade, embora seja raro entre pacientes com doença coronariana, o desencadeamento de infarto do miocárdio durante a atividade sexual pode ser evitado com a prática regular de exercícios (Muller et al., 1996). Além do mais, a disfunção erétil pode ser superada por um programa de atividade física e de perda de peso para homens obesos (Esposito et al., 2004).

### Recomendações

Níveis aumentados de atividade física durante a vida normal ou com exercícios estruturados podem baixar a pressão arterial e evitar o início de hipertensão e diabetes, pelo menos em parte, por meio da prevenção da obesidade (Hu et al., 2003). Um mínimo de 30 minutos de caminhada – ou seu equivalente – por dia melhora o condicionamento respiratório (Blair & LaMonte; 2005) e lentifica o declínio da função cognitiva em idosos (et al., 2008).

A despeito dos benefícios óbvios, poucos médicos orientam seus pacientes sobre a prática de exercícios (Mellen et al., 2004), mesmo que tenha sido comprovada a eficácia da orientação médica para intensificar o nível de atividade física dos pacientes (Grandes et al., 2009). Talvez, entre todas as tentativas de mudanças no estilo de vida, essa seja a de aceitação mais imediata e a que produz benefícios globais mais expressivos, em comparação com deixar de fumar.

## MODERAÇÃO NO CONSUMO DE ÁLCOOL

A porção usual de bebidas alcoólicas, isto é, 355 mL de cerveja, 120 mL de vinho ou 45 mL de uísque contêm entre 10 a 12 mL de álcool. O consumo de mais de três porções usuais por dia eleva a pressão arterial e causa inúmeros outros problemas. Não há evidência de que ingeriu 1 ou 2 porções por dia eleva a pressão arterial (McFarlane et al., 2007), o consumo moderado de álcool traz benefícios para a mortalidade total (Di Castelnuovo et al., 2006) e para a doença coronariana (Beulens et al., 2007). Entretanto, Jackson e colaboradores (2005) afirmam:

> Qualquer proteção coronariana decorrente do hábito de beber leve ou moderadamente é muito pequena e, provavelmente, não supere os danos... Portanto, a mensagem da saúde

pública é clara. Não pressuponha que exista uma janela na qual os benefícios do álcool para a saúde sejam maiores do que os danos – isso não ocorre.

Os benefícios possíveis do hábito de consumo moderado de bebidas alcoólicas podem ter um fundamento bioquímico lógico (Vasdev et al., 2006), porém Jackson e colaboradores (2005) atribuem essa "associação artificial" a uma dificuldade de controlar possíveis erros metodológicos. Naimi e colaboradores (2005) descobriram que 27 de 30 fatores de risco cardiovascular foram menos prevalentes entre apreciadores leves a moderados de bebidas alcoólicas do que entre abstêmios. Fillmore e colaboradores (2006) concluíram, a partir de uma metanálise de 54 estudos publicados sobre álcool e mortalidade, que um erro sistemático de classificação inadequada de incluir pessoas que haviam parado de beber por problemas de saúde como "abstêmios" levou a uma superestimativa da proteção cardíaca.

## Efeitos sobre a pressão arterial

A ingestão aguda de 60 g de etanol, quantidade contida em cinco porções usuais, induz uma queda média imediata de 4/4 mmHg na pressão arterial seguida, depois de 6 horas, de uma elevação média de 7/4 mmHg (Rosito et al., 1999). Cronicamente, a incidência de hipertensão aumenta entre mulheres que bebem mais de duas porções por dia (Thadhani et al., 2002) e entre homens que bebem mais de três porções por dia (Fuchs et al., 2001). A pressão arterial aumenta com o consumo esporádico excessivo de bebidas alcoólicas (Seppä & Sillanaukee; 1999) e geralmente cai durante os períodos de abstinência de bebedores inveterados (Xin et al., 2001). Uma análise da relação entre o risco de hipertensão e o padrão do hábito de beber encontrou uma incidência ligeiramente menor entre os indivíduos que bebem diariamente com as refeições, porém uma incidência aumentada de 41% naqueles que bebem sem o acompanhamento da ingestão de alimentos (Stranges et al., 2004).

Esses e outros estudos que examinaram o efeito do álcool sobre a pressão arterial provavelmente não sejam exatos considerando que dependem de estimativas pessoais sobre o próprio hábito de beber e, além disso, talvez sejam distorcidos tendo em vista que não podem responder por todos os fatores de confusão. Che e colaboradores (2008) têm desenvolvido uma maneira mais precisa para verificar a relação entre pressão arterial e consumo de bebidas alcoólicas.

## Efeitos benéficos

Não obstante, há evidências marcantes do efeito protetor do consumo moderado regular de álcool, variando de meia a duas porções por dia, em um grande número de doenças cardiovasculares e outras doenças em comparação com resultados semelhantes obtidos em abstêmios ou em bebedores pesados. A proteção se refere à mortalidade total (Grønbæk et al., 2000), doença cardíaca coronariana (Tolstrup et al., 2006), insuficiência cardíaca (Djoussé & Gaziano; 2007), incidência de diabetes tipo 2 (Wei et al., 2000), osteoporose (Berg et al., 2008) e comprometimento cognitivo leve (Stampfer et al., 2005). Os efeitos benéficos foram atribuídos a melhora no perfil lipídico, fatores hemostáticos, na sensibilidade insulínica (Avogaro et al., 2002) e à atividade antioxidante (Vasdev et al., 2006).

Entretanto, não há nenhum benefício em relação à mortalidade em pessoas mais jovens, sendo que foi observado um aumento na prevalência de câncer de mama em mulheres que bebem mais do que uma porção por dia (Smith-Warner et al., 1998) e de câncer de cólon em indivíduos que bebem mais do que duas porções por dia (Cho et al., 2004). A ingestão de mais de duas porções por dia foi associada a um aumento no risco de acidente vascular cerebral isquêmico (Mukamal et al., 2005).

O vinho pode ter mais efeitos protetores do que a cerveja e o uísque (Renaud et al., 2004), porém os apreciadores do vinho tendem a ter um estilo de vida mais saudável (Tjønneland et al., 1999), de forma que pode haver um certo exagero nesse tipo de benefício. Embora haja uma percepção comum de que o vinho tinto seja mais protetor do que o vinho branco por causa de níveis aumentados de polifenois, há poucas evidências que dão suporte a essa conclusão (Vogel; 2003).

## Recomendações

As seguintes diretrizes parecem apropriadas:

- O consumo de álcool deve ser avaliado com todo cuidado possível, pois algumas pessoas bebem muito mais do que quantidades moderadas sem terem consciência da ingestão excessiva ou dos efeitos prejudiciais.
- Se a ingestão for mais de uma porção por dia para mulheres e mais de duas para homens, as pessoas devem ser orientadas a reduzir o consumo para os níveis seguros.
- As pessoas devem ser duramente orientadas a evitar bebedeiras esporádicas.
- As pessoas devem ser orientadas a beber somente com ingestão de alimentos.
- Não há necessidade de nenhuma mudança para a maioria de pessoas que consome quantidades moderadas de álcool. Pessoas que começam a beber na meia-idade (45 a 65 anos de idade) raramente ultrapassam as quantidades recomendadas e se beneficiam de taxas mais baixas de morbidade cardiovascular (King et al., 2008).

## OUTROS FATORES DIETÉTICOS

Os resultados expressivos da dieta DASH (Figura 6.2) dão forte suporte ao efeito anti-hipertensivo de dietas pobres em gorduras saturadas e ricas em fibras e minerais de frutas frescas e legumes (Sacks et al., 2001). Além disso, entre 1.710 homens na meia-idade acompanhados durante sete anos, a elevação na pressão arterial sistólica foi significativamente menor com dietas ricas em frutas e legumes do em dietas à base de carnes vermelhas (Miura et al., 2004).

Os vegetarianos têm menos hipertensão dos que não são vegetarianos. Em comparação com as pessoas que seguem dietas não vegetarianas, aquelas que consomem dietas vegetarianas em condições controladas apresentaram pressão arterial mais baixa em todos os nove estudos publicados (Berkow & Barnard; 2005).

## Nitrato dietético

Alguns legumes como a beterraba e algumas verduras de folhas verdes como o espinafre e a alface possuem alto teor de nitrato inorgânico ($NO_3$). Webb e colaboradores (2008), em uma fascinante redescoberta do efeito anti-hipertensivo do nitrato por meio da conversão biológica endógena para nitrito ($NO_2$), parcialmente na língua, observaram queda aguda significativa na pressão arterial, assim como um efeito vasoprotetor e antiplaquetário no nitrato dietético contido em 500 mL de suco de beterraba. Depois da bioconversão a partir do nitrato, o nitrito é reduzido para óxido nítrico nos casos em que a isquemia ou a lesão produzirem ambientes mais ácidos dentro dos tecidos. O óxido nítrico gerado a partir do nitrito induz vasodilatação e, consequentemente, baixa a pressão arterial.

## Fibras

Uma das características da dieta vegetariana é o aumento na quantidade de fibras. Os benefícios encontrados na dieta DASH refletem o aumento na ingestão de fibras de 9 a 31g por dia (Appel et al., 1997). Uma metanálise de todos os estudos clínicos randomizados controlados por placebo, publicados de 1966 a 2003, sobre o efeito na pressão arterial de suplementos de fibras dietética em uma média de 11,5 g por dia, encontrou uma queda média de 1,1/1,3 mmHg (Streppel et al., 2005). Além disso, a análise conjunta de 10 estudos prospectivos de coortes observou uma queda no risco de doença cardíaca coronariana com aumento no consumo de fibras dietéticas (Pereira et al., 2004).

## Dietas e gorduras

De acordo com a contribuição potencial do baixo conteúdo de gorduras saturadas da dieta

DASH, outros estudos menores também demonstraram quedas na pressão arterial em dietas com baixo teor de gorduras (Straznicky et al., 1999).

O tipo de gordura também é importante. Como um dos componentes dos benefícios cardiovasculares da dieta do Mediterrâneo (Papamichael et al., 2008), o óleo de oliva pode baixar a pressão arterial por causa do alto teor de ácidos graxos monoinsaturados ou de polifenois antioxidantes (Psaltopoulou et al., 2004). O aumento no consumo de ácido linoleico, principal ácido graxo dietético poli-insaturado, está associado a quedas significativas na pressão arterial (Miura et al., 2008). A ingestão do ácido graxo ômega-3 nos alimentos apresentou um efeito pequeno na redução da pressão arterial (Ueshima et al., 2007). Em um estudo cruzado de 13 indivíduos hipertensos, o consumo de 100g por dia de chocolate escuro rico em polifenol durante 14 dias foi associado a uma queda média de 5,1/1,8 mmHg na pressão arterial, em comparação com a ausência de efeito na ingestão de chocolate branco sem polifenol (Taubert et al., 2003).

## Dietas e medicamentos para baixar o nível lipídico

Além do efeito anti-hipertensivo, as dietas com baixo teor de gorduras saturadas protegem contra doenças cardiovasculares (Howard et al., 2006; Mustad & Kris-Etherton, 2000). Tanto as dietas como os medicamentos para baixar o nível de lipídios, em particular as estatinas, melhoram a disfunção endotelial associada à dislipidemia (Balk et al., 2004), baixando, portanto, a pressão arterial. A proteção contra complicações ateroscleróticas, incluindo acidente vascular cerebral, foi observada com uso de estatinas em indivíduos normotensos e hipertensos (Messerli et al., 2008).

## Ingestão de proteínas

Embora o consumo elevado de proteínas tenha sido considerado prejudicial, em parte por colocar uma carga adicional sobre os rins (Friedman; 2004), os estudos INTERSALT (Stamler et al., 2006) e INTERMAP (Elliott et al., 2006) observaram pressão arterial mais baixa nas pessoas que consumiam dietas ricas em proteína vegetal. Entretanto, o consumo de carnes vermelhas está associado a níveis mais elevados de pressão arterial sistólica (Tzoulaki et al., 2008).

## Antioxidantes

Os estudos de suplementos antioxidantes não revelaram nenhum efeito na prevenção de eventos cardiovasculares (Katsiki & Manes; 2008), embora o efeito anti-hipertensivo de dietas ricas em frutas e legumes tenha sido associado ao aumento na ingestão de vitaminas antioxidantes (John et al., 2002). Como observamos no Capítulo 3, esses estudos utilizaram antioxidantes inadequados.

## Cafeína

O Capítulo 3 apresenta os efeitos de bebidas que contêm cafeína. Resumindo, aparentemente não há razões para restringir quantidades moderadas de bebidas contendo cafeína (Lopez-Garcia et al., 2008).

## DIVERSOS

Entre outras indicações, um grande número de terapias complementares e alternativas vem sendo utilizado para tratamento de hipertensão, em parte por causa do descontentamento em relação às práticas médicas tradicionais (Adams et al., 2002). Com frequência, essas terapias se mostram ineficientes quando submetidas a estudos controlados adequados (Canter; 2003).

## Relaxamento

Em face das evidências revistas no Capítulo 3 de que a ansiedade relacionada ao estresse e as tensões no trabalho podem estar envolvidas no desenvolvimento de hipertensão (Esler & Parati; 2004), durante muitos anos foram utilizadas várias técnicas de alívio do estresse para baixar a pressão arterial (Jacobson; 1939). Mais recentemente, uma grande variedade de terapias cognitivas e comportamentais – incluindo meditação transcendental, ioga, *biofeedback*, *tai chi* e psicoterapia – demonstrou que é possível reduzir, pelo menos transitoriamente, a pressão arterial de pacientes hipertensos (Anderson et al., 2008; Rainforth et al., 2007; Yeh et al., 2008). Embora cada terapia tenha seus defensores, nenhuma delas comprovou, de forma conclusiva, sua praticidade na maioria de hipertensos ou sua eficácia em manter efeitos significativos a longo prazo (Canter & Ernst; 2004).

Caso esteja disponível e seja aceitável pelo paciente, uma ou outra forma de terapia de relaxamento poderá ser tentada, tendo em vista que essas técnicas produzem benefícios adicionais na redução de risco coronariano, além de qualquer efeito sobre a pressão arterial. Os pacientes devem ser alertados antecipadamente de que os efeitos de curto prazo eventualmente não serão mantidos e que é necessário observação constante.

### *Respiração lenta*

A respiração lenta orientada por dispositivos reduziu a pressão arterial em alguns hipertensos (Meles et al., 2004; Radaelli et al., 2007), mas não em outros (Logtenberg et al., 2007). Ainda permanece a incerteza se esse método reduz mais a pressão arterial do que outras técnicas de relaxamento.

### *Repouso no leito e sedativos*

Com frequência, os pacientes que são hospitalizados, mesmo aqueles cuja doença seja difícil de controlar em ambulatório, apresentam queda na pressão arterial, principalmente porque o sistema nervoso simpático torna-se menos ativo (Nishimura et al., 1987). Em grande parte, essa queda de pressão reflete a eliminação do efeito do avental branco, tendo em vista que foram observadas pequenas alterações pelo monitoramento constante de pacientes hospitalizados (Fotherby et al., 1995).

De maneira geral, a pressão arterial cai consideravelmente durante o sono. Entretanto, não há evidências de que sedativos e tranquilizantes provoquem quedas de pressão (*U.S. Public Health Service Cooperative Study*, 1965). Os inibidores da monoamina oxidase também baixam a pressão, porém seu uso é limitado pelo potencial de reações pressoras inadequadas com alimentos contendo tiramina.

## Alho e remédios naturais

Em quatro estudos controlados randomizados descobriu-se que o *alho*, principalmente em pó, baixa significativamente a pressão arterial em –8,4/-7,3 mmHg, em comparação com placebo, em indivíduos hipertensos (Ried et al., 2008).

Nos Estados Unidos, os *remédios naturais* estão sendo amplamente utilizados para todos os tipos de benefícios não comprovados, sem nenhuma supervisão, por causa da interferência do congresso nas inspeções da *Food and Drug Administration* (Bent; 2008). Não chegou a ser comprovado se algum desses remédios baixa a pressão arterial (com as exceções óbvias do *Rauwolfia* e do *Veratrum*), sendo que, na realidade, alguns elevam a pressão incluindo o *Ephedra* e o extrato de alcaçuz (De Smet; 2004).

## Outras modalidades

Embora seja amplamente utilizada, a acupuntura não exerce nenhum efeito sobre a pressão arterial (Macklin et al., 2006) ou exerce um efeito transitório que desaparece logo após a interrupção do tratamento (Flachskampf et al., 2007). Um estudo cruzado realizado com 16 indivíduos hipertensos (Scheer et al., 2004) mostrou que a administração de 2,5 mg de *Melatonina* ao deitar durante três semanas reduz a pressão arterial noturna em cerca de 6/4 mmHg. A alta ingestão de *folato* foi associada a uma incidência reduzida de hipertensão no *Nurses Health Study* (Forman et al., 2005).

## Procedimentos cirúrgicos

Aproximadamente no período de 1935 até a década de 1950 a simpatectomia cirúrgica, juntamente com dietas rígidas de baixo teor de sal, existia para o tratamento de hipertensão. Comprovadamente, a simpatectomia é benéfica para indivíduos portadores de doença grave (Thorpe et al., 1950). Com a terapia médica atual não há mais espaço para a simpatectomia. Enquanto isso, encontra-se em andamento um estudo clínico sobre o uso de dispositivos implantados para ativar o barorreflexo carotídeo para baixar a pressão arterial em pacientes resistentes a tratamentos medicamentosos (Scheffers et al., 2008).

A descompressão *neurovascular* da medula ventolateral rostral pode ter um efeito anti-hipertensivo transitório (Frank et al., 2009).

## CONCLUSÕES

As mudanças no estilo de vida deveriam ser promovidas assiduamente em todos os pacientes. Dessa forma, indivíduos com hipertensão branda terão condições de deixar de usar medicamentos; aqueles com hipertensão mais grave podem diminuir o uso de medicações. Esperamos que a adoção ampla em nível populacional de mudanças saudáveis no estilo de vida possa diminuir a incidência de hipertensão e de suas complicações (Fung et al., 2008). Enquanto isso, grande parte dos pacientes hipertensos ainda precisarão continuar tomando medicamentos anti-hipertensivos, tema a ser discutido no próximo capítulo.

## REFERÊNCIAS

Acheson RM, Williams DRR. Does consumption of fruit and vegetables protect against stroke? *Lancet* 1983;1:1191–1193.

Adams KE, Cohen MH, Eisenberg D, et al. Ethical considerations of complementary and alternative medical therapies in conventional medical settings. *Ann Intern Med* 2002;137:660–664.

Alderman MH. Salt and blood pressure in children. *J Hum Hypertens* 2008;22:1–3.

Alderman MH, Cohen H, Madhavan S. Dietary sodium intake and mortality: The National Health and Nutrition Examination Survey (NHANES I). *Lancet* 1998;351:781–785.

Alderman MH, Madhavan S, Cohen H, et al. Low urinary sodium is associated with greater risk of myocardial infarction among treated hypertensive men. *Hypertension* 1995;25:1144–1152.

Anderson JW, Liu C, Kryscio RL. Blood pressure response to transcendental meditation: A meta-analysis. *Am J Hypertens* 2008;21(3): 310–316.

Appel LJ, Espeland MA, Easter L, et al. Effects of reduced sodium intake on hypertension control in older individuals: Results from the Trial of Nonpharmacologic Interventions in the Elderly (TONE). *Arch Intern Med* 2001;161:685–693.

Appel LJ, Moore TJ, Obarzanek E, et al. A clinical trial of the effects of dietary patterns on blood pressure. *N Engl J Med* 1997;336:1117–1124.

Argacha J, Adamopoulos D, Gujic M, et al. Acute effects of passive smoking on peripheral vascular function. *Hypertension* 2008;51: 1506–1511.

Asaria P, Chisholm D, Mathers C, et al. Chronic disease prevention: Health effects and financial costs of strategies to reduce salt intake and control tobacco use. *Lancet* 2007;370: 2044–2053.

Ascherio A, Rimm EB, Hernán MA, et al. Intake of potassium, magnesium, calcium, and fiber and risk of stroke among US men. *Circulation* 1998;98:1198–1204.

Atsmon J, Dolev E. Drug-induced hypomagnesaemia: Scope and management. *Drug Saf* 2005;28(9):763–788.

Avogaro A, Watanabe RM, Gottardo L, et al. Glucose tolerance during moderate alcohol intake: Insights on insulin action from glucose/lactate dynamics. *J Clin Endocrinol Metab* 2002;87: 1233–1238.

Balk EM, Karas RH, Jordan HS, et al. Effects of statins on vascular structure and function: A systematic review. *Am J Med* 2004;117:775–790.

Barba G, Galletti F, Cappuccio F, et al. Incidence of hypertension in individuals with different blood pressure salt-sensitivity: Results of a 15-year follow-up study. *J Hypertens* 2007;25: 1465–1471.

Barengo NC, Hu G, Kastarinen M, et al. Low physical activity as a predictor of antihypertensive drug treatment in 25—64-year-old populations in Eastern and south-western Finland. *J Hypertens* 2005;23:293–299.

Batsis JA, Romero-Corral A, Collazo-Clavell ML, et al. Effect of bariatric surgery on the metabolic syndrome: A population-based, long-term controlled study. *Mayo Clin Proc* 2008;83(8): 897–906.

Bazzano LA, He J, Ogden LG, et al. Dietary potassium intake and risk of stroke in US men and women: National Health and Nutrition Examination Survey I epidemiologic follow-up study. *Stroke* 2001;32:1473–1480.

Bent S. Herbal Medicine in the United States: Review of efficacy, safety, and regulation. *J Gen Intern Med* 2008;23(6):854–859.

Berg KM, Kunins HV, Jackson JL, et al. Association between alcohol consumption and both osteoporotic fracture and bone density. *Am J Med* 2008;121:406–418.

Berkow SE, Barnard ND. Blood pressure regulation and vegetarian diets. *Nutr Rev* 2005;63:1–8.

Beulens JWJ, Rimm EB, Ascherio A, et al. Alcohol consumption and risk for coronary heart disease among men with hypertension. *Ann Intern Med* 2007;146:10–19.

Blair SN, LaMonte MJ. How much and what type of physical activity is enough? What physicians should tell their patients. *Arch Intern Med* 2005;165:2324–2325.

Bolland MJ, Barber PA, Doughty RN, et al. Vascular events in healthy older women receiving calcium supplementation: Randomised controlled trial. *Br Med J* 2008;336:226–227.

Burke GL, Bertoni AG, Shea S, et al. The impact of obesity on cardiovascular disease risk factors and subclinical vascular disease: The multi-ethnic study of atherosclerosis. *Arch Intern Med* 2008a;168(9):928–935.

Canadian Hypertension Society. 2008 CHEP recommendations for the management of hypertension. Available at: www.Canadian Hypertension Education Program.com.

Canter PH. The therapeutic effects of meditation. *Br Med J* 2003;326:1049–1050.

Canter PH, Ernst E. Insufficient evidence to conclude whether or not transcendental meditation decreases blood pressure: Results of a systematic review of randomized controlled trials. *J Hypertens* 2004;22:2049–2054.

Carbone LD, Bush AJ, Barrow KD, et al. The relationship of sodium intake to calcium and sodium excretion and bone mineral density of the hip in postmenopausal African-American and Caucasian women. *J Bone Miner Metab* 2003;21(6):415–420.

Chen L, Smith GD, Harbord RM, et al. Alcohol intake and blood pressure: A systematic review implementing a mendelian randomization approach. *PLoS Med* 2008;5(3):e52,461–471.

Chiuve SE, Rexrode KM, Spiegelman D, et al. Primary prevention of stroke by healthy lifestyle. *Circulation* 2008;118:947–954.

Cho E, Smith-Warner SA, Ritz J, et al. Alcohol intake and colorectal cancer: A pooled analysis of 8 cohort studies. *Ann Intern Med* 2004;140:603–613.

Chobanian AV, Bakris GL, Black HR, et al. Seventh report of the Joint National Committee on Prevention, Detection, Evaluation, and Treatment of High Blood Pressure. *Hypertension* 2003;42:1206–1252.

Christian JG, Bessesen DH, Byers TE, et al. Clinic-based support to help overweight patients with type 2 diabetes increase physical activity and lose weight. *Arch Intern Med* 2008;168(2): 141–146.

Chrysant SG, Weder AB, McCarron DA, et al. Effects of isradipine or enalapril on blood pressure in salt-sensitive hypertensives during low and high dietary salt intake. *Am J Hypertens* 2000;13: 1180–1188.

Coca SG, Perazella MA, Buller GK. The cardiovascular implications of hypokalemia. *Am J Kidney Dis* 2005;45(2):233–247.

Cohen HW, Hailpern SM, Alderman MH. Sodium intake and mortality follow-up in the Third National Health and Nutritional Examination Survey (NHANES III). *J Gen Intern Med* 2008;8:645–646.

Cohen HW, Hailpern SM, Fang J, et al. Sodium intake and mortality in the NHANES II follow-up study. *Am J Med* 2006;119: 275.e7–275.e14.

Connolly GN, Alpert HR. Trends in the use of cigarettes and other tobacco products, 2000–2007. *JAMA* 2008;299(22):2629–2630.

Cook NR, Cutler JA, Hennekens CH. An unexpected result for sodium—causal or casual? *Hypertension* 1995;25:1153–1154.

Cook NR, Cutler JA, Obarzanek E, et al. Long term effects of dietary sodium reduction on cardiovascular disease outcomes: Observational follow-up of the trials of hypertension prevention (TOHP). *Br Med J* 2007;334:885–893.

Crippa G, Nuñez-Ruiz M, Sverzellati E, et al. Dietary sodium curtailment reduces indapamide kaliuretic effect and improves blood pressure control [Abstract]. *Am Soc Hypertens* 1996;9:145A.

Cumming RG, Mitchell P, Smith W. Dietary sodium intake and cataract: The Blue Mountains eye study. *Am J Epidemiol* 2000;151:624–626.

Curhan GC, Willett WC, Speizer FE, et al. Comparison of dietary calcium with supplemental calcium and other nutrients as factors affecting the risk for kidney stones in women. *Ann Intern Med* 1997;126:497–504.

de Boer MP, Ijzerman RG, de Jongh RT, et al. Birth weight relates to salt sensitivity of blood pressure in healthy adults. *Hypertension* 2008;51:928–932.

De Smet PAGM. Health risks of herbal remedies: An update. *Clin Pharmacol Ther* 2004;76:1–17.

de Wardener HE. Salt reduction and cardiovascular risk: The anatomy of a myth. *J Hum Hypertens* 1999;13:1–4.

Delgado MC. Potassium in hypertension. *Curr Hypertens Rep* 2004;6:31–35.

Delva PT, Pastori C, Degan M, et al. Intralymphocyte free magnesium in a group of subjects with essential hypertension. *Hypertension* 1996;28:433–439.

Di Castelnuovo AD, Costanzo S, Bagnardi V, et al. Alcohol dosing and total mortality in men and women: An updated meta-analysis of 34 prospective studies. *Arch Intern Med* 2006;166: 2437–2445.

Dickinson BD, Havas S. Reducing the population burden of cardiovascular disease by reducing sodium intake: A report of the Council on Science and Public Health. *Arch Intern Med* 2007;167(14):1460–1468.

Dickinson HO, Nicolson DJ, Campbell F, et al. Potassium supplementation for the management of primary hypertension in adults. *Cochrane Database Syst Rev* 2006a;3:CD004641.

Dickinson HO, Nicolson DJ, Cook JV, et al. Calcium supplementation for the management of primary hypertension in adults. *Cochrane Database Syst Rev* 2006b;2:CD004639.

Dickinson HO, Nicolson DJ, Campbell F, et al. Magnesium supplementation for the management of essential hypertension in adults. *Cochrane Database Syst Rev* 2006c;3:CD004640.

Djoussé L, Gaziano JM. Alcohol consumption and risk of heart failure in the physicians' health study I. *Circulation* 2007;115:34–39.

Drup I, Skajaa K, Thybo NK. Oral magnesium supplementation restores the concentrations of magnesium, potassium and sodium-potassium pumps in skeletal muscle of patients receiving diuretic treatment. *J Int Med* 1993;233:117–123.

Ebbeling CB, Pawlak DB, Ludwig DS. Childhood obesity: Public-health crisis, common sense cure. *Lancet* 2002;360:473–482.

Elliott P, Stamler J, Dyer AR, et al. Association between protein intake and blood pressure: The INTERMAP study. *Arch Intern Med* 2006;166:79–87.

Elmer PJ, Obarzanek E, Vollmer WM, et al. Effects of comprehensive lifestyle modification on diet, weight, physical fitness, and blood pressure control: 18-month results of a randomized trial. *Ann Intern Med* 2006;144:485–495.

Esler M, Parati G. Is essential hypertension sometimes a psychosomatic disorder? *J Hypertens* 2004;22:873–876.

Esposito K, Giugliano F, Di Palo C, et al. Effect of lifestyle changes on erectile dysfunction in obese men: A randomized controlled trial. *JAMA* 2004;291:2978–2984.

Estabrooks PA, Glasgow RE, Dzewaltowski DA. Physical activity promotion through primary care. *JAMA* 2003;289:2913–2916.

Fang J, Madhavan S, Alderman MH. Dietary potassium intake and stroke mortality. *Stroke* 2000;31:1532–1537.

Fillmore KM, Kerr WC, Stockwell T, et al. Moderate alcohol use and reduced mortality risk: Systematic error in prospective studies. *Addict Res Theory* 2006;14(2):101–132.

Flachskampf FA, Gallasch J, Gefeller O, et al. Hypertension: Randomized trial of acupuncture to lower blood pressure. *Circulation* 2007;115:3121–3129.

Fock KM, Talley N, Moayyedi P, et al. Asia-Pacific consensus guidelines on gastric cancer prevention. *Gastroenterol Hepatol* 2008;23(3):351–365.

Folsom AR, Parker ED, Harnack LJ. Degree of concordance with DASH diet guidelines and incidence of hypertension and fatal cardiovascular disease. *Am J Hypertens* 2007;20:225–232.

Forman JP, Rimm EB, Stampfer MJ, et al. Folate intake and the risk of incident hypertension among US women. *JAMA* 2005;293: 320–329.

Fotherby MD, Critchley D, Potter JF. Effect of hospitalization on conventional and 24-hour blood pressure. *Age Ageing* 1995;24: 25–29.

Franco V, Oparil S. Salt sensitivity, a determinant of blood pressure, cardiovascular disease and survival. *J Am Coll Nutr* 2006;25(3): 247S–255S.

Frank H, Heusser K, Geiger H, et al. Temporary reduction of blood pressure and sympathetic nerve activity in hypertensive patients after microvascular decompression. *Stroke* 2009;40(1):41–51.

Fraser GE, Shavlik DJ. Ten years of life: Is it a matter of choice? *Arch Intern Med* 2001;161:1645–1652.

Friedman AN. High-protein diets: Potential effects on the kidney in renal health and disease. *Am J Kidney Dis* 2004;44: 950–962.

Fuchs FD, Chambless LE, Whelton PK, et al. Alcohol consumption and the incidence of hypertension: The Atherosclerosis Risk in Communities Study. *Hypertension* 2001;37:1242–1250.

Fung TT, Chiuve SE, McCullough ML, et al. Adherence to a DASH-style diet and risk of coronary heart disease and stroke in women. *Arch Intern Med* 2008;168:713–720.

Gates PE, Tanaka H, Hiatt WR, et al. Dietary sodium restriction rapidly improves large elastic artery compliance in older adults with systolic hypertension. *Hypertension* 2004;44:35–41.

Geleijnse JM, Kok FJ, Grobbee DE. Blood pressure response to changes in sodium and potassium intake: A meta-regression analysis of randomised trials. *J Hum Hypertens* 2003;17:471–480.

Gerdts E, Lund-Johansen P, Omvik P. Reproducibility of salt sensitivity testing using a dietary approach in essential hypertension. *J Hum Hypertens* 1999;13:375–384.

Gillman MW, Cupples A, Gagnon D, et al. Protective effect of fruits and vegetables on development of stroke in men. *JAMA* 1995;273:1113–1117.

Gostin LO. Law as a tool to facilitate healthier lifestyles and prevent obesity. *JAMA* 2007;297(1):87.

Grandes G, Sanchez A, Sanchez-Pioilla RO, et al. Effectiveness of physical activity advice and prescription by physicians in routine primary care: A cluster randomized trial. *Arch Intern Med* 2009;169(7):694.

Graudal N, Galløe A, Garred P. Effects of sodium restriction on blood pressure, renin, aldosterone, catecholamines, cholesterols, and triglyceride. *JAMA* 1998;279:1383–1391.

Grønbæk M, Becker U, Johansen D, et al. Type of alcohol consumed and mortality from all causes, coronary heart disease, and cancer. *Ann Intern Med* 2000;133:411–419.

Halperin RO, Gaziano JM, Sesso HD. Smoking and the risk of incident hypertension in middle-aged and older men. *Am J Hypertens* 2008;21:148–152.

Harsha DW, Bray GA. Weight loss and blood pressure control (pro). *Hypertension* 2008;51:1420–1425.

Hatsukami DK, Stead LF, Gupta PC. Tobacco addiction. *Lancet* 2008;371:2027–2038.

Havas S, Dickinson BD, Wilson M. The urgent need to reduce sodium consumption. *JAMA* 2007;298(12):1439.

He FJ, MacGregor GA. How far should salt intake be reduced? *Hypertension* 2003;42:1093–1099.

He FJ, Nowson CA, MacGregor GA. Fruit and vegetable consumption and stroke: Meta-analysis of cohort studies. *Lancet* 2006;367:320–326.

He J, Ogden LG, Vupputuri S, et al. Dietary sodium intake and subsequent risk of cardiovascular disease in overweight adults. *JAMA* 1999;282:2027–2034.

He J, Whelton PK. What is the role of dietary sodium and potassium in hypertension and target organ injury? *Am J Med Sci* 1999;317:152–159.

Heusser K, Engeli S, Tank J, et al. Sympathetic vasomotor tone determines blood pressure response to long-term sibutramine treatment. *J Clin Endocrinol Metab* 2007;92(4):1560–1563.

Hooper L, Bartlett C, Davey Smith G, et al. Systematic review of long term effects of advice to reduce dietary salt in adults. *Br Med J* 2002;325:628–632.

Horvath K, Jeitier K, Siering U, et al. Long-term effects of weight reducing interventions in hypertensive patients: Systematic review and meta-analysis. *Arch Intern Med* 2008;168(6):571–580.

Howard BV, Van Horn L, Hsia J, et al. Low-fat dietary pattern and risk of cardiovascular disease: The women's health initiative randomized controlled dietary modification trial. *JAMA* 2006;295(6):655–666.

Hu FB, Li TY, Colditz GA, et al. Television watching and other sedentary behaviors in relation to risk of obesity and type 2 diabetes mellitus in women. *JAMA* 2003;289:1785–1791.

Hypertension Prevention Trial Research Group. The Hypertension Prevention Trial: Three-year effects of dietary changes on blood pressure. *Arch Intern Med* 1990;150:153–162.

Jackson R, Broad J, Connor J, et al. Alcohol and ischaemic heart disease: Probably no free lunch. *Lancet* 2005;366:1911–1912.

Jacobson E. Variation of blood pressure with skeletal muscle tension and relaxation. *Ann Intern Med* 1939;12:1194–1212.

Jakicic JM, Marcus BH, Lang W, et al. Effect of exercise on 24-month weight loss maintenance in overweight women. *Arch Intern Med* 2008;168(14):1550–1559.

James J, Thomas P, Kerr D. Preventing childhood obesity: two year follow-up results from the Christchurch obesity prevention programme in schools (CHOPPS). *Br Med J* 2007;335:762–765.

Jarrett DRJ. Paracetamol and hypertension: Time to label sodium in drug treatments? *Br Med J* 2008;336:1324.

Jatoi NA, Jerrard-Dunne P, Feely J, et al. Impact of smoking and smoking cessation on arterial stiffness and aortic wave reflection in hypertension. *Hypertension* 2007;49:981–985.

John JH, Ziebland S, Yudkin P, et al. Effects of fruit and vegetable consumption on plasma antioxidant concentrations and blood pressure: A randomised controlled trial. *Lancet* 2002;359:1969–1974.

Joossens JV, Kesteloot H. Dietary salt, cerebrovascular disease and stomach cancer mortalities. *Acta Cardiol* 2008;63(1):9–10.

Joossens JV, Kesteloot H. Trends in systolic blood pressure, 24-hour sodium excretion, and stroke mortality in the elderly in Belgium. *Am J Med* 1991;90(Suppl. 3A):5.

Kastarinen MJ, Puska PM, Korhonen MH, et al. Non-pharmacological treatment of hypertension in primary health care: A 2-year open randomized controlled trial of lifestyle intervention against hypertension in eastern Finland. *J Hypertens* 2002;20:2505–2512.

Katsiki N, Manes C. Clinical trials of antioxidant supplementation in the prevention of cardiovascular events. *Arch Intern Med* 2008;168(7):773–774.

Kempner W. Treatment of hypertensive vascular disease with rice diet. *Am J Med* 1948;4:545–577.

Ketelhut RG, Franz IW, Scholze J. Regular exercise as an effective approach in antihypertensive therapy. *Med Sci Sports Exerc* 2004;36:4–8.

Khaw K-T, Barrett-Connor E. Dietary potassium and stroke-associated mortality: A 12-year prospective population study. *N Engl J Med* 1987;316:235–240.

Kimm SYS, Glynn NW, Obarzanek E, et al. Relation between the changes in physical activity and body-mass index during adolescence: A multicentre longitudinal study. *Lancet* 2005;366:301–307.

King DE, Mainous AG, Geesey ME. Adopting moderate alcohol consumption in middle age: Subsequent cardiovascular events. *Am J Med* 2008;121:201–206.

Knoops KTB, de Groot LCPGM, Kromhout D, et al. Mediterranean diet, lifestyle factors, and 10-year mortality in elderly European men and women: The HALE project. *JAMA* 2004;292: 1433–1439.

Larsson SC, Virtanen MJ, Mars M, et al. Magnesium, calcium, potassium, and sodium intakes and risk of stroke in male smokers. *Arch Intern Med* 2008;168(5):459–465.

Lautenschlager NT, Cox KL, Flicker L, et al. Effect of physical activity on cognitive function in older adults as risk for Alzheimer disease. *JAMA* 2008;300(9):1027–1037.

Law MR. Epidemiologic evidence of salt and blood pressure. *Am J Hypertens* 1997;10:42S–45S.

Leary SD, Ness AR, Smith GD, et al. Physical activity and blood pressure in childhood: Findings from a population-based study. *Hypertension* 2008;51:92–98.

Li G, Zhang P, Wang J, et al. The long-term effect of lifestyle interventions to prevent diabetes in the China Da Qing diabetes prevention study: A 20-year follow-up study. *Lancet* 2008;371: 1783–1789.

Lim PO, MacFadyen RJ, Clarkson PBM, et al. Impaired exercise tolerance in hypertensive patients. *Ann Intern Med* 1996;124: 41–55.

Lindstrom J, Ilanne-Parikka M, Peltonen M, et al. Sustained reduction in the incidence of type 2 diabetes by lifestyle intervention: Follow-up of the Finnish diabetes prevention study. *Lancet* 2006;368:1673–1679.

Little P, Kelly J, Barnett J, et al. Randomised controlled factorial trial of dietary advice for patients with a single high blood pressure reading in primary care. *Br Med J* 2004;328:1054–1058.

Logtenberg SJ, Kleefstra N, Houweling ST, et al. Effect of device-guided breathing exercises on blood pressure in hypertensive patients with type 2 diabetes mellitus: A randomized controlled trial. *J Hypertens* 2007;1:241–246.

Lopez-Garcia E, van Dam RM, Li TY, et al. The relationship of coffee consumption with mortality. *Ann Intern Med* 2008;148: 904–914.

Lydakis C, Momen A, Blaha C, et al. Changes of central haemodynamic parameters during mental stress and acute bouts of static and dynamic exercise. *J Hum Hypertens* 2008;22:320–328.

Macklin EA, Wayne PM, Kalish LA, et al. Stop hypertension with the acupuncture research program (SHARP): Results of a randomized, controlled clinical trial. *Hypertension* 2006;48: 838–845.

Mark AL. Dietary Therapy for obesity: An emperor with no clothes. *Hypertension* 2008;51:1426–1434.

Martini LA, Cuppari L, Colugnati FAB, et al. High sodium chloride intake is associated with low bone density in calcium stone-forming patients. *Clin Nephrol* 2000;54:85–93.

McFarlane SI, von Gizycki H, Salifu M, et al. Alcohol consumption and blood pressure in the adult US population: Assessment of gender-related effects. *J Hypertens* 2007;25:965–970.

Melander O, von Wowern F, Frandsen E, et al. Moderate salt restriction effectively lowers blood pressure and degree of salt sensitivity is related to baseline concentration of renin and N-terminal atrial natriuretic peptide in plasma. *J Hypertens* 2007;25: 619–627.

Meles E, Giannattasio C, Failla M, et al. Nonpharmacologic treatment of hypertension by respiratory exercise in the home setting. *Am J Hypertens* 2004;17:370–374.

Mellen PB, Gao SK, Vitolins MZ, et al. Deteriorating dietary habits among adults with hypertension. *Arch Intern Med* 2008;168(3):308–314.

Mellen PB, Palla SL, Goff DC, et al. Prevalence of nutrition and exercise counseling for patients with hypertension: United States, 1999 to 2000. *J Gen Intern Med* 2004;19:917–924.

Mente A, de Koning L, Shannon HS, et al. A systematic review of the evidence supporting a casual link between dietary factors and coronary heart disease. *Arch Intern Med* 2009;169(7): 659–669.

Messerli FH, Pinto L, Tang SSK, et al. Impact of systemic hypertension on the cardiovascular benefits of statin therapy— A meta-analysis. *Am J Cardiol* 2008;101:319–325.

Messerli FH, Schmieder RE, Weir MR. Salt: A perpetrator of hypertensive target organ disease? *Arch Intern Med* 1997;157: 2449–2452.

Mikkelsen KL, Wiinberg N, Hoegholm A, et al. Smoking related to 24-hr ambulatory blood pressure and heart rate. *Am J Hypertens* 1997;10:483–491.

Miura K, Greenland P, Stamler J, et al. Relation of vegetable, fruit, and meat intake to 7-year blood pressure change in middle-aged men: The Chicago Western Electric study. *Am J Epidemiol* 2004;159:572–580.

Miura K, Stamler J, Nakagawa H, et al. Relationship of dietary linoleic acid to blood pressure: The international study of macro-micronutrients and blood pressure study. *Hypertension* 2008;52:408–414.

Morgan T, Anderson A, Wilson D, et al. Paradoxical effect of sodium restriction on blood pressure in people on slow-channel calcium blocking drugs. *Lancet* 1986;1:793.

Morris RC Jr, O'Connor M, Forman A, et al. Supplemental dietary potassium with KHCO$_3$ but not KCl attenuates essential hypertension [Abstract]. *J Am Soc Nephrol* 1995;6(3):645.

Mukamal KJ, Ascherio A, Mittleman MA, et al. Alcohol and risk for ischemic stroke in men: The role of drinking patterns and usual beverage. *Ann Intern Med* 2005;142:11–19.

Muller JE, Mittleman MA, Maclure M, et al. Triggering myocardial infarction by sexual activity. *JAMA* 1996;275:1405–1409.

Murray PM, Herrington DM, Pettus CW, et al. Should patients with heart disease exercise in the morning or afternoon? *Arch Intern Med* 1993;153:833–836.

Mustad VA, Kris-Etherton PM. Beyond cholesterol lowering: Deciphering the benefits of dietary intervention on cardiovascular diseases. *Curr Atherosclerosis Rep* 2000;2:461–466.

Nader PR, Bradley RH, Houts RM, et al. Moderate-to-vigorous physical activity from ages 9 to 15 years. *JAMA* 2008;300(3): 295–305.

Naimi TS, Brown DW, Brewer RD, et al. Cardiovascular risk factors and confounders among nondrinking and moderate-drinking U.S. adults. *Am J Prev Med* 2005; 28(4):369–373.

Nicolson DJ, Dickinson HO, Campbell F, et al. Lifestyle interventions or drugs for patients with essential hypertension: A systematic review. *J Hypertens* 2004;22:2043–2048.

Nishimura H, Nishioka A, Kubo S, et al. Multifactorial evaluation of blood pressure fall upon hospitalization in essential hypertensive patients. *Clin Sci* 1987;73:135–141.

Nyamdorj R, Qiao Q, Söderberg S, et al. Comparison of body mass index with waist circumference, waist-to-hip ratio, and waist-to-stature ratio as a predictor of hypertension incidence in Mauritius. *J Hypertens* 2008;26:866–870.

Ogden CL, Carroll MD, Flegal KM. High body mass index for age among US children and adolescents, 2003–2006. *JAMA* 2008;299(20):2401–2405.

Oncken CA, White WB, Cooney JL, et al. Impact of smoking cessation on ambulatory blood pressure and heart rate in postmenopausal women. *Am J Hypertens* 2001; 14:942–949.

Orr J, Gentile CL, Davy BM, et al. Large artery stiffening with weight gain in humans: Role of visceral fat accumulation. *Hypertension* 2008;51:1519–1524.

Overlack A, Maus B, Ruppert M, et al. Kaliumcitrat versus kaliumchlorid bei essentieller hypertonie. Wirkung auf hämodynamische, hormonelle und metabolische parameter. *Dtsch Med Wochenschr* 1995;120:631–635.

Palmieri ST, Kostis JB, Casazza L, et al. Heart rate and blood pressure response in adult men and women during exercise and sexual activity. *Am J Cardiol* 2007;100:1795–1801.

Papamichael CM, Karatzi KN, Papaioannou TG, et al. Acute combined effects of olive oil and wine on pressure wave reflections: Another beneficial influence of the Mediterranean diet antioxidants? *J Hypertens* 2008;26:223–229.

Pardell H, Tresserras R, Saltó E, et al. Management of the hypertensive patient who smokes. *Drugs* 1998;56:177–187.

Parikh NI, Pencina MJ, Wang TJ, et al. A risk score for predicting near-term incidence of hypertension: The Framingham heart study. *Ann Intern Med* 2008;148:102–110.

Peat JK. Prevention of asthma. *Eur Resp J* 1996;9:1545–1555.

Pereira MA, O'Reilly E, Augustsson K, et al. Dietary fiber and risk of coronary heart disease: A pooled analysis of cohort studies. *Arch Intern Med* 2004;164:370–376.

Pickering TG. Lifestyle modification: Is it achievable and durable? *J Clin Hypertens* 2004;6:581–584.

Pierce GL, Beske SD, Lawson BR, et al. Weight loss alone improves conduit and resistance artery endothelial function in young and older overweight/obese adults. *Hypertension* 2008;52: 72–79.

Poulter NR. Dietary sodium intake and mortality: NHANES [Letter to the Editor]. *Lancet* 1998;352:987–988.

Predel HG, Schramm TH, Rohden C, et al. Effects of various antihypertensive treatment regimens in physically active patients with essential hypertensive (EH) [Abstract]. *J Hypertens* 1996;14 (Suppl. 1):S230.

Psaltopoulou T, Naska A, Orfanos P, et al. Olive oil, the Mediterranean diet, and arterial blood pressure: The Greek European Prospective Investigation into Cancer and Nutrition (EPIC) study. *Am J Clin Nutr* 2004;80:1012–1018.

Quinn TJ. Twenty-four hour, ambulatory blood pressure responses following acute exercise: Impact of exercise intensity. *J Hum Hypertens* 2000;14:547–553.

Radaelli A, Raco R, Perfetti P, et al. Effects of slow, controlled breathing on baroreceptor control of heart rate and blood pressure in healthy men. *J Hypertens* 2004;22:1361–1370.

Rainforth MV, Schnieider RH, Nidich SI, et al. Stress reduction programs in patients with elevated blood pressure: A systematic review and meta-analysis. *Curr Hypertens Rep* 2007;9: 520–528.

Ram CVS, Garrett BN, Kaplan NM. Moderate sodium restriction and various diuretics in the treatment of hypertension. Effects of potassium wastage and blood pressure control. *Arch Intern Med* 1981;141:1015–1019.

Redón J, Cea-Calvo L, Moreno B, et al. Independent impact of obesity and fat distribution in hypertension prevalence and control in the elderly. *J Hypertens* 2008;26:1757–1764.

Renaud SC, Guéguen R, Conard P, et al. Moderate wine drinkers have lower hypertension-related mortality: A prospective cohort study in French men. *Am J Clin Nutr* 2004;80: 621–625.

Ried K, Frank OR, Stocks NP, et al. Effect of garlic on blood pressure: A systematic review and meta-analysis. *BMC Cardiovasc Disord* 2008;8:13.

Romero-Corral A, Montori VM, Somers VK, et al. Association of bodyweight with total mortality and with cardiovascular events in coronary artery disease: A systematic review of cohort studies. *Lancet* 2006;368:666–678.

Rosito GA, Fuchs FD, Duncan BB. Dose-dependent biphasic effect of ethanol on 24-h blood pressure in normotensive subjects. *Am J Hypertens* 1999;12:236–240.

Sacks FM, Svetkey LP, Vollmer WM, et al. Effects on blood pressure of reduced dietary sodium and the dietary approaches to stop hypertension (DASH) diet. *N Engl J Med* 2001;344: 3–10.

Saftlas AF, Logsden-Sackett N, Wang W, et al. Work, leisure-time physical activity, and risk of preeclampsia and gestational hypertension. *Am J Epidemiol* 2004;160:758–765.

Sakhaee K, Harvey JA, Padalino PK, et al. The potential role of salt abuse on the risk for kidney stone formation. *J Urol* 1993;150:310–312.

Scheer FA, Van Montfrans GA, van Someren EJ, et al. Daily nighttime melatonin reduces blood pressure in male patients with essential hypertension. *Hypertension* 2004;43:192–197.

Scheffers IJ, Kroon AA, Tordoir JH, et al. Rheos® baroreflex hypertension therapy trade mark system to treat resistant hypertension. *Expert Rev Med Devices* 2008:5(1):33–39.

Schmidlin O, Forman A, Sebastian A, et al. Sodium-selective salt sensitivity: Its occurrence in blacks. *Hypertension* 2007;50: 1085–1092.

Sellmeyer DE, Schloetter M, Sebastian A. Potassium citrate prevents increased urine calcium excretion and bone resorption induced by a high sodium chloride diet. *J Clin Endocrinol Metab* 2002;87:2008–2012.

Seppä K, Sillanaukee P. Binge drinking and ambulatory blood pressure. *Hypertension* 1999;33:79–82.

Sigal RJ, Kenny GP, Boulé NG, et al. Effects of aerobic training, resistance training, or both on glycemic control in type 2 diabetes: A randomized trial. *Ann Intern Med* 2007; 147: 357–369.

Sjöström L, Lindroos A, Peltonen M, et al. Lifestyle, diabetes, and cardiovascular risk factors 10 years after bariatric surgery. *N Eng J Med* 2004;351:2683–2693.

Sjöström L, Narbro K, Sjöström CD, et al. Effects of bariatric surgery on mortality in Swedish obese subjects. *N Eng J Med* 2007;357:741–752.

Smith-Warner SA, Spiegelman D, Yaun S-S, et al. Alcohol and breast cancer in women. *JAMA* 1998;279:535–540.

Stamler J, Elliott P, Kesteloot H, et al. Inverse relation of dietary protein markers with blood pressure. Findings for 10,020 men and women in the INTERSALT study. *Circulation* 1996;94: 1629–1634.

Stamler R, Stamler J, Gosch FC, et al. Primary prevention of hypertension by nutritional-hygienic means: Final report of a randomized, controlled trial. *JAMA* 1989;262:1801–1807.

Stampfer MJ, Kang JH, Chen J, et al. Effects of moderate alcohol consumption on cognitive function in women. *N Eng J Med* 2005;352:245–253.

Stevens VJ, Obarzanek E, Cook NR, et al. Long-term weight loss and changes in blood pressure: Results of the Trials of Hypertension Prevention, Phase II. *Ann Intern Med* 2001;134:1–11.

Stranges S, Wu T, Dorn JM, et al. Relationship of alcohol drinking pattern to risk of hypertension: A population-based study. *Hypertension* 2004;44:813–819.

Straznicky NE, O'Callaghan CJ, Barrington VE, et al. Hypotensive effect of low-fat, high-carbohydrate diet can be independent of changes in plasma insulin concentrations. *Hypertension* 1999;34:580–585.

Strazzullo P, Kerry SM, Barbato A, et al. Do statins reduce blood pressure? A meta-analysis of randomized, controlled trials. *Hypertension* 2007;49:792–798.

Streppel MT, Arends LR, van't Veer P, et al. Dietary fiber and blood pressure: A meta-analysis of randomized placebo-controlled trials. *Arch Intern Med* 2005;165:150–156.

Svetkey LP, Stevens VJ, Brantley PJ, et al. Comparison of strategies for sustaining weight loss: The weight loss maintenance randomized controlled trial. *JAMA* 2008;299(10):1139–1148.

Task Force for the Management of Arterial Hypertension of the European Society of Hypertension (ESH) and of the European Society of Cardiology (ESC). 2007 Guidelines for the management of arterial hypertension. *J Hypertens* 2007; 25: 1105–1187.

Taubert D, Roesen R, Schömig E. Effect of cocoa and tea intake on blood pressure: A meta-analysis. *Arch Intern Med* 2007;167: 626–634.

Teo KK, Ounpuu S, Hawken S, et al. Tobacco use and risk of myocardial infarction in 52 countries in the INTERHEART study: A case-control study. *Lancet* 2006;368:647–658.

Thadhani R, Camargo CA Jr, Stampfer MJ, et al. Prospective study of moderate alcohol consumption and risk of hypertension in young women. *Arch Intern Med* 2002;162:569–574.

Thorpe JJ, Welch WJ, Poindexter CA. Bilateral thoracolumbar sympathectomy for hypertension. *Am J Med* 1950;9:500–515.

Tjønneland A, Grønbæk M, Stripp C, et al. Wine intake and diet in a random sample of 48763 Danish men and women. *Am J Clin Nutr* 1999;69:49–54.

Tolstrup J, Jensen MK, Tjønneland A, et al. Prospective study of alcohol drinking patterns and coronary heart disease in women and men. *Br Med J* 2006;332:1244–1248.

Trials of Hypertension Prevention Collaborative Research Group. The effects of nonpharmacologic interventions on blood pressure of persons with high normal levels. Results of the Trials of Hypertension Prevention, Phase I. *JAMA* 1992;267:1213–1220.

Trials of Hypertension Prevention Collaborative Research Group. Effects of weight loss and sodium reduction intervention on blood pressure and hypertension incidence in overweight people with high-normal blood pressure. *Arch Intern Med* 1997;157: 657–667.

Trichopoulou A, Costacou T, Bamia C, et al. Adherence to a Mediterranean diet and survival in a Greek population. *N Engl J Med* 2003;348:2599–2608.

Tsai AG, Wadden TA. Systematic review: An evaluation of major commercial weight loss programs in the United States. *Ann Intern Med* 2005;142:56–66.

Tunstall-Pedoe H. Does dietary potassium lower blood pressure and protect against coronary heart disease and death? Findings from the Scottish heart health study. *Semin Nephrol* 1999;19:500–502.

Tuomilehto J, Jousilahti P, Rastenyte D, et al. Urinary sodium excretion and cardiovascular mortality in Finland. *Lancet* 2001;357:848–851.

Tzoulaki I, Brown IJ, Chan Q, et al. Relation of iron and red meat intake to blood pressure: Cross sectional epidemiological study. *Br Med J* 2008;337:a258.

U.S. Public Health Service Cooperative Study. Evaluation of antihypertensive therapy. II. Double-blind controlled evaluation of mebutamate. *JAMA* 1965;193:103–105.

Ueshima H, Stamler J, Elliott P, et al. Food omega-3 fatty acid intake of individuals (total, linolenic acid, long-chain) and their blood pressure: INTERMAP study. *Hypertension* 2007;50: 313–319.

Unger RH. Reinventing type 2 diabetes: pathogenesis, treatment, and prevention. *JAMA* 2008;299(10):1185.

Vanhees L, Defoor JGM, Schepers D, et al. Effect of bisoprolol and atenolol on endurance exercise capacity in healthy men. *J Hypertens* 2000;18:35–43.

Vasdev S, Gill V, Singal PK. Beneficial effect of low ethanol intake on the cardiovascular system: possible biochemical mechanisms. *Vasc Health Risk Manag* 2006;2(3):263–276.

Vogel RA. Vintners and vasodilators: Are French red wines more cardioprotective? *J Am Coll Cardiol* 2003;41:479–481.

Vogt L, Waanders F, Boomsma F, et al. Effects of dietary sodium and hydrochlorothiazide on the antiproteinuric efficacy of losartan. *J Am Soc Nephrol* 2008;19:999–1007.

Vollmer WM, Sacks FM, Ard J, et al. for the DASH-Sodium Trial Collaborative Research Group. Effects of diet and sodium intake on blood pressure: Subgroup analysis of the DASH-sodium trial. *Ann Intern Med* 2001; 135:1019–1028.

Webb AJ, Patel N, Loukogeorgakis S, et al. Nitric oxide, oxidative stress: Acute blood pressure lowering, vasoprotective, and antiplatelet properties of dietary nitrate via bioconversion to nitrite. *Hypertension* 2008;51:784–790.

Wei M, Gibbons LW, Mitchell TL, et al. Alcohol intake and incidence of type 2 diabetes in men. *Diabetes Care* 2000; 23:18–22.

Weinberger MH. Salt sensitivity of blood pressure in humans. *Hypertension* 1996;27:481–490.

Weinstein AR, Sesso HD, Rexrode KM, et al. The joint effects of physical activity and body mass index on coronary heart disease risk in women. *Arch Intern Med* 2008; 168(8):884–890.

Weir MR. Dietary salt, blood pressure, and microalbuminuria. *J Clin Hypertens* 2004;6(Suppl. 3):23–26.

Whang R, Whang DD, Ryan MP. Refractory potassium repletion. A consequence of magnesium deficiency. *Arch Intern Med* 1992;152:40–45.

Whang W, Manson HE, Hu FB, et al. Physical exertion, exercise, and sudden cardiac death in women. *JAMA* 2006;295(12): 1399–1403.

Whelton PK, Appel LJ, Espeland MA, et al. Sodium reduction and weight loss in the treatment of hypertension in older persons. *JAMA* 1998;279:839–846.

Whelton PK, He J, Appel LJ, et al. Primary prevention of hypertension: Clinical and public health advisory from The National High Blood Pressure Education Program. *JAMA* 2002;288: 1882–1888.

Williams PT. A cohort study of incident hypertension in relation to changes in vigorous physical activity in men and women. *J Hypertens* 2008;26:1085–1093.

Williams B, Poulter NR, Brown MJ, et al. British Hypertension Society guidelines for hypertension management 2004 (BHS-IV): Summary. *Br Med J* 2004;328:634–640.

Williams MA, Haskell WL, Ades PA, et al. Resistance exercise in individuals with and without cardiovascular disease. 2007 update: A scientific statement from the American Heart Association Council on Clinical Cardiology and Council on Nutrition, Physical Activity, and Metabolism. *Circulation* 2007;116:572–584.

Winker R, Barth A, Bidmon D, et al. Endurance exercise training in orthostatic intolerance: A randomized, controlled trial. *Hypertension* 2005;45:391–398.

Xin X, Frontini MG, Ogden LG, et al. Effects of alcohol reduction on blood pressure: A meta-analysis of randomized controlled trials. *Hypertension* 2001;38:1112–1117.

Yeh GY, Wang C, Wayne PM, et al. The effect of Tai Chi exercise on blood pressure: A systematic review. *Prev Cardiol* 2008;11: 82–89.

# 7

# Tratamento da hipertensão: terapia medicamentosa

Nos dois capítulos anteriores fizemos uma revisão de evidências que justificam a necessidade de reduzir a pressão arterial (PA) e o uso de mudanças no estilo de vida para baixar os níveis pressóricos. Este capítulo inicia com a apresentação de algumas maneiras para melhorar o controle atual inadequado da doença. Faremos uma análise de cada medicamento atualmente existente no mercado. Em seguida, analisaremos a escolha do medicamento inicial e da ordem subsequente de terapias adicionais e, a seguir, faremos algumas considerações a respeito do manejo de populações especiais e de hipertensos portadores de várias outras condições.

## HISTÓRICO

Conforme revisado no Capítulo 1, a hipertensão é o fator de risco mais comum de infarto cardíaco, acidente vascular cerebral e insuficiência cardíaca; e o segundo fator de risco para insuficiência renal depois do diabetes (Rosamond et al., 2008). Com a maior expectativa de vida e com o aumento da obesidade essa prevalência continuará aumentando, em particular nas sociedades em desenvolvimento (Sun et al., 2008). Considerando que a maior parte de hipertensos permanece sem tratamento adequado, a demanda por um manejo mais eficaz continua a crescer (Wu et al., 2009).

Portanto, o uso de medicamentos para tratamento de hipertensão, a prescrição mais comum nos Estados Unidos, continuará crescendo. Há uma grande proliferação de novas formulações, sendo que muitas delas são medicamentos genéricos. Com um mercado imenso não atendido, a competição entre cada produto é extremamente acirrada – desde que o produto esteja sob proteção de patente. Portanto, os bloqueadores do receptor da angiotensina, comercializados a US$ 2 e US$ 3 por pílula, são os agentes anti-hipertensivos cujo consumo cresce mais rapidamente. Entretanto, a reserpina, um genérico que possui a mesma eficácia e cujo preço é de apenas alguns centavos, praticamente não é encontrada no mercado.

A despeito dos atrativos óbvios e ocultos do *marketing* farmacêutico, para o qual ambos os autores têm dado contribuição voluntária, temos mantido assiduamente uma visão objetiva sobre o uso de medicamentos como um todo e sobre o valor relativo de agentes individuais. Com frequência, as escolhas específicas são as mais favorecidas, de acordo com as diretrizes de vários comitês de especialistas nos Estados Unidos (Chobanian et al., 2003), no Reino Unido (Williams et al., 2004) e na Europa (*Task Force, 2007*).

Como veremos mais adiante, os medicamentos anti-hipertensivos atualmente disponíveis no mercado, utilizados juntamente com mudanças adequadas no estilo de vida e com automonitoramento, têm condições de controlar a pressão arterial na grande maioria dos pacientes hipertensos. Contudo, em todas as pesquisas, a pressão arterial é inferior a 140/90 mmHg apenas em uma minoria de pacientes (McWilliams et al., 2009) e, em geral, naqueles que necessitam de controle mais rígido, como os sobreviventes de acidente vascular cerebral, o controle é mais precário (Amar et al., 2004). Portanto, antes de considerar o uso dos medicamentos disponíveis no mercado e suas indicações, abordaremos o tema sobre como otimizar o controle global da hipertensão.

## ESTADO ATUAL DO CONTROLE DA HIPERTENSÃO

Nos Estados Unidos, grande parte dos hipertensos conhece seu diagnóstico, sendo que a maioria recebeu prescrições de medicamentos anti-hipertensivos (Cutler et al., 2008). Entretanto, somente um terço está sob controle adequado, usualmente definido como pressão arterial de 140/90 mmHg ou menos (Cutler et al., 2008). Por piores que sejam esses dados, eles são consideravelmente melhores do que os dados relatados na maioria dos outros países desenvolvidos (Wang et al., 2007b).

### Razões do controle precário

Embora os médicos sejam rápidos para culpar os pacientes como a causa principal do controle inadequado da hipertensão, todos os três participantes estão envolvidos – médicos, pacientes e terapias (Ho et al., 2008).

### *Problemas com médicos*

Muitos profissionais não estão conscientes de que o tratamento da hipertensão deve ser mais intenso, em particular a hipertensão sistólica isolada em idosos, ou não estão dispostos a proceder dessa forma. Há de se admitir que é mais difícil controlar os níveis sistólicos, mesmo nas circunstâncias mais favoráveis, sendo que menos da metade dos pacientes que participam de estudos controlados consegue atingir pressão sistólica de 140 mmHg ou menos, enquanto que as pressões diastólicas chegam ao nível 90 mmHg ou menos (Mancia & Grassi, 2002).

Entretanto, grande parte dos problemas nas práticas clínicas se refere à "inércia clínica", ou seja, a falta de interesse em forçar a terapia para atingir a meta desejada (Phillips & Twombly, 2008). Talvez esse desinteresse seja reflexo de percepções imprecisas: as elevações sistólicas não são tão graves a ponto de não poderem ser reduzidas sem a administração de vários medicamentos com seus efeitos colaterais; poucos benefícios poderão ser obtidos com controles melhores.

Além disso, muitos profissionais não reconhecem as próprias deficiências. Com frequência, subestimam o nível de risco cardiovascular de seus pacientes (Kerr et al., 2008) e, mesmo que não estejam dispostos a intensificar a terapia nos níveis recomendados, usualmente acham que o nível de adesão dos pacientes às orientações é melhor do que na realidade (Steinman et al., 2004).

Os "especialistas" em hipertensão deram sua contribuição para os problemas profissionais criando posições conflitantes, em geral ao mesmo tempo: os diuréticos são ruins – não, eles são bons; os β-bloqueadores são bons – não, eles são ruins; os bloqueadores do canal de cálcio (BCCs) são ruins – não, eles são bons; e assim por diante. Em um nível mais superior, a omissão de grupos nacionais e internacionais em concordarem com medidas simples como classificação da hipertensão e das metas terapêuticas aumenta ainda mais a confusão. E, como consequência, as manobras sutis do *marketing* farmacêutico, principalmente em formar especialistas para vender mensagens ocultas sob o disfarce de Educação Médica Continuada, desempenham papel importante em negar aos profissionais o acesso a mensagens simples e claras sobre qual a melhor maneira de manejar a hipertensão.

Em sistemas capitalistas de mercados competitivos várias opções permanecem à disposição dos consumidores, seja por meio de aliciamento direto do público consumidor seja por meio da comercialização mais lucrativa junto aos profissionais. Todavia, há caminhos melhores. Algumas entidades estão fazendo tentativas: o *National Institute for Clinical Excellence* (NICE) no Reino Unido, o *Hypertension Education Program* no Canadá, o *National Institutes of Health* e, em particular, o *National High Blood Pressure Education Program* nos Estados Unidos, estão tentando melhorar as orientações profissionais. Embora o impacto dessas orientações seja positivo, em geral o tempo de duração é muito curto (Ma et al., 2006).

Os problemas do sistema de prestação de serviços de assistência médica, além da inércia e da confusão dos médicos, podem diminuir acentuadamente a aderência a longo prazo. Em geral, nos Estados Unidos, nas clínicas de bairros pobres que atendem um grande contingente de pacientes idosos e pobres não há registros disponíveis, há pouca continuidade nos tratamentos e os pacientes esperam longas horas para visitas curtas sem nenhuma oportunidade de interagirem de forma eficiente com os médicos.

Os Estados Unidos, na condição de único país desenvolvido sem cobertura de assistência médica universal, são particularmente suscetíveis às falhas e irregularidades do sistema de assistência médica. A maioria dessas falhas gira em torno da falta de cobertura de seguro (Lenzer, 2008), de forma que os pacientes não conseguem dar continuidade aos tratamentos ou comprar medicamentos que, em geral, são excessivamente caros.

A aderência às terapias melhorou substancialmente nos casos de pacientes com seguro adequado ou que tenham um plano de saúde racional. Nas instalações do *Veterans Affairs* onde os tratamentos e as medicações são quase gratuitos a aderência de até 18 meses às terapias atingiu 80% (Siegel et al., 2007). Entre os pacientes de uma clínica de grupos integrados, a combinação de monitoramento domiciliar da pressão arterial (MPA), a comunicação pela Internet e o envolvimento de farmacêuticos aumentou em 3,3 vezes o controle da pressão arterial, em comparação com pacientes que recebem tratamento usual (Green et al., 2008).

Programas bastante criativos foram desenvolvidos para melhorar a aderência dos pacientes às terapias. Programas como tele-monitoramento de medições domiciliares da pressão arterial (Parati et al., 2009); contato telefônico de farmacêuticos depois de visitas ao consultório médico (Wu et al., 2006); coordenação do tratamento por uma enfermeira (Wood et al., 2008); colaboração estruturada entre farmacêuticos e médicos (Carter et al., 2008a); *feedback* adequado para os pacientes e para os médicos (Bosworth et al., 2005); e monitoramento dos pacientes em locais que costumam frequentar, como a barbearia, por exemplo (Victor et al., 2009), comprovaram que conseguem melhorar a aderência.

## Problemas com pacientes

Pelo menos a metade dos pacientes que recebem receitas médicas não estarão tomando os medicamentos recomendados depois de um ano (Vrijens et al., 2008). Há várias razões relacionadas aos pacientes para a pouca aderência às terapias anti-hipertensivas, incluindo:

- Dificuldades para identificar e manejar percepções diferentes sobre suas próprias doenças e crenças sobre os benefícios e os problemas terapêuticos (Victor et al., 2008);
- Natureza predominantemente assintomática da hipertensão, o que dificulta a renúncia a prazeres imediatos (sal, calorias, dinheiro, etc.) para obtenção de benefícios distantes e irreconhecíveis, situação que se agrava ainda mais se a terapia fizer os pacientes se sentirem pior;
- Problemas concorrentes como pobreza (Kripalani et al., 2008), depressão (Eze-Niam et al., 2008) ou doenças com ameaças mais imediatas como o diabetes (Wang et al., 2005);
- Incapacidade de acesso e de contato permanente com planos de saúde adequados e de preços acessíveis que atendam às necessidades a longo prazo. Nesse grupo incluem-se aproximadamente 45 milhões de norte-americanos sem seguro saúde (Bautista, 2008);
- Preocupações reais e imaginárias sobre a segurança das medicações para uso durante toda a vida. No passado, muitas pessoas tomavam qualquer medicamento que fossem prescritos com base na confiança total em seus médicos, mas hoje o número de pessoas que agem dessa maneira é muito menor. Com certeza, o reconhecimento tardio de que anti-inflamatórios não esteroidais (AINEs) prescritos por milhares de médicos a milhões de pacientes foram responsáveis por infartos cardíacos abalando ainda mais

o relacionamento entre pacientes e médicos.

## Problemas terapêuticos

Como observamos anteriormente, a hipertensão possui todas as características impróprias para assegurar a aderência às terapias. Entretanto, essas características são inerentes a problemas terapêuticos, como:

- Dificuldade para mudar estilos de vida que não são saudáveis, em particular ganho de peso em decorrência do consumo excessivo de calorias e pouca atividade física (ver Capítulo 6);
- Preço excessivamente elevado das medicações mais recentes protegidas por patentes. Quando estiverem disponíveis no mercado, os agentes genéricos com a mesma eficácia (Kesselheim et al., 2008) são as opções que, provavelmente, serão mais procuradas pelas pessoas (Shrank et al., 2006);
- Prescrição de duas ou mais doses por dia quando existem opções de medicamentos de ação prolongada para uso apenas uma vez ao dia. Ainda mais agravante é a prescrição de doses diárias de medicamentos como o atenolol cujo efeito dura menos de 24 horas (Protogeru et al., 2009);
- Efeitos colaterais de medicamentos anti-hipertensivos, alguns deles não previsíveis, como a impotência sexual causada pelo uso de diuréticos;
- Menos óbvio, porém mais crítico, é o fato de que o sistema nervoso simpático pode ser ativado de forma crônica sempre que houver alguma queda na pressão arterial (Fu et al., 2005);
- Interações com outros medicamentos e substâncias, sendo que os AINEs são os mais comuns, o suco de *grapefuit* (toranja) provavelmente seja o mais conhecido (Kakar et al., 2004), e os remédios naturais talvez os mais perigosos (Tannergren et al., 2004);
- Dificuldade para avaliar o nível de aderência (Morisky et al., 2008). Embora haja várias maneiras de verificar se os pacientes estão tomando os medicamentos, são poucas as que avaliam o grau de aderência com acurácia (Vrijens et al., 2008);
- Respostas variáveis a qualquer dose de uma medicação. As doses iniciais e usuais são determinadas por estudos com um número limitado de pacientes que, usualmente, não apresentam complicações. Na prática, muitos pacientes respondem mais ou menos a qualquer medicamento (Law et al., 2003).

## Maneiras de melhorar a aderência às terapias

Muitos livros e artigos têm sugerido várias maneiras de manter um número maior de pacientes em terapias efetivas para tratamento da hipertensão, porém a lista daquelas que chegaram a afetar os resultados clínicos é relativamente pequena (Kripalani et al., 2007). No futuro, a genotipagem poderá, de alguma maneira, auxiliar a maximizar a resposta aos medicamentos, mas, neste momento, nenhum estudo tem mostrado dados clinicamente úteis para esse tipo de abordagem (van Wieren-de Wijer et al., 2009).

As diretrizes apresentadas na Tabela 7.1 têm mostrado uma melhor aderência às terapias na maioria dos casos, mas não em todos os estudos bem conduzidos (Osterberg & Blaschke, 2005; Roumie et al., 2006).

Além dessas medidas mais imediatas, tratamentos médicos mais bem organizados e monitorados, como o do programa *U.S. Veterans Administration*, melhoram a aderência dos pacientes (Siegel et al., 2007). Ainda melhor seria a aplicação de um sistema computadorizado a nível nacional, com fácil acesso aos dados médicos e incentivos financeiros, para premiar os profissionais que melhoram o cuidado e os desfechos de seus pacientes (Doran et al., 2006).

## Envolvimento dos pacientes

O envolvimento dos pacientes é extremamente útil, não apenas para tomar decisões iniciais que talvez sejam mais fáceis de serem seguidas, mas também para o monitoramento durante o curso

### Tabela 7.1
### Diretrizes para melhorar a manutenção de terapias anti-hipertensivas

Envolver o paciente na tomada de decisão
    Avaliar atitudes e crenças
    Fornecer avaliações individuais dos riscos atuais e dos benefícios potenciais do controle
    Informar o paciente sobre a condição e o respectivo tratamento
    Se o paciente concordar, envolver a família
Articular a meta da terapia: reduzir a pressão arterial em níveis próximos da normotensão com poucos ou sem efeitos colaterais
Permanecer alerta para sinais de ingestão inadequada de medicamentos, por exemplo, ausência de resposta da pressão arterial ou de efeitos esperados como, por exemplo, bradicardia com uso de β-bloqueadores
Reconhecer e gerenciar a depressão
Manter contato com o paciente
    Incentivar visitas e contatos com o pessoal dos serviços de saúde
    Dar *feedback* ao paciente em relação às leituras domiciliares da pressão arterial
    Entrar em contato com os pacientes que não retornam para novas visitas
Manter tratamentos simples e de custo baixo
    Fazer o mínimo necessário de exames complementares para excluir causas secundárias
    Obter dados laboratoriais para acompanhamento apenas uma vez por ano, a menos que seja indicada uma frequência maior
    Se necessário, incentivar mudanças no estilo de vida
    Usar leituras domiciliares da pressão arterial
    Usar doses diárias de medicamentos de ação prolongada
    Usar medicamentos genéricos e dividir doses maiores de comprimidos cuja pontuação seja a metade
    Se aplicável, usar combinações de comprimidos
    Usar embalagens *blister* com calendário
    Inspecionar todos os recipientes de pílulas em cada visita
    Dar informações claras e fáceis de ler nos casos em que as medicações tiverem de ser tomadas separadamente
    Usar protocolos clínicos monitorados por enfermeiras e médicos assistentes
Prescrever de acordo com princípios farmacológicos
    Adicionar um medicamento de cada vez
    Iniciar com pequenas doses com o objetivo de reduzir de 5 a 10 mmHg em cada etapa, a menos que sejam indicadas respostas mais rápidas
    A medicação deve ser tomada logo de manhã ao acordar. Se o surto matinal persistir (acima de 160/100 mmHg), deve-se administrar pelo menos algum medicamento às 18:00 horas ou ao deitar.
Dar *feedback* e informar a validação do sucesso

---

da doença. As medidas domiciliares da pressão arterial devem ser recomendadas, preferencialmente em medições feitas pelos pacientes ou, quando aplicável, por outros cuidadores. Como observamos no Capítulo 2, as respostas terapêuticas estão mais relacionadas às medições fora do consultório do que as medições feitas em consultório (Parati et al., 2009).

## Intensidade das terapias

A rapidez para atingir as metas está sendo questionada tendo em vista que cursos excessivamente rápidos podem causar sintomas intoleráveis, embora cursos muito lentos possam expor pacientes de alto risco a perigos imediatos. Os benefícios de controles mais rápidos foram demonstrados graficamente pelo estudo *Valsartan Antihypertensive Long-term Use Evaluation* (VALUE) em que a resposta mais rápida durante o período inicial de 3 a 6 meses ao bloqueador do canal de cálcio anlodipina do que ao bloqueador do receptor da angiotensina II (BRA) valsartan deu maior proteção contra infartos cardíacos e acidentes vasculares cerebrais (Julius et al., 2004b). Todos os pacientes que participaram do estudo VALUE corriam alto risco de doença cardiovascular, de forma que ainda parece apropriado "iniciar com doses baixas e prosseguir com doses baixas" na maioria dos casos, em particular em idosos com hipertensão sistólica. Nos casos de pacientes com níveis mais elevados de pressão arterial, e ainda mais importante, com riscos totais mais altos, recomenda-se usar abordagens "mais altas e mais rápidas".

### Horário de administração

A hora do dia que deve ser administrado o medicamento anti-hipertensivo, quando for uma vez ao dia, necessita ser mais cuidadosamente considerada. A recomendação usual é nas primeiras horas da manhã, embora haja dois problemas potenciais: em primeiro lugar, as pílulas podem não exercer o efeito completo de 24 horas, como foi demonstrado para o uso do atenolol (Neutel et al., 1990); em segundo lugar, efeitos maiores podem ser necessários nas primeiras horas da manhã, para evitar surtos pressóricos logo após o levantar considerando que contribuem para o "surto matinal" de catástrofes cardiovasculares. Em um estudo realizado na Espanha, a maioria dos pacientes hipertensos com leituras de consultório bem controladas apresentou leituras descontroladas nas primeiras horas da manhã (Redón et al., 2002).

Há duas soluções para o primeiro problema: em primeiro lugar, deve-se assegurar controle completo de 24 horas orientando o paciente a medir a pressão arterial em casa logo no início da manhã; em segundo lugar, é importante escolher medicação de ação prolongada intrínseca, como, por exemplo, o metoprolol XL em vez do atenolol, o trandolapril em vez do enalapril, a anlodipina em vez da felodipina.

Aparentemente, a solução do segundo problema é óbvia embora nunca tenha sido comprovada de forma definitiva, isto é, tomar as medicações mais tarde ou mesmo ao deitar. No estudo *Heart Outcomes Prevention Evaluation* (HOPE) (*Heart Outcomes, 2000*), a medicação em estudo, o ramipril (um inibidor da enzima conversora da angiotensina [IECA]) foi tomado ao deitar para evitar a ocorrência de eventos nas primeiras horas da manhã. Os resultados positivos não refletiram a redução de 3/2 mmHg na pressão arterial clínica média nos pacientes que haviam tomado ramipril. Entretanto, como as pressões clínicas foram medidas algumas horas depois do surto matinal não foi possível detectar possíveis benefícios. Essa ideia tem suporte de um subestudo da HOPE no qual 38 participantes receberam monitoramento ambulatorial de 24 horas (Svenson et al., 2001). Entre os 20 participantes que receberam ramipril ao deitar as pressões ao meio-dia foram as mesmas nos 18 indivíduos que receberam placebo, porém, durante a noite, as pressões foram significativamente mais baixas (cerca de 17/8 mmHg), assim como as leituras de 24 horas (cerca de 10/4 mmHg) no grupo ramipril.

Portanto, embora o conceito de "cronoterapêutica" pareça lógico, não há dados suficientes para aceitá-lo ou refutá-lo. Mosenkis e Townsend (2004) fizeram a seguinte observação:

> Até o momento, o esquema de administração de medicamentos anti-hipertensivos pode ser determinado por outros fatores como conveniência, concorrência com outras medicações para facilitar a aderência, e horário para minimizar efeitos indesejáveis dessas medicações... Se não houver outras considerações mais relevantes sobre o horário, a melhor opção é escolher a dosagem noturna (i.e., ao deitar para as medicações-padrão e durante a noite para as preparações de liberação estendida), de forma que as respectivas atividades máximas coincidam com, ou talvez ajudem a controlar, os aumentos matinais da pressão arterial.

### Como lidar com efeitos adversos

Embora algumas medicações sejam mais fáceis de tomar do que outras, alguns pacientes não suportam nenhum tipo de medicamento. Alguns indivíduos com intolerância não específica a vários medicamentos anti-hipertensivos quase sempre apresentam alteração psicológica subjacente, em geral manifestada como hiperventilação recorrente, ataques de pânico, ansiedade generalizada ou depressão (Davies et al., 2003). Muitas pessoas ficam ansiosas por ocasião do diagnóstico do "assassino silencioso" e ainda mais ansiosas nos casos em que a condição não puder ser facilmente controlada (Mena-Martin et al., 2003). Obviamente, existem todos os graus de efeitos colaterais relacionados a medicamentos. Felizmente, grande parte dos medicamentos atualmente disponíveis não interfere no desempenho cognitivo (Sink et al., 2009) ou em outros aspectos da qualidade de vida. Entretanto, mesmo sensações que, aparentemente, não tenham nenhuma relação com hipertensão, como o olfato e o paladar, podem ser afetadas adversamente por vários medicamentos anti-hipertensivos (Dory et al., 2003).

O médico atento permanecerá aberto para discutir todas as possibilidades.

## Visitas de acompanhamento

O acompanhamento constante dos pacientes é imprescindível para atingir e manter a pressão arterial-alvo com a dosagem mínima possível de medicamentos, preferencialmente com monitoramento domiciliar, podendo envolver também vários ajustes de dosagem. A maior parte dos pacientes deve ser observada pelo médico no período de 1 a 2 meses depois no início da terapia para determinar a adequabilidade do controle pressórico, o grau de colaboração do paciente para tomar os medicamentos, a necessidade de intensificar a terapia e a presença de efeitos adversos. Problemas médicos associados – incluindo danos em órgãos-alvo, outros fatores de risco relevantes e anormalidades encontradas em testes laboratoriais – também desempenham papel importante na determinação da frequência do acompanhamento dos pacientes. De maneira geral, é suficiente fazer um acompanhamento em intervalos de 6 meses após a estabilização da pressão arterial (dependendo do estado do paciente). Na grande maioria de pacientes, em particular idosos e indivíduos com sintomas ortostáticos, o monitoramento deve incluir medições da pressão arterial na posição em supino e depois de ficar de pé por 5 minutos para permitir o reconhecimento da hipotensão postural (Hiitola et al., 2009).

A variabilidade acentuada das medições usuais da pressão arterial de consultório as torna quase inúteis, o que torna necessário fazer um número maior de medições domiciliares (Keenan et al., 2009).

## ANTI-HIPERTENSIVOS E SUAS ESPECIFICIDADES

A era moderna da terapia anti-hipertensiva iniciou apenas há 50 anos com o trabalho pioneiro de Ed Freis nos Estados Unidos e de Horace Smirk na Nova Zelândia (Piepho & Beal, 2000). A partir de então, foi desenvolvido um vasto arsenal de medicamentos (ver Tabela 7.2). Iremos considerar os medicamentos na ordem em que são apresentados na Tabela 7.2. Abordaremos também os medicamentos que são utilizados em outros lugares, mas que não são comercializados nos Estados Unidos, juntamente com os agentes lançados mais recentemente.

Em 2006, nos Estados Unidos, os medicamentos usados para tratar a hipertensão foram os mais prescritos, totalizando mais de 200 milhões de prescrições (Cherry et al., 2008). As comparações entre as pesquisas anuais de consumo de medicamentos indicam que os diuréticos são prescritos com mais frequência, seguidos pelos IECAs, β-bloqueadores e bloqueadores do canal de cálcio, com crescimento mais rápido dos bloqueadores do receptor da angiotensina (BRAs) e queda persistente no consumo dos α-bloqueadores. O crescimento inicial rápido no uso dos BRAs com certeza está relacionado às campanhas mercadológicas intensivas. Entretanto, é fácil constatar que os BRAs são especiais, de forma que o consumo crescente reflete claramente algo mais além do esforço de *marketing*.

Law e colaboradores (2009) sugerem o uso de dois ou três medicamentos com dosagens pela metade da dose usual, em vez de doses máximas de um ou dois medicamentos, para se conseguir maior eficácia com menores efeitos adversos. A experiência inicial é promissora (*Indian Polycap Study*, 2009), embora a aceitação na prática geral ainda tenha de superar uma série de barreiras. O uso de medicamentos em várias formas secundárias de hipertensão (a es-

### Tabela 7.2
**Medicamentos anti-hipertensivos comercializados nos Estados Unidos (2009)**

| Diuréticos | Inibidores adrenérgicos | | Vasodilatadores | |
|---|---|---|---|---|
| **Tiazidas** | **Inibidores** | **β-bloqueadores** | **Vasodilatadores** | **IECAs** |
| Clortalidona | **periféricos** | Acebutolol | **diretos** | Benazepril |
| Indapamida | Guanadrel | Atenolol | Hidralazina | Captopril |
| Metolazona | Guanetidina | Betaxolol | Minoxidil | Enalapril |
| Tiazidas | Reserpina | Bisoprolol | **Bloqueadores do** | Fosinopril |
| **Diuréticos de alça** | **Agonistas α$_2$ de** | Carteolol | **canal de cálcio** | Lisinopril |
| Bumetanida | **ação central** | Metoprolol | Di-hidropiridinas | Moexipril |
| Ácido etacrínico | Clonidina | Nadolol | Anlodipina | Quinapril |
| Furosemida | Guanabenzo | Penbutolol | Felodipina | Perindopril |
| Torsemida | Guanfacina | Pindolol | Isradipina | Ramipril |
| **Bloqueadores da** | Metildopa | Propranolol | Nicardipina | Trandolapril |
| **aldosterona** | **α$_1$-bloqueadores** | Timolol | Nifedipina | **Bloqueadores** |
| Espironolactona | Doxazosina | **Combinação de** | Nisoldipina | **do receptor de AII** |
| Eplerenona | Prazosina | **α e β-bloqueadores** | Diltiazem | Candesartan |
| **Poupadores de** | Terazosina | Carvedilol | Verapamil | Eprosartan |
| **potássio** | | Labetalol | Inibidor direto | Irbesartan |
| Amilorida | | | da renina | Losartan |
| Triantereno | | **β-bloqueadores vasodilatadores** | Alisquireno | Telmisartan |
| | | Nebivolol | | Valsartan |

pironolactona no aldosteronismo primário, p. ex.) será abordado nos capítulos sobre causas identificáveis.

## DIURÉTICOS

Entre os primeiros medicamentos efetivos orais que surgiram no mercado, os diuréticos estão sendo utilizados com frequência ainda maior por causa da eficácia confirmada com uso de dosagens mais baixas e da minimização dos efeitos colaterais. Entretanto, surgiram algumas preocupações com relação às desvantagens potenciais a longo prazo e as escolhas atuais dos diuréticos.

Os diuréticos diferem em relação à estrutura e ao sítio principal de ação dentro do néfron (Figura 7.1). O sítio de ação determina a eficácia relativa que se expressa pelo percentual máximo de eliminação de cloreto de sódio filtrado (Brater, 2000). Os agentes que atuam no túbulo proximal (sítio I) raramente são utilizados no tratamento da hipertensão. O tratamento é iniciado com um diurético da família das tiazidas (agindo no sítio III onde se localiza o túbulo contornado distal). A clortalidona e a indapamida são estruturalmente diferentes das tiazidas – embora sejam relacionadas a elas – mas serão analisadas conjuntamente. Se houver uma redução significativa na função renal (i.e., creatinina sérica acima de 1,5 mg/dL) provavelmente seja necessário usar um diurético de alça (agindo no sítio II onde se localiza o ramo espesso ascendente da alça de Henle) ou a metolazona. Um agente poupador de potássio (agindo no sítio IV) pode ser administrado com o diurético para diminuir a possibilidade de incidência de hipocalemia. Quando usados isoladamente, os agentes poupadores de potássio são agentes anti-hipertensivos relativamente fracos.

A Tabela 7.3 apresenta uma lista dos diuréticos atualmente comercializados nos Estados

### Tabela 7.3
### Diuréticos e Agentes Poupadores de Potássio

| Medicamento | Dosagem diária (mg) | Duração da ação (h) |
|---|---|---|
| **Tiazidas** | | |
| Bendroflumetiazida | 1,25-5,0 | 18 |
| Benzitiazida | 50-200 | 12-18 |
| Clorotiazida | 250-1.000 | 6-12 |
| Hidroclorotiazida | 12,5-50 | 12-18 |
| Hidroflumetiazida | 12,5-50 | 12-18 |
| Triclorometiazida | 1,0-4,0 | 18-24 |
| **Compostos relacionados às sulfonamidas** | | |
| Clortalidona | 12,5-50 | 24-72 |
| Indapamida | 1,25-2,5 | 24 |
| Metolazona | 0,5-1,0 | 24 |
| Mykrox | 2,5-10 | 24 |
| Zaroxolina | | |
| **Diuréticos de alça** | | |
| Bumetanida | 0,5-5,0 | 4-6 |
| Ácido etacrínico | 25-100 | 12 |
| Furosemida | 20-480 | 4-6 |
| Torsemida | 5-40 | 12 |
| **Agentes poupadores de potássio** | | |
| Amilorida | 5-10 | 24 |
| Trianfereno | 50-150 | 12 |
| **Bloqueadores da aldosterona** | | |
| Espironolactona | 25-100 | 8-12 |
| Eplerenona | 50-100 | 12 |

Unidos. Os bloqueadores da aldosterona, embora sejam poupadores de potássio, são considerados separadamente por causa de seus efeitos adicionais.

## Diuréticos tiazídicos

### Modo de ação

Os diuréticos tiazídicos agem por meio da inibição do cotransporte de sódio e cloro através da membrana luminal do segmento inicial do túbulo contornado distal onde geralmente ocorre a reabsorção de 5 a 8% do sódio filtrado (Puschett, 2000) (Figura 7.1, sítio III). Consequentemente, há uma redução no volume de líquidos plasmáticos e extracelulares e uma queda no débito cardíaco (Wilson & Freis, 1959). Os mecanismos contrarreguladores humorais e intrarrenais restabelecem rapidamente o estado de equilíbrio de forma que a ingestão e a excreção de sódio sejam balanceadas dentro do período de 3 a 9 dias na presença de volume diminuído de líquidos corporais (Sica, 2004a). Com o uso crônico, o volume plasmático retorna parcialmente ao nível normal, embora, ao mesmo

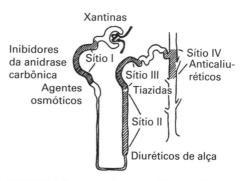

**FIGURA 7.1** Representação diagramática do néfron mostrando os quatro sítios tubulares principais onde os diuréticos interferem na reabsorção de sódio.

tempo, ocorra uma redução na resistência vascular periférica (Conway & Lauwers, 1960; Zhu et al., 2005) (Figura 7.2).

### Determinantes da resposta

O grau de resposta da pressão arterial aos diuréticos se baseia na capacidade do medicamento de ativar as defesas contrarreguladoras para pressões mais baixas e volumes reduzidos de líquidos, em particular elevações reativas nos níveis de renina e de aldosterona. Os pacientes que iniciam com níveis baixos e suprimidos na atividade da renina plasmática e de aldosterona, e que sejam capazes de produzir apenas uma pequena elevação nesses níveis após o início da administração de diuréticos, são mais "responsivos a diuréticos" (Chapman et al., 2002). Isso inclui indivíduos mais velhos, negros e hipertensos, sendo que todos, em geral, apresentam níveis mais baixos de renina (Kaplan, 1977). Os indivíduos que respondem menos, com queda média na pressão arterial de menos de 10%, apresentam um grau maior de depleção no volume plasmático e maior estimulação da renina e aldosterona, contribuindo para uma resistência periférica persistentemente elevada (van Brummelen et al., 1980). O bloqueio da elevação reativa no sistema renina-angiotensina-aldosterona, a exemplo do que ocorre com a adição de um IECA ou um BRA, potencializa a ação anti-hipertensiva (Ram, 2004).

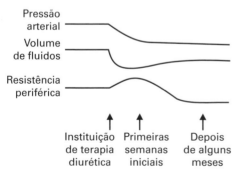

**FIGURA 7.2** Esquema das alterações hemodinâmicas responsáveis pelos efeitos anti-hipertensivos da terapia diurética.

Estudos farmacogenéticos relacionaram a responsividade aos diuréticos tiazídicos a vários polimorfismos de genes que controlam o sistema renina-angiotensina-aldosterona (Frazier et al., 2004), a enzima 11βHSD2 (Williams et al., 2005) e os canais de sódio (Maitland-van der Zee et al., 2004), que variam de acordo com o sexo e a origem étnica. Além disso, há relatos indicando que carreadores de uma variante do gene da aducina, que está associado ao aumento da reabsorção renal de sódio, tratados com diuréticos, apresentam menor risco de infartos cardíacos e de acidentes vasculares cerebrais do que pacientes tratados com diuréticos que não carregam aquela variante ou pacientes que recebem outras medicações anti-hipertensivas (Psaty et al., 2002). Esses estudos podem prognosticar a aplicação da farmacogenética na prática clínica.

### Diuréticos semelhantes à tiazida

#### Clortalidona

Embora seja considerada uma tiazida, a clortalidona possui estrutura química diferente e, miligrama por miligrama, tem ação mais potente e mais prolongada que a hidroclorotiazida (HCTZ) (Ernst et al., 2006). Embora, nos Estados Unidos, a HCTZ seja o diurético mais amplamente utilizado no tratamento da hipertensão, a clortalidona foi utilizada em todos os estudos patrocinados pelo *National Institutes of Health* (NIH) e apresentou proteção igual ou maior contra infartos cardíacos, insuficiência cardíaca e acidentes vasculares cerebrais do que outros agentes (*ALLHAT Investigators, 2002*). Por outro lado, não há dados que demonstrem os benefícios da HCTZ nas doses mais baixas atualmente recomendadas de 12,5 a 25 mg por dia. Além disso, na comparação entre os dois agentes em um estudo transversal de 8 semanas que utilizou a medição da pressão arterial em consultório e o monitoramento ambulatorial de 24 horas (MAPA), a administração de 25 mg de clortalidona resultou em uma queda maior de 5 mmHg na pressão arterial sistólica durante todo o período de 24 horas e numa queda ainda maior na pressão sistólica de 7,1 mmHg durante a noite, em comparação com a administração de 50 mg de HCTZ, com diferenças semelhantes nas leituras em consultório nas primeiras horas da manhã (Ernst et al., 2006). Uma incidência semelhante de hipocalemia foi observada com a administração de ambos os diuréticos.

Como Ernst e colaboradores (2009) observaram recentemente, houve uma redução significativa na mortalidade em pacientes que participaram do *Multiple Risk Factor Intervention Trial* (MRFIT) (1990) e que receberam clortalidona, em comparação com os que receberam HCTZ. E, em todos os pacientes, a clortalidona comprovou que é melhor agente diurético que a HCTZ e esperamos que sejam comercializados mais comprimidos combinados que tenham a clortalidona como diurético.

## Indapamida

A indapamina é uma sulfonamida clorobenzeno, que tem uma metilindolina associada, permitindo ações protetoras adicionais, além de seu efeito diurético (Chillon & Baumbach, 2004). A indapamida é tão eficaz como as tiazidas ou os bloqueadores do canal de cálcio para reduzir a pressão arterial (Emeriau et al., 2001), além disso, mantém o efeito durante 24 horas e em doses baixas adequadas de 1,25 mg por dia raramente eleva os níveis de lipídios séricos (Hall et al., 1994), embora em doses mais elevadas possa ocorrer hiponatremia e hipocalemia. Em comparação com 20 mg por dia de enalapril, a administração de doses de 1,5 mg de indapamida melhorou a hipertrofia ventricular esquerda (HVE) (Gosse et al., 2000) e reduziu a microalbuminúria como o enalapril (Marre et al., 2004). A indapamida preservou melhor a função renal em comparação com a HCTZ (Madkour et al., 1995) em um pequeno grupo de pacientes com insuficiência renal moderada. Com suporte de um IECA a indapamida produziu uma redução de 43% em recorrências de acidente vascular cerebral (*PROGRESS Collaborative Group*, 2001).

## Metolazona

A metolazona, um derivado de quinazolina de ação prolongada e mais potente, semelhante à tiazida, mantém seu efeito na presença de insuficiência renal (Paton & Kane, 1977). A administração de pequenas doses, variando de 0,5 a 1 mg por dia, de uma nova formulação (Mykrox) pode ser igual aos diuréticos comuns à base de tiazida (Miller et al., 1988). A metolazona é particularmente útil em pacientes com insuficiência renal e hipertensão, embora as variações na absorção possam interferir na eficácia.

### Eficácia anti-hipertensiva

Quando utilizados isoladamente, os diuréticos à base de tiazida têm eficácia semelhante à de outras classes de medicamentos (Law et al., 2009). Os negros e os idosos respondem melhor aos diuréticos do que os pacientes não negros e mais jovens (Brown et al., 2003), possivelmente porque tenham responsividade mais baixa à renina. Os diuréticos dão mais proteção contra acidentes vasculares cerebrais do que poderia se esperar de sua eficácia anti-hipertensiva (Messerli et al., 2003).

Os diuréticos potencializam o efeito de todos os outros agentes anti-hipertensivos, incluindo os bloqueadores do canal de cálcio (Sica, 2004a). Essa potencialização depende da contração do volume de líquidos pelo diurético (Finnerty et al., 1970) e da prevenção do acúmulo de líquidos que ocorre imediatamente após o uso de medicamentos anti-hipertensivos não diuréticos. Sempre há uma expectativa de retenção de líquidos nos casos em que a pressão arterial baixar por causa da curva alterada da pressão-natriurese da hipertensão primária (Saito & Kimura, 1996) (Figura 7.3). A necessidade da administração de diuréticos pode ser amenizada com uso de IECAs e BRAs, que possuem alguma atividade natriurética intrínseca, embora a potencialização persista com todas as classes.

### Duração da ação

A duração da ação apresentada na Tabela 7.3 se relaciona ao efeito diurético; o efeito anti-hipertensivo total não dura além do efeito diurético. Embora a HCTZ tenha apenas 12 a 18 horas de ação diurética, o senso comum geralmente baseado em medições da pressão arterial

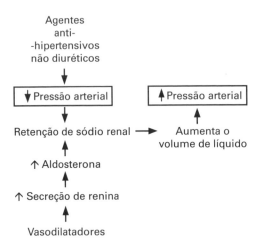

**FIGURA 7.3** Maneira pela qual os agentes anti-hipertensivos não diuréticos perdem a eficácia por meio da retenção de sódio renal reacional.

algumas horas depois da dose matinal diária, indica que o efeito anti-hipertensivo total deveria persistir durante 24 horas. A comprovação de que esse fato não é verdadeiro foi feita com o monitorização ambulatorial da pressão arterial de 24 horas (Finkielman et al., 2005). Entretanto, somente depois da comparação entre a HCTZ e a clorotalidona, utilizando a medida da pressão arterial por monitorização ambulatorial da pressão arterial de 24 horas, foi mostrada uma clara evidência de um menor efeito da HCTZ durante a noite (Ernst et al., 2006). De acordo com argumentos de Ernst e colaboradores (2009), os resultados dos estudos que utilizam apenas doses de 12,5 a 25 mg de HCTZ em comparações com agentes de efeito persistente durante 24 horas (Jamerson et al., 2008) não são totalmente verdadeiros.

## Dosagem

### Monoterapia

A dose diária recomendada de diuréticos à base de tiazida tem caído progressivamente de 200 mg de HCTZ ou de doses equivalentes de outras tiazidas no início de década de 1960 (Cranston et al., 1963) para 12,5 mg nos dias atuais. Em indivíduos hipertensos com boa função renal, grande parte do efeito anti-hipertensivo pode ser obtida com doses menores, com menos incidência de hipocalemia e outros efeitos colaterais (Carlsen et al., 1990; Zimlichman et al., 2004). Embora a maior parte dos pacientes tenha boa resposta a essas doses pequenas, alguns necessitam de doses maiores (Feis et al., 1988). Entretanto, como foi comprovado por Carlsen e colaboradores (1990), o efeito anti-hipertensivo total de pequenas doses de diuréticos pode não se tornar aparente em 4 semanas, sendo que é necessário um pouco de paciência nos casos de prescrição de pequenas doses.

### Combinação de terapias

Dados ainda mais convincentes confirmam o efeito significativo de pequenas doses, mesmo abaixo de 12,5 mg de HCTZ, nos casos em que os diuréticos forem adicionados a uma variedade de outros medicamentos para intensificar sua eficácia anti-hipertensiva. Esse fato foi demonstrado com muita clareza na combinação de 6,25 mg de HCTZ com o β-bloqueador bisoprolol (Frishman et al., 1994). Da mesma forma, foi observada uma potencialização semelhante na eficácia do IECA com 6,25 mg de HCTZ (Andrén et al., 1983).

Os diuréticos tiazídicos podem também ser associados aos diuréticos de alça nos pacientes com perda da função renal porque eles se opõem a hipertrofia do nefron distal que ocorre com o uso isolado de diuréticos de alça (Brater, 2000).

Evidências indicam que muitas pessoas hipertensas respondem a pequenas doses de diuréticos à base de tiazidas ao longo do tempo. Entretanto, agentes com ação de 24 horas de duração, como a clortalidona, produzem maior efeito anti-hipertensivo durante a noite e nas primeiras horas da manhã em comparação com a HCTZ.

## Resistência aos diuréticos

Existem várias razões para a resistência à ação natriurética e anti-hipertensiva dos diuréticos (Ellison, 1999):

- Consumo excessivo diário de sódio (Winer, 1961);

- Nos pacientes com piora da função renal (i.e., creatinina > 1,5 mg/dL ou depuração da creatinina endógena < 30 mL/min) os tiazídicos não funcionam de forma adequada, porque eles devem ser secretados nos túbulos renais para exercerem os seus efeitos e sofrem a competição dos ácidos orgânicos acumulados nos pacientes com insuficiência renal, com isso competem com os sistemas de transporte nos túbulos proximais, diminuindo a resposta diurética com a piora da função renal;
- Os alimentos afetam a absorção e a biodisponibilidade de diferentes diuréticos em graus variáveis (Neuvonen & Kivistö, 1989). Portanto, os medicamentos devem ser tomados em um padrão uniforme de acordo com a hora do dia e a ingestão de alimentos;
- Os AINEs podem neutralizar o efeito da maioria dos diuréticos (Cheng & Harris, 2004).

## Proteção contra eventos cardiovasculares

Os diuréticos protegem contra morbidade e mortalidade cardiovascular como qualquer outra classe de medicamento (Psaty et al., 2003). O estudo ALLHAT (Davis et al., 2006) comprovou que a terapia à base de clortalidona reduz o nível da pressão arterial com mais eficácia do que as terapias com IECAs ou BCCs e, na maioria dos pacientes, as orientações do JNC-7 recomendam o uso de um diurético como escolha terapêutica inicial (Chobanian et al., 2003).

## Efeitos adversos

De acordo com a Figura 7.4, a provável patogênese da maior parte das complicações comuns relacionadas ao uso de diuréticos se origina na atividade intrínseca dos medicamentos e, portanto, a maioria das complicações se relaciona à dose e à duração do uso de diuréticos. Obviamente, ocorrem efeitos colaterais com a mesma frequência e gravidade com doses equipotentes de todos os diuréticos; a frequência diminui com doses menores.

## Hipocalemia

Há várias razões para o aumento da perda urinária de $K^+$ (Coca et al., 2005).

O grau de hipocalemia depende da dose. A incidência dessa condição (< 3,5 mmol/L) é de aproximadamente 20% com doses mais elevadas (Widmer et al., 1995) e de 5 a 10% em doses variando de 12,5 a 25 mg por dia de clortalidona (Franse et al., 2000). A hipocalemia induzida por diuréticos se acentua de acordo com o aumento na ingestão de sódio e em indivíduos com estoues corporais mais baixos de potássio, incluindo uma grande parte de pacientes idosos (Flynn et al., 1989).

Os riscos mais relevantes da depleção do potássio são o aumento na incidência de acidente vascular cerebral (Levine & Coull, 2002) e arritmias ventriculares causando morte súbita (Grobbee & Hoes, 1995). Os pacientes que estiverem fazendo terapia à base de digitálico (dedaleira) correm o risco de desenvolver toxicidade, talvez porque tanto o digitálico como a hipocalemia sejam inibidores da bomba de $Na^+/K^+$-adenosina trifosfatase ($Na^+/K^+$-ATPase), atividade essencial para o equilíbrio eletrolítico intracelular normal e para o potencial das membranas (Nørgaard & Kjeldsen, 1991). A hipocalemia pode elevar a pressão arterial (Coca et al., 2005) e sua correção pode reduzir os níveis da pressão arterial (Kaplan et al., 1985).

*Arritmias Ventriculares e Morte Súbita*: em dois estudos de caso-controle o risco de morte súbita quase duplicou em indivíduos que receberam doses maiores de diuréticos, em comparação com os que receberam uma tiazida mais um agente poupador de potássio (Hoes et al., 1995; Siscovick et al., 1994). No estudo SHEP, entre os participantes que receberam aleatoriamente 12,5 a 25 mg de clortalidona, os 7,2% que desenvolveram hipocalemia apresentaram menos da metade da redução de eventos cardiovasculares relevantes do que os indivíduos que permaneceram normocalêmicos (Franse et al., 2000).

*Prevenção de Hipocalemia Induzida por Diuréticos*: a depleção de potássio pode ser evitada por meio da redução no consumo de sódio dietético, do aumento na ingestão de potássio dieté-

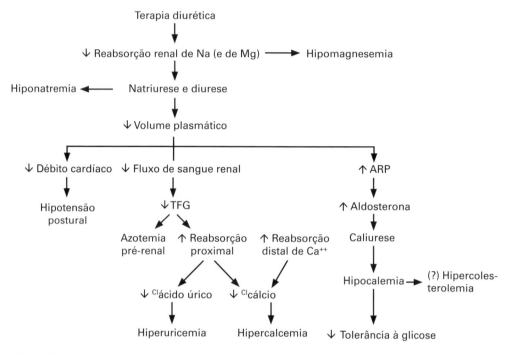

**FIGURA 7.4** Mecanismos pelos quais a terapia diurética crônica pode levar a várias complicações. Ainda há dúvidas sobre o mecanismo da hipercolesterolemia, embora seu surgimento ocorra por meio da hipocalemia. **Ca**: cálcio; **Cl**: cloro; **TFG**: taxa de filtração glomerular; **Na**: sódio; **Mg**: magnésio; **ARP**: atividade da renina plasmática.

tico e da utilização mínima possível de diuréticos. Embora diminua o grau de depleção de potássio, a administração conjunta de um agente poupador de potássio, de um β-bloqueador ou de um IECA ou BRA não evita o desenvolvimento de hipocalemia (Sawyer & Gabriel, 1988). Os bloqueadores da aldosterona podem ser mais eficazes (Coca et al., 2005).

*Correção da Hipocalemia Induzida por Diuréticos*: se a prevenção não apresentar nenhum resultado, a deficiência de potássio pode ser corrigida com suplementos de K+, preferencialmente administrados como cloreto. Outros ânions (como os encontrados na maioria das frutas ricas em potássio) não corrigem a alcalose ou a deficiência intracelular de K+ (Kopy et al., 1985). Entretanto, o citrato (Sakhaee et al., 1991) ou o bicarbonato de potássio (Frassetto et al., 2000) são mais eficazes para diminuir a perda urinária de cálcio em pacientes com cálculos renais ou osteoporose. O cloreto de potássio pode ser administrado com os sais que contêm potássio e substituem o cloreto de sódio, um número variável destes sais estão disponíveis comercialmente e são mais baratos do que os suplementos de potássio.

Recomenda-se cautela ao administrar suplementos de potássio em pacientes que estiverem recebendo IECAs, BRAs ou inibidores diretos da renina (IDR) cujos níveis de aldosterona sejam suprimidos e que não consigam excretar quantidades adicionais de potássio. Esse tipo de problema pode ser particularmente importante em diabéticos que não consigam mobilizar o potássio rapidamente para dentro das células e naqueles com insuficiência renal e capacidade limitada para excretar potássio.

## Hipomagnesemia

Alguns dos problemas atribuídos à hipocalemia podem ser causados pela hipomagnesemia. Entretanto, em raras ocasiões, doses convencionais de diuréticos induzem deficiência de magnésio (Wilcox, 1999).

As características clínicas incluem fraqueza, náusea, irritabilidade neuromuscular e surgimento de arritmias ventriculares resistentes ao tratamento, a menos que sejam feitas correções na hipomagnesemia e na hipocalemia (Whang et al., 1985). A hipomagnesemia pode elevar a pressão arterial levando-se em consideração que, sob o ponto de vista experimental, o magnésio inibe a liberação de norepinefrina (NE) (Shimosawa et al., 2004).

A perda de magnésio é amenizada pelo uso de pequenas doses de diurético e pela administração concomitante de um agente poupador de potássio (Schnaper et al., 1989). De maneira geral, nos casos em que a reposição for necessária, a administração diária de 200 a 400 mg (10 a 20 mmol) de óxido de magnésio por via oral, ou de citrato de potássio-magnésio, é tolerada sem desconforto gastrintestinal (GI) (Pak, 2000).

## Hiponatremia

Ao alterar a diluição do líquido tubular, o uso de tiazidas diminui a capacidade de eliminação rápida e eficaz de água livre, sendo também comuns quedas leves e assintomáticas na concentração do sódio sérico (Wilcox, 1999). O desenvolvimento de hiponatremia sintomática é muito raro e usualmente ocorre após a administração de diuréticos em mulheres idosas que aparentam ter volume expandido de líquidos resultante do aumento na ingestão de água na presença de capacidade diminuída de excreção de água livre (Mann, 2008).

## Hiperuricemia

Os níveis de ácido úrico sérico são elevados em cerca de 30% de hipertensos não tratados sendo que o uso de diuréticos aumenta a reabsorção renal de urato elevando ainda mais os níveis de ácido úrico, provocando gota em casos raros. Além disso, Richard Johnson e colaboradores encontraram evidências de um papel causal da hiperuricemia na patogênese da hipertensão (Feig et al., 2008a) e na incidência de dano renal (Obermayr et al., 2008).

Antes do reconhecimento das evidências apresentadas por Johnson e colaboradores (2005), a hiperuricemia induzida por tiazidas não recebia muita atenção a não ser em casos de cálculos renais ou de gota (Dykman et al., 1987). Se for optado pelo tratamento da hiperuricemia, o medicamento de escolha é a probenecida, em vez de alopurinol (Gutierrez-Macias et al., 2005), para aumentar a excreção de ácido úrico. O BRA losartan é uricossúrico e pode melhorar casos de hiperuricemia induzida por diuréticos.

## Alterações no metabolismo do cálcio

As terapias tiazídicas crônicas também aumentam a reabsorção renal de cálcio, diminuindo a excreção urinária de Ca em torno de 40 a 50% (Friedman & Bushinsky, 1999). Leves aumentos no nível cálcio sérico (0,1 a 0,2 m/dL) são normais e, com frequência, a hipercalcemia é provocada em pacientes com hiperparatireoidismo preexistente ou hipoparatireoidismo tratado com vitamina D. Com base em sua capacidade de diminuir a excreção renal de cálcio, as tiazidas são utilizadas no tratamento de pacientes com cálculos renais causados por hipercalcemia resultante do aumento na absorção de cálcio (Quereda et al., 1996). A retenção óssea de cálcio protege contra osteoporose e fraturas (Schoofs et al., 2003). Entretanto, os diuréticos de alça, que aumentam a excreção urinária de cálcio, estão associados a taxas aumentadas de perda óssea no quadril em homens mais velhos (Lim et al., 2008).

## Intolerância à glicose e resistência insulínica

Fatos como resistência insulínica, tolerância alterada à glicose, precipitação do diabetes e agravamento do controle diabético foram observados em pacientes que tomavam grandes doses de tiazidas (Carter et al., 2008b). A elevação no nível glicêmico foi intimamente correlacionada a quedas no nível de potássio sérico (Zillich et al., 2006) em uma revisão de dados de 83 estudos com tiazidas.

A exemplo do que ocorre com todos os efeitos adversos dos diuréticos, a alteração na utilização da glicose, que dá a conotação de resistência insulínica, é mais observada com a administração de doses elevadas (Harper et al., 1995). Atualmente, com uso de doses menores, não foi observado nenhum aumento na incidência de diabetes em um estudo prospectivo de coorte de 12.500 indivíduos hipertensos (Gress et al., 2000). Entretanto, a incidência de diabetes entre participantes do estudo ALLHAT que tomavam clortalidona (a maioria com uma dose de 25 mg, equivalente a 40 a 50 mg de HCTZ) foi de 11,5% em comparação com 8,3% nos participantes que iniciaram o tratamento com anlodipina e 7,6% nos que iniciaram com lisinopril (Black et al., 2008). Durante os poucos anos de duração do estudo, nenhuma consequência adversa desse aumento na incidência de diabetes foi aparente, embora tenha sido reconhecido um potencial para ocorrência de problemas futuros (Almgren et al., 2007). Todavia, os pacientes que receberam clortalidona no estudo SHEP, apesar de terem apresentado um aumento na incidência de diabetes, em comparação com os que receberam placebo, não tiveram aumento na incidência de eventos cardiovasculares, mesmo depois do acompanhamento médio de 14,3 anos (Kostis et al., 2005).

Provavelmente, a origem de parte do aumento na incidência de diabetes nos pacientes que foram tratados com diuréticos tenha sido o uso concomitante de β-bloqueadores, terapia "convencional" que era utilizada nos estudos mais antigos.

## Efeito sobre lipídios

As tiazidas, quando administradas em baixas doses, têm pouco efeito sobre o perfil lipídico (Weir & Moser, 2000). Entretanto, doses mais elevadas podem induzir efeitos significativos sobre a distribuição de adiposidades que, por sua vez, pode estar associada à resistência insulínica. Eriksson e colaboradores (2008) examinaram os efeitos causados por placebo, pelo BRA candersartan (16 a 32 mg por dia) e pela HCTZ (50 mg por dia), sendo que cada medicamento foi administrado em um estudo transversal randomizado durante 12 semanas em 26 indivíduos hipertensos com obesidade abdominal. Depois de 12 semanas da terapia diurética, os indivíduos apresentaram os seguintes efeitos: aumento na gordura abdominal e hepática; teste anormal da função hepática; resistência insulínica; e níveis aumentados de proteína C reativa. Nenhum desses efeitos foi observado depois da terapia com placebo ou com BRA.

Com toda certeza, a terapia diurética deve ser reconsiderada se esses efeitos adversos forem observados com doses mais baixas de diuréticos.

## Disfunção erétil

A impotência é mais comum com diuréticos do que com outros medicamentos. No grande estudo randomizado *Medical Research Council* (MRC) a impotência foi relatada em 22,6% de homens que receberam bendrofluazida, em comparação com uma taxa de 10,1% entre os participantes que receberam placebo e 13,2% nos que tomaram propranolol (*Medical Research Council Working Party*, 1981). No *Treatment of Mild Hypertension Study* (TOMHS) os homens que foram randomizados para receberem clortalidona apresentaram uma incidência de 17,1% de problemas de ereção durante 24 meses, em comparação com incidência de 8,1% nos que receberam placebo (Grimm et al., 1997).

## Outros efeitos adversos

Em raras ocasiões foram observados efeitos colaterais como febre e calafrios, discrasias sanguíneas, colecistite, pancreatite, vasculite necrozante, nefrite intersticial aguda e edema pulmonar não cardiogênico. A depleção de excesso de volume pode induzir azotemia pré-renal e favorecer a incidência de trombose (Lottermoser et al., 2000). Erupções cutâneas de origem alérgica ocorrem em 0,28% de pacientes e aproximadamente o mesmo percentual de indivíduos desenvolve fotossensibilidade (Diffey & Langtry, 1989). Há relatos de aumento no risco relativo de câncer de células renais (e talvez do cólon) com o uso de terapias diuréticas (Lip & Ferner, 1999), embora os riscos absolutos fiquem bem abaixo dos benefícios comprovados desses medicamentos. Dados observacionais fracos sugerem uma associação entre o uso crônico de diuréticos e doença renal terminal (DRT) (Hawkins, 2006) e mortalidade (Ahmed et al., 2006).

## Conclusão

Dados fortes de estudos controlados documentam os benefícios dos diuréticos, em particular a clortalidona, nos tratamentos de hipertensão. Não obstante, enquanto baixam a pressão arterial, os diuréticos podem causar várias alterações metabólicas que poderiam diminuir sua capacidade protetora contra aterosclerose progressiva, tais como elevação no nível de ácido úrico, resistência insulínica aumentada e distribuição desordenada de adiposidades. Esses efeitos adversos dependem da dosagem e se tornam menos problemáticos com doses menores que produzem a maior parte ou mesmo todos os efeitos anti-hipertensivos.

## Diuréticos de alça

Primariamente, os diuréticos de alça bloqueiam a reabsorção de cloreto por meio da inibição do sistema de cotransporte Na+/K+/Cl- da membrana luminal do ramo ascendente espesso da alça de Henle, sítio onde ocorre a reabsorção de 35 a 45% do sódio filtrado (Figura 7.1). Consequentemente, os diuréticos de alça são mais potentes e seu início de ação é mais rápido do que o das tiazidas. Entretanto, não são mais eficazes para baixar a pressão arterial e há uma probabilidade menor de produzirem efeitos colaterais em quantidades equipotentes. O uso desse medicamento ocorre principalmente em pacientes com insuficiência renal, que possam receber doses suficientemente elevadas para atingir concentrações luminais eficazes (ver Capítulo 9).

## Furosemida

A maioria dos especialistas acha que a administração de furosemida duas vezes ao dia é menos eficaz do a HCTZ duas vezes ao dia (Anderson et al., 1971; Holland et al., 1979) ou do que uma dose diária de clortalidona (Healy et al., 1970) ao mesmo tempo em que produz um nível semelhante de hiperuremia e de hipocalemia. A manutenção de volumes ligeiramente reduzidos de líquidos corporais, que é uma situação crítica para a ação anti-hipertensiva das terapias diuréticas, não é possível com a curta duração da ação da furosemida (3 a 6 horas para uma dose oral). Durante as horas remanescentes ocorre retenção de sódio de forma que o equilíbrio líquido de fluidos durante 24 horas permanece inalterado (Wilcox et al., 1983). Nas situações em que a furosemida for usada duas vezes ao dia, a primeira dose deve ser tomada nas primeiras horas da manhã e a segunda no meio da tarde, sendo que ambas produzem ação diurética no momento da ingestão de sódio e evitam a incidência de noctúria. Os negros respondem mais à furosemida do que os brancos, talvez porque tenham ação cotransportadora mais ativa de Na, K e 2Cl no ramo ascendente espesso (Chun et al., 2008)

Os diuréticos de alça causam menos problemas metabólicos do que os agentes de ação prolongada por causa do tempo mais curto de ação (Reyes & Taylor, 1999). Com tempos de ação semelhantes, os efeitos colaterais também são semelhantes.

## Bumetanida

Embora 40 vezes mais potente e duas vezes mais biodisponível do que a furosemida, a bumetanida possui ação idêntica quando administrada em doses equivalentes (Brater et al., 1983).

## Torsemida

A torsemida difere dos outros diuréticos porque é eliminada principalmente pelo mecanismo hepático, sendo que apenas 20% são excretados sem nenhuma alteração pela urina (Brater, 1993). Portanto, tem ação mais prolongada, isto é, aproximadamente 12 horas.

Em pequenas doses de 2,5 a 5,0 mg a torsemida pode baixar a pressão arterial em casos de hipertensão sem complicações, ao passo que é necessário administrar doses maiores em estados edematosos crônicos ou de insuficiência renal (Dunn et al., 1995). A administração de 40 mg de torsemida uma vez ao dia em pacientes com doença renal crônica produziu o mesmo efeito natriurético e hipertensivo do que 40 mg de furosemida duas vezes ao dia (Vasavada et al., 2003).

### Ácido etacrínico

Embora seja estruturalmente diferente da furosemida, o ácido etacrínico tem a mesma potência e também age primariamente no ramo ascendente da alça de Henle. Esse medicamento é usado com frequência muito menor que a furosemida principalmente por causa de sua grande propensão para causar perda auditiva permanente. Levando-se em conta que não possui em sua estrutura um radical sulfonamida, o uso do ácido etacrínico deve ser considerado como escolha nos pacientes com alergia aos derivados da sulfonamida.

## Agentes poupadores de potássio

A amilorida e o trianereno agem diretamente inibindo a reabsorção de sódio pelos canais epiteliais sódicos no túbulo renal distal, diminuindo o potencial negativo no lúmen tubular e reduzindo, consequentemente, a secreção e excreção de potássio e de hidrogênio independente da aldosterona. Levando-se em consideração que nenhum dos dois é um natriurético potente, a amilorida e o trianereno são utilizados quase que exclusivamente em combinação com tiazidas que, pelo fato de liberarem mais sódio para o sítio de ação dos poupadores de potássio, intensificam o efeito poupador e neutralizam o efeito de perda potássica dos diuréticos. Provavelmente, ao evitar a hipocalemia, o uso de diuréticos poupadores de potássio diminui o risco de morte em comparação com os diuréticos não poupadores de $K^+$ (Hebert et al., 2008).

### Amilorida

Usualmente, a amilorida é utilizada com diuréticos tiazídicos em comprimidos contendo 50 mg de HCTZ e 5 mg de amilorida. Esse medicamento tem sido usado como terapia médica para hiperaldosteronismo em pacientes intolerantes aos bloqueadores da aldosterona e em pacientes com mutações nos genes que regulam os canais de sódio que levam à síndrome de Liddle totalmente desenvolvida (ver Capítulo 11) ou a um protótipo menos grave do polimorfismo T594M (Baker et al., 2002).

Náusea, flatulência e erupções cutâneas são os efeitos colaterais mais frequentes e hipocalemia o mais sério. Além disso, existem relatos de uma série de casos de hiponatremia em pacientes idosos depois do uso da amilorida em combinação com a HCTZ (Mathew et al., 1990).

### Trianereno

Da mesma forma que a amilorida, o trianereno (37,5 mg) geralmente é combinado com a HCTZ (25 mg). Esse medicamento pode ser eliminado pela urina e participar na formação de cálculos renais (Sörgel et al., 1985). O trianereno não deve ser utilizado durante a gravidez levando em consideração que é um antagonista do ácido fólico (Hernández-Días et al., 2000).

## Bloqueadores da aldosterona

O uso mais intenso desses agentes talvez seja o avanço recente mais importante no tratamento da hipertensão. A espironolactona, o primeiro desses agentes, vem sendo comercializada nos Estados Unidos há muito tempo, embora tenha sido pouco utilizada até a publicação do *Randomized Evaluation Study* em 1999 (RALES) que mostrou uma redução de 30% na mortalidade em pacientes com insuficiência cardíaca grave que receberam 25 mg de espironolactona, em adição aos outros medicamentos que já tomavam (Pitt et al., 1999). Desde então, uma grande quantidade de evidências experimentais e clínicas revelou um efeito pró-fibrótico multi-órgão da aldosterona, de forma que o bloqueio do hormônio assumiu um papel extremamente importante na medicina clínica. Ao mesmo tempo, o *marketing* da eplerona, bloqueador mais específico da aldosterona, incentivou o uso desses agentes.

## Modo de ação

O mineralocorticoide primário aldosterona causa hipertensão, quando presente em excesso, a síndrome do aldosteronismo primário é apresentada no Capítulo 11. Entretanto, sabe-se atualmente que mesmo quantidades "normais" de aldosterona na presença do consumo relativamente elevado de sódio nas sociedades modernas ativam os receptores de mineralocorticoides em vários órgãos incluindo cérebro, coração, rins e vasos sanguíneos (Schiffrin, 2006). Por outro lado, há indução de vasculite e de fibrose independente do efeito retentor de sódio tradicional do hormônio. Além disso, em um período de 4 anos, a incidência de hipertensão foi 60% mais elevada em indivíduos que inicialmente não eram hipertensos, mas que estavam no quartil mais alto de aldosterona sérica (Vasan et al., 2004).

A eplerenona é virtualmente equivalente à espironolactona no bloqueio do receptor de mineralocorticoide, porém é um bloqueador menos potente dos receptores de androgênio e de progesterona (Funder, 2002). Em 2003, o *Eplerenone Post-Acute Myocardial Infarction Heart Failure Efficacy and Survival Study* (EPHESUS) (Pitt et al., 2003) revelou que a adição de eplerenona diminuiu a morbidade e a mortalidade entre pacientes com infarto agudo do miocárdio (IAM) complicado por disfunção do ventrículo esquerdo (VE). Subsequentemente, ficou comprovado que esse medicamento diminui a mortalidade nesse tipo de pacientes, sejam eles hipertensos ou não (Pitt et al., 2008).

Os estudos RALES e EPHESUS demonstraram que o bloqueador da aldosterona produziu benefícios adicionais em pacientes que receberam doses plenas de bloqueadores do sistema renina-angiotensina, IECAs ou BRAs. Atualmente, sabe-se que a síntese da aldosterona não é totalmente suprimida com a administração desses agentes, isto é, abre-se caminho para manter os níveis de aldosterona da fase de pré-tratamento, mesmo que os níveis de angiotensina II permaneçam suprimidos (Sato & Saruta, 2003). Esse avanço importante não foi observado no *Valsartan Heart Failure Trial* (Cohn et al., 2003), mas foi documentado em estudos terapêuticos para tratamento de hipertensão nos quais a adição de um bloqueador da aldosterona a um IECA ou BRA produziu benefícios adicionais (Black, 2004).

### Eficácia anti-hipertensiva

A espironolactona foi utilizada isoladamente no tratamento de hipertensão durante muitos anos, principalmente na França (Jeunemaitre et al., 1988), porém seu uso principal nos Estados Unidos foi como poupador de K+ em combinação com um diurético à base de tiazida produzindo um efeito equivalente a 32 mmol de KCl (Toner et al., 1991) ou no tratamento de aldosteronismo causado por hiperplasia adrenal bilateral. Mais recentemente, descobriu-se que é eficaz no controle de pacientes com hipertensão refratária (Ouzan et al., 2002; Chapman et al., 2007). Como era de se esperar, esse medicamento baixa a pressão arterial, mais em pacientes com nível baixo de renina plasmática e nível elevado de aldosterona (Weinberger, 2004) e aumenta a eficácia do IECA ou BRA (Black, 2004). Os bloqueadores da aldosterona melhoram a função diastólica (Grandi et al., 2002), são antiarrítmicos (Shah et al., 2007) e diminuem a proteinúria em pacientes portadores de nefropatia diabética (Sato et al., 2003). Por essas razões, o uso dos bloqueadores da aldosterona se expandirá para terapias iniciais, usualmente em combinação com um diurético, em um número cada vez maior de indivíduos hipertensos.

### Efeitos adversos

No ASCOT *Trial* a administração de doses de 25 a 50 mg por dia de espironolactona induziu ginecomastia em 6% e anormalidades bioquímicas (principalmente hipercalemia) em 2% de pacientes com hipertensão resistente (Chapman et al., 2007). No EPHESUS *Trial* (Pitt et al., 2005) a eplerenona mais específica induziu ginecomastia em menos de 1% dos homens. A hipercalemia pode ocorrer com o uso dos dois agentes, embora não seja comum na ausência de insuficiência renal e no uso concomitante com terapias à base de β-bloqueadores, IECAs ou BRAs, ou com suplementos de potássio (Gumieniak & Williams, 2004). Entretanto, com o uso mais intensivo da espironolactona em pacientes com insuficiência cardíaca, que também estavam sendo tratados com IECAs, depois da publicação do RALES em 1999, a taxa de internações hospitalares para tratamento de hipercalemia em um hospital de Toronto aumentou de 2,4 por 1.000 pacientes em 1994 para 11,0 por 1.000 em 2001, e a mortalidade aumentou de 0,3 para 2,0 por 1.000 (Juurlink et al., 2004). Obviamente, é necessário tomar cuidado ao combinar um bloqueador da aldosterona com um β-bloqueador, IECA, BRA ou IDR.

A possibilidade de sangramento gastrintestinal superior aumentou em um estudo observacional de caso controle em que esse tipo de sangramento foi 2,7 vezes maior em usuários da espironolactona do que em não usuários do medicamento (Gulmez et al., 2008).

## MEDICAMENTOS INIBIDORES ADRENÉRGICOS

Entre todos os agentes inibidores adrenérgicos atualmente em uso no tratamento de hipertensão, alguns agem de forma centralizada sobre os receptores $\alpha_2$ para inibir a atividade nervosa simpática, alguns inibem os neurônios simpáticos pós-ganglionicos, e alguns bloqueiam os adrenorreceptores α ou β em órgãos-alvo (Figura 7.5). Os agentes que agem por meio do bloqueio dos gânglios não são mais utilizados.

### Agonistas α de ação central

Os agentes α de ação central estimulam os receptores adrenérgicos $\alpha_{2a}$ que estão envolvidos nos mecanismos simpaticolíticos (van Zwieten, 1999) (Figura 7.6). Alguns são seletivos, enquanto que a clonidina age também nos receptores centrais da imidazolina. Esses medicamentos possuem efeitos bem definidos incluindo:

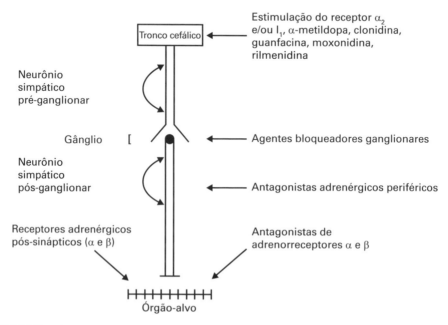

**FIGURA 7.5** Alvos dos medicamentos no sistema nervoso simpático. (Modificada de van Zwieten PA. *Beneficial interactions between pharmacological, pathophysiological and hypertension research. J Hypertens 1999;17:1787-1797.*)

- Declínio acentuado na atividade simpática refletida em níveis mais baixos de norepinefrina (NE);
- Redução na capacidade do reflexo barorreceptor em compensar quedas na pressão arterial, causando bradicardia relativa e ação hipotensiva intensificada observada na posição de pé;
- Redução modesta na resistência periférica e no débito cardíaco;
- Queda nos níveis de renina plasmática;
- Retenção de líquidos;
- Manutenção do fluxo sanguíneo renal a despeito de quedas na pressão arterial;
- Efeitos colaterais comuns refletindo o sítio central de ação: sedação, estado de alerta diminuído e boca seca.

Quando a administração de agonistas-α de ação central for interrompida abruptamente o paciente pode sentir um efeito rebote rápido e, em raras ocasiões, pressão arterial acima dos limites, com ou sem características de atividade nervosa simpática excessiva. Essa síndrome da descontinuação provavelmente represente um surto repentino de liberação de catecolamina a partir do estado anterior de inibição.

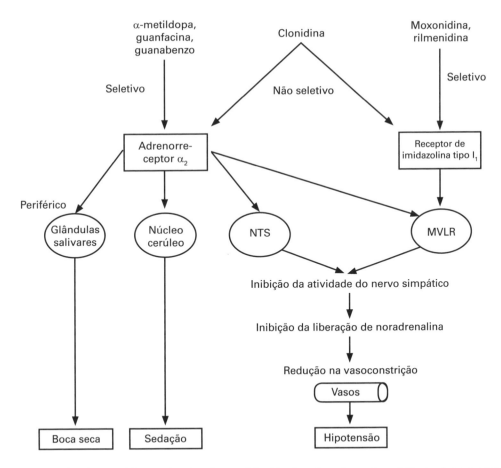

**FIGURA 7.6** Mecanismos anti-hipertensivos de ação central de vários tipos de medicamentos anti-hipertensivos que agem de forma centralizada. **NTS**: núcleo do trato solitário; **MVLR**: medula ventrolateral rostral. (Modificada de van Zwieten PA. *The renaissance of centrally acting antihypertensive drugs. J Hypertens 1999;17(Suppl.3):S15-S21.*)

## Metildopa

Desde início da década de 1960 até o final da década de 1970, quando os β-bloqueadores começaram a ser comercializados, a metildopa era o segundo medicamento mais popular (depois dos diuréticos) no tratamento da hipertensão.

A metildopa é um derivado metilado-α da dopa, precursora natural da dopamina e da norepinefrina. Seu modo de ação envolve a formação de metilnorepinefrina que age como um agonista potente nos receptores α-adrenérgicos dentro do sistema nervoso central (SNC) (van Zwieten, 1999).

### Eficácia anti-hipertensiva

A pressão arterial cai o máximo possível aproximadamente 4 horas depois da administração de uma dose oral de metildopa, sendo que algum efeito ainda persiste até 24 horas. Para grande parte dos pacientes a terapia deve iniciar com 250 mg duas vezes ao dia, sendo que a dosagem diária poderá ser aumentada até o máximo de 3,0 g duas vezes ao dia. A dosagem deve ser reduzida pela metade em pacientes com insuficiência renal.

### Efeitos adversos

Com a administração de metildopa, além da antecipação de efeitos sedativos, hipotensão postural e retenção de líquidos, pode ocorrer alteração na função reticuloendotelial (Kelton, 1985) e uma grande variedade de efeitos colaterais autoimunes, incluindo febre e disfunção hepática. Usualmente, a disfunção hepática desaparece depois da descontinuação do medicamento, porém em 1975 foram relatados pelo menos 83 casos de hepatoxicidade grave (Rodman et al., 1976), com lesão parenquimatosa difusa semelhante à hepatite ativa crônica autoimune (Lee, 1995).

Alterações no desempenho psicométrico (Johnson et al., 1990) e perdas seletivas da atividade motora da via aérea superior (Lahive et al., 1988) não são óbvias até a descontinuação do uso do medicamento. No geral, em grandes pesquisas, o número e a faixa de reações adversas com a metildopa são impressionantes (Webster & Koch, 1996). Recomenda-se utilizar outros agonistas α de ação central em vez da metildopa por causa de seus efeitos colaterais exclusivos e potencialmente sérios. Nos Estados Unidos a metildopa ainda permanece o medicamento de escolha somente para tratamento de hipertensão durante a gravidez (ver Capítulo 15).

## Guanabenzo

O guanabenzo, uma aminoguanidina, age como a clonidina e a metildopa e produz efeitos colaterais semelhantes. A terapia deve iniciar com 4 mg três vezes ao dia, com incrementos até atingir o total de 64 mg por dia.

Os efeitos colaterais são semelhantes aos observados com outros agonistas-$\alpha_2$ de ação central, podendo ocorrer a síndrome da abstinência se o uso do medicamento for interrompido subitamente (Ram et al., 1979).

## Guanfacina

A guanfacina é outro agonista-$\alpha_2$ seletivo de ação central que, aparentemente, penetra no cérebro mais lentamente e mantém o efeito anti-hipertensivo durante um período de tempo mais longo que o guanabenzo, traduzindo na dosagem uma vez ao dia e, talvez, produzindo menos efeitos colaterais no SNC (Lewin et al., 1990). Os sintomas da retirada da guanfacina são menos comuns que os da clonidina (Wilson et al., 1986). Essas características tornam a guanfacina o medicamento mais atrativo desse grupo de agonistas-$\alpha_2$ de ação central.

## Clonidina

A clonidina age de forma centralizada sobre os receptores-$\alpha_2$ e os receptores da imidazolina (Figura 7.6). Na administração por via oral a pressão arterial começa a cair dentro de 30 minutos, sendo que o efeito máximo ocorre entre 2 e 4 horas. A duração do efeito varia entre 8 e 12 horas.

A dose inicial pode ser de 0,075 mg duas vezes ao dia (*Clobass Study Group*, 1990), até o máximo de 1,2 mg por dia. Doses de 0,1 a 0,2 mg, em intervalos de 1 hora, são utilizadas para reduzir pressões arteriais acentuadamente elevadas (Houston, 1986).

Há uma preparação transdérmica que libera clonidina continuamente durante um período de 7 dias que, além de ser bastante eficaz, produz efeitos colaterais mais brandos do que a terapia oral (Giugliano et al., 1998). Entretanto, pode causar irritações consideráveis na pele e efeitos colaterais semelhantes aos observados com a terapia oral (Langley & Heel, 1998), incluindo hipertensão de rebote quando o uso do medicamento for descontinuado (Metz et al., 1987). A clonidina é comercializada em doses de 0,1, 0,2 e 0,3 mg por dia.

## Efeitos adversos

A clonidina compartilha os dois efeitos colaterais mais comuns com a metildopa, sedação e boca seca, mas não as alterações hematológicas e hepáticas autoimunes. Depressões nas funções nodais atrioventriculares (AV) e sinusais são comuns. Há relatos de alguns casos de bradicardia grave (Byrd et al., 1988).

## Síndromes de rebote e de abstinência

Sempre que alguma terapia anti-hipertensiva for interrompida inadvertidamente de forma abrupta podem ocorrer várias síndromes de abstinência:

a) retorno assintomático rápido da pressão arterial aos níveis da fase de pré-tratamento na maioria de pacientes;
b) efeito rebote da pressão arterial mais sintomas e sinais de excesso de atividade simpática; e
c) elevação da pressão arterial acima dos níveis da fase de pré-tratamento.

Os relatos mais frequentes da síndrome da abstinência são com o uso da clonidina (Neusy & Lowenstein, 1989), provavelmente refletindo um retorno rápido da secreção de catecolamina que havia sido suprimido durante a terapia. Indivíduos que estiverem tomando a combinação de um inibidor adrenérgico de ação central (a clonidina, por exemplo) e um β-bloqueador são particularmente suscetíveis se o inibidor de ação central for retirado e a terapia prosseguir com o β-bloqueador (Lilja et al., 1982). Esse quadro leva a um surto repentino nas catecolaminas plasmáticas numa situação na qual os receptores-α periféricos permanecem livres para induzir vasoconstrição, tendo em vista que os receptores-β são bloqueados e não conseguem mediar a vasodilatação.

Nos casos em que surgir a síndrome da abstinência, deve-se reiniciar a administração de clonidina e, provavelmente, os sintomas desaparecerão rapidamente. Se necessário, o uso de labetalol é bastante eficaz para reduzir pressões arteriais acentuadamente elevadas (Mehta & Lopez, 1987).

## Outros usos

Há relatos de que a clonidina é bastante útil em inúmeras condições que podem acompanhar a hipertensão, incluindo:

- Síndrome das pernas inquietas (Wagner et al., 1996);
- Abstinência de opiáceos (Bond, 1986);
- Fogachos menopáusicos (Pandya et al., 2000);
- Diarreia provocada por neuropatia diabética (Fedorak et al., 1985);
- Hiperatividade nervosa simpática em pacientes com cirrose alcoólica (Esler et al., 1992);
- Proteção perioperatória em pacientes com risco elevado de eventos coronarianos (Wallace et al., 2004).

## Agonistas do receptor da imidazolina

A monoxidina e a rilmenidina, não comercializadas nos Estados Unidos, mas usadas em outros países, são dois medicamentos de ação central que têm como sítio primário de ação o receptor da imidazolina que se localiza na medula oblonga ventrolateral rostral, onde os receptores-$\alpha_2$ são menos abundantes (Figura 7.6) (van Zwieten, 1999). Esses medicamentos reduzem efetivamente a atividade simpática (Esler et al., 2004) e podem diminuir a resistência insulínica e, por isso, estão sendo utilizados em pacientes portadores da síndrome metabólica (Sharma et al., 2004), com menor incidência de sedação e de boca seca observada com a clonidina e com os agonistas-$\alpha_2$ seletivos.

## Inibidores adrenérgicos periféricos

### Reserpina

A reserpina, relatada pela primeira vez na década de 1940 como agente anti-hipertensivo eficaz (Bhatia, 1942), tornou-se um medicamento popular nas décadas de 1960 e 1970, porém vem sendo usada cada vez menos porque, sendo um genérico de baixo custo, seu uso não é incentivado e, quando utilizada em doses elevadas, causa depressão, fato que lhe rendeu uma reputação ruim.

A reserpina, alcaloide derivado de uma planta da Índia (*Rauwolfia serpentina*), é absorvida imediatamente pelo intestino, é distribuída para tecidos contendo lipídios e liga-se a sítios com armazenagem de aminas biogênicas. É necessário tomar apenas uma dose por dia considerando que seus efeitos têm início lento e são persistentes.

A reserpina bloqueia o transporte de NE em seus grânulos de estocagem de forma que uma quantidade menor do neurotransmissor permanece disponível durante a estimulação dos nervos adrenérgicos, resultando em uma redução na resistência vascular periférica. As catecolaminas também são removidas no cérebro, o que explica os efeitos sedativos e depressivos do medicamento, e no miocárdio, diminuindo o débito cardíaco e induzindo uma leve bradicardia.

### Eficácia anti-hipertensiva

A reserpina propriamente dita tem potência anti-hipertensiva limitada resultando em uma redução média de apenas 3/5 mmHg; quando usada em combinação com uma tiazida a redução média aumenta para 14/11 mmHg (*VA Cooperative Study*, 1962). A reserpina age tão bem quanto qualquer outro medicamento (Krönig et al., 1997) e induz regressão significativa na hipertrofia ventricular esquerda (HVE) (Horn et al., 1997). Quando utilizada com um diurético, apenas 0,05 mg uma vez por dia produz a maior parte do efeito anti-hipertensivo de 0,25 mg e está associada a menos letargia e impotência (*Participating VA Medical Centers, 1982*).

### Efeitos adversos

Em doses pequenas adequadas os efeitos colaterais são pouco frequentes (Prisant et al., 1991) e incluem congestão nasal, aumento na secreção de ácidos gástricos, que raramente ativa alguma úlcera, e depressão do SNC, que pode simplesmente tranquilizar pacientes apreensivos e, em raras ocasiões, é suficientemente grave para levar a uma depressão séria.

### Guanetidina

Em uma determinada época a guanetidina foi utilizada com bastante frequência porque, além de ser necessária apenas uma dose por dia, possui uma forte relação dose-resposta, produzindo, como consequência, algum efeito em quase todos os pacientes. Há alguma redução na pressão arterial na posição supina, porém essa redução é ainda maior quando o paciente estiver na posição ereta por causa da inibição da resposta vasoconstritora normal à alteração postural (Goldberg & Raftery, 1976). O uso da guanetidina praticamente desapareceu com o lançamento de outros medicamentos com menos efeitos colaterais.

### Sulfato de guanadrel

Parente próximo da guanetidina, o sulfato de guanadrel possui quase todos os atributos dos medicamentos com início e duração de ação mais curtos, o que diminui a frequência de efeitos colaterais e o torna mais tolerável (Owens & Dunn, 1988).

## Bloqueadores de receptores $\alpha$-adrenérgicos

Nos Estados Unidos os bloqueadores-$\alpha_1$ seletivos participaram de uma fatia relativamente pequena do mercado global de medicamentos anti-hipertensivos mas, como consequência do estudo ALLHAT (*ALLHAT Officers*, 2000), sua utilização nos dias atuais se limita quase exclusivamente ao alívio do prostatismo.

## Modo de ação

Os bloqueadores-α não seletivos – fenoxibenzamina e fentolamina – são utilizados quase exclusivamente no manejo médico de feocromocitomas porque sua eficácia é mínima na hipertensão primária (ver Capítulo 12).

Depois do reconhecimento dos dois principais subtipos de receptores-α – o pós-sináptico $α_1$ e o pré-sináptico $α_2$ – a prazosina foi identificada como antagonista competitiva dos receptores pós-sinápticos $α_1$, efeito compartilhado pela doxazosina e a terazosina (Figura 7.7). Esses agentes bloqueiam a ativação dos receptores pós-sinápticos $α_1$ pelas catecolaminas em circulação ou liberadas por meios neurais, diminuindo a resistência periférica sem grandes alterações no débito cardíaco.

Os receptores pré-sinápticos $α_2$ permanecem abertos, com capacidade de ligar o neurotransmissor e, consequentemente, inibir liberações adicionais de NE por meio de um mecanismo realimentador negativo direto. Essa inibição da liberação da NE explica a frequência menor de taquicardia, o débito cardíaco aumentado e a elevação nos níveis de renina que caracterizam as respostas a medicamentos que bloqueiam o receptor pré-sináptico $α_2$ e o receptor pós-sináptico $α_1$ (a fentolamina, p. ex.). A despeito desse bloqueio seletivo, as respostas mediadas por meios neurais ao estresse e ao exercício não são afetadas e o reflexo barorreceptor permanece ativo.

Pode haver outras ações que acompanham esses atributos desejáveis e que diminuem a utilidade dos bloqueadores-α adrenérgicos: elas também relaxam o leito venoso e, pelo menos no início, afetam o leito vascular visceral mais do que o leito vascular periférico. O *pool* subsequente de sangue nas vísceras explica a propensão para hipotensão com a primeira dose de prazosina de ação rápida (Saxena & Bolt, 1986). A retenção de volume é comum, talvez porque os níveis de renina e de aldosterona sejam menos suprimidos do que com outros medicamentos de inibição adrenérgica (Webb et al., 1987).

Além da absorção rápida, a prazosina atinge níveis sanguíneos máximos em 2 horas e tem meia-vida plasmática de cerca de 3 horas. A terazosina e a doxazosina são menos solúveis em lipídios e têm a metade ou menos de afinidade com os receptores-$α_1$ em comparação com a prazosina. Portanto, induzem uma queda inicial mais lenta e menos profunda na pressão arterial do que a prazosina, principalmente depois que o paciente permanecer de pé.

A tansulosina produz um bloqueio menor dos receptores-$α_1$ nos vasos sanguíneos em comparação com o bloqueio da próstata (Harada et al., 2000). Esse medicamento não está aprovado para tratamento de hipertensão. A tansulosina foi associada a efeitos adversos oftálmicos sérios (Bell et al., 2009).

## Eficácia anti-hipertensiva

A eficácia anti-hipertensiva da doxazosina e da terazosina é equivalente à dos diuréticos, dos β-bloqueadores, dos IECAs e dos bloqueadores do canal de cálcio (Achari et al., 2000). Esses medicamentos agem da mesma forma em pacientes negros e brancos (Batey et al., 1989) e em idosos (Cheung et al., 1989). O *ASCOT*

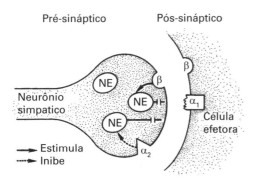

**FIGURA 7.7** Visão esquemática da ação dos bloqueadores-$α_1$ pós-sinápticos seletivos. O bloqueio do receptor $α_1$-adrenérgico no músculo liso vascular inibe a vasoconstrição induzida pelas catecolaminas. O receptor $α_2$-adrenérgico da membrana neuronal não é bloqueado. Portanto, mantém-se a inibição adicional de NE pelo mecanismo de *feedback* curto.

*Trial* comprovou que a adição de doxazosina melhora efetivamente o controle da hipertensão em pacientes resistentes a dois ou mais agentes (Chapman et al., 2008).

A dose inicial de 1 mg deve ser titulada lentamente até atingir a queda desejada na pressão arterial. A dose diária total não pode ultrapassar 20 mg. Os α-bloqueadores são administrados ao deitar para produzir quedas noturnas maiores na pressão arterial e para neutralizar surtos matinais que estão envolvidos na incidência aumentada de eventos cardiovasculares naquelas horas (Matsui et al., 2008).

## Outros usos

### Função genitourinária

Os medicamentos doxazosina, tansulosina e terazosina produzem alívio excelente dos sintomas obstrutivos da hipertrofia prostática benigna (Schwinn et al., 2004). A combinação de doxazosina com finasterida, inibidora da 5-α-redutase, lentifica a progressão clínica da hipertrofia prostática benigna (HPB) melhor do que qualquer outro medicamento usado isoladamente (McConnell et al., 2003).

No estudo TOMHS, somente a doxazosina, entre representantes de cada uma das principais classes de anti-hipertensivos, diminuiu a incidência de impotência abaixo do nível da incidência com placebo (Grimm et al., 1997).

### Benefícios metabólicos

Os bloqueadores-$α_1$ comprovaram, por repetidas vezes, que melhoram o perfil lipídico (Hirano et al., 2001) e a sensibilidade à insulina (Lithell, 1996).

### A experiência ALLHAT

A despeito dessas características geralmente atraentes, o encerramento do braço representado pela doxazosina no ALLHAT *Trial* (*ALLHAT Officers,* 2000) por causa de uma incidência maior de insuficiência cardíaca reduziu o uso de α-bloqueadores (Stafford et al., 2004). Não houve aumento na mortalidade cardiovascular nem na mortalidade por todas as causas no grupo de doxazosina, sugerindo que os números duas vezes maiores de insuficiência cardíaca provavelmente não eram de grau grave.

A experiência com o ALLHAT indica a necessidade de usar um diurético com um α-bloqueador no tratamento da hipertensão, em particular em indivíduos com hipertrofia ventricular esquerda (HVE) ou com outros fatores de risco de insuficiência cardíaca congestiva (ICC) (Matsui et al., 2008). Os α-bloqueadores ainda são úteis como terapia adicional em pacientes com hipertensão resistente e como terapia inicial preferida para muitos indivíduos hipertensos com hipertrofia prostática benigna.

### Efeitos adversos

A hipotensão postural que se desenvolve entre 30 e 90 minutos pode ser observada em pacientes com depleção de volume que estiverem tomando a prazosina de ação mais curta. De maneira geral, pode-se evitar o problema iniciando a terapia com doses pequenas e assegurando-se de que o paciente não tenha depleção de volume como resultado da terapia diurética. Os α-bloqueadores podem causar incontinência urinária em mulheres (Marshall & Beevers, 1996).

## Bloqueadores dos receptores β-adrenérgicos

Durante muitos anos os agentes bloqueadores β-adrenérgicos foram os segundos medicamentos anti-hipertensivos mais populares depois dos diuréticos. Embora não sejam mais eficazes do que outros agentes anti-hipertensivos e, ocasionalmente, possam induzir efeitos colaterais sérios, eles oferecem a vantagem de aliviar inúmeras doenças concomitantes. Em face de sua capacidade comprovada de dar proteção cardiovascular secundária depois de um infarto agudo do miocárdio, havia a expectativa de que dessem também proteção primária especial contra eventos coronarianos iniciais. Ao contrário, os β-bloqueadores não conseguiram reduzir a incidência de infartos cardíacos com mais eficácia do que as outras classes, além de dar menor proteção contra acidentes vasculares cerebrais (Liu et al., 2009). Nas palavras de Messerli e colaboradores nos idos de 1998: "Chegou o momento de admitir que os β-bloqueadores não podem mais ser considerados terapia de primeira linha adequada para tratamento da hipertensão sem complicações". Isso se aplica particularmente ao atenolol, o medicamento mais popular (Lindholm et al., 2005).

Não obstante, os benefícios comprovados dos β-bloqueadores em pacientes com doença coronariana (em particular depois de infarto agudo do miocárdio) ou com insuficiência cardíaca congestiva garantem que esses medicamentos continuarão sendo largamente utilizados.

## Modo de ação

Esses agentes são quimicamente semelhantes entre si e aos agonistas-β (Figura 7.8). A inibição competitiva dos β-bloqueadores sobre os receptores adrenérgicos-β produz uma série de efeitos sobre as funções que regulam a pressão arterial, incluindo redução no débito cardíaco, diminuição na liberação de renina, talvez uma redução no fluxo nervoso simpático central, e um bloqueio pré-sináptico que inibe a liberação das catecolaminas. Aparentemente, os efeitos hemodinâmicos alteram-se ao longo do tempo. Usualmente, há uma queda aguda no débito cardíaco (exceto o pindolol com ASI [atividade simpatomimética intrínseca] alta) que permanece cronicamente mais baixo. Por outro lado, usualmente, a resistência periférica aumenta de forma aguda caindo para o nível normal com o tempo (Man in't Veld et al., 1988).

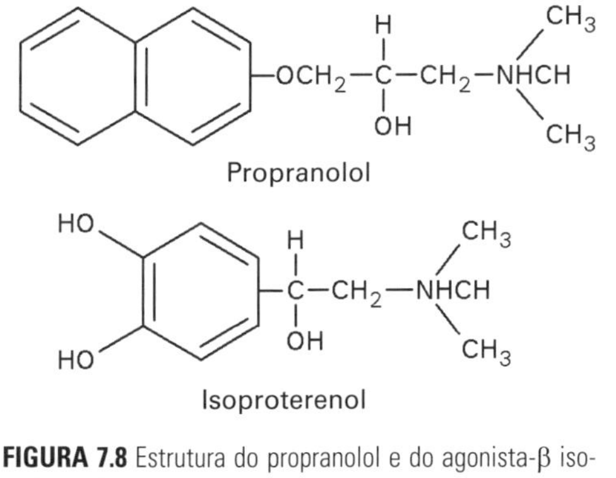

## Diferenças farmacológicas

Desde o lançamento do propranolol em 1964 (Black et al., 1964) vários medicamentos semelhantes foram sintetizados, sendo que 20 estão sendo comercializados em todo o mundo e 12 nos Estados Unidos. Os vários β-bloqueadores podem ser classificados de forma conveniente de acordo com sua seletividade relativa para os receptores-$β_1$ (principalmente no coração) e com a presença de atividade simpatomimética intrínseca (ASI), também conhecida por *atividade agonista parcial* e sua *solubilidade lipídica* (Figura 7.9) (Tabela 7.4). Além disso, dois agentes (labetalol e carvedilol) possuem efeitos bloqueadores-α e β e um agente (nebivolol) produz vasodilatação aumentando o nível de óxido nítrico. Esses agentes serão considerados separadamente.

## *Solubilidade lipídica*

Os medicamentos que têm mais solubilidade lipídica (lipofílicos) tendem a ser absorvidos e metabolizados extensivamente no fígado. A título de exemplo, após a administração oral de propranolol e de metoprolol, até 70% são removidos na primeira passagem do sangue da veia porta através do fígado. Portanto, a biodisponibilidade desses β-bloqueadores é menor depois da administração oral do que após a administração intravenosa.

Medicamentos como o nadolol, que é muito menos solúvel em lipídios (lipofóbico), escapam do metabolismo hepático e são eliminados principalmente pelos rins sem nenhuma alteração. Como resultado, sua meia-vida plasmática e duração de ação são muito mais longas.

## *Cardiosseletividade do receptor-$β_1$*

Embora antagonizem os receptores-$β_1$ cardíacos de forma competitiva, todos os β-bloqueadores atualmente disponíveis variam de acordo com o grau de bloqueio do receptor-$β_2$ nos tecidos ex-

**FIGURA 7.8** Estrutura do propranolol e do agonista-β isoproterenol.

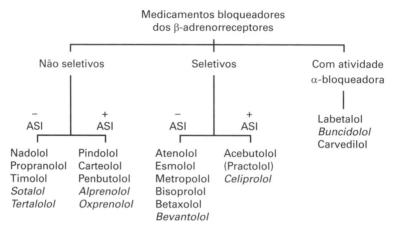

**FIGURA 7.9** Classificação dos bloqueadores de β-adrenorreceptores de acordo com a cardiosseletividade e a ASI. Os medicamentos que não estão aprovados para uso nos Estados Unidos estão em itálico. **ASI**: atividade simpatomimética intrínseca.

tracardíacos. A premissa de que os agentes com cardiosseletividade relativa têm menor probabilidade de causar efeitos colaterais deve ser avaliada pelas seguintes considerações: reconhecimento de que nenhum β-bloqueador é puramente cardiosseletivo, particularmente em grandes doses e, nas situações em que são necessários níveis elevados de catecóis endógenos, como durante crises de asma, mesmo graus mínimos de bloqueio $\beta_2$ de medicamentos cardiosseletivos (o bisoprolol, p. ex.) podem causar problemas (Haffner et al., 1992).

**Tabela 7.4**
**Propriedades farmacológicas de alguns β-bloqueadores**

| Medicamento | Seletividade-$\beta_1$ | Atividade simpatomimética intrínseca | Bloqueio-$\alpha$ | Solubilidade lipídica | Dosagem diária usual (frequência) |
|---|---|---|---|---|---|
| Acebutolol | + | + | − | + | 200-1.200 mg (1) |
| Atenolol | ++ | − | − | − | 25-100 mg (2) |
| Betaxolol | ++ | − | − | − | 5-40 mg(1) |
| Bisoprolol | +++ | − | − | + | 2,5-20 mg (1) |
| Buncidolol | − | − | − | + | 50-200 mg |
| Carteolol | − | + | − | − | 2,5-10 mg (1) |
| Carvedilol[a] | − | − | + | +++ | 12,5-50 mg (2) |
| Celiprolol | ++ | + | − | − | 200-400 mg (1) |
| Esmolol | ++ | − | − | − | 25-300 μg/kg/min iv |
| Labetalol[a] | − | − | + | ++ | 200-1.200 mg (2) |
| Metropolol | ++ | − | − | ++ | 50-200 mg (2,1) |
| Nadolol | − | − | − | − | 20-240 mg (1) |
| Nebivolol[a] | ++ | − | − | ++ | 5-10 mg (1) |
| Penbutolol | − | + | − | +++ | 10-20 mg (1) |
| Pindolol | − | +++ | − | ++ | 10-60 mg (2) |
| Propranolol | − | − | − | +++ | 40-240 mg (2,1) |
| Timolol | − | − | − | ++ | 10-40 mg (2) |

[a] Vasodilatador.
Os sinais **+, ++** e **+++** indicam a magnitude do efeito sobre várias propriedades; o sinal **−** indica que não há nenhum efeito.

Por outro lado, na presença de certas doenças concomitantes, como enxaqueca e tremor, o efeito de um antagonista $\beta_2$ não seletivo é preferível.

### Atividade simpatomimética intrínseca

Entre os β-bloqueadores atualmente comercializados nos Estados Unidos, o pindolol e o acebutolol (em grau menor) têm atividade simpatomimética intrínseca (ASI), significando que, em concentrações que ocupam plenamente os β-receptores, o efeito biológico é menor do que o observado em agonistas completos.

Pitt (2008), ao comentar estudos de pacientes com insuficiência cardíaca que receberam β-bloqueadores diferentes (Go et al., 2008; Kramer et al., 2008), afirma: "muitos médicos são tentados a considerar os β-bloqueadores (βBs) como classe e usar o de custo menor. Entretanto, é importante ressaltar que as diferenças entre os vários βBs são muito maiores do que entre outros agentes comprovadamente eficazes no tratamento de insuficiência cardíaca (IC), tais como os inibidores da ECA, BRAs ou os bloqueadores da aldosterona. Isso inclui seletividade para os receptores α e β-adrenérgicos, lipofilicidade, penetração na barreira hematoencefálica, duração da ação e presença de propriedades como vasodilatação e atividade antiarrítmica tipo 3".

### Eficácia anti-hipertensiva

Por outro lado, nas doses usuais prescritas (Tabela 7.4) vários β-bloqueadores apresentam a mesma eficácia anti-hipertensiva, ou seja, a eficácia observada nas medições normais da pressão arterial na artéria braquial (periférica) é igual àquela observada no uso de outras classes de medicamentos. Entretanto, as terapias à base de β-bloqueadores não diminuem a incidência de acidentes vasculares cerebrais como as outras classes de medicamentos, sendo que o déficit é de 19% (Lindholam et al., 2005). Foram propostas três razões para essa diferença. Em primeiro lugar, o efeito de menos de 24 horas do atenolol, o β-bloqueador mais largamente utilizado, que foi administrado apenas uma vez por dia em todos os estudos. A segunda e a terceira razão se relacionam à pressão central (aórtica) mais elevada com β-bloqueadores do que com agentes vasodilatadores, isto é, todas as outras classes de medicamentos anti-hipertensivos, apesar dos efeitos semelhantes demonstrados por medições periféricas. O segundo culpado é o trabalho cardíaco crescente da bradicardia para manter o débito cardíaco total (Bangalore et al., 2008). O terceiro se relaciona à vasoconstrição periférica induzida pela ação bloqueadora $\beta_2$, causando a onda de pulso refletida dificultando o coração durante a sístole, aumentando ainda mais o trabalho cardíaco para superar pressões centrais mais elevadas. Com os vasodilatadores, a onda de pulso retorna ainda mais lenta, criando pressão mais elevada durante a diástole e aumentando a perfusão coronariana sem aumentar o trabalho cardíaco. Essa diferença foi documentada na subanálise CAFE do estudo ASCOT (*CAFE Investigators, 2006*) e validada posteriormente (Mackenzie et al., 2009).

### Outros usos

- Doença coronariana (Snow et al., 2004);
- Após infarto do miocárdio (Bangalore et al., 2007a);
- Insuficiência cardíaca causada por disfunção sistólica do ventrículo esquerdo (Kramer et al., 2008);
- Cardiomiopatia hipertrófica (Spirito et al., 1997);
- Regurgitação mitral grave (Varadarajan et al., 2008);
- Terapia com vasodilatadores diretos (Zacest et al., 1972);
- Ansiedade e estresse (Fogari et al., 1992).

### Efeitos adversos

Os efeitos colaterais são mais comuns em pacientes que recebem β-bloqueadores:

- Fadiga (Ko et al., 2002);
- Capacidade diminuída para fazer exercícios (Vanhees et al., 2000);
- Ganho de peso (Messerli et al., 2007);

- Agravamento da sensibilidade insulínica (Lithell, 1996);
- Desencadeamento de diabetes (Gress et al., 2000);
- Elevação no nível de triglicérides sérico, queda no colesterol HDL (Kasiske et al., 1995);
- Elevação discreta no nível de potássio sérico (Traub et al., 1980);
- Aumento na taxa de suicídio (Sørensen et al., 2001);
- Agravamento da psoríase (Savola et al., 1987).

Dois grupos adicionais de pacientes podem apresentar problemas especiais: diabéticos com dependência insulínica que tenham propensão para hipoglicemia e pacientes coronarianos. Quanto aos diabéticos, as respostas à hipoglicemia – sintomas e alterações hormonais contrarregulatórias que elevem o nível de açúcar no sangue – em grande parte são mediadas pela epinefrina, em particular nos pacientes insulino-dependentes usualmente porque são mais deficientes em glucagon. Se esses pacientes se tornarem hipoglicêmicos, o bloqueio β posterga o aumento do açúcar do sangue. O único sintoma de hipoglicemia é a sudorese, que pode ser intensificada com a presença de β-bloqueadores (Molnar et al., 1974).

Pacientes portadores de doença coronariana que desistem da terapia à base de β-bloqueadores podem apresentar a síndrome de abstinência de angina crescente, infarto ou morte súbita (Teichert et al., 2007). Esses episódios isquêmicos provavelmente reflitam o fenômeno da supersensibilidade: ocorre um aumento no número de receptores-β em resposta ao bloqueio funcional dos receptores pelos β-bloqueadores sempre que houver descontinuação no uso de um β-bloqueador e ele não ocupar mais os receptores; e o aumento no número de receptores fica repentinamente exposto a catecolaminas endógenas, resultando em uma resposta maior do agonista-α para um determinado nível de catecóis. Indivíduos hipertensos com alta frequência de aterosclerose coronariana subjacente podem ficar particularmente suscetíveis a essa síndrome da abstinência. Portanto, sempre que houver interrupção no uso de um medicamento a dosagem deve ser reduzida pela metade, em intervalos de 2 ou 3 dias, sendo que a descontinuação total deve ocorrer apenas após a terceira redução.

Os efeitos colaterais mencionados abaixo não ocorreram de forma mais consistente ou mais significativa com o uso de β-bloqueadores:

- Depressão (Ko et al., 2002);
- Disfunção sexual (Ko et al., 2002);
- Perda cognitiva (Pérez-Stable et al., 2000);
- Agravamento de doença vascular periférica (Radack & Deck, 1991);
- Agravamento de doença reativa da via aérea, variando de leve a moderada, ou doença pulmonar obstrutiva (Prichard & Vallance, 2004).

Além disso, observando pelo lado positivo, os β-bloqueadores podem diminuir a excreção urinária de cálcio (Lind et al., 1994) e, consequentemente, reduzir o risco de fraturas (Schlienger et al., 2004).

## β-bloqueadores vasodilatadores

Nesta categoria encontra-se um medicamento antigo (labetalol) cujas propriedades vasodilatadoras têm origem no alto nível de bloqueio-α e um medicamento mais recente (carvedilol) com alguma atividade α-bloqueadora, mas, principalmente, uma ação vasodilatadora direta, e um medicamento (nebivolol) que é um $β_1$-bloqueador altamente seletivo que age na geração de óxido nítrico (ON).

### Labetalol

O labetalol é um bloqueador não seletivo dos receptores-$β_1$ e $β_2$ combinado com uma ação bloqueadora-α na proporção 4:1. O labetalol é um anti-hipertensivo eficaz quando for administrado duas vezes ao dia, mantendo controle satisfatório por 24 horas e neutralizando os surtos pressóricos matinais (Ruilope, 1994). As doses iniciais usuais são de 100 mg duas vezes ao dia, sendo que a dose diária máxima é de 1.200 mg.

O labetalol tem sido usado por via oral ou intravenosa nos tratamentos de emergências hipertensivas, incluindo casos de hipertensão pós-operatória (Lebel et al., 1985) e em dissecções aórticas agudas (Grubb et al., 1987). Esse medicamento tem alcançado muito sucesso no tratamento da hipertensão durante a gravidez (Pickles et al., 1992).

## Efeitos adversos

A hipotensão ortostática sintomática é o efeito colateral mais comum, observado com frequência durante a terapia inicial em doses mais elevadas. Outros efeitos colaterais incluem prurido no couro cabeludo, insuficiência ejaculatória (Goa et al., 1989) e broncoespasmo (George et al., 1985). Alguns pacientes desenvolvem titulação aumentada de anticorpos antinucleares e antimitocondriais. Embora não haja relatos de síndrome de lúpus sistêmico, há casos de erupções cutâneas liquenoides (Goa et al., 1989).

Talvez o efeito colateral mais sério do labetalol seja a hepatoxicidade: há relatos de pelo menos três mortes (Clark et al., 1990). Como resultado, nos Estados Unidos é obrigatório colocar um aviso de alerta no rótulo da embalagem com os dizeres, "lesões hepáticas podem ser lentamente progressivas a despeito de sintomatologia mínima. Testes laboratoriais adequados devem ser feitos por ocasião do surgimento do primeiro sintoma ou sinal de disfunção hepática".

O labetalol, ao manter o efeito α-bloqueador, tem menos efeitos adversos sobre os lipídios do que os β-bloqueadores (Lardinois & Neuman, 1988).

## Carvedilol

O carvedilol é a "terceira" geração de β-bloqueadores não seletivos com apenas um décimo da atividade bloqueadora-α e que tem sido utilizado principalmente no tratamento da insuficiência cardíaca. Esse medicamento também está aprovado para tratamento da hipertensão.

Além do leve efeito α-bloqueador, o carvedilol produz vasodilatação aumentando a geração de óxido nítrico endógeno a partir das células endoteliais (Kalinowski et al., 2003). A exemplo do que ocorre com o labetalol, a pressão arterial cai sem queda no débito cardíaco, embora ocorra uma queda na resistência periférica (Dupont et al., 1987).

Em doses iniciais de 6,25 mg duas vezes ao dia, aumentando até 25 mg duas vezes ao dia, o carvedilol equivale à dosagem de 50 a 200 mg de metoprolol duas vezes ao dia (Bakris et al., 2004). Atualmente existe uma formulação para uma única administração diária.

O carvedilol comprovadamente produz mais benefício de sobrevida adicional do que o metropolol em pacientes com vários graus de insuficiência cardíaca congestiva (Poole-Wilson et al., 2003), mesmo em indivíduos com pressão arterial sistólica baixa (Rouleau et al., 2004), enquanto preserva melhor a função renal (Di Lenarda et al., 2005).

Ao contrário dos β-bloqueadores tradicionais, o carvedilol não agrava a sensibilidade insulínica e nem provoca tantos efeitos adversos sobre os lipídios (Bakris et al., 2004; Torp-Pedersen et al., 1987).

## Nebivolol

O nebivolol, aprovado recentemente para uso nos Estados Unidos, é o bloqueador-$β_1$ mais seletivo dessa família de medicamentos e exerce seu efeito gerando e liberando óxido nítrico, enquanto exerce um efeito antioxidante complementar (Ignarro, 2004).

O nebivolol é particularmente eficaz no tratamento de pacientes idosos com hipertensão sistólica isolada. Além de reduzir a rigidez aórtica, como fazem os outros β-bloqueadores, o nebivolol reduz também a amplificação da pressão sistólica central diminuindo a reflexão de onda proveniente da periferia (Dhakam et al., 2008; Mahmud & Feely, 2008).

# VASODILATADORES DIRETOS

Nesta categoria acrescentamos os nitratos aos agentes que produzem vasodilatação pela entrada nas células musculares lisas dos vasos. Isso se opõe aos agentes que produzem vasodilatação por outros caminhos – inibindo mecanismos vasoconstritores hormonais (IECAs, p. ex.), evitando a penetração de cálcio nas células que iniciam a constrição (BRAs, p. ex.), ou bloqueando a vasoconstrição mediada por receptor-α (bloqueadores-α$_1$, p. ex.). Os vários vasodilatadores diferem consideravelmente entre si em relação à potência, ao modo de ação e às atividades relativas em artérias e veias (Tabela 7.5). Os vasodilatadores intravenosos diretos serão discutidos no Capítulo 8.

## Hidralazina

A hidralazina foi introduzida no mercado no início da década de 1950 (Freis et al., 1953) embora tenha sido pouco utilizada por causa da ativação do sistema nervoso simpático. O uso do medicamento aumentou na década de 1970, ocasião em que se demonstrou o fundamento lógico de uma terapia tríplice com um diurético, um inibidor adrenérgico e um vasodilatador direto (Zacest et al., 1972). Entretanto, o uso da hidralazina retrocedeu novamente com o advento dos medicamentos vasodilatadores mais recentes.

A hidralazina age diretamente para relaxar os músculos lisos que se localizam nas paredes das arteríolas periféricas, mais nos vasos de resistência do que nos vasos de capacitância, diminuindo, consequentemente, a resistência periférica e a pressão arterial (Saxena & Bolt, 1986). Juntamente com a vasodilatação periférica ocorre uma elevação na frequência cardíaca, no débito sistólico e no débito cardíaco refletindo um aumento no reflexo mediado por barorreceptor na descarga simpática (Lin et al., 1983) e na estimulação direta do coração (Khatri et al., 1977). Além disso, o excesso de atividade simpática e a queda na pressão arterial aumentam a liberação de renina, neutralizando o efeito vasodilatador e, provavelmente, adicionando a retenção de sódio reativo que acompanha as quedas de pressão (Figura 7.10). Portanto, a hidralazina é administrada em conjunto com um β-bloqueador e um diurético no tratamento de casos mais graves de hipertensão.

Usualmente, a administração de hidralazina deve iniciar com 25 mg duas vezes ao dia.

**Tabela 7.5**
**Medicamentos vasodilatadores utilizados no tratamento da hipertensão**

| Medicamentos | Ação relativa em artérias (A) e veias (V) |
|---|---|
| **Diretos** | |
| Hidralazina | A >> V |
| Minoxidil | A >> V |
| Nitroprussiato | A + V |
| Diazóxido | A > V |
| Nitroglicerina | V > A |
| Bloqueadores do canal de cálcio (BCCs) | A >> V |
| IECAs | A > V |
| α-bloqueadores | A + V |

**>**: maior que; **>>**: muito maior que; **+**: igual ou ambos.

A dose máxima deve se limitar a 200 mg por dia para reduzir a probabilidade de uma síndrome semelhante ao lúpus e, além do que, doses maiores raramente produzem benefícios adicionais.

A desativação de hidralazina envolve acetilação no fígado pela enzima N-acetiltransferase. O nível de atividade dessa enzima é determinado por meios genéticos, sendo que, para atingir efeito equivalente, os acetiladores rápidos exigem doses maiores do que os acetiladores lentos (Ramsay et al., 1984). Perry (1973) demonstrou que pacientes que desenvolvem toxicidade semelhante ao lúpus tendem a ser acetiladores lentos e, portanto, são expostos ao medicamento por períodos mais longos.

### Efeitos adversos

Existem três tipos de efeitos colaterais: efeitos causados pela ativação simpática reflexa, efeitos causados pela reação semelhante ao lúpus e efeitos causados por problemas não específicos. Cefaleia, rubor e taquicardia são efeitos que devem ser previstos e prevenidos com uso concomitante de inibidores adrenérgicos. A hidralazina deve ser administrada com cautela em pacientes portadores de doença da artéria coronária (DAC) e evitada em pacientes com aneurisma aórtico dissecante ou hemorragia cerebral recente, em face de sua propensão para aumentar o débito cardíaco e o fluxo sanguíneo cerebral (FSC)

A reação semelhante ao lúpus foi descrita pela primeira vez por Perry (1973). Uma reação febril inicial semelhante a doença do soro foi observada em 11 pacientes, sendo que ocorreu toxicidade tardia semelhante ao lúpus eritematoso sistêmico ou à artrite reumatoide em 44 pacientes. Quase que invariavelmente esses sintomas desaparecem com a descontinuação do uso do medicamento ou com redução na dosagem. A síndrome semelhante ao lúpus é claramente dependente da dosagem (Cameron & Ramsay; 1984).

Outros efeitos colaterais da hidralazina incluem anorexia, náusea, vômito e diarreia; os efeitos colaterais menos comuns são parestesias, tremor e cãibras musculares. Uma desvantagem potencial da hidralazina e de outros vasodilatadores diretos, quando administrados isoladamente, é a incapacidade de regredir a hipertrofia ventricular esquerda, provavelmente por causa da estimulação marcante da atividade nervosa simpática (Leenen et al., 1987).

## Minoxidil

Mais potente que a hidralazina, o minoxidil se tornou a base das terapias para tratamento de hipertensão grave associada à insuficiência renal (ver Capítulo 9). Embora sua propensão para o crescimento de pelos impeça o uso em mulheres, seu efeito incentivou o uso como pomada tópica em padrões de calvície masculina.

O minoxidil induz o relaxamento de músculos lisos por meio da abertura dos canais de potássio sensíveis à ATP, mecanismo aparentemente único entre os vasodilatadores atualmente comercializados nos Estados Unidos, porém semelhante ao modo de ação de vários medicamentos capazes de abrir os canais de potássio (nicorandil, p. ex.) (Ito et al., 2004).

Como é mais potente e de duração mais longa que a hidralazina, o minoxidil causa várias reações decorrentes da vasodilatação arteriolar direta em um grau ainda maior. Portanto, na maioria dos pacientes é necessário administrar grandes doses de diuréticos potentes de alça e de bloqueadores adrenérgicos (ver Figura 7.10).

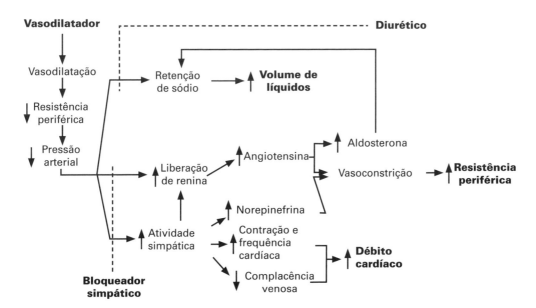

**FIGURA 7.10** Efeitos primários e secundários de terapias vasodilatadoras na hipertensão essencial e a maneira pela qual a terapia com diurético e bloqueadores β-adrenérgicos pode superar efeitos secundários indesejáveis. (Modificada de Koch--Wesser J. *Vasodilator drugs in the treatment of hypertension. Arch Intern Med 1974;133*:1017-1027.)

Quando utilizado com diuréticos e inibidores adrenérgicos, o minoxidil controla a hipertensão em mais de 75% de pacientes cuja doença tenha sido previamente resistente a vários medicamentos (Sica, 2004b). O minoxidil pode ser administrado uma vez por dia em uma faixa variando de 2,5 a 80 mg.

### Efeitos adversos

O hirsutismo é o efeito colateral mais comum observado em quase 80% dos pacientes, iniciando com pelos finos na face e, a seguir, com pelos mais espessos em todas as partes do corpo. Provavelmente, essa condição esteja associada à vasodilatação produzida pelo medicamento e não a efeitos hormonais. Os pelos desaparecem gradualmente com a descontinuação do uso do medicamento (Kidwai & George, 1992).

Além da expansão de volume generalizada, surgem efusões pericárdicas em aproximadamente 3% dos pacientes que recebem minoxidil (Martin et al., 1980).

### Nitratos

Os nitratos, tanto a nitroglicerina (Willmot et al., 2006) como o nitrato de isossorbida (Stokes et al., 2005), também podem ser usados como agentes anti-hipertensivos por causa das propriedades vasodilatadoras decorrentes de fatores relaxantes derivados do endotélio. Stokes e colaboradores (2005) descobriram que, em um grupo de 16 pacientes idosos com hipertensão sistólica persistente, o mononitrato de isossorbida reduziu a pressão arterial sistólica em uma média de 16 mmHg, sem efeito significativo sobre o monitoramento da pressão arterial diastólica. A pressão de pulso caiu em 13 mmHg e o índice de aumento, uma medição da reflexão da onda pulsátil, caiu 25%. Aparentemente não houve desenvolvimento de tolerância.

A despeito da atratividade dessa abordagem para tratamento da hipertensão sistólica, a falta de patrocínio para a realização de ensaios clínicos de um medicamento genérico dificulta a aprovação de um nitrato para ser comercializado como medicamento anti-hipertensivo.

## BLOQUEADORES DO CANAL DE CÁLCIO (BCCs)

Os BCCs foram introduzidos como agentes antianginosos na década de 1970 e como agentes anti-hipertensivos na década de 1980. O uso dos BCCs cresceu tão rapidamente que esses medicamentos se tornaram o segundo grupo mais popular de agentes usados por profissionais norte-americanos no tratamento da hipertensão no início da década de 2000.

### Modo de ação

Atualmente há três tipos disponíveis de BCCs. Todos interagem com o mesmo canal de cálcio: o canal de membrana plasmática tipo L controlado por voltagem, mas têm grandes diferenças na estrutura e nos efeitos cardiovasculares (Eisengerg et al., 2004) (Tabela 7.6).

O *diltiazem* (uma benzotiazepina) e o *verapamil* (uma fenilalquilamina), não di-hidropiridinos (NDHP) atualmente disponíveis, induzem vasodilatação, deprimem a contratilidade cardíaca e diminuem a frequência cardíaca.

As *di-hidropiridinas* (DHPs) são predominantemente vasodilatadoras e melhoram a função endotelial (Sugiura et al., 2008). A primeira geração, da qual a nifedipina é um exemplo, tinha efeitos modestos sobre a contratilidade cardíaca. A segunda geração (anlodipina, felodipina e nicardipina) tem mais efeitos sobre a dilatação vascular do que na contratilidade miocárdica ou na condução cardíaca. Várias DHPs ainda não foram aprovadas para uso nos Estados Unidos, embora estejam sendo usadas em outros países, incluindo a benidipina, cilnidipina, efonidipina, lacidipina, lercanidipina, manidipina e nitrendipina. Embora as principais diferenças sejam entre as não DHP e as DHP-BCCs, há diferenças suficientes entre as várias DHP-BCCs de forma que "é necessário ter muita cautela ao presumir que todas as

### Tabela 7.6
### Perfil cardiovascular dos bloqueadores do canal de cálcio (BCCs)

|  | Nidefipina | Anlodipina | Diltiazem | Verapamil |
|---|---|---|---|---|
| Frequência cardíaca | ↑ | ↑/0 | ↓ | ↓ |
| Condução do nodo sinoatrial | 0 | 0 | ↓↓ | ↓ |
| Condução do nodo AV | 0 | 0 | ↓ | ↓ |
| Contratilidade miocárdica | ↓/0 | ↓/0 | ↓ | ↓↓ |
| Ativação neuro-hormonal | ↑ | ↑/0 | ↑ | ↑ |
| Dilatação vascular | ↑↑ | ↑↑ | ↑ | ↑ |
| Fluxo coronariano | ↑ | ↑ | ↑ | ↑ |

↓: diminui; **0**: nenhuma alteração; ↑: aumenta.
Adaptada de Eisenberg MJ, Brox A, Bestawros AN. *Calcium channel blockers: An update. Am J Med 2004;116:35-43.*

DHP-BCCs licenciadas para aplicação uma vez por dia sejam equivalentes em termos de duração da ação e de eficácia anti-hipertensiva" (Meredith & Elliott, 2004).

Surpreendentemente, alguns BCCs (felodipina, nimodipina, nifedipina e, em menor extensão, a anlodipina) produzem atividade antagonistas do receptor de mineralocorticoides (Dietz et al., 2008). Nem o diltiazem ou o verapamil possui essa atividade. A maior parte dos dados são *in vitro* e com doses bem elevadas de BCCs, de maneira que ainda permanece incerta sua relevância em relação ao efeito anti-hipertensivo na prática clínica.

### Ativação simpática

A ativação do sistema nervoso simpático é uma característica farmacológica que explica alguns dos efeitos colaterais iniciais dos BCCs e foi incriminada como possível contribuinte de efeitos cardiovasculares adversos dos agentes de curta duração (Lindqvst et al., 2007).

Grassi e colaboradores (2003) descobriram aumentos marcantes na frequência cardíaca, na NE plasmática e na condução nervosa muscular simpática no primeiro dia de ingestão de dois DHP-BCCs de ação prolongada, a felodipina e a lercanidipina, que baixaram a pressão arterial em quantidades iguais. Depois de oito semanas de terapia diária que continuou produzindo reduções semelhantes na pressão arterial, os efeitos sobre a frequência cardíaca, a NE plasmática e o tráfego nervoso muscular foram atenuados.

### Duração da ação

Uma das principais diferenças entre os BCCs é a duração de ação. Como mostra a Tabela 7.7, alguns desses medicamentos, como a formulação do verapamil que garante eficácia de 24 horas, possuem sistemas especiais de aplicação; outros como a anlodipina possuem duração de ação intrinsecamente longa. O início lento e a longa duração da ação da anlodipina produzem efeitos continuados mesmo que os pacientes deixem de tomar alguma das doses diárias (Elliott et al., 2002).

Por outro lado, os agentes de ação curta podem induzir quedas abruptas na pressão arterial que, por sua vez, podem incitar isquemia coronariana (Burton & Wilkinson, 2008). Esses efeitos não ocorrem com agentes de ação prolongada que baixam gradual e suavemente a pressão arterial (Eisenberg et al., 2004).

### Eficácia anti-hipertensiva

Aparentemente, os BCCs atualmente disponíveis são comparáveis em relação à potência anti-hipertensiva. A eficácia relativa para proteger contra eventos cardiovasculares relevantes entre os vários tipos de BCCs – de ação curta e de ação prolongada, DHP ou não DHP – foi avaliada em 12 estudos controlados randomizados

### Tabela 7.7
**BCCs aprovados para uso no tratamento da hipertensão nos Estados Unidos**

| Medicamento | Apresentação e dose | Tempo para efeito máximo (h) | Meia-vida de eliminação (h) |
|---|---|---|---|
| Anlodipina | Comprimido de 2,5-10 mg | 6-12 | 30-50 |
| Diltiazem[a] | Comprimido de liberação imediata; a dose é variável | 0,5-1,5 | 2-5 |
|  | Comprimido com 180-480 mg de liberação sustentada | 6-11 | 2-5 |
| Felodipina | Comprimido de 2,5-10 mg de liberação sustentada | 2,5-5 | 11-16 |
| Isradipina | Comprimido de 2,5-10 mg | 1,5 | 8-12 |
| Nicardipina[a] | Comprimido de 20-40 mg de liberação imediata | 0,5-2,0 | 8 |
|  | Comprimido de 60-120 mg de liberação sustentada | ? | 8 |
| Nifedipina | Cápsula de liberação imediata; a dose é variável | 0,5 | 2 |
|  | Comprimido de 30-120 mg de liberação sustentada | 6 | 7 |
| Nisoldipina | Comprimido de 20-40 mg de liberação sustentada | 6-12 | 7-12 |
| Verapamil[a] | Comprimido de liberação imediata; a dose é variável | 0,5-1,0 | 4,5-12 |
|  | Comprimido de 120-480 mg de liberação sustentada | 4-6 | 4,5-12 |

[a]Também disponíveis em uma formação intravenosa, com tempo de efeito máximo variando de 5 a 15 minutos após a administração.

(ECRs) em relação a três outras classes principais de anti-hipertensivos: diuréticos, β-bloqueadores ou IECAs (Einsenberg et al., 2004). Como observamos na Tabela 7.8 vários tipos de BCCs possuem eficácia semelhante à de outras classes excetuando-se os agentes de ação curta, que foram minimamente menos eficazes. Entretanto, embora deem menos proteção contra insuficiência cardíaca, dão mais proteção contra acidente vascular cerebral do que outras classes de medicamentos (Angeli et al., 2004).

## Determinantes da eficácia

### Idade

A eficácia anti-hipertensiva aparentemente maior dos bloqueadores do canal de cálcio em idosos pode ser reflexo de alterações farmacocinéticas que aumentam a biodisponibilidade de vários BCCs, fornecendo mais medicamento ativo, em qualquer dosagem, do que em pacientes mais jovens (Lernfelt et al., 1998).

### Raça

A resposta da pressão arterial à monoterapia com BCCs em negros é maior do que com IECAs, BRAs ou β-bloqueadores e igual à resposta a diuréticos (Brewster et al., 2004).

### Efeito aditivo dos diuréticos ou da baixa ingestão de sódio

Dois fatores que aumentam a eficácia de outras classes de medicamentos anti-hipertensivos – redução no consumo de sódio dietético e uso concomitante de um diurético – não melhoram a eficácia dos bloqueadores do canal de cálcio.

Vários estudos examinaram essas relações. De maneira geral, as descobertas dão suporte à visão de que a restrição ao consumo de sódio

### Tabela 7.8
**Eventos cardiovasculares relevantes com bloqueadores do canal de cálcio (BCCs) *versus* outros medicamentos anti-hipertensivos**

| Formulação do BCC | Número de estudos | Eventos cardiovasculares mais relevantes[a] N° de eventos/n° de pacientes (%) BCCs | Outros | Risco relativo (IC 95%) |
|---|---|---|---|---|
| Ação curta | 7 | 1.222/9.351 (13,1) | 1.768/11.691 (15,1) | 1,09 (1,00-1,18) |
| Ação prolongada | 5 | 2.567/31.934 (8,0) | 3.546/38.278 (9,3) | 1,01 (0,96-1,07) |
| Não DHP | 4 | 1.359/25.625 (5,3) | 1.365/25.848 (5,3) | 1,00 (0,93-1,09) |
| DHP | 8 | 2.430/15.630 (15,5) | 3.949/24.121 (16,4) | 1,05 (0,99-1,11) |

[a] Os eventos cardiovasculares mais importantes incluem infarto do miocárdio, insuficiência cardíaca e mortalidade cardiovascular, exceto no ALLHAT, em que a doença cardíaca coronariana composta incluía morte por doença cardíaca coronariana, infarto do miocárdio não fatal, procedimentos de revascularização coronariana e angina que exigisse hospitalização, e no INVEST, em que o resultado primário era a mortalidade cardiovascular.
Composta a partir de Eisenberg MJ, Brox A, Bestawros AN. *Calcium channel blockers: An update. Am J Med* 2004;116:35-43.

dietético reduz (mas não elimina) o efeito anti-hipertensivo dos BCCs, enquanto que a ingestão elevada de sódio intensifica (ou não diminui) sua eficácia (Luft et al., 1991). A explicação é simples: os BCCs têm efeito natriurético leve (Krekels et al., 1997); esse efeito é mais óbvio na presença de dietas ricas em sódio de forma que pode haver uma queda maior na pressão arterial. Com ingestão baixa de sódio, esse efeito natriurético talvez não seja tão pronunciado, de forma que a queda da pressão arterial seria menor. Essa explicação é compatível com a observação de que a queda da pressão arterial com uso de um BCC é maior em pacientes mais sensíveis ao sódio (Damasceno et al., 1999).

Por outro lado, estudos mais bem controlados mostraram a presença de um efeito anti-hipertensivo adicional nos casos em que os diuréticos são combinados com BCCs (Stergiou et al., 1997). As combinações de diuréticos com BCCs produzem efeitos aditivos iguais àqueles produzidos pela adição de diuréticos aos β-bloqueadores (Thulin et al., 1991) ou aos IECAs (Elliott et al., 1990).

### Efeitos renais

A ação natriurética branda dos DHP-BCCs provavelmente reflita, ao contrário de outros vasodilatadores, sua capacidade exclusiva de manter ou aumentar o fluxo sanguíneo renal, a taxa de filtração glomerular (TFG) e a resistência vascular atribuída à sua ação vasodilatadora seletiva nas arteríolas renais aferentes (Delles et al., 2003). Essa vasodilatação das arteríolas aferentes com aumento do fluxo sanguíneo, da taxa de filtração glomerular e da natriurese parece favorecer o uso dos bloqueadores dos canais de cálcio como maneira de manter uma boa função renal. Entretanto, um grande número de dados experimentais sugere que o aumento da TFG e do fluxo plasmático renal podem acelerar a progressão de esclerose glomerular por meio da elevação da pressão intraglomerular (Griffin et al., 1995).

O uso de DHP-BCCs em pacientes hipertensos portadores de dano renal manifestado pela proteinúria não diminui a incidência dessa condição, ao passo que o verapamil e o diltiazem produzem os mesmos resultados que os IECAs (Hart & Bakris, 2008). No *African American Study of Kidney Disease and Hypertension* o uso da anlodipina não lentificou a taxa de declínio da função renal em negros hipertensos com insuficiência renal e proteinúria em comparação com a mesma eficácia do IECA ramipril (Agodoa et al., 2001). Portanto, os DHP-BCCs devem ser adicionados a um IECA ou a um BRA somente nos casos em que for necessário controlar a hipertensão em pacientes portadores de insuficiência renal. Por outro lado, como mostra o estudo RENAAL, a adição de um DHP-BCC não diminui os benefícios de um

IECA ou de um BRA na lentificação da progressão da nefropatia (Bakris et al., 2003).

## Outros usos

- Doença arterial coronariana (Nissen et al., 2004);
- Hipertrofia ventricular esquerda (Klingbeil et al., 2003) (Figura 7.11);
- Taquiarritmias (não DHP-BCCs) (Albernethy & Schswartz, 1999);
- Cardiomiopatia hipertrófica (Roberts & Sigwart, 2001);
- Regurgitação aórtica (Levine & Gaasch, 1996);
- Vasoespasmo após hemorragia subaracnoidea (nimodipina) (Rinkel & Kliju, 2009);
- Doença vascular periférica (Baggar et al., 1997);
- Fenômeno de Raynaud (Wigley et al., 2002);
- Demência (Forette et al., 2002).

## Efeitos adversos

Alguns estudos observacionais retrospectivos relataram a presença de consequências sérias decorrentes do uso de bloqueadores do canal de cálcio (BCCs). Vários estudos controlados randomizados (ECRs), que fizeram a comparação entre BCCs contra placebo e outras classes de medicamentos anti-hipertensivos (Tabela 7.8), mostram claramente que os estudos observacionais não são válidos, com a possível exceção de um aumento no risco de isquemia coronariana com BCCs de ação curta (Eisenberg et al., 2004).

### Efeitos adversos mais comuns

Efeitos colaterais relativamente brandos, que às vezes incomodam e impedem o uso desses medicamentos em talvez 10% dos pacientes. A maior parte dos efeitos colaterais – cefaleias, rubor, edema local no tornozelo – estão relacionados à vasodilatação para a qual os medicamentos são administrados. Com uso de formu-

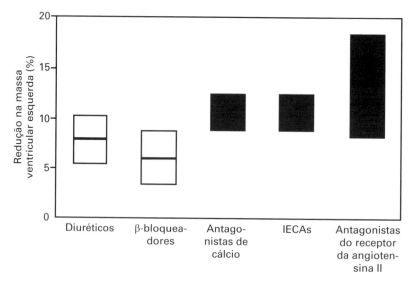

**FIGURA 7.11** Alteração no índice da massa ventricular esquerda (como um percentual em relação à linha de base) com tratamento anti-hipertensivo de acordo com a classe de medicamento. São conhecidos os valores médios e os intervalos de confiabilidade de 95%, ajustados por alterações na pressão arterial diastólica e a duração dos tratamentos. **ECA**: enzima conversora da angiotensina. (Modificada de Klingbeil AU, Schneider M, Martus P, et al. *A meta-analysis of the effects of treatment on left ventricular mass in essential hypertension. Am J Med 2003;115:41-46.*)

lações de liberação lenta e de ação prolongada há uma redução nos efeitos colaterais vasodilatadores. Há uma diferença considerável entre os efeitos colaterais das classes principais de BCCs (Tabela 7.9). Edemas dependentes estão relacionados a vasodilatações localizadas e não à retenção generalizada de líquidos e não pode ser evitada ou aliviada com uso de diuréticos (van der Heijden et al., 2004). Nos casos em que edemas podais estejam causando desconforto o uso de um não DHP-BCC deve ser substituído (Weir et al., 2001) ou combinado com um IECA para reduzir o edema (Gradman et al., 1997).

## Outros efeitos adversos

O uso de DHPs pode provocar hiperplasia gengival (Missouris et al., 2000). Dor nos olhos, possivelmente causada por vasodilatação ocular, foi observada com a administração de nifedipina (Couter, 1988). Há relatos de ocorrências raras de um espectro amplo de reações cutâneas adversas, algumas muito sérias, com vários BCCs (Garijo et al., 2005). Embora raros, 31 pacientes relataram desenvolvimento de ginecomastia (Tanner & Bosco, 1988).

Não foram observados efeitos adversos sobre a glicemia, insulina e lipídios, embora poucos casos de início de diabetes tenham ocorrido nos estudos INVEST entre participantes que receberam verapamil em comparação com os que receberam atenolol (Pepine et al., 2003).

De maneira geral, as doses excessivas se manifestam por hipotensão e distúrbios de condução que, usualmente, desaparecem com administração parenteral de cálcio, insulina e glicose (Salhanick & Shannon; 2003).

## Interações medicamentosas

Usualmente, os problemas observados em grande parte com as outras classes de medicamentos anti-hipertensivos – interferência de AINEs – não ocorrem com BCCs (Celis et al., 2001). Outra interação foi observada com as DHPs felodipina e nifedipina, porém não com a anlodipina (Vincent et al., 2000): aumento no nível plasmático e na duração da ação com a administração conjunta de grandes quantidades de suco de *grapefruit* (toranja) (Bailey et al., 2000) ou com suco de laranja-de-sevilha (Malhotra et al., 2001). A maior parte das outras interações medicamentosas com BCCs produz consequências inexpressivas (Abernethy & Schwartz, 1999), a não ser uma grande economia de custos representada por doses menores de ciclosporina usadas concomitantemente com terapias à base de BCCs (Valantine et al., 1992).

## Perspectivas sobre o uso

Comprovadamente, em comparação com outras terapias anti-hipertensivas, os BCCs diminuem o risco de doença coronariana de forma equivalente, mais eficazes contra acidentes vas-

**Tabela 7.9**
**Frequência relativa dos efeitos colaterais dos bloqueadores do canal de cálcio**

| Efeito | Verapamil | Diltiazem | Di-hidropiridinas |
|---|---|---|---|
| Sistema cardiovascular | | | |
| Hipotensão | + | + | ++ |
| Rubor | + | – | ++ |
| Cefaleia | + | + | ++ |
| Edema no tornozelo | + | + | ++ |
| Palpitação | – | – | + |
| Distúrbios de condução | ++ | + | – |
| Bradicardia | ++ | + | – |
| Trato gastrintestinal | | | |
| Náusea | + | + | + |
| Constipação | ++ | (+) | – |

+: aumento; –: nenhum efeito.

culares cerebrais, mas menos eficazes contra insuficiência cardíaca e produzem efeitos semelhantes sobre a mortalidade em geral. Os BCCs agem satisfatoriamente e, em geral, são bem tolerados considerando todo o espectro dos hipertensivos. Esses medicamentos possuem alguns nichos especiais: idosos, angina coexistente e uso de ciclosporina ou de AINEs. Se forem os medicamentos de escolha, a melhor opção parece ser a segunda geração de DHPs porque exerce melhor controle sobre a pressão arterial nas primeiras horas críticas da manhã até o dia seguinte, nos casos em que o paciente deixar de tomar uma dose diária. Em casos de taquiarritmias ou de proteinúria maciça, os BCCs verapamil ou diltiazem são os medicamentos de preferência.

## INIBIDORES DA ENZIMA CONVERSORA DA ANGIOTENSINA (IECAs)

Existem quatro maneiras de diminuir a atividade do sistema renina-angiotensina em seres humanos (Figura 7.12). A primeira é o uso de β-bloqueadores para reduzir a liberação de renina das células justaglomerulares (JG) (este tema já foi discutido). A segunda, que se tornou disponível no mercado recentemente, é a inibição direta da atividade da renina. A terceira é inibir a atividade da enzima conversora da angiotensina (ECA), que converte o decapeptídeo inativo angiotensina I (AI) no hormônio potente angiotensina II (AII); isto é, os IECAs. A quarta maneira é utilizar um antagonista competitivo que bloqueie os receptores da AII e a inserção do hormônio nativo, isto é, os bloqueadores do receptor da angiotensina (BRAs). Atualmente existem vários BRAs disponíveis no mercado e todos são protegidos por patentes. Entretanto, aparentemente, o custo elevado não diminuiu a aceitação.

Vários estudos documentaram eficácia anti-hipertensiva semelhante entre os vários IECAs e BRAs disponíveis no mercado e não registraram diferenças consistentes nos resultados associados ao uso desses medicamentos (Matchar et al., 2008). Usando dados de 26 ensaios de larga escala, o *Blood Pressure Trialists* (2007) concluiu que "há efeitos semelhantes de IECAs e BRAs que dependem da pressão arterial para os riscos de acidente vascular cerebral, doença cardíaca coronariana e insuficiência cardíaca. Para IECAs – mas não para BRAs – há evidências de efeitos que independem da pressão arterial (aproximadamente 9%) sobre o risco de eventos relevantes de doença coronariana". Em uma metanálise ainda mais recente, os IECAs e BRAs foram igualmente protetores

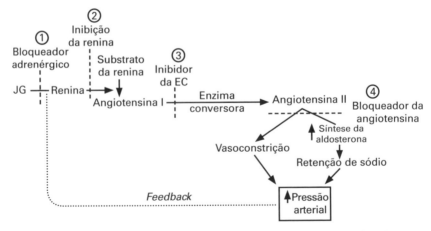

**FIGURA 7.12** Sistema renina-angiotensina e quatro sítios onde sua atividade pode ser inibida. **EC**: enzima conversora; **JG**: justaglomerular.

contra infarto do miocárdio e mortalidade, embora os BRAs tenham apresentado uma incidência 8% menor de acidentes vasculares cerebrais (Reboldi et al., 2008). Provavelmente, os inibidores diretos da renina (IDRs) sejam equivalentes aos IECAs e BRAs, porém os dados dos estudos ainda não são suficientes para comprovar esse fato.

Como observaremos no final deste capítulo, os inibidores da renina-angiotensina foram utilizados em estudos de prevenção de hipertensão.

Antes de avançarmos nesse tema, faremos uma abordagem rápida sobre a relação de níveis preexistentes da atividade da renina-angiotensina e a resposta a essas quatro classes de medicamentos que bloqueiam o sistema em algum sítio. Laragh (1993) já defendia há muito tempo uma separação clara entre os medicamentos que reduzem primariamente o volume, como os diuréticos, e os medicamentos que reduzem primariamente a vasoconstrição, como todas as outras classes de agentes anti-hipertensivos, excetuando-se os β-bloqueadores que reduzem a atividade da renina-angiotensina e produzem vasodilatação. Grande parte dos dados clínicos sobre respostas a vários medicamentos anti-hipertensivos dão suporte a essa separação, porém apenas parcialmente. Nenhum dado mostrou uma ligação clara entre os níveis de renina e a resposta a qualquer medicamento. Não obstante, conforme descreveremos mais adiante neste capítulo, os pacientes mais jovens e brancos (e que tendem a apresentar níveis mais elevados de atividade da renina) respondem um pouco melhor aos medicamentos bloqueadores da renina, ao passo que os indivíduos mais velhos e negros (e que tendem a apresentar níveis mais baixos de atividade da renina) respondem um pouco melhor aos medicamentos que não fazem o bloqueio primário da renina (diuréticos e BCCs).

Entretanto, essa separação clínica não exige medições da atividade da renina e pode ter como base a idade e a raça dos pacientes (Preston et al., 1998). Portanto, embora seja possível fazer distinções amplas, os pacientes negros e os mais velhos respondem bem aos medicamentos bloqueadores da renina, cuja utilização não depende do nível de atividade da renina (Canzanello et al., 2008).

Esta seção apresentou uma análise sobre o uso de IECAs; agora, abordaremos o uso de BRAs e IDRs.

## Modo de ação

Peptídeos obtidos a partir do veneno da serpente brasileira *Bothrops jararaca* evidenciaram um efeito potencializador da bradicinina inibindo sua degradação (Ferreira, 1965). A partir de então, Ng e Vane (1967) reconheceram que a mesma enzima da família da carboxipeptidase poderia ser responsável pela conversão de AI em AII e pela degradação da bradicinina. A natureza dessa ECA foi identificada por Erdös e colaboradores em 1970 (Yang et al., 1970). Os bioquímicos dos laboratórios Squibb desenvolveram o primeiro inibidor da enzima ECA, o teprotídio ou SQ20881 (Ondetti et al., 1971), que baixa a pressão arterial quando for administrado por via intravenosa (Gavras et al., 1974). Em seguida, o grupo da Squibb identificou o sítio ativo na ECA e desenvolveu o captopril, primeiro IECA oral eficaz (Ondetti et al., 1977).

Três classes de IECAs quimicamente diferentes foram desenvolvidas e classificadas de acordo com o ligante do íon de zinco da ECA: sulfidril, carboxil e fosforil (Tabela 7.10). As estruturas diferentes influenciam a distribuição tecidual e as rotas de eliminação (Brown & Vaughan, 1998), diferenças que podem alterar os respectivos efeitos sobre as funções de vários órgãos além da capacidade compartilhada para baixar a pressão arterial bloqueando o mecanismo da renina-angiotensina em circulação.

## *Farmacocinética*

Conforme mostra a Tabela 7.10, a maior parte dos IECAs é pró-medicamento, ésteres dos compostos ativos mais solúveis em lipídios, de forma que são absorvidos mais rápida e completamente. Embora haja grandes diferenças na biodisponibilidade, aparentemente há pouca diferença nos respectivos efeitos clínicos. A maior parte dos IECAs, com exceção do fosinopril e do es-

## Tabela 7.10
### Características dos IECAs

| Medicamento | Ligante do zinco | Pró-medicamento | Taxa de eliminação | Duração da ação (h) | Faixa de dosagem (mg) |
|---|---|---|---|---|---|
| Benazepril | Carboxila | Sim | Renal | 24 | 5-40 |
| Captopril | Sulfidrila | Não | Renal | 6-12 | 25-150 |
| Cilazapril | Carboxila | Sim | Renal | 24+ | 2,5-5,0 |
| Enalapril | Carboxila | Sim | Renal | 18-24 | 5-40 |
| Fosinopril | Fosforila | Sim | Renal-hepática | 24 | 10-40 |
| Lisinopril | Carboxila | Não | Renal | 24 | 5-40 |
| Moexipril | Carboxila | Sim | Renal | 12-18 | 7,5-30 |
| Perindopril | Carboxila | Sim | Renal | 24 | 4-16 |
| Quinapril | Carboxila | Sim | Renal | 24 | 5-80 |
| Ramipril | Carboxila | Sim | Renal | 24 | 1,25-20 |
| Espirapril | Carboxila | Sim | Hepática | 24 | 12,5-50 |
| Trandolapril | Carboxila | Sim | Renal | 24+ | 1-8 |

pirapril, é eliminada pelos rins depois de sofrer vários graus de metabolismo. O fosinopril possui uma rota balanceada de eliminação, sendo que a maior parte do medicamento é removida pelo fígado na medida em que diminui a função renal (Hui et al., 1991).

### Farmacodinâmica

Conforme mostra a Figura 7.12, a maneira mais óbvia pela qual os IECAs baixam a pressão arterial é por meio da redução acentuada nos níveis de AII em circulação, removendo, consequentemente, a vasoconstrição direta induzida por esse peptídeo. Entretanto, com doses usuais de IECAs, os níveis plasmáticos de AII começam a "escapar" depois de algumas horas, em parte por causa da liberação de maiores quantidades de renina, liberadas da supressão de realimentação (Azizi & Ménard, 2004).

Embora a presença do sistema renina-angiotensina seja certa dentro de vários tecidos, incluindo as paredes de vasos, o coração e o cérebro, o papel desse sistema na fisiopatologia ainda permanece incerto, assim como a contribuição da inibição da ECA tecidual nos efeitos anti-hipertensivos dos IECAs (Re, 2004).

Além disso, rotas não clássicas podem estar envolvidas na elaboração da AII, envolvendo outros efeitos não relacionados à renina sobre o angiotensinogênio ou efeitos da não ECA sobre a AI (Figura 7.13). Considerando que os IECAs bloqueiam a produção da AII através da rota clássica, poderia então haver efeitos adicionais sobre os BRAs e IDRs. Por outro lado, alguns dos efeitos dos IECAs podem ser mediados através da inibição da degradação da bradicinina (Erdös et al., 1999), com a contribuição adicional da estimulação da cinina na produção de óxido nítrico (Burnier & Brunner, 2000). Os AINEs reduzem claramente o efeito anti-hipertensivo dos IECAs, provavelmente inibindo a produção vasodilatadora da prostaglandina (Polónia et al., 1995).

### Efeito dos IECAs

Independente da contribuição de vários outros mecanismos, além da redução nos níveis da AII, com toda certeza níveis mais baixos da AII desempenham um papel importante. Além da redução da vasoconstrição, vários outros efeitos contribuem para o efeito anti-hipertensivo, incluindo os seguintes:

- Redução na secreção de aldosterona, que pode não ser persistente (Sato & Saruta, 2003);
- Aumento na bradicinina que, por sua vez, aumenta a liberação do ativador de plasminogênio tecidual (tPA) (Labinjoh et al., 2001);

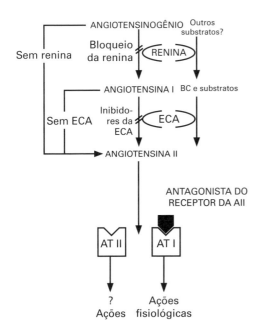

**FIGURA 7.13** Consequências bioquímicas e fisiológicas teóricas do bloqueio do sistema renina-angiotensina em diferentes etapas da via. **ECA**: enzima conversora da angiotensina; **AT**: angiotensina; **BC**: bradicinina. (Modificada de Johnston CI, Burrell LM. *Evolution of blockade of the renin-angiotensin system. J Hum Hypertens 1995;9:375-380.*)

- Aumento na atividade da enzima 11β-hidroxiesteroide desidrogenase tipo 2 que poderia aumentar a excreção renal de sódio por proteger o receptor não seletivo de mineralocorticoides da ligação com o cortisol (Ricketts & Stewart, 1999);
- Neutralização do aumento esperado na atividade do sistema nervoso simpático tipicamente observado depois da vasodilatação (Lyons et al., 1997). Como resultado, não há aumento na frequência cardíaca e nem elevação no débito cardíaco, a exemplo do que ocorre com vasodilatadores diretos como a hidralazina;
- Supressão da secreção endógena de endotelina (Brunner & Kukovetz, 1996);
- Melhora na disfunção endotelial (Ghiadoni et al., 2003);
- Redução no estresse oxidativo por meio da redução na produção de espécies reativas de oxigênio (Hamilton et al., 2004) e de fatores inflamatórios (Sattler et al., 2005);

- Estimulação das células progenitoras endoteliais (Bahlmann et al., 2005).

Como consequência desses múltiplos efeitos, o IECA resulta em um abrandamento das refexões de ondas arteriais e num aumento da distensibilidade aórtica produzindo quedas maiores na pressão aórtica central (Morgan et al., 2004). Essa melhora hemodinâmica contribui para a reversão da hipertrofia no coração e na vasculatura. Como será observado mais adiante, os IECAs baixam a pressão arterial de uma forma que tende a proteger a função de dois órgãos vitais: o coração e os rins. Além disso, diminuem a incidência do início de diabetes por meio de vários mecanismos (Jandeleit-Dahm, 2005). Entretanto, no maior ensaio clínico que foi realizado para examinar esse efeito, o IECA ramipril não diminuiu a incidência de diabetes (*Dream Trial Investigators*, 2006).

Os IECAs são também venodilatadores (Zarnke & Feldman, 1996), característica que talvez seja responsável pela capacidade desses medicamentos em reduzir a incidência de edema no tornozelo observado com o uso de BCCs quando esses dois agentes são combinados (Gradman et al., 1997).

## Monoterapia

Depois da administração de captopril ocorre uma queda imediata na pressão arterial em cerca de 70% dos pacientes, sendo que, às vezes, essa queda é abrupta (Postma et al., 1992). Essa queda dramática é mais provável em indivíduos com níveis elevados de renina. Indivíduos hipertensos negros e idosos, com níveis mais baixos de renina como um grupo, respondem menos aos IECAs do que os pacientes brancos ou mais jovens (Brewster et al., 2004).

Como era de se esperar, os pacientes portadores de hipertensão com altos níveis de renina, causada por estenose da artéria renal, respondem particularmente bem aos IECAs, porém a remoção do suporte de perfusão da AII em relação ao rim isquêmico pode reduzir a função renal de forma abrupta, principalmente em pacientes com estenose bilateral (ver Capítulo 10). Se esses pacientes forem excluídos, usualmente os IECAs são eficazes e bem tolerados em indivíduos com insuficiência renal. Um declínio inicial de 25 a 30% na função renal depois do início de terapia com IECAs em pacientes portadores de insuficiência renal variando de branda a moderada foi associado a uma melhor proteção renal a longo prazo (Apperloo et al., 1997), possivelmente refletindo a dilatação benéfica de arteríolas eferentes que reduz a pressão e a filtração intraglomerular (Bakris & Weir, 2000).

## Combinação de terapias

A adição de um diurético, mesmo em doses baixas (como, p. ex., 6,25 mg de HCTZ), reforça a eficácia dos IECAs (Cheng & Frishman, 1998), normalizando a pressão arterial em cerca de 20 a 25% de pacientes com hipertensão, variando de branda a moderada, com mais eficácia do que aumentando a dose dos IECAs (Townsend & Holland, 1990). O efeito aditivo acentuado de um diurético provavelmente reflita o enfraquecimento da elevação reativa da AII pelo IECA que geralmente ocorre com uso de diuréticos, opondo-se a seu efeito anti-hipertensivo. A combinação de um IECA e um BCC produz benefícios maiores do que com o uso de um IECA em conjunto com um diurético (Jamerson et al., 2008). A combinação de um IECA e um BRA tem sido usada de forma crescente para, possivelmente, reduzir a proteinúria em um grau maior do que aquele observado com um desses agentes isoladamente (Kunz et al., 2008), porém a combinação foi associada a mais hipotensão e insuficiência renal no estudo ONTARGET (*ONTARGET Investigators, 2008*) e a efeitos adversos em pacientes com insuficiência cardíaca (Phillips et al., 2007), de forma que provavelmente na prática venha a ter algum tipo de restrição.

## Eficácia para reduzir a morbimortalidade

Na análise incluindo todos os grandes estudos concluídos até o final de 2004, o *Blood Pressure Lowering Treatment Trialists Collaboration* (2007) descobriu que os tratamentos com regimes à base de IECAs produziram reduções de 19% no risco de acidente vascular cerebral, 16% no risco de doença cardíaca coronariana e 27% no risco de insuficiência cardíaca congestiva para cada redução de 5 mmHg na pressão arterial. Além disso, a terapia à base de IECAs produziu uma redução adicional de 9% no risco de doença cardíaca coronariana, com redução zero na pressão arterial, isto é, um efeito independente que não foi observado com a terapia à base de bloqueadores de receptores da angiotensina (BRAs).

Quando comparado com o uso de diurético/β-bloqueador, o tratamento a base de IECAs mostrou igual proteção contra acidente vascular cerebral, doença cardíaca inquêmica e insuficiência cardíaca congestiva. Quando comparado com os bloqueadores dos canais de cálcio, os IECAs foram 10% melhores no risco de insuficiência cardíaca congestiva, "sugerindo um efeito adverso independente da pressão arterial dos bloqueadores dos canais de cálcio, mais do que um efeito protetor dos IECAs (*Blood Pressure Trialist*, 2007).

## Outros usos

### Doenças cardíacas

Depois dos resultados impressionantes das terapias à base de IECAs, esses fármacos passaram a ser amplamente aceitos e indicados para pacientes com doença cardíaca coronariana, pós-infarto do miocárdio ou insuficiência cardíaca congestiva.

O *HOPE Trial* (*Heart Outcomes*, 2000), primeiro grande estudo que documentou os benefícios dos IECAs em pacientes portadores de doença coronariana conhecida, utilizou o ramipril como IECA. No acompanhamento de 43.316 pacientes tratados com um IECA para insuficiência cardíaca, a mortalidade foi igual em todos os inibidores, com exceção do captopril e do enalapril que foram associados a taxas de mortalidade entre 10 a 15% mais elevadas (Pilote et al., 2008).

Com os excelentes resultados do estudo *HOPE* em mente, o mesmo protocolo foi expandido para comparar o ramipril contra o telmisartan (um BRA) e a combinação de IECA + BRA (*ONTARGET Investigators, 2008*). Os efeitos dos medicamentos individuais foram virtualmente idênticos, ao passo que a combinação além de não ter sido melhor causou uma quantidade maior de efeitos adversos renais.

Para tratamento de insuficiência cardíaca congestiva, a melhor opção é iniciar com doses baixas de um IECA, em geral de ação mais curta como o captopril, para minimizar a hipotensão e a azotemia. Caso o medicamento seja tolerado pelo paciente, a dose deve ser aumentada gradualmente até atingir a dose diária plena de um IECA.

## *Doenças cerebrovasculares*

Como foi observado pelo *Blood Pressure Trialist* (2007), as terapias à base de IECA são eficazes na prevenção primária de acidente vascular cerebral. Entretanto, existem controvérsias sobre o fato de que os BRAs poderiam ser melhores. Esse tema será discutido na próxima seção sobre os BRAs.

O estudo *PROGRESS* (*PROGRESS Collaborative Group, 2001*) testou a eficácia do IECA perindopril na prevenção secundária de acidente vascular cerebral, isto é, em pacientes que haviam sobrevivido a um AVC. Isoladamente, o IECA não apresentou nenhum resultado, porém, após a adição de um diurético (indapamida) a pressão arterial caiu um pouco mais e foi observada uma excelente proteção, ou seja, uma redução de 43% no risco relativo.

## *Doenças renais*

Preferencialmente, os inibidores da renina-angiotensina dilatam a arteríola eferente renal reduzindo a pressão intraglomerular e diminuindo a glomeruloesclerose, o dano aos podócitos e à proteinúria (Lassila et al., 2004). As consequências clínicas do uso de IECAs em pacientes portadores de doenças renais foram examinadas com base em quatro desfechos finais:

- Redução de 40% na incidência de proteinúria em pacientes diabéticos (Stripolli et al., 2006), mais impressionante ainda em um estudo de 1.204 indivíduos com diabetes tipo 2 sem proteinúria que usaram um dos quatro regimes durante 3 anos ou mais (Remuzzi et al., 2006). A incidência de microalbuminúria foi reduzida de 10% com placebo para 6% com o trandolapril isolado ou combinado com o não DHP-BCC verapamil, enquanto que os indivíduos que tomaram apenas BCC apresentaram uma incidência de 11,1%;
- A redução da proteinúria existente foi documentada tanto em indivíduos diabéticos como em não diabéticos (Kuntz et al., 2008);
- A lentificação da progressão do dano renal foi observada em nefropatias diabéticas (Sarafidis et al., 2008) e não diabéticas (Kent et al., 2007). Entretanto, não há relatos de nenhum benefício em nefropatia não diabética com proteinúria de menos de 500 mg por dia (Kent et al., 2007) nem em diabéticos tipo 1 com normoalbuminúria (Mauer et al., 2009);
- A mortalidade total não foi reduzida em 20 estudos de pacientes com nefropatia diabética a despeito de uma redução significativa na incidência de doença renal terminal.

A despeito da ausência do benefício na sobrevida, esses dados foram utilizados para dar suporte, quase sob demanda, ao uso de um IECA (ou de um BRA) em pacientes propensos a desenvolver nefropatia, isto é, indivíduos diabéticos, ou em pacientes que têm apenas proteinúria ou proteinúria em conjunto com função renal reduzida, em particular para reduzir proteinúria (Berl, 2008).

Entretanto, foram levantados dois problemas que podem esfriar o entusiasmo geral em torno do uso de IECAs em pacientes portadores de doença renal crônica (DRC). O primeiro é o argumento de que a maior parte, senão todos, dos efeitos renoprotetores dos IECAs são fornecidos não por suas propriedades especiais, mas pelo fato de reduzirem o nível da pressão arterial (Casas et al., 2005; Griffin & Bidani, 2006).

O segundo problema é mais alarmante: dois relatórios sugerem que o uso de IECAs pode ser responsável por insuficiência renal progressiva. O primeiro envolveu cinco pacientes, dos quais quatro eram diabéticos, com agravamento progressivo da função renal durante o tratamento com um IECA (em quatro) ou com um BRA (em um) e com melhora imediata na função renal com a descontinuação do uso do IECA ou do BRA (Onuigbo & Onuigbo, 2005). O segundo relatório é ainda mais incriminador, embora retrospectivo. Suissa e colaboradores (2006) fizeram uma análise de caso-controle comparando 102 pacientes diabéticos que entraram em doença renal terminal (DRT) depois de fazerem terapia anti-hipertensiva por um período médio de 7,8 anos, contra 4.129 membros de coorte que poderiam ser comparados com os pacientes de DRT por idade, tipo, duração e forma de terapia para tratamento de diabetes. Esses investigadores descobriram que a taxa ajustada de DRT associada ao uso de IECAs é de 2,5 em relação ao uso de tiazidas, enquanto que é abaixo de 1,0 em pacientes que tomaram β-bloqueadores ou bloqueadores do canal de cálcio. O risco de DRT associada ao uso de IECAs elevou para 4,2 depois de 3 anos de terapia em relação ao uso de tiazidas.

Obviamente, esses relatos são preocupantes. Para aumentar ainda mais essa preocupação existe um relato de que a terapia à base de IECAs aplicada em 608 afro-americanos com doença renal hipertensiva não conseguiu evitar a progressão de doença renal crônica, com uma incidência cumulativa de 10 anos de 54%, duplicando a progressão da creatinina sérica para DRT ou morte (Appel et al., 2008).

Por mais preocupantes que sejam esses fatos, as orientações de grupos de especialistas recomendam o uso de IECAs ou de BRAs para prevenção e alívio de doença renal progressiva (*Amercian Diabetes Association,* 2008; Crowe et al., 2008; KDOQI, 2007).

## *Outros usos*

As terapias à base de IECAs estão associadas a uma redução no risco de ruptura de aneurismas da aorta abdominal, efeito que não é observado em pacientes que usam diuréticos, β-bloqueadores, α-bloqueadores, BCCs ou BRAs (Hackam et al., 2006).

Os IECAs melhoram a policitemia da altitude (Plata et al., 2002), diminuem a hipertrigliceridemia em pacientes nefróticos (Ruggenenti et al., 2003) e melhoram a enxaqueca (Schrader et al., 2001). Tudo isso é bom e apenas parcialmente antagonizado por um aumento na sensibilidade à dor (Gusti et al., 2002).

## Efeitos adversos

Os efeitos colaterais dos IECAs se dividem em três tipos:

a) efeitos previsíveis por suas ações farmacológicas específicas;
b) efeitos provavelmente relacionados à estrutura química; e
c) efeitos não específicos como aqueles observados com qualquer medicamento que reduz o nível da pressão arterial.

## *Efeitos previstos de ações farmacológicas*

### *Hipotensão com a primeira dose*

Quedas imediatas na pressão arterial média de mais de 30% foram observadas em 3,3% de pacientes hipertensos que receberam 25 mg de captopril (Postma et al., 1992). A probabilidade desse tipo de queda abrupta é menor com outros IECAs que sejam pró-medicamentos cujo início de ação seja mais lento (Tabela 7.10).

### *Hipercalemia*

A hipercalemia ocorre em cerca de 10% de pacientes que tomam IECAs (Palmer, 2004). As razões são múltiplas (Tabela 7.11), sendo que a maioria reflete perfusão renal diminuída, nível reduzido de aldosterona e função tubular renal reduzida (Palmer, 2004). Usualmente, se for identificado, é possível manejar o problema retirando os medicamentos que aumentam ainda mais a carga de potássio ou interfiram em sua excreção.

### Tabela 7.11
**Fatores de risco de hipercalemia com uso de medicamentos que interferem no sistema renina-
-angiotensina-aldosterona**

Doença renal crônica, em particular com taxa de filtração glomerular < 30
Estenose bilateral da artéria renal
Diabetes melito
Depleção de volume
Idade avançada
Medicamentos usados concomitantemente que interferem na excreção renal de potássio
    Medicamentos anti-inflamatórios não esteroidais
    β-bloqueadores
    Inibidores da calcineurina: ciclosporina, tacrolimus
    Heparina
    Cetoconazol
    Diuréticos poupadores de potássio: espironolactona, eplerenona, amilorida, triantereno
    Trimetoprim
    Pentamidina
Suplementos de potássio, incluindo substitutos do sal e algumas ervas.

Modificada de Palmer BF. *Managing hyperkalemia caused by inhibitors of the renin-angiotensin-aldosterone sistema. N Engl J Med 2004;351:585-592.*

### *Hipoglicemia*

Talvez como reflexo da sensibilidade insulínica aumentada, o uso de IECAs pode ser acompanhado de hipoglicemia em indivíduos diabéticos dependentes e não dependentes de insulina (Herings et al., 1995).

### *Interferência na ação da eritropoietina*

A angiotensina II intensifica a eritrocitose e os IECAs podem interferir na ação da eritropoietina na correção da anemia de pacientes portadores de doença renal crônica, embora também reduza eritrocitose secundária, como depois de transplantes (Fakhouri et al., 2004).

### *Deterioração da função renal*

Grande parte dos relatos de perda funcional aguda envolve hipoperfusão renal preexistente: pacientes com insuficiência cardíaca congestiva, depleção de volume ou estenoses da artéria renal, bilateralmente ou em relação a um rim único. Raramente ocorre insuficiência renal aguda em geral associada à depleção de volume acentuada induzida por vômito e/ou diarreia (Stirling et al., 2003). Entretanto, aumentos agudos no nível de creatinina sérica de até 30%, que estabilizam nas primeiras 2 semanas de terapia à base de IECAs, estão associados a uma melhor renoproteção a longo prazo (Bakris & Weir, 2000), sendo que essas elevações não implicam, necessariamente, na descontinuação da terapia com IECAs.

### *Gravidez*

O uso de IECAs é contraindicado durante a gravidez, incluindo o primeiro trimestre, porque pode provocar lesões e morte fetal (Cooper et al., 2006).

### *Tosse e broncoespasmo*

Tosse seca e entrecortada não produtiva e, às vezes, tosse intolerável é o efeito colateral mais comum das terapias à base de IECAs; o broncoespasmo pode ser o segundo efeito colateral mais frequente. Em um estudo de coorte controlado com 1.013 pacientes tratados com um IECA e 1.017 com medicamentos para redução do nível de lipídios, houve desenvolvimento de tosse em 12,3% e de broncoespasmo em 5,5% de pacientes que tomaram IECA *versus* 2,7 e 2,3%, respectivamente, dos indivíduos que tomaram medicamentos para diminuir o nível lipídico (Wood, 1995).

Qualquer um desses dois problemas pode iniciar logo nos primeiros dias de terapia embora, no estudo realizado por Wood (1995), o broncoespasmo não estava usualmente associado à tosse. Provavelmente, um aumento na bradicinina tenha sido o mecanismo causador da tosse (Yeo et al., 1995), sendo que um polimorfismo genético do receptor $\beta_2$ da bradicinina foi encontrado em uma proporção maior de pacientes com tosse relacionada ao uso de IECAs (Mukae et al., 2000).

A tosse é mais comum em pacientes mais velhos, em mulheres e em negros (Morimoto et al., 2004) e foi relatada em quase a metade de pacientes chineses (Woo & Nicholls, 1995). Em geral, a tosse desaparece em algumas semanas após a retirada do medicamento e usualmente recorre logo após nova exposição a um IECA. A maneira mais fácil de solucionar o problema é substituir o IECA por um BRA.

## *Angiodema*

O angiodema ocorre em 0,2% de pacientes que recebem IECAs, usualmente dentro de alguns dias, embora, às vezes, possa ocorrer depois do uso prolongado do medicamento (Miller et al., 2008). A taxa é quatro vezes mais elevada em negros e cinco vezes mais elevada em pacientes que tomam gliptina (Brown et al., 2009) e 50% mais elevada em mulheres. Há relatos de obstrução fatal da via aérea, de forma que é imprescindível não administrar novamente IECAs em pacientes com angiodema que fizeram esse tipo de terapia. A mudança para um BRA deve ser feita com muita cautela (Sica & Black, 2002). Há um relato de dois pacientes com angiodema peniano localizado (McCabe et al., 2008).

## *Efeitos relacionados à estrutura química*

Os efeitos relacionados à estrutura química são mais comuns com uso de captopril do que com IECAs não sulfidrílicos. Esses efeitos incluem perda de paladar (Doty et al., 2008), erupção maculopapular, reações cutâneas extremamente sérias e leucopenia. A maioria dos pacientes que apresenta uma dessas reações enquanto estiver tomando captopril pode mudar com segurança para outro IECA (Jackson et al., 1988).

## *Efeitos adversos não específicos*

A atividade da IECA está presente na borda em escova intestinal sendo que há relatos de efeitos gastrintestinais adversos com uso de IECAs (Jacobs et al., 1994). Outros efeitos raros incluem pancreatite (Roush et al., 1991) e icterícia colestática (Nissan et al., 1996).

Os IECAs que atravessam a barreira hematoencefálica lentificam o declínio da função cognitiva; aqueles que não atravessam essa barreira (benazapril, enalapril, moexipril, quinapril) podem acelerar o declínio da função cognitiva (Sink et al., 2009). Os IECAs são "neutros em relação aos lipídios" (Kasiske et al., 1995). Embora raramente sejam problemas, a cefaleia, a tontura, a fadiga, a diarreia e a náusea constam das listas das revisões. Usualmente, a retirada repentina do medicamento não causa efeito rebote. Doses excessivas podem provocar hipotensão cujo manejo é feito com líquidos e, se necessário, com administração de dopamina (Lip & Ferner, 1995).

## Perspectivas sobre o uso

O captopril, quando introduzido pela primeira vez para uso com doses elevadas em casos graves de hipertensão, ganhou a má reputação de que seria rapidamente superado. Na medida em que se passou a utilizar doses mais baixas de forma adequada e que, comprovadamente, eram tão eficazes quanto outros medicamentos, em geral com menos efeitos colaterais, o captopril e, a seguir, o enalapril se tornaram cada vez mais populares. Nos últimos anos, muitos outros IECAs foram lançados no mercado, a maioria com a vantagem adicional de maior tempo de duração da ação, o que permitiu o uso de apenas uma dosagem por dia.

Como os IECAs têm sido utilizados em várias situações, foram reconhecidos três locais em que produzem benefícios específicos além dos benefícios gerados por outros agentes: alívio de insuficiência cardíaca aguda e crônica, prevenção de remodelamento e de disfunção ventricular progressiva depois de infarto do miocárdio e lentificação de esclerose glomerular em nefropatia diabética e outros tipos de nefropatia. Na medida em que os IECAs foram se tornando cada vez mais populares, sua popularidade começou a ser ameaçada pela introdução dos bloqueadores do receptor da angiotensina (BRAs), agentes que agem em um sítio mais distal do sistema renina-angiotensina (Figura 7.13). A invasão dos BRAs teria sido muito mais arrasadora se não fosse a grande diferença de preço em relação aos IECAs, que se tornaram genéricos, enquanto os BRAs permaneceram protegidos por patente.

## BLOQUEADORES DO RECEPTOR DA ANGIOTENSINA II

Mesmo antes da introdução dos IECAs no mercado, comprovou-se que um antagonista peptídeo dos receptores da angiontensina II (AII) – a saralasina – baixava a pressão arterial. Entretanto, o uso desse medicamento foi limitado por causa da necessidade de administração intravenosa e do efeito pressor em pacientes com níveis baixos de renina resultante de seus efeitos agonistas parciais. Subsequentemente, descobriu-se que o receptor da AII tinha pelo menos dois subtipos principais, sendo que o receptor tipo 1 ($AT_1$) faz a mediação de grande parte dos papéis fisiológicos da AII. Os mecanismos e as funções desses subtipos de receptores são diferentes e podem exercer efeitos opostos sobre o crescimento celular e a regulação da pressão arterial (Nickening, 2004) (Figura 7.14). Os agentes que fazem o bloqueio seletivo do receptor da $AT_1$ foram sintetizados e comercializados para tratamento da hipertensão. O losartan foi o primeiro e, atualmente, mais seis agentes foram aprovados para uso nos Estados Unidos (Tabela 7.12).

### Modo de ação

Os BRAs deslocam a AII de seu receptor $AT_1$ específico antagonizando todos seus efeitos conhecidos e resultando em quedas dependentes de dose na resistência periférica e com poucas alterações na frequência cardíaca ou no débito cardíaco (Burnier, 2001). Como consequência desse deslocamento competitivo, os níveis cir-

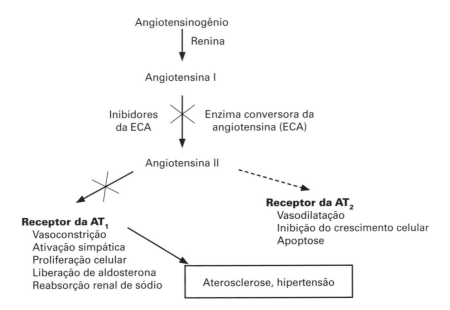

**FIGURA 7.14** Sistema renina-angiotensina com os principais efeitos da estimulação nos receptores de $AT_1$ e $AT_2$ e os sítios de ação dos IECAs e BRAs. (Modificada de Nickenig G. *Should angiotensin II receptor blockers and statins be combined? Circulation* 2004;110:1013-1020.)

### Tabela 7.12
### Bloqueadores do receptor da angiotensina II

| Medicamento | Nome comercial | Meia-vida (h) | Metabólito ativo | Dosagem diária (mg) |
|---|---|---|---|---|
| Candesartan | Atacand (Astra) | 3-11 | Sim | 8-32 em 1 dose |
| Eprosartan | Tevetan (Smith Kline) | 5-7 | Não | 400-800 em 1-2 doses |
| Irbesartan | Avapro (BMS, Sanofi) | 11-15 | Não | 150-300 em 1 dose |
| Losartan | Cozaar (Merck) | 2 (6-9) | Sim | 50-100 em 1-2 doses |
| Olmesartan | Benicar (Sankyo) | 13 | Sim | 20-40 em 1 dose |
| Telmisartan | Micardis (BI) | 24 | Não | 40-80 em 1 dose |
| Valsartan | Diovan (Novartis) | 9 | Não | 80-320 em 1 dose |

culantes de AII aumentam enquanto que, ao mesmo tempo, o bloqueio do mecanismo renina-angiotensina torna-se mais completo, incluindo qualquer AII que for gerada por caminhos que não envolvem a ECA (Figura 7.13). Ainda não foram comprovados efeitos bons ou ruins óbvios de níveis aumentados da AII, embora em animais experimentais a estimulação crônica dos receptores da $AT_2$ exerçam influências hipertróficas e antiangiogênicas que, se ocorrerem em seres humanos, poderão provocar hipertrofia cardíaca, fibrose vascular e redução na neovascularização em tecidos hipóxicos (Levy, 2004). Por outro lado, foi encontrada em modelos experimentais estimulação crônica dos receptores da AT2 para produzir neuroproteção (Thöne-Reineke et al., 2004), tema que será discutido com mais detalhes mais adiante nesta seção.

### Diferenças entre BRAs e IECAs

Desde seu lançamento no mercado, acredita-se que a principal diferença entre BRAs e IECAs seja a ausência de aumentos nos níveis de cinina com o uso de BRAs, aumentos que podem ser responsáveis por alguns dos efeitos benéficos dos IECAs e, provavelmente, mesmo por alguns de seus efeitos colaterais, como a tosse, por exemplo. Entretanto, Campbell e colaboradores (2005) encontraram aumentos duas vezes maiores nos níveis sanguíneos de bradicinina depois de 4 semanas de uso de 50 mg de losartan por dia e aumentos ligeiramente menores com a administração de 600 mg de eprosartan por dia. Esses aumentos são semelhantes aos observados com o uso de IECAs, embora não tenham sido encontrados os mesmos aumentos nos níveis sanguíneos da calidina que são observados com o uso de IECAs. Esses investigadores acreditam que a ausência dessa elevação seja responsável por uma incidência menor de angioedema com o uso de BRAs. No estudo TRANSEND o BRA telmisartan foi bem tolerado em pacientes que haviam apresentado intolerância aos IECAs (Telmisartan, 2008).

A comparação direta entre IECAs e BRAs mostra pouca diferença na eficácia anti-hipertensiva (Matchar et al., 2008) ou na renoproteção a longo prazo (Kunz et al., 2008). Embora a tosse não seja provocada por BRAs (Tanser et al., 2000), há relatos de angioedema (Sica & Black, 2002) e de ageusia (Doty et al., 2008) com o uso do losartan. Os BRAs valsartan (Fogari et al., 2004) e candesartan (Saxby et al., 2008) melhoraram algumas funções cognitivas em idosos hipertensos.

A exemplo do que ocorre com os IECAs, descobriu-se que os BRAs melhoram a disfunção endotelial e corrigem estruturas alteradas de artérias de resistência em pacientes com hipertensão (Smith et al., 2008). Há relatos de vários efeitos anti-inflamatórios relevantes em modelos experimentais (Ando et al., 2004), em células humanas (Dandona et al., 2003) e em pacientes hipertensos (Koh et al., 2003). Esses efeitos incluem supressão de espécies reativas de oxigênio e uma grande variedade de citocinas inflamatórias (Fliser et al., 2004). Tais efeitos foram traduzidos em atenuação da tolerância a nitratos (Hirai et al., 2003) e na estabilização de placas ateroscleróticas (Cipollone et al., 2004).

## Diferenças entre BRAs

Para conquistar posição em um mercado saturado de BRAs (e de IECAs), os especialistas no mercado de produtos farmacêuticos despenderam de muito esforço e de recursos financeiros para encontrar um nicho especial para seus produtos. A maior parte desses estudos mostra pouca diferença na eficácia de doses comparáveis, mas um período de duração definitivamente mais longo na ação dos medicamentos com meia-vida mais longa: a ação do telmisartan é mais longa do que a do losartan (Neutel et al., 2005) ou do valsartan (White et al., 2004).

Por outro lado, alguns BRAs são diferentes em outros aspectos. O losartan possui um efeito uricosúrico (Dang et al., 2006); o telmisartan e, em uma extensão menor, o irbesartan, mas não os outros BRAs, agem como agonistas parciais do receptor-γ ativado por proliferação de peroxissomo (PPARγ) (Benson et al., 2004; Schupp et al., 2004). Durante os últimos cinco anos, um grande número de estudos em células, animais e pacientes deu suporte aos efeitos "pleiotrópicos" do telmisartan (Benndorf & Böger, 2008). Kurtz e Pravenec (2008) têm sido defensores persistentes desses efeitos, que são independentes do bloqueio do receptor da angiotensina. Entretanto, no estudo ONTARGET (*ONTARGET Investigators,* 2008), o telmisartan não foi mais eficaz na prevenção de novo diabetes do que o ramipril, de forma que ainda não há provas dos efeitos especiais do telmisartan além do longo período de ação.

## Eficácia anti-hipertensiva

Nas doses recomendadas (Tabela 7.12) todos os sete BRAs atualmene disponíveis possuem eficácia anti-hipertensiva comparável e todos são potencializados pela adição de um diurético (Conlin et al., 2000). A curva de dose-resposta é razoavelmente plana para todos, embora doses crescentes de valsartan aumentem a redução na proteinúria (Hollenberg et al., 2007).

Como já observamos, uma única dose diária de 50 mg de losartan não produz eficácia de 24 horas tão completa como doses únicas diárias de outros BRAs (Xi et al., 2008). Entretanto, tanto doses de 100 mg como a combinação de losartan com HCTZ pode produzir eficácia total de 24 horas (Weber et al., 1995). Uma análise de 36 publicações que fizeram monitoramento da pressão ambulatorial descobriu que a maior parte dos BRAs foram satisfatoriamente eficazes em manter seu efeito anti-hipertensivo ao final de intervalos de 24 horas (Fabia et al., 2007).

Os BRAs podem ser combinados com outros agentes para aumentar a eficácia. Vários estudos apresentaram efeitos complementares nos casos em que doses submáximas de um BRA foram adicionadas a doses submáximas de um IECA, porém a única evidência convincente disponível de efeitos aditivos de doses presumivelmente máximas de um BRA e de um IECA é na redução da proteinúria (Kunz et al., 2008). Entretanto, no estudo ONTARGET, a combinação foi associada a uma incidência maior de disfunção renal do que a que foi observada com o uso individual desses medicamentos (Mann et al., 2008).

## Outros usos

### Doenças renais

Três ensaios controlados por placebo comprovaram que os BRAs são renoprotetores em pacientes portadores de diabetes tipo II com nefropatia (Brenner et al., 2001; Lewis et al., 2001; Parving et al., 2001), sendo que dois usaram irbesartan e o terceiro utilizou losartan e todos os três mostraram reduções de 20 a 30% na progressão de dano renal. Entretanto, nesses ensaios, os BRAs não diminuíram o índice de mortalidade, problema que também foi observado com uso de IECAs em pacientes com nefropatia diabética (Sarafidis et al., 2008).

### Doença cerebrovascular

Como observamos anteriormente, vários estudos apresentaram os efeitos protetores dos BRAs em casos de acidente vascular cerebral, doença cardíaca coronariana e insuficiência cardíaca, todos com dependência aparente de quedas na pressão arterial (*Blood Pressure Trialists, 2007*).

Entretanto, surgiram controvérsias em torno dos benefícios relativos do uso de BRAs *versus* IECAs e outros medicamentos na prevenção de acidente vascular cerebral.

O tema acidente vascular cerebral aponta para uma vantagem dos BRAs em relação aos outros medicamentos, em particular os IECAs (Reboldi et al., 2008). O que se tornou conhecida como a hipótese de Fournier foi prognosticada por Brown e Brown (1986) que postularam que a "angiotensina II poderia proteger contra acidente vascular cerebral provocando vasoconstrição nas artérias cerebrais proximais, evitando, consequentemente, o rompimento dos aneurismas de Charcot-Bouchard". Essa hipótese de 1986 precedeu a identificação dos dois principais receptores da angiotensina II, $AT_1$ e $AT_2$, ambos controlados por IECAs que baixam o nível de angiotensina II em circulação, enquanto apenas o receptor de $AT_1$ é bloqueado pelos BRAs, deixando o receptor de $AT_2$ ainda mais estimulado pelos altos níveis de angiotensina II em circulação. Enquanto a estimulação dos receptores de $AT_1$ evocam vasoconstrição e danos vasculares, a estimulação dos recepores de $AT_2$ evocam, pelo menos experimentalmente, inúmeros efeitos úteis incluindo vasodilatação, anti-inflamação e regeneração de tecidos neuronais (Thöne-Reineke et al., 2004).

Fournier e colaboradores (2004) avaliaram a redução de acidentes vasculares cerebrais relatados em 11 ECRs e constataram que os medicamentos que ativam os receptores de $AT_2$, isto é, diuréticos, BCCs e BRAs, eram mais consistentemente eficazes na redução de acidentes vasculares cerebrais do que medicamentos que não ativam os receptores de $AT_2$, isto é, β-bloqueadores e IECAs, a despeito de quedas semelhantes na pressão arterial sistêmica com todos os medicamentos. Experimentos em animais dão suporte à neuroproteção por BRAs (Anderson, 2008; Faure et al., 2008). Outro suporte clínico provem de uma metanálise de 26 ECRs incluindo cerca de 200.000 pacientes nos quais ocorreu um total de 7.108 acidentes vasculares cerebrais (Boutite et al., 2007). De acordo com a hipótese, o risco de acidente vascular cerebral foi reduzido em apenas 13% com uso de medicamentos que diminuem o nível de AII (que não estimulam o receptor de $AT_2$), porém em 33% com todos os medicamentos que aumentam o nível de AII (que estimulam o receptor de $AT_2$).

Aparentemente, tudo isso é bastante claro: os BRAs parecem ser neuroprotetores. Entretanto, o estudo PROFESS (*Prevention Regimen for Effectively Avoiding Second Strokes*), um ECR prospectivo envolvendo 20.332 sobreviventes de acidente vascular cerebral (AVC), relatou que 8,7% dos pacientes que estavam tomando o BRA telmisartan tiveram um segundo AVC, em comparação com 9,2% no grupo de placebo, uma diferença inexpressiva sob o ponto de vista estatístico (p = 0,23) (Yusuf et al., 2008).

O problema permanece sem solução. Os BRAs não foram tão eficazes para prevenção primária de AVC como o BCC anlodipina (Wang et al., 2007a), embora os BCCs também tenham sido classificados como medicamentos estimuladores da $AT_2$ por Boutite e colaboradores (2007). Além disso, no estudo ONTARGET o ramipril foi tão protetor contra AVC como o BRA telmisartan (*ONTARGET Investigators, 2008*). Portanto, ficamos com uma hipótese plausível, com suporte de alguns dados clínicos e de dados experimentais. Entretanto, a hipótese necessita de provas clínicas adicionais.

## Doenças cardíacas

O *Blood Pressure Trialists*, em uma metanálise de 2007, relatou que as terapias à base de BRAs reduziam a incidência de eventos coronarianos e de insuficiência cardíaca de acordo com os efeitos redutores da pressão arterial, enquanto que os IECAs também apresentavam uma redução adicional de 9% independente da pressão arterial. Entre todos os estudos, o LIFE foi amplamente divulgado em várias publicações de análises de subgrupos como evidência de que o BRA losartan era mais eficaz que o β-bloqueador atelonol entre pacientes hipertensos portadores de hipertrofia ventricular esquerda (HVE) de várias formas, incluindo regressão de HVE, morbimortalidade cardiovascular (Dahlöf et al.,

2002). É importante ressaltar que: o atelonol é um medicamento menos eficaz e, portanto, ideal para fazer comparações (Carlberg et al., 2004); que quase 80% de pacientes que permaneceram na terapia também estavam tomando um diurético; e que 25% dos pacientes não estavam tomando os medicamentos no final do estudo.

Os BRAs foram estudados extensivamente em pacientes com insuficiência cardíaca crônica ou pós-infarto do miocárdio e apresentaram eficácia semelhante à dos IECAs (Lee et al., 2004). Entretanto, o grupo de valsartan não apresentou resultados significativamente melhores, em comparação com o grupo de placebo, para melhorar a função diastólica (Solomon et al., 2007) em um ECR no qual participaram 341 pacientes com disfunção diastólica.

Embora tenha sido defendida, a incidência reduzida de fibrilação atrial (FA) com terapia à base de BRAs (Aksnes et al., 2007a) não foi observada em um grande ECR com valsartan (G1551-AF, 2009). Em um pequeno estudo de coorte de 18 pacientes portadores da síndrome de Marfan, a terapia com BRAs lentificou de forma significativa a taxa de progressão da dilatação radicular aórtica (Brooke et al., 2008).

## Efeitos adversos

Em praticamente todos os estudos, os BRAs administrados em pacientes hipertensos foram mais bem tolerados do que outras classes de medicamentos anti-hipertensivos, usualmente causando menos sintomas do que no grupo placebo e sem aumento na incidência de tosse a exemplo do que ocorre com o uso de IECAs, embora exista a possibilidade de ocorrência de angioedema (Mancia et al., 2003). Provavelmente, essa tolerância seja responsável pela manutenção mais elevada das terapias com BRAs do que com outros medicamentos anti-hipertensivos (Conlin et al., 2001).

Assim como os IECAs, os BRAs são contraindicados para uso durante a gravidez (Chen et al., 2004). Há relatos australianos da ocorrência rara de erupção cutânea e da ocorrência ainda mais rara de nefrite aguda com candesartan (Morton et al., 2004).

## Perspectivas sobre o uso

Os BRAs ocuparam rapidamente seu lugar como medicamentos excelentes para tratamento de hipertensão, de doenças renais proteinúricas e de insuficiência renal, em geral, com efeitos iguais, porém não superiores, aos efeitos dos IECAs, excetuando-se o potencial para melhorar a neuroproteção. A vantagem atual mais relevante é a melhor tolerabilidade em relação às outras classes de medicamentos, em particular a ausência de tosse, que é observada em cerca de 10% de usuários de IECAs.

Levando-se em consideração que os IECAs genéricos são mais baratos que os BRAs protegidos por patentes, pode-se justificar o uso de IECAs e mudar para BRAs somente nos casos em que houver desenvolvimento de tosse ou o paciente estiver tomando uma gliptina (Brown et al., 2009).

A combinação de IECAs e BRAs foi adotada rapidamente por nefrologistas para uso em pacientes proteinúricos. Ainda não foi comprovado se a combinação é melhor para uso em pacientes com hipertensão ou com insuficiência cardíaca e se pode agravar a disfunção renal.

Enquanto isso, como costuma ocorrer na medicina clínica, atualmente algo ainda melhor pode estar sendo disponibilizado no mercado.

## INIBIDORES DIRETOS DA RENINA (IDRs)

O IDR alisquireno está aprovado para tratamento de hipertensão. A despeito de limitações de absorção e de biodisponibilidade (3%), o alisquireno apresenta bons resultados por causa da alta solubilidade aquosa, da alta especificidade para sítios enzimaticamente ativos da renina humana e da meia-vida longa (40 horas) e, além disso, sua metabolização é mínima (Brown, 2008; Luft & Weinberger, 2008; Shafiq et al., 2008). O alisquireno liga-se à renina armazenada intracelularmente, inibindo, como consequência, a atividade da renina antes de sua secreção (Krop et al., 2008).

Agora que o alisquireno foi lançado no mercado, certamente surgirão outros IDRs eficazes para administração via oral.

## Mecanismo de ação

Como detalhamos no Capítulo 3, o aparelho justaglomerular renal segrega a pró-renina que é convertida enzimaticamente em renina ativa, principalmente nos rins. A renina faz a clivagem da angiotensina I composta de 10 aminoácidos a partir do ansiotensinogênio de substrato proteico. O alisquireno bloqueia o sítio catalítico da renina diminuindo a formação da angiotensina I e a geração de angiotensina II, resultando na queda da pressão arterial. Os níveis mais baixos de angiotensina I e II removem a inibição normal da secreção de pró-renina do aparelho justaglomerular, permitindo que haja um aumento acentuado nos níveis de pró-renina e de renina. De acordo com a sabedoria convencional, há uma queda na pressão arterial na medida em que o alisquireno bloqueia a ação catalítica da pró-renina e da renina. Entretanto, nos dias atuais, sabe-se que a pró-renina liga-se a seu próprio receptor em vários tecidos nos quais exerce efeitos pró-fibróticos sem interferência do alisquireno (Feldt et al., 2008; Schefe et al., 2008). Portanto, os benefícios finais e os perigos potenciais do uso de IDRs permanecem incertos. Sealey e Laragh (2007) argumentaram que a secreção de renina reativa pode limitar os efeitos anti-hipertensivos do alisquireno, particularmente em pacientes que iniciam com baixos níveis de atividade da renina. Possivelmente, em um futuro próximo, compreenderemos totalmente se há algum perigo ou não da ação da pró-renina sobre seu próprio receptor, sem interferência do alisquireno.

## Eficácia anti-hipertensiva

O alisquireno baixa a pressão arterial (Jordan et al., 2007; Oh et al., 2007). Além disso, aparentemente, sua combinação com BRAs produz efeito anti-hipertensivo adicional e proteção de órgãos-alvo. O fundamento lógico dessa combinação é o potencial de enzimas que não a renina, como, por exemplo, a catepsina D e a quimase, para gerar AI e AII, que não são inibidas por inibidores diretos da renina.

No primeiro grande estudo publicado, o alisquireno foi combinado com o BRA valsartan em 1.797 pacientes hipertensos (Oparil et al., 2007). A combinação baixou a pressão diastólica média na posição sentada em 12,2 mmHg, significativamente mais do que com o alisquireno (-9,0 mmHg), com o valsartan (-9,7 mmHg) ou com placebo (-4,1 mmHg). Houve pelo menos um aumento transitório no nível de potássio sérico acima de 5,5 mmol/L em 4% de pacientes que haviam sido tratados com a combinação.

## Efeito renoprotetor

A combinação do alisquireno com o BRA losartan foi avaliada em um ECR envolvendo 599 pacientes com hipertensão e nefropatia diabética tipo 2 (Parving et al., 2008). Os pacientes já tinham controle satisfatório da pressão arterial (PA) com outras classes de medicamentos, sendo que a combinação do alisquireno com losartan reduziu a pressão arterial em apenas 2/1 mmHg. No final da 24ª semana, a excreção urinária média de albumina caiu 18% em relação a 495 μg/minuto na linha basal no grupo de pacientes que tomou alisquireno *versus* uma leve elevação no grupo placebo. Uma redução de 50% ou mais na albuminúria ocorreu em 25% dos participantes do grupo de alisquireno *versus* 12% no grupo placebo. Hipercalemia transitória de 6,0 mmol/L ou mais foi observada em 4,7% dos pacientes do grupo de alisquireno e em 1,7% dos indivíduos do grupo placebo.

Parving e colaboradores (2008) concluíram que o "alisquireno pode ter efeitos renoprotetores que são independentes do efeito de reduzir a pressão arterial em pacientes com hipertensão, com diabetes tipo 2 e com nefropatia que estiverem recebendo o tratamento renoprotetor recomendado". É necessária uma quantidade maior de dados para saber, com certeza, se os IDRs são mais renoprotetores do que os IECAs ou os BRAs.

Como observaram Luetscher e colaboradores (1985), é importante ressaltar que os diabéticos apresentam níveis elevados de pró-renina. Dados experimentais dão suporte ao papel desempenhado pela pró-renina na patogênese da nefropatia diabética e da retinopatia (Satofuka et al., 2006; Takahashi et al., 2007), de forma que pode haver uma vantagem particular no uso de IDRs no tratamento de pacientes diabéticos.

## Efeitos adversos

O alisquireno foi tão benigno quanto os BRAs à exceção de elevações transitórias (e inesperadas) no nível de potássio sérico. Entretanto, como observou Brown (2008): "Aparentemente é segura, porém esta afirmação é feita com base na hipótese de que poderá levar algum tempo para surgirem eventos adversos raros com a qualificação óbvia de qualquer medicamento novo ou de nova classe de medicamentos".

A exemplo do que ocorre com os IECAs e os BRAs, os IDRs são contraindicados para uso durante a gravidez.

## Papel na terapia hipertensiva

Há um grande entusiasmo em torno do alisquireno, o único agente anti-hipertensivo recente que foi lançado no mercado durante cerca de uma década. Porém, esse entusiasmo é encarado com certa cautela. Nas palavras de dois (antigos) sábios especialistas em hipertensão: "Nenhuma classe nova de agentes anti-hipertensivos deve ser usada de forma rotineira sem dados concretos sobre os resultados. Essa necessidade se aplica ainda mais a inibições duplas do sistema da renina, que expõe os pacientes a hipercalemia e a insuficiência renal" (Birkenhäger & Staessen, 2007).

O tempo dirá, mas por enquanto é recomendável ter mais cautela e menos entusiasmo.

# MEDICAMENTOS SOB INVESTIGAÇÃO

## Imunização contra a angiotensina II

Na Fase IIa de um estudo controlado randomizado, 72 indivíduos hipertensos receberam 1 ou 2 doses de uma vacina com base numa partícula semelhante a um vírus cujo alvo é a angiotensina II ou um placebo (Tissot et al., 2008). A dose maior reduziu em 25/13 mmHg a elevação da pressão arterial das primeiras horas da manhã em comparação com placebo e, na 14ª semana, o monitoramento da pressão arterial ambulatorial média caiu cerca de 9/4 mmHg.

## Inibidores de vasopeptidase

Os inibidores de vasopeptidase são moléculas simples que inibem, simultaneamente, a ECA e a enzima endopeptidase neutra (EPN), que geralmente, degradam uma série de peptídeos natriuréticos endógenos de forma que reduções na AII e elevações na bradicinina são combinadas com aumentos nos peptídeos natriuréticos (Burnett, 1999). Entre esses agentes, o omapatrilat (Vanlev) foi o mais amplamente estudado (Kostis et al., 2004).

A atração da combinação da ECA e inibidores da EPN é a capacidade de produzir efeitos sobre estados baixos e altos de renina e, ao mesmo tempo, gerar natriurese sem ativar o sistema da renina como fazem os diuréticos. Infelizmente, presume-se que os níveis elevados de bradicinina induzidos por esses agentes resultaram na incidência preocupante de angioedema grave, o que levou à rejeição da aprovação do omapatrilat em 2002 (Pickering, 2002).

## Antagonistas da endotelina

Como observamos no Capítulo 3, a endotelina pode desempenhar papel importante na patogênese da hipertensão. Foram desenvolvidos medicamentos com o objetivo de bloquear um ou ambos os receptores da endotelina – $ET_A$ e $ET_B$ – sendo que a bosentana foi aprovada para tratamento da hipertensão pulmonar.

A darusentana (Enseleit et al., 2008) e a atrasentana (Raichlin et al., 2008) foram utilizadas para tratar hipertensão sistêmica. O resultado desses medicamentos é satisfatório, porém com tantos efeitos colaterais, incluindo edema facial em 50% de casos, é pouco provável que algum deles seja desenvolvido para uso clínico (Sica, 2008a).

### Possíveis medicamentos para um futuro distante

- Agentes que reduzam os níveis de ácido úrico (Feig et al., 2008a).
- Tetra-hidrodiopterina, um cofator para a enzima sintase de óxido nítrico (Porkert et al., 2008).
- Estimulantes da síntese do peptídeo relacionado ao gene da calcitonina (Deng et al., 2004).
- Inibidores endógenos de canabinoides (Batkai et al., 2004).
- Inibidores da aminopeptidase A do sistema renina-angiotensina do cérebro (Bodineau et al., 2008).
- Ativadores da ECA 2 (Hernández Prada et al., 2008).
- Inibidores da síntese da aldosterona (Mulder et al., 2008).
- Terapia genética (Rubattu et al., 2008).

### Conclusão

Vários medicamentos diferentes encontram-se em fase de investigação. O tempo e a *Food and Drug Administration* (FDA) dirão quais deles serão aprovados para o uso clínico. Mais medicamentos serão colocados à diposição, provavelmente em formas controladas, de modo que uma única cápsula ou um adesivo possa garantir controle suave por alguns dias. Enquanto isso, o uso adequado do que existe hoje no mercado é suficiente para controlar a pressão arterial em virtualmente todos os pacientes hipertensos, sendo questionável a necessidade de novos medicamentos para melhorar nossa capacidade de exercer esse tipo de controle.

## DIRETRIZES GERAIS PARA ESCOLHA DE MEDICAMENTOS

A seguir, colocaremos nossos conhecimentos atuais sobre os medicamentos disponíveis para tratamento da hipertensão em um contexto clínico útil e passaremos a fazer considerações sobre escolhas adequadas para uso em vários tipos de pacientes hipertensos.

Antes de prosseguirmos, é importante observar que o sistema de saúde pública atualmente existente nos Estados Unidos apresenta uma taxa de controle de cerca de 33% para adultos hipertensos. Essa situação não é muito melhor do que em países igualmente desenvolvidos da Europa Ocidental, embora os gastos com atendimento médico por pessoa sejam duas vezes mais elevados nos Estados Unidos. Utilizando os mesmos medicamentos, o Canadá, que também gasta muito menos que os Estados Unidos, atingiu uma taxa de controle de 66% (Leenen et al., 2008), conseguindo, consequentemente, uma queda na mortalidade relacionada à hipertensão (Tu et al., 2008a), apesar de um aumento significativo na incidência da doença (Tu et al., 2008b).

Como se tornará visível, nossa obsessão, passada e presente, em escolher o "melhor" medicamento para terapias iniciais está cedendo espaço para a conscientização de que a maioria dos pacientes exige dois ou mais medicamentos para atingirem controle adequado. Agora, a busca passou a ser pelas "melhores" combinações.

### Comparações entre medicamentos: eficácia

Com frequência, a escolha de um determinado medicamento pelos médicos se baseia em diferenças percebidas na eficácia para reduzir a pressão arterial e diminuir os efeitos colaterais.

Na realidade, a eficácia anti-hipertensiva total varia muito pouco entre os vários medicamentos disponíveis no mercado. Para obter aprovação da FDA para comercialização nos Estados Unidos é necessário comprovar a eficácia na redução da pressão arterial na maior parte de uma coorte de 1.500 pacientes ou mais que estiverem recebendo o medicamento durante a investigação clínica e, além disso, sua eficácia deve ser semelhante à dos medicamentos atualmente disponíveis. Para evitar a ocorrência de efeitos colaterais hipotensivos, a escolha da dosagem e da formulação do medicamento não pode permitir quedas muito acentuadas ou muito rápidas na pressão arterial. Virtualmente, todos os medicamentos orais têm a mesma finalidade: baixar a pressão arterial em pelo menos 10% na maioria de pacientes com hipertensão variando de branda a moderada.

Quase sempre a comparação entre vários medicamentos se aproxima mais de um ou de outro. A melhor comparação foi feita no estudo TOMHS (Neaton et al., 1993) com alocação aleatória de cinco medicamentos (clortalidona, acebutolol, doxazosina, anlodipina e enalapril), sendo que cada um foi administrado em 200 indivíduos com hipertensão branda enquanto o outro grupo recebeu placebo e todos os pacientes permaneceram em um programa nutricional. A eficácia anti-hipertensiva total dos cinco medicamentos durante um período de 4 anos foi virtualmente igual (Neaton et al., 1993).

A despeito da eficácia total igual de vários medicamentos anti-hipertensivos, a resposta de pacientes individuais a medicamentos diferentes pode variar consideravelmente, em geral sem nenhuma razão óbvia (Senn, 2004). Entretanto, parte dessa variabilidade pode ser atribuída às características de cada paciente, incluindo idade e raça. Esse fato foi observado em um estudo de 1 ano na *VA Cooperative* no qual 1.292 homens receberam aleatoriamente 1 entre 6 medicamentos de cada uma das principais classes: no geral, o BCC foi mais eficaz, o IECA foi melhor em indivíduos brancos mais jovens e o β-bloqueador foi melhor em indivíduos brancos mais velhos (Materson et al., 1993; 1995). Da mesma forma, em um estudo transversal randomizado de pacientes idosos com hipertensão sistólica isolada que receberam representantes das quatro classes principais (IECA, β-bloqueador, BCC e diurético), cada um durante 1 mês, os diuréticos e o BCC foram mais eficazes do que o β-bloqueador ou o IECA (Morgan et al., 2001). Em estudos com desenhos semelhantes de pacientes mais jovens portadores da combinação de hipertensão sistólica e diastólica, o IECA e o β-bloqueador foram mais eficazes do que o BCC ou o diurético (Deary et al., 2002; Dickerson et al., 1999). Esses efeitos diferentes, que pelo menos parcialmente estão relacionados ao nível da atividade da renina-angiotensina, resultaram no conceito AB/CD (Figura 7.15). Esse conceito foi incorporado nas diretrizes da *British Hypertension Society* (Williams et al., 2004) e será discutido com detalhes mais adiante neste capítulo.

## Comparações entre medicamentos: reduções na morbimortalidade

O problema mais crítico não é a eficácia para baixar a pressão arterial, mas a eficiência para reduzir a morbimortalidade. Como detalhamos no Capítulo 5, todas as classes principais de medicamentos anti-hipertensivos, à exceção dos α-bloqueadores, comprovadamente reduziram a morbimortalidade em grandes ECRs, sendo que há poucas diferenças entre eles (*Blood Pressure Trialists,* 2007; *Task Force,* 2007).

Em praticamente cada estudo os benefícios refletem não o tipo de medicamento mas sua eficácia para reduzir a pressão arterial.

Como observamos, a determinação de qual medicamento é melhor é irrelevante. Considerando que a necessidade de atingir metas terapêuticas mais baixas se tornou óbvia, a necessidade de utilizar mais de um medicamento na grande maioria de pacientes hipertensos também tornou-se óbvia. Portanto, a melhor combinação de agentes inclui um diurético em dose baixa, e esse será um objeto mais pertinente aos estudos futuros.

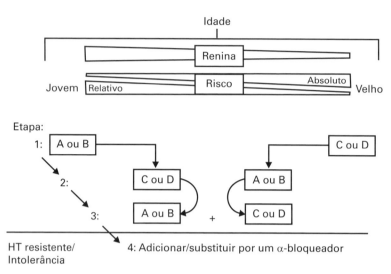

**FIGURA 7.15** As etapas 1 e 2 se referem a monoterapia com ordem de influência de acordo com o estado da renina do paciente. Isso é parcialmente determinado pela idade e o grupo étnico do paciente, possibilitando a seleção inicial do tratamento sem medições reais no nível de renina. As etapas 3 e 4 são uma combinação de tratamentos. O progresso de cada etapa é indicado pela falha em atingir a meta do tratamento. **A**: IECA; **B**: β-bloqueador; **C**: bloqueador do canal de cálcio; **D**: diurético. (Modificada de Dickerson JE, Hingorani AD, Ashby MJ, et al. *Optimisation of antihypertensive treatment by crossover rotation of four major classes. Lancet 1999;353:2008-2013.*)

## Comparações entre medicamentos: efeitos adversos

Dois pontos são óbvios no que diz respeito às diferenças de efeitos adversos entre agentes distintos: em primeiro lugar, nenhum medicamento que causa efeitos adversos perigosos além de reações idiossincráticas raras, quando administrado em doses usuais, permanecerá no mercado, mesmo que escape de processos de aprovação, como ocorreu com o mibefradil. Em segundo lugar, os medicamentos que causam efeitos adversos incômodos frequentes, porém não perigosos, como a guanetidina, provavelmente não serão mais usados, considerando que há muitas outras escolhas disponíveis.

Os múltiplos agentes anti-hipertensivos variam significativamente, tanto na frequência de efeitos adversos como, em um grau maior, na sua natureza. As únicas comparações atualmente disponíveis de medicamentos representativos de todas as classes principais e administrados como monoterapia em números consideráveis de pacientes foram feitas no estudo TOMHS (Neaton et al., 1993) e no *VA Cooperative Study* (Materson et al., 1993; 1995). Os efeitos colaterais eram diferentes entre os medicamentos, embora nenhuma medicação tenha sido acentuadamente mais ou menos aceitável do que as outras; as diferenças incluem disfunção sexual. A impotência foi duas vezes mais comum em homens no estudo TOMHS que receberam o diurético clortalidona do que nos que receberam placebo, ao passo que foram observados menos casos de impotência nos indivíduos que receberam o α-bloqueador doxazosina (Grimm et al., 1997).

Embora nem os BRAs ou os IDRs estivessem disponíveis para uso naqueles estudos, a comparação entre um e outro mostrou que há equivalência no efeito anti-hipertensivo (Oparil et al., 2007).

### Qualidade de vida

Inúmeros estudos avaliaram os efeitos colaterais dos agentes anti-hipertensivos sobre a qualidade de vida usando vários tipos de questionários e de escalas. Os resultados mostraram que, embora entre 10 e 20% dos pacientes apresentassem efeitos adversos incômodos produzidos pela maioria dos medicamentos anti-hipertensivos (com exclusão de BRAs e IDRs), o impacto global das terapias na qualidade de vida durante um período de 2 a 6 meses é positivo (Weir et al., 1996; Wiklund et al., 1999).

O componente mais importante da qualidade de vida é a função cognitiva. A melhor evidência disponível da capacidade de postergar a demência ainda é o estudo Syst-Eur que descobriu que a terapia à base de BCC reduziu a incidência em 55% no período médio de acompanhamento de 3,9 anos (Forette et al., 2002).

## Intolerância aparente a todos os medicamentos

Alguns pacientes sofrem os efeitos adversos de todos os medicamentos e levam ao consultório médico uma lista enorme daqueles que não conseguem tolerar. Em alguns casos, esse fato reflete uma redução bem sucedida na pressão arterial abaixo do limite da autorregulação cerebral por meio das doses usuais dos medicamentos, fazendo com que, aparentemente, os pacientes sejam intolerantes a todas as medicações. Alguns desses pacientes altamente suscetíveis podem ser tratados com pequenas doses de agentes adequados porque estão no lado extremo esquerdo da curva de responsividade. Muito provavelmente esses pacientes tenham alterações psiquiátrica que, às vezes, responde a terapias cognitivas comportamentais ou a antidepressivos (Davies et al., 2003).

## Efeitos adversos sérios

Além dos problemas relacionados à qualidade de vida, problemas mais sérios foram atribuídos a várias classes de medicamentos anti-hipertensivos. Virtualmente, todas essas alegações provêm de estudos caso-controle observacionais, não controlados e, em geral, retrospectivos, sendo que, subsequentemente, comprovou-se que a maioria estava errada.

## Câncer relacionado a reserpina, bloqueadores do canal de cálcio e diuréticos

A primeira alegação, talvez a mais veemente, era que o uso de reserpina estava associado a um risco entre 2 a 4 vezes maior de câncer de mama em mulheres (Armstrong et al., 1974). Como observou posteriormente Feisntein (1988), todos esses estudos apresentavam vieses pelo fato de excluir mulheres com alto risco de câncer dos grupos-controle.

Mais recentemente, Pahor e colaboradores (1996) relataram a existência de um risco duas vezes maior de câncer em pacientes idosos que estavam tomando BCCs, em comparação com usuários de β-bloqueadores. Vários relatos posteriores de populações muito maiores, nas quais foi constatado o uso dos medicamentos adequados, não encontraram nenhum aumento na incidência de câncer em usuários de BCCs (Kizer & Kimmel, 2001).

Por outro lado, talvez haja alguma associação entre o uso de diuréticos e o surgimento de câncer de células renais (Grossman et al., 2001) ou de cólon (Tenenbaum et al., 2001). A associação com cânceres de células renais foi observada repetidas vezes e poderia refletir a conversão de tiazidas em derivativos nitrosos mutagênicos no estômago. Essas alegações devem ser balanceadas contra várias observações de que as taxas de câncer são elevadas entre pacientes hipertensos não tratados e entre indivíduos obesos (Yuan et al., 1998).

## Doença coronariana relacionada a bloqueadores do canal de cálcio

Psaty e colaboradores (1995) relataram um aumento de 60% no risco de infarto agudo do miocárdio (IAM) entre pacientes que estavam tomando BCCs de ação curta. Esse relato coincide com a republicação de uma metanálise dos efeitos adversos de doses elevadas de BCCs de ação curta no período pós-IAM imediato (Furberg et al., 1995). Psaty e colaboradores (1995) e Furberg e colaboradores (1995) sugeriram enfaticamente que suas alegações contra o uso de BCCs de ação curta se aplicavam também aos agentes de ação prolongada. Na realidade, os vários ECRs que fizeram comparações entre BCCs de ação prolongada e placebo mostram *redução* na morbimortalidade coronariana em usuários de BCCs, enquanto que as comparações entre BCCs e outros medicamentos não mostraram nenhuma diferença (*Blood Pressure Lowering Treatment Trialists' Collaboration*, 2003; *Task Force*, 2007).

## Relações entre dose e resposta

### Necessidade de evitar dosagem excessiva

Além das variabilidades individuais na resposta a medicamentos, há um problema mais generalizado decorrente do uso de agentes anti-hipertensivos: com frequência são prescritos em doses excessivamente elevadas. O problema de dosagem excessiva é claro em praticamente todos os lançamentos de novos medicamentos nos quais as doses iniciais recomendadas foram reduzidas gradativamente porque, depois de uma experiência clínica generalizada, ficou comprovado que eram muito altas (Johnston, 1994). A solução óbvia para esse problema é iniciar o tratamento de pacientes com administração de doses não totalmente eficazes e titular gradualmente a dosagem até atingir a resposta desejada.

### Necessidade de baixar gradualmente a pressão

Embora, como foi observado no estudo VALUE (Julius et al., 2004b), sejam necessárias reduções mais rápidas na pressão arterial para proteger indivíduos hipertensos de alto risco, a "solução rápida" é inadequada para a maioria dos pacientes que esteja em situação de risco variando de baixo a moderado. Um grande estudo realizado com IECAs mostrou que escaladas mais lentas na dosagem (em intervalos de 6 semanas) produzem taxas mais elevadas de controle da pressão arterial e ocorrência de menos efeitos adversos sérios do que com escaladas mais rápidas (em intervalos de 2 semanas) (Flack et al., 2000). Esses resultados são compatíveis com o que se conhece sobre autorregulação do fluxo sanguíneo cerebral (FSC), o que dá suporte à necessidade de quedas lentas e graduais na pressão arterial para manter o fluxo sanguíneo para o cérebro. Em geral, o FSC permanece relativamente constante em cerca de 50 mL/minuto/100 g de cérebro (Strandgaard & Paulson, 1996). Os vasos dilatam sempre que a pressão arterial sistêmica cair; os vasos contraem sempre que a pressão arterial elevar. Em pessoas normais, os limites de autorregulação cerebral ficam entre pressões arteriais médias de cerca de 60 e 120 mmHg (p. ex., de 80/50 a 160/100 mmHg) (Strandgaard & Haunso, 1987).

Em indivíduos hipertensos com déficits neurológicos, o FSC não é diferente do FSC em pessoas normotensas (Eames et al., 2003). Essa constância do FSC reflete um deslocamento da faixa de autorregulação para a direita, ou seja, para uma faixa de pressão arterial média de aproximadamente 100 para 180 mmHg (p. ex., de 130/85 para 240/150 mmHg). Como se observa na Figura 7.16, esse deslocamento mantém um FSC normal apesar da pressão arterial mais elevada, porém torna os hipertensos mais vulneráveis a isquemia cerebral sempre que a pressão cair para um nível que seja bem tolerado por normotensos.

Cabe ressaltar que o limite inferior de autorregulação capaz de preservar o FSC em pacientes hipertensos (ver Figura 7.16) se localiza em uma pressão arterial média de cerca de 110 mmHg. Consequentemente, a redução aguda da pressão arterial de 160/100 mmHg (média de 127 mmHg) para 140/85 mmHg (média de 102 mmHg) pode induzir hipoperfusão cerebral ainda que hipotensão, no conceito comum, não tenha sido induzida. Provavelmente esse fato explique porque muitos pacientes experimentam manifestações de hipoperfusão cerebral (fraqueza, fadigabilidade e tontura postural) no início de terapias anti-hipertensivas, mesmo que os níveis da pressão arterial não estejam aparentemente baixos.

Com o controle lento e eficiente da pressão arterial (PA) por meio de medicações a cur-

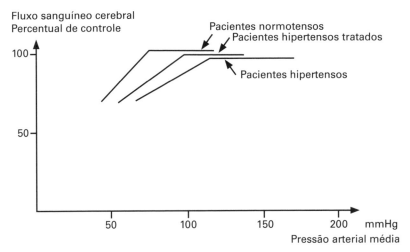

**FIGURA 7.16** Autorregulação do fluxo sanguíneo cerebral (FSC). A figura mostra as curvas da autorregulação média do FSC de pacientes normotensos, hipertensos graves e hipertensos efetivamente tratados. (Modificada de Strandgaard S. Haunsö. *Why does antihypertensive treatment prevent stroke but not myocardial infarction? Lancet 1987;2:658-661.*)

va retorna para a posição normal, o que explica a capacidade final de pacientes hipertensos para tolerar quedas na pressão arterial para níveis que, inicialmente, produziam sintomas de isquemia cerebral. Em um estudo de idosos hipertensos tratados durante 6 meses, a redução da pressão arterial sistólica para menos de 140 mmHg com vários medicamentos resultou em aumentos na velocidade do FSC e na distensibilidade carotídea, quedas na resistência cerebrovascular e autorregulação cerebral sem alterações (Lipsitz et al., 2005).

## Necessidade de cobertura durante 24 horas

Como observamos no Capítulo 2, o autorregistro de medições e o monitoramento ambulatorial automático da pressão arterial estão sendo utilizados com frequência cada vez maior para assegurar a ação dos agentes anti-hipertensivos durante 24 horas. Esse fato é particularmente crítico com o uso crescente de medicações uma vez ao dia que, em geral, não produzem eficácia durante 24 horas (Lacourcière et al., 2000). Portanto, os pacientes são expostos ao impacto total da elevação da pressão arterial nas primeiras horas da manhã que, quase certamente, está envolvida no aumento da incidência de vários eventos cardiovasculares ao levantar pela manhã (Mungey & Kenney, 2000).

Embora o monitoramento ambulatorial automático da pressão arterial não esteja ao alcance da maioria dos pacientes, o autorregistro de medições com dispositivos semiautomáticos de baixo custo é acessível a uma grande quantidade de indivíduos e assegura, consequentemente, a adequabilidade do controle durante as horas de vigília, em particular nas primeiras horas da manhã. Como observamos anteriormente, isso pode exigir o uso de medicamentos na parte da tarde ou ao deitar, em vez da recomendação usual de tomá-los nas primeiras horas da manhã.

## Valor da eficácia superior a 24 horas

Os medicamentos cuja ação continue além do período de 24 horas são ainda mais atraentes para evitar a perda de controle em um número considerável de pacientes que deixam de tomar uma dose pelo menos uma vez por semana, conforme foi documentado em 30% ou mais de indivíduos com hipertensão (Rudd, 1995).

Entre os medicamentos atualmente disponíveis no mercado que, provavelmente, manterão eficácia satisfatória, nos casos em que o paciente deixar de tomá-los durante um dia, estão o diurético clortalidona, os IECAs perindopril e trandolapril e o BRA telmisartan (Lacourcière et al., 2004). Em um estudo (Figura 7.17) em que, propositadamente, as doses diárias dos dois BRAs não foram tomadas, o telmisartan manteve o efeito total durante o período de 24 horas, o que não ocorreu com o valsartan.

## ESCOLHA DE MEDICAMENTOS: PRIMEIRA, SEGUNDA E ESCOLHAS SUBSEQUENTES

Depois de termos visto a comparação da eficácia e da segurança de vários agentes anti-hipertensivos e de termos enfatizado considerações farmacológicas importantes, passaremos a abordar o tema prático relacionado à escolha dos vários medicamentos atualmente disponíveis no mercado (Tabela 7.13), ou seja, a primeira, a segunda e as escolhas subsequentes para aplicação em pacientes individuais. Como observamos anteriormente, houve grandes mudanças nessas escolhas.

Antes de entrarmos em assuntos específicos é necessário relembrar o detalhe mais importante: baixar a pressão arterial para maximizar a redução no risco cardiovascular sem diminuir (e talvez até melhorar) a alegria de viver.

Um dos impedimentos é a ameaça de interferir na capacidade do médico em escolher a terapia de sua preferência: uso de formulários restritivos que, em geral, indicam apenas os medicamentos de custo mais baixo, mesmo que não sejam os mais adequados para atender as necessidades do paciente. Deve-se ter muita cautela para assegurar que os formulários forneçam preparações de ação prolongada, para uso uma vez ao dia de, pelo menos, um membro de cada classe importante de agentes anti-hipertensivos.

### Escolha do primeiro medicamento

As escolhas terapêuticas, em particular a primeira escolha, devem ser feitas com muita cau-

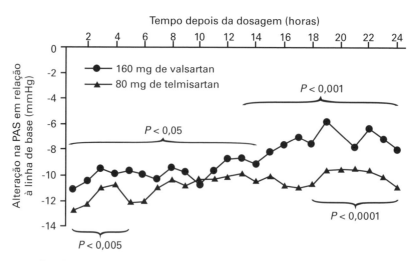

Os valores de $P$ se referem à comparação entre o uso de telmisartan *versus* valsartan.

**FIGURA 7.17** Alterações no controle da pressão arterial sistólica durante o período de 24 horas depois de o paciente deixar de tomar uma dose de 80 mg de telmisartan ou 160 mg de valsartan em casos hipertensão variando de branda a moderada. **PAS**: pressão arterial sistólica. (Reproduzida, com permissão, de McInnes G. *24 hour powerful blood pressure-lowering: Is there a clinical need? J Am Soc Hypertens 2008;2:S16-S22.*)

## Tabela 7.13
### Medicamentos anti-hipertensivos orais comercializados nos Estados Unidos

| Medicamento | Faixa de dosagem usual, mg total (frequência diária)[a] | Efeitos colaterais selecionados e comentários[b] |
|---|---|---|
| **Diuréticos (lista parcial)** | | |
| Clortalidona[c] | 12,5-50 (1) | Doses elevadas: ↑ colesterol; ↑ glicose |
| Hidroclorotiazida[c] | 1,25-2,50 (1) | ↓ potássio; ↑ ácido úrico; ↑ cálcio; ↓ magnésio |
| Indapamida[c] | 0,5-1,0 (1) | Raros: discrasias sanguíneas, fotossensibili- |
| Metolazona | 2,5-10 (1) | dade, pancreatite |
| Diuréticos de alça | | Sem hipercalcemia |
| Bumetanida[c] | 0,5-4 (2-3) | |
| Ácido etacrínico | 25-100 (2-3) | (Somente diurético não sulfonamida) |
| Furosemida[c] | 20-240 (2-3) | |
| Torsemida | 2,5-100 (2) | |
| Agentes poupadores de potássio | | Hipercalemia |
| Amilorida[c] | 5-10 (1) | |
| Trianterenо[c] | 25-100 (1) | |
| Bloqueadores da aldosterona | | |
| Eplerenona[c] | 50-100 (1) | |
| Espironolactona[c] | 25-100 (1) | (Ginecomastia) |
| **Inibidores adrenérgicos** | | |
| Ação periférica | | |
| Guanadrel[b,c] | 10-75 (2) | (Hipotensão postural, diarreia) |
| Guanetidina | 10-150 (1) | (Idem acima) |
| Reserpina[c] | 0,05-0,25 (1) | (Congestão nasal, sedação, depressão) |
| Agonistas-$\alpha$ de ação central | | Sedação, boca seca, hipertensão da abstinência |
| Clonidina[c] | 0,2-1,2 (2-3) | |
| Guanabenzo[c] | 8-32 (2) | |
| Guanfacina[c] | 1-3 (1) | |
| Metildopa[c] | 500-3.000 (2) | (Distúrbios autoimunes) |
| $\alpha$-bloqueadores | | Hipotensão postural |
| Doxazosina | 1-16 (1) | |
| Prazosina[c] | 2-30 (2-3) | |
| Terazosina | 1-20 (1) | |
| $\beta$-bloqueadores | | Broncoespasmo, fadiga, bradicardia, |
| Acebutolol | 20-1.200 (1) | insuficiência cardíaca, mascaramento de |
| Atenolol[c] | 25-100 (1-2) | hipoglicemia induzida por insulina, |
| Betaxolol | 5-40 (1) | tolerância diminuída a exercícios físicos, |
| Bisoprolol | 2,5-20 (1) | hipertrigliceridemia |
| Metoprolol[c] | 50-200 (2,1) | |
| Nadolol[c] | 20-240 (1) | |
| Penbutolol[c] | 10-20 (1) | |
| Pindolol[c] | 10-60 (2) | |
| Propanolol[c] | 40-240 (2,1) | |
| Timolol[c] | 10-40 (2) | |
| Bloqueadores vasodilatadores | | Hipotensão postural, broncoespasmo |
| Carvedilol | 12,5-50 (2,1) | |
| Labetalol[c] | 200-1.200 (2) | |
| Nebivolol | 5-40 (1) | |
| Vasodilatadores diretos | | Cefaleias, retenção de líquidos, taquicardia |
| Hidralazina | 50-300 (2) | (Síndrome do lúpus) |
| Minoxidil | 5-100 (1) | (Hirsutismo) |

(continua)

### Tabela 7.13
### Medicamentos anti-hipertensivos orais comercializados nos Estados Unidos (cont.)

| Medicamento | Faixa de dosagem usual, mg total (frequência diária)[a] | Efeitos colaterais selecionados e comentários[b] |
|---|---|---|
| **Bloqueadores do canal de cálcio (BCCs)** | | |
| Não di-hidropiridinas | | Defeitos de condução |
| Diltiazem | 120-480 (1,2) | |
| Verapamil[c] | 90-480 (2) | (Constipação) |
| | 120-480 (1) | |
| Di-hidropiridinas | | Edema no tornozelo, rubor, cefaleia, hiperplasia gengival |
| Anlodipina[c] | 2,5-10 (1) | |
| Felodipina[c] | 2,5-20 (1) | |
| Isradipina[c] | 5-20 (2,1) | |
| Nicardipina[c] | 60-120 (2) | |
| Nifedipina[c] | 30-120 (1) | |
| Nisoldipina[c] | 20-40 (1) | |
| **Inibidores da enzima conversora da angiotensina (IECAs)** | | Comum: tosse |
| Benazepril[c] | 5-40 (1) | Raros: angioedema, hipercalemia, erupções cutâneas, perda do paladar, leucopenia, toxicidade fetal |
| Captopril[c] | 25-150 (2-3) | |
| Enalapril[c] | 5-40 (2) | |
| Fosinopril | 10-40 (1) | |
| Lisinopril[c] | 5-40 (1) | |
| Moexipril | 7,5-30 (2) | |
| Perindopril | 4-16 (1) | |
| Quinapril | 5-80 (1) | |
| Ramipril | 1,25-20 (1) | |
| Trandolapril | 1-4 (1) | |
| **Bloqueadores do receptor da angiotensina II (BRAs)** | | Angioedema, hipercalemia, toxicidade fetal |
| Candesartan | 8-32 (1) | |
| Eprosartan | 400-800 (1) | |
| Irbesartan | 150-300 (1) | |
| Losartan | 50-100 (1-2) | |
| Olmesartan | 20-40 (1) | |
| Telmisartan | 40-80 (1) | |
| Valsartan | 80-320 (1) | |
| **Inibidor direto da renina** | | Hipercalemia, toxicidade fetal |
| Alisquireno | 150-300 (1) | |

[a] Essas dosagens podem variar em relação às listadas na *Physicians' Desk Reference*, que poderá ser consultada para obtenção de informações adicionais. A lista de efeitos colaterais não é completa e, portanto, os médicos devem consultar o bulário para verificar uma lista mais abrangente.
[b] Os efeitos colaterais colocados entre parênteses são efeitos de medicamentos individuais. Os demais são efeitos colaterais de classes de medicamentos.
[c] Genéricos disponíveis.

tela levando-se em consideração que uma quantidade maior de pacientes com menos hipertensão grave está sendo tratada com medicamentos.

## Estudos comparativos

Como revisamos no Capítulo 5, vários ECRs compararam a capacidade a longo prazo de seis classes de medicamentos anti-hipertensivos – diuréticos, β-bloqueadores, α-bloqueadores, IECAs, BRAs e BCCs – como único critério significativo para proteger os pacientes contra morbimortalidade total e cardiovascular. Apenas alguns estudos encontraram diferenças significativas nos resultados e, na maioria deles, as diferenças foram atribuídas a diferenças na redução da pressão arterial (Mancia, 2008).

## Recomendações do comitê de especialistas

De acordo com o algoritmo do JNC-7 de 2003, como mostra a Figura 7.18, se não houver nenhuma indicação específica para uso de outro tipo de medicamento, a recomendação é usar um diurético, levando-se em consideração que inúmeros ECRs mostraram uma redução na morbimortalidade com terapias diuréticas (Chobanian et al., 2003). Até o presente momento, a HCTZ, em doses de 12,5 a 25 mg, tem sido a escolha decisiva, sendo que esse diurético encontra-se disponível no mercado em combinação com vários β-bloqueadores, IECAs, BRAs e IDRs, com exceção do atenolol que é combinado com a clortalidona. Entretanto, nessas dosagens, a HCTZ não reduz a morbimortalidade. Por outro lado, a clortalidona em doses de 12,5 a 25 mg foi o único diurético utilizado em estudos patrocinados pelo *National Institute of Health (NIH)* (MRFIT, SHEP, ALLHAT) que apresentou benefícios. Depois de muitos anos de contestação aparente a clortalidona tem sido recomendada com frequência crescente como o diurético mais adequado (Ernst et al., 2009; Messerli & Banglardore, 2009).

As outras diretrizes recentes de especialistas adotam abordagens diferentes:

- A *European Hypertension Society-European Society of Cardiology* recomenda o uso de qualquer uma das classes principais (*Task Force*, 2007).
- A *British Hypertension Society* (Williams et al., 2004) e o *British National Institute for Clinical Excellence* (2006) recomenda que a escolha seja baseada na idade e na raça, o algoritmo A/CD (ver Figura 7.15 com remoção do B [β-bloqueador]).
- O *Canadian Hypertension Program* recomenda o uso de qualquer uma das cinco classes de medicamentos, porém a "terapia inicial deve incluir diuréticos à base de tiazidas" (Khan et al., 2008).

Apesar dos desencontros, os diuréticos estão incluídos em todas as combinações.

## Terapia uma vez ao dia

Um ponto de concordância em todas as diretrizes de especialistas é a necessidade de terapias de ação prolongada para administração uma vez por dia. Como se observa na Tabela 7.13, existem opções de ação prolongada, inerente ou artificial, em todas as categorias. Alguns medicamentos agem para reduzir a elevação da pressão arterial nas primeiras horas da manhã se forem tomados à tarde ou à noite ao deitar. Isso exige o monitoramento domiciliar da pressão arterial que, esperamos, seja feito por um número cada vez maior de pacientes.

## Indicações mandatórias

Outro ponto de concordância é a necessidade de usar determinados medicamentos para indicações mandatórias que, comprovadamente, respondem a eles. A Tabela 7.14 mostra a lista que foi apresentada no JNC-7. A Tabela 7.15 apresenta uma lista mais liberal com uma série de combinações comparadas com escolhas que parecem lógicas, mas que ainda não foram testadas de forma adequada em estudos controlados randomizados.

## Outros fatores

### Características do paciente

As características individuais de cada paciente podem afetar a probabilidade de respostas satisfatórias a várias classes de medicamentos. Em geral, de acordo com rotações transversais das quatro classes principais (Deary et al., 2002; Dickerson et al., 1999; Morgan et al., 2001), pacientes brancos mais jovens respondem me-

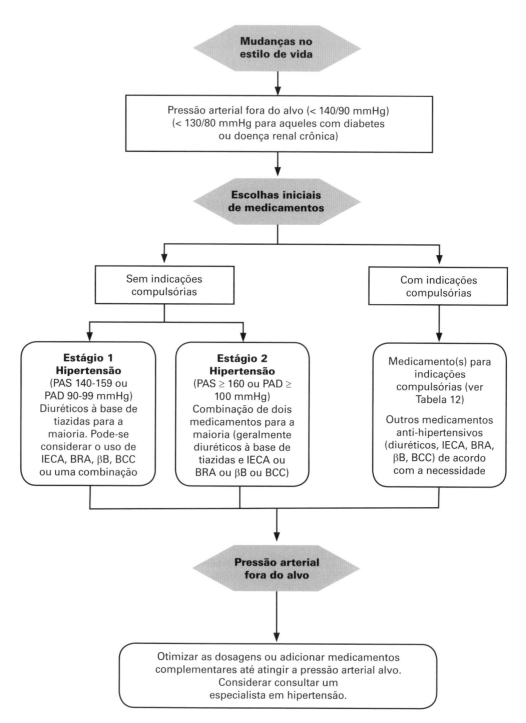

**FIGURA 7.18** Algoritmo do JNC-7. **PA**: pressão arterial; **ECA**: enzima conversora da angiotensina; **BRA**: bloqueador do receptor da angiotensina; **BCC**: bloqueador do canal de cálcio. (De Chobanian AV, Bakris GL, Black HR et al. The Seventh Report of the Joint National Committee on Prevention, Detection, Evaluation, and Treatment of High Blood Pressure: The JNC 7 report. JAMA 2003;289:2560-2572.)

### Tabela 7.14
**Estudo clínico e diretrizes básicas para indicações compulsórias de classes de medicamentos individuais**

| Indicação compulsória | Fármaco recomendado |||||| 
|---|---|---|---|---|---|---|
| | Diurético | βB | IECA | BRA | BCC | Ant Aldo |
| Insuficiência cardíaca | • | • | • | • | • | • |
| Pós-IM | | • | • | | | • |
| Risco alto de doença coronariana | • | • | • | | • | |
| Diabetes | • | • | • | • | • | |
| Doença renal crônica | | | • | • | | |
| Prevenção de recorrência de acidente vascular cerebral | • | | • | | | |

**βB**: betabloqueador; **IECA**: inibidor de enzima conversora da angiotensina; **BRA**: bloqueador do receptor da angiotensina; **BCC**: bloqueador do canal de cálcio; **Ant Aldo**: antagonista da aldosterona.
Modificada de Chobanian AV, Bakris GL, Black HR, et al. *Seventh Report of the Joint National Committee on Prevention, Detection, Evaluation, and Treatment of High Blood Pressure: The JNC 7 report.* JAMA 2003;42:1206-1252.

lhor a um IECA/BRA ou a um β-bloqueador, talvez porque tendem a apresentar níveis mais elevados de renina, ao passo que pacientes mais velhos e negros respondem melhor aos diuréticos e aos BCCs, talvez porque tenham níveis mais baixos de renina. Com base nesses resultados foi proposto o algoritmo AB/CD (atualmente A/CD). Essas diferenças se aplicam a monoterapias; em baixa dosagem fazendo parte do esquema terapêutico, as respostas a todos os outros agentes podem ser equalizadas mais amplamente. Além disso, no caso de pacientes individuais qualquer medicamento pode agir bem ou mal, sendo que não há nenhuma fórmula pré-estabelecida que permita prever sucessos sem efeitos colaterais (Senn, 2004).

### Níveis plasmáticos de renina

As diferenças nas respostas da pressão arterial entre indivíduos mais jovens *versus* indivíduos mais velhos e entre negros *versus* não negros podem refletir diferenças na atividade do sistema renina-angiotensina, medida pela atividade da renina plasmática. Em 1972 (Bühler et al., 1972), Laragh e colaboradores utilizaram o nível da atividade da renina plasmática para orientar a escolha de terapias iniciais. Por mais atrativo que seja, geralmente esse conceito não funciona na prática: Donnelley e colaboradores (1992) descobriram que a atividade da renina plasmática na fase de pré-tratamento era responsável por menos de 10% da variabilidade das respostas aos tratamentos.

### Associações genômicas

Evidências crescentes mostram associações entre constituição genética e resposta a vários medicamentos. Os dados incluem polimorfismos nos sítios do cromossomo 12 e as respostas aos diuréticos à base de tiazidas (Turner et al., 2008); polimorfismos do gene CYP11B2 e as respostas aos IECAs (Yu et al., 2006); polimorfismos de genes β-adrenérgicos e os resultados de tratamentos com β-bloqueadores (Pacanowski et al., 2008). Para finalizar, a farmacogenética poderá desempenhar papel importante no processo de escolha de medicamentos, porém isso provavelmente não ocorrerá antes da próxima edição deste livro.

### Status *do risco global*

Quanto maior o risco do paciente, maior a proteção a ser obtida com tratamentos que corrijam o risco. Como observamos no Capítulo 5, isso significa que o tratamento de idosos de risco mais elevado produz mais benefícios a curto prazo do que o tratamento de jovens com nível mais baixo de risco. E, na medida em que forem identificados novos fatores de risco (albuminúria, p. ex.), quanto mais elevados forem os riscos mais benefícios serão alcançados

### Tabela 7.15
### Considerações para individualizar a terapia medicamentosa anti-hipertensiva[a]

| Podem ter efeitos favoráveis sobre comorbidades | | Podem ter efeitos desfavoráveis sobre comorbidades | |
|---|---|---|---|
| **Condição** | **Medicamento** | **Condição** | **Medicamento** |
| Angina | β-bloqueadores, BCC | Doença broncoespástica | β-bloqueadores |
| Taquicardia atrial e fibrilação | β-bloqueadores, BCC (não DHP) | Bloqueio cardíaco de 2º ou 3º grau | β-bloqueadores, BCC (não DHP) |
| Tosse causada por IECA | BRA | Depressão | α-agonistas de ação central |
| Hipertensão induzida pela ciclosporina | BCC | Dislipidemia | Reserpina[c], β-bloqueadores (não ASI) |
| DM, particularmente com proteinúria | IECA, BRA, hipodosagem de diuréticos, BCCs, β-bloqueadores | Gota | Diuréticos (alta dosagem) |
| | | insuficiência cardíaca, hipercalemia | Diuréticos, BCC[b] IECA, BRA, IDR, bloqueadores da aldo |
| Dislipidemia | α-bloqueadores | | |
| Tremor essencial | β-bloqueadores (não CS) | | |
| Insuficiência cardíaca | IECA, BRA, Carvedilol | Doença hepática | Labetalol |
| Hipertireoidismo | β-bloqueadores, diuréticos | | Metildopa[c] |
| Enxaqueca | β-bloqueadores β-bloqueadores (não CS) | Doença vascular periférica Gravidez | β-bloqueadores[b] IECA[c], BRA[c], IDR[c] |
| Osteoporose | BCC Tiazidas | Insuficiência renal | Agentes poupadores de potássio, bloqueadores[b] da aldo |
| Hipertensão pré-operatória | β-bloqueadores | | |
| Prostatismo | α-bloqueadores | Doença renovascular bilateral | IECA, BRA, IDR |
| Insuficiência renal | IECA, BRA, diurético de alça | Diabetes tipos I e II | β-bloqueadores Alta dose de diuréticos |
| Hipertensão sistólica em idosos | Diuréticos, BCC | | |

[a] As condições e os medicamentos estão em ordem alfabética.
[b] Esses medicamentos podem ser usados com monitoramento especial, a menos que sejam contraindicados.
[c] Contraindicados.
**IECA**: inibidor de enzima conversora da angiotensina; **Aldo**: aldosterona; **BRA**: bloqueador do receptor da angiotensina II; **BCC**: bloqueador do canal de cálcio; **IDR**: inibidor direto da renina; **DHP**: di-hidropiridina; **não CS**: não cardiosseletivo; **não ASI**: atividade simpatomimética não intrínseca.

com a terapia corretiva (IECAs e BRAs, p. ex.) (Boersma et al., 2008).

## Características do medicamento

As cinco classes principais de medicamentos diferem quanto às características que influenciam suas vantagens e desvantagens. Alguns agentes – como os vasodilatadores de músculos lisos de ação direta, os agonistas-$\alpha_2$ de ação central e os antagonistas adrenérgicos de ação periférica – não são adequados para uso em monoterapias iniciais porque produzem efeitos adversos desconfortáveis em um grande número de pacientes. Entretanto, como já foi documentado repetidas vezes, se forem eficientes para baixar a pressão arterial, todos os medicamentos dão proteção contra eventos cardiovasculares.

## Custo dos medicamentos

De acordo com a revisão feita no Capítulo 1, há evidências claras da existência de uma relação global de custo-benefício no tratamento da hipertensão. Vários estudos mostraram a existência de uma relação custo-benefício em iniciar terapias eficazes antes do advento de complicações previstas (Coyle et al., 2007) e em utilizar terapias mais eficazes, mesmo que tiverem custo mais elevado (Boersma et al., 2007; Heidenreich et al., 2008). Obviamente, haverá uma economia financeira razoável nos casos em que duas classes de medicamentos forem igualmente eficazes (IECAs e BRAs, p. ex.), nos casos em que forem utilizados IECAs genéricos de custo mais baixo em primeiro lugar, em vez de BRAs protegidos por patente de custo mais elevado (Yokoyama et al., 2007).

Para aumentar ainda mais a relação custo-benefício, estima-se que o fornecimento de uma polipílula (Law et al., 2009) para todas as pessoas de alto risco em 23 países de baixa e média renda possa evitar 18 milhões de mortes cardiovasculares em um período de 10 anos, ao custo de US$ 1,08 por pessoa/ano (Lim et al., 2007).

## Combinações nas terapias iniciais

Outra maneira de diminuir os custos dos tratamentos anti-hipertensivos é usar comprimidos combinados que custam menos que os ingredientes separadamente.

O JNC-7 e todas as outras diretrizes reconhecem que a maior parte dos pacientes acabará utilizando dois ou mais medicamentos para atingir o controle desejado. Portanto, está ganhando espaço no JNC-7 a ideia de iniciar os tratamentos com dois medicamentos para todos os pacientes com pressão arterial acima de 160/100 mmHg.

Atualmente existem vários comprimidos combinados de ingredientes disponíveis no mercado. Na maioria são comprimidos com doses baixas do diurético HCTZ mais um β-bloqueador, IECA, BRA ou IDR. Mais e mais combinações de um desses medicamentos supressores da renina com um BCC estão sendo lançadas no mercado, em particular com a anlodipina, que não é mais protegida por patente.

Provavelmente essas combinações de doses fixas serão usadas por pacientes com maior frequência do que os medicamentos isoladamente (Bangalore et al., 2007b). Entretanto, se incluírem um medicamento protegido por patente, o custo total para o paciente pode exceder o custo de dois genéricos.

Um número cada vez maior de estudos está fazendo a comparação entre combinações diferentes. É importante lembrar que em todos os estudos comparando um medicamento contra outro sempre foram adicionados medicamentos complementares para atingir a meta pré-estabelecida. Por exemplo, no estudo LIFE que comparou o BRA losartan contra o β-bloqueador atenolol, 80% dos participantes de ambos os grupos receberam também HCTZ na fase final do estudo (Dahlöf et al., 2002). O estudo PROGRESS mostrou a necessidade de combinar um diurético com um IECA em sobreviventes de acidente vascular cerebral que não tiveram nenhum benefício com o uso de apenas um IECA, mas apresentaram uma redução de 43% na recidiva de AVC quando o diurético indapamida foi combinado com um IECA (*PROGRESS Collaborative Group*, 2001). Subsequentemente, o estudo ASCOT mostrou a superioridade da combinação BCC-IECA em relação à combinação β-bloqueador e diurético (Dahlöf et al., 2005). Mais recentemente, o estudo ACCOMPLISH descobriu a possibilidade de melhorar o controle da pressão arterial e da proteção cardiovascular com uma combinação de IECA e BCC em vez de usar a combinação de IECA e HCTZ (Jamerson et al., 2008). Esse benefício maior pode ser atribuído à curta duração do efeito da HCTZ, em particular na dose média diária de 19 mg (Chobanian, 2008).

A combinação de um IECA + BRA é particularmente preferida pelos nefrologistas para reduzir a proteinúria. Entretanto, essa vantagem não foi confirmada no grande estudo ONTARGET em que a combinação de um IECA + BRA foi associada a mais hipotensão e a resultados renais piores do que com o uso de um IECA ou de um BRA isoladamente (Mann et al., 2008).

## Polipílula

A proposta inicial de simplificar os tratamentos dando uma polipílula para todas as pessoas com idade acima de 55 anos e a pessoas mais jovens portadoras de doença vascular (Wald & Law, 2003) foi recebida com algum ceticismo. Entretanto, nos anos seguintes, o conceito recebeu apoio considerável sob o ponto de vista terapêutico (Hippisley-Cox & Coupland, 2005; Mahmud & Feely, 2007) e com uma excelente relação custo-benefício para aplicação em países de baixa e média renda (Gaziano et al., 2006; Lim et al., 2007).

### Escolha do segundo medicamento

Se as doses moderadas da primeira escolha forem bem toleradas e eficazes mas não forem suficientes para baixar a pressão arterial até atingir o nível desejado, a alternativa é adicionar um segundo medicamento, o que poderá melhorar o controle mais do que aumentando a dose do primeiro medicamento (White et al., 2008). A Figura 7.19 apresenta um algoritmo geral lógico para uso de um diurético mais um poupador de $K^+$ como primeira escolha e a escolha de um segundo medicamento com base em algumas das indicações mandatórias.

### Escolha do terceiro ou quarto medicamento

De maneira geral, há várias combinações que dão resultado. A chave, da mesma forma como ocorre com dois medicamentos, é combinar agentes com mecanismos de ação diferentes. O mais racional é um diurético, um IECA ou um BRA, e um BCC.

Poucos pacientes necessitam de mais de três medicamentos, principalmente se forem levadas em consideração as várias razões da resistência à terapia. Nos casos em que os pacientes necessitarem de mais de três medicamentos, o JNC-7 recomenda consultar um especialista em hipertensão (Chobanian et al., 2003). No estudo ASCOT foi escolhido um α-bloqueador ou a espironolactona (Chapman et al., 2007; 2008).

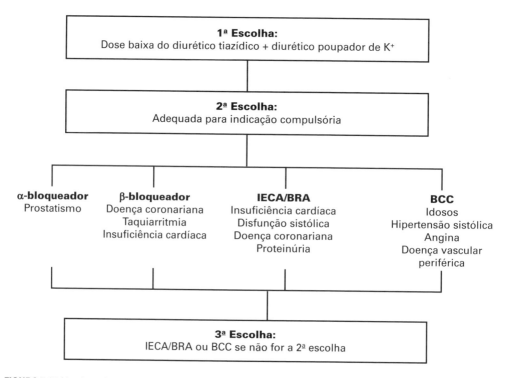

**FIGURA 7.19** Algoritmo de tratamento com base no JNC-7 e algumas indicações compulsórias para classes diferentes.

## Redução ou descontinuação de terapias

O uso de medicamentos pode ser reduzido ou descontinuado após a ocorrência de respostas satisfatórias e de sua manutenção por um ano ou mais. Entretanto, em um grupo de cerca de 6.200 indivíduos hipertensos com monitoramento rigoroso cujo controle tinha sido bem-sucedido, apenas 18% permaneceram normotensos após a interrupção da terapia (Nelson et al., 2003). Provavelmente, as características que garantem o sucesso da descontinuação terapêutica sejam níveis mais baixos de pressão arterial, antes e depois das terapias, menos doses e doses mais baixas de medicações para controle da hipertensão, e disposição dos pacientes para fazer mudanças no estilo de vida.

Há dúvidas sobre se vale a pena o trabalho de interromper completamente terapias medicamentosas bem sucedidas. A abordagem mais sensata em pacientes bem controlados seria, em primeiro lugar, diminuir a dose do medicamento que estiver sendo utilizado. Caso isso seja bem-sucedido, pode-se tentar interromper o uso do medicamento com observação permanente da pressão arterial.

## HIPERTENSÃO RESISTENTE

### Causas

Dos adultos hipertensos, 10% não conseguem controlar a pressão arterial em níveis inferiores a 140/90 mmHg com três medicamentos, isto é, são resistentes ao tratamento. As razões para respostas inadequadas são várias (Tabela 7.16); a causa mais provável é a sobrecarga de volume provocada por ingestão excessiva de sódio, diurético inadequado (Graves, 2000) ou níveis de aldosterona mais elevados do que os esperados (Gaddam et al., 2008). A resistência ocorre com mais frequência em idosos, obesos, diabéticos, negros, mulheres e em indivíduos com disfunção renal (Calhoun et al., 2008). Em populações minoritárias em situação de desvantagem, a hipertensão sem controle está intimamente relacionada ao acesso limitado ao atendimento médico, à falta de aderência às terapias e a problemas relacionados ao alcoolismo (Shea et al., 1992).

**Tabela 7.16**
**Causas de resposta inadequada à terapia**

**Pseudorresistência**
  Elevações pressóricas do avental branco ou de consultório
  Pseudo-hipertensão em idosos

**Não aderência à terapia**
  Efeitos colaterais ou custo dos medicamentos
  Ausência de cuidados primários consistentes e contínuos
  Programas de dosagens inconvenientes e caóticos
  Instruções não compreendidas
  Síndrome orgânica cerebral (déficit de memória, p. ex.)

**Causas relacionadas a medicamentos**
  Doses excessivamente baixas
  Combinações inadequadas
  Inativação rápida (hidralazina, p. ex.)
  Ações e interações de medicamentos
    AINEs
    Simpatomiméticos
      Descongestionantes nasais
      Supressores do apetite
      Cocaína e outras drogas
      Cafeína
    Contraceptivos orais
    Esteroides adrenais
    Alcaçuz (pode ser encontrado no tabaco de mascar)
    Ciclosporina, tacrolimus
    Eritropoietina

**Condições associadas**
  Tabagismo
  Obesidade
  Apneia do sono
  Resistência insulínica ou hiperinsulinemia
  Ingestão de etanol > 30 ml por dia
  Hiperventilação induzida pela ansiedade ou por ataques de pânico
  Dor crônica
  Vasoconstrição intensa (fenômeno de Raynaud, arterite)

**Causas identificáveis de hipertensão**
**Sobrecarga de volume**
  Excesso de ingestão de sódio
  Dano renal progressivo (nefroesclerose)
  Retenção de líquidos resultante da queda na pressão arterial
  Terapia diurética inadequada

A Figura 7.20 apresenta diagnósticos e abordagens terapêuticas próprias para aplicação em hipertensão resistente, cuja padronização ocorreu depois de Calhoun e colaboradores (2008). A primeira necessidade é estabelecer a presença de resistência por meio de leituras fora do consultório, levando-se em consideração que pelo menos a metade dos indivíduos com pressão de consultório acima de 140/90 mmHg na realidade pode ser controlada por leituras da pressão arterial em casa ou em ambulatórios (Brown et al., 2001). Além disso, o prognóstico de pacientes resistentes pode ser obtido pelo monitoramento ambulatorial da pressão arterial, porém não com leituras em consultório (Salles et al., 2008).

## Não aderência à terapia

Com frequência, os pacientes não tomam as medicações porque não têm condições de comprá-las e porque não têm acesso a tratamentos primários consistentes e contínuos. Como observamos anteriormente neste capítulo, há duas maneiras de simplificar o regime e melhorar o acesso. É importante ressaltar evidências de que os pacientes podem parecer resistentes apenas porque seus médicos simplesmente não aumentam a terapia (Amar et al., 2003).

## Causas relacionadas ao uso dos medicamentos

Uma pesquisa realizada com 1.377 indivíduos hipertensos durante 9 meses revelou que 75% apresentaram alguma interação potencial com os respectivos medicamentos anti-hipertensivos e que em 35% a interação foi considerada altamente significativa (Carter et al., 2004).

Provavelmente, nos Estados Unidos, a causa mais comum seja a interferência de medicamentos anti-inflamatórios não esteroidais (AINEs) no efeito anti-hipertensivo de virtualmente todos os agentes excetuando-se os BCCs. É possível que esse efeito envolva a inibição da enzima ciclo-oxigenase-2 (COX-2) nos rins, diminuindo, consequentemente, a excreção de sódio e aumentando o volume intravascular

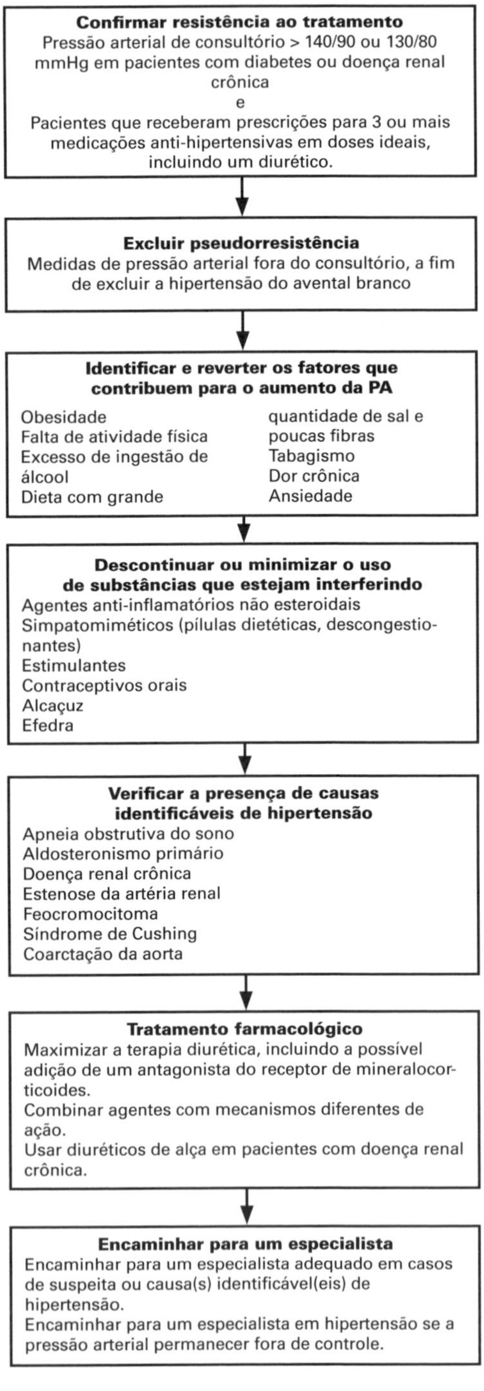

**Confirmar resistência ao tratamento**
Pressão arterial de consultório > 140/90 ou 130/80 mmHg em pacientes com diabetes ou doença renal crônica
e
Pacientes que receberam prescrições para 3 ou mais medicações anti-hipertensivas em doses ideais, incluindo um diurético.

↓

**Excluir pseudorresistência**
Medidas de pressão arterial fora do consultório, a fim de excluir a hipertensão do avental branco

↓

**Identificar e reverter os fatores que contribuem para o aumento da PA**
Obesidade
Falta de atividade física
Excesso de ingestão de álcool
Dieta com grande quantidade de sal e poucas fibras
Tabagismo
Dor crônica
Ansiedade

↓

**Descontinuar ou minimizar o uso de substâncias que estejam interferindo**
Agentes anti-inflamatórios não esteroidais
Simpatomiméticos (pílulas dietéticas, descongestionantes)
Estimulantes
Contraceptivos orais
Alcaçuz
Efedra

↓

**Verificar a presença de causas identificáveis de hipertensão**
Apneia obstrutiva do sono
Aldosteronismo primário
Doença renal crônica
Estenose da artéria renal
Feocromocitoma
Síndrome de Cushing
Coarctação da aorta

↓

**Tratamento farmacológico**
Maximizar a terapia diurética, incluindo a possível adição de um antagonista do receptor de mineralocorticoides.
Combinar agentes com mecanismos diferentes de ação.
Usar diuréticos de alça em pacientes com doença renal crônica.

↓

**Encaminhar para um especialista**
Encaminhar para um especialista adequado em casos de suspeita ou causa(s) identificável(eis) de hipertensão.
Encaminhar para um especialista em hipertensão se a pressão arterial permanecer fora de controle.

**FIGURA 7.20** Diagnóstico e manejo de pacientes com hipertensão resistente. (Adaptada de Calhoun DA, Jones C, Textor S, et al. *Resistant hypertension: Diagnosis, evaluation, and treatment. Hypertension 2008;51:1403-1419.*)

(White, 2007). Há um conceito errôneo comum relacionado a diferenças significativas entre AINEs que também bloqueiam a enzima COX-1 do intestino (AINEs não seletivos como o naproxeno) e os que poupam a enzima COX-1 (como o celecoxib). Na realidade, todos os AINEs devem bloquear a COX-2 para reduzir inflamações e dor e, portanto, todos podem elevar a pressão arterial (Warner & Mitchell, 2008). Hiperdosagens de aspirina podem ser um problema, embora a administração de 80 mg por dia não o seja (Zanchetti et al., 2002).

Inúmeras outras interações medicamentosas podem ser observadas sendo que a maioria diminui a eficácia de um ou de ambos os medicamentos, embora algumas aumentem a duração ou o grau de ação como, por exemplo, grandes quantidades de suco de *grapefruit* (toranja) ou de laranja-de-sevilha (Lilja et al., 2004) que inibem a atividade da isoenzima CYP3A4 do citocromo P450, que está envolvido no metabolismo de muitos medicamentos e pode elevar os níveis sanguíneos de algumas estatinas, BCCs e de medicamentos imunossupressivos (*Medical Letter*, 2004).

Numa época que se caracteriza pelo aumento no consumo de remédios naturais, cujo uso não é regulamentado nos Estados Unidos por causa do projeto do Senador Hatch proibindo a investigação desses medicamentos pela FDA, há uma série de interações entre ervas e medicamentos. O Capítulo 14 apresenta mais detalhes sobre interações que podem elevar a pressão arterial.

## Condições associadas

A nicotina eleva temporariamente a pressão arterial, porém seu efeito não é reconhecido porque, em geral, a medição da pressão é feita em ambientes para não fumantes. A combinação de obesidade abdominal e obesidade generalizada, resistência insulínica e apneia do sono é uma causa cada vez mais comum de hipertensão resistente (Calhoun et al., 2008).

## Causas identificáveis de hipertensão

Essas causas são apresentadas nos Capítulos 9 a 15. Recentemente, existem relatos de uma possível prevalência mais elevada de aldosteronismo primário do que se reconhecia anteriormente, sendo que a presença de níveis baixos de renina plasmática podem ser um alerta para a condição (Calhoun et al., 2008).

## Tratamento

A necessidade de uso de um diurético adequado é óbvia. A necessidade de bloqueio de níveis altos ou mesmo "normais" de aldosterona, estejam ou não associados a hipersecreção autônoma, vem sendo documentada de forma crescente pelo alívio significativo da resistência mesmo com doses baixas de espironolactona (Chapman et al., 2007). O minoxidil, um vasodilatador potente, pode agir nas situações em que outros medicamentos não têm nenhuma ação (Black et al., 2007). Dois procedimentos invasivos encontram-se em fase de teste: a ativação elétrica implantável do barorreflexo carotídeo (Scheffers et al., 2008) e a desnervação do nervo simpático renal por meio de cateter (Krum et al., 2009).

Quase sempre a busca cuidadosa da(s) causa(s) e da terapia anti-hipertensiva adequada pode corrigir a resistência. Caso contrário, recomenda-se consultar um especialista em hipertensão.

## CONSIDERAÇÕES ESPECIAIS SOBRE A ESCOLHA DA TERAPIA

O Capítulo 16 apresenta as considerações aplicáveis às crianças e o Capítulo 15 mostra detalhes sobre mulheres grávidas ou que estiverem tomando estrogênio.

## Mulheres

Nos Estados Unidos, há mais chances de tratamento de mulheres hipertensas, embora sejam menores as probabilidades de atingir um controle satisfatório (Gu et al., 2008). Em comparação com os homens, as mulheres possuem maior reatividade vascular (Lipsitz et al., 2005) e apresentam menos regressão de hipertrofia ventricular esquerda tomando-se como base terapias anti-hipertensivas equivalentes (Okin et al., 2008). Além disso, no *Second Australian National Blood Pressure Study*, mulheres designadas aleatoriamente para um IECA não apresentaram nenhuma redução no risco de eventos cardiovasculares ou de mortalidade, ao passo que os homens que receberam um IECA apresentaram uma redução de 17% no risco a despeito de reduções iguais e substanciais no nível da pressão arterial em ambos os grupos (Wing et al., 2003).

## Negros e outros grupos étnicos

Como observamos no Capítulo 4, os negros hipertensos apresentam várias características distintas, algumas das quais podem afetar as respostas às terapias anti-hipertensivas. Entretanto, nas situações em que atingem controle adequado, usualmente os negros respondem como os brancos e apresentam reduções semelhantes na incidência de doença cardiovascular (Brewster et al., 2004). Entretanto, no estudo LIFE, o número reduzido de negros (n = 533) não recebeu proteção cardiovascular de BRAs como ocorreu com o grupo maior de brancos (n = 8.660), a despeito de reduções semelhantes na pressão arterial (Julius et al., 2004a).

Os negros respondem menos a monoterapias com medicamentos que suprimem o sistema renina angiotensina, isto é, β-bloqueadores, BRAs, IECAs e IDRs talvez porque tendem a apresentar níveis mais baixos de renina e porque respondem igualmente bem aos diuréticos e BCCs (Wright et al., 2005). Em uma revisão sistemática de 30 estudos envolvendo 20.006 negros hipertensos (Brewster et al., 2004), as quedas médias na pressão arterial sistólica e diastólica (mmHg) com agentes diferentes foram as seguintes:

- Diuréticos: ................... 11,8/8,1
- BCCs: .......................... 12,1/9,4
- β-bloqueadores: ............. 3,5/5,4
- IECAs: ........................... 7,0/3,8
- BRAs: ............................ 3,6/2,1

Não obstante, os negros não podem deixar de receber β-bloqueadores, BRAs ou IECAs nas situações em que houver indicações especiais para uso desses medicamentos. Além disso, a resposta a esses medicamentos é equalizada pela adição de um diurético (Libhaber et al., 2004).

Não há evidências convincentes de que as respostas de hispânicos e de asiáticos aos vários agentes anti-hipertensivos sejam diferentes das respostas da população branca. Existem diferenças étnicas em relação aos efeitos colaterais: os asiáticos têm maior incidência de tosse induzida por IECAs e os negros mais angioedema induzido por IECAs (McDowell et al., 2006).

## Pacientes idosos

A maior parte das pessoas com idade acima de 65 anos tem hipertensão; na maioria dessas pessoas, a hipertensão é predominantemente ou puramente sistólica por causa da rigidez arterial. Como descrevemos no Capítulo 4, os riscos desses pacientes são significativos. De acordo com os detalhes apresentados no Capítulo 5, existe uma farta documentação sobre os benefícios dos tratamentos de hipertensão em idosos. A atual disponibilidade dessa evidência permite que um número cada vez maior de idosos hipertensos possa receber terapia ativa com expectativa de reduzir a morbidade debilitante (Beckett et al., 2008), incluindo, possivelmente, a demência (Hanon et al., 2008). Nos dias atuais, apenas uma pequena minoria de pacientes idosos com hipertensão sistólica está recebendo tratamento adequado (Borzecki et al., 2006).

O grande entusiasmo em torno do tratamento de idosos surgiu, em grande parte, a partir dos resultados do *Hypertension in the Very Elderly Trial (HYVET)* (Beckett et al., 2008). No estudo HYVET, 3.845 indivíduos com idade acima de 80 anos (idade média de 84 anos) foram alocados para administração de placebo em terapias iniciando com o diurético indapamida e adicionando o IECA perindopril caso não se atingisse a pressão arterial alvo de menos de 150/80 mmHg. Cabe observar que apenas 33% desses pacientes tinham hipertensão sistólica isolada, com pressão média total de 173/91 mmHg. Além disso, esses indivíduos eram mais saudáveis do que os hipertensos com mais de 80 anos, sendo que 12% tinham sofrido evento cardiovascular precedente. Portanto, aparentemente, a aplicação dos resultados do HYVET na população total de idosos hipertensos pode ser inadequada (Mann, 2009).

Mesmo assim, os resultados do estudo HYVET são impressionantes. Depois de apenas 2 anos, a mortalidade total foi reduzida em 21%, os acidentes vasculares cerebrais em 30% e a insuficiência cardíaca em 64% em pacientes que receberam terapia ativa.

Antes do início da terapia medicamentosa é importante relembrar a evidência descrita no Capítulo 2 mostrando que a hipertensão do avental branco é ainda mais comum em idosos do que em pacientes mais jovens (Pickering, 2004). Portanto, antes de estabelecer o diagnóstico, é necessário obter, se possível, leituras da pressão fora do consultório.

Seja qual for a idade, desde que o paciente tenha uma expectativa de vida razoável, a terapia ativa é adequada para todos que tenham níveis sistólicos acima de 160 mmHg, com ou sem pressão diastólica elevada. Nenhum ECR publicado envolveu pacientes idosos com pressão arterial sistólica entre 140 e 160 mmHg, de maneira que a decisão de tratar deve se basear no risco total. A terapia em indivíduos de alto risco (diabéticos ou fumantes) deve iniciar em níveis sistólicos acima de 140 mmHg.

A Tabela 7.17 apresenta uma lista de fatores que, em geral, estão presentes em pacientes idodos e que podem complicar as terapias. Considerando que os idosos podem ter barorreceptores e responsividade nervosa simpática lenta, assim como autorregulação cerebral alterada, a terapia deve ser suave e gradual, evitando o uso de medicamentos que possam causar hipotensão postural. Não obstante, caso seja indicado, o tratamento não deve ser postergado, levando-se em consideração que os idosos estão em situação de risco elevado inerente (Staessen et al., 2004) e a hipertensão agiliza a senescência celular (Westhoff et al., 2008).

## Mudanças no estilo de vida

É importante relembrar também os vários benefícios das terapias não medicamentosas descritas no Capítulo 6 antes de iniciar qualquer terapia à base de medicamentos. Existe uma ampla documentação sobre a capacidade dos idosos mudarem o estilo de vida para baixar a pressão arterial (Pickering, 2004). Em particular, o consumo de sódio dietético deve ser reduzido de forma moderada para o nível de 100 a 120 mmol por dia porque o efeito pressor e a eficácia anti-hipertensiva da restrição progressiva ao sódio aumentam com a idade (Geleijnse et al., 1994; Weinberger & Fineberg, 1991). Entretanto, os idosos podem ter pelo menos duas barreiras adicionais que devem ser superadas antes de atingir esse objetivo: em primeiro lugar, a sensibilidade ao paladar deve diminuir, de forma que devem ingerir mais sódio para compensar; em segundo lugar, dependem mais de alimentos processados e pré-embalados, ricos em sódio, do que de alimentos frescos com baixo teor de sódio.

**Tabela 7.17**
**Fatores que podem contribuir para complicações do tratamento farmacológico da hipertensão em idosos**

| Fatores | Complicações potenciais |
|---|---|
| Atividade barorreceptora diminuída | Hipotensão ortostática |
| Autorregulação cerebral alterada | Isquemia cerebral com pequenas quedas na pressão sistólica |
| Volume intravascular diminuído | Hipotensão ortostática |
|  | Hipovolemia, hiponatremia |
| Sensibilidade a hipocalemia | Arritmia, fraqueza muscular |
| Função renal e hepática diminuída | Acúmulo de medicamentos |
| Polifarmácia | Interação medicamentosa |
| Alterações no SNC | Depressão, confusão |

## Hipotensão postural

A hipotensão postural ou ortostática de uma posição de pé sem apoio a partir de uma posição em supino, definida como quedas de 20 mmHg na pressão sistólica ou de 10 mmHg na pressão diastólica, é encontrada em 10 a 30% de indivíduos hipertensos ambulatoriais acima de 60 anos de idade e em 50% de pacientes da ala geriátrica (Gupta & Lipsitz, 2007). Com frequência, essa condição está associada à hipotensão pós-prandial induzida pelo deslocamento de sangue para o leito esplâncnico. É mais comum em diabéticos e se caracteriza por ser um marcador de mortalidade aumentada. A Figura 7.21 mostra inúmeras causas responsáveis, incluindo rigidez arterial e insensibilidade barorreceptora (Mattace-Rasso et al., 2007). De maneira geral, a hipotensão postural é encontrada juntamente com hipertensão em supino, e pode ser postergada até 10 minutos depois da posição de pé e, além disso, é um componente de síndromes mais graves de insuficiência autônoma (Freeman, 2008).

É extremamente importante reconhecer a hipotensão postural antes do início da terapia anti-hipertensiva para evitar quedas traumáticas nos casos em que a pressão arterial cair ainda mais. Felizmente, em geral, as terapias físicas indicadas na Figura 7.21 ajudam a manejar o problema. Vários medicamentos foram testados com sucesso limitado, incluindo a fludrocortisona retentora de sódio e a midodrina simpatomimética (Freeman, 2008; Low & Singer, 2008).

## Escolha de medicamentos para idosos

A prática comum adotou principalmente o programa britânico A/CD indicando um diurético ou um BCC como terapia inicial para pacientes idosos. Entretanto, uma metanálise dos resultados de 31 ECRs, envolvendo cerca de 190.000 pacientes, mostrou benefícios substanciais e iguais com o uso de diuréticos, BCCs, IECAs ou BRAs em indivíduos mais jovens e em indivídu-

| FATOR CAUSAL | FISIOPATOLOGIA | TERAPIA |
|---|---|---|
| Elevar posição rapidamente | Represamento de sangue na parte inferior do corpo | Elevação lenta, particularmente após acordar |
| Vasodilatação | Represamento venoso Represamento esplâncnico Medicamentos simpatolíticos | Meia-calça para suporte Evitar grandes refeições Evitar o uso desses agentes |
| Depleção de volume efetivo | Débito cardíaco baixo<br>• diuréticos<br>• ingestão muito baixa de sódio | Manter o volume intravascular evitando diurese excessiva e dormir com a cabeceira da cama elevada |
| Disfunção barorreflexa | Perda de vasoconstrição normal por meio de estimulação simpática | Beber cerca de 500 mL de água antes de levantar da cama Vários medicamentos:<br>• simpatomiméticos<br>• expansores volumétricos<br>Exercício isométrico |
| Doença cerebrovascular | Diminuição da perfusão cerebral | Evitar tratamento excessivo da hipertensão Corrigir a dislipidemia Parar de fumar |

**FIGURA 7.21** Resumo de eventos fisiopatológicos que ocorrem durante o desenvolvimento de sintomas de hipotensão postural (**coluna do meio**), interação de fatores exacerbantes (**coluna da esquerda**) e medidas corretivas (**coluna da direita**) com esses eventos.

os com idade acima de 65 anos (Tabela 7.18) (*Blood Pressure Trialists,* 2008). Além das comparações apresentadas na Tabela 7.18 entre IECAs ou BCCs *versus* placebo, os estudos remanescentes compararam uma classe de medicamento com outra classe. Mais uma vez, não houve diferenças significativas nos benefícios entre indivíduos abaixo ou acima de 65 anos de idade.

A terapia deve iniciar com pequenas doses, cujo aumento deve ser feito lentamente: iniciar com dose baixa e prosseguir lentamente. As pequenas doses podem ser totalmente eficazes. Ainda mais do que em pacientes mais jovens, os idosos se sentem melhor com agentes de ação prolongada (uma vez por dia) e suave, considerando que têm dificuldade de acompanhar programas complicados de dosagem, para ler os rótulos e abrir frascos com tampas de segurança. O registro domiciliar da pressão arterial pode ser particularmente útil, em primeiro lugar para superar o efeito do avental branco que é quantitativamente maior em idosos e, em segundo lugar, para assegurar que a terapia é suficiente, mas não muito. O efeito do avental branco em consultórios médicos pode ocultar tratamentos excessivos consideráveis.

## Objetivo das terapias

O Capítulo 5 apresenta a resposta à pergunta sobre qual o limite para reduzir a pressão arterial. Como observamos anteriormente (Kaplan, 2000), "Pode haver uma curva em J de doença cardiovascular crescente sempre que a pressão arterial diastólica cair abaixo do nível necessário para manter a perfusão para órgãos vitais... Portanto, recomenda-se cautela ao tratar pacientes com hipertensão sistólica isolada que, obviamente, iniciam com pressões arteriais diastólicas baixas".

Por outro lado, não existe nenhuma documentação sobre a curva em J para pressão arterial sistólica. Os investigadores do estudo HYVET envolvendo pacientes com 80 anos de idade ou mais recomendam a pressão-alvo de 150/80 mmHg, que foi a meta atingida em quase a metade de seus pacientes (Beckett et al., 2008).

## Efeito sobre o declínio cognitivo e a demência

Existem evidências indicando que baixar a pressão arterial com terapias anti-hipertensivas reduz a incidência de declínio cognitivo e demência (Forette et al., 2002; Hanon et al., 2008; Khachaturian et al., 2006; Skoog et al., 2005; Yasar et al., 2008). Entretanto, esse tipo de benefício não foi observado no estudo HYVET durante 2 anos em pacientes com 80 anos de idade ou mais (Peters et al., 2008).

A maior parte desses estudo, em particular o HYVET, apresentou muito pouco e muito tarde. Existem dados experimentais obtidos em ratos que dão suporte a um efeito neuroprotetor de quedas na pressão arterial (Elewa et al., 2007) e dados coletados em seres humanos que mostram a plasticidade da hemodinâmica cerebral para melhorar ou preservar o fluxo sanguíneo do cérebro sempre que houver quedas de pressão (Lipsitz et al., 2005; Zhang et al., 2007).

### Tabela 7.18
**Ecrs sobre tratamento de hipertensos com idade abaixo de 65 anos *versus* hipertensos com idade acima de 65 anos**

| Medicamento | Diferença na PAS/PAD (mmHg) | Risco relativo (IC 95%) |
|---|---|---|
| IECA *versus* Placebo | | |
| Idade < 65 | -4,6/-2,10 | 0,76 (0,66-0,88) |
| Idade > 65 | -4,2/-2,0 | 0,83 (0,74-0,94) |
| BCC *versus* Placebo | | |
| Idade < 65 | -7,2/-2,9 | 0,84 (0,54-1,31) |
| Idade > 65 | -9,3/-3,8 | 0,74 (0,59-0,92) |

Dados do *Blood Pressure Trialist. Effects of diferent regimens to lower blood pressure on major cardiovascular events in older and younger adults: Meta-analysis of randomised trials. Br Med J* 2008;336:1121-1123.

Portanto, o mínimo que se poderia dizer é que terapias anti-hipertensivas adequadas não causam danos e podem proteger contra o declínio cognitivo.

## Obesidade e síndrome metabólica

A obesidade visceral ou abdominal, facilmente identificável pela medição da circunferência da cintura, está associada à síndrome metabólica (Wildman et al., 2008) e, em particular, à hipertensão (Redon et al., 2008). Com o aumento acentuado da obesidade em todo o mundo, a prevalência da síndrome aumentará, atingindo de crianças (Heddley et al., 2004) a idosos (Sloan et al., 2008). No manejo da hipertensão deve-se tomar muito cuidado para não agravar os outros componentes da síndrome.

### Mudanças no estilo de vida

O foco principal deve ser a prevenção da obesidade. Caso isso não seja possível, a perda de peso e o aumento nas atividades físicas lentificarão o início do diabetes, conforme descrevemos no Capítulo 6. A dieta do Mediterrâneo, mesmo com perdas de peso inexpressivas, reduzem a prevalência da síndrome em mais da metade (Esposito et al., 2004).

### Terapia medicamentosa anti-hipertensiva

Altas doses de diuréticos e, ainda mais, de β-bloqueadores devem ser evitadas em indivíduos que tenham propensão para desenvolver ou que tenham síndrome metabólica (Mason et al., 2005; Messerli et al., 2008a). A incidência de novo início de diabetes em vários ECRs foi reduzida significativamente com terapias à base de IECAs, BRAs e BCCs em comparação com terapias à base de diuréticos, de β-bloqueadores, ou de uma combinação entre eles (Aksnes et al., 2008a). Entre esses medicamentos, os IECAs ou BRAs têm menor probabilidade de induzir diabetes (Lam & Owen, 2007). No estudo LIFE, novo início de diabetes foi menos provável com um β-bloqueador ou com um BRA nos casos de ocorrência de hipertrofia ventricular esquerda, de forma que algum outro fato pode estar envolvido além do tipo de medicamento (Okin et al., 2007).

### Sensibilizadores insulínicos e outros medicamentos

As tiazolidinedionas são os sensibilizadores insulínicos mais eficazes (Yki-Järvinen, 2004) e baixam a pressão arterial em cerca de 4 mmHg (Raji et al., 2003). A metformina reduziu o surgimento de diabetes no *Diabetes Prevention Program* (Knowler et al., 2002) e a acarbose melhorou várias características da síndrome metabólica (Chiasson et al., 2003).

## Diabetes

O diabetes aumenta acentuadamente o risco cardiovascular e deve receber tratamento intensivo. Infelizmente, poucos diabéticos hipertensos fazem tratamento adequado de ambas as condições (Lonati et al., 2008), a despeito do reconhecimento de que é imprescindível fazer o controle adequado das duas doenças (*American Diabetes Association*, 2008).

Antes de entrarmos no assunto relacionado ao tratamento é necessário corrigir um conceito errôneo sobre o risco de diabetes de novo início induzido por medicações. No estudo ALLHAT (2002), o diabetes de novo início foi mais frequente em indivíduos cuja terapia tinha como base o diurético clortalidona (11,6%) *versus* o BCC anlodipina (9,8%) ou o IECA lisinopril (8,6%). Durante o acompanhamento médio de 4,9 anos (1.788 dias) não foi observado nenhum excesso de morbidade ou de mortalidade entre indivíduos que desenvolveram diabetes enquanto estiveram tomando diuréticos (Wright et al., 2008). Esse paradoxo aparente foi explicado como um reflexo do efeito anti-hipertensivo maior da terapia com base em diuréticos, de maneira que o "benefício da redução na pressão arterial supera qualquer risco associado ao desenvolvimento de diabetes melito" (Phillips, 2006). Os investigadores do ALLHAT propõem que "o diabetes melito induzido por tiazidas é uma entidade de doença diferente e benigna em comparação com o diabetes melito *de novo início* ou com o diabetes que se desenvolve no contexto de outros agentes anti-hipertensivos" (Phillips, 2006).

A benignidade aparente do diabetes melito induzido por diuréticos também foi observada no estudo SHEP, mesmo depois de 14 anos de acompanhamento (Kostis et al., 2005). Entretanto, os dados do estudo ALLHAT tiveram um período curto de observação. No estudo VALUE, 1.298 pacientes tiveram novo início de diabetes (Aksnes et al., 2007b). Como mostra a Figura 7.22, aqueles pacientes apresentaram uma incidência ligeiramente maior de insuficiência cardíaca do que naqueles que não desenvolveram diabetes durante os primeiros 5 anos de acompanhamento, porém uma incidência um pouco aumentada depois de 2.000 dias ou 5,5 anos, até um nível igual ao dos indivíduos com diabetes na entrada do estudo. Verdecchia e colaboradores (2007), em seu comentário sobre os dados apresentados na Figura 7.22, concluíram que "o novo início de diabetes, sejam quais forem os determinantes, permanece um marcador prognóstico adverso". Portanto, é necessário prevenir o diabetes. Caso seja necessário, o tratamento deve ser intensivo.

## Mudanças no estilo de vida

Os mesmos princípios da síndrome metabólica se aplicam ao diabetes: perda de peso e atividade física (ver Capítulo 6). Levando-se em consideração que o controle da hipertensão deve ser rigoroso, até atingir o nível de 130/80 mmHg, a *American Diabetes Association* recomenda o uso de terapia de mudança no estilo de vida isoladamente por um período máximo de 3 meses (*American Diabetes Association,* 2008).

## Terapia medicamentosa anti-hipertensiva

A terapia deve ser iniciada com níveis de pressão arterial acima de 130/80 mmHg e intensificada o suficiente para manter um nível pressórico abaixo de 130/80 mmHg. Essa terapia evita dificuldades para o paciente e economiza recursos para o sistema de atendimento médico, mais do que o controle glicêmico ou lipídico (*CDC Diabetes Cost-Effectiveness Group,* 2002).

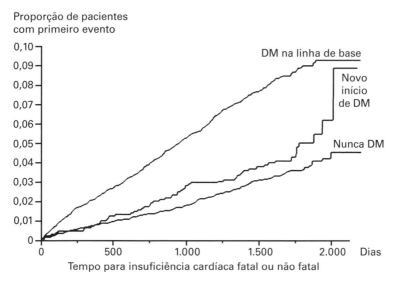

**FIGURA 7.22** Insuficiência cardíaca congestiva (fatal e não fatal) nos três grupos. **DM**: diabetes melito. (Reproduzida, com permissão, de Aksnes TA, Kjeldsen SE, Rostrup M, et al. *Impact of new-onset diabetes mellitus on cardiac outcomes in the Valsartan Antihypertensive Long-term Use Evaluation (VALUE) trial population. Hypertension 2007b;50:467-473.*)

Os melhores medicamentos para controle da hipertensão são, por ordem, IECAs, BRAs, diuréticos e BCCs (American Diabetes Association; 2008). As diretrizes da associação afirmam o seguinte: "Apesar das evidências de vantagens distintas dos inibidores do sistema renina-angiotensina (SRA) em casos de doença cardiovascular, os resultados em casos de diabetes permanecem conflitantes... Os benefícios convincentes dos inibidores do SRA em pacientes diabéticos com albuminúria ou insuficiência renal fornecem fundamentos lógicos para sua utilização". O último ponto se relaciona à necessidade de evitar a incidência de nefropatia diabética, a causa principal de doença renal terminal nos Estados Unidos (Burgess, 2008). O Capítulo 9 apresenta detalhes sobre a nefropatia diabética.

Seja qual for o medicamento selecionado como primeira escolha, quase todos os diabéticos hipertensos necessitam de dois, três ou quatro para atingir a meta de 130/80 mmHg. Mesmo em casos de aproximação dessa meta, o uso desses medicamentos produz uma proteção excepcional contra a maioria das complicações diabéticas (Gaede et al., 2008). Na maior parte dos casos quase sempre é preciso adicionar um diurético (Arroll et al., 2008).

### Terapia para reduzir o nível de lipídios

Os diabéticos possuem mais padrões lipídicos aterogênicos do que os não diabéticos (Sam et al., 2008) e há uma discussão acirrada sobre o uso rotineiro de uma estatina em todos os pacientes diabéticos, independente do nível lipídico (Howard et al., 2008). Em um estudo envolvendo 2.838 indivíduos com diabetes tipo 2, os que receberam 10 mg de atorvastatina por dia conseguiram uma redução de 37% nos riscos cardiovasculares relevantes, em comparação com aqueles que receberam placebo, sendo que a proteção foi quase a mesma em indivíduos sem níveis elevados de lipídios em relação àqueles com dislipidemia (Calhoun et al., 2004).

### Outros medicamentos

Os mesmos benefícios das tiazolidinedionas (Sarafidis et al., 2004) e da metformina (Manzella et al., 2004) foram observados tanto no diabetes como na síndrome metabólica.

É importante relembrar o aumento de cinco vezes na incidência de angioedema nos casos em que um IECA for combinado com uma gliptina (Brown et al., 2009).

## Dislipidemia

As estatinas são a base terapêutica do tratamento de dislipidemia, embora, às vezes, seja necessário usar outros medicamentos. A proteção contra doença coronariana das estatinas está de acordo com a associação conhecida entre dislipidemia e aterosclerose coronariana. Entretanto, a proteção quase igual contra acidentes vasculares cerebrais (AVCs) – 21% em uma metanálise (Amarenco et al., 2004) – não era esperada levando-se em consideração que a dislipidemia é um fator de risco bem menor para incidência de AVC. Uma das possibilidades é que as estatinas reduzem o nível da pressão arterial. Em uma metanálise de 20 estudos com estatinas envolvendo 828 pacientes, a queda média na pressão arterial foi de –1,9/–0,9 mmHg e de –4,0/–1,2 em indivíduos com hipertensão (Strazzullo et al., 2007). Entretanto, Trompet e colaboradores (2008) não encontraram nenhum efeito sobre a pressão arterial no estudo PROSPER, ao passo que a atorvastatina foi eficaz de forma marcante no estudo ASCOT (Sever et al., 2009).

Considerando que, por definição, os hipertensos correm risco mais elevado, pode-se argumentar que virtualmente todos os pacientes devem receber uma estatina ou outro tipo de terapia para melhorar o perfil lipídico, seja ela qual for. Em uma metanálise de 14 grandes estudos, os benefícios cardiovasculares das estatinas foram os mesmos em pacientes hipertensos e em normotensos (Messerli et al., 2008b).

## Pacientes com doença renal e cardiovascular concomitantes

### Hipertrofia ventricular esquerda

A hipertrofia ventricular esquerda (HVE), detectada por eletrocardiografia ou por ecocardiografia mais sensível, é um fator de risco significativo. Atualmente, há evidências convincentes de que os riscos diminuem com a regressão da HVE (Okin et al., 2004; Verdecchia et al., 2003; Wachtell et al., 2007). Por razões desconhecidas, a regressão é menor em mulheres com uso de terapias anti-hipertensivas (Okin et al., 2008).

Qualquer medicamento que reduzir o nível da pressão arterial regride a HVE excetuando-se os vasodilatadores diretos. Resultados iguais ou melhores foram observados com IECAs, BRAs e BCCs, enquanto que a regressão foi menor com diuréticos ou com β-bloqueadores (Klingbeil et al., 2003). Além da regressão da HVE, a persistência de anormalidades motoras na parede durante o tratamento aumenta o risco de eventos cardiovasculares (Cicala et al., 2008).

### Doença arterial coronariana (DAC)

As diretrizes de 2007 de um comitê de especialistas da *American Heart Association* abrangeram várias apresentações de DAC (Rosendorff et al., 2007). Essas diretrizes são metas indicadas para a pressão arterial: menos de 140/90 mmHg para prevenção de DAC em geral; menos de 130/80 para DAC de alto risco, incluindo angina estável; menos de 120/80 mmHg para disfunção ventricular esquerda ou insuficiência cardíaca.

### Insuficiência cardíaca

Os idosos hipertensos têm alta prevalência de disfunção diastólica ventricular esquerda cuja presença foi de 25,8% em 2.545 pacientes estudados na Itália (Zanchetti et al., 2007). Embora não existam dados adequados sobre os benefícios de tratamentos de disfunção diastólica ventricular esquerda, não há dúvidas sobre a necessidade de evidências para o tratamento de disfunção sistólica. Os IECAs de ação prolongada são mais benéficos do que o captopril ou o enalapril (Pilote et al., 2008). O bloqueio da aldosterona é particularmente indicado para uso em pacientes pós-infarto do miocárdio com disfunção ventricular esquerda (Pitt et al., 2008).

### Fibrilação atrial

A fibrilação atrial (FA) é a arritmia cardíaca mais comum, e ainda mais comum em pacientes hipertensos. Novo e colaboradores (2008) afirmam: "Embora muitos estudos e metanálises tenham dado suporte à vantagem do bloqueio do sistema renina-angiotensina na prevenção de recorrência de FA, ainda é prematuro recomendar o uso de IECAs e de BRAs para essa finalidade específica". A eficácia do valsartan foi comprovada (GISSI-AF, 2009).

### Doença cerebrovascular

Como observamos no Capítulo 4, a incidência de AVC está se tornando mais comum na medida em que as pessoas vivem mais e desenvolvem hipertensão sistólica. Felizmente, conforme observamos no Capítulo 5, a terapia anti-hipertensiva exerce efeito protetor maior sobre AVCs. Entretanto, as evidências mais fortes extraíram apenas uma resposta fraca, a exemplo do que ocorre com todas as condições relacionadas à hipertensão: muitos sobreviventes de AVC, reconhecidamente com alto risco de recidiva, não estão recebendo proteção adequada (Touzé et al., 2008).

Levando-se em consideração que os assuntos sobre a patogênese do AVC e o valor de baixar o nível da pressão arterial foram abordados nos Capítulos 4 e 5, apresentaremos apenas alguns lembretes sobre medidas de prevenção primária e focalizaremos o tratamento na fase aguda e a prevenção secundária a longo prazo.

### Prevenção

A adoção de um estilo de vida saudável é extremamente benéfica. Em um grande estudo observacional, os pacientes que aderiram a um estilo de vida saudável composto de cinco características – não fumar, sem obesidade, atividade física, consumo moderado de bebidas alcoólicas, e dieta com alimentos com baixo teor de gordura e rica em frutas e legumes – apresentaram risco fantasticamente baixo de incidência de AVCs, ou seja, risco 79% mais baixo em mulheres e risco 69% mais baixo em homens em comparação com pessoas que não apresentavam nenhuma dessas características (Chiuve et al., 2008).

Além de mudanças no estilo de vida, é imprescindível que o controle da hipertensão seja adequado (Pedelty & Gorelick, 2008). Ainda existem controvérsias sobre o melhor tratamento para prevenção primária de AVC. Muitos especialistas acreditam que, seja qual for o nível de queda, a pressão arterial mais baixa é o protetor primário (Wang et al., 2007a). Entretanto, como descrevemos anteriormente neste capítulo, um argumento bastante persuasivo é que os medicamentos que *aumentam* os níveis sanguíneos da angiotensina II são melhores do que os que *diminuem* esses níveis (Boutite et al., 2007).

A despeito de algumas evidências experimentais que dão suporte à posição de Boutite e colaboradores (Li et al., 2008), os resultados do estudo ONTARGET enfraquecem seu argumento, considerando que o IECA ramipril foi tão eficaz na redução de AVC como o BRA telmisartan (*ONTARGET Investigators*, 2008). Além disso, os BRAs não foram melhores que placebo no estudo PROFESS realizado em sobreviventes de AVC que não eram tolerantes aos IECAs (Yusuf et al., 2008).

A terapia à base de estatinas reduz o risco de incidência de AVC (Nassief e Marsh, 2008) sem, como se temia, aumento de hemorragia intracraniana (FitzMaurice et al., 2008).

## *Acidente vascular cerebral agudo*

Após o início de um AVC é possível melhorar os resultados com hospitalização rápida do paciente em instalações com exames de imagens do cérebro e com uma unidade vascular, com disponibilidade de trombólise com tPA intra-arterial ou intravenoso (Adams et al., 2007; Swain et al., 2008).

Mais de 60% dos pacientes com AVC apresentam respostas hipertensivas acima de níveis pré-mórbidos dentro de 24 horas (Qureschi, 2008). As diretrizes de tratamento para baixar esse nível pressórico agudamente elevado são muito conservadoras por causa da preocupação de que quedas imediatas na pressão arterial possam aumentar a extensão do dano cerebral (Adams et al., 2007). Entretanto, esse tipo de preocupação pode ser aliviado nos casos em que os pacientes forem candidatos a trombólise, considerando que a persistência de pressões acima de 185/110 mmHg é uma contraindicação para trombólise (Qureschi, 2008) (Figura 7.23).

Sare e colaboradores (2008) afirmam: "Existem poucas evidências de que os agentes anti-hipertensivos diminuem o fluxo sanguíneo cerebral, a despeito dos efeitos que permitem baixar a pressão arterial". Portanto, quedas cautelosas, porém persistentes, em pressões arteriais elevadas ocorreram de forma aguda em pacientes com AVC isquêmico e hemorrágico cujos resultados, em geral, foram positivos" (Adams et al., 2009; Eveson et al., 2007).

Uma série de estudos em curso está examinando esses e outros temas relacionados ao manejo do AVC agudo (ver lista na revista *Stroke*).

## *Manejo pós-AVC*

As evidências de prevenção secundária de AVC recorrente por terapia anti-hipertensiva são muito fortes. O estudo HYVET descobriu que essa proteção se estende aos indivíduos com idade acima de 80 anos (Beckett et al., 2008). Além disso, recomenda-se o uso de aspirina e de estatinas e o controle de outros fatores de risco (Sacco et al., 2006). Embora estejam sendo propostos (Ovbiagele et al., 2008; Yip et al., 2008), aparentemente é desnecessário utilizar marcadores de pobre diagnóstico. Todos os pacientes com ataque isquêmico transitório (AIT) ou AVC anterior devem receber tratamento intensivo e acompanhamento rigoroso.

## Doença vascular periférica

Levando-se em consideração que normalizam a disfunção endotelial e o remodelamento vascular nas artérias de pacientes hipertensos (Park & Schiffrin, 2000), os IECAs, BRAs e BCCs são as escolhas lógicas nos casos de pacientes com doença vascular periférica concomitante.

## Doença renal

Considerando que há muitas facetas da hipertensão em casos de doença renal, o Capítulo 9 aborda essa combinação com profundidade. Por enquanto, vale a pena mencionar dois pontos: em primeiro lugar, a presença de disfunção renal complica o tratamento da hipertensão (Sica, 2008b) e, em segundo lugar, sabe-se que a microalbuminúria é um sério fator de risco que deve ser avaliado em cada novo caso de paciente hipertenso. Nos casos de presença de microalbuminúria, o nível de proteinúria pode servir como marcador útil de terapia bem sucedida (Jefferson et al., 2008).

## Disfunção sexual

Acredita-se amplamente que a hipertensão e seu tratamento estejam usualmente associados e causativamente ligados à disfunção sexual, em particular com o que anteriormente foi conhecido como impotência e, nos dias atuais, recebe o nome menos ameaçador de "disfunção erétil".

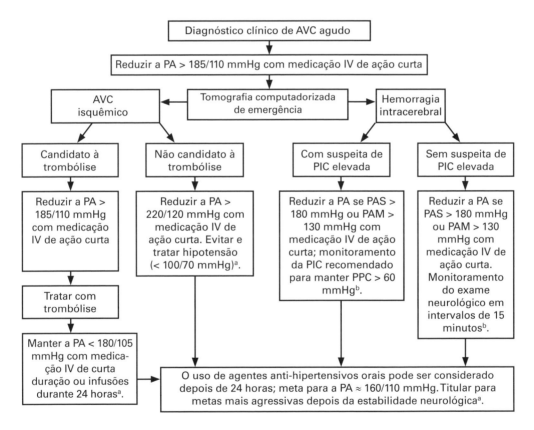

**FIGURA 7.23** Algoritmo para tratamento de resposta hipertensiva aguda entre pacientes com AVC e subtipos de AVC. **IV**: intravenoso; **PAS**: pressão arterial sistólica; **PIC**: pressão intracraniana; **PAM**: pressão arterial média; **PAD**: pressão arterial diastólica; **PPC**: pressão de perfusão cerebral. (Reproduzida, com permissão, de Quershi. *Acute hypertensive responses in patients with stroke. Circulation 2008;118:176-187.*)

## Incidência

A despeito de afirmações como "a disfunção erétil é um dos maiores obstáculos para a não aderência aos tratamentos anti-hipertensivos" (Della Chiesa et al., 2003), a maior parte dos dados não indica categoricamente uma relação próxima entre disfunção erétil e hipertensão além do que se espera em homens idosos com um grande número de condições comórbidas.

Homens hipertensos com disfunção erétil possuem artérias mais espessas e menos complacentes com características de disfunção endotelial (Vlachopoulos et al., 2008). Portanto, não há dúvidas de que muitos pacientes com disfunção erétil sejam hipertensos, porém há uma quantidade apenas modesta de dados indicando que a hipertensão seja preditora independente de disfunção erétil (Russell et al., 2004).

## Tratamento

Nos casos em que houver suspeita de que algum medicamento anti-hipertensivo possa induzir disfunção erétil (talvez por meio de quedas adicionais na pressão arterial nos vasos genitais escleróticos), a administração dessa medicação deve ser interrompida e substituída por uma classe diferente, administrada em pequenas doses, para baixar gradualmente a pressão arterial.

Se não for encontrada nenhuma causa reversível, pode-se administrar, com segurança, um inibidor da fosfodiesterase-5, com expectativa de retorno da função erétil em 50 a 70% de pacientes (Kloner, 2004). No que diz respeito à hipertensão é necessário ter muita cautela no uso de nitratos ou de α-bloqueadores.

## Atletas profissionais

Os atletas profissionais podem ficar ansiosos durante o exame que antecede as competições e, portanto, podem ser suscetíveis à "hipertensão do avental branco". Os atletas que forem considerados hipertensos devem fazer leituras da pressão fora do consultório. Aqueles com hipertensão de estágio 1 persistente devem fazer um exame mais completo, talvez incluindo um ecocardiograma, que não deve se restringir ao treinamento ou a uma competição (Kaplan et al., 2005). Provavelmente, os atletas com hipertensão de estagio 2 devam ser limitados, pelo menos até que as mudanças no estilo de vida (incluindo, interrupção no uso de andrógenos, de simpatomiméticos, hormônios do crescimento, etc.) e as medicações tenham colocado a pressão arterial sob controle. Os treinamentos de resistência devem ser evitados por atletas cuja pressão arterial não foi controlada satisfatoriamente (Miyachi et al., 2004). Os β-bloqueadores são os únicos medicamentos que podem limitar o desempenho físico (Vanhees et al., 2000).

## Pilotos hipertensos

A *U.S. Federal Aviation Administration* modificou consideravelmente as normas relacionadas aos limites de pressão arterial e os tipos de medicações anti-hipertensivas que podem ser ingeridas por pessoas que desejarem obter o certificado de piloto. A pressão arterial máxima permitida, na posição sentada, é de 155/95 mmHg. A maior parte dos medicamentos anti-hipertensivos pode ser utilizada, excetuando-se aqueles com ação central tais como a reserpina, guanetidina, guanadrel, metildopa e guanabenzo.

## Hipertensão em anestesia e cirurgia

A pressão arterial deve ser bem controlada antes de cirurgias eletivas. Os pacientes devem continuar tomando suas medicações anti-hipertensivas até a manhã que preceder a cirurgia e voltar a tomá-las, por via oral ou intravenosa, o mais rapidamente possível no período pós-operatório (Auerback & Goldman, 2006). De maneira geral, os β-bloqueadores são administrados no período pré-operatório em pacientes com alto risco de doença ateroesclerótica. Entretanto, em um estudo controlado randomizado com 8.351 desses pacientes a metade que recebeu metoprolol de liberação estendida entre 2 e 4 horas antes da cirurgia e durante 30 dias a partir de então apresentou menos eventos cardíacos, porém mais incidência de mortes e de acidentes vasculares cerebrais (*POISE Study Group*, 2008). Por outro lado, em uma série de estudos denominados DECREASE, a administração de pequenas doses de bisoprolol foi iniciada pelo menos sete dias antes da cirurgia e titulada para atingir frequências cardíacas variando de 50 a 65 por minuto. Os resultados revelaram uma redução na incidência de eventos cardíacos perioperatórios, porém um ligeiro aumento em acidentes vasculares cerebrais (Fleisher & Poldermans, 2008). Esses autores recomendam a titulação de pequenas doses de β-bloqueadores para que o efeito total inicie pelo menos sete dias antes da cirurgia.

Recomenda-se ter muita cautela nos casos de pacientes que estiverem tomando IECAs ou BRAs. Arora e colaboradores (2008) encontraram um risco aumentado de 27,6% de insuficiência renal aguda em um estudo retrospectivo de uma coorte de 1.358 pacientes que haviam se submetido a uma cirurgia cardíaca logo após começarem a tomar esses medicamentos.

Nos casos em que for necessário tratar a hipertensão durante a cirurgia, recomenda-se a aplicação intravenosa de labetalol, nitroprussiato, nicardipina ou esmolol (ver Capítulo 8).

Usualmente, a hipertensão pós-operatória é precipitada por sobrecarga de volume, dor ou agitação. Nos casos de pacientes que necessitarem reduzir a pressão arterial pós-operatória recomenda-se utilizar formas parenterais de vários agentes, incluindo os β-bloqueadores de ação curta esmolol, labetalol ou nicardipina. O Capítulo 14 apresenta uma série de problemas especiais em pacientes pós-operatórios depois de cirurgia de *bypass* coronariano, trauma e queimaduras. O Capítulo 12 apresenta considerações anestesiológicas em pacientes com feocromocitoma.

No período pós-operatório pode ocorrer queda significativa da pressão arterial como resposta não específica à cirurgia e pode persistir durante vários meses (Volini & Flaxman, 1939). Os médicos não se devem deixar enganar pelo que possa aparentar uma melhora na hipertensão dos pacientes: é importante prever um retorno gradual aos níveis pré-operatórios.

## PREVENÇÃO DA HIPERTENSÃO

Dois estudos analisaram a capacidade de evitar a progressão de pressão arterial alta-normal (130 a 139/85 a 89 mmHg) para níveis acima de 140/90 mmHg (Julius et al., 2006; Luders et al., 2008). Nesses estudos, a pressão arterial foi reduzida com administração de um BRA (candesartan) por Julius e colaboradores e de um IECA (ramipril) por Luders e colaboradores. Em ambos os estudos, a pressão arterial permaneceu abaixo de 140/90 mmHg durante o período de ingestão do medicamento, porém na maior parte dos pacientes que foram acompanhados depois da descontinuação do medicamento, a pressão subiu para um nível acima de 140/90 mmHg.

A prevenção de hipertensão futura foi demonstrada em ratos espontaneamente hipertensos (que se tornaram hipertensos depois de 20 semanas de idade) com administração de um IECA durante um período de 2 semanas, mas somente se tivessem sido tratados antes de 20 semanas de idade (Smallegange et al., 2004). Esse fato se traduziria no tratamento de seres humanos durante a adolescência para evitar hipertensão futura. Aguardar até que os indivíduos estejam na faixa de 40 a 70 anos de idade, como fizeram Julius e colaboradores e Luders e colaboradores, pode ser muito tarde. Esse tipo de estudo em seres humanos suficientemente jovens para serem protegidos pode não ser viável.

## CONCLUSÃO

A grande quantidade de medicamentos atualmente disponíveis no mercado pode ser utilizada para tratar com sucesso praticamente todos os pacientes hipertensos em quaisquer circunstâncias. Talvez o tratamento de indivíduos pré-hipertensos para evitar o início de hipertensão tenha um valor final ainda maior, fato que se encontra atualmente sob observação. Enquanto isso, mesmo indivíduos em situação de risco mais elevado – os poucos que desenvolvem emergências hipertensivas – podem ser tratados com eficácia, tema a ser discutido no próximo capítulo.

# REFERÊNCIAS

Abernethy DR, Schwartz JB. Calcium-antagonist drugs. *N Engl J Med* 1999;341:1447–1457.

Achari R, Hosmane B, Bonacci E, et al. The relationship between terazosin dose and blood pressure response in hypertensive patients. *J Clin Pharmacol* 2000;40:1166–1172.

Adams HP Jr, del ZG, Alberts MJ, et al. Guidelines for the early management of adults with ischemic stroke. *Stroke* 2007;38: 1655–1711.

Agodoa LY, Appel L, Bakris GL, et al. Effect of ramipril vs amlodipine on renal outcomes in hypertensive nephrosclerosis. *JAMA* 2001;285:2719–2728.

Ahmed A, Husain A, Love TE, et al. Heart failure, chronic diuretic use, and increase in mortality and hospitalization: An observational study using propensity score methods. *Eur Heart J* 2006;27:1431–1439.

Aksnes TA, Flaa A, Strand A, et al. Prevention of new-onset atrial fibrillation and its predictors with angiotensin II-receptor blockers in the treatment of hypertension and heart failure. *J Hypertens* 2007a;25:15–23.

Aksnes TA, Kjeldsen SE, Rostrup M, et al. Impact of new-onset diabetes mellitus on cardiac outcomes in the Valsartan Antihypertensive Long-term Use Evaluation (VALUE) trial population. *Hypertension* 2007b;50:467–473.

Aksnes TA, Kjeldsen SE, Rostrup M, et al. Predictors of new-onset diabetes mellitus in hypertensive patients: The VALUE trial. *J Hum Hypertens* 2008;22:520–527.

Aksnes N, Wahlgren N, Brainin M, et al. Relationship of blood pressure, antihypertensive therapy, and outcome in ischemic stroke treated with intravenous thrombolysis: retrospective analysis from Safe Implementation of Thrombolysis in Stroke-International Stroke Thrombolysis Register (SITS-ISTR). *Stroke* 2009;40:2442–2449.

ALLHAT Officers and Coordinators for the ALLHAT Collaborative Research Group. Major cardiovascular events in hypertensive patients randomized to doxazosin vs chlorthalidone. *JAMA* 2000;283:1967–1975.

ALLHAT Officers and Coordinators for the ALLHAT Collaborative Research Group. The Antihypertensive and Lipid-Lowering Treatment to Prevent Heart Attack Trial. Major outcomes in high-risk hypertensive patients randomized to angiotensin-converting enzyme inhibitor or calcium channel blocker vs diuretic: The Antihypertensive and Lipid-Lowering Treatment to Prevent Heart Attack Trial (ALLHAT). *JAMA* 2002;288: 2981–2997.

Almgren T, Wilhelmsen L, Samuelsson O, et al. Diabetes in treated hypertension is common and carries a high cardiovascular risk: Results from a 28-year follow-up. *J Hypertens* 2007;25: 1311–1317.

Amar J, Cambou JP, Touze E, et al. Comparison of hypertension management after stroke and myocardial infarction: Results from ECLAT1—a French nationwide study. *Stroke* 2004; 35: 1579–1583.

Amar J, Chamontin B, Genes N, et al. Why is hypertension so frequently uncontrolled in secondary prevention? *J Hypertens* 2003;21:1199–1205.

Amarenco P, Labreuche J, Lavallee P, et al. Statins in stroke prevention and carotid atherosclerosis: Systematic review and up-to-date meta-analysis. *Stroke* 2004;35:2902–2909.

American Diabetes Association. Standards of medical care in diabetes-2008. *Diabetes Care* 2008;31:524–526.

Anderson C. Neuroprotection by angiotensin receptor blockers? *J Hypertens* 2008;26:853.

Anderson J, Godfrey BE, Hill DM, et al. A comparison of the effects of hydrochlorothiazide and of furosemide in the treatment of hypertensive patients. *QJM* 1971;40:541–560.

Ando H, Zhou J, Macova M, et al. Angiotensin II AT1 receptor blockade reverses pathological hypertrophy and inflammation in brain microvessels of spontaneously hypertensive rats. *Stroke* 2004;35:1726–1731.

Andrén L, Weiner L, Svensson A, et al. Enalapril with either a "very low" or "low" dose of hydrochlorothiazide is equally effective in essential hypertension. *J Hypertens* 1983;1: 384–386.

Angeli F, Verdecchia P, Reboldi GP, et al. Calcium channel blockade to prevent stroke in hypertension: A meta-analysis of 13 studies with 103, 793 subjects. *Am J Hypertens* 2004;17: 817–822.

Appel LJ, Wright JT Jr, Greene T, et al. Long-term effects of renin-angiotensin system-blocking therapy and a low blood pressure goal on progression of hypertensive chronic kidney disease in African Americans. *Arch Intern Med* 2008;168: 832–839.

Apperloo AJ, de Zeeuw D, de Jong PE. A short-term antihypertensive treatment-induced fall in glomerular filtration rate predicts long-term stability of renal function. *Kidney Int* 1997;51: 793–797.

Armstrong B, Stevens N, Doll R. Retrospective study of the association between use of rauwolfia derivatives and breast cancer in English women. *Lancet* 1974;21;672–675.

Arora P, Rajagopalam S, Ranjan R, et al. Preoperative use of angiotensin-converting enzyme inhibitors/angiotensin receptor blockers is associated with increased risk for acute kidney injury after cardiovascular surgery. *Clin J Am Soc Nephrol* 2008;3:1266–1273.

Arroll B, Kenealy T, Elley CR. Should we prescribe diuretics for patients with prediabetes and hypertension? *Br Med J* 2008; 337:a679.

Auerbach A, Goldman L. Assessing and reducing the cardiac risk of noncardiac surgery. *Circulation* 2006;113:1361–1376.

Azizi M, Menard J. Combined blockade of the renin-angiotensin system with angiotensin-converting enzyme inhibitors and angiotensin II type 1 receptor antagonists. *Circulation* 2004;109:2492–2499.

Bagger JP, Helligsoe P, Randsback F, et al. Effect of verapamil in intermittent claudication. *Circulation* 1997;95:411–414.

Bahlmann FH, de Groot K, Mueller O, et al. Stimulation of endothelial progenitor cells: A new putative therapeutic effect of angiotensin II receptor antagonists. *Hypertension* 2005;45: 526–529.

Bailey DG, Dresser GK, Kreeft JH, et al. Grapefruit-felodipine interaction. *Clin Pharmacol Ther* 2000;68:468–477.

Baker EH, Duggal A, Dong Y, et al. Amiloride, a specific drug for hypertension in black people with T594M variant? *Hypertension* 2002;40:13–17.

Bakris GL, Fonseca V, Katholi RE, et al. Metabolic effects of carvedilol vs metoprolol in patients with type 2 diabetes mellitus and hypertension: A randomized controlled trial. *JAMA* 2004;292:2227–2236.

Bakris GL, Weir MR. Angiotensin-converting enzyme inhibitor-associated elevations in serum creatinine. *Arch Intern Med* 2000;160:685–693.

Bakris GL, Weir MR, Shanifar S, et al. Effects of blood pressure level on progression of diabetic nephropathy: Results from the RENAAL study. *Arch Intern Med* 2003; 163:1555–1565.

Bangalore S, Messerli FH, Cohen JD, et al. Verapamil-sustained release-based treatment strategy is equivalent to atenolol-based treatment strategy at reducing cardiovascular events in patients with prior myocardial infarction: An INternational VErapamil SR-Trandolapril (INVEST) substudy. *Am Heart J* 2008a;156: 241–247.

Bangalore S, Messerli FH, Kostis JB, et al. Cardiovascular protection using beta-blockers: A critical review of the evidence. *J Am Coll Cardiol* 2007a;50:563–572.

Bangalore S, Sawhney S, Messerli FH. Relation of beta-blocker-induced heart rate lowering and cardioprotection in hypertension. *J Am Coll Cardiol* 2008b;52:1482–1489.

Bangalore S, Shahane A, Parkar S, et al. Compliance and fixed-dose combination therapy. *Hypertension* 2007b;49: 272–275.

Batey DM, Nicolich MJ, Lasser VI, et al. Prazosin versus hydrochlorothiazide as initial antihypertensive therapy in black versus white patients. *Am J Med* 1989;86:74–78.

Batkai S, Pacher P, Osei-Hyiaman D, et al. Endocannabinoids acting at cannabinoid-1 receptors regulate cardiovascular function in hypertension. *Circulation* 2004;110:1996–2002.

Bautista LE. Predictors of persistence with antihypertensive therapy: Results from the NHANES. *Am J Hypertens* 2008; 21: 183–188.

Beckett NS, Peters R, Fletcher AE, et al. Treatment of hypertension in patients 80 years of age or older. *N Engl J Med* 2008;358: 1887–1898.

Bell CM, Hatch WV, Fischer HD, et al. Association between tamsulosin and serious ophthalmic adverse events in older men follwing cataract surgery. *JAMA* 2009;301:1991–1996.

Benndorf RA, Boger RH. Pleiotropic effects of telmisartan: Still more to come? *J Hypertens* 2008;26:854–856.

Benson SC, Pershadsingh HA, Ho CI, et al. Identification of telmisartan as a unique angiotensin II receptor antagonist with selective PPARgamma-modulating activity. *Hypertension* 2004;43: 993–1002.

Berl T. Maximizing inhibition of the renin-angiotensin system with high doses of converting enzyme inhibitors or angiotensin receptor blockers. *Nephrol Dial Transplant* 2008;23:2443–2447.

Bhatia BB. On the use of rauwolfia serpentina in high blood pressure. *J Ind Med Assoc* 1942;11:262–265.

Birkenhäger WH, Staessen JA. Dual inhibition of the renin system by aliskiren and valsartan. *Lancet* 2007;370:195–196.

Black HR. Evolving role of aldosterone blockers alone and in combination with angiotensin-converting enzyme inhibitors or angiotensin II receptor blockers in hypertension management: A review of mechanistic and clinical data. *Am Heart J* 2004;147: 564–572.

Black HR, Davis B, Barzilay J, et al. Metabolic and clinical outcomes in nondiabetic individuals with the metabolic syndrome assigned to chlorthalidone, amlodipine, or lisinopril as initial treatment for hypertension: A report from the Antihypertensive and Lipid-Lowering Treatment to Prevent Heart Attack Trial (ALLHAT). *Diabetes Care* 2008;31:353–360.

Black JW, Crowther AF, Shanks RG, et al. A new adrenergic beta-receptor antagonist. *Lancet* 1964;2:1080–1081.

Black RN, Hunter SJ, Atkinson AB. Usefulness of the vasodilator minoxidil in resistant hypertension. *J Hypertens* 2007;25: 1102–1103.

Blood Pressure Lowering Treatment Trialists' Collaboration. Effects of different blood-pressure-lowering regimens on major cardiovascular events: Results of prospectively-designed overviews of randomised trials. *Lancet* 2003; 362:1527–1535.

Blood Pressure Trialist. Blood pressure-dependent and independent effects of agents that inhibit the renin-angiotensin system. *J Hypertens* 2007;25:951–958.

Blood Pressure Trialist. Effects of different regimens to lower blood pressure on major cardiovascular events in older and younger adults: Meta-analysis of randomised trials. *Br Med J* 2008;336: 1121–1123.

Bodineau L, Frugiere A, Marc Y, et al. Orally active aminopeptidase A inhibitors reduce blood pressure: A new strategy for treating hypertension. *Hypertension* 2008;51:1318–1325.

Boersma C, Carides GW, Atthobari J, et al. An economic assessment of losartan-based versus atenolol-based therapy in patients with hypertension and left-ventricular hypertrophy: Results from the Losartan Intervention For Endpoint reduction (LIFE) study adapted to the Netherlands. *Clin Ther* 2007;29:963–971.

Boersma C, Postma MJ, Visser ST, et al. Baseline albuminuria predicts the efficacy of blood pressure-lowering drugs in preventing cardiovascular events. *Br J Clin Pharmacol* 2008;65: 723–732.

Bond WS. Psychiatric indications for clonidine. *J Clin Psychopharmacol* 1986;6:81–87.

Borzecki AM, Glickman ME, Kader B, et al. The effect of age on hypertension control and management. *Am J Hypertens* 2006;19: 520–527.

Bosworth HB, Olsen MK, Oddone EZ. Improving blood pressure control by tailored feedback to patients and clinicians. *Am Heart J* 2005;149:795–803.

Boutitie F, Oprisiu R, Achard JM, et al. Does a change in angiotensin II formation caused by antihypertensive drugs affect the risk of stroke? A meta-analysis of trials according to treatment with potentially different effects on angiotensin II. *J Hypertens* 2007;25:1543–1553.

Brater DC. Pharmacokinetics and pharmacodynamics of torasemide in health and disease. *J Cardiovasc Pharmacol* 1993; 22(Suppl. 3):S24–S31.

Brater DC. Pharmacology of diuretics. *Am J Med Sci* 2000;319: 38–50.

Brater DC, Chennavasin P, Day B, et al. Bumetanide and furosemide. *Clin Pharm Ther* 1983;34:207–213.

Brenner BM, Cooper ME, de Zeeuw D, et al. Effects of losartan on renal and cardiovascular outcomes in patients with type 2 diabetes and nephropathy. *N Engl J Med* 2001;345: 861–869.

Brewster LM, van Montfrans GA, Kleijnen J. Systematic review: Antihypertensive drug therapy in black patients. *Ann Intern Med* 2004;141:614–627.

Brooke BS, Habashi JP, Judge DP, et al. Angiotensin II blockade and aortic-root dilation in Marfan's syndrome. *N Engl J Med* 2008;358:2787–2795.

Brown MA, Buddle ML, Martin A. Is resistant hypertension really resistant? *Am J Hypertens* 2001;14:1263–1269.

Brown MJ. Aliskiren. *Circulation* 2008;118:773–784.

Brown MJ, Brown J. Does angiotensin-II protect against strokes? *Lancet* 1986;2:427–429.

Brown MJ, Cruickshank JK, Dominiczak AF, et al. Better blood pressure control: How to combine drugs. *J Hum Hypertens* 2003;17:81–86.

Brown NJ, Byiers S, Carr D, et al. Dipeptidyl peptidase-IV inhibitor use associated with increased risk of ACE inhibitor-associated angioedema. *Hypertension* 2009;54:514–523.

Brown NJ, Vaughan DE. Angiotensin-converting enzyme inhibitors. *Circulation* 1998;97:1411–1420.

Brunner F, Kukovetz WR. Postischemic antiarrhythmic effects of angiotensin-converting enzyme inhibitors. *Circulation* 1996; 94:1752–1761.

Bühler FR, Laragh JH, Baer L, et al. Propranolol inhibition of renin secretion. *N Engl J Med* 1972;287:1209–1214.

Burgess E. Slowing the progression of kidney disease in patients with diabetes. *J Am Soc Hypertens* 2008;2:S30–S37.

Burnett JC Jr. Vasopeptidase inhibition: A new concept in blood pressure management. *J Hypertens* 1999;17(Suppl. 1): S37–S43.

Burnier M. Angiotensin II type 1 receptor blockers. *Circulation* 2001;103:904–912.

Burnier M, Brunner HR. Angiotensin II receptor antagonists. *Lancet* 2000;355:637–645.

Burton TJ, Wilkinson IB. The dangers of immediate-release nifedipine in the emergency treatment of hypertension. *J Hum Hypertens* 2008;22:301–302.

Byrd BF III, Collins HW, Primm RK. Risk factors for severe bradycardia during oral clonidine therapy for hypertension. *Arch Intern Med* 1988;148:729–733.

Calhoun DA, Jones C, Textor S, et al. Resistant hypertension: Diagnosis, evaluation, and treatment. *Hypertension* 2008;51: 1403–1419.

Cameron HA, Ramsay LE. The lupus syndrome induced by hydralazine. *Br Med J* 1984;289:410–412.

Campbell DJ, Krum H, Esler MD. Losartan increases bradykinin levels in hypertensive humans. *Circulation* 2005;111:315–320.

Canzanello VJ, Baranco-Pryor E, Rahbari-Oskoui F, et al. Predictors of blood pressure response to the angiotensin receptor blocker candesartan in essential hypertension. *Am J Hypertens* 2008;21:66.

Carlberg B, Samuelsson O, Lindholm LH. Atenolol in hypertension: Is it a wise choice? *Lancet* 2004;364:1684–1689.

Carlsen JE, Køber L, Torp-Pedersen C, et al. Relation between dose of bendrofluazide, antihypertensive effect, and adverse biochemical effects. *Br Med J* 1990;300:974–978.

Carter BL, Bergus GR, Dawson JD, et al. A cluster randomized trial to evaluate physician/pharmacist collaboration to improve blood pressure control. *J Clin Hypertens (Greenwich)* 2008a;10: 260–271.

Carter BL, Einhorn PT, Brands M, et al. Thiazide-induced dysglycemia: Call for research from a working group from the national heart, lung, and blood institute. *Hypertension* 2008b; 52:30–36.

Carter BL, Lund BC, Hayase N, et al. A longitudinal analysis of antihypertensive drug interactions in a Medicaid population. *Am J Hypertens* 2004;17:421–427.

Casas JP, Chua W, Loukogeorgakis S, et al. Effect of inhibitors of the renin-angiotensin system and other antihypertensive drugs on renal outcomes: Systematic review and meta-analysis. *Lancet* 2005;366:2026–2033.

CDC Diabetes Cost-effectiveness Group. Cost-effectiveness of intensive glycemic control, intensified hypertension control, and serum cholesterol level reduction for type 2 diabetes. *JAMA* 2002;287:2542–2551.

Celis H, Thijs L, Staessen JA, et al. Interaction between nonsteroidal anti-inflammatory drug intake and calcium-channel blocker-based antihypertensive treatment in the Syst-Eur trial. *J Hum Hypertens* 2001;15:613–618.

Chapman AB, Schwartz GL, Boerwinkle E, et al. Predictors of antihypertensive response to a standard dose of hydrochlorothiazide for essential hypertension. *Kidney Int* 2002;61: 1047–1055.

Chapman N, Chang CL, Dahlof B, et al. Effect of doxazosin gastrointestinal therapeutic system as third-line antihypertensive therapy on blood pressure and lipids in the Anglo-Scandinavian Cardiac Outcomes Trial. *Circulation* 2008;118:42–48.

Chapman N, Dobson J, Wilson S, et al. Effect of spironolactone on blood pressure in subjects with resistant hypertension. *Hypertension* 2007;49:839–845.

Chen Y, Lasaitiene D, Gabrielsson BG, et al. Neonatal losartan treatment suppresses renal expression of molecules involved in cell-cell and cell-matrix interactions. *J Am Soc Nephrol* 2004;15:1232–1243.

Cheng A, Frishman WH. Use of angiotensin-converting enzyme inhibitors as monotherapy and in combination with diuretics and calcium channel blockers. *J Clin Pharmacol* 1998;38:477–491.

Cheng HF, Harris RC. Cyclooxygenases, the kidney, and hypertension. *Hypertension* 2004;43:525–530.

Cherry DK, Hing E, Woodwell DA. *National Ambulatory Medical Care Survey 2006 Summary. National Health Statistics Reports; No. 3.* Hyattsville, MD: National Center for Health Statistics; 2008.

Cheung DG, Hoffman CA, Ricci ST, et al. Mild hypertension in the elderly. *Am J Med* 1989;86:87–90.

Chiasson JL, Josse RG, Gomis R, et al. Acarbose treatment and the risk of cardiovascular disease and hypertension in patients with impaired glucose tolerance: The STOP-NIDDM trial. *JAMA* 2003;290:486–494.

Chillon JM, Baumbach GL. Effects of indapamide, a thiazide-like diuretic, on structure of cerebral arterioles in hypertensive rats. *Hypertension* 2004;43:1092–1097.

Chiuve SE, Rexrode KM, Spiegelman D, et al. Primary prevention of stroke by healthy lifestyle. *Circulation* 2008;118:947–954.

Chobanian AV. Does it matter how hypertension is controlled? *N Engl J Med* 2008;359:2485–2485.

Chobanian AV, Bakris GL, Black HR, et al. Seventh report of the Joint National Committee on Prevention, Detection, Evaluation, and Treatment of High Blood Pressure. *Hypertension* 2003;42:1206–1252.

Chun TY, Bankir L, Eckert GJ, et al. Ethnic differences in renal responses to furosemide. *Hypertension* 2008;52:241–248.

Cicala S, de SG, Wachtell K, et al. Clinical impact of "in-treatment" wall motion abnormalities in hypertensive patients with left ventricular hypertrophy: The LIFE study. *J Hypertens* 2008;26:806–812.

Cipollone F, Fazia M, Iezzi A, et al. Blockade of the angiotensin II type 1 receptor stabilizes atherosclerotic plaques in humans by inhibiting prostaglandin E2-dependent matrix metalloproteinase activity. *Circulation* 2004;109:1482–1488.

Clark JA, Zimmerman HJ, Tanner LA. Labetalol hepatotoxicity. *Ann Intern Med* 1990;113:210–213.

Clobass Study Group. Low-dose clonidine administration in the treatment of mild or moderate essential hypertension. *J Hypertens* 1990;8:539–546.

Coca SG, Perazella MA, Buller GK. The cardiovascular implications of hypokalemia. *Am J Kidney Dis* 2005;45:233–247.

Cohen DL, Townsend RR. Should we be treating blood pressure more aggressively and earlier after acute stroke? *J Clin Hypertens (Greenwich)* 2008;10:504–505.

Cohn JN, Anand IS, Latini R, et al. Sustained reduction of aldosterone response in response to the angiotensin receptor blocker valsartan in patients with chronic heart failure: Results of the Valsartan Heart Failure Trial. *Circulation* 2003;108:1306–1309.

Colhoun HM, Betteridge DJ, Durrington PN, et al. Primary prevention of cardiovascular disease with atorvastatin in type 2 diabetes in the Collaborative Atorvastatin Diabetes Study (CARDS): Multicentre randomised placebo-controlled trial. *Lancet* 2004;364:685–696.

Conlin PR, Gerth WC, Fox J, et al. Four-year persistence patterns among patients initiating therapy with the angiotensin II receptor antagonist losartan versus other artihypertensive drug classes. *Clin Ther* 2001;23:1999–2010.

Conlin PR, Spence JD, Williams B, et al. Angiotensin II antagonists for hypertension: Are there differences in efficacy? *Am J Hypertens* 2000;13:418–426.

Conway J, Lauwers P. Hemodynamic and hypotensive effects of long-term therapy with chlorothiazide. *Circulation* 1960;21:21–26.

Cooper WO, Hernandez-diaz S, Arbogast PG, et al. Major congenital malformations after first-trimester exposure to ACE inhibitors. *N Engl J Med* 2006;354:2443–2451.

Coulter DM. Eye pain with nifedipine and disturbance of taste with captopril. *Br Med J* 1988;296:1086–1088.

Coyle D, Rodby R, Soroka S, et al. Cost-effectiveness of irbesartan 300 mg given early versus late in patients with hypertension and a history of type 2 diabetes and renal disease: A Canadian perspective. *Clin Ther* 2007;29:1508–1523.

Cranston WI, Juel-Jensen BE, Semmence AM, et al. Effects of oral diuretics on raised arterial pressure. *Lancet* 1963;2:966–970.

Crowe E, Halpin D, Stevens P. Early identification and management of chronic kidney disease: Summary of NICE guidance. *Br Med J* 2008;337:a1530.

Cutler J, Sorlie P, Wolz M, et al. Trends in hypertension prevalence, awareness, treatment, and control rates in US adults between 1988–1994 and 1999–2004. *Hypertension* 2008;52: 818–827.

Dahlöf B, Devereux RB, Kjeldsen SE, et al. Cardiovascular morbidity and mortality in the Losartan Intervention For Endpoint reduction in hypertension study (LIFE): A randomised trial against atenolol. *Lancet* 2002;359:995–1003.

Dahlöf B, Sever PS, Poulter NR, et al. Prevention of cardiovascular events with an antihypertensive regimen of amlodipine adding perindopril as required versus atenolol adding bendroflumethiazide as required, in the Anglo-Scandinavian Cardiac Outcomes Trial-Blood Pressure Lowering Arm (ASCOT-BPLA): A multicentre randomised controlled trial. *Lancet* 2005;366: 895–906.

Damasceno A, Santos A, Pestana M, et al. Acute hypotensive, natriuretic, and hormonal effects of nifedipine in salt-sensitive and salt-resistant black normotensive and hypertensive subjects. *J Cardiovasc Pharmacol* 1999;34:346–353.

Dandona P, Kumar V, Aljada A, et al. Angiotensin II receptor blocker valsartan suppresses reactive oxygen species generation in leukocytes, nuclear factor-kappa B, in mononuclear cells of normal subjects: Evidence of an antiinflammatory action. *J Clin Endocrinol Metab* 2003;88:4496–4501.

Dang A, Zhang Y, Liu G, et al. Effects of losartan and irbesartan on serum uric acid in hypertensive patients with hyperuricaemia in Chinese population. *J Hum Hypertens* 2006;20:45–50.

Davies SJ, Jackson PR, Ramsay LE, et al. Drug intolerance due to nonspecific adverse effects related to psychiatric morbidity in hypertensive patients. *Arch Intern Med* 2003;163:592–600.

Davis BR, Piller LB, Cutler JA, et al. Role of diuretics in the prevention of heart failure: The Antihypertensive and Lipid-Lowering Treatment to Prevent Heart Attack Trial. *Circulation* 2006;113:2201–2210.

Deary AJ, Schumann AL, Murfet H, et al. Double-blind, placebo-controlled crossover comparison of five classes of antihypertensive drugs. *J Hypertens* 2002;20:771–777.

Della Chiesa A, Pfiffner D, Meier B, et al. Sexual activity in hypertensive men. *J Hum Hypertens* 2003;17:515–521.

Delles C, Klingbeil AU, Schneider MP, et al. Direct comparison of the effects of valsartan and amlodipine on renal hemodynamics in human essential hypertension. *Am J Hypertens* 2003;16: 1030–1035.

Deng PY, Ye F, Cai WJ, et al. Stimulation of calcitonin gene-related peptide synthesis and release: Mechanisms for a novel antihypertensive drug, rutaecarpine. *J Hypertens* 2004;22:1819–1829.

Dhakam Z, Yasmin, McEniery CM, et al. A comparison of atenolol and nebivolol in isolated systolic hypertension. *J Hypertens* 2008;26:351–356.

Di Lenarda A, Remme WJ, Charlesworth A, et al. Exchange of beta-blockers in heart failure patients. Experiences from the poststudy phase of COMET investors. *Eur J Heart Fail* 2005;7(4):640–649.

Dickerson JE, Hingorani AD, Ashby MJ, et al. Optimisation of antihypertensive treatment by crossover rotation of four major classes. *Lancet* 1999;353:2008–2013.

Dietz JD, Du S, Bolten CW, et al. A number of marketed dihydropyridine calcium channel blockers have mineralocorticoid receptor antagonist activity. *Hypertension* 2008;51:742–748.

Diffey BL, Langtry J. Phototoxic potential of thiazide diuretics in normal subjects. *Arch Dermatol* 1989;125:1354–1358.

Donnelly R, Elliott HL, Meredith PA. Antihypertensive drugs: Individualized and clinical relevance of kinetic dynamic relationships. *Pharmacol Ther* 1992;53:67–79.

Doran T, Fullwood C, Gravelle H, et al. Pay-for-performance programs in family practices in the United Kingdom. *N Engl J Med* 2006;355:375–384.

Doty RL, Philip S, Reddy K, et al. Influences of antihypertensive and antihyperlipidemic drugs on the senses of taste and smell: A review. *J Hypertens* 2003;21:1805–1813.

Doty RL, Shah M, Bromley SM. Drug-induced taste disorders. *Drug Safety* 2008;31:199–215.

Dream Trial Investigators. Effect of ramipril on the incidence of diabetes. *N Engl J Med* 2006;355:1551–1562.

Dunn CJ, Fitton A, Brogden RN. Torasemide. *Drugs* 1995;49: 121–142.

Dupont AG, Van der Niepen P, Taeymans Y, et al. Effect of carvedilol on ambulatory blood pressure, renal hemodynamics, and cardiac function in essential hypertension. *J Cardiovasc Pharmacol* 1987;10(Suppl. 11):S130–S136.

Dykman D, Simon EE, Avioli LV. Hyperuricemia and uric acid nephropathy. *Arch Intern Med* 1987;147:1341–1345.

Eames PJ, Blake MJ, Panerai RB, et al. Cerebral autoregulation indices are unimpaired by hypertension in middle aged and older people. *Am J Hypertens* 2003;16:746–753.

Eisenberg MJ, Brox A, Bestawros AN. Calcium channel blockers: An update. *Am J Med* 2004;116:35–43.

Elewa HF, Kozak A, Johnson MH, et al. Blood pressure lowering after experimental cerebral ischemia provides neurovascular protection. *J Hypertens* 2007;25:855–859.

Elliott HL, Elawad M, Wilkinson R, et al. Persistence of antihypertensive efficacy after missed doses: Comparison of amlodipine and nifedipine gastrointestinal therapeutic system. *J Hypertens* 2002;20:333–338.

Elliott WJ, Polascik TB, Murphy MB. Equivalent antihypertensive effects of combination therapy using diuretic + calcium antagonist compared with diuretic + ACE inhibitor. *J Hum Hypertens* 1990;4:717–723.

Ellison DH. Diuretic resistance: Physiology and therapeutics. *Semin Nephrol* 1999;19:581–597.

Emeriau JP, Knauf H, Pujadas JO, et al. A comparison of indapamide SR 1.5 mg with both amlodipine 5 mg and hydrochlorothiazide 25 mg in elderly hypertensive patients. *J Hypertens* 2001;19:343–350.

Enseleit F, Luscher TF, Ruschitzka F. Darusentan: A new perspective for treatment of resistant hypertension? *Expert Opin Investig Drugs* 2008;17:1255–1263.

Erdös EG, Deddish PA, Marcic BM. Potentiation of bradykinin actions by ACE inhibitors. *Trends Endocrinol Metab* 1999;10:223–229.

Eriksson JW, Jansson PA, Carlberg B, et al. Hydrochlorothiazide, but not Candesartan, aggravates insulin resistance and causes visceral and hepatic fat accumulation: the mechanisms for the diabetes preventing effect of Candesartan (MEDICA) study. *Hypertension* 2008;52:1030–1037.

Ernst ME, Carter BL, Basile JN. All thiazide-like diuretics are not chlorthalidone: Putting the ACCOMPLISH study into perspective. *J Clin Hypertens* 2009;11:5–10.

Ernst ME, Carter BL, Goerdt CJ, et al. Comparative antihypertensive effects of hydrochlorothiazide and chlorthalidone on ambulatory and office blood pressure. *Hypertension* 2006;47: 352–358.

Esler M, Dudley F, Jennings G, et al. Increased sympathetic nervous activity and the effects of its inhibition with clonidine in alcoholic cirrhosis. *Ann Intern Med* 1992;116:446–455.

Esler M, Lux A, Jennings G, et al. Rilmenidine sympatholytic activity preserves mental stress, orthostatic sympathetic responses and adrenaline secretion. *J Hypertens* 2004;22:1529–1534.

Esposito K, Marfella R, Ciotola M, et al. Effect of a Mediterranean-style diet on endothelial dysfunction and markers of vascular inflammation in the metabolic syndrome: A randomized trial. *JAMA* 2004;292:1440–1446.

Eveson DJ, Robinson TG, Potter JF. Lisinopril for the treatment of hypertension within the first 24 hours of acute ischemic stroke and follow-up. *Am J Hypertens* 2007;20: 270–277.

Fabia MJ, Abdilla N, Oltra R, et al. Antihypertensive activity of angiotensin II AT1 receptor antagonists: A systematic review of studies with 24 h ambulatory blood pressure monitoring. *J Hypertens* 2007;25:1327–1336.

Fakhouri F, Grunfeld JP, Hermine O, et al. Angiotensin-converting enzyme inhibitors for secondary erythrocytosis. *Ann Intern Med* 2004;140:492–493.

Faure S, Bureau A, Oudart N, et al. Protective effect of candesartan in experimental ischemic stroke in the rat mediated by AT2 and AT4 receptors. *J Hypertens* 2008;26:2008–2015.

Fedorak RN, Field M, Chang EB. Treatment of diabetic diarrhea with clonidine. *Ann Intern Med* 1985;102:197–199.

Feig DI, Kang Duk-Hee, Johnson RJ. Uric acid and cardiovascular risk. *N Engl J Med* 2008a;359:1811–1821.

Feig DI, Soletsky B, Johnson RJ. Effect of allopurinol on blood pressure of adolescents with newly diagnosed essential hypertension: A randomized trial. *JAMA* 2008b;300: 924–932.

Feinstein AR. Scientific standards in epidemiologic studies of the menace of daily life. *Science* 1988;242:1257–1263.

Feldt S, Batenburg WW, Mazak I, et al. Prorenin and renin-induced extracellular signal-regulated kinase 1/2 activation in monocytes is not blocked by aliskiren or the handle-region peptide. *Hypertension* 2008;51:682–688.

Ferreira SH. A bradykinin-potentiating factor (BPF) present in the venom of *Bothrops jararaca*. *Br J Pharmacol* 1965;24: 163–169.

Finnerty FA Jr, Davidov M, Mroczek WJ, Gavrilovich L. Influence of extracellular fluid volume on response to antihypertensive drugs. *Circ Res* 1970;26(suppl 1):71–80.

Finkielman JD, Schwartz GL, Chapman AB, et al. Lack of agreement between office and ambulatory blood pressure responses to hydrochlorothiazide. *Am J Hypertens* 2005;18:398–402.

FitzMaurice E, Wendell L, Snider R, et al. Effect of statins on intracerebral hemorrhage outcome and recurrence. *Stroke* 2008;39:2151–2154.

Flack JM, Yunis C, Preisser J, et al. The rapidity of drug dose escalation influences blood pressure response and adverse effects burden in patients with hypertension. *Arch Intern Med* 2000;160:1842–1847.

Fleisher LA, Poldermans D. Perioperative beta blockade: Where do we go from here? *Lancet* 2008;371:1813–1814.

Fliser D, Buchholz K, Haller H. Antiinflammatory effects of angiotensin II subtype 1 receptor blockade in hypertensive patients with microinflammation. *Circulation* 2004;110: 1103–1107.

Flynn MA, Nolph GB, Baker AS, et al. Total body potassium in aging humans: A longitudinal study. *Am J Clin Nutr* 1989;50: 713–717.

Fogari R, Mugellini A, Zoppi A, et al. Effects of valsartan compared with enalapril on blood pressure and cognitive function in elderly patients with essential hypertension. *Eur J Clin Pharmacol* 2004;59:863–868.

Fogari R, Zoppi A, Tettamanti F, et al. Effects of nifedipine and indometachin on cough induced by angiotensin-converting enzyme inhibitors. *J Cardiovasc Pharmacol* 1992;19: 670–673.

Forette F, Seux ML, Staessen JA, et al. The prevention of dementia with antihypertensive treatment: New evidence from the Systolic Hypertension in Europe (Syst-Eur) study. *Arch Intern Med* 2002;162:2046–2052.

Fournier A, Messerli FH, Achard JM, et al. Cerebroprotection mediated by angiotensin II: A hypothesis supported by recent randomized clinical trials. *J Am Coll Cardiol* 2004;43: 1343–1347.

Franse LV, Pahor M, Di Bari M, et al. Hypokalemia associated with diuretic use and cardiovascular events in the Systolic Hypertension in the Elderly Program. *Hypertension* 2000;35:1025–1030.

Frassetto LA, Nash E, Morris RC Jr, et al. Comparative effects of potassium chloride and bicarbonate on thiazide-induced reduction in urinary calcium excretion. *Kidney Int* 2000; 58:748–752.

Frazier L, Turner ST, Schwartz GL, et al. Multilocus effects of the rennin-angiotensin-aldosterone system genes on blood pressure response to a thiazide diuretic. *Pharmacogenomics J.* 2004; 4:17–23.

Freeman R. Clinical practice. Neurogenic orthostatic hypotension. *N Engl J Med* 2008;358:615–624.

Freis ED, Reda DJ, Materson BJ. Volume (weight) loss and blood pressure response following thiazide diuretics. *Hypertension* 1988;12:244–250.

Freis ED, Rose JC, Higgins TF, et al. The hemodynamic effects of hypotensive drugs in man. IV. 1-hydrazinophthalazine. *Circulation* 1953;8:199.

Friedman PA, Bushinsky DA. Diuretic effects on calcium metabolism. *Semin Nephrol* 1999;19:551–556.

Frishman WH, Bryzinski BS, Coulson LR, et al. A multifactorial trial design to assess combination therapy in hypertension. *Arch Intern Med* 1994;154:1461–1468.

Fu Q, Zhang R, Witkowski S, et al. Persistent sympathetic activation during chronic antihypertensive therapy: A potential mechanism for long term morbidity? *Hypertension* 2005;45: 513–521.

Funder JW. New biology of aldosterone, and experimental studies on the selective aldosterone blocker eplerenone. *Am Heart J* 2002;144(Suppl. 5):S8–S11.

Furberg CD, Psaty BM, Meyer JV. Nifedipine. Dose-related increase in mortality in patients with coronary heart disease. *Circulation* 1995;92:1326–1331.

Gaddam KK, Nishizaka MK, Pratt-Ubunama MN, et al. Characterization of resistant hypertension: Association between resistant hypertension, aldosterone, and persistent intravascular volume expansion. *Arch Intern Med* 2008; 168:1159–1164.

Gaede P, Lund-Andersen H, Parving HH, et al. Effect of a multifactorial intervention on mortality in type 2 diabetes. *N Engl J Med* 2008;358:580–591.

Garijo GMA, Perez Caderon R, Fernandez-Duran de A, Rangel Mayoral JF. Cutaneous reactions to diltiazem and cross reactivity with other calcium channel blockers. *Allergol Immunopathol (Madr)* 2005;33:238–240.

Gavras H, Brunner HR, Laragh JH, et al. An angiotensin converting-enzyme inhibitor to identify and treat vasoconstrictor and volume factors in hypertensive patients. *N Engl J Med* 1974; 291:817–821.

Gaziano TA, Opie LH, Weinstein MC. Cardiovascular disease prevention with a multidrug regimen in the developing world: A cost-effectiveness analysis. *Lancet* 2006; 368:679–686.

Geleijnse JM, Witteman JC, Bak AA, et al. Reduction in blood pressure with a low sodium, high potassium, high magnesium salt in older subjects with mild to moderate hypertension. *Br Med J* 1994;309:436–440.

George RB, Light RW, Hudson LD, et al. Comparison of the effects of labetalol and hydrochlorothiazide on the ventilatory function of hypertensive patients with asthma and propranolol sensitivity. *Chest* 1985;88:814–818.

Ghiadoni L, Magagna A, Versari D, et al. Different effect of antihypertensive drugs on conduit artery endothelial function. *Hypertension* 2003;41:1281–1286.

GISSI-AF Investigators. Valsartan for prevention of recurrent ratial fibrillation. *N Engl J Med* 2009;360:1606–1617.

Giugliano D, Acampora R, Marfella R, et al. Hemodynamic and metabolic effects of transdermal clonidine in patients with hypertension and non-insulin-dependent diabetes mellitus. *Am J Hypertens* 1998;11:184–189.

Go AS, Yang J, Gurwitz JH, et al. Comparative effectiveness of different beta-adrenergic antagonists on mortality among adults with heart failure in clinical practice. *Arch Intern Med* 2008;168:2415–2421.

Goa KL, Benfield P, Sorkin EM. Labetalol. *Drugs* 1989;37: 583–627.

Goldberg AD, Raftery EB. Patterns of blood-pressure during chronic administration of postganglionic sympathetic blocking drugs for hypertension. *Lancet* 1976;2:1052–1054.

Gosse P, Sheridan DJ, Zannad F, et al. Regression of left ventricular hypertrophy in hypertensive patients treated with indapamide SR 1.5 mg versus enalapril 20 mg. *J Hypertens* 2000;18:1465–1475.

Gradman AH, Cutler NR, Davis PJ, et al. Combined enalapril and felodipine extended release (ER) for systemic hypertension. *Am J Cardiol* 1997;79:431–435.

Grandi AM, Imperiale D, Santillo R, et al. Aldosterone antagonist improves diastolic function in essential hypertension. *Hypertension* 2002;40:647–652.

Grassi G, Seravalle G, Turri C, et al. Short-versus long-term effects of different dihydropyridines on sympathetic and baroreflex function in hypertension. *Hypertension* 2003; 41:558–562.

Graves JW. Management of difficult to control hypertension. *Mayo Clin Proc* 2000;75:278–284.

Green BB, Cook AJ, Ralston JD, et al. Effectiveness of home blood pressure monitoring, Web communication, and pharmacist care on hypertension control: A randomized controlled trial. *JAMA* 2008;299:2857–2867.

Gress TW, Nieto FJ, Shahar E, et al. Hypertension and antihypertensive therapy as risk factors for type 2 diabetes mellitus. *N Engl J Med* 2000;342:905–912.

Griffin KA, Bidani AK. Progression of renal disease: Renoprotective specificity of renin-angiotensin system blockade. *Clin J Am Soc Nephrol* 2006;1:1054–1065.

Griffin KA, Picken MM, Bidani AK. Deleterious effects of calcium channel blockade on pressure transmission and glomerular injury in rat remnant kidneys. *J Clin Invest* 1995;96: 793–800.

Grimm RH Jr, Grandits GA, Prineas RJ, et al. Long-term effects on sexual function of five antihypertensive drugs and nutritional hygienic treatment of hypertensive men and women. *Hypertension* 1997;29:8–14.

Grobbee DE, Hoes AW. Non-potassium-sparing diuretics and risk of sudden cardiac death. *J Hypertens* 1995;13:1539–1545.

Grossman E, Messerli FH, Goldbourt U. Antihypertensive therapy and the risk of malignancies. *Eur Hert J* 2001;22: 1343–1352.

Grubb BP, Sirio C, Zelis R. Intravenous labetalol in acute aortic dissection. *JAMA* 1987;258:78–79.

Gu Q, Burt VL, Paulose-Ram R, et al. Gender differences in hypertension treatment, drug utilization patterns, and blood pressure control among US adults with hypertension: Data from the National Health and Nutrition Examination Survey 1999–2004. *Am J Hypertens* 2008;21:789–798.

Guasti L, Zanotta D, Diolisi A, et al. Changes in pain perception during treatment with angiotensin converting enzyme-inhibitors and angiotensin II type 1 receptor blockade. *J Hypertens* 2002;20:485–491.

Gulmez SE, Lassen AT, Aalykke C, et al. Spironolactone use and the risk of upper gastrointestinal bleeding: A population-based case-control study. *Br J Clin Pharmacol* 2008;66:294–299.

Gumieniak O, Williams GH. Mineralocorticoid receptor antagonists and hypertension: Is there a rationale? *Curr Hypertens Rep* 2004;6:279–287.

Gupta V, Lipsitz LA. Orthostatic hypotension in the elderly: Diagnosis and treatment. *Am J Med* 2007;120: 841–847.

Gutierrez-Macias A, Lizarralde-Palacios E, Martinez-Odriozola P, et al. Fatal allopurinol hypersensitivity syndrome after treatment of asymptomatic hyperuricaemia. *Br Med J* 2005; 331:623–624.

Hackam DG, Thiruchelvam D, Redelmeier DA. Angiotensin-converting enzyme inhibitors and aortic rupture: A population-based case-control study. *Lancet* 2006;368: 659–665.

Haffner CA, Horton RC, Lewis HM, et al. A metabolic assessment of the beta$_1$ selectivity of bisoprolol. *J Hum Hypertens* 1992;6:397–400.

Hamilton CA, Miller WH, Al-Benna S, et al. Strategies to reduce oxidative stress in cardiovascular disease. *Clin Sci (Lond)* 2004;106:219–234.

Hanon O, Berrou JP, Negre-Pages L, et al. Effects of hypertension therapy based on eprosartan on systolic arterial blood pressure and cognitive function: Primary results of the Observational Study on Cognitive function And Systolic Blood Pressure Reduction open-label study. *J Hypertens* 2008;26: 1642–1650.

Harada K, Kawaguchi A, Ohmori M, et al. Antagonistic activity of tamsulosin against human vascular $\alpha_1$-adrenergic receptors. *Clin Pharmacol Ther* 2000;67:405–412.

Harper R, Ennis CN, Heaney AP, et al. A comparison of the effects of low- and conventional-dose thiazide diuretic on insulin action in hypertensive patients with NIDDM. *Diabetologia* 1995;38:853–859.

Hart P, Bakris GL. Calcium antagonists: Do they equally protect against kidney injury? *Kidney Int* 2008;73:795–796.

Hawkins RG. Is population-wide diuretic use directly associated with the incidence of end-stage renal disease in the United States? *Curr Hypertens Rep* 2006;8:219–225.

Healy JJ, McKenna TJ, Canning B, et al. Body composition changes in hypertensive subjects on long-term diuretic therapy. *Br Med J* 1970;1:716–719.

Heart Outcomes Prevention Evaluation (HOPE) Study Investigators. Effects of an angiotensin-converting-enzyme inhibitor, ramipril, on cardiovascular events in high-risk patients. *N Engl J Med* 2000;342:145–153.

Hebert PR, Coffey CS, Byrne DW, et al. Treatment of elderly hypertersive patients with epithelial sodium channel inhibitors combined with a thiazide diuretic reduces coronary mortality and sudden cardiac death. *J Am Soc Hypertens* 2008;2: 355–365.

Hedley AA, Ogden CL, Johnson CL, et al. Prevalence of overweight and obesity among US children, adolescents, and adults, 1999–2002. *JAMA* 2004;291:2847–2850.

Heidenreich PA, Davis BR, Cutler JA, et al. Cost-effectiveness of chlorthalidone, amlodipine, and lisinopril as first-step treatment for patients with hypertension: An analysis of the Antihypertensive and Lipid-Lowering Treatment to Prevent Heart Attack Trial (ALLHAT). *J Gen Intern Med* 2008;23: 509–516.

Herings RM, de Boer A, Stricker BH, et al. Hypoglycemia associated with use of inhibitors of angiotensin converting enzyme. *Lancet* 1995;345:1194–1198.

Hernández Prada JA, Ferreira AJ, Katovich MJ, et al. Structure-based identification of small-molecule angiotensin-converting enzyme 2 activators as novel antihypertensive agents. *Hypertension* 2008;51:1312–1317.

Hernández-Díaz S, Werler MM, Walker AM, et al. Folic acid antagonists during pregnancy and the risk of birth defects. *N Engl J Med* 2000;343:1608–1614.

Hiitola P, Enlund H, Kettunen R, et al. Postural changes in blood pressure and the prevalence of orthostatic hypotension among home-dwelling elderly aged 75 years or older. *J Hum Hypertens* 2009;23:33–39.

Hippisley-Cox J, Coupland C. Effect of combinations of drugs on all cause mortality in patients with ischaemic heart disease: Nested case-control analysis. *Br Med J* 2005;330: 1059–1063.

Hirai N, Kawano H, Yasue H, et al. Attenuation of nitrate tolerance and oxidative stress by an angiotensin II receptor blocker in patients with coronary spastic angina. *Circulation* 2003; 108:1446–1450.

Hirano T, Yoshino G, Kashiwazaki K, et al. Doxazosin reduces prevalence of small dense low density lipoprotein and remnant-like particle cholesterol levels in nondiabetic and diabetic hypertensive patients. *Am J Hypertens* 2001;14: 908–913.

Ho PM, Magid DJ, Shetterly SM, et al. Importance of therapy intensification and medication nonadherence for blood pressure control in patients with coronary disease. *Arch Intern Med* 2008;168:271–276.

Hoes AW, Grobbee DE, Lubsen J, et al. Diuretics, beta-blockers, and the risk for sudden cardiac death in hypertensive patients. *Ann Intern Med* 1995;123:481–487.

Holland OB, Gomez-Sanchez CE, Kuhnert LV, et al. Antihypertensive comparison of furosemide with hydrochlorothiazide for black patients. *Arch Intern Med* 1979; 139:1014–1021.

Hollenberg NK, Parving HH, Viberti G, et al. Albuminuria response to very high-dose valsartan in type 2 diabetes mellitus. *J Hypertens* 2007;25:1921–1926.

Horn HJ, Detmar K, Pittrow DB, et al. Impact of a low-dose reserpine/thiazide combination on left ventricular hypertrophy assessed with magnetic resonance tomography and echocardiography. *Clin Drug Invest* 1997;14:109–116.

Houston MC. Treatment of hypertensive emergencies and urgencies with oral clonidine loading and titration. *Arch Intern Med* 1986;146:586–589.

Howard BV, Roman MJ, Devereux RB, et al. Effect of lower targets for blood pressure and LDL cholesterol on atherosclerosis in diabetes: The SANDS randomized trial. *JAMA* 2008;299: 1678–1689.

Hui KK, Duchin KL, Kripalani KJ, et al. Pharmacokinetics of fosinopril in patients with various degrees of renal function. *Clin Pharmacol Ther* 1991;49:457–467.

Ignarrol J. Experimental evidence of nitric oxide-dependent vasodilatory activity of nebivolol, a third generation beta-blocker. *Blood Press Suppl* 2004;1:2–16.

Ito I, Hayashi Y, Kawai Y, et al. Prophylactic effect of intravenous nicorandil on perioperative myocardial damage in patients undergoing off-pump coronary artery bypass surgery. *J Cardiovasc Pharmacol* 2004;44:501–506.

Jackson B, McGrath BP, Maher D, et al. Lack of cross sensitivity between captopril and enalapril. *Aust N Z J Med* 1988; 18: 21–27.

Jacobs RL, Hoberman LJ, Goldstein HM. Angioedema of the small bowel caused by an angiotensin-converting enzyme inhibitor. *Am J Gastroenterol* 1994;89:127–128.

Jamerson K, Weber MA, Bakris GL, et al. Benazepril plus amlodipine or hydrochlorothiazide for hypertension in high-risk patients. *N Engl J Med* 2008;359:2417–2428.

Jandeleit-Dahm KA, Tikellis C, Reid CM, et al. Why blockade of the renin-angiotensin system reduces the incidence of new-onset diabetes. *J Hypertens* 2005;23:463–473.

Jefferson JA, Shankland SJ, Pichler RH. Proteinuria in diabetic kidney disease: A mechanistic viewpoint. *Kidney Int* 2008; 74:22–36.

Jeunemaitre X, Kreft-Jais C, Chatellier G, et al. Long-term experience of spironolactone in essential hypertension. *Kidney Int* 1988;34:S14–S17.

Johnson B, Hoch K, Errichetti A, et al. Effects of methyldopa on psychometric performance. *J Clin Pharmacol* 1990;30: 1102–1105.

Johnson RJ, Feig DI, Herrera-Acosta J, et al. Resurrection of uric acid as a causal risk factor in essential hypertension. *Hypertension* 2005;45:18–20.

Johnston GD. Selecting appropriate antihypertensive drug dosages. *Drugs* 1994;47:567–575.

Jordan J, Engeli S, Boye SW, et al. Direct renin inhibition with aliskiren in obese patients with arterial hypertension. *Hypertension* 2007;49:1047–1055.

Julius S, Alderman MH, Beevers G, et al. Cardiovascular risk reduction in hypertensive black patients with left ventricular hypertrophy: The LIFE study. *J Am Coll Cardiol* 2004a; 43:1047–1055.

Julius S, Kjeldsen SE, Weber M, et al. Outcomes in hypertensive patients at high cardiovascular risk treated with regimens based on valsartan or amlodipine: The VALUE randomised trial. *Lancet* 2004b;363:2022–2031.

Julius S, Nesbitt SD, Egan BM, et al. Feasibility of treating prehypertension with an angiotensin-receptor blocker. *N Engl J Med* 2006;354:1685–1697.

Juurlink DN, Mamdani MM, Lee DS, et al. Rates of hyperkalemia after publication of the Randomized Aldactone Evaluation Study. *N Engl J Med* 2004;351:543–551.

Kakar SM, Paine MF, Stewart PW, et al. 6′7′-Dihydroxybergamottin contributes to the grapefruit juice effect. *Clin Pharmacol Ther* 2004;75:569–579.

Kalinowski L, Dobrucki LW, Szczepanska-Konkel M, et al. Third-generation beta-blockers stimulate nitric oxide release from endothelial cells through ATP efflux: A novel mechanism for antihypertensive action. *Circulation* 2003;107:2747–2752.

Kaplan NM. Renin profiles. The unfulfilled promises. *JAMA* 1977;238:611–613.

Kaplan NM. New issues in the treatment of isolated systolic hypertension. *Circulation* 2000;102:1079–1081.

Kaplan NM, Carnegie A, Raskin P, et al. Potassium supplementation in hypertensive patients with diuretic-induced hypokalemia. *N Engl J Med* 1985;312:746–749.

Kaplan NM, Gidding SS, Pickering TG, et al. Task Force 5: Systemic hypertension. *J Am Coll Cardiol* 2005;45:1346–1348.

KDOQI. Diabetes and chronic kidney disease. *Am J Kidney Dis* 2007;49:S13–S41.

Kasiske BL, Ma JZ, Kalil RS, et al. Effects of antihypertensive therapy on serum lipids. *Ann Intern Med* 1995; 122:133–141.

Keenan K, Hayen A, Neal BC, et al. Long term monitoring in patients receiving treatment to lower blood pressure: Analysis of data from placebo controlled randmised controlled trial. *BMJ* 2009;338:b1492.

Kelton JG. Impaired reticuloendothelial function in patients treated with methyldopa. *N Engl J Med* 1985; 313:596–600.

Kent DM, Jafar TH, Hayward RA, et al. Progression risk, urinary protein excretion, and treatment effects of angiotensin-converting enzyme inhibitors in nondiabetic kidney disease. *J Am Soc Nephrol* 2007;18:1959–1965.

Kerr EA, Zikmund-Fisher BJ, Klamerus ML, et al. The role of clinical uncertainty in treatment decisions for diabetic patients with uncontrolled blood pressure. *Ann Intern Med* 2008; 148:717–727.

Kesselheim AS, Misono AS, Lee JL, et al. Clinical equivalence of generic and brand-name drugs used in cardiovascular disease: A systematic review and meta-analysis. *JAMA* 2008;300: 2514–2526.

Khachaturian AS, Zandi PP, Lyketsos CG, et al. Antihypertensive medication use and incident Alzheimer disease: The Cache County Study. *Arch Neurol* 2006;63:686–692.

Khan NA, Hemmelgarn B, Herman RJ, et al. The 2008 Canadian Hypertension Education Program recommendations for the management of hypertension: Part 2—therapy. *Can J Cardiol* 2008;24:465–475.

Khatri I, Uemura N, Notargiacomo A, et al. Direct and reflex cardiostimulating effects of hydralazine. *Am J Cardiol* 1977; 40: 38–42.

Kidwai BJ, George M. Hair loss with minoxidil withdrawal. *Lancet* 1992;340:609–610.

Kizer JR, Kimmel SE. Epidemiologic review of the calcium channel blocker drugs. *Arch Intern Med* 2001;161:1145–1158.

Klingbeil AU, Schneider M, Martus P, et al. A meta-analysis of the effects of treatment on left ventricular mass in essential hypertension. *Am J Med* 2003;115:41–46.

Kloner RA. Cardiovascular effects of the 3 phosphodiesterase-5 inhibitors approved for the treatment of erectile dysfunction. *Circulation* 2004;110:3149–3155.

Knowler WC, Barrett-Connor E, Fowler SE, et al. Reduction in the incidence of type 2 diabetes with lifestyle intervention or metformin. *N Engl J Med* 2002;346:393–403.

Ko DT, Hebert PR, Coffey CS, et al. Adverse effects of beta-blocker therapy for patients with heart failure: A quantitative overview of randomized trials. *Arch Intern Med* 2002;164:1389–1394.

Koh KK, Ahn JY, Han SH, et al. Pleiotropic effects of angiotensin II receptor blocker in hypertensive patients. *J Am Coll Cardiol* 2003;42:905–910.

Kopyt N, Dalal F, Narins RG. Renal retention of potassium in fruit. *N Engl J Med* 1985;313:582–583.

Kostis JB, Packer M, Black HR, et al. Omapatrilat and enalapril in patients with hypertension: The Omapatrilat Cardiovascular Treatment vs. Enalapril (OCTAVE) trial. *Am J Hypertens* 2004;17:103–111.

Kostis JB, Wilson AC, Freudenberger RS, et al. Long-term effect of diuretic-based therapy on fatal outcomes in subjects with isolated systolic hypertension with and without diabetes. *Am J Cardiol* 2005;95:29–35.

Kramer JM, Curtis LH, Dupree CS, et al. Comparative effectiveness of beta-blockers in elderly patients with heart failure. *Arch Intern Med* 2008;168:2422–2428.

Krekels MM, Gaillard CA, Viergever PP, et al. Natriuretic effect of nitrendipine is preceded by transient systemic and renal hemodynamic effects. *Cardiovasc Drugs Ther* 1997;11:33–38.

Kripalani S, Henderson LE, Jacobson TA, et al. Medication use among inner-city patients after hospital discharge: Patient-reported barriers and solutions. *Mayo Clin Proc* 2008;83: 529–535.

Kripalani S, Yao X, Haynes RB. Interventions to enhance medication adherence in chronic medical conditions: A systematic review. *Arch Intern Med* 2007;167:540–550.

Krönig B, Pittrow DB, Kirch W, et al. Different concepts in first-line treatment of essential hypertension. Comparison of a low-dose reserpine-thiazide combination with nitrendipine monotherapy. *Hypertension* 1997;29:651–658.

Krop M, Garrelds IM, de Bruin RJ, et al. Aliskiren accumulates in Renin secretory granules and binds plasma prorenin. *Hypertension* 2008;52:1076–1083.

Krum H, Schlaich M, Whitbourn R, et al. Catheter-based renal sympathetic denervation for resistant hypertension: A multicentre safety and proof-of-principle cohort study. *Lancet* 2009;373:1275–1281.

Kunz R, Friedrich C, Wolbers M, et al. Meta-analysis: Effect of monotherapy and combination therapy with inhibitors of the renin angiotensin system on proteinuria in renal disease. *Ann Intern Med* 2008;148:30–48.

Kurtz TW, Pravenec M. Molecule-specific effects of angiotensin II-receptor blockers independent of the renin-angiotensin system. *Am J Hypertens* 2008;21:852–859.

Labinjoh C, Newby DE, Pellegrini MP, et al. Potentiation of bradykinin-induced tissue plasminogen activator release by angiotensin-converting enzyme inhibition. *J Am Coll Cardiol* 2001; 38:1402–1408.

Lacourcière Y, Krzesinski JM, White WB, et al. Sustained antihypertensive activity of telmisartan compared with valsartan. *Blood Press Monit* 2004;9:203–210.

Lacourcière Y, Poirier L, Lefebvre J. A comparative review of the efficacy of antihypertensive agents on 24 h ambulatory blood pressure. *Can J Cardiol* 2000;16:1155–1166.

Lahive KC, Weiss JW, Weinberger SE. Alpha-methyldopa selectively reduces alae nasi activity. *Clin Sci* 1988;74:547–551.

Lam SK, Owen A. Incident diabetes in clinical trials of antihypertensive drugs. *Lancet* 2007;369:1513–1514.

Langley MS, Heel RC. Tansdermal clonidine. *Drugs* 1988;35: 123–142.

Laragh JH. Renin profiling for diagnosis, risk assessment, and treatment of hypertension. *Kidney Int* 1993;44:1163–1175.

Lardinois CK, Neuman SL. The effects of antihypertensive agents on serum lipids and lipoproteins. *Arch Intern Med* 1988; 148:1280–1288.

Lassila M, Cooper ME, Jandeleit-Dahm K. Antiproteinuric effect of RAS blockade: New mechanisms. *Curr Hypertens Rep* 2004;6:383–392.

Law MR, Wald NJ, Morris JK, et al. Value of low dose combination treatment with blood pressure lowering drugs: Analysis of 354 randomised trials. *Br Med J* 2003;326:1427.

Law MR, Morris JK, Wald NJ. Use of blood pressure lowering drugs in the prevention of cardiovascular disease: Meta-analysis of 147 randomised trials in the context of expectations from prospective epidemiological studies. *BMJ* 2009;338: b1665.

Lebel M, Langlois S, Belleau LJ, et al. Labetalol infusion in hypertensive emergencies. *Clin Pharmacol Ther* 1985;37: 614–618.

Lee W. Drug-induced hepatotoxicity. *N Engl J Med* 1995;17: 1118–1127.

Lee VC, Rhew DC, Dylan M, et al. Meta-analysis: Angiotensin-receptor blockers in chronic heart failure and high-risk acute myocardial infarction. *Ann Intern Med* 2004;141: 693–704.

Leenen FH, Dumais J, McInnis NH, et al. Results of the Ontario survey on the prevalence and control of hypertension. *CMAJ* 2008;178:1441–1449.

Leenen FH, Smith DL, Farkas RM, et al. Vasodilators and regression of left ventricular hypertrophy. *Am J Med* 1987;82:969–978.

Lenzer J. Underinsurance threatens physical and financial wellbeing of US families. *Br Med J* 2008;336:1399.

Lernfelt B, Landahl S, Johansson P, et al. Haemodynamic and renal effects of felodipine in young and elderly patients. *Eur J Clin Pharmacol* 1998;54:595–601.

Levine HJ, Gaasch WH. Vasoactive drugs in chronic regurgitant lesions of the mitral and aortic valves. *J Am Coll Cardiol* 1996;28:1083–1091.

Levine SR, Coull BM. Potassium depletion as a risk factor for stroke: Will a banana a day keep your stroke away? *Neurology* 2002;59:302–303.

Levy BI. Can angiotensin II type 2 receptors have deleterious effects in cardiovascular disease? Implications for therapeutic blockade of the renin-angiotensin system. *Circulation* 2004; 109:8–13.

Lewin A, Alderman MH, Mathur P. Antihypertensive efficacy of guanfacine and prazosin in patients with mild to moderate essential hypertension. *J Clin Pharmacol* 1990;30:1081–1087.

Lewis EJ, Hunsicker LG, Clarke WR, et al. Renoprotective effect of the angiotensin-receptor antagonist irbesartan in patients with nephropathy due to type 2 diabetes. *N Engl J Med* 2001;345:851–860.

Li JM, Mogi M, Iwanami J, et al. Temporary pretreatment with the angiotensin II type 1 receptor blocker, valsartan, prevents ischemic brain damage through an increase in capillary density. *Stroke* 2008;39:2029–2036.

Libhaber EN, Libhaber CD, Candy GP, et al. Effect of slow-release indapamide and perindopril compared with amlodipine on 24-hour blood pressure and left ventricular mass in hypertensive patients of African ancestry. *Am J Hypertens* 2004;17:428–432.

Lilja JJ, Juntti-Patinen L, Neuvonen PJ. Orange juice substantially reduces the bioavailability of the beta-adrenergic-blocking agent celiprolol. *Clin Pharmacol Ther* 2004;75:184–190.

Lilja M, Jounela AJ, Juustila HJ, et al. Abrupt and gradual change from clonidine to beta blockers in hypertension. *Acta Med Scand* 1982;211:374–380.

Lim LS, Fink HA, Kuskowski MA, et al. Loop diuretic use and increased rates of hip bone loss in older men: The Osteoporotic Fractures in Men Study. *Arch Intern Med* 2008;168: 735–740.

Lim SS, Gaziano TA, Gakidou E, et al. Prevention of cardiovascular disease in high-risk individuals in low-income and middle-income countries: Health effects and costs. *Lancet* 2007;370: 2054–2062.

Lin MS, McNay JL, Shepherd AM, et al. Increased plasma norepinephrine accompanies persistent tachycardia after hydralazine. *Hypertension* 1983;5:257–263.

Lind L, Hänni A, Hvarfner A, et al. Influences of different antihypertensive treatments on indices of systemic mineral metabolism. *Am J Hypertens* 1994;7:302–307.

Lindholm LH, Carlberg B, Samuelsson O. Should beta blockers remain first choice in the treatment of primary hypertension? A meta-analysis. *Lancet* 2005;366:1545–1553.

Lindqvist M, Kahan T, Melcher A, et al. Long-term calcium antagonist treatment of human hypertension with mibefradil or amlodipine increases sympathetic nerve activity. *J Hypertens* 2007;25:169–175.

Lip GY, Ferner RE. Poisoning with anti-hypertensive drugs: Angiotensin converting enzyme inhibitors. *J Hum Hypertens* 1995; 9:711–715.

Lip GY, Ferner RE. Diuretic therapy for hypertension: A cancer risk? *J Hum Hypertens* 1999;13:421–423.

Lipsitz LA, Gagnon M, Vyas M, et al. Antihypertensive therapy increases cerebral blood flow and carotid distensibility in hypertensive elderly subjects. *Hypertension* 2005;45: 216–221.

Lithell HO. Hyperinsulinemia, insulin resistance, and the treatment of hypertension. *Am J Hypertens* 1996;9:150S–154S.

Liu PH, Hu FC, Wang JD. Differential risks of stroke in pharmacotherapy on uncomplicated hypertensive patients? *J Hypertens* 2009;27:174–180.

Lonati C, Morganti A, Comarella L, et al. Prevalence of type 2 diabetes among patients with hypertension under the care of 30 Italian clinics of hypertension: Results of the (Iper)tensione and (dia)bete study. *J Hypertens* 2008;26: 1801–1808.

Lottermoser K, Hertfelder HJ, Vetter H, et al. Fibrinolytic function in diuretic-induced volume depletion. *Am J Hypertens* 2000;13:359–363.

Low PA, Singer W. Management of neurogenic orthostatic hypotension: An update. *Lancet Neurol* 2008;7:451–458.

Luders S, Schrader J, Berger J, et al. The PHARAO study: Prevention of hypertension with the angiotensin-converting enzyme inhibitor ramipril in patients with high-normal blood pressure: A prospective, randomized, controlled prevention trial of the German Hypertension League. *J Hypertens* 2008;26: 1487–1496.

Luetscher JA, Kraemer FB, Wilson DM, et al. Increased plasma inactive renin in diabetes mellitus. A marker of microvascular complications. *N Engl J Med* 1985;312:1412–1417.

Luft FC, Fineberg NS, Weinberger MH. Long-term effect of nifedipine and hydrochlorothiazide on blood pressure and sodium homeostasis at varying levels of salt intake in mildly hypertensive patients. *Am J Hypertens* 1991;4:752–760.

Luft FC, Weinberger MH. Antihypertensive therapy with aliskiren. *Kidney Int* 2008;73:679–683.

Lyons D, Roy S, O'Byrne S, et al. ACE inhibition: Postsynaptic adrenergic sympatholytic action in men. *Circulation* 1997; 96:911–915.

Ma J, Lee KV, Stafford RS. Changes in antihypertensive prescribing during US outpatient visits for uncomplicated hypertension between 1993 and 2004. *Hypertension* 2006;48:846–852.

Mackenzie IS, McEniery CM, Dhakam Z, et al. Comparison of the effects of antihypertensive agents on central blood pressure and arterial stiffness in isolated systolic hypertension. *Hypertension* 2009;54:409–413.

Madkour H, Gadallah M, Riveline B, et al. Comparison between the effects of indapamide and hydrochlorothiazide on creatinine clearance in patients with impaired renal function and hypertension. *Am J Nephrol* 1995;15:251–255.

Mahmud A, Feely J. Low-dose quadruple antihypertensive combination: More efficacious than individual agents—a preliminary report. *Hypertension* 2007;49:272–275.

Mahmud A, Feely J. Beta-blockers reduce aortic stiffness in hypertension but nebivolol, not atenolol, reduces wave reflection. *Am J Hypertens* 2008;21:663–667.

Maitland-van der Zee A-H, Turner ST, Chapman AB, et al. Multifocus approach to the pharmacogenetics of thiazide diuretics [Abstract]. *Circulation* 2004;110:III-428.

Malhotra S, Bailey DG, Paine MF, et al. Seville orange juice-felodipine interaction. *Clin Pharmacol Ther* 2001;69: 14–23.

Man in't Veld AJ, Van den Meiracker AH, Schalekamp MA. Do beta-blockers really increase peripheral vascular resistance? *Am J Hypertens* 1988;1:91–96.

Mancia G. The broadening landscape for hypertension management. *J Am Soc Hypertens* 2008;2:S3–S9.

Mancia G, Grassi G. Systolic and diastolic blood pressure control in antihypertensive drug trials. *J Hypertens* 2002;20: 1461–1464.

Mancia G, Seravalle G, Grassi G. Tolerability and treatment compliance with angiotensin II receptor antagonists. *Am J Hypertens* 2003;16:1066–1073.

Mann JF. What's new in hypertension 2008? *Nephrol Dial Transplant* 2009;24:38–42.

Mann JF, Schmieder RE, McQueen M, et al. Renal outcomes with telmisartan, ramipril, or both, in people at high vascular risk (the ONTARGET study): A multicentre, randomised, double-blind, controlled trial. *Lancet* 2008;372: 547–553.

Mann SJ. The silent epidemic of thiazide-induced hyponatremia. *J Clin Hypertens (Greenwich)* 2008;10:477–484.

Manzella D, Grella R, Esposito K, et al. Blood pressure and cardiac autonomic nervous system in obese type 2 diabetic patients: Effect of metformin administration. *Am J Hypertens* 2004; 17:223–227.

Marre M, Puig JG, Kokot F, et al. Equivalence of indapamide SR and enalapril on microalbuminuria reduction in hypertensive patients with type 2 diabetes: The NESTOR Study. *J Hypertens* 2004;22:1613–1622.

Marshall HJ, Beevers DG. α-adrenoceptor blocking drugs and female urinary incontinence. *Br J Clin Pharmacol* 1996;42: 507–509.

Martin WB, Spodick DH, Zins GR. Pericardial disorders occurring during open-label study of 1,869 severely hypertensive patients treated with minoxidil. *J Cardiovasc Pharmacol* 1980; 2:S217–S227.

Mason JM, Dickinson HO, Nicolson DJ, et al. The diabetogenic potential of thiazide-type diuretic and beta-blocker combinations in patients with hypertension. *J Hypertens* 2005;23: 1777–1781.

Matchar DB, McCrory DC, Orlando LA, et al. Systematic review: Comparative effectiveness of angiotensin-converting enzyme inhibitors and angiotensin II receptor blockers for treating essential hypertension. *Ann Intern Med* 2008;148:16–29.

Materson BJ, Reda DJ, Cushman WC, et al. Single-drug therapy for hypertension in men. *N Engl J Med* 1993;328: 914–921.

Materson BJ, Reda DJ, Cushman WC. Department of Veterans Affairs single-drug therapy of hypertension study. *Am J Hypertens* 1995;8:189–192.

Mathew TH, Boyd IW, Rohan AP. Hyponatraemia due to the combination of hydrochlorothiazide and amiloride (Moduretic). *Med J Aust* 1990;152:308–309.

Matsui Y, Eguchi K, Shibasaki S, et al. Effect of doxazosin on the left ventricular structure and function in morning hypertensive patients: The Japan Morning Surge 1 study. *J Hypertens* 2008; 26:1463–1471.

Mattace-Raso FU, van den Meiracker AH, Bos WJ, et al. Arterial stiffness, cardiovagal baroreflex sensitivity and postural blood pressure changes in older adults: The Rotterdam Study. *J Hypertens* 2007;25:1421–1426.

Mauer M, Zinman B, Gardiner R, et al. Renal and retinal effects of enalapril and losartan in type 1 diabetes. *N Engl J Med* 2009;361:40–51.

McCabe J, Stork C, Mailloux D, et al. Penile angioedema associated with the use of angiotensin-converting-enzyme inhibitors and angiotensin II receptor blockers. *Am J Health Syst Pharm* 2008;65:420–421.

McConnell JD, Roehrborn CG, Bautista OM, et al. The long-term effect of doxazosin, finasteride, and combination therapy on the clinical progression of benign prostatic hyperplasia. *N Engl J Med* 2003;349:2387–2398.

McDowell SE, Coleman JJ, Ferner RE. Systematic review and meta-analysis of ethnic differences in risks of adverse reactions to drugs used in cardiovascular medicine. *Br Med J* 2006;332: 1177–1181.

McWilliams JM, Meara E, Zaslavsky AM, et al. Differences in control of cardiovascular disease and diabetes by race, ethnicity, and education: U.S. trends from 1999 to 2006 and effects of medicare coverage. *Ann Intern Med* 2009;150: 505–515.

Medical Letter. Drug interactions with grapefruit juice. *Medical Letter* 2004;46:2–4.

Medical Research Council Working Party on Mild Hypertension. Adverse reactions to bendrofluazide and propranolol for the treatment of mild hypertension. *Lancet* 1981;2:539–543.

Mehta JL, Lopez LM. Rebound hypertension following abrupt cessation of clonidine and metoprolol. *Arch Intern Med* 1987;147:389–390.

Mena-Martin FJ, Martin-Escudero JC, Simal-Blanco F, et al. Health-related quality of life of subjects with known and unknown hypertension: Results from the population-based Hortega study. *J Hypertens* 2003;21:1283–1289.

Meredith PA, Elliott HL. Dihydropyridine calcium channel blockers: Basic pharmacological similarities but fundamental therapeutic differences. *J Hypertens* 2004;22:1641–1648.

Messerli FH, Bangalore S. Antihypertensive efficacy of aliskerin: Is hydrochlorothiazide and appropriate benchmark? *Circulation* 2009;119:371–373.

Messerli FH, Bangalore S, Julius S. Should β-Blockers and diuretics remain as first-line therapy for hypertension? *Circulation* 2008a;117:2706–2715.

Messerli FH, Bell DS, Fonseca V, et al. Body weight changes with beta-blocker use: Results from GEMINI. *Am J Med* 2007; 120:610–615.

Messerli FH, Grossman E, Goldbourt U. Are beta-blockers efficacious as first-line therapy for hypertension in the elderly? A systematic review. *JAMA* 1998;279:1903–1907.

Messerli FH, Pinto L, Tang SS, et al. Impact of systemic hypertension on the cardiovascular benefits of statin therapy—a meta-analysis. *Am J Cardiol* 2008b;101:319–325.

Metz S, Klein C, Morton N. Rebound hypertension after discontinuation of transdermal clonidine therapy. *Am J Med* 1987; 82:17–19.

Miller DR, Oliveria SA, Berlowitz DR, et al. Angioedema incidence in US veterans initiating angiotensin-converting enzyme inhibitors. *Hypertension* 2008;51:1624–1630.

Miller RP, Woodworth JR, Graves DA, et al. Comparison of three formulations of metolazone. *Curr Ther Res* 1988;43: 1133–1142.

Missouris GG, Kalaitzidis RG, Cappuccio FP, et al. Gingival hyperplasia caused by calcium channel blockers. *J Hum Hypertens* 2000;14:155–156.

Miyachi M, Kawano H, Sugawara J, et al. Unfavorable effects of resistance training on central arterial compliance: A randomized intervention study. *Circulation* 2004;110: 2858–2863.

Molnar GW, Read RC, Wright FE. Propranolol enhancement of hypoglycemic sweating. *Clin Pharmacol Ther* 1974;15: 490–496.

Morgan T, Lauri J, Bertram D, et al. Effect of different antihypertensive drug classes on central aortic pressure. *Am J Hypertens* 2004;17:118–123.

Morgan TO, Anderson AIE, MacInnis RJ. ACE inhibitors, beta-blockers, calcium blockers, and diuretics for the control of systolic hypertension. *Am J Hypertens* 2001;14:241–247.

Morimoto T, Gandhi TK, Fiskio JM, et al. Development and validation of a clinical prediction rule for angiotensin-converting enzyme inhibitor-induced cough. *J Gen Intern Med* 2004; 19:684–691.

Morisky DE, Ang A, Krousel-Wood M, et al. Predictive validity of a medication adherence measure in an outpatient setting. *J Clin Hypertens (Greenwich)* 2008;10:348–354.

Morton A, Muir J, Lim D. Rash and acute nephritic syndrome due to candesartan. *Br Med J* 2004;328:25.

Mosenkis A, Townsend RR. What time of day should I take my antihypertensive medications? *J Clin Hypertens* 2004;6: 593–594.

Mukae S, Aoki S, Itoh S, et al. Bradykinin $B_2$ receptor gene polymorphism is associated with angiotensin-converting enzyme inhibitor-related cough. *Hypertension* 2000;36:127–131.

Mulder P, Mellin V, Favre J, et al. Aldosterone synthase inhibition improves cardiovascular function and structure in rats with heart failure: A comparison with spironolactone. *Eur Heart J* 2008;29:2171–2179.

Multiple risk factor intervention trial research group. Mortality after 10½ years for hypertensive participants in the Multiple Risk Factor Intervention Trial. *Circulation* 1990;82: 1616–1628.

Munger MA, Kenney JK. A chronobiologic approach to the pharmacotherapy of hypertension and angina. *Ann Pharmacother* 2000;34:1313–1319.

Nassief A, Marsh JD. Statin therapy for stroke prevention. *Stroke* 2008;39:1042–1048.

National Institute for Clinical Excellance. Hypertension: Management in adults in primary care: Pharmacological update. 2006. Available at: www.nice.org.uk

Neaton JD, Grimm RH Jr, Prineas RJ, et al. Treatment of mild hypertension study (TOMHS). *JAMA* 1993;270:713–724.

Nelson MR, Reid CM, Krum H, et al. Short-term predictors of maintenance of normotension after withdrawal of antihypertensive drugs in the second Australian National Blood Pressure Study (ANBP2). *Am J Hypertens* 2003; 16:39–45.

Neusy AJ, Lowenstein J. Blood pressure and blood pressure variability following withdrawal of propranolol and clonidine. *J Clin Pharmacol* 1989;29:18–24.

Neutel JM, Littlejohn TW, Chrysant SG, et al. Telmisartan/Hydrochlorothiazide in comparison with losartan/hydrochlorothiazide in managing patients with mild-to-moderate hypertension. *Hypertens Res* 2005;28:555–563.

Neuvonen PJ, Kivistö KT. The clinical significance of food-drug interactions. *Med J Aust* 1989;150:36–40.

Ng KFF, Vane JR. Conversion of angiotensin I to angiotensin II. *Nature* 1967;216:762–766.

Nickenig G. Should angiotensin II receptor blockers and statins be combined? *Circulation* 2004;110:1013–1020.

Nissan A, Spira RM, Seror D, et al. Captopril-associated "Pseudocholangitis." *Arch Surg* 1996;131:670–671.

Nissen SE, Tuzcu EM, Libby P, et al. Effect of antihypertensive agents on cardiovascular events in patients with coronary disease and normal blood pressure. The CAMELOT study: A randomized controlled trial. *JAMA* 2004;292:2217–2225.

Nørgaard A, Kjeldsen K. Interrelation of hypokalaemia and potassium depletion and its implications. *Clin Sci* 1991;81: 449–455.

Novo G, Guttila D, Fazio G, et al. The role of the renin-angiotensin system in atrial fibrillation and the therapeutic effects of ACE-Is and ARBS. *Br J Clin Pharmacol* 2008;66:345–351.

Obermayr RP, Temml C, Gutjahr G, et al. Elevated uric acid increases the risk for kidney disease. *J Am Soc Nephrol* 2008;19:2407–2413.

Oh BH, Mitchell J, Herron JR, et al. Aliskiren, an oral renin inhibitor, provides dose-dependent efficacy and sustained 24-hour blood pressure control in patients with hypertension. *J Am Coll Cardiol* 2007;49:1157–1163.

Okin PM, Devereux RB, Harris KE, et al. In-treatment resolution or absence of electrocardiographic left ventricular hypertrophy is associated with decreased incidence of new-onset diabetes mellitus in hypertensive patients: The Losartan Intervention for Endpoint Reduction in Hypertension (LIFE) Study. *Hypertension* 2007;50:984–990.

Okin PM, Devereux RB, Jern S, et al. Regression of electrocardiographic left ventricular hypertrophy during antihypertensive treatment and the prediction of major cardiovascular events. *JAMA* 2004;292:2343–2349.

Okin PM, Gerdts E, Kjeldsen SE, et al. Gender differences in regression of electrocardiographic left ventricular hypertrophy during antihypertensive therapy. *Hypertension* 2008;52:100–106.

Ondetti MA, Rubin B, Cushman DW. Design of specific inhibitors of angiotensin-converting enzyme. *Science* 1977;196: 441–444.

Ondetti MA, Williams NJ, Sabo EF, et al. Angiotensin-converting enzyme inhibitors from the venom of Bothrops jararaca. *Biochemistry* 1971;10:4033–4039.

ONTARGET Investigators. Telmisartan, ramipril, or both in patients at high risk for vascular events. *N Engl J Med* 2008;358:1547–1559.

Onuigbo MA, Onuigbo NT. Late onset renal failure from angiotensin blockade (LORFFAB): A prospective thirty-month Mayo Health System clinic experience. *Med Sci Monit* 2005;11:CR462–CR469.

Oparil S, Yarows SA, Patel S, et al. Efficacy and safety of combined use of aliskiren and valsartan in patients with hypertension: A randomised, double-blind trial. *Lancet* 2007;370: 221–229.

Osterberg L, Blaschke T. Adherence to medication. *N Engl J Med* 2005;353:487–497.

Ouzan J, Pérault C, Lincoff AM, et al. The role of spironolactone in the treatment of patients with refractory hypertension. *Am J Hypertens* 2002;15:333–339.

Ovbiagele B, Starkman S, Teal P, et al. Serum calcium as prognosticator in ischemic stroke. *Stroke* 2008;39:2231–2236.

Owens SD, Dunn MI. Efficacy and safety of guanadrel in elderly hypertensive patients. *Arch Intern Med* 1988;148: 1514–1518.

Pacanowski MA, Gong Y, Cooper-Dehoff RM, et al. β-Adrenergic receptor gene polymorphisms and β-Blocker treatment outcomes in hypertension. *Clin Pharmacol Ther* 2008;84:715–721.

Pahor M, Guralnik JM, Ferrucci L, et al. Calcium-channel blockade and incidence of cancer in aged populations. *Lancet* 1996; 348:493–497.

Pak CYC. Correction of thiazide-induced hypomagnesemia by potassium-magnesium citrate from review of prior trials. *Clin Nephrol* 2000;54:271–275.

Palmer BF. Managing hyperkalemia caused by inhibitors of the renin-angiotensin-aldosterone system. *N Engl J Med* 2004;351: 585–592.

Pandya KJ, Raubertas RF, Flynn PJ, et al. Oral clonidine in postmenopausal patients with breast cancer experiencing tamoxifen-induced hot flashes. *Ann Intern Med* 2000; 132:788–793.

Parati G, Omboni S, Albini F, et al. Home blood pressure telemonitoring improves hypertension control in general practice. The TeleBPCare study. *J Hypertens* 2009;27:198–203.

Park JB, Schiffrin EL. Effects of antihypertensive therapy on hypertensive vascular disease. *Curr Hypertens Rep* 2000;2: 280–288.

Participating VA Medical Centers. Low doses v standard dose of reserpine. *JAMA* 1982;248:2471–2477.

Parving HH, Persson F, Lewis JB, et al. Aliskiren combined with losartan in type 2 diabetes and nephropathy. *N Engl J Med* 2008;358:2433–2446.

Parving H-H, Lehnert H, Bröchner-Mortensen J, et al. The effect of irbesartan on the development of diabetic nephropathy in patients with type 2 diabetes. *N Engl J Med* 2001;345: 870–878.

Paton RR, Kane RE. Long-term diuretic therapy with metolazone of renal failure and the nephrotic syndrome. *J Clin Pharm* 1977;17:243–251.

Pedelty L, Gorelick PB. Management of hypertension and cerebrovascular disease in the elderly. *Am J Med* 2008;121: S23–S31.

Pepine CJ, Handberg EM, Cooper-DeHoff RM, et al. A calcium antagonist vs a non-calcium antagonist hypertension treatment strategy for patients with coronary artery disease. The International Verapamil-Trandolapril Study (INVEST): A randomized controlled trial. *JAMA* 2003; 290:2805–2816.

Pérez-Stable E, Halliday R, Gardiner PS, et al. The effects of propranolol on cognitive function and quality of life. *Am J Med* 2000;108:359–365.

Perry HM Jr. Late toxicity to hydralazine resembling systemic lupus erythematosus or rheumatoid arthritis. *Am J Med* 1973; 54:58–72.

Peters R, Beckett N, Forette F, et al. Incident dementia and blood pressure lowering in the Hypertension in the Very Elderly Trial cognitive function assessment (HYVET-COG): A double-blind, placebo controlled trial. *Lancet Neurol* 2008;7: 683–689.

Phillips CO, Kashani A, Ko DK, et al. Adverse effects of combination angiotensin II receptor blockers plus angiotensin-converting enzyme inhibitors for left ventricular dysfunction: A quantitative review of data from randomized clinical trials. *Arch Intern Med* 2007;167:1930–1936.

Phillips LS, Twombly JG. It's time to overcome clinical inertia. *Ann Intern Med* 2008;148:783–785.

Phillips RA. New-onset diabetes mellitus less deadly than elevated blood pressure? Following the evidence in the administration of thiazide diuretics. *Arch Intern Med* 2006;166:2174–2176.

Pickering TG. Effects of stress and behavioral interventions in hypertension: The rise and fall of omapatrilat. *J Clin Hypertens* 2002;4:371–373.

Pickering TG. Treatment of hypertension in the elderly. *J Clin Hypertens (Greenwich)* 2004;6:18–23.

Pickles CJ, Pipkin FB, Symonds EM. A randomised placebo controlled trial of labetalol in the treatment of mild to moderate pregnancy induced hypertension. *Br J Obstet Gynaecol* 1992; 99:964–968.

Piepho RW, Beal J. An overview of antihypertensive therapy in the 20th century. *J Clin Pharmacol* 2000;40:967–977.

Pilote L, Abrahamowicz M, Eisenberg M, et al. Effect of different angiotensin-converting-enzyme inhibitors on mortality among elderly patients with congestive heart failure. *CMAJ* 2008; 178:1303–1311.

Pitt B. Comparative effectiveness of β-blockers in elderly patients with heart failure: Invited commentary. *Arch Intern Med* 2008;168(22):2431–2432.

Pitt B, Ahmed A, Love TE, et al. History of hypertension and eplerenone in patients with acute myocardial infarction complicated by heart failure. *Hypertension* 2008;52:271–278.

Pitt B, Remme W, Zannad F, et al. Eplerenone, a selective aldosterone blocker, in patients with left ventricular dysfunction after myocardial infarction. *N Engl J Med* 2003; 348:1309–1321.

Pitt B, White H, Nicolau J, et al. Eplerenone reduces mortality 30 days after randomization following acute myocardial infarction in patients with left ventricular systolic dysfunction and heart failure. *J Am Coll Cardiol* 2005;46:425–431.

Pitt B, Zannad F, Remme WJ, et al. The effect of spironolactone of morbidity and mortality in patients with severe heart failure. *N Engl J Med* 1999;341:709–717.

Plata R, Cornejo A, Arratia C, et al. Angiotensin-converting-enzyme inhibition therapy in altitude polycythaemia: A prospective randomised trial. *Lancet* 2002;359:663–666.

POISE Study Group. Effects of extended-release metoprolol succinate in patients undergoing non-cardiac surgery (POISE trial): A randomised controlled trial. *Lancet* 2008;371: 1839–1847.

Polonia J, Boaventura I, Gama G, et al. Influence of non-steroidal anti-inflammatory drugs in renal function and 24 hr ambulatory blood pressure-reducing effects of enalapril and nifedipine gastrointestinal therapeutic system in hypertensive patients. *J Hypertens* 1995;13:924–931.

Poole-Wilson PA, Swedberg K, Cleland JG, et al. Comparison of carvedilol and metoprolol on clinical outcomes in patients with chronic heart failure in the Carvedilol Or Metoprolol European Trial (COMET): Randomised controlled trial. *Lancet* 2003;362:7–13.

Porkert M, Sher S, Reddy U, et al. Tetrahydrobiopterin: A novel antihypertensive therapy. *J Hum Hypertens* 2008; 22:401–407.

Postma CT, Dennesen PJW, de Boo T, et al. First dose hypotension after captopril; can it be predicted? *J Hum Hypertens* 1992;6:204–209.

Preston RA, Materson BJ, Reda DJ, et al. Age-race subgroup compared with renin profile as predictors of blood pressure response to antihypertensive therapy. Department of Veterans Affairs Cooperative Study Group on Antihypertensive Agents. *JAMA* 1998;280:1168–1172.

Prichard BN, Vallance P. ESH/ESC guidelines. *J Hypertens* 2004;22:859–861.

Prisant LM, Spruill WJ, Fincham JE, et al. Depression associated with antihypertensive drugs. *J Fam Pract* 1991;33: 481–485.

PROGRESS Collaborative Group. Randomised trial of a perindopril-based blood-pressure-lowering regimen among 6105 individuals with previous stroke or transient ischaemic attack. *Lancet* 2001;358:1033–1041.

Psaty BM, Heckbert Sr, Koepsell TD, et al. The risk of myocardial infarction associated with antihypertensive drug therapies. *JAMA* 1995;274:620–625.

Psaty BM, Lumley T, Furberg CD, et al. Health outcomes associated with various antihypertensive therapies used as first-line agents. *JAMA* 2003;289:2534–2544.

Psaty BM, Smith NL, Heckbert SL, et al. Diuretic therapy, the alpha-adducin gene variant,and the risk of myocardial infarction or stroke in persons with treated hypertension. *JAMA* 2002;287:1680–1689.

Puschett JB. Diuretics and the therapy of hypertension. *Am J Med Sci* 2000;319:1–9.

Quereda C, Orte L, Sabater J, et al. Urinary calcium excretion in treated and untreated essential hypertension. *J Am Soc Nephrol* 1996;7:1058–1065.

Qureshi AI. Acute hypertensive response in patients with stroke: Pathophysiology and management. *Circulation* 2008;118: 176–187.

Radack K, Deck C. Beta-adrenergic blocker therapy does not worsen intermittent claudication in subjects with peripheral arterial disease. *Arch Intern Med* 1991;151:1769–1776.

Raichlin E, Prasad A, Mathew V, et al. Efficacy and safety of atrasentan in patients with cardiovascular risk and early atherosclerosis. *Hypertension* 2008;52:522–528.

Raji A, Seely EW, Bekins SA, et al. Rosiglitazone improves insulin sensitivity and lowers blood pressure in hypertensive patients. *Diabetes Care* 2003;26:172–178.

Ram CVS, Garrett BN, Kaplan NM. Moderate sodium restriction and various diuretics in the treatment of hypertension. *Arch Intern Med* 1981;141:1014–1019.

Ram CVS. Antihypertensive efficacy of angiotensin receptor blockers in combination with hydrochlorothiazide: A review of the factorial-design studies. *J Clin Hypertens* 2004;6: 569–577.

Ram CVS, Holland OB, Fairchild C, et al. Withdrawal syndrome following cessation of guanabenz therapy. *J Clin Pharmacol* 1979;19:148–150.

Ramsay LE, Silas JH, Ollerenshaw JD, et al. Should the acetylator phenotype be determined when prescribing hydralazine for hypertension? *Eur J Clin Pharmacol* 1984;26:39–42.

Re RN. Tissue renin angiotensin systems. *Med Clin North Am* 2004;88:19–38.

Reboldi G, Angeli F, Cavallini C, et al. Comparison between angiotensin-converting enzyme inhibitors and angiotensin receptor blockers on the risk of myocardial infarction, stroke and death: A meta-analysis. *J Hypertens* 2008;26:1282–1289.

Redon J, Cea-Calvo L, Moreno B, et al. Independent impact of obesity and fat distribution in hypertension prevalence and control in the elderly. *J Hypertens* 2008;26:1757–1764.

Rédon J, Roca-Cusachs A, Mora-Maciá J. Uncontrolled early morning blood pressure in medicated patients: The ACAMPA study. Analysis of the control of blood pressure using ambulatory blood pressure monitoring. *Blood Press Monit* 2002;7: 111–116.

Remuzzi G, Macia M, Ruggenenti P. Prevention and treatment of diabetic renal disease in type 2 diabetes: The BENEDICT study. *J Am Soc Nephrol* 2006;17:S90–S97.

Reyes AJ, Taylor SH. Diuretics in cardiovascular therapy. *Cardiovasc Drugs Ther* 1999;13:371–398.

Ricketts ML, Stewart PM. Regulation of 11beta-hydroxysteroid dehydrogenase type 2 by diuretics and the renin-angiotensin-aldosterone axis. *Clin Sci* 1999;96:669–675.

Rinkel GL, Klijn CJ. Prevention and treatment of medical and neurological complications in patients with aneurysmal subarachnoid haemorrhage. *Pract Neurol* 2009;9:195–209.

Roberts R, Sigwart U. New concepts in hypertrophic cardiomyopathies, part II. *Circulation* 2001;104:2249–2252.

Rodman JS, Deutsch DJ, Gutman SI. Methyldopa hepatitis. *Am J Med* 1976;60:941–948.

Rosamond W, Flegal K, Furie K, et al. Heart disease and stroke statistics—2008 update: A report from the American Heart Association Statistics Committee and Stroke Statistics Subcommittee. *Circulation* 2008;117:e25–e146.

Rosendorff C, Black HR, Cannon CP, et al. Treatment of hypertension in the prevention and managment of ischemic heart disease. *Hypertension* 2007;50:e28–e55.

Rouleau JL, Roecker EB, Tendera M, et al. Influence of pretreatment systolic blood pressure on the effect of carvedilol in patients with severe chronic heart failure: The Carvedilol Prospective Randomized Cumulative Survival (COPERNICUS) study. *J Am Coll Cardiol* 2004;43:1423–1439.

Roumie CL, Elasy TA, Greevy R, et al. Improving blood pressure control through provider education, provider alerts, and patient education: A cluster randomized trial. *Ann Intern Med* 2006;145:165–175.

Rubattu S, Sciarretta S, Valenti V, et al. Natriuretic peptides: An update on bioactivity, potential therapeutic use, and implication in cardiovascular diseases. *Am J Hypertens* 2008;21: 733–741.

Rudd P. Clinicians and patients with hypertension. *Am Heart J* 1995;130:572–578.

Ruggenenti P, Mise N, Pisoni R, et al. Diverse effects of increasing lisinopril doses on lipid abnormalities in chronic nephropathies. *Circulation* 2003;107:586–592.

Ruilope LM. Comparison of a new vasodilating beta-blocker, carvedilol, with atenolol in the treatment of mild to moderate essential hypertension. *Am J Hypertens* 1994;7:129–136.

Russell ST, Khandheria BK, Nehra A. Erectile dysfunction and cardiovascular disease. *Mayo Clin Proc* 2004;79:782–794.

Sacco RL, Adams R, Albers G, et al. Guidelines for prevention of stroke in patients with ischemic stroke or transient ischemic attack. *Circulation* 2006;113:e409–e449.

Saito F, Kimura G. Antihypertensive mechanism of diuretics based on pressure-natriuresis relationship. *Hypertension* 1996;27: 914–918.

Sakhaee K, Alpern R, Jacobson HR, et al. Contrasting effects of various potassium salts on renal citrate excretion. *J Clin Endocrinol Metab* 1991;72:396–400.

Salhanick SD, Shannon MW. Management of calcium channel antagonist overdose. *Drug Saf* 2003;26:65–79.

Salles GF, Cardoso CR, Muxfeldt ES. Prognostic influence of office and ambulatory blood pressures in resistant hypertension. *Arch Intern Med* 2008;168:2340–2346.

Sam S, Haffner S, Davidson MH, et al. Relationship of abdominal visceral and subcutaneous adipose tissue with lipoprotein particle number and size in type 2 diabetes. *Diabetes* 2008;57: 2022–2027.

Sarafidis PA, Lasaridis AN, Nilsson PM, et al. Ambulatory blood pressure reduction after rosiglitazone treatment in patients with type 2 diabetes and hypertension correlates with insulin sensitivity increase. *J Hypertens* 2004;22: 1769–1777.

Sarafidis PA, Stafylas PC, Kanaki AI, et al. Effects of renin-angiotensin system blockers on renal outcomes and all-cause mortality in patients with diabetic nephropathy: An updated meta-analysis. *Am J Hypertens* 2008;21:922–929.

Sare GM, Gray LJ, Bath PM. Effect of antihypertensive agents on cerebral blood flow and flow velocity in acute ischaemic stroke: Systematic review of controlled studies. *J Hypertens* 2008; 26:1058–1064.

Sato A, Hayashi K, Naruse M, et al. Effectiveness of aldosterone blockade in patients with diabetic nephropathy. *Hypertension* 2003;41:64–68.

Sato A, Saruta T. Aldosterone breakthrough during angiotensin-converting enzyme inhibitor therapy. *Am J Hypertens* 2003; 16:781–788.

Satofuka S, Ichihara A, Nagai N, et al. Suppression of ocular inflammation in endotoxin-induced uveitis by inhibiting nonproteolytic activation of prorenin. *Invest Ophthalmol Vis Sci* 2006;47:2686–2692.

Sattler KJE, Woodrum JE, Galili O, et al. Concurrent treatment with renin-angiotensin system blockers and acetylsalicylic acid reduces nuclear factor κB activation and C-reactive protein expression in human carotid artery plaques. *Stroke* 2005;36:14–20.

Savola J, Vehviäinen O, Väätäinen NJ. Psoriasis as a side effect of beta blockers. *Br Med J* 1987;295:637.

Sawyer N, Gabriel R. Progressive hypokalaemia in elderly patients taking three thiazide potassium-sparing diuretic combinations for thirty-six months. *Postgrad Med J* 1988;64:434–437.

Saxby BK, Harrington F, Wesnes KA, et al. Candesartan and cognitive decline in older patients with hypertension: A substudy of the SCOPE trial. *Neurology* 2008;70:1858–1866.

Saxena PR, Bolt GR. Haemodynamic profiles of vasodilators in experimental hypertension. *Trends Pharmacol Sci* 1986;7: 501–506.

Schefe JH, Neumann C, Goebel M, et al. Prorenin engages the (pro)renin receptor like renin and both ligand activities are unopposed by aliskiren. *J Hypertens* 2008;26:1787–1794.

Scheffers IJ, Kroon AA, Tordoir JH, et al. Rheos Baroreflex Hypertension Therapy System to treat resistant hypertension. *Expert Rev Med Devices* 2008;5:33–39.

Schiffrin EL. Effects of aldosterone on the vasculature. *Hypertension* 2006;47:312–318.

Schlienger RG, Kraenzlin ME, Jick SS, et al. Use of beta-blockers and risk of fractures. *JAMA* 2004;292:1326–1332.

Schnaper HW, Freis ED, Friedman RG, et al. Potassium restoration in hypertensive patients made hypokalemic by hydrochlorothiazide. *Arch Intern Med* 1989;149:2677–2681.

Schoofs MW, van der Klift M, Hofman A, et al. Thiazide diuretics and the risk for hip fracture. *Ann Intern Med* 2003;139: 476–482.

Schrader H, Stovner LJ, Helde G, et al. Prophylactic treatment of migraine with angiotensin converting enzyme inhibitor (lisinopril). *Br Med J* 2001;322:19–22.

Schupp M, Janke J, Clasen R, et al. Angiotensin type 1 receptor blockers induce peroxisome proliferator-activated receptor-gamma activity. *Circulation* 2004;109:2054–2057.

Schwinn DA, Price DT, Narayan P. Alpha1-adrenoceptor subtype selectivity and lower urinary tract symptoms. *Mayo Clin Proc* 2004;79:1423–1434.

Sealey JE, Laragh JH. Aliskiren, the first renin inhibitor for treating hypertension: Reactive renin secretion may limit its effectiveness. *Am J Hypertens* 2007;20:587–597.

Senn S. Individual response to treatment: Is it a valid assumption? *Br Med J* 2004;329:966–968.

Sever PS, Poulter NR, Dahlof B, et al. Antihypertensive therapy and the benefits of atorvastatin in the Anglo-Scandinavian Cardiac Outcomes Trail: Lipid-lowering arm extension. *J Hypertens* 2009;27:947–954.

Shafiq MM, Menon DV, Victor RG. Oral direct renin inhibition: Premise, promise, and potential limitations of a new antihypertensive drug. *Am J Med* 2008;121:265–271.

Shah NC, Pringle SD, Donnan PT, et al. Spironolactone has antiarrhythmic activity in ischaemic cardiac patients without cardiac failure. *J Hypertens* 2007;25:2345–2351.

Sharma AM, Wagner T, Marsalek P. Moxonidine in the treatment of overweight and obese patients with the metabolic syndrome: A postmarketing surveillance study. *J Hum Hypertens* 2004; 18:669–675.

Shea S, Misra D, Ehrlich MH, et al. Predisposing factors for severe, uncontrolled hypertension in an inner-city minority population. *N Engl J Med* 1992;327:776–781.

Shimosawa T, Takano K, Ando K, Fujita T. Magnesium inhibits norepinephrine release by blocking N-type calcium channels at peripheral sympathetic nerve endings. *Hypertension* 2004; 44:897–902.

Shrank WH, Hoang T, Ettner SL, et al. The implications of choice: Prescribing generic or preferred pharmaceuticals improves medication adherence for chronic conditions. *Arch Intern Med* 2006;166:332–337.

Sica DA. Current concepts of pharmacotherapy in hypertension. Thiazide-type diuretics: Ongoing considerations on mechanism of action. *J Clin Hypertens* 2004a;6:661–664.

Sica DA. Minoxidil: An underused vasodilator for resistant or severe hypertension. *J Clin Hypertens* 2004b;6:283–287.

Sica DA. Endothelin receptor antagonism: What does the future hold? *Hypertension* 2008a;52:460–461.

Sica DA. The kidney and hypertension: Causes and treatment. *J Clin Hypertens (Greenwich)* 2008b;10:541–548.

Sica DA, Black HR. Current concepts of pharmacotherapy in hypertension. ACE inhibitor-related angioedema: Can angiotensin-receptor blockers be safely used? *J Clin Hypertens* 2002;4:375–380.

Siegel D, Lopez J, Meier J. Antihypertensive medication adherence in the Department of Veterans Affairs. *Am J Med* 2007; 120: 26–32.

Sink KM, Leng X, Williamson J, et al. Angiotensin-converting enzyme inhibitors and cognitive decline in older adults with hypertension: Results from the cardiovascular health study. *Arch Intern Med* 2009;169:1195–1202.

Siscovick DS, Raghunathan TE, Wicklund KG, et al. Diuretic therapy for hypertension and the risk of primary cardiac arrest. *N Engl J Med* 1994;330:1852–1857.

Skoog I, Lithell H, Hansson L, et al. Effect of baseline cognitive function and antihypertensive treatment on cognitive and cardiovascular outcomes: Study on COgnition and Prognosis in the Elderly (SCOPE). *Am J Hypertens* 2005;18: 1052–1059.

Sloan FA, Bethel MA, Ruiz D Jr, et al. The growing burden of diabetes mellitus in the US elderly population. *Arch Intern Med* 2008;168:192–199.

Smallegange C, Hale TM, Bushfield TL, et al. Persistent lowering of pressure by transplanting kidneys from adult spontaneously hypertensive rats treated with brief antihypertensive therapy. *Hypertension* 2004;44:89–94.

Smith RD, Yokoyama H, Averill DB, et al. Reversal of vascular hypertrophy in hypertensive patients through blockade of angiotensin II receptors. *J Am Soc Hypertens* 2008;2: 165–172.

Snow V, Barry P, Fihn SD, et al. Primary care management of chronic stable angina and asymptomatic suspected or known coronary artery disease: A clinical practice guideline from the American College of Physicians. *Ann Intern Med* 2004;141: 562–567.

Solomon SD, Janardhanan R, Verma A, et al. Effect of angiotensin receptor blockade and antihypertensive drugs on diastolic function in patients with hypertension and diastolic dysfunction: A randomised trial. *Lancet* 2007; 369:2079–2087.

Sørensen HT, Mellemkjær L, Olsen JH. Risk of suicide in users of beta-adrenoceptor blockers, calcium channel blockers and angiotensin converting enzyme inhibitors. *Br J Clin Pharmacol* 2001;52:313–318.

Sörgel F, Ettinger B, Benet LZ. The true composition of kidney stones passed during triamterene therapy. *J Urol* 1985;134: 871–873.

Spirito P, Seidman CE, McKenna WJ, et al. The management of hypertrophic cardiomyopathy. *N Engl J Med* 1997;336: 774–785.

Staessen JA, Thijisq L, Fagard R, et al. Effects of immediate versus delayed antihypertensive therapy on outcome in the Systolic Hypertension in Europe Trial. *J Hypertens* 2004;22: 847–857.

Stafford RS, Furberg CD, Finkelstein SN, et al. Impact of clinical trial results on national trends in alpha-blocker prescribing, 1996–2002. *JAMA* 2004;291:54–62.

Steinman MA, Fischer MA, Shlipak MG, et al. Clinician awareness of adherence to hypertension guidelines. *Am J Med* 2004; 117:747–754.

Stergiou GS, Malakos JS, Achimastos AD, et al. Additive hypotensive effect of a dihydropyridine calcium antagonist to that produced by a thiazide diuretic. *J Cardiovasc Pharmacol* 1997; 29:412–416.

Stirling C, Houston J, Robertson S, et al. Diarrhoea, vomiting and ACE inhibitors: An important cause of acute renal failure. *J Hum Hypertens* 2003;17:419–423.

Stokes GS, Bune AJ, Huon N, et al. Long term effectiveness of extended-release nitrate for the treatment of systolic hypertension. *Hypertension* 2005;45:380–384.

Strandgaard S, Haunsø S. Why does antihypertensive treatment prevent stroke but not myocardial infarction? *Lancet* 1987; 2:658–661.

Strandgaard S, Paulson OB. Antihypertensive drugs and cerebral circulation. *Eur J Clin Invest* 1996;26:625–630.

Strazzullo P, Kerry SM, Barbato A, et al. Do statins reduce blood pressure?: A meta-analysis of randomized, controlled trials. *Hypertension* 2007;49:792–798.

Strippoli GF, Craig MC, Schena FP, et al. Role of blood pressure targets and specific antihypertensive agents used to prevent diabetic nephropathy and delay its progression. *J Am Soc Nephrol* 2006;17:S153–S155.

Sugiura T, Kondo T, Kureishi-Bando Y, et al. Nifedipine improves endothelial function: Role of endothelial progenitor cells. *Hypertension* 2008;52:491–498.

Suissa S, Hutchinson T, Brophy JM, et al. ACE-inhibitor use and the long-term risk of renal failure in diabetes. *Kidney Int* 2006;69:913–919.

Sun Z, Zheng L, Detrano R, et al. The accelerating epidemic of hypertension among rural Chinese women: Results from Liaoning Province. *Am J Hypertens* 2008;21:784–788.

Svensson P, de Faire U, Sleight P, et al. Comparative effects of ramipril on ambulatory and office blood pressures: A HOPE Substudy. *Hypertension* 2001;38:E28–E32.

Swain S, Turner C, Tyrrell P, et al. Diagnosis and initial management of acute stroke and transient ischaemic attack: Summary of NICE guidance. *Br Med J* 2008;337:a786.

Takahashi H, Ichihara A, Kaneshiro Y, et al. Regression of nephropathy developed in diabetes by (pro)renin receptor blockade. *J Am Soc Nephrol* 2007;18:2054–2061.

Tanner LA, Bosco LA. Gynecomastia associated with calcium channel blocker therapy. *Arch Intern Med* 1988; 148:379–380.

Tannergren C, Engman H, Knutson L, et al. St John's wort decreases the bioavailability of R- and S-verapamil through induction of the first-pass metabolism. *Clin Pharmacol Ther* 2004;75:298–309.

Tanser PH, Campbell LM, Carranza J, et al. Candesartan cilexetil is not associated with cough in hypertensive patients with enalapril-induced cough. *Am J Hypertens* 2000;13:214–218.

Task Force. The Task Force for the Management of Arterial Hypertension of the European Society of Hypertension (ESH) and of the European Society of Cardiology (ESC). *J Hypertens* 2007;25:1105–1187.

Teichert M, de Smet PAGM, Hoffman A, et al. Discontinuation of β-blockers and the risk of myocardial infarction in the elderly. *Drug Saf* 2007;30:541–549.

Telmisartan Randomised AssesmeNt Study in ACE iNtolerant subjects with cardiovascular disease (TRANSCEND) Investigators. Effects of the angiotensin-receptor blocker telmisartan on cardiovascular events in high-risk patients intolerant to angiotensin-converting enzyme inhibitors: A randomised controlled trial. *Lancet* 2008;372:1174–1183.

Tenenbaum A, Motro M, Jones M, et al. Is diuretic therapy associated with an increased risk of colon cancer? *Am J Med* 2001; 110:143–145.

Thöne-Reineke C, Zimmermann M, Neumann C, et al. Are angiotensin receptor blockers neuroprotective? *Curr Hypertens Rep* 2004;6:257–266.

Thulin T, Hedneer T, Gustafsson S, et al. Diltiazem compared with metoprolol as add-on-therapies to diuretics in hypertension. *J Hum Hypertens* 1991;5:107–114.

Tissot AC, Maurer P, Nussberger J, et al. Effect of immunisation against angiotensin II with CYT006-AngQb on ambulatory blood pressure: A double-blind, randomised, placebo-controlled phase IIa study. *Lancet* 2008;371:821–827.

Toner JM, Brawn LA, Yeo WW, et al. Adequacy of twice daily dosing with potassium chloride and spironolactone in thiazide treated hypertensive patients. *Br J Clin Pharmacol* 1991;31: 457–461.

Torp-Pedersen C, Metra M, Charlesworth A, et al. Effects of metoprolol and carvedilol on pre-existing and new onset diabetes in patients with chronic heart failure: Data from the Carvedilol Or Metoprolol European Trial (COMET). *Heart* 2007;93: 968–973.

Touze E, Coste J, Voicu M, et al. Importance of in-hospital initiation of therapies and therapeutic inertia in secondary stroke prevention: IMplementation of Prevention After a Cerebrovascular evenT (IMPACT) Study. *Stroke* 2008;39:1834–1843.

Townsend RR, Holland OB. Combination of converting enzyme inhibitor with diuretic for the treatment of hypertension. *Arch Intern Med* 1990;150:1174–1183.

Traub YM, Rabinov M, Rosenfeld JB, et al. Elevation of serum potassium during beta blockade. *Clin Pharmacol Ther* 1980; 28:764–768.

Trompet S, Jukema JW, Ford I, et al. Statins and blood pressure. *Arch Intern Med* 2008;168:2383.

Tu K, Chen Z, Lipscombe LL. Mortality among patients with hypertension from 1995 to 2005: A population-based study. *CMAJ* 2008a;178:1436–1440.

Tu K, Chen Z, Lipscombe LL. Prevalence and incidence of hypertension from 1995 to 2005: A population-based study. *CMAJ* 2008b;178:1429–1435.

Turner ST, Bailey KR, Fridley BL, et al. Genomic association analysis suggests chromosome 12 locus influencing antihypertensive response to thiazide diuretic. *Hypertension* 2008;52:359–365.

Valantine H, Keogh A, McIntosh N, et al. Cost containment: Coadministration of diltiazem with cyclosporine after heart transplantation. *J Heart Lung Transplant* 1992;11:1–8.

van Brummelen P, Man in't Veld AJ, Schalekamp MA. Hemodynamic changes during long-term thiazide treatment of essential hypertension in responders and nonresponders. *Clin Pharmacol Ther* 1980;27:328–336.

van Wieren-de Wijer DB, Maitland-van der Zee AH, de Boer A, et al. Interaction between the Gly460Trp alpha-adducin gene variant and diuretics on the risk of myocardial infarction. *J Hypertens* 2009;27:61–68.

van Zwieten PA. The renaissance of centrally acting antihypertensive drugs. *J Hypertens* 1999;17(Suppl. 3):S15–S21.

Vanhees L, Defoor JG, Schepers D, et al. Effect of bisoprolol and atenolol on endurance exercise capacity in healthy men. *J Hypertens* 2000;18:35–43.

Varadarajan P, Joshi N, Appel D, et al. Effect of Beta-blocker therapy on survival in patients with severe mitral regurgitation and normal left ventricular ejection fraction. *Am J Cardiol* 2008; 102:611–615.

Vasan RS, Evans JC, Larson MG, et al. Serum aldosterone and the incidence of hypertension in nonhypertensive persons. *N Eng J Med* 2004;351:33–41.

Vasavada N, Saha C, Agarwal R. A double-blind randomized crossover trial of two loop diuretics in chronic kidney disease. *Kidney Int* 2003;64:632–640.

Verdecchia P, Angeli F, Borgioni C, et al. Changes in cardiovascular risk by reduction of left ventricular mass in hypertension: A meta-analysis. *Am J Hypertens* 2003;16:895–899.

Verdecchia P, Angeli F, Reboldi G. New-onset diabetes, antihypertensive treatment, and outcome. *Hypertension* 2007;50:459–460.

Veterans Administration (VA) Cooperative Study on Antihypertensive Agents. Double blind control study of antihypertensive agents, II: Further report on the comparative effectiveness of reserpine, reserpine and hydralazine, and three ganglion blocking agents, chlorisondamine, mecamylamine, and pentolinium tartrate. *Arch Intern Med* 1962;110:222–229.

Victor RG, Leonard D, Hess P, et al. Factors associated with hypertension awareness, treatment, and control in Dallas County, Texas. *Arch Intern Med* 2008;168:1285–1293.

Victor RG, Ravenell JE, Freeman A, et al. A barber-based intervention for hypertension in African American men: Design of a group randomized trial. *Am Heart J* 2009; 157:30–36.

Vincent J, Harris SI, Foulds G, et al. Lack of effect of grapefruit juice on the pharmacokinetics and pharmacodynamics of amlodipine. *Br J Clin Pharmacol* 2000;50:455–463.

Vlachopoulos C, Aznaouridis K, Ioakeimidis N, et al. Arterial function and intima-media thickness in hypertensive patients with erectile dysfunction. *J Hypertens* 2008;26: 1829–1836.

Volini IF, Flaxman N. The effect of nonspecific operations on essential hypertension. *JAMA* 1939;112:2126–2128.

Vrijens B, Vincze G, Kristanto P, et al. Adherence to prescribed antihypertensive drug treatments: Longitudinal study of electronically compiled dosing histories. *Br Med J* 2008;336: 1114–1117.

Wachtell K, Okin PM, Olsen MH, et al. Regression of electrocardiographic left ventricular hypertrophy during antihypertensive therapy and reduction in sudden cardiac death: The LIFE Study. *Circulation* 2007;116:700–705.

Wagner ML, Walters AS, Coleman RG, et al. Randomized, double-blind, placebo-controlled study of clonidine in restless legs syndrome. *Sleep* 1996;19:52–58.

Wald NJ, Law MR. A strategy to reduce cardiovascular disease by more than 80%. *Br Med J* 2003;326:1419.

Wallace AW, Galindez D, Salahieh A, et al. Effect of clonidine on cardiovascular morbidity and mortality after non-cardiac surgery. *Anesthesiology* 2004;101:284–293.

Wang JG, Li Y, Franklin SS, et al. Prevention of stroke and myocardial infarction by amlodipine and Angiotensin receptor blockers: A quantitative overview. *Hypertension* 2007a;50: 181–188.

Wang PS, Avorn J, Brookhart MA, et al. Effects of noncardiovascular comorbidities on antihypertensive use in elderly hypertensives. *Hypertension* 2005;46:273–279.

Wang YR, Alexander GC, Stafford RS. Outpatient hypertension treatment, treatment intensification, and control in Western Europe and the United States. *Arch Intern Med* 2007b;167:141–147.

Warner TD, Mitchell JA. COX-2 selectivity alone does not define the cardiovascular risks associated with non-steroidal anti-inflammatory drugs. *Lancet* 2008;371:270–273.

Webb DJ, Fulton JD, Leckie BJ, et al. The effect of chronic prazosin therapy on the response of the renin-angiotensin system in patients with essential hypertension. *J Hum Hypertens* 1987; 1:194–200.

Weber MA, Byyny RL, Pratt H, et al. Blood pressure effects of the angiotensin II receptor blocker, losartan. *Arch Intern Med* 1995;155:405–411.

Webster J, Koch H-F. Aspects of tolerability of centrally acting antihypertensive drugs. *J Cardiovasc Pharmacol*. 1996;27:S49-S54.

Weir MR, Moser M. Diuretics and beta-blockers: Is there a risk for dyslipidemia. *Am Heart J* 2000;139:174–184.

Weir MR, Prisant LM, Papademetriou V, et al. Antihypertensive therapy and quality of life. *Am J Hypertens* 1996;9:854–859.

Weir MR, Rosenberger C, Fink JC. Pilot study to evaluate a water displacement technique to compare effects of diuretics and ACE inhibitors to alleviate lower extremity edema due to dihydropyridine calcium antagonists. *Am J Hypertens* 2001;14:963–968.

Weirnberger MH. The use of selective aldosterone antagonists. *Curr Hypertens Rep.* 2004;6:342–345.

Weinberger MH, Fineberg NS. Sodium and volume sensitivity of blood pressure. *Hypertension* 1991;18:67–71.

Westhoff JH, Hilgers KF, Steinbach MP, et al. Hypertension induces somatic cellular senescence in rats and humans by induction of cell cycle inhibitor p16INK4a. *Hypertension* 2008;52:123–129.

Whang R, Flink EB, Dyckner T, et al. Magnesium depletion as a cause of refractory potassium repletion. *Arch Intern Med* 1985;145:1686–1689.

White WB. Cardiovascular effects of the cyclooxygenase inhibitors. *Hypertension* 2007;49:408–418.

White WB, Calhoun DA, Samuel R, et al. Improving blood pressure control: Increase the dose of diuretic or switch to a fixed-dose angiotensin receptor blocker/diuretic? The valsartan hydrochlorothiazide diuretic for initial control and titration to achieve optimal therapeutic effect (Val-DICTATE) trial. *J Clin Hypertens (Greenwich)* 2008;10:450–458.

White WB, Lacourciere Y, Davidai G. Effects of the antiotensin II receptor blockers telmisartan versus valsartan on the circadian variation of blood pressure: Impact of the early morning period. *Am J Hypertens* 2004;17:347–353.

Widmer P, Maibach R, Knzi UP, et al. Diuretic-related hypokalaemia. *Eur J Clin Pharmacol* 1995;49:31–36.

Wigley FM. Raynaud's phenomenon. *N Engl J Med* 2002;347: 1001–1008.

Wiklund I, Halling K, Ryden-Bergsten T, et al. What is the effect of lowering the blood pressure on quality of life? *Arch Mal Coeur Vaiss* 1999;92:1079–1082.

Wilcox CS. Metabolic and adverse effects of diuretics. *Semin Nephrol* 1999;19:557–568.

Wilcox CS, Mitch WE, Kelly RA, et al. Response of the kidney to furosemide. I. Effects of salt intake and renal compensation. *J Lab Clin Med* 1983;102:450–458.

Wildman RP, Muntner P, Reynolds K, et al. The obese without cardiometabolic risk factor clustering and the normal weight with cardiometabolic risk factor clustering: Prevalence and correlates of 2 phenotypes among the US population (NHANES 1999-2004). *Arch Intern Med* 2008;168:1617–1624.

Williams B, Poulter NR, Brown MJ, et al. British Hypertension Society guidelines for hypertension management 2004 (BHS-IV): Summary. *Br Med J* 2004;328:634–640.

Williams TA, Mulatero P, Filigheddu F, et al. Role of HSD11B2 polymorphisms in essential hypertension and the diuretic response to thiazides. *Kidney Int* 2005;67:631–637.

Willmot M, Ghadami A, Whysall B, et al. Transdermal glyceryl trinitrate lowers blood pressure and maintains cerebral blood flow in recent stroke. *Hypertension* 2006;47:1209–1215.

Wilson IM, Freis ED. Relationship between plasma and extracellular fluid volume depletion and the antihypertensive effect of chlorothiazide. *Circulation* 1959;20:1028–1036.

Wilson MF, Haring O, Lewin A, et al. Comparison of guanfacine versus clonidine for efficacy, safety and occurrence of withdrawal syndrome in step-2 treatment of mild to moderate essential hypertension. *Am J Cardiol* 1986;57:43E–49E.

Winer BM. The antihypertensive mechanisms of salt depletion induced by hydrochlorothiazide. *Circulation* 1961; 24:788–796.

Wing LM, Reid CM, Ryan P, et al. A comparison of outcomes with angiotensin-converting-enzyme inhibitors and diuretics for hypertension in the elderly. *N Engl J Med* 2003;348: 583–592.

Woo KS, Nicholls MG. High prevalence of persistent cough with angiotensin converting enzyme inhibitors in Chinese. *Br J Clin Pharmacol* 1995;40:141–144.

Wood R. Bronchospasm and cough as adverse reactions to the ACE inhibitors captopril, enalapril and lisinopril. *Br J Clin Pharmacol* 1995;39:264–270.

Wood DA, Kotseva K, Connolly S, et al. Nurse-coordinated multidisciplinary, family-based cardiovascular disease prevention programme (EUROACTION) for patients with coronary heart disease and asymptomatic individuals at high risk of cardiovascular disease: A paired, cluster-randomised controlled trial. *Lancet* 2008;371:1999–2012.

Wright JT Jr, Dunn JK, Cutler JA, et al. Outcomes in hypertensive black and nonblack patients treated with chlorthalidone, amlodipine, and lisinopril. *JAMA* 2005; 293:1595–1608.

Wright JT Jr, Harris-Haywood S, Pressel S, et al. Clinical outcomes by race in hypertensive patients with and without the metabolic syndrome: Antihypertensive and Lipid-Lowering Treatment to Prevent Heart Attack Trial (ALLHAT). *Arch Intern Med* 2008;168:207–217.

Wu JY, Leung WY, Chang S, et al. Effectiveness of telephone counselling by a pharmacist in reducing mortality in patients receiving polypharmacy: Randomised controlled trial. *Br Med J* 2006;333:522.

Wu Y, Tai ES, Heng D, et al. Risk factors associated with hypertension awareness, treatment, and control in a multi-ethnic Asian population. *J Hypertens* 2009;27:190–197.

Xi GL, Cheng JW, Lu GC. Meta-analysis of randomized controlled trials comparing telmisartan with losartan in the treatment of patients with hypertension. *Am J Hypertens* 2008;21: 546–552.

Yang HYT, Erdös EG, Levin YA. Dipeptidyl carboxypeptidase that converts angiotensin I and inactivates bradykinin. *Biochim Biophys Acta* 1970;214:374–376.

Yasar S, Zhou J, Varadhan R, et al. The use of angiotensin-converting enzyme inhibitors and diuretics is associated with a reduced incidence of impairment on cognition in elderly women. *Clin Pharmacol Ther* 2008;84:119–126.

Yeo WW, Chadwick IG, Kraskiewics M, et al. Resolution of ACE inhibitor cough. *Br J Clin Pharmacol* 1995;40: 423–429.

Yip HK, Chang LT, Chang WN, et al. Level and value of circulating endothelial progenitor cells in patients after acute ischemic stroke. *Stroke* 2008;39:69–74.

Yki-Järvinen H. Thiazolidinediones. *N Engl J Med* 2004;351: 1106–1118.

Yokoyama K, Yang W, Preblick R, et al. Effects of a step-therapy program for angiotensin receptor blockers on antihypertensive medication utilization patterns and cost of drug therapy. *J Manag Care Pharm* 2007;13:235–244.

Yu HM, Lin SG, Liu GZ, et al. Associations between CYP11B2 gene polymorphisms and the response to angiotensin-converting enzyme inhibitors. *Clin Pharmacol Ther* 2006;79: 581–589.

Yuan J-M, Castelao JE, Gago-Dominguez M, et al. Hypertension, obesity and their medications in relation to renal cell carcinoma. *Br J Cancer* 1998;77:1508–1513.

Yusuf S, Diener HC, Sacco RL, et al. Telmisartan to prevent recurrent stroke and cardiovascular events. *N Engl J Med* 2008; 359:1225–1237.

Zacest R, Gilmore E, Koch-Weser J. Treatment of essential hypertension with combined vasodilation and beta-adrenergic blockade. *N Engl J Med* 1972;286:617–622.

Zanchetti A, Cuspidi C, Comarella L, et al. Left ventricular diastolic dysfunction in elderly hypertensives: Results of the APROS-diadys study. *J Hypertens* 2007;25:2158–2167.

Zanchetti A, Hansson L, Leonetti G, et al. Low-dose aspirin does not interfere with the blood pressure-lowering effects of antihypertensive therapy. *J Hypertens* 2002;20: 1015–1022.

Zarnke KB, Feldman RD. Direct angiotensin converting enzyme inhibitor-mediated venodilation. *Clin Pharmacol Ther* 1996; 59:559–568.

Zhang R, Witkowski S, Fu Q, et al. Cerebral hemodynamics after short- and long-term reduction in blood pressure in mild and moderate hypertension. *Hypertension* 2007;49:1149–1155.

Zhu Z, Zhu S, Liu D, et al. Thiazide-like diuretics attenuate agonist-induced vasoconstriction by calcium desensitization linked to rho kinase. *Hypertension* 2005;45:233–239.

Zillich AJ, Garg J, Basu S, et al. Thiazide diuretics, potassium, and the development of diabetes: A quantitative review. *Hypertension* 2006;48:219–224.

Zimlichman R, Shargorodsky M, Wainstein J. Prolonged treatment of hypertensive patients with low dose HCTZ improves arterial elasticity but not if they have NIDDM or IFG. Treatment with full dose HCTZ (25 mg/d) aggravates metabolic parameters and arterial stiffness [Abstract]. *Am J*

# 8
# Crise hipertensiva

Embora seja apenas um pequeno ponto no panorama da hipertensão, a crise hipertensiva representa, por um lado, o perigo mais imediato aos atingidos e, por outro, a prova mais dramática do potencial de salvar vidas da terapia anti-hipertensiva. Essas crises são, atualmente, menos prováveis de ser o resultado final da hipertensão crônica, mas podem ser vistas em qualquer idade, representando as manifestações de desenvolvimento súbito de hipertensão por causas tão diversas como o consumo de substâncias ilícitas, drogas imunossupressoras e infecção pelo vírus da imunodeficiência humana (Ewen et al., 2009).

## DEFINIÇÕES

Uma *emergência hipertensiva* é uma situação que requer redução imediata da pressão arterial (PA) com agentes parenterais devido ao dano agudo ou progressivo de órgãos-alvo (Tabela 8.1).

Uma *urgência hipertensiva* é uma situação com acentuada elevação da PA mas sem sintomas graves ou dano progressivo dos órgãos-alvo, na qual a PA deve ser reduzida dentro de horas, frequentemente com agentes orais. Algumas das circunstâncias listadas na Tabela 8.1 podem ser urgências e não emergências se forem de menor gravidade, incluindo alguns pacientes com hipertensão maligna acelerada, hipertensão perioperatória ou de rebote, queimadura corporal ou epistaxe menos grave. A distinção entre uma emergência e uma urgência em geral é ambígua.

A *hipertensão maligna acelerada* representa uma PA acentuadamente elevada com papiledema (retinopatia de Keith-Wagener grau 4) e/ou hemorragias e exsudatos (retinopatia de Keith-Wagener grau 3). As características clínicas e prognósticos são similares na retinopatia grau 3 ou 4. (Ahmed et al., 1986).

### Tabela 8.1
### Emergências hipertensivas

Hipertensão maligna acelerada com papiledema
**Condições cerebrovasculares**
Encefalopatia hipertensiva
Infarto cerebral aterotrombótico com hipertensão grave
Hemorragia intracerebral
Hemorragia subaracnoide
Trauma craniano
**Condições cardíacas**
Dissecção aguda da aorta
Falência ventricular esquerda aguda
Infarto do miocárdio agudo ou iminente
Pós-cirurgia de *bypass* coronariano
**Condições renais**
Glomerulonefrite aguda
Hipertensão renovascular
Crise renal por doença vascular associada à colagenose
Hipertensão grave após transplante renal
**Excesso de catecolaminas circulantes**
Crise do feocromocitoma
Interação medicamentosa ou alimentar com inibidores da monoamina oxidase
Uso de drogas simpaticomiméticas (cocaína)
Hipertensão de rebote após a cessação súbita de fármacos anti-hipertensivos
Hiper-reflexia automática após lesão medular
**Eclâmpsia**
**Condições cirúrgicas**
Hipertensão grave em pacientes que necessitam de cirurgia imediata
Hipertensão pós-operatória
Sangramento pós-operatório por linhas de sutura vascular
Queimaduras corporais graves
Epistaxe grave

A *encefalopatia hipertensiva* é uma elevação súbita e acentuada da PA com cefaleia intensa e alteração do estado mental, reversível com a redução da PA. A encefalopatia é mais comum em indivíduos previamente normotensos, cuja pressão se eleva subitamente, como ocorre na gravidez com a eclâmpsia; o curso maligno-acelerado frequentemente aparece sem encefalopatia em indivíduos com hipertensão crônica cuja pressão se eleva de forma progressiva.

## HIPERTENSÃO MALIGNA ACELERADA

### Mecanismos

Quando a PA atinge um nível crítico – em animais experimentais uma PA média de 150 mm Hg – aparecem lesões na parede arterial e a síndrome de hipertensão maligna acelerada se inicia (Figura 8.1). Isso pode ser provocado por um ou mais fatores vasoativos, mas a fase maligna acelerada pode ser uma consequência inespecífica de uma PA muito alta (Beilin & Goldby, 1977). Qualquer forma de hipertensão pode progredir para a fase maligna acelerada, algumas sem ativação do sistema renina-angiotensina ou outros mecanismos humorais conhecidos (Gavras et al., 1975).

### *Alterações estruturais*

Em modelos animais, o nível da pressão arterial se correlaciona intimamente com o desenvolvimento de necrose fibrinoide, a característica experimental da hipertensão maligna acelerada (Byrom, 1974). Em seres humanos, a necrose fibrinoide é rara, talvez porque aqueles que morrem de um ataque agudo não tiveram tempo de desenvolver a lesão e aqueles que vivem com terapia são capazes de repará-la. As lesões típicas, mais bem visualizadas no rim, são a arterioesclerose hiperplásica e a obsolescência glomerular acelerada (Kitiyakara & Guzman, 1998).

### *Fatores humorais*

Há suporte, contudo, para o envolvimento de fatores além do nível da PA diante de uma fase maligna acelerada (Kincaid-Smith, 1991). Como mostrado no lado direito da Figura 8.1, tanto em ratos (Gross et al., 1975) quanto em cachorros (Dzau et al., 1981) com estenose unilateral da artéria renal, a fase maligna acelerada foi precedida por natriurese que ativou acentuadamente o sistema renina-angiotensina. A progressão foi retardada pela administração de solução salina após a natriurese.

Ainda é incerto se esses modelos animais envolvendo um insulto maior ao fluxo sanguíneo renal são aplicáveis à maioria dos casos de hipertensão maligna em humanos; contudo, a estenose da artéria renal é uma causa comum de hipertensão maligna acelerada em humanos, encontrada em 20 a 35% dos pacientes com essa forma de hipertensão (Davis et al., 1979; Webster et al., 1993).

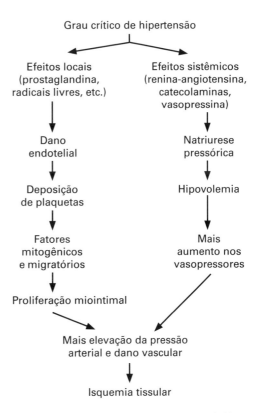

**FIGURA 8.1** Esquema de iniciação e progressão da hipertensão maligna acelerada.

As evidências da via apresentada no lado esquerdo da Figura 8.1 incluem a presença de micropartículas circulantes de endotélio e plaquetas em pacientes com hipertensão grave não controlada (Preston et al., 2003) e marcadores de disfunção endotelial e ativação plaquetária em pacientes com hipertensão maligna (Lip et al., 2001).

## Características clínicas

A hipertensão maligna acelerada pode ser acompanhada por vários sintomas e sinais (Tabela 8.2). Contudo, não é raro ver pacientes, particularmente homens jovens negros, que negam quaisquer sintomas prévios quando vistos nos estágios terminais do processo hipertensivo, com os rins destruídos, coração em falência e função cerebral acentuadamente comprometida. Mesmo em idosos, a hipertensão pode se apresentar inicialmente na fase maligna acelerada (Lip et al., 2000).

As apresentações clínicas menos comuns incluem:

- Dissecção aórtica com arterite de células gigantes (Smulders & Verhagen, 2008)
- Necrose fibrinoide das artérias abdominais produzindo infarto importante do trato gastrintestinal, com abdome agudo (Padfield, 1975)
- Vasculite necrotizante rapidamente progressiva como uma característica de lúpus (Mitchell, 1994) ou poliarterite nodosa (Blaustein et al., 2004)

**Tabela 8.2**
**Características clínicas da hipertensão maligna acelerada**

Pressão arterial: geralmente diastólica > 140 mmHg
Achados fundoscópicos: hemorragias, exsudatos, papiledema
Condição neurológica: cefaleia, confusão, sonolência, estupor, perda de visão, déficit focal, convulsões, coma
Condição renal: oligúria, azotemia
Condição gastrintestinal: náusea, vômitos

- Hematospermia ou hematúria (Fleming et al., 2008)

## Achados fundoscópicos

Os efeitos da pressão arterial acentuadamente elevada são mostrados no fundo de olho (Figura 8.2). Alterações agudas podem incluir espasmo arteriolar, segmentar ou difuso; edema retiniano com brilho ou ondas; hemorragias retinianas, superficial e em forma de chama ou profunda e puntiforme; exsudatos retinianos, firmes ou moles pela reabsorção do edema ou com um aspecto algodonoso por isquemia; e papiledema e ingurgitamento venoso retiniano (Foguet et al., 2008).

Uma retinopatia similar com hemorragias e mesmo papiledema ocorre raramente na anemia grave, nas doenças do colágeno e na endocardite bacteriana subaguda. Alguns pacientes têm pseudopapiledema associado com anomalias congênitas, corpos hialinos (drusa) no disco ou miopia grave. A fotografia fundoscópica com fluoresceína irá distinguir entre os estados verdadeiros e fictícios. Adicionalmente, a hipertensão intracraniana benigna pode produzir papiledema verdadeiro mas em geral é um processo minimamente sintomático e autolimitado (Jain & Rosner, 1992).

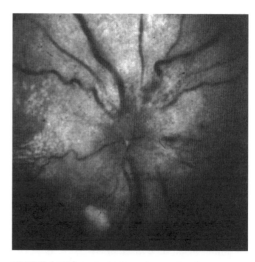

**FIGURA 8.2** Fotografia fundoscópica mostrando características típicas de hipertensão maligna acelerada.

## Avaliação

Além de uma história e exame físico adequados, devem ser feitos alguns exames laboratoriais imediatamente para avaliar o estado do paciente (Tabela 8.3).

### Achados laboratoriais

Em 27% dos pacientes com hipertensão maligna, van den Born e colaboradores (2008) encontraram microangiopatia trombótica, caracterizada por trombose de pequenos vasos, hemólise intravascular com hemáceas fragmentadas, desidrogenase lática elevada e consumo de plaquetas. Eles postulam que o dano endotelial pela pressão arterial elevada desencadeia a liberação do fator pró-trombótico de van Willebrand que ativa o fator ativador da coagulação intravascular.

A urina contém proteínas e hemáceas. Em alguns pacientes, a insuficiência renal aguda oligúrica pode ser o modo de apresentação (Lip et al., 1977).

Várias características da insuficiência renal podem estar presentes. Aproximadamente metade dos pacientes têm hipocalemia, refletindo aldosteronismo secundário pelo aumento da secreção de renina induzida pela isquemia intrarrenal (Kawazoe et al., 1987). Hiponatremia é usual e pode ser importante (Trivelli et al., 2005), em contraste com a hipernatremia encontrada no aldosteronismo primário.

O eletrocardiograma em geral mostra evidência de hipertrofia ventricular esquerda, sobrecarga e isquemia lateral. A ecocardiografia pode mostrar contrações descoordenadas com comprometimento da função diastólica e retardo na abertura da válvula mitral (Shapiro & Beevers, 1983).

### Avaliação de causas identificáveis

Uma vez excluídas outras causas que não a hipertensão grave para o quadro clínico e a necessidade de tratamento imediato, deve ser realizada uma avaliação apropriada para identificar as causas de hipertensão o mais rápido possível. É preferível obter as amostras de sangue e urina necessárias à realização de exames laboratoriais antes do início de tratamentos que podem afetar significativamente uma avaliação subse-

---

**Tabela 8.3**
**Avaliação inicial de pacientes com emergência hipertensiva**

**História**
Diagnóstico e tratamento prévio da hipertensão
Ingestão de agentes pressóricos: drogas ilícitas, simpaticomiméticos
Sintomas de disfunção cerebral, cardíaca ou visual

**Exame físico**
Pressão arterial
Fundoscopia
Estado neurológico
Estado cardiopulmonar
Avaliação do volume de líquidos corporais
Pulsos periféricos

**Avaliação laboratorial**
Hematócrito e esfregaço sanguíneo
Exame de urina
Bioquímica: creatinina, glicose, eletrólitos
Eletrocardiograma
Atividade da renina plasmática e aldosterona (se houver suspeita de aldosteronismo primário)
Atividade da renina plasmática antes e uma hora após captopril 25 mg (se houver suspeita de hipertensão renovascular)
Amostra de urina e plasma para dosagens metanefrina (se houver suspeita de feocromocitoma)
Radiografia de tórax (se houver suspeita de insuficiência cardíaca ou dissecção aórtica)

quente. Nenhum desses procedimentos deve retardar a terapia efetiva.

A hipertensão renovascular é a causa secundária mais provável e, infelizmente, a que pode ser menos óbvia pela história, exame físico e exames laboratoriais de rotina. Em particular, deve ser investigada em pacientes idosos com aterosclerose extensa (ver Capítulo 10).

Se houver sintomas sugestivos de feocromocitoma, deve ser coletado sangue para testes de metanefrina plasmática (ver Capítulo 12).

O aldosteronismo primário deve ser considerado, particularmente se for observada hipocalemia importante no exame de sangue inicial. Deve ser obtido uma dosagem do nível de renina e aldosterona plasmáticas. Na maioria dos casos de aldosteronismo primário que se apresenta com hipertensão maligna, a atividade da renina plasmática está elevada no início, sendo suprimida posteriormente, à medida que o processo necrotizante intrarrenal se resolve (Suzuki et al., 2002) (ver Capítulo 11).

## Prognóstico

Se não forem tratados, a maioria dos pacientes com hipertensão maligna acelerada morre em seis meses. A taxa de sobrevida em um ano foi de apenas 10 a 20% sem terapia (Dustan et al., 1958). Com a terapia atual, as taxas de sobrevida em cinco anos acima de 70% são comuns (Lip et al., 2000; Webster et al., 1993), mostrando claramente a proteção fornecida pela terapia anti-hipertensiva.

Muitos pacientes quando vistos pela primeira vez com hipertensão maligna acelerada têm dano renal significativo, que piora acentuadamente o prognóstico (van den Born et al., 2005). Em uma série de 100 pacientes consecutivos com hipertensão maligna (Bing et al., 2004), a taxa de sobrevida em cinco anos daqueles sem comprometimento renal (creatinina sérica < 1,5 mg/dL) foi de 96%, sem diferença para a população em geral. Contudo, entre aqueles com comprometimento renal, a sobrevida em cinco anos caiu para 65%. Quando é iniciada terapia anti-hipertensiva rigorosa, em geral a função renal piora transitoriamente, mas em quase metade daqueles com insuficiência renal inicial, a função permanece inalterada ou melhora (Lip et al., 1997). De 54 pacientes com hipertensão maligna que necessitavam diálise, 12 recuperaram função renal suficiente para permitir a suspensão da diálise (James et al., 1995).

## ENCEFALOPATIA HIPERTENSIVA

Com ou sem os defeitos estruturais da hipertensão maligna acelerada, a pressão arterial progressivamente mais alta pode levar à encefalopatia hipertensiva.

## Fisiopatologia

### Autorregulação vasomotora

Com alterações na PA, os vasos cerebrais se dilatam ou se contraem para manter um nível de fluxo sanguíneo cerebral (FSC) relativamente constante, um processo de autorregulação que é controlado pela atividade simpática (Tuor, 1992). A Figura 8.3 mostra medidas diretas feitas em gatos com vasodilatação progressiva à medida que a pressão é reduzida e com vasoconstrição progressiva à medida que a pressão se eleva (MacKenzie et al., 1976). Observe contudo que quando a pressão arterial média atinge um nível crítico, aproximadamente 180 mmHg, os vasos previamente contraídos, incapazes de sustentar pressões tão elevadas, são distendidos e dilatados – primeiro em áreas com menos tônus muscular, produzindo padrões irregulares em "salsicha" e posteriormente de forma difusa, produzindo vasodilatação generalizada. Essa vasodilatação permite uma elevação do FSC, que produz uma hiperperfusão do cérebro sob alta pressão, com vazamento de fluido para o tecido perivascular, levando a edema cerebral e a síndrome clínica de encefalopatia hipertensiva (Strandgaard & Paulson, 1989).

Esse tipo de vasodilatação também foi demonstrada em humanos (Strandgaard et al., 1973). A Figura 8.4 mostra curvas de autorregulação construídas pela mensuração do FSC repetidamente enquanto a PA era reduzida com

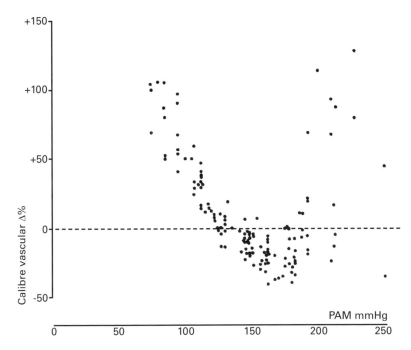

**FIGURA 8.3** Alteração observada no calibre das arteríolas da pia com calibre menor do que 50 mm em oito gatos, calculado como porcentagem de alteração do calibre com uma pressão arterial média (PAM) de 135 mmHg. A PA foi elevada por infusão intravenosa de angiotensina II. (Reimpressa, com permissão, de MacKenzie ET, Strandgaard S, Graham DI et al., *Effects of acutely induced hypertension in cats on pial arteriolar caliber, local cerebral blood flow and the blood-brain barrier.* Circ Res 1976;39:33.)

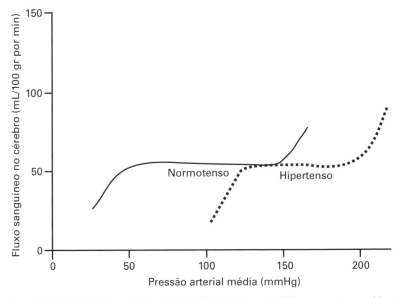

**FIGURA 8.4** Curvas idealizadas de FSC em níveis variáveis da PA sistêmica em indivíduos normotensos e hipertensos. O desvio para a direita na autorregulação é apresentado na hipertensão crônica. (Adaptada de Strandgaard S, Olesen J., Skinhøj E, et al. *Autoregulation of brain circulation in severe arterial hypertension.* Br Med J 1973;1:507-510.)

vasodilatadores ou elevada com vasoconstrictores. O FSC é constante entre os níveis de PA de 60 e 120 mmHg em indivíduos normotensos. Contudo, quando a pressão foi elevada acima dos limites de autorregulação, ocorreu a hiperperfusão.

Pressões como essas são manejadas sem problemas em pacientes hipertensos crônicos, cujos vasos sanguíneos se adaptam à PA elevada cronicamente com espessamento estrutural, mediado, presumivelmente, por nervos simpáticos (Tuor, 1992). Assim, toda a curva de autorregulação é desviada para a direita (Figura 8.4). Mesmo com este desvio, o fluxo ocorrerá mesmo quando a PA média estiver acentuadamente elevada, a níveis acima de 180 mmHg.

Estes achados explicam inúmeras observações clínicas. Pessoas previamente normotensas que se tornam hipertensas podem desenvolver encefalopatia com níveis relativamente baixos de hipertensão, que estão, todavia, acima do seu limite superior de autorregulação. Essas incluem crianças com glomerulonefrite aguda e mulheres jovens com eclâmpsia. Por outro lado, pacientes hipertensos crônicos desenvolvem encefalopatia menos comumente e apenas com níveis muito mais altos de pressão.

Em relação à porção inferior da curva, quando a PA é reduzida muito rapidamente por medicamentos anti-hipertensivos, os hipertensos crônicos com frequência são incapazes de tolerar a redução sem apresentar hipoperfusão cerebral, manifestada por fraqueza e tontura. Estes sintomas podem aparecer com níveis de PA que ainda estão dentro da faixa normal de autorregulação e são bem tolerados por normotensos. O motivo é que toda a curva de autorregulação se desvia, de modo que a porção inferior também se move, com uma redução do FSC em níveis de 100 a 120 mmHG de pressão arterial média (Figura 8.4). Além do mais, hipertensos crônicos podem perder a capacidade de autorregulação, aumentando o risco de isquemia cerebral quando a PA é reduzida de modo agudo (Jansen et al., 1987).

Como detalhado no Capítulo 7, se a PA for reduzida gradualmente, a curva pode voltar ao normal de modo que maiores reduções na pressão podem, eventualmente, ser toleradas. Contudo, manobras que aumentam ainda mais o FSC e assim aumentam a pressão intracraniana, como a inalação de $CO_2$ ou vasodilatadores cerebrais (p. ex., hidralazina e nitroprussiato), podem ser danosas em pacientes com encefalopatia.

## Alterações no sistema nervoso central

Pacientes com encefalopatia têm muitos dos achados laboratoriais vistos em pacientes com hipertensão maligna acelerada, mas têm mais manifestações do sistema nervoso central. O fluido cerebroespinhal raramente mostra pleocitose (McDonald et al., 1993) mas em geral está com a pressão aumentada. A tomografia computadorizada ou a ressonância magnética mostram uma leucoencefalopatia posterior característica, afetando predominantemente a massa branca parieto-occipital, frequentemente o cerebelo e o tronco cerebral (Karampekios et al., 2004), e ocasionalmente também afetando outras áreas (Vaughan & Delanty, 2000).

## Diagnóstico diferencial

Há situações clínicas nas quais a pressão arterial está elevada e o paciente tem achados que sugerem lesão de órgão-alvo induzida pela hipertensão, porém estes achados não são relacionados com a pressão arterial elevada. A Tabela 8.4 enumera condições que podem simular uma emergência hipertensiva. Uma abordagem menos agressiva à redução da pressão arterial está indicada nesses pacientes. Cuidados especiais devem ser tomados após um acidente vascular cerebral, quando uma redução rápida na pressão arterial pode desviar o sangue da área isquêmica e estender a lesão (Adams et al., 2007).

Além das duas apresentações específicas da hipertensão maligna acelerada e da encefalopatia hipertensiva, a hipertensão pode causar risco à vida quando acompanhada de outras condições agudas nas quais uma pressão arterial acentuadamente elevada contribui para uma

### Tabela 8.4
**Condições que podem simular uma emergência hipertensiva**

Insuficiência ventricular esquerda aguda
Doença renal terminal
Acidente cerebrovascular
Hemorragia subaracnoide
Tumor cerebral
Trauma craniano
Síndromes de vasoconstrição cerebral reversíveis
Epilepsia (pós-ictal)
Doenças do colágeno, particularmente lúpus sistêmico, com vasculite cerebral
Encefalite
Ingestão de drogas: simpaticomiméticos (p. ex., cocaína)
Porfiria aguda intermitente
Hipercalcemia
Ansiedade aguda com síndrome de hiperventilação ou ataque de pânico

---

lesão tissular continuada (Tabela 8.1). O papel da hipertensão na maioria dessas condições é abordado no Capítulo 4 e algumas das circunstâncias específicas (p. ex., crises de feocromocitoma e eclâmpsia) são abordadas em seus capítulos específicos.

## TERAPIA PARA EMERGÊNCIAS HIPERTENSIVAS

A maioria dos pacientes com as condições apresentadas na Tabela 8.1 necessita de redução imediata da pressão arterial. Nos pacientes com encefalopatia hipertensiva, se a pressão não for reduzida, o edema cerebral irá piorar e a falta de autorregulação do tecido cerebral isquêmico pode resultar em mais aumento no volume de tecido isquêmico, que pode causar herniação aguda ou uma compressão mais gradual do cérebro normal.

Por outro lado, o desvio para a direita da curva de autorregulação cerebral na maioria dos pacientes que desenvolve encefalopatia os expõe ao risco da queda do FSC quando a pressão sistêmica é reduzida abruptamente em mais de 25%, embora esses níveis não sejam característicos da hipotensão (Immink et al., 2004; Strandgaard & Paulson, 1996) (Figura 8.4).

### Terapia inicial

Na presença de encefalopatia ou de evidência de isquemia miocárdica progressiva, não se deve demorar mais do que alguns minutos para admitir o paciente em uma unidade de terapia intensiva, garantir um acesso venoso e iniciar a monitorização da pressão arterial, em geral com uma linha intra-arterial. Devem ser obtidas amostras iniciais de sangue e urina e, em seguida, a terapia anti-hipertensiva deve ser iniciada imediatamente.

### Monitorização da terapia

Quedas abruptas na pressão devem ser evitadas e o objetivo da terapia imediata deve ser reduzir a pressão diastólica até aproximadamente 110 mmHg. As reduções podem precisar ser ainda menores se ocorrer sinais de isquemia tissular à medida que a pressão é reduzida. A maioria das catástrofes vistas com o tratamento das emergências hipertensivas foram relacionadas a uma redução excessivamente agressiva da pressão arterial (Jansen et al., 1987).

Deve-se ter cuidado especial em pacientes idosos e em pacientes com doença cerebrovascular conhecida, que são ainda mais vulneráveis à queda súbita na pressão arterial (Fischberg et al., 2000). Em pacientes com acidente vascular cerebral isquêmico recente, a *American Stroke Society* recomenda uma redução cautelosa da pressão arterial em 10 a 15% se os níveis sistólicos estiverem acima de 220 mmHg ou os níveis diastólicos acima de 120 mmHg (Adams et al., 2007).

Se o quadro neurológico piorar durante o tratamento, deve ser obtida uma tomografia computadorizada cerebral urgente e, se for identificado edema cerebral potencialmente letal, o uso de diurese osmótica com manitol, frequentemente associada à furosemida intravenosa, pode ser eficaz (Brott & Bogousslavsky, 2000). Há a possibilidade de monitorização da pressão intracraniana e da autorregulação cerebral de forma não invasiva (Schmidt et al., 2003).

## Medicações parenterais

A Tabela 8.5 enumera as opções de terapia parenteral disponíveis atualmente. Todas são capazes de induzir hipotensão, um risco que requer a monitorização cuidadosa da PA. Elas são apresentadas na ordem mostrada na Tabela 8.5.

Antes de discutir os vários agentes parenterais, um fato importante deve ser reconhecido: não há dados para documentar qual o melhor fármaco ou, ainda mais importante, se o seu uso é seguido por redução na morbidade ou na mortalidade. Como descrito por Perez e Musini (2008) na sua revisão sistemática – Cochrane – com 5.413 citações identificadas, apenas 15 foram aceitáveis como estudo controlado randomizado (ECR) e apenas um desses era de boa qualidade. Perez e Musini (2008) não encontraram evidências adequadas para fazer a pergunta, "A terapia anti-hipertensiva, quando comparada com placebo ou ausência de tratamento, altera a mortalidade e a morbidade em pacientes com emergências hipertensivas? Nós achamos importante que os médicos saibam que esta é uma das condições clínicas nas quais o tratamento não é caracterizado por evidências de ECR".

Os autores observam ainda a ausência de dados para informar aos médicos qual classe de medicamento fornece mais benefícios do que riscos. Eles afirmam: "Nós não encontramos ECRs que comparassem estratégias diferentes para reduzir a pressão arterial. Assim, ainda é desconhecido com que velocidade e quanto da pressão arterial deve ser reduzida nas emergências hipertensivas".

Na ausência de evidência, os médicos devem continuar a administrar medicações parenterais para reduzir a pressão arterial acentuadamente elevada em pacientes com emergência hipertensiva. Contudo, devem fazer isso com cautela, com supervisão próxima, escolhendo fármacos que permitam a redução gradual da pressão arterial, que não tenham toxicidade intrínseca e permitam voltar atrás se as funções dos órgãos-alvo deteriorarem.

Com os critérios atuais, o uso do nitroprussiato não pode mais ser defendido, embora tenha sido o primeiro agente realmente eficaz nestes pacientes (Gifford, 1959).

### Nitroprussiato

A pressão arterial sempre diminui quando o nitroprussiato é administrado, embora ocasionalmente seja necessário muito mais do que a dose inicial usual de 0,25 µg/kg/min para que haja uma resposta. O efeito anti-hipertensivo desaparece dentro de alguns minutos após a suspensão da medicação, que deve ser usada apenas com monitorização constante da pressão arterial.

O óxido nítrico, que é parte da estrutura do nitroprussiato, induz dilatação arteriolar e venosa imediata sem efeitos sobre o sistema nervoso autonômico ou central (Mansoor & Frishman, 2002). O nitroprussiato é metabolizado em cianeto por grupos sulfidrila nas hemáceas e o cianeto é metabolizado rapidamente em tiocianato no fígado (Schulz, 1984). Se os níveis de tiocianato permanecerem elevados (>10 mg/dL) por vários dias, pode haver intoxicação manifestada por fadiga, náuseas, desorientação e psicose. Se houver suspeita de intoxicação por tiocianato pela presença de acidose metabólica e hiperoxemia venosa, o nitroprussiato deve ser descontinuado, e deve ser administrado 4 a 6 mg de nitrito de sódio a 3% por via endovenosa durante 2 a 4 minutos, seguido por uma infusão de 50 mL de tiossulfato de sódio a 25% (Friederich & Butterworth, 1995).

Além da sua toxicidade potencial inerente e da necessidade de vigilância constante com o seu uso, o nitroprussiato tem um risco ainda maior: ele reduz o FSC enquanto aumenta a pressão intracraniana (Immink et al., 2008). Estes efeitos são potencialmente prejudiciais em pacientes com encefalopatia hipertensiva ou após um acidente vascular cerebral. Como observado por Varon (2008) "considerando o potencial de intoxicação grave pelo nitroprussiato, este medicamento deve ser usado apenas quando outros agentes anti-hipertensivos intravenosos não estiverem disponíveis e então, apenas em circunstâncias clínicas específicas, em pacientes com função renal e hepática normais".

### Tabela 8.5
**Medicações parenterais para o tratamento da emergência hipertensiva**

| Medicamento[a] | Dose | Início de ação | Duração da ação | Efeitos adversos[b] | Indicações especiais |
|---|---|---|---|---|---|
| **Vasodilatadores** | | | | | |
| Nitroprussiato | 0,25 a 10,00 µg/kg/min IV | Imediata | 1-2 min | Náuseas, vômitos, espasmos musculares e intoxicação por cianeto | Não é preferido na maioria das emergências hipertensivas |
| Nitroglicerina | 5-100 µg/min | 2-5 min | 5-10 min | Cefaleia, vômitos, metemoglobinemia, tolerância com o uso prolongado | Não é o preferido mas pode ser útil na isquemia coronariana |
| Fenoldopam (Corlopam) | 0,1-0,6 µg/kg/min IV | 4-5 min | 10-15 min | Taquicardia, aumento da pressão intraocular | Pode ser indicado na insuficiência renal |
| Nicardipina[c] (Cardene IV) | 5-15 mg/h | 5-10 min | 1-4 h | Cefaleia, náuseas, rubor, taquicardia | Maioria das emergências hipertensivas |
| Clevidipina (Cleviprex) | 1-2 mg IV, aumentando rapidamente a dose para um máximo de 16 mg | 2-4 min | 5-15 min | | Maioria das emergências hipertensivas |
| Hidralazina | 5-20 mg IV | 10-20 min | 1-4 h | Taquicardia, rubor, cefaleia, vômitos e agravamento de angina | Eclâmpsia. Não usar para dissecção aórtica |
| | 10-40 mg IM | 20-30 min | 4-6 h | | |
| **Inibidor adrenérgico** | | | | | |
| Fentolamina | 5-15 mg IV | 1-2 min | 3-10 min | Taquicardia, rubor, cefaleia | Excesso de catecolamina |
| Esmolol (Brevibloc) | 250-500 µg/kg/min por 4 min, depois 50-300 µg/kg/min IV | 1-2 min | 10-20 min | Hipotensão, náuseas | Dissecção aórtica após cirurgia |
| Labetalol (Normodyne, Trandate) | 20-80 mg IV em bolo a cada 10 min | 5-10 min | 3-6 h | Vômitos, formigamento no escalpo, queimação na garganta, tontura, náuseas, bloqueio cardíaco, hipotensão ortostática | Maioria das emergências hipertensivas exceto a insuficiência cardíaca aguda |
| | 2 mg/min em infusão IV | | | | |

[a] Em ordem de rapidez de ação.
[b] A hipotensão pode ocorrer com qualquer um.
[c] Formulações intravenosas de outros BCCs também estão disponíveis.

### Nitroglicerina

A nitroglicerina, como um potente vasodilatador, reduz a pressão arterial pela redução da pré-carga e do débito cardíaco, ambos efeitos indesejáveis em pacientes com perfusão cerebral comprometida (Varon, 2008). Portanto, não é o medicamento de primeira escolha aceitável para as emergências hipertensivas, mas pode ser útil como um adjunto em pacientes com isquemia coronariana aguda.

### Fenoldopam

O fenoldopam, um agonista periférico da dopamina-1, ao contrário de outros agentes anti-hipertensivos parenterais, mantém ou aumenta a perfusão renal enquanto reduz a pressão arterial (Murphy et al., 2001). Ele mantém a maior parte da sua eficácia por 48 horas com infusão contínua, sem hipertensão de rebote ao ser descontinuado. Embora seja teoricamente atraente para manter a perfusão renal, ele não é melhor que o nitroprussiato quando comparado em um estudo sequencial de 43 pacientes com emergências hipertensivas (Devlin et al., 2004).

### Nicardipina

Quando administrada em infusão contínua, as formulações intravenosas dos diversos bloqueadores de canais de cálcio (BCC) di-idropiridínicos produzem uma queda contínua e progressiva na pressão arterial com pouca alteração na frequência cardíaca e um pequeno aumento no débito cardíaco (Mansoor & Frishman, 2002). Foi observado que a nicardipina fornece respostas virtualmente iguais às que são vistas com o nitroprussiato, com poucos efeitos colaterais (Neutel et al., 1994).

### Clevidipina

Este BCC di-idropiridínico foi aprovado recentemente para uso intravenoso no tratamento da hipertensão grave. Ao contrário da nicardipina, a clevidipina tem um início de ação muito rápido e uma duração de ação curta, de cerca de 15 minutos, uma vez que é metabolizada rapidamente pelas esterases das hemáceas. Ela reduz a pressão arterial por meio de uma dilatação arterial seletiva, reduzindo a pós-carga sem afetar a pressão de enchimento cardíaco ou causar taquicardia reflexa (Varon, 2008).

### Hidralazina

O vasodilatador direto hidralazina pode ser administrado por meio de repetidas injeções intramusculares bem como por via intravenosa, com um início de ação relativamente lento e duração de ação prolongada, permitindo uma monitorização menos intensiva. Aumentos compensatórios significativos no débito cardíaco impedem o seu uso como um único agente, exceto em pacientes jovens, como na pré-eclâmpsia, que podem manejar o aumento no trabalho cardíaco sem a probabilidade de induzir isquemia coronariana. O uso primário da hidralazina é na hipertensão grave durante a gravidez, como observado no Capítulo 15.

### Fentolamina

O α-bloqueador fentolamina é indicado especificamente no feocromocitoma ou na crise catecolamínica induzida por tiramina.

### Esmolol

O esmolol, um β-bloqueador relativamente cardiosseletivo, é metabolizado rapidamente pelas esterases sanguíneas e tem uma meia-vida curta (aproximadamente 9 minutos), bem como uma duração de ação total curta (aproximadamente 30 minutos). O seu efeito começa quase imediatamente e tem tido uma utilização particular durante a anestesia para prevenir as perturbações hemodinâmicas pós-intubação (Oxorn et al., 1990).

### Labetalol

O labetalol, um bloqueador combinado α e β, tem se mostrado seguro e eficaz quando administrado por via intravenosa quer seja em bolos repetidos (Huey et al., 1988) ou por infusão contínua (Leslie et al., 1987). Ele começa a agir dentro de 5 minutos e o seu efeito dura de 3 a 6 horas. O labetalol provavelmente pode ser usado em qualquer situação que requeira terapia anti-hipertensiva parenteral, exceto quando uma disfunção ventricular esquerda puder ser agravada pela predominância do bloqueio β. É necessário cautela para evitar hipotensão postural se o paciente puder sair da cama. Náuseas, prurido, formigamento da pele e efeitos colaterais de β-bloqueio podem ser observados.

## *Diuréticos*

Um diurético pode ser necessário após o uso de outros anti-hipertensivos porque, em geral, uma retenção renal de sódio reativa acompanha a queda da pressão arterial e pode atenuar a eficácia dos agentes não diuréticos. Por outro lado, se o paciente estiver depletado de volume por uma natriurese induzida pela pressão e por náuseas e vômitos prévios, uma diurese adicional pode ser perigosa, e pode ser necessária a expansão de volume para restaurar a perfusão orgânica e para prevenir uma queda abrupta da pressão arterial quando forem administrados anti-hipertensivos (Varon, 2008).

## Critérios para a seleção de medicamentos

Como não há comparações clínicas disponíveis do desfecho eventual após o uso de vários agentes, a escolha da terapia é baseada na rapidez da ação, facilidade de administração e propensão a efeitos colaterais. Embora o nitroprussiato tenha sido usado mais amplamente e continue a ser preferido para a maioria das emergências hipertensivas pela maioria dos autores, a sua propensão a aumentar a pressão intracraniana e a necessidade de monitorização constante falam a favor do uso de outros agentes parenterais eficazes como o labetalol, nicardipina e fenoldopam.

O manejo das emergências hipertensivas em inúmeras circunstâncias especiais é considerado em outros capítulos deste livro: insuficiência renal, Capítulo 9; feocromocitoma, Capítulo 12; uso de drogas, Capítulo 14; eclâmpsia, Capítulo 15; e em crianças e adolescentes, Capítulo 16.

## TERAPIA DAS URGÊNCIAS HIPERTENSIVAS

As urgências hipertensivas em geral podem ser manejadas com terapia oral, incluindo alguns casos de hipertensão maligna acelerada ou hipertensão perioperatória ou de rebote. O manejo da impressionante maioria dos pacientes com pressão arterial elevada, mas que são assintomáticos e têm baixo risco de lesão de órgão-alvo rapidamente progressiva, chamada de *hipertensão grave não controlada* ao invés de urgência hipertensiva, é considerado no final deste capítulo.

Em particular, pacientes em uma unidade de recuperação cirúrgica ou em uma enfermaria de cuidados prolongados cuja pressão arterial estiver acima de um determinado nível arbitrário de risco, como 180/110 mmHg, não deve receber automaticamente a nifedipina sublingual ou qualquer outro fármaco anti-hipertensivo. Essa prática tem sido amplamente difundida. Em uma pesquisa de dois meses em três hospitais, 3,4% de todos os pacientes haviam recebido nifedipina sublingual; 63% das prescrições haviam sido feitas por telefone para elevações arbitrárias e assintomáticas da pressão arterial e 98% não tinham sido avaliadas (Rehman et al., 1996).

Ao invés de uma prescrição inadequada, as causas prováveis de elevação abrupta da pressão arterial devem ser identificadas e manejadas (p. ex., hipóxia, dor ou sobrecarga de volume em pacientes pós-operatório; uma bexiga distendida, distúrbio do sono ou dor artrítica em idosos em casas de repouso). Apenas se a pressão arterial permanecer acima de 180/110 mmHg após 15 a 30 minutos pode haver necessidade de terapia anti-hipertensiva adicional mas não de uma redução rápida e precipitada da pressão arterial, como a que é induzida pela nifedipina sublingual. Se tais elevações de pressão arterial são frequentes, pode estar indicado o aumento das doses da terapia usual de controle.

## Escolha dos agentes orais

Virtualmente, toda medicação anti-hipertensiva disponível que tenha um início de ação relativamente curto tem se mostrado eficaz em pacientes com hipertensão grave não controlada. Nenhuma é claramente melhor do que a outra e, frequentemente, será necessária a combinação de medicamentos para um controle a longo prazo. As mais usadas são enumeradas na Tabela 8.6; informações completas sobre essas medicações estão disponíveis no Capítulo 7.

## Nifedipina

A nifedipina, um BCC de formulação de ação muito rápida, tem sido usada amplamente para o tratamento das urgências hipertensivas (Grossman et al., 1996). A nifedipina líquida em cápsulas em geral reduzirá a pressão arterial após uma única dose de 5 ou 10 mg via oral (Maharaj & van der Byl, 1992). Esse medicamento tem uma eficácia ainda mais rápida quando a cápsula é mastigada e o conteúdo deglutido do que quando é espremida sublingual (van Harten et al., 1987).

Como poderia ser esperado com qualquer fármaco que induz uma queda tão significativa e rápida da pressão arterial, sem uma forma de titular ou prever a resposta, ocasionalmente pode ocorrer hipotensão sintomática, resultando em grave isquemia cerebral ou cardíaca (Grossman et al., 1996). Portanto, Grossman e colaboradores recomendaram que o uso de nifedipina de ação rápida seja abandonado. Contudo, se ingerida a cápsula inteira, ela parece não induzir uma queda na PA diferente da causada por outros agentes de ação rápida (p. ex., captopril). Certamente não há lugar para tais formulações de ação rápida no tratamento crônico da hipertensão, mas se a pressão arterial necessitar ser reduzida dentro de algumas horas, a nifedipina de ação rápida é uma escolha aceitável. Portanto, outras formulações de BCC de ação mais lenta, e provavelmente mais seguras como o diltiazem, felodipina e verapamil podem ser usadas (Shayne & Pitts, 2003).

## Captopril

O captopril é o IECA de ação mais rápida disponível atualmente e também pode ser usado por via sublingual em pacientes que não podem deglutir (Angeli et al., 1991). Como observado anteriormente neste capítulo, um IECA pode ser particularmente atraente porque ele desvia toda a curva de autorregulação cerebral para a esquerda de modo que o FSC é mantido adequadamente à medida que a pressão arterial cai (Barry, 1989).

Raramente tem sido observada uma hipotensão abrupta e acentuada após a primeira dose de um IECA, ocorrendo em geral em pacientes com um sistema renina-angiotensina ativado (Postma et al., 1992). É aconselhável ter cautela em pacientes com insuficiência renal significativa ou que têm depleção de volume. A despeito do pequeno potencial para ocorrência de hipotensão, o captopril oral pode ser o agente não parenteral mais seguro para as emergências hipertensivas.

## Clonidina

A clonidina, um agonista α central, tem sido amplamente utilizado em doses repetidas a cada hora para reduzir a pressão arterial muito elevada

### Tabela 8.6
**Medicações orais para as urgências hipertensivas**

| Fármaco | Classe | Dose | Início de ação | Duração (h) |
|---|---|---|---|---|
| Captopril | Inibidor da enzima de conversão da angiotensina | 6,5-50,0 mg | 15 min | 4-6 |
| Clonidina | Agonista α central | 0,2 mg inicialmente, depois 0,1 mg/h até 0,8 mg total | 0,5-2 horas | 6-8 |
| Furosemida | Diurético | 20-40 mg | 0,5-1 hora | 6-8 |
| Labetalol | Bloqueador α e β | 100-200 mg | 0,5-2 horas | 8-12 |
| Nifedipina | Bloqueador dos canais de cálcio | 5-10 mg | 5-15 min | 3-5 |
| Propranolol | β-bloqueador | 20-40 mg | 15-30 min | 3-6 |

de forma segura e eficaz (Jaker et al., 1989). Uma sedação importante pode ser o principal efeito colateral que contraindique o seu uso em pacientes com envolvimento do sistema nervoso central. Como a clonidina tem maior tendência do que outros fármacos a causar hipertensão de rebote se for descontinuada subitamente, ela não deve ser usada em pacientes que demonstram baixa adesão ao tratamento. A despeito da sua popularidade no passado, a clonidina parece ser um fármaco muito pouco atraente para tais pacientes.

### Labetalol

O bloqueador α e β labetalol tem sido administrado em doses orais repetidas a cada hora variando de 100 a 200 mg. Ele tem reduzido a pressão arterial elevada de forma tão efetiva quanto doses orais repetidas de nifedipina; age de forma mais lenta e, talvez, mais segura (McDonald et al., 1993).

### Diuréticos

Os diuréticos, especificamente a furosemida ou a bumetanida, frequentemente são necessários em pacientes com urgências hipertensivas, tanto para reduzir a pressão arterial pela eliminação do excesso de volume quanto para prevenir a perda de potência anti-hipertensiva dos não diuréticos devido à sua tendência à retenção de fluidos à medida que reduzem a pressão. Contudo, a depleção de volume pode ser exacerbada, particularmente em pacientes que já partem de um volume hídrico reduzido. Assim, a secreção de renina pode ser aumentada, produzindo uma vasoconstrição intensa e piorando a hipertensão.

## Manejo após a terapia aguda

Após o paciente estar fora de perigo, uma investigação cuidadosa deve ser feita para identificar possíveis causas, como citado anteriormente na seção "Avaliação" deste capítulo. As causas identificáveis, particularmente a hipertensão renovascular, são muito mais prováveis em pacientes com hipertensão grave.

Após o controle da apresentação aguda, a maioria dos pacientes necessitará de terapia com múltiplos fármacos e o tratamento crônico deve começar com um diurético e um segundo agente apropriado. As diretrizes delineadas no Capítulo 7 devem ser acompanhadas para garantir a adesão a uma terapia eficaz.

## HIPERTENSÃO GRAVE NÃO CONTROLADA

Muitos pacientes que são diagnosticados e tratados como uma urgência hipertensiva não estão em risco imediato de hipertensão não controlada que este diagnóstico implica. Muitos destes pacientes vêm à unidade de emergência (UE) por problemas agudos não relacionados, mas cuja pressão arterial se eleva em resposta à dor, ansiedade ou a um compreensível efeito do avental branco por estarem em ambiente hospitalar.

Se não houver evidência de problemas pela pressão arterial elevada, uma medida adicional deve ser obtida após a dor ou a ansiedade serem aliviadas. Se a pressão arterial permanecer acima de 180/115 mmHg, provavelmente deve ser administrado um agente anti-hipertensivo oral. O nível 180/115 mmHg é escolhido sem nenhuma base para decidir que este é o nível "crítico", mas porque é o nível usado por neurologistas para excluir a trombólise para o acidente vascular cerebral isquêmico agudo, um motivo suficientemente válido.

Daí em diante, deve ser fornecida medicação suficiente para cobrir o tempo até que seja realizado um acompanhamento adequado em nível ambulatorial. Isto irá, pelo menos, aliviar os médicos da UE da preocupação de não ter tido uma ação, como se essa ação pudesse ser salvadora. Contudo, como a *American College of Emergency Physician Clinical Policy (Decker et al., 2006)* afirma, "nós não encontramos nenhuma evidência demonstrando uma melhora na evolução do paciente ou uma redução na mortalidade ou morbidade no manejo agudo da pressão arterial elevada na UE". A conclusão da sua política recomenda que:

1. O início do tratamento para hipertensão assintomática na UE não é necessário quando o paciente tem um acompanhamento.
2. A redução rápida da pressão arterial em pacientes assintomáticos na UE é desnecessária e pode ser perigosa em alguns pacientes.
3. Quando se inicia o tratamento na UE para hipertensão assintomática, o manejo da pressão arterial deve tentar reduzir gradualmente essa pressão e não se deve esperar que normalize durante a visita inicial à UE.

No momento, sairemos do âmbito da hipertensão primária e passaremos a examinar as várias formas identificáveis (secundárias) de hipertensão, começando com a mais comum: doença renal parenquimatosa.

## REFERÊNCIAS

Adams HP Jr, del ZG, Alberts MJ, et al. Guidelines for the early management of adults with ischemic stroke: A guideline from the American Heart Association/American Stroke Association Stroke Council, Clinical Cardiology Council, Cardiovascular Radiology and Intervention Council, and the Atherosclerotic Peripheral Vascular Disease and Quality of Care Outcomes in Research Interdisciplinary Working Groups: The American Academy of Neurology affirms the value of this guideline as an educational tool for neurologists. *Circulation* 2007;115: e478–e534.

Ahmed MEK, Walker JM, Beevers DG, et al. Lack of difference between malignant and accelerated hypertension. *Br Med J* 1986;292:235–237.

Angeli P, Chiesa M, Caregaro L, et al. Comparison of sublingual captopril and nifedipine in immediate treatment of hypertensive emergencies. A randomized, single-blind clinical trial. *Arch Intern Med* 1991;151:678–682.

Barry DI. Cerebrovascular aspects of antihypertensive treatment. *Am J Cardiol* 1989;63:14C–18C.

Beilin LJ, Goldby FS. High arterial pressure versus humoral factors in the pathogenesis of the vascular lesions of malignant hypertension. The case of pressure alone. *Clin Sci Mol Med* 1977; 52:111–117.

Bing BF, Heagerty AM, Russell GI et al. Prognosis in malignant hypertension. *J Hypertens* 2004;17:380–381.

Blaustein DA, Kumbar L, Srivastava M, et al. Polyarteritis nodosa presenting as isolated malignant hypertension. *Am J Hypertens* 2004;17:380–381.

Brott T, Bogousslavsky J. Treatment of acute ischemic stroke. *N Engl J Med* 2000;343:710–722.

Byrom FB. The evolution of acute hypertensive arterial disease. *Prog Cardiovasc Dis* 1974;17:31–37.

Davis BA, Crook JE, Vestal RE, et al. Prevalence of renovascular hypertension in patients with grade III or IV hypertensive retinopathy. *N Engl J Med* 1979;301:1273–1276.

Decker WW, Godwin SA, Hess EP, et al. Clinical policy: Critical issues in the evaluation and management of adult patients with asymptomatic hypertension in the emergency department. *Ann Emerg Med* 2006;47:237–249.

Devlin JW, Seta ML, Kanji S, et al. Fenoldopam versus nitroprusside for the treatment of hypertensive emergency. *Ann Pharmacother* 2004;38:755–759.

Dustan HP, Schneckloth RE, Corcoran AC, et al. The effectiveness of long-term treatment of malignant hypertension. *Circulation* 1958;18:644–651.

Dzau VJ, Siwek LG, Rosen S, et al. Sequential renal hemodynamics in experimental benign and malignant hypertension. *Hypertension* 1981;3(Suppl. 1):63–68.

Ewen E, Zhang Z, Kolm P et al. The risk of cardiovascular events in primary care patients following an episode of severe hypertension. *J Clin Hypertens* 2009;11:175–182.

Fischberg GM, Lozano E, Rajamani K, et al. Stroke precipitated by moderate blood pressure reduction. *J Emerg Med* 2000;19: 339–346.

Fleming JD, McSorley A, Bates KM. Blood, semen, and an innocent man. *Lancet* 2008;371:958.

Foguet Q, Rodriguez A, Saez M, et al. Usefulness of optic fundus examination with retinography in initial evaluation of hypertensive patients. *Am J Hypertens* 2008;21:400–405.

Friederich JA, Butterworth JF. Sodium nitroprusside: Twenty years and counting. *Anesth Analg* 1995;81:152–162.

Gavras H, Brunner HR, Laragh JH, et al. Malignant hypertension resulting from deoxycorticosterone acetate and salt excess. *Circ Res* 1975;36:300–310.

Gifford RW. Treatment of hypertensive emergencies, including use of sodium nitroprusside. *Mayo Clin Proc* 1959;34:387–394.

Gross F, Dietz R, Mast GJ, et al. Salt loss as a possible mechanism eliciting an acute malignant phase in renal hypertensive rats. *Clin Exp Pharmacol Physiol* 1975;2:323–333.

Grossman E, Messerli FH, Grodzicki T, et al. Should a moratorium be placed on sublingual nifedipine capsules given for hypertensive emergencies and pseudoemergencies? *JAMA* 1996;276: 1328–1331.

Huey J, Thomas JP, Hendricks DR, et al. Clinical evaluation of intravenous labetalol for the treatment of hypertensive urgency. *Am J Hypertens* 1988;1:284S–289S.

Immink RV, van den Born B-JH, van Montfrans GA, et al. Impaired cerebral autoregulation in patients with malignant hypertension. *Circulation* 2004;110:2241–2245.

Immink RV, van den Born BJ, van Montfrans GA, et al. Cerebral hemodynamics during treatment with sodium nitroprusside versus labetalol in malignant hypertension. *Hypertension* 2008;52:236–240.

Jain N, Rosner F. Idiopathic intracranial hypertension: Report of seven cases. *Am J Med* 1992;93:391–395.

Jaker M, Atkin S, Soto M, et al. Oral nifedipine vs oral clonidine in the treatment of urgent hypertension. *Arch Intern Med* 1989;149:260–265.

James SH, Meyers AM, Milne FJ, et al. Partial recovery of renal function in black patients with apparent end-stage renal failure due to primary malignant hypertension. *Nephron* 1995;71: 29–34.

Jansen PAF, Schulte BPM, Gribnau FWJ. Cerebral ischaemia and stroke as side effects of antihypertensive treatment; special danger in the elderly. A review of the cases reported in the literature. *Neth J Med* 1987;30:193–201.

Karampekios SK, Contopoulou E, Basta M, et al. Hypertensive encephalopathy with predominant brain stem involvement: MRI findings. *J Hum Hypertens* 2004;18:133–134.

Kawazoe N, Eto T, Abe I, et al. Pathophysiology in malignant hypertension: With special reference to the renin-angiotensin system. *Clin Cardiol* 1987;19:513–518.

Kincaid-Smith P. Malignant hypertension. *J Hypertens* 1991;9: 893–899.

Kitiyakara C, Guzman NJ. Malignant hypertension and hypertensive emergencies. *J Am Soc Nephrol* 1998;9:133–142.

Leslie JB, Kalayjian RW, Sirgo MA, et al. Intravenous labetalol for treatment of postoperative hypertension. *Anesthesiology* 1987; 67:413–416.

Lip GYH, Beevers M, Beevers DG. Do patients with de novo hypertension differ from patients with previously known hypertension when malignant phase hypertension occurs? *Am J Hypertens* 2000;13:934–939.

Lip GYH, Beevers M, Beevers DG. Does renal function improve after diagnosis of malignant phase hypertension? *J Hypertens* 1997;15:1309–1315.

Lip GY, Edmunds E, Hee FL, et al. A cross-sectional, diurnal, and follow-up study of platelet activation and endothelial dysfunction in malignant phase hypertension. *Am J Hypertens* 2001;14: 823–828.

MacKenzie ET, Strandgaard S, Graham DI, et al. Effects of acutely induced hypertension in cats on pial arteriolar caliber, local cerebral blood flow, and the blood-brain barrier. *Circ Res* 1976; 39:33–41.

Maharaj B, van der Byl K. A comparison of the acute hypotensive effects of two different doses of nifedipine. *Am Heart J* 1992;124: 720–725.

Mansoor GA, Frishman WH. Comprehensive management of hypertensive emergencies and urgencies. *Heart Dis* 2002;4: 358–371.

McDonald AJ, Yealy DM, Jacobson S. Oral labetalol versus oral nifedipine in hypertensive urgencies in the ED. *Am J Emerg Med* 1993;11:460–463.

Mitchell I. Cerebral lupus. *Lancet* 1994;343:579–582.

Murphy MB, Murray C, Shorten GD. Fenoldopam: A selective peripheral dopamine-receptor agonist for the treatment of severe hypertension. *N Engl J Med* 2001;345:1548–1557.

Neutel JM, Smith DHG, Wallin D, et al. A comparison of intravenous nicardipine and sodium nitroprusside in the immediate treatment of severe hypertension. *Am J Hypertens* 1994;7: 623–628.

Olsen KS, Svendsen LB, Larsen FS, et al. Effect of labetalol on cerebral blood flow, oxygen metabolism and autoregulation in healthy humans. *Br J Anaesth* 1995;75:51–54.

Oxorn D, Knox JWD, Hill J. Bolus doses of esmolol for the prevention of perioperative hypertension and tachycardia. *Can J Anaesth* 1990;37:206–209.

Padfield PL. Malignant hypertension presenting with an acute abdomen. *Br Med J* 1975;3:353–354.

Perez MI, Musini VM. Pharmacological interventions for hypertensive emergencies: A Cochrane systematic review. *J Hum Hypertens* 2008;22:596–607.

Postma CT, Dennesen PJW, de Boo T, Thien T. First dose hypotension after captopril: Can it be predicted? A study of 240 patients. *J Hum Hypertens* 1992;6:205–209.

Preston RA, Jy W, Jimenez JJ, et al. Effects of severe hypertension on endothelial and platelet microparticles. *Hypertension* 2003; 41:211–217.

Rehman F, Mansoor GA, White WB. "Inappropriate" physician habits in prescribing oral nifedipine capsules in hospitalized patients. *Am J Hypertens* 1996;9:1035–1039.

Schmidt B, Czosnyka M, Raabe A, et al. Adaptive noninvasive assessment of intracranial pressure and cerebral autoregulation. *Stroke* 2003;34:84–89.

Schulz V. Clinical pharmacokinetics of nitroprusside, cyanide, thiosulphate and thiocyanate. *Clin Pharmacokinet* 1984;9:239–251.

Shapiro LM, Beevers DG. Malignant hypertension: Cardiac structure and function at presentation and during therapy. *Br Heart J* 1983;49:477–484.

Shayne PH, Pitts SR. Severely increased blood pressure in the emergency department. *Ann Emerg Med* 2003;41: 513–529.

Smulders YM, Verhagen DW. Giant cell arteritis causing aortic dissection and acute hypertension. *Br Med J* 2008;337:a426.

Strandgaard S, Olesen J, Skinhøj E, et al. Autoregulation of brain circulation in severe arterial hypertension. *Br Med J* 1973;1: 507–510.

Strandgaard S, Paulson OB. Cerebral blood flow and its pathophysiology in hypertension. *Am J Hypertens* 1989; 2:486–492.

Strandgaard S, Paulson OB. Antihypertensive drugs and cerebral circulation. *Eur J Clin Invest* 1996;26:625–630.

Suzuki H, Asano K, Eiro M, et al. Recovery from renal failure in malignant hypertension associated with primary aldosteronism: Effect of an ACE inhibitor. *Q JM* 2002;95:128–130.

Trivelli A, Ghiggeri GM, Canepa A, et al. Hyponatremic-hypertensive syndrome with extensive and reversible renal defects. *Pediatr Nephrol* 2005;20:101–104.

Tuor UI. Acute hypertension and sympathetic stimulation: Local heterogeneous changes in cerebral blood flow. *Am J Physiol* 1992;263:H511–H518.

van den Born BJ, van der Hoeven NV, Groot E, et al. Associa- tion between thrombotic microangiopathy and reduced ADAMTS13 activity in malignant hypertension. *Hypertension* 2008;51:862–866.

van den Born BJH, Honnebier UPF, Koopmans RP, et al. Microangiographic hemolysis and renal failure in malignant hypertension. *Hypertension* 2005;45:246–251.

van Harten J, Burggraaf K, Danhof M, et al. Negligible sublingual absorption of nifedipine. *Lancet* 1987;2:1363–1365.

Varon J. Treatment of acute severe hypertension: current and newer agents. *Drugs* 2008;68:283–297.

Vaughan CJ, Delanty N. Hypertensive emergencies. *Lancet* 2000; 356:411–417.

Webster J, Petrie JC, Jeffers TA, et al. Accelerated hypertension—patterns of mortality and clinical factors affecting outcome in treated patients. *Q JM* 1993;86:485–493

# 9

# Hipertensão renal parenquimatosa

As doenças renais parenquimatosas são a causa reversível mais comum de hipertensão secundária e sua incidência continua aumentando à medida que a população envelhece e engorda (Bakris & Ritz, 2009). Antes de descrevê-las, especificamente e em ordem inversa, de aguda a crônica e ao transplante, alguns aspectos gerais sobre seu significado global precisam ser discutidos.

Aqueles que desejarem mais informações sobre todos os temas relacionados às doenças renais devem pesquisar no *KDOQI Clinical practice Guidelines* publicadas no *American Journal of Kidney Diseases*. As diretrizes sobre diabetes e doença renal crônica (DRC) (KDOQI, 2007) abrangem áreas que estão além do foco deste capítulo sobre hipertensão tanto na doença renal aguda quanto na crônica. O endereço na internet do *U.S. Renal Data System* (Sistema de dados renais dos EUA) fornece estatísticas anuais sobre DRC e doença renal terminal (DRT). O *British National Institute for Clinical Excellence (NICE)* também publicou recentemente diretrizes para identificação e manejo da DRC (Crowe et al., 2008).

A DRC é um dos muitos fatores que podem levar à hipertensão resistente. A abordagem que deve ser feita para elucidar as causas e melhorar o manejo da hipertensão resistente é apresentada no Capítulo 7. Informações adicionais dirigidas à DRC e à hipertensão resistente são apresentadas no *Core Curriculum in Nephrology* (Parker, 2008).

## O ESCOPO DO PROBLEMA

Um dos maiores problemas dos cuidados em saúde nos Estados Unidos e em todas as sociedades desenvolvidas é a necessidade de prover terapia renal substitutiva (TRS) ao número crescente de pessoas com lesão renal que progridem para DRT. A hipertensão é responsável por grande parte desse dano progressivo, tendo também um papel importante em outro fator de risco significativo, o diabetes induzido pela obesidade. Entre todos, eles representam os fatores de risco mais comuns em todo o espectro de doença renal (Whaley-Connell et al., 2008) (Figura 9.1). Além disso, uma baixa dosagem de hemoglobina, ácido úrico elevado, história de noctúria e por fim, história de doença renal, são fatores de risco independentes para DRT (Hsu et al., 2009).

À medida que a incidência tanto de hipertensão quanto de diabetes induzido pela obesidade aumentam rapidamente, o ônus da DRC promete se expandir além da sua cota, já elevada, de recursos para cuidados em saúde. Além do mais, uma vez que a TRS aumenta a sobrevida de muitos pacientes portadores de DRT, estes passam a engrossar as estatísticas de doença cardiovascular, tanto a doença arterial coronariana quanto os acidentes vasculares cerebrais (McCullough et al., 2008). Alguns dados específicos sobre a situação global:

- Como observado no início de 2008 (MMWR, 2008a):

    Estima-se que 13% dos adultos nos Estados Unidos (i.e., 26 milhões de adultos) eram portadores de doença renal crônica em 2000 e a maioria destes adultos não tinha consciência da sua condição (Coresh et al., 2007)... Em 2005, aproximadamente 100.000 de pessoas iniciaram tratamento para DRT nos EUA, quase meio milhão de pessoas estavam vivendo às custas de diálise crônica ou de transplante renal e os gastos totais do Medicare para DRT atingiam aproximadamente 20 bilhões de dólares, respondendo por 6,4% do orçamento do Medicare (U.S. Renal Data System, 2007). Entre os novos casos de DRT em 2005, 71% tinha diabetes ou hipertensão citada como a causa primária.

Em 2020, com o envelhecimento da população e a prevalência crescente do diabetes, quase 150.000 pessoas nos EUA devem iniciar terapia para DRT, quase 800.000 estará vivendo em diálise crônica ou com transplante renal e os custos da DRT são projetados para 54 bilhões de dólares.

- A prevalência geral da DRC elevou-se de 10% da população adulta em 1988 para 13% em 2004 e atingiu 38% das pessoas com mais de 70 anos de idade (Coresh et al., 2008). A definição e a especifica;'ao da DRC usada nessas pesquisas incluem a microalbuminúria (mais de 30 mg/g de creatinina) e uma taxa de filtração glomerular estimada (TFG-e) abaixo de 60 mL por minuto por 1,73 $m^2$ (Tabela 9.1). Esses aumentos de 1988 a 2004 pertencem a ambos estágios mais leves, isto é, 1 e 2 e aos estágios mais avançados, 3 e 4, da DRC. Prevalências similares ou até mais altas foram observadas em outras sociedades desenvolvidas (Tsukamoto, 2008; Wen et al., 2008). À medida que os países em desenvolvimento se tornam mais desenvolvidos, o seu ônus também aumenta: em 2030 estima-se que 70% das DRTs estejam entre seus residentes, enquanto eles possuem apenas 15% da economia mundial (Barsoum, 2006).
- Pelo menos nos Estados Unidos e no Japão, a crescente incidência de novos casos de DRT têm diminuído, mas o número de pacientes recebendo TRS continua a se elevar rapidamente (U.S. Data Renal System,

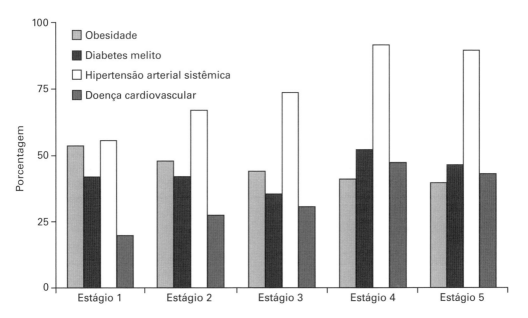

**FIGURA 9.1** A prevalência de quatro fatores de risco (obesidade, diabetes, hipertensão e doença cardiovascular) em pacientes rastreados no *Kidney Early Evaluation Program* (Programa de avaliação renal precoce), agrupados pelo estágio da doença renal crônica. (Reproduzida de Whaley-Cornell AT, Sowers JR, Stevens LA et al. CKD in the United States: Kidney Early Evaluation Program (KEEP) and National Health and Nutrition Examination Survey (NHANES) 1999–2004. *Am J Kidney Dis* 2008;51:S13–S20.)

### Tabela 9.1
### Classificação da doença renal crônica

| | TFG (estimada a partir da equação MDRD em mL/min/1,73 m²) | Albuminúria (calculada a partir da albumina na urina/ creatinina em mg/g) | Porcentagem de DRC |
|---|---|---|---|
| Estágio 1 | > 90 | > 30 | 20 |
| Estágio 2 | 60-89 | > 30 | 27 |
| Estágio 3 | 30-59 | – | 50 |
| Estágio 4 | 15-29 | – | (4 e 5) |
| Estágio 5 | < 15 | – | 3 |

2008). Isso provavelmente reflete duas forças antagônicas: o tratamento adequado de mais pacientes suscetíveis (embora ainda apenas uma fração) antes que eles progridam para DRT *versus* a população em expansão continuada a quem os nefrologistas desejam colocar em diálise crônica.

- A maioria dos pacientes nos Estados Unidos com DRC não sabe da sua condição: apenas 6% daqueles em estágio 3, 38% dos com estágio 4 e 47% daqueles em estágio 5 (Saab et al., 2008).
- A maioria dos estudos sobre tratamento de doença hipertensiva ou cardiovascular ou exclui pacientes com DRC ou fornece poucos dados sobre o seu curso (Coca et al., 2006).

Embora alguns argumentem que este cenário não reflete uma epidemia de DRC (Glassock & Winearls, 2008), mesmo eles concordariam que é "endêmica com uma prevalência relativamente constante e inaceitavelmente elevada" (Coresh et al., 2008).

## O papel da hipertensão

A hipertensão perde apenas para o diabetes como causa primária de DRT. Infelizmente, poucos pacientes com DRC têm a sua pressão arterial (PA) controlada adequadamente em 130/80 mmHg ou menos: apenas 13,2% de mais de 10.000 indivíduos rastreados pelo *Kidney Early Evaluation Program*, embora 80% destes participantes estivessem conscientes da sua hipertensão e 70% estivessem em uso de medicação anti-hipertensiva (Sarafidis et al., 2008a). Aqueles que eram mal controlados mais provavelmente tinham PA sistólica elevada e eram mais provavelmente idosos, obesos, negros e do sexo masculino.

Esses dados provavelmente estão relacionados com dois fatores. Primeiro, como a TRS para DRT é totalmente financiada pelo Medicare, homens negros têm acesso irrestrito à TRS (Duru et al., 2008) e na verdade têm um melhor resultado do que os homens brancos quando iniciam diálise (Norris et al., 2008). Por outro lado, homens negros são muito menos prováveis de receber cuidados médicos que possam evitar a sua progressão para DRT (Duru et al., 2008). Isso reflete, obviamente, a ausência de um sistema de saúde racional nos Estados Unidos (Wesson, 2008). Infelizmente, em particular os homens negros e as pessoas pobres, em geral, continuarão a sofrer as consequências de um sistema de saúde insatisfatório, que quer gastar milhões para manter pacientes com DRT vivos, mas não quer pagar centenas para prevenir a sua progressão para DRT. O desperdício em dinheiro e em sofrimento, inerente ao sistema americano, é visto quando os dados são comparados aos de países com acesso universal a cuidados de saúde: a Noruega tem a mesma prevalência de DRC que os Estados Unidos, mas a taxa de progressão do estágio 3 para o 4 e para DRT é três vezes mais alta nos Estados Unidos (Hallan et al., 2006).

Para o crédito dos nefrologistas e suas organizações profissionais, as inequidades dos cuidados atuais para DRC foram reconhecidas e estão sendo feitas tentativas para corrigi-las (DuBose, 2007; Jorkovitz et al., 2008; Vassalotti et al., 2007).

## Soluções práticas

À medida que se busca alterações sociais, duas simples modificações nas práticas atuais necessitam de implementação. Primeiro, a melhora no desempenho do teste urinário para albuminúria e da taxa de filtração glomerular estimada (TFG-e) a partir da creatinina sérica (Lee et al., 2009). Atualmente, menos de 20% dos médicos de cuidados primários solicitam estes testes, mesmo em idosos com diabetes (Minutolo et al., 2008) e apenas 38% dos laboratórios americanos relatam a TFG-e quando medem a creatinina sérica (Accetta et al., 2008).

Segundo, encorajar os médicos de cuidados primários a tratar aqueles com estágio 1 ou 2 de forma mais intensa. Não há nefrologistas suficientes para cuidar até mesmo daqueles com estágio 3, o nível de DRC que passou a ser o critério para encaminhamento para um nefrologista. A Tabela 9.2 fornece uma lista de nove itens para prevenção da progressão da lesão renal (Graves, 2008).

A seguir examinaremos as variedades específicas de doença renal e como elas se relacionam com a hipertensão, começando pela lesão renal aguda e progredindo para o pós-transplante. A hipertensão renovascular é apresentada no próximo capítulo. Deve-se sempre ter em mente que esta é uma forma potencialmente curável de DRC.

## DOENÇA RENAL AGUDA

Um rápido declínio na função renal pode aparecer a partir de várias causas: pré-renal (p. ex., depleção de volume), intrínseca (p. ex., glomerulonefrite) ou pós-renal (p. ex., uropatia obstrutiva). Os anti-inflamatórios não esteroidais (AINEs) estão entre as causas mais comuns de insuficiência renal aguda, particularmente em pacientes cuja perfusão renal já reduzida depende de vasodilatação mediada pela prostaglandina. A hipertensão raramente é um problema porque a maioria destes pacientes também tem volume contraído por uma terapia prévia com diuréticos e IECA ou BRA (Braden et al., 2004). Contudo, a hipertensão é frequente na maioria das condições intrínsecas e pós-renais.

### Injúria renal aguda

Nos Estados Unidos, tem sido registrado um aumento acentuado das internações por injúria

---

**Tabela 9.2**
**Medidas para prevenir a progressão da doença renal**

1. Controlar a hipertensão a um nível < 130/80 mmHg
2. Controlar o diabetes a um nível de hemoglobina A1c < 7,0
3. Controlar os níveis lipídicos para um LDL-C < 100 mg/dL
4. Usar agentes anti-hipertensivos antiproteinúricos: inibidores da enzima conversora da angiotensina (IECAs), bloqueadores dos receptores de angiotensina (BRAs), inibidores da aldosterona, diltiazem
5. Evitar AINEs
6. Recomendar modificações dietéticas: hipolipídica, baixos teores de sal, redução de calorias quando há sobrepeso
7. Evitar exames radiográficos com contraste e pré-medicar os pacientes se necessário
8. Aconselhar o paciente a discutir sua condição com qualquer médico que pretenda prescrever uma medicação nova
9. Encorajar visitas regulares a um nefrologista (cada 6-12 meses)

Fator de conversão SI: Para converter valores de LDL-C para mmol/L, multiplicar por 0,0259.
**LDL-C**: lipoproteína de baixa densidade colesterol; **AINE**: anti-inflamatório não esteroidal. Modificada de Graves JW. *Diagnosis and management of chronic kidney disease.* Mayo Clin Proc 2008;83:1064-1069.

renal aguda (IRA) no U.S. National Hospital Discharge Survey (MMWR, 2008b). Em 2004, houve 221.000 hospitalizações por IRA *versus* 19.000 por DRC, uma inversão dos valores de 1980 quando havia 5 vezes mais casos de DRC do que de IRA.

A IRA é definida de forma diferente nos vários estudos (Zappitelli et al., 2008). Talvez a melhor classificação seja a de RIFLE, que fornece uma graduação da severidade, iniciando com estágio 1 ou "risco" como oligúria por mais de 6 horas ou um aumento na creatinina sérica de mais de 50% e prosseguindo para estágio 2 como "lesão" e estágio 3 como "falência" com maior gravidade da doença (Kellum et al., 2008).

Waikar e colaboradores (2008), na sua revisão sobre IRA, enumeram estas condições como os fatores precipitantes mais frequentes, todos mais comuns em idosos, diabéticos e naqueles com DRC preexistente (Hsu et al., 2008):

- Sepse
- Intervenções coronarianas: cateterismo, angioplastia e cirurgia de *bypass* coronariano
- Reparo de aneurisma de aorta
- Contraste intravenoso para exames radiológicos
- Antibióticos nefrotóxicos

A taxa de mortalidade relatada naqueles que desenvolvem IRA varia de 36 a 71%. Entre os sobreviventes, aqueles com mais de 65 anos de idade têm a menor taxa de recuperação da função renal (Schmitt et al., 2008).

## Gadolínium e fibrose sistêmica nefrogênica

Agentes de contraste são reconhecidos há muito tempo como causadores de redução da função renal (Weisbord et al., 2008), mas uma síndrome mais específica – fibrose sistêmica nefrogênica – foi identificada mais recentemente como uma consequência séria do uso de gadolínium como contraste para imagens de ressonância magnética (IRM) em pacientes com DRT preexistente (Kallen et al., 2008).

## Reconhecimento da IRA

A necessidade do reconhecimento de um marcador precoce da IRA é óbvia, uma vez que a correção imediata de fatores causais é crítica para a sobrevida. Entre muitos marcadores que foram propostos, as medidas urinárias e plasmáticas de lipocalina neutrofílica associada a gelatinase (LNAG) são os mais promissores. A LNAG é uma das proteínas mais rapidamente induzidas no rim após a lesão aguda (Mishra et al., 2003) e pode ser medida facilmente em uma gota de sangue ou 0,2 mL de urina (Devarajan, 2008). Em um estudo prospectivo de coorte de 635 pacientes com suspeita de IRA, a LNAG urinária tem uma sensibilidade de 90% e uma especificidade de 99,5%, superior a outros marcadores e é altamente preditivo para desfechos clínicos (Nickolas et al., 2008).

Hipotensão, ao invés de hipertensão, é um sinal frequente em muitos pacientes com IRA porque podem ocorrer vasodilatação e depleção de volume no início da lesão. Se ocorrer hipertensão, ela frequentemente reflete sobrecarga de volume iatrogênica em uma tentativa de aumentar a perfusão renal. A renina liberada pelos rins hipoperfundidos também pode estar envolvida.

## Glomerulonefrite aguda

A apresentação clássica da glomerulonefrite é de uma criança com faringite estreptocócica ou impetigo recente que subitamente apresenta urina escura e desenvolve edema facial. A lesão renal representa uma fixação de complexos antígenos-anticorpos dentro dos capilares glomerulares. Embora a síndrome tenha se tornado menos comum, ela ainda ocorre, às vezes em adultos após a meia-idade. Tipicamente, na fase aguda, os pacientes são hipertensos e há uma relação temporal próxima entre a oligúria, o edema e a hipertensão. Às vezes, a hipertensão de natureza severa, até maligna, pode ser a característica principal.

A hipertensão deve ser tratada com restrição de sal e água e, nos casos leves, diuréticos e outros anti-hipertensivos orais. Para combater um aparente papel da renina, as terapias com

IECA e BRA têm sido eficazes (Catapano et al., 2008). Na doença clássica, o edema e a hipertensão desaparecem após alguns dias, a proteinúria após algumas semanas e a hematúria após alguns meses. A hipertensão foi observada em apenas 3 entre 88 crianças acompanhadas por 10 a 17 anos (Popovic-Rolovic et al., 1991).

Mais comuns do que a glomerulonefrite pós-estreptocócica são várias doenças renais primárias (p. ex., nefropatia por IgA) e doenças sistêmicas (p. ex., lúpus eritematoso sistêmico), que podem se apresentar com crises renais agudas marcadas por hipertensão (Haas et al., 2008). A hipertensão pode ser tratada de modo eficaz com um IECA, com ou sem um BRA (Catapano et al., 2008).

Várias infecções virais podem precipitar dano renal, mais provavelmente crônico do que agudo (Berns & Bloom, 2008). Pacientes HIV positivos podem ter apenas microalbuminúria (Baekken et al., 2008) ou grave doença glomerular mediada por anticorpos contra a membrana basal (Weschler et al., 2008), manifestada por proteinúria grave (Rhee et al., 2008) ou hipertensão maligna (Morales et al., 2008).

## Obstrução e refluxo do trato urinário

O refluxo vesicoureteral é visto em 1 a 2% das crianças normais em outros aspectos e pode levar a hipertensão, cicatrizes renais e DRT (Gargollo & Diamond, 2007). Entre 157 hipertensos na Índia com mais de 18 anos de idade, o refluxo vesicoureteral foi encontrado em 30 deles (19,1%) sem evidência clara de dano renal parenquimatoso (Barai et al., 2004).

A hipertensão pode se desenvolver após obstrução unilateral (Shin et al., 2008) ou bilateral (Kiryluk et al., 2008) do trato urinário. Ratos com hidronefrose unilateral têm uma maior reatividade das arteríolas aferentes em ambos os rins acompanhada por redução da disponibilidade de óxido nítrico (ON) (Carlstrom et al, 2008). Na maioria dos pacientes, a hipertensão é razoavelmente leve, mas a hipertensão significativa e a insuficiência renal grave podem ocorrer na hidronefrose por obstrução prostática (Sacks et al., 1989). A drenagem por catéter da urina retida pode levar à uma resolução rápida da hipertensão e da sobrecarga circulatória (Ghose & Harindra, 1989).

## Outras causas de doença renal aguda

Outras causas de doença renal aguda e hipertensão incluem:

- Oclusão bilateral da artéria renal, por êmbolos ou trombose (Svarstad et al., 2005);
- Remoção do suporte ao fluxo sanguíneo pela angiotensina II com terapia com IECA ou BRA na presença de doença bilateral das artérias renais (Safian & Textor, 2001);
- Trauma renal (Watts & Hoffbrand, 1987);
- Êmbolos de colesterol, que podem inundar o rim após procedimentos radiológicos ou cirúrgicos, produzindo rapidamente piora da função renal e hipertensão (Vidt, 1997);
- Litotripsia por onda de choque extracorpórea para cálculos renais raramente é seguida por elevações na PA (Eassa et al., 2008).

## Doadores renais

A remoção da metade da massa renal de um doador vivo pode ser considerada uma lesão aguda, mas em humanos normais a remoção de um rim em geral não resulta em hipertensão, provavelmente devido a uma regulação e adaptação da hemodinâmica glomerular para manter um volume de líquido normal (Guidi et al., 2001). Contudo, a possibilidade de dano subsequente ao rim remanescente tem sido levantada, uma vez que a remoção de um rim pode levar à hiperperfusão e glomeruloesclerose progressiva no outro rim.

Em uma metanálise de 48 estudos com 5.145 doadores, cuja idade média na doação era de 41 anos e cuja PA era em média 121/77, o acompanhamento por pelo menos 5 anos revelou um aumento de 6/4 mmHg na PA (Boudville et al., 2006). Contudo, em um acompanhamento médio de 12,2 anos, a sobrevida e a incidência de DRT foi similar em 255 doadores quando comparados com aqueles na população em geral (Ibrahim et al., 2009).

## DOENÇA RENAL CRÔNICA

Entre as várias causas primárias diagnosticados de DRT nos pacientes que iniciam diálise nos Estados Unidos, a nefropatia diabética é a mais comum, compreendendo cerca de 40% dos casos, seguida por doenças vasculares incluindo a nefroesclerose hipertensiva (20%), doença glomerular primária (18%), doenças tubulointersticiais (7%) e doenças císticas (5%) (Whaley-Connell et al., 2008).

Há algumas diferenças na prevalência de hipertensão e na resposta à terapia anti-hipertensiva entre as várias causas de doença renal: a pielonefrite crônica pode estar menos comumente associada à hipertensão (Goodship et al., 2000); as doenças policísticas podem estar mais frequentemente associadas com hipertensão (Grantham, 2008), mesmo antes que ocorra disfunção renal significativa (Reed et al., 2008). Pacientes com estas várias causas de DRC podem iniciar em qualquer lado do espectro: hipertensão sem dano renal evidente de um lado e insuficiência renal grave sem hipertensão do outro. Contudo, ambos os grupos se movem para o meio – insuficiência renal com hipertensão – de modo que a hipertensão é encontrada em aproximadamente 85% dos pacientes com DRC por várias causas (Sarafidis et al., 2008a) e está intimamente relacionada com a progressão da nefropatia. A insuficiência renal como consequência de hipertensão primária está descrita no Capítulo 4 com a apresentação dos dados publicados recentemente incriminando o polimorfismo genético, pelo menos nos negros e nos não diabéticos, e não a hipertensão preexistente como causa da glomeruloesclerose focal segmentar subjacente que foi chamada de "nefroesclerose hipertensiva" (Freedman & Sedor, 2008).

Esta seção examina o desenvolvimento da hipertensão como um processo secundário na presença de doença renal primária ou diabetes. As características específicas da nefropatia diabética são apresentadas separadamente, mas a maioria dos casos de DRC tem curso e tratamento similares. Além do mais, quase metade dos pacientes definidos clinicamente como portadores de nefropatia diabética, tiveram comprovação por meio de biópsia renal de que na verdade tinham doença renal não diabética (Zhou J et al., 2008).

Pacientes cujo problema subjacente é a doença renovascular bilateral podem apresentar hipertensão refratária e insuficiência renal (Guo et al., 2007). O reconhecimento da etiologia renovascular da condição destes pacientes é crítica porque a revascularização renal pode aliviar a hipertensão e melhorar a função renal. Mais informações a respeito deste importante grupo de pacientes com nefropatia isquêmica são apresentadas no próximo capítulo, bem como a hipertensão associada com tumores renais.

## O papel da hipertensão

A hipertensão acelera a progressão da lesão renal, a despeito da causa. Talvez a melhor evidência desta relação seja a redução da progressão da DRC estabelecida observada repetidamente à medida que a PA elevada é reduzida. Isto foi demonstrado primeiro em pacientes com nefropatia diabética (Mogensen, 1976) e subsequentemente naqueles com DRC por outras causas, como no *Modification of diet in renal disease study* – MDRD) (Lázarus et al., 1977). No estudo MDRD, foram avaliados 585 pacientes com uma TFG entre 25 e 55 mL/minuto e 255 pacientes com TFG entre 13 e 24 mL/min. Entre aqueles com proteinúria de mais de 1 g/dia no início do estudo, a velocidade de declínio da TFG foi significativamente menor em um acompanhamento médio de 2,2 anos em ambos os grupos naqueles cuja PA permaneceu uma média de 5 mmHg mais baixa como resultado de terapia intensiva.

Juntamente com uma maior prevalência de hipertensão, os afro-americanos têm uma maior suscetibilidade a DRC e a DRT. A DRC não diabética em afro-americanos tem sido atribuída a "nefroesclerose hipertensiva", isto é, hipertensão levando à DRC. O diagnóstico geralmente é feito por exclusão, com a presença de glomeruloesclerose segmentar focal (GESF) na biópsia.

Dois estudos na edição de outubro de 2008 da *Nature Genetics* relataram um lócus genético, MYH9, que explica grande parte do aumento do risco de GESF em afro-americanos (Kao et al., 2008; Kopp et al., 2009).

Em pacientes com DRC, a monitorização ambulatorial da PA, que frequentemente identifica a perda da queda noturna, é melhor do que a leitura no consultório na previsão da progressão da lesão renal e na mortalidade (Pogue et al., 2009). A ausência de queda noturna da PA na DRC tem sido atribuída a uma compensação pela natriurese diminuída durante o dia e a um aumento da natriurese pressórica durante a noite (Kimura, 2008). A medida da PA fora do consultório em pacientes com DRC também são importantes para identificar a considerável proporção de hipertensão do avental branco, 32% em uma série (Minutolo et al, 2007a), para evitar o tratamento desnecessário e potencialmente danoso.

## Mecanismos

A hipertensão se desenvolve e progride em pacientes com doenças renais por múltiplos motivos (Tabela 9.3). A maioria destes se encontram em uma via comum: comprometimento da autorregulação renal que normalmente atenua a transmissão da pressão sistêmica elevada para os glomérulos, resultando em uma elevada pressão de perfusão (Mori et al., 2008). A hipertensão glomerular resultante danifica as células glomerulares e leva à esclerose progressiva, desencadeando um ciclo vicioso (Anderson & Brenner, 1989) (Figura 9.2).

À medida que a extensão do dano renal aumenta, as artérias dentro dos rins e por todo o corpo se tornam escleróticas e rígidas. Como consequência, a pressão arterial sistólica se eleva, a diastólica cai e a pressão de pulso se amplia (Cheng, et al. 2008). A rigidez que é responsável pela elevação da pressão sistólica dificulta cada vez mais a redução desta pressão. À medida que mais e mais medicações anti-hipertensivas são adicionadas, a pressão sistólica pouco se move, mas a diastólica cai, expondo os pacientes com DRC a um risco potencial de uma pressão diastólica muito baixa para manter a perfusão do cérebro, coração e rins (Peralta et al., 2007).

Entre os fatores contribuintes ou agravantes citados na Tabela 9.3, a expansão de volume por comprometimento da natriurese tem tido, tradicionalmente, a primazia. Contudo, diante de uma resistência vascular periférica aumentada, vista tipicamente nestes pacientes, tanto o mecanismo da renina-angiotensina-aldosterona ativado (Hollenberg, 2004) quanto um sistema nervoso simpático hiperativo (Neumann et al., 2004) têm recebido uma atenção crescente. A obesidade, particularmente abdominal, acelera

### Tabela 9.3
### Características associadas com pressão arterial elevada na doença renal crônica

Hipertensão primária (essencial) preexistente
Expansão do volume de líquido extracelular
Rigidez arterial
Estimulação do sistema renina-angiotensina-
 -aldosterona
Aumento da atividade simpática
Endotelina
Baixo peso ao nascer com redução do número
 de néfrons
Diminuição das prostaglandinas
 vasodilatadoras
Obesidade e resistência à insulina
Apneia do sono
Tabagismo
Hiperuricemia
Administração de eritropoietina
Secreção de paratormônio/aumento do cálcio
 intracelular/hipercalcemia
Doença vascular renal e estenose de artéria
 renal
Fibrose e retenção de sódio induzidas pela
 aldosterona
Dimetilarginina assimétrica
Produtos finais de degradação da glicação
Disfunção crônica do aloenxerto
Aloenxertos de cadáver, especialmente de um
 doador com uma história familiar de
 hipertensão
Terapia com imunossupressores e
 corticosteroides
Fatores hereditários

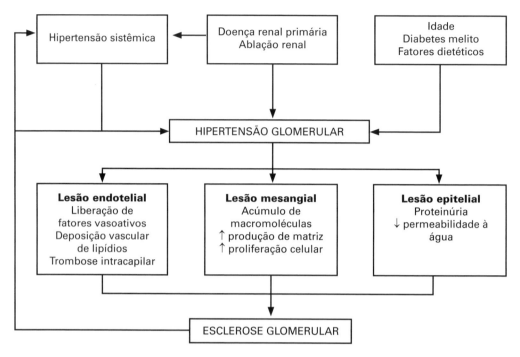

**FIGURA 9.2** Papel essencial da hipertensão glomerular no início e na progressão da lesão estrutural. (Modificada de Anderson S, Brenner BM. *Progressive renal disease: A disorder of adaptation.* OJM 1989;70:185-189.)

a progressão da DRC e da hipertensão que a acompanha (Ritz, 2008; Wang et al., 2008).

### Proteinúria

O grau de proteinúria serve como um forte preditor da velocidade de progressão da DRC. O aumento do trafego de proteínas através dos capilares glomerulares lesa diretamente os podócitos e o interstício tubular (Schieppati & Remuzzi, 2003). O papel da proteinúria intensa na progressão da lesão renal foi documentada por meio de uma metanálise de 11 estudos controlados randomizados envolvendo 1.860 pacientes (Jafar et al., 2003). Como observado na Figura 9.3, a proteinúria acima de 1 g/dia foi associada com um maior risco relativo de progressão em todos os níveis de pressão arterial sistólica acima de 120 mmHg. Quanto maior a proteinúria, maior a progressão. Além da sua toxicidade intrínseca, a proteinúria é um marcador útil do tipo e extensão da DRC.

### Medidas da taxa de filtração glomerular

Além da proteinúria, a presença e o grau de DRC baseiam-se na taxa de filtração glomerular (TFG) (ver Tabela 9.1). Cada vez mais, a TFG tem sido estimada a partir de equações que medem a depuração da creatinina, a equação de Cockcroft-Gault ou, mais acuradamente, a TFG-e pela equação do MDRD usando a creatinina sérica, idade, sexo e raça (Riolope et al., 2007).

Estas equações se mostraram menos acuradas quando a TFG está acima de 60 mL/minuto por 1,73 m$^2$ e a TFG-e subestima a diminuição da função renal com o tempo (Xie et al., 2008). Portanto, a atenção foi desviada para a medida da cistatina C sérica, uma proteína endógena filtrada pelos glomérulos e reabsorvida e catabolizada pelas células epiteliais tubulares com apenas uma pequena quantidade excretada na urina. Diferentemente das equações que usam a creatinina sérica, os níveis de cistatina C

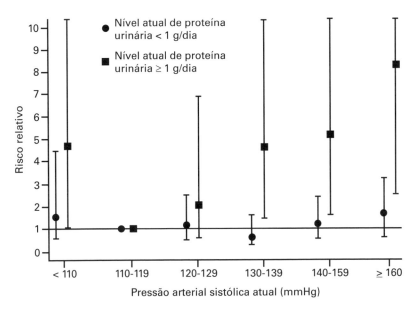

**FIGURA 9.3** O risco relativo de progressão da doença renal em pacientes com proteinúria abaixo ou acima de 1 g/dia por níveis de pressão arterial sistólica. O grupo referência (RR = 1) é uma pressão arterial sistólica de 110 a 119 mmHg. (Modificada de Jafar TH, Stark PC, Schmid CH et al. *Progression of chronic kidney disease; The role of blood pressure control, proteinúria and angiotensin-converting enzyme inhibition: A patient-level meta-analysis.* Ann Intern Med 2003;139:244-252.)

não são afetados pela massa muscular e estão intimamente relacionados com desfechos em pacientes com DRC (Menon et al., 2007) e com a incidência de hipertensão em pessoas sem DRC (Kestenbaum et al., 2008). As estimativas mais acuradas da TFG parecem ser uma combinação da cistatina C sérica com a equação de MDRD (Stevens et al., 2008b).

## Manejo

### Intensidade da terapia

A redução da PA e da proteinúria mostrou claramente uma diminuição na velocidade de progressão da DRC (Jafar et al., 2003; Lewis, 2007). Contudo, como visto na Figura 9.3, apenas aqueles com proteinúria acima de 1 g por dia mostraram beneficiar-se de uma redução mais intensa da PA. Isto foi observado no estudo MDRD (Lazarus et al., 1997) e confirmado no estudo *African American Kidney Disease and Hypertension* (AASK) (Wright et al., 2002). No AASK, não foi observado nenhuma redução adicional na progressão da nefroesclerose hipertensiva naqueles que receberam mais terapia para atingir uma PA média de 128/78 quando comparado com aqueles que receberam menos terapia e tiveram uma PA média de 141/85. Além do mais, 759 dos 1.094 inscritos originalmente no AASK foram acompanhados por mais 5 anos em uso de um IECA (Appel et al., 2008). A despeito de atingir uma PA média de 133/78, a maioria dos pacientes continuou a ter um declínio na função renal.

O motivo pelo qual não houve benefício da redução da PA sobre a função renal naqueles com graus menores de proteinúria ainda é desconhecido. O motivo do benefício naqueles com proteinúria grave provavelmente reflete o dano induzido por grandes cargas de proteína atravessando o néfron e a redução deste dano à medida que a proteinúria é diminuída, quer seja por um fármaco que reduza a pressão de perfusão renal ou por fármacos que tenham uma capacidade especial de diminuir a pressão intraglomerular, ou seja, supressores da renina-angiotensina.

### Tabela 9.4
### Importância da proteinúria na doença renal crônica (DRC)

| Interpretação | Explicação |
|---|---|
| 1. Marcador da DRC | Coeficiente urinário albumina-creatinina > 30 mg/g por 3 meses é diagnóstico |
| 2. Indício do tipo de DRC | Maior proteinúria sugere diabetes ou doença glomerular |
| 3. Fatores de risco | Maior proteinúria prevê uma progressão mais rápida |
| 4. Preditor da resposta à terapia | Maior proteinúria prevê uma melhor resposta |
| 5. Uso como possível desfecho | A redução da proteinúria pode ser um objetivo da terapia |

Adaptada de Vassalotti JA, Stevens LA, Levey AS. *Testing for chronic kidny disease: A position statement from National Kidney Foundation.* Am J Kidney Dis 2007;50:169-180.

## Riscos de uma terapia mais intensiva

Em múltiplos estudos com pacientes com DRC, foi observada uma maior incidência de morbidade e de mortalidade cardiovascular quando a pressão sistólica foi reduzida abaixo de 120 mmHg ou a diastólica abaixo de 85 mmHg (Berl et al., 2005; Kovesdy et al., 2006; Pohl et al., 2205; Weiner et al., 2007). Como visto na Figura 9.4, no *Irbesartan Diabetic Nephropathy Trial* (IDNT), ocorreu uma redução progressiva nos desfechos renais quando se atingia uma pressão arterial sistólica entre 121 a 130 mmHg, mas a mortalidade por todas as causas aumentou acentuadamente nos poucos que atingiram uma pressão arterial sistólica abaixo de 121 mmHg (Pohl et al., 2005).

Contudo, outro grande estudo *não* encontrou um aumento de acidente vascular cerebral entre 1.757 pacientes com DRC em estágio 3 ou maior que tiveram queda significativa na PA (Ninomiya et al., 2008). No estudo *Perindopril Protection Against Recurrent Stroke Study* (PROGRESS, 2001), todos os 6.105 participantes tinham doença cerebrovascular conhecida e metade foi tratada com um IECA mais um diurético, se necessário, para reduzir a PA. Os 1.757 pacientes com DRC tiveram uma taxa de acidente vascular cerebral recorrente progressivamente menor com a redução da PA mesmo abaixo de 120/70 mmHg, embora o número de pacientes em cada nível de PA atingido não tenha sido fornecido, para uma melhor análise dos dados.

Também surgiram preocupações em relação a uma PA muito baixa em pacientes submetidos à diálise (Pickering, 2006). Contudo, Agarwal (2005) concluiu que a mortalidade aumentada em pacientes em diálise com PA baixa reflete uma PA baixa e uma má condição cardiovascular antes da diálise. Ele atribui a sua elevada mortalidade à progressão da doença cardiovascular, doença maligna ou suspensão da diálise, e recomenda o tratamento intensivo daqueles que apresentam hipertensão. Os problemas especiais dos pacientes em diálise serão examinados mais adiante neste capítulo.

## Modo de terapia

Um plano global de tratamento baseado nas diretrizes atuais (*American Diabetes Association*, 2008; *Task Force*, 2007) é apresentado na Figura 9.5. A primazia dos IECAs e/ou BRAs é aceita pela maioria dos especialistas, mas alguns acreditam que é a PA diminuída e não o agente redutor que importa (Casas et al., 2005; Griffin & Bidani, 2006). A metanálise usada por Casas e colaboradores (2005) para chegar a essa conclusão tem sido muito criticada (de Zeeuw et al., 2006; Mann et al., 2006).

## Alterações no estilo de vida

Todos os hipertensos, com ou sem DRC, com ou sem diabetes, deveriam ser intensamente encorajados a mudar hábitos não saudáveis e ser ajudados para conseguir essas mudanças.

A *cessação do tabagismo* é fundamental, uma vez que o tabagismo é um risco importante para a progressão de DRC (Orth & Hallan, 2008).

A *redução do sódio dietético* se torna cada vez mais importante à medida que a DRC pro-

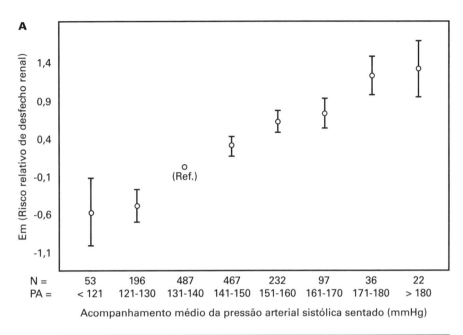

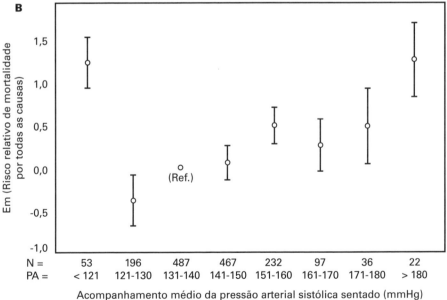

**FIGURA 9.4 A**: O risco relativo para atingir um desfecho renal por nível de pressão arterial sistólica (PAS) atingida no acompanhamento. **B**: O risco relativo de morte por todas as causas por nível de PAS atingida. O número de pacientes que estavam em risco é mostrado acima de cada nível de PAS atingida. (Reproduzida, com permissão, de Pohl MA, Blumenthal S, Cordonnier DJ, et al. *Independent and additive impact of BP control and angiotensin II receptor blockade on renal outcomes in the Irbesartan Diabetic Nephropathy Trial: Clinical implications and limitations.* J Am Soc Nephrol 2005;16:3027-3037.)

gride e a capacidade de excreção renal de sódio torna-se menor (Mimran & du Cailat, 2008). Como será observado, pacientes em diálise necessitam limitar o ganho de peso interdialítico, quase todo ele atribuído à ingestão excessiva de sódio e água (Inrig et al., 2007).

A redução de sódio para a faixa de 1 a 2 g/d (sódio, 44 a 88 mEq/dia) é possível e frequentemente necessária para controlar a hipertensão em pacientes com DRC (De Nicola et al., 2004). A importância da restrição de sódio na dieta em pacientes com proteinúria vai além da capacidade de aumentar o efeito anti-hipertensivo de todos os fármacos (exceto os bloqueadores dos canais de cálcio [BCC]). Em um estudo com 38 pacientes com DRC e uma proteinúria média de 3,8 g/dia, a redução do sódio dietético de 196 para 92 mmol por dia

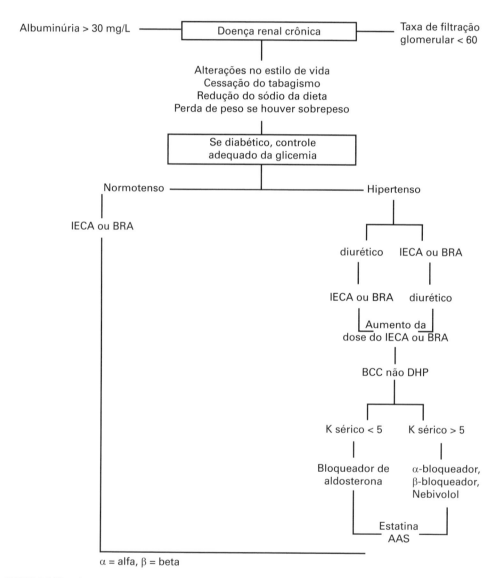

FIGURA 9.5 Algoritmo para tratamento de pacientes com DRC.

permitiu uma redução de 22% na proteinúria (Vogt et al., 2008). O losartan isoladamente reduziu o nível em 30% e, quando uma dieta pobre em sódio foi combinada com o losartan, o nível da proteinúria caiu em 70%.

*Redução do peso:* Indivíduos hipertensos obesos são mais propensos a desenvolver DRC (Gomez et al., 2006); a obesidade abdominal, mais do que o peso em si, é a culpada (Elsayed et al., 2008). Uma maior probabilidade de apneia do sono agrava o risco da obesidade (Tsioufis et al., 2008).

*Controle glicêmico:* Se os diabéticos tipo 2 perdessem o excesso de peso, provavelmente a maioria dos casos evitaria o risco subsequente de DRC.

## Inibidores do sistema renina-angiotensina (SRA)

Tanto os IECAs quanto os BRAs reduzem a proteinúria e diminuem a progressão da DRC igualmente (Kunz et al., 2008; Sarafidis et al., 2008b). O efeito renoprotetor foi demonstrado na DRC causada por diabetes (Sarafidis et al., 2008b), doença não diabética (Jafar et al., 2003) e em pacientes com doença policística (Jafar et al., 2005). O papel dos inibidores diretos da renina (IDRs) permanece incerto já que o único disponível ainda não foi testado adequadamente.

A despeito dos seus benefícios, nem os IECAs nem os BRAs mostraram reduzir a mortalidade por todas as causas em pacientes com DRC. Presumivelmente, eventos não renais que podem se tornar cada vez mais comuns à medida que a DRC é mantida por mais tempo, são os responsáveis.

## IECAs

Os IECAs são recomendados como terapia anti-hipertensiva inicial pela maioria dos especialistas. A evidência a favor dos benefícios especiais dos IECAs em pacientes com DRC não diabética é impressionante: nos 11 estudos controlados randomizados (ECRs) analisados por Jafar e colaboradores (2003), o uso de um IECA foi associado com uma diminuição de 33% no risco de progressão após ajustes para a redução da PA e da proteinúria. Em oito ECRs incluindo 142 pacientes com doença renal policística avançada, os IECA foram eficazes na redução da proteinúria (Jafar et al., 2005).

Esses efeitos positivos da inibição do sistema renina-angiotensina provavelmente refletem a sua maior capacidade de reduzir a pressão intraglomerular por dilatação preferencial das arteríolas eferentes (Figura 9.6) (Tolins & Raij, 1991). A redução da pressão intraglomerular protege os glomérulos de esclerose progressiva e

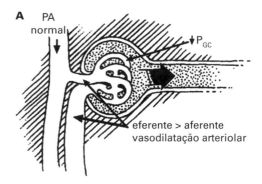

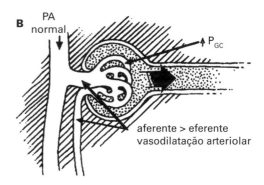

**FIGURA 9.6** Efeito do tratamento anti-hipertensivo sobre a hemodinâmica glomerular determinado por estudos de micropunção em ratos. **A**: A inibição da enzima conversora da angiotensina resulta em normalização da PA associada com vasodilatação, predominantemente da arteríola eferente, resultando na normalização da pressão capilar intraglomerular ($P_{GC}$). **B**: Com os BCCs, a redução da PA é compensada por vasodilatação arteriolar aferente e, portanto, a $P_{GC}$ permanece elevada. (Modificada de Tolins JP, Raij L. *Antihypertensive therapy and the progression of chronic renal disease: Are there renoprotective drugs?* Semin Nephrol 1991;11:538-548).

reduz a fuga de proteínas para dentro dos túbulos. Ao mesmo tempo, a TFG é reduzida e a creatinina sérica elevada, em geral apenas em pequeno grau. Com essa expectativa, uma discreta redução inicial da TFG não é motivo de suspensão do uso de um IECA ou um BRA e é, de fato, seguida por uma proteção renal ainda maior (Bakris et al., 2000). Se a creatinina sérica se elevar ou a TFG cair mais do que 30% do nível pré-IECA ou pré-BRA, o IECA ou o BRA deve ser suspenso e outras possíveis causas devem ser identificadas e corrigidas, inclusive a redução de volume, uso concomitante de AINEs ou, mais dramaticamente, a presença de hipertensão renovascular bilateral.

Outro reflexo da inibição do SRA é a elevação no potássio sérico, em geral menor do que 0,5 mEq/L. Contudo, se ocorrer hipercalemia acima de 5,5 mEq/L, a dose de IECA ou BRA deve ser reduzida ou o fármaco descontinuado. A bioquímica sanguínea deve ser monitorizada dentro de poucos dias depois do início da terapia com IECA ou BRA em pacientes com DRC uma vez que pode ocorrer uma elevação rápida e sustentada na creatinina sérica na doença renovascular bilateral não reconhecida ou pode se desenvolver uma hipercalemia significativa.

## *BRAs*

Um BRA pode ser adicionado naqueles que não apresentam hipercalemia (Saruta et al., 2009). Os BRAs mostraram um efeito protetor na nefropatia diabética mas ainda não há ECRs com terapia baseada em BRAs na DRC não diabética. Certamente, um BRA deve substituir os IECAs naqueles que desenvolvem tosse como efeito colateral. Contudo, como observado na próxima seção, os BRAs não mostraram redução na mortalidade na nefropatia diabética enquanto os IECAs o fizeram, portanto, a preferência deve ser dada aos IECAs.

## *Combinação de IECA e BRA*

Kunz e colaboradores (2008) mostraram que a combinação de um IECA e um BRA reduziu a proteinúria 20% a mais do que cada fármaco isoladamente. À medida que foram coletados, foram observadas discrepâncias sérias nos dados do estudo que primeiro documentou o benefício da terapia combinada, o estudo COOPERATE (Nakao et al., 2003).

Foram apresentados dois obstáculos mais sérios à corrida para o uso de terapia combinada de IECA+BRA na DRC. Primeiro, pacientes com microalbuminúria, isto é, DRC em estágio 1 ou 2, reduziram a sua albuminúria muito bem tanto com o IECA ramipril isoladamente quanto com o ramipril + irbesartan (BRA) (Bakris et al., 2007).

Ainda mais sério, o grande estudo (25.620 participantes) *ONgoing Telmisartan Alone* e em combinação com *Ramipril Global Endpoint Trial* (ONTARGET) observou que a combinação de um IECA e um BRA nas mesmas doses que eram usados isoladamente não reduziu a proteinúria mais do que qualquer um dos fármacos quando usados separadamente mas *piorou* os principais desfechos renais (Mann et al., 2008). A piora se refletia em mais hipotensão, maior aumento da creatinina sérica e maior número de pacientes entrando em diálise. Messerli (2009) concluiu que "o bloqueio duplo do SRA não deve mais ser usado na prática médica".

## *Inibidor direto da renina mais BRA*

Outro bloqueio duplo do SRA foi testado. O IDR alisquireno, iniciado com 150 mg/dia e titulado até 300 mg/dia foi adicionado a 100 mg do BRA losartan em metade de 599 pacientes com nefropatia por diabetes tipo 2 (Parving et al., 2008). Os pacientes usavam, além do losartan, inúmeros outros anti-hipertensivos, 60% usavam três ou mais medicamentos e ficavam normotensos (PA média = 135/79) quando o alisquireno era adicionado. Após 6 meses em uso de alisquireno a PA havia caído apenas 2/1 mmHg, mas o coeficiente urinário médio de albumina, creatinina na urina matinal, caiu 20%. Houve um número igual de eventos adversos no grupo com adição do alisquireno e no grupo placebo.

Os investigadores concluíram que o "alisquireno pode ter um efeito renoprotetor que é independente do seu efeito de redução da pressão arterial". O potencial para este efeito independente do IDR sobre a função renal pode refletir a presença de altos níveis de pró-renina, o precursor da renina, em diabéticos e a inibição de algumas das ações deletérias renais da pró-renina pelo IDR (Schmieder, 2007). A questão permanece, contudo, o IDR, ainda patenteado e caro, é necessário para reduzir a proteinúria.

## Outras combinações

A combinação de um IECA, o benazepril, com um diurético, a hidroclorotiazida, forneceu uma redução na albuminúria maior do que a combinação de um IECA com um BCC, a amlodipina, a despeito de uma maior redução na PA com esta combinação (Bakris et al., 2008).

No estudo BENEDICT, o IECA trandolapril usado isoladamente foi tão eficaz quanto a sua combinação com o BCC não DHP verapamil na prevenção da instalação de microalbuminúria em 1.204 hipertensos com diabetes, mas com excreção urinária de albumina normal (Remuzzi et al., 2006b).

## Terapia com alta dose com IECA/BRA

Doses de IECAs ou BRAs, além daquelas aprovadas pela FDA, foram testadas em algumas centenas de pacientes para determinar se poderia ser obtida uma maior redução da proteinúria além da que é obtida com as doses usuais. Em um resumo de quatro estudos com IECAs e oito com BRAs, Berl (2008) conclui que o uso de altas doses tem mostrado uma redução adicional na proteinúria, mas o benefício provavelmente reflete um efeito significativo apenas em uma minoria de pacientes. Como estes que responderam não são identificáveis, Berl afirma que: "um estudo temporário com doses maiores parece convincente para fornecer um benefício antiproteinúrico mais intenso de tais pacientes. O custo desta ação em termos de efeitos colaterais é baixo e justifica a abordagem (Berl, 2008)".

## Riscos da inibição prolongada do SRA

Foi publicado um aviso sobre o potencial de exacerbação da insuficiência renal pelo uso prolongado de altas doses por dois nefrologistas da *Mayo Clinic* (Onuigbo & Onuigbo, 2005; 2006). Eles descreveram cinco pacientes cuja função renal havia deteriorado durante o uso de IECA, mas havia melhorado quando o IECA foi suspenso. Logo após este relato, Suissa e colaboradores (2006) relataram uma análise de caso-controle de 102 pacientes diabéticos que desenvolveram DRT. Em relação ao uso de diuréticos tiazídicos, a proporção de DRT foi 2,5 vezes mais alta naqueles que usaram um IECA, comparado com 0,8 para os β-bloqueadores e 0,7 para os BCCs. Este aumento foi observado apenas após 3 anos de uso de IECA, com um coeficiente de risco de apenas 0,8 para os três primeiros anos, mas 4,2 daí por diante. Esses relatos são observacionais, mas deve ser notado que nenhum dos muitos estudos que mostraram renoproteção por inibidores do SRA acompanharam os pacientes por até três anos.

Sem dúvida, há uma epidemia de DRT em pacientes diabéticos. Na análise de possíveis causas, Jones e colaboradores (2005) descartaram a possibilidade de que o uso crescente de IECA possa ser responsável, porque a incidência de DRT atribuível à nefrosclerose hipertensiva não aumentou a despeito do aumento similar no uso de IECAs entre hipertensos e entre diabéticos. Contudo, Jones e colaboradores (2005) não oferecem outra explicação para o aumento de quase três vezes em DRT causado pela nefropatia diabética de 1990 a 2000. Talvez o rim diabético seja, de certa forma, mais suscetível à lesão por IECAs do que o rim não diabético. Por mais absurdo e radical que possa parecer, ratos que receberam IECAs desenvolveram fibrose renal a despeito de reduções na PA e na proteinúria (Hamming et al., 2006a). Hamming e colaboradores (2006b) afirmam em seu comentário sobre o estudo de Suissa:

A incidência de doença renal terminal está aumentando em todo o mundo, a despeito do uso extensivo de bloqueadores do sistema renina-angiotensina. Seria prudente não considerar o seu efeito renoprotetor a longo prazo, examinar os seus efeitos no dano estrutural renal em estudos experimentais e avaliar criticamente o desfecho em humanos no acompanhamento em longo prazo.

## *Anemia com inibidores do SRA*

Tanto os IECAs quanto os BRAs demonstraram reduzir os níveis de hemoglobina em pacientes com DRC, um efeito atribuído ao bloqueio de efeitos eritropoiéticos da angiotensina II sobre os precursores das hemáceas e à melhora da oxigenação pelo aumento do fluxo sanguíneo renal (Mohanram et al., 2008). Em pacientes incluídos no estudo RENAAL que receberam o BRA losartan, o maior efeito sobre a hemoglobina foi visto em um ano, mas não houve impacto no efeito renoprotetor do BRA.

## Estudos de prevenção

A despeito destes problemas associados ao uso prolongado de inibidores do SRA para tratar DRC, na prática, o seu uso tornou-se rotina em qualquer paciente com proteinúria e baixa TFG-e (Sarafidis & Bakris, 2008). Esta prática também foi aplicada à prevenção.

O estudo BENEDICT previamente citado é apenas um dos muitos que mostraram que um IECA ou um BRA podem retardar o aparecimento de microalbuminúria em diabéticos hipertensos (Strippoli et al., 2006). Estacio e colaboradores (2006) mostraram que em 129 diabéticos com PA normal (126/84 mmHg), doses maiores do BRA valsartan usadas para reduzir a PA para 118/75 mmHg reduziram a microalbuminúria mais do que com doses menores do BRA que reduziram a PA para 124/80 mmHg (contudo, dois grandes e longos ECRs falharam em encontrar renoproteção na ausência de macroalbuminúria [Bilous et al., 2009; Mann et al., 2009]). O genótipo ECA pode prever a resposta à terapia com IECA ou BRA. Contudo, em três grandes estudos conduzidos na França, o polimorfismo de inserção/deleção da ECA não previu a resposta à terapia com IECA (Hadjadj et al., 2008).

Palmer e colaboradores (2008) abordaram a existência de custo-eficácia no rastreamento de todos os hipertensos com diabetes tipo 2 para microalbuminúria e o tratamento de todos que apresentassem um teste positivo com um BRA. Eles estimaram um custo de US$ 20.011 por ano de vida com qualidade com uma probabilidade de 77% desta abordagem ser custo-eficaz.

## *Diuréticos*

Quer seja antes ou depois do uso dos inibidores do SRA, provavelmente será necessário um diurético para trazer a hipertensão para um nível próximo a 130/80 mmHg, que é o recomendado pelas diretrizes atuais para pacientes com DRC. Com frequência encontra-se o seguinte dilema terapêutico: por um lado, a necessidade de um diurético se torna progressivamente maior à medida que a função renal se deteriora e o sódio não pode ser excretado, portanto o volume intravascular é expandido e a PA se eleva (Sica, 2008). Por outro lado, à medida que a função renal se deteriora, os diuréticos podem não funcionar. Todos os diuréticos devem chegar no fluido tubular e ter acesso à luz do néfron para agir. Eles atingem o líquido tubular por secreção através dos túbulos proximais pelas vias secretórias dos ácidos orgânicos. Pacientes com DRC são resistentes aos diuréticos com estrutura de ácido como a tiazida e os diuréticos de alça devido ao acúmulo de ácidos orgânicos e produtos finais do metabolismo orgânico que competem pelas bombas de secreção.

Na prática, os diuréticos tiazídicos nas doses usuais (12,5 a 50 mg) em geral não são adequados quando a TFG-e cai para menos de 50 mL/min/1,73m$^2$. Felizmente, os diuréticos de alça podem ser administrados com segurança em doses altas o suficiente para atravessar a barreira secretória e produzir diurese, mesmo com uma TFG-e muito menor. Para fazer isso, deve ser administrada uma quantidade suficiente pelo processo de "duplicação sequencial de doses únicas até que uma dose máxima seja atingida" (Brater, 1988). Quando a dose máxima for atingida, ela deve ser dada sempre que necessário como dose de manutenção. Naqueles com DRC estágio 4 ou 5, essa dose pode ser de até 360 mg ou mais de furosemida ou o equivalente de outros diuréticos de alça.

Se o controle de volume ainda não for atingido, a metolazona isoladamente ou, ainda melhor, com um diurético de alça, em geral atingirá uma diurese mesmo na DRT se houver alguma função renal residual (Sica & Gehr, 2003). Deve-se ter cautela para não produzir uma diurese excessiva, devendo-se monitorar cuidadosamente o peso corporal.

### Bloqueadores de aldosterona

A aldosterona é reconhecida como um acelerador do dano renal por estimular inflamação e fibrose (Remuzzi et al., 2008). Como a sua secreção é amplamente controlada pela angiotensina, a supressão da síntese da aldosterona por inibidores do SRA é considerada responsável por pelo menos parte dos benefícios globais dos inibidores do SRA. Contudo, foi reconhecida a presença da secreção da aldosterona mesmo diante de uma inibição continuada do SRA, tanto no tratamento da insuficiência cardíaca (Lee et al., 1999), como no tratamento da hipertensão (Sato & Saruta, 2001) e depois no tratamento da DRC (Sato et al., 2003). Bomback e Klemmer (2007) identificaram oito estudos bem conduzidos, com uma faixa de incidência de presença de aldosterona variando de 10% em 6 meses a 53% em 1 ano.

Quando é adicionado um bloqueador de aldosterona a um IECA ou BRA em pacientes com DRC, a proteinúria diminui do nível atingido pelo inibidor do SRA em 15 a 54% e ocorre uma queda significativa da PA em 40% dos pacientes (Bomback et al., 2008). Ainda não se sabe como esses benefícios impressionantes ocorrem na presença do bloqueio da aldosterona, mas esses medicamentos são cada vez mais usados em pacientes com DRC que não são manejados adequadamente por inibidores do SRA. No algoritmo apresentado na Figura 9.5, o uso de um bloqueador da aldosterona é relegado à uma terapia de quarta linha e apenas naqueles com potássio sérico normal devido ao potencial de desenvolvimento de hipercalemia pela inibição da excreção de potássio pelo bloqueador da aldosterona. Contudo, com o crescente reconhecimento da sua capacidade de controlar a hipertensão resistente (Chapman et al., 2007), o uso cuidadoso de bloqueadores da aldosterona até mesmo mais precoce no tratamento da DRC pode ser mais aceitável.

### Bloqueadores dos canais de cálcio

Na Figura 9.5, os bloqueadores dos canais de cálcio não di-hidropiridínicos (BCCs não DHP) são recomendados como terceira opção. A defesa dos BCCs não DHP baseia-se no seu efeito antiproteinúrico maior do que o que é visto com os BCCs DHP numa revisão de 28 estudos randomizados (Bakris et al., 2004). Esta diferença é atribuída por Bakris e colaboradores a um maior efeito dos BCCs não DHP sobre a vasodilatação da artéria eferente comparado com os BCCs DHP em modelos experimentais (Griffin et al., 1999). Além do mais, os BCCs não DHP mostraram reduzir a permeabilidade glomerular (Russo et al., 2002).

Essas diferenças no efeito antiproteinúrico, embora sejam relevantes, *não* mostraram diferenças na proteção renal entre os BCCs DHP e os BCCs não DHP. Contudo, surgiram preocupações adicionais a partir do AASK com pacientes com DRC por nefroesclerose hipertensiva, no qual aqueles com proteinúria maior do que 300 mg/dia tiveram um declínio mais rápido na TFG quando recebiam o BCC-DHP anlodipina do que quando em uso do IECA ramipril (Agodoa et al., 2001). Deve ser observado, contudo, que a maioria dos pacientes no AASK tinha proteinúria menor do que 300 mg/dia e entre eles, a TFG foi mais bem preservada naqueles em uso de anlodipina. Além do mais, no estudo Ramipril Efficacy in Nephropathy (REIN), o uso de BCCs-DHP melhorou a renoproteção quando associado a um IECA e quando a PA foi reduzida de forma satisfatória (Ruggenenti et al., 1998).

Em conclusão, os BCCs não DHP podem ser preferíveis em relação aos BCCs DHP, mas qualquer um dos dois tipos de BCC pode ser usado de forma segura e eficaz *quando associado a um IECA ou BRA* em pacientes com DRC.

## α-bloqueadores

Os α-bloqueadores periféricos, por exemplo, doxazosina, podem ser usados sem ajuste de dose. O α-bloqueador central clonidina frequentemente é usado como um meio de reduzir a PA nos dias entre diálises, mas seus efeitos colaterais e sua propensão a efeito de rebote o torna um mau substituto para o controle adequado do volume de fluidos.

## β-bloqueadores

Agora que seu uso se mostrou menos eficaz para prevenção primária (ver Capítulo 7), os β-bloqueadores devem ser usados apenas para prevenção secundária de problemas cardíacos, por exemplo, após IM, ICC ou taquiarritmias. Se for necessário o seu uso, a escolha deve ser, logicamente, um que não seja eliminado pelo rim, por exemplo, o propranolol ou o timolol. Os agentes α/β carvedilol e labetalol causam menos alterações metabólicas do que um β-bloqueador; e o carvedilol mostrou uma redução na proteinúria em pacientes com DRC (Bakris et al., 2006). O β-bloqueador vasodilatador nevibolol provavelmente também teria o mesmo efeito.

## Minoxidil

No passado, aqueles com hipertensão refratária e DRC eram tratados com sucesso com minoxidil (Toto et al., 1995). Contudo, quando adicionado a um esquema que inclui doses máximas de um IECA ou BRA, a proteinúria aumenta, a despeito da redução da PA (Diskin et al., 2006).

## Horário da terapia

O potencial de eventos adversos adicionais da PA noturna persistentemente elevada, isto é, pacientes não redutores (*non-dippers*), que é frequente entre pacientes com DRC, tem proposto estudos comparando uma mudança no momento da ingestão do medicamento anti-hipertensivo da manhã para a noite. Hermida e colaboradores (2005) observaram uma redução no nível de microalbuminúria entre 200 hipertensos quando o BRA valsartan foi administrado ao deitar, comparado ao seu uso pela manhã. Um benefício similar foi relatado entre 32 pacientes com DRC, cuja proteinúria foi reduzida de 235 para 167 mg/dia, quando eles ingeriram qualquer uma das medicações, na sua média de ingesta diária de 2,4 medicações no período da noite (Minutolo et al., 2007b).

A adição de um diurético (Uzu et al., 2005) ou o uso de anti-hipertensivos de longa duração pela manhã pode reduzir a pressão noturna, por meio do aumento da natriurese diurna, de modo que o volume vascular residual seja reduzido (Fukuda et al., 2008). Benefícios similares devem ser fornecidos por uma menor ingestão de sódio na dieta uma vez que pela natureza da DRC, a excreção de sódio está comprometida (Banlir et al., 2008).

## Restrição da proteína da dieta

Uma dieta com restrição de proteína foi recomendada em pacientes pré-dialíticos (Wlaser et al., 1999), e uma análise de múltiplos estudos randomizados mostrou um retardo na ocorrência de DRT ou morte (Fouque et al., 2000), mas decisões individualizadas parecem apropriadas diante da desnutrição vista com frequência na DRC (Levey, 2002).

## Correção de anemia

A anemia é um fator de risco para a progressão da DRC e hipertrofia ventricular esquerda (Rossing et al., 2004). Contudo, o tratamento com eritropoietina para atingir um nível de hemoglobina acima de 12 g/L mostrou aumentar eventos adversos graves, portanto a recomendação atual é de manter um nível de 11 g/L (Moist et al., 2008).

## Agentes hipolipemiantes

Diante da presença comum de dislipidemia em pacientes com DRC e o elevado índice de ocorrência de doença vascular aterosclerótica entre esses pacientes, o uso de agentes hipolipemiantes parece apropriado. Em uma revisão de 50 estudos envolvendo 30.144 pacientes com DRC, observou-se que a terapia com estatinas reduziu o risco de morbimortalidade cardiovascular, mas não teve efeito na mortalidade por todas as causas e o efeito renoprotetor foi incerto (Strippoli et al., 2008). A proteção contra doença cardiovascular é suficiente para tornar a terapia com estatina para redução do LDL-colesterol para menos de 100 mg/dia parte dos cuidados padronizados atualmente para pacientes com DRC (Bogaert & Chonchol, 2008).

## Modificação de dose de outras medicações

A presença de DRC pode influenciar a dosagem de inúmeros fármacos, em particular daqueles com considerável eliminação renal (Tabela 9.5) (Kappel & Calissi, 2002). Na DRC estágio 4 e 5, o metabolismo e transporte de medicações com outras vias de eliminação também pode ser alterado (Nolin et al., 2008).

Além do impacto da DRC sobre o manejo de várias medicações, usadas para seu tratamento ou de outras doenças concomitantes, é importante reconhecer o potencial de lesão renal de fármacos de uso comum, por exemplo, analgésicos (Chang et al., 2008) e medicações fitoterápicas de venda livre (Laliberte et al., 2007), bem como novos agentes quimioterapêuticos (Jain & Townsend, 2007).

Também deve ser dada atenção ao potencial de prejuízo metabólico, particularmente a

### Tabela 9.5
**Modificação de doses em pacientes com insuficiência renal**

| Fármacos que necessitam modificação de dose | Fármacos que não necessitam modificação de dose |
|---|---|
| *Todos os antibióticos* | EXCETO Cloxacilina, clindamicina, metronidazol, macrolídeos |
| *Anti-hipertensivos* Atenolol, nadolol, IECAs | *Anti-hipertensivos* BCCs, minoxidil, BRAs, clonidina, α-bloqueadores |
| *Outros medicamentos cardiológicos* Digoxina, sotalol | *Outros medicamentos cardiológicos* Amiodarona, nitratos |
| *Diuréticos* EVITAR diuréticos poupadores de potássio em pacientes com clearance de creatinina < 30 mL/min | *Narcóticos* Fentanil, morfina |
| *Agentes hipolipemiantes* Inibidores da redutase HMG-CoA, benzafibrato, clofibrato, fenofibrato | *Psicotrópicos* Antidepressivos tricíclicos, nefazodona, outros inibidores seletivos da recaptação da serotonina |
| *Narcóticos* Codeína, meperidina | *Agentes antidiabéticos* Repaglinida, rosiglitazona |
| *Psicotrópicos* Lítio, hidrato de cloral, gabapentina, trazodona, paroxetina, primidona, topiramato, vigabatrina | *Miscelânea* Inibidores da bomba de prótons |
| *Agentes antidiabéticos* Acarbose, clorpropamida, gliburida, glicazida, metformina, insulina | |
| *Miscelânea* Alopurinol, colchicina, antagonistas dos receptores $H_2$, diclofenaco, cetorolaco, terbutalina | |

Modificada de Kappel J, Calissi P. *Nephrology: 3. Safe drugs prescribing for patients with renal insufficiency.* CMAJ 2002;166:473-477.

piora da sensibilidade à insulina, por altas doses de diuréticos e β-bloqueadores (Gupta et al., 2008), como descrito no Capítulo 7.

## DRC em idosos

Os indivíduos acima de 65 anos de idade são a parte da população que tem o maior crescimento e estão se tornando a maior sobrecarga de DRC: a idade média dos novos pacientes para diálise nos Estados Unidos é de 65 anos e o grupo que mais cresce entre os novos pacientes para diálise é o daqueles com mais de 75 anos (Stevens et al., 2008a) (Figura 9.7). Embora a diminuição da estrutura e função renal com a idade possa refletir o impacto de doenças não renais, por exemplo, hipertensão ou diabetes (Fliser, 2005), o rim envelhece mesmo na ausência destas (Zhou et al., 2008). Além do mais, com o mesmo nível de TFG-e, os idosos têm maior taxa de mortalidade do que os mais jovens (O'Hare et al., 2007).

A perda de função renal com a idade frequentemente é prenunciada por um aumento da noctúria, uma vez que o sódio ingerido durante o dia é excretado mais lentamente durante a noite (Kujubu & Aboseif, 2008). Mais grave ainda, o comprometimento cognitivo acompanha a DRC progressiva (Kurella et al., 2008).

Além disso, em um grupo de pacientes idosos japoneses (idade média 63±14), com graus variáveis de DRC de diferentes etiologias, observou-se que 56% tinha um infarto cerebral silencioso na ressonância magnética (Kobayashi et al., 2009). A prevalência aumentou com a gravidade da DRC e foi duas vezes maior naqueles com DRC causada por nefroesclerose hipertensiva do que naqueles com outras etiologias. De acordo com as evidências descritas no "Capítulo 7" para maior proteção contra acidente vascular cerebral com fármacos que elevam os níveis circulantes de angiotensina II (BRAs, diuréticos e BCCs), comparado com aqueles que reduzem os níveis de angiotensina II (IECAs e β-bloqueadores), a prevalência de acidente vascular cerebral foi 1,75 vezes maior naqueles que tomaram medicações que reduzem a angiotensina II.

Nos Estados Unidos, mais do que em qualquer outra parte, pacientes idosos com DRC avançada são cada vez mais colocados em TRS, incluindo diálise e transplante. Contudo, o custo social e o desconforto individual destes tratamentos são bem reconhecidos. Há necessidade de um manejo mais limitado, particularmente naqueles com outras condições de risco à vida (Abaterusso et al., 2008).

Mesmo que as terapias disponíveis atualmente possam ser usadas de forma menos vigorosa em alguns pacientes idosos, a incapacidade de prevenir ou superar a progressão da DRC na maioria dessas pessoas tem estimulado a pesquisa por terapias mais protetoras.

## Terapia no futuro

Embora a aplicação intensa das terapias disponíveis atualmente reduza e, ocasionalmente, reverta a progressão da doença renal (Ruggenenti et al., 2008), o impacto crescente do diabetes induzido pela obesidade está sendo decisivo no amplo uso de terapias tradicionais (Fox & Munter, 2008).

À medida que o espectro de fatores causais e agravantes da DRC se amplia (Schlondorff, 2008), terapias mais variadas estão sendo consideradas para neutralizá-los. Uma lista parcial inclui:

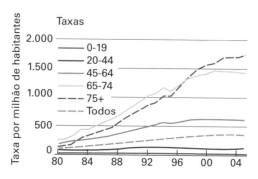

**FIGURA 9.7** Taxas de novos casos de DRT em pacientes com várias idades tratados com diálise ou transplante nos Estados Unidos, por ano, de 1980 a 2004. (Modificada de *U.S. Renal data systems. Chronic renal disease.* USRDS 2007, Bethesda NIH, NIDDKD 2008.)

- Infusão de células tronco (LeBleu & Kalluri, 2008);
- Ativação dos receptores de vitamina D (Alborzi et al., 2008);
- Pentoxifulina (McCormick et al., 2008);
- Antioxidantes (Paravicini & Touyz, 2008);
- Antagonista dos receptores de endotelina (Barton, 2008);
- Ativação de fatores de transcrição indutíveis por hipóxia (Fine & Norman, 2008);
- Inúmeros inibidores da transformação do fator de crescimento – β-1 e outras citocinas inflamatórias, mitógenos proliferativos, inibidores do ciclo celular e outros alvos do dano renal (Khwaja et al., 2007).

## NEFROPATIA DIABÉTICA

A maior parte da discussão anterior da DRC se aplica à sua causa mais comum – nefropatia diabética. Contudo, o diabetes provoca uma patologia específica e requer terapia adicional (Tabela 9.6) (KDOQI, 2007).

### Patologia e características clínicas

Como delineado por Kimmestiel e Wilson (1936), a doença renal ocorre entre diabéticos com uma elevada incidência e com uma patologia glomerular em particular – glomeruloesclerose nodular intercapilar. A descrição clínica melhorou muito pouco desde o seu artigo original (Kimmestiel e Wilson, 1936):

> O quadro clínico parece.... ser quase tão característico quando o histológico: os pacientes são relativamente velhos; hipertensão está presente, em geral do tipo benigno, e os rins frequentemente mostram sinais de descompensação; há uma história de diabetes, em geral de longa duração; os sintomas de apresentação podem ser de edema do tipo nefrótico, descompensação renal ou insuficiência cardíaca; a urina contém grande quantidade de albumina e geralmente há comprometimento da capacidade de concentração com ou sem retenção de nitrogênio.

A descrição clínica deve ser alterada para incluir pacientes mais jovens que têm diabetes há mais de 15 anos, para envolver a hipertensão em aproximadamente 50 a 60% dos pacientes e para quase sempre ser acompanhada por microaneurismas dos capilares retinianos.

### Curso

A microalbuminúria persistente, como a primeira manifestação da nefropatia diabética, tem sido observada em cerca de um terço dos novos casos de diabetes tipo 1 diagnosticados em 20 anos (Hovind et al., 2004) e em cerca de um quarto dos novos casos de diabetes tipo 2 diagnosticados em 10 anos (Adler et al., 2003). A diferença no tempo de instalação pode refletir amplamente o longo período antecedente assintomático do diabetes tipo 2 comparado com a instalação geralmente abrupta do tipo 1. De forma surpreendente, a regressão da microalbuminúria tem sido observada em uma porcentagem significativa de diabéticos tipo 1, geralmente associados com níveis baixos de PA e glicemia (Hovind et al., 2004; Perkins et al., 2003).

Nelson e colaboradores (1996) estudaram a função renal a cada 6 a 12 meses durante um período de 4 anos em 194 índios Pima que foram selecionados como representantes de diferentes estágios de desenvolvimento da nefro-

**Tabela 9.6**
**Objetivos para manejo dos fatores de risco em pacientes diabéticos**

| Fator de risco | Objetivo da terapia |
| --- | --- |
| Tabagismo | Cessação completa |
| PA | < 130/80 mmHg |
| LDL-C | < 100 mg/dL |
| Triglicerídeos > 200 mg/dL; HDL-C < 40 mg/dL | Aumento do HDL-C |
| Estado pró-trombótico | Aspirina |
| Glicose | $HbA_{1C}$ < 7% |
| Sobrepeso e obesidade (IMC ≥ 25 kg/m²) | Perda de peso significativa |
| Inatividade física | Exercício regular |

**LDL-C**: colesterol-lipoproteína de baixa densidade; **HDL-C**: colesterol-lipoproteína de alta densidade; **$HbA_{1C}$**: hemoglobina $A_{1C}$.

patia diabética: de tolerância normal à glicose até diabetes estabelecido; de excreção normal da albumina a macroalbuminúria. Como mostrado na Figura 9.8, os principais achados em geral foram os seguintes: a hiperfiltração glomerular está presente do início até a macroalbuminúria aparecer. Daí em diante, a TFG declina rapidamente devido à uma perda progressiva da capacidade intrínseca de ultrafiltração. Embora a queda abrupta da TFG, que ocorre após aproximadamente 15 anos, não tenha sido evitada pelo controle da PA, pressões basais mais elevadas foram preditivas para um aumento da excreção urinária de albumina, que por sua vez mediou uma queda na TFG.

## Mecanismos

Inúmeras pesquisas delinearam os mecanismos da nefropatia diabética (Jefferson et al., 2008; Qian et al., 2008; Remuzzi et al., 2006a). A Figura 9.9 apresenta as evidências atuais da interação de múltiplos fatores que agem na nefropatia diabética (Jefferson et al., 2008).

O papel crítico da hipertensão glomerular como reflexo da hiperfiltração vista na Figura 9.8 tem sido suportado pela capacidade da terapia anti-hipertensiva em prevenir a progressão da nefropatia. Em adição aos múltiplos estudos clínicos, esse papel é apoiado pela observação de que a glomeruloesclerose nodular desenvolveu-se apenas no rim não obstruído de um paciente diabético com estenose unilateral da artéria renal (Berkman & Rifkin, 1973). Além do mais, rins normais transplantados em pacientes diabéticos desenvolvem lesões diabéticas típicas (Mauer et al., 1983), negando o papel essencial de fatores genéticos.

A progressão da hipertensão glomerular para nefropatia estabelecida foi retratada por Adler (2004):

> A expansão mesangial é a lesão definitiva na nefropatia diabética... A expansão mesangial invade o lúmen capilar e resulta em uma progressão lenta para doença renal terminal. Mas a lesão diabética também envolve a lesão dos podócitos mediada por alteração no sinal de transdução, alterações citoesqueléticas, alterações nos poros da membrana dos podócitos, descolamento da MBG e apoptose, tudo isso contribuindo para o desenvolvimento de proteinúria. Por outro lado, a proteinúria acelera a progressão por seus efeitos na fibrose e atrofia tubulointersticial, a via final comum da insuficiência renal progressiva. As lesões escleróticas arteriais e arteriolares aumentam o insulto por sobrepor isquemia a cada uma das outras três regiões renais.

A Dra. Adler identifica a angiotensina II como o mediador primário desta progressão. Ela afirma que:

> A angiotensina II interage na membrana celular com seus receptores e então desencadeia a elaboração de moléculas de sinalização, a ativação de fatores de transcrição e a regulação dos genes de expressão, induzindo a fibrose, crescimento celular e mesmo a inflamação que caracteriza o dano renal na nefropatia diabética.... A Angiotensina II interage com muitos outros fatores de crescimento e citocinas que também são ativadas na nefropatia diabética e que utilizam simultaneamente as mesmas vias paralelas de sinalização, todos os fatores ou sistemas contribuindo para o quadro histológico e declínio funcional do rim diabético.

### Hipertensão

Como revisado por Mogensen (1999), as associações entre hipertensão e a albuminúria crescente e TFG em declínio foram reconhecidas há mais de 30 anos e confirmadas repetidamente. Foi observado que um aumento na pressão arterial sistólica noturna precedia o desenvolvimento de microalbuminúria (Lurbe et al., 2003).

### Renina-angiotensina

Seria esperado que a glomeruloesclerose progressiva danificasse as células justaglomerulares que secretam a renina e, em alguns diabéticos, aparecesse um estado de *hipoaldosteronismo hiporreninêmico*, em geral manifestado como hipercalemia (Perez et al., 1977). Contudo, os níveis séricos de renina e de pró-renina frequentemente se elevam antes da instalação da mi-

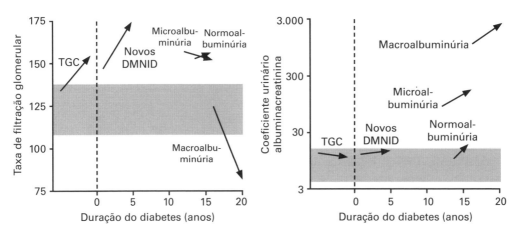

**FIGURA 9.8** Alterações na TFG média e coeficiente médio urinário de albumina (mg/L):creatinina (g/dL) desde o período inicial até o final do acompanhamento em indivíduos com comprometimento da tolerância à glicose (TGC), novos casos de diabetes melito não insulino dependente (novos DMNID), DMNID e excreção urinária normal de albumina (normoalbuminúria), DMNID e microalbuminúria e DMNID e macroalbuminúria. As setas conectam os valores do exame basal com o valor ao final do acompanhamento; as linhas pontilhadas indicam o momento do diagnóstico; as áreas sombreadas indicam os percentis 25 e 75 dos valores em indivíduos com tolerância normal à glicose. (Modificada de Nelson RG, Bennet PH, Beck GH ET al. *Development and progression of renal disease in Pima Indians with non-insulin dependent diabetes mellitus.* N Engl J Med 1996;334:1636-1642.)

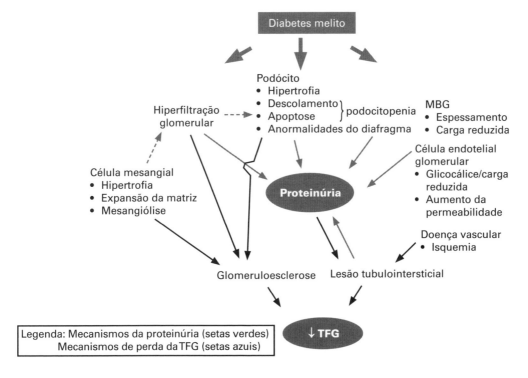

**FIGURA 9.9** Esquema para unificar os mecanismos da proteinúria (setas mais claras) e a diminuição na TFG (setas mais escuras) em pacientes com doença renal diabética. (Reproduzida, com permissão, de Jefferson JA, Shankland SJ, Pichler RH. *Proteinuria in diabetc kidney disease: A mechanistic viewpoint.* Kidney Int 2008;74:22-36.)

croalbuminúria, servindo como um potencial marcador para o desenvolvimento de nefropatia (Dronavalli et al., 2009). Além do mais, o SRA intrarrenal é ativado tanto em diabéticos do tipo 1 (Hollenberg et al., 2003) quanto do tipo 2 (Mezzano et al., 2003). Estes achados sugerem autonomia do sistema renina intrarrenal e determinam o cenário para os principais benefícios da inibição do SRA vista na nefropatia diabética. Além disso, níveis elevados de aldosterona plasmática foram observados no diabetes tipo 1 (Hollenberg et al., 2004), presumivelmente refletindo um SRA sistêmico ativado.

## Manejo

O manejo geral da nefropatia diabética é similar ao algoritmo para o manejo da hipertensão em todos os casos de DRC mostrados na Figura 9.5, mas há algumas diferenças. O manejo da hipertensão em diabéticos sem nefropatia é mostrado no Capítulo 7.

### Controle glicêmico

O controle da hiperglicemia tem mostrado reduzir, de forma conclusiva, a progressão da nefropatia no acompanhamento a longo prazo, como mostrado no estudo *Diabetes control and complications trial*, com 1.349 pacientes diabéticos do tipo 1 (Writing Team, 2003).

### Terapia anti-hipertensiva

Há evidências disponíveis desde 1976 de que a redução da PA elevada irá reduzir a progressão da nefropatia diabética (Mogensen, 1976). A evidência acumulada a partir de múltiplos estudos subsequentes permitiu duas conclusões certas: primeiro, o grau de redução da PA necessária para proteger contra a progressão é muito menor do que o objetivo previamente aceito de 140/90 mmHg; segundo, múltiplos fármacos serão necessários para atingir o objetivo indicado (KDOQI, 2007). A evidência é retratada adequadamente na Figura 9.10 (Bakris et al., 2000) que mostra que a velocidade de progressão da nefropatia estava relacionada diretamente com o nível de PA obtido nesses seis estudos

com pacientes com nefropatia diabética e nos três estudos com doença renal não diabética. É necessário em média mais de dois, às vezes quatro ou mais, fármacos para atingir os alvos terapêuticos. Mais do que na DRC não diabética, evidências consideráveis suportam o objetivo da terapia para manter a PA abaixo de 130/80 na DRC diabética (KDOQI, 2007). Contudo, a terapia excessivamente agressiva que reduz a pressão sistólica abaixo de 120 mmHg ou a diastólica abaixo de 70 mmHg pode aumentar a mortalidade por todas as causas (Pohl et al., 2005).

## Escolha das medicações

### IECAs, BRAs e IDRs

Embora a renoproteção fornecida nos estudos originais por Mogensen (1976) e Parving e colaboradores (1983) tenha usado diuréticos, β-bloqueadores e vasodilatadores diretos – as principais medicações disponíveis nos anos 70 – quase todos os estudos mais recentes usaram IECAs ou BRAs como a medicação de primeira linha. Como revisado anteriormente neste capítulo, os IECAs e BRAs (e IDRs) teoricamente devem reduzir a pressão intraglomerular melhor do que as outras medicações e na verdade eles o fazem. A evidência, começando com a nefropatia estabelecida nos diabéticos tipo 1 hipertensos, progrediu para englobar os diabéticos normotensos com ou sem microalbuminúria (Estacio et al., 2006).

Assim como na DRC não diabética, o curso mais aconselhável seria iniciar com um IECA ou um BRA. A combinação de um IECA e um BRA pode ser adequada para alguns pacientes proteinúricos, mas com o conhecimento de que a combinação pode reduzir a PA de maneira significativa ou induzir hipercalemia (ONTARGET Investigators, 2008).

### Medicações adicionais

Geralmente é necessário mais do que uma medicação e a segunda deve, quase sempre, ser um diurético (Mogensen et al., 2003), uma vez que a expansão de volume é comum com qualquer

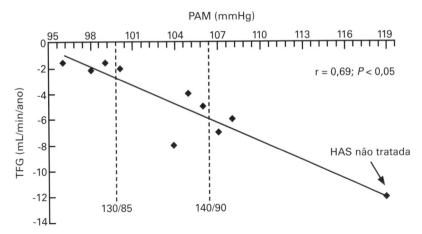

**FIGURA 9.10** Relação entre o controle de PA obtido e o declínio na TFG em seis estudos clínicos em diabéticos e três estudos em não diabéticos portadores de doença renal. **HAS**: hipertensão; **PAM**: pressão arterial média. (Modificada de Bakris GL, Williams M, Dworkin L. et. *Preserving renal function in adults with hypertension and diabetes: A consensus approach.* Am J Kidney Dis 2000;36:646-661.)

grau de insuficiência renal. Um BCC pode ser necessário para atingir o controle da PA. Como observado previamente neste capítulo, evidências de menor redução na proteinúria com os BCCs-DHP do que com os BCCs não DHP (Bakris et al., 2004) motivaram a recomendação de que BCCs não DHP sejam usados como adjunto da terapia em pacientes com nefropatia diabética. Deve ser observado que mais da metade do grupo que usou um BRA no estudo RENAAL recebeu um BCC-DHP sem perda aparente da proteção renal (Brenner et al., 2001). Portanto, enquanto um BCC não DHP pode ser, teoricamente, o preferido, um BCC-DHP provavelmente terá o mesmo resultado quando adicionado à dose máxima de um IECA ou BRA (Contreras et al., 2005).

Outras escolhas para terceiro ou quarto fármaco adicional incluem os α-bloqueadores ou β-bloqueadores vasodilatadores. Embora os antagonistas da aldosterona geralmente sejam evitados em pacientes com DRC devido ao risco de hipercalemia, particularmente adicionado a um IECA ou BRA, foi observado um escape da aldosterona em 40% dos pacientes com nefropatia diabética tratados com IECA (Sato et al., 2003). Portanto, o uso cuidadoso de um antagonista da aldosterona é adequado, e talvez precoce no algoritmo.

## Outras terapias

Assim como na DRC não diabética, uma *dieta hipoproteica* pode ser útil. A *restrição moderada de sódio* é, definitivamente, necessária (Vogt et al., 2008). O *controle da dislipidemia* também pode reduzir a PA, a proteinúria, o declínio da TFG e os eventos cardiovasculares (Strippoli et al., 2008). Usada como um auxílio para atingir o controle da hiperglicemia, uma *tiazolidinediona* também pode reduzir a PA (Parulkar et al., 2001).

Gaede e colaboradores (2008) fizeram uma demonstração da capacidade de uma abordagem multifacetada envolvendo um controle estrito da hipertensão, da hiperglicemia e da dislipidemia, juntamente com a aspirina e um IECA, para reduzir a progressão da nefropatia bem como da retinopatia e da neuropatia autonômica em pacientes com diabetes tipo 2 e microalbuminúria. A despeito do custo e de problemas com essa terapia intensiva, os benefícios certamente justificam o custo e os esforços.

## DIÁLISE CRÔNICA

Embora apenas uma pequena proporção de pacientes com DRC progridam para DRT e iniciem o tratamento com diálise, eles constituem um ônus significativo tanto pessoal quanto social. Eles representam 1,7% dos pacientes do Medicare, mas consomem 6,4% do orçamento e, como observado no início deste capítulo, os números são projetados para continuar aumentando rapidamente.

## O papel da hipertensão

A hipertensão em pacientes de diálise pode ser atribuída a inúmeros fatores (Tabela 9.7). A hipertensão preexistente é um fator de risco importante para a progressão da DRT, juntamente com os outros fatores: idade, sexo, TFG-e, diabetes e anemia (Johnson et al., 2008; Levin et al., 2008). O conhecimento do seu papel sugere que o seu manejo deve ser bem estudado. Contudo, como Toto (2008) observou: "a hipertensão ocorre em mais de 80% dos pacientes em hemodiálise e está associada com uma maior morbidade e mortalidade, embora nenhuma intervenção em grande escala e a longo prazo tenha examinado o efeito das estratégias de redução da PA sobre os desfechos em pacientes em diálise".

    O pouco que se sabe suporta a continuação de diuréticos se houver qualquer função renal residual (Bragg-Gresham et al., 2007) e o uso de IECAs ou BRAs (Fang et al., 2008; Suzuki et al., 2008).

    Contudo, há ainda mais aspectos fundamentais não respondidos a respeito de diálise e hipertensão incluindo:

- Como verificar a presença de hipertensão? A melhor forma parece ser uma média das leituras tomadas antes, durante e após a diálise (Agarwal et al., 2008).
- Qual o papel da variabilidade da PA? Ela parece ser prejudicial (Brunelli et al., 2008).
- Qual é a melhor PA para pacientes em diálise? Como Luther e Golper (2008) observam, os limites superior e inferior nunca foram estabelecidos, e poucos centros de diálise atingem os padrões definidos arbitrariamente de menos de 140/90 mmHg pré-diálise e menos de 130/809 mmHg pós-diálise.
- Como evitar a hipotensão intradialítica, e qual sua causa e tratamento? Davenport e colaboradores (2008) observaram que a incidência deste problema foi significativamente maior em centros que atingiam a maior taxa de cumprimento do objetivo de PA pós-diálise. Como revisado por Palmer e Henrich (2008), há muitos fatores responsáveis e muitas formas de evitar, ou tratar, essa instabilidade hemodinâmica (Tabela 9.8).

## Manejo no futuro

A hipotensão intradialítica é apenas um dos muitos problemas apresentados por pacientes

### Tabela 9.7
### Mecanismos da hipertensão nos pacientes em hemodiálise

Hipertensão preexistente
Expansão do volume extracelular
   Incapacidade de excreção do sódio
     volume sanguíneo – relacionado com
     substâncias vasoativas
   Não seguimento de dieta hipossódica
Mecanismos dependentes do rim
   Desregulação do SRA
   Hiperatividade simpática
   Perda de fatores vasodilatadores
     renais intrínsecos
Mecanismos vasculares
   Produtos do cálcio/fosfato elevados
   Hiperparatireoidismo secundário
   Calcificação e enrijecimento vascular
Medicações e toxinas
   Simpaticomiméticos
   Eritropoietina
   Tabagismo
   Exposição ao chumbo
Fatores circulantes
   Inibidores endógenos do sistema do
     óxido nítrico
   Inibidores endógenos do Na$^+$ e K$^+$ ATP-ase
     vascular
   Hormônio da paratireoide
   "Toxinas urêmicas"
Prescrição da hemodiálise
   Concentração de sódio e potássio
     do dialisado
   Sessões de diálise mais curtas
   Superestimativa do peso seco
   Distúrbio do sono; apneia do sono

Modificada de Khosla e Johnson, *Am J Kidney Dis*, 2004;43(4):739-751.

**Tabela 9.8**
**Causas de hipotensão relacionada à diálise**

Ultrafiltração excessiva
Diminuição na osmolalidade plasmática
Problemas do dialisado: temperatura, bioincompatibilidade
Hiperinsulinemia por hiperglicemia induzida pelo dialisato
Inibição simpática reflexa
Neuropatia autonômica
Sangramento
Anormalidades eletrolíticas (hipocalemia, hipercalemia, hipocalcemia)
Sepse
Doença cardíaca (isquemia, arritmias, derrame pericárdico com tamponamento cardíaco)
Restauração do óxido nítrico por remoção dos inibidores endógenos

---

em diálise, com a mortalidade precoce, em geral por eventos cardiovasculares, sendo o mais óbvio.

Em relação à hipertensão, o mais simples, mas talvez o mais difícil de se obter, é a redução rígida da ingestão dietética de sódio para manter o "peso seco" e limitar a expansão de volume hídrico entre as diálises, como tem sido preconizado há muito tempo por Belding Scribner (1999) e comprovado repetidamente como importante (Agarwal et al., 2009; Ozkahya et al., 2006). Mais fármacos anti-hipertensivos quase certamente não terão um papel tão proeminente.

A melhor solução para quase todos os problemas dos pacientes em diálise, inclusive a hipertensão e a hipotensão que apresentam, tem sido descrita em mais de 300 artigos nos últimos 40 anos – a hemodiálise diária. Como descrito por Kjellstrand e colaboradores (2008):

> O primeiro estudo de diálise diária em pacientes com doença renal terminal (DRT) começou há quatro décadas em 1967 (DePalma et al., 1969). Desde então muitos estudaram a hemodiálise diária e relataram melhora na bioquímica, fisiologia cardiovascular, sintomas clínicos e qualidade de vida.
>
> Problemas de reembolso, o desaparecimento virtual de programas de treinamento em hemodiálise domiciliar nos Estados Unidos e em outros países, dificuldades logísticas, relutância e conservadorismo dos médicos e dos pacientes limitaram a adoção de diálises diárias.

O suporte ao uso da hemodiálise domiciliar diária está crescendo. Dados de grande número de pacientes que foram manejados com sucesso foram publicados (Culleton et al., 2007; Kjellstrand et al., 2008).

Os dados de sobrevida de 415 pacientes tratados por hemodiálises diárias curtas, quer seja em casa ou em centros de diálise, são impressionantes; muito melhores do que com a diálise três vezes por semana e similar ao que é obtido com o transplante renal (Kjellstrand et al., 2008) (Figura 9.11).

Uma proposta racional para aumentar a adoção da hemodiálise domiciliar enquanto minimiza qualquer custo adicional ao Medicare foi apresentada (Hodge, 2008). Esta proposta envolve um subsídio para cada paciente convertido da hemodiálise convencional para diálise frequente em casa.

Como Hodge afirma:

> Isso irá acelerar a conversão de pacientes para diálises frequentes e melhorar as suas perspectivas e a sua qualidade de vida, reduzir a tensão de receita-custos das organizações de diálise e estimular a pesquisa e investimentos privados em novas tecnologias de substituição renal. Os custos para o Medicare são modestos, controláveis e facilmente descontinuados sem afetar os pacientes já convertidos.

Esta proposta é provavelmente uma de muitas que poderiam ter sucesso na manutenção de uma vida melhor e mais longa para os pacientes com DRC.

## HIPERTENSÃO APÓS TRANSPLANTE RENAL

À medida que mais pacientes estão recebendo transplantes renais e vivendo mais, a hipertensão tem sido reconhecida como uma complicação importante, uma vez que, se não for contro-

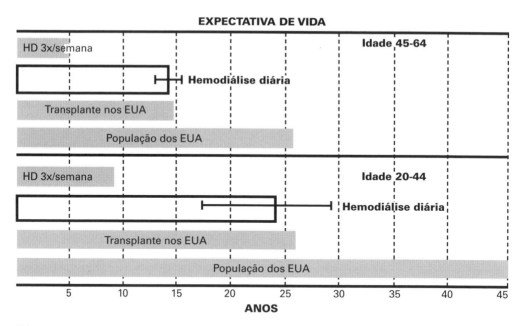

**FIGURA 9.11** Expectativa de vida por grupo etário para hemodiálise (HD) três vezes por semana, diálise diária, receptores de transplante renal de doador cadáver e a população nos EUA. A expectativa de vida em ambos os grupos em hemodiálise diária é três vezes maior do que a de pacientes tratados de forma convencional com hemodiálise três vezes por semana e igual a de receptores de transplante de doadores cadáver. A expectativa de vida é 9 a 15 anos maior do que em pacientes de diálise do mesmo grupo etário. (Reproduzida, com permissão, de Kjellstrand LM et al., Nephrol Dial Transplant 2008;23(10):3283.)

lada, pode destruir rapidamente o rim transplantado ou aumentar o risco de doença cardiovascular (Gill, 2008). A maioria dos receptores de transplante são hipertensos e quanto maior o nível da PA um ano após o transplante, menor a taxa de sobrevida do rim transplantado (Mange et al., 2004).

## Causas

A Tabela 9.9 enumera as causas de hipertensão pós-transplante além da persistência de hipertensão primária.

### Imunossupressão

A ciclosporina e o tacrolimus podem causar nefrotoxicidade e hipertensão e essas condições frequentemente estão inter-relacionadas. O tacrolimus, quando comparado à ciclosporina, fornece uma maior sobrevida e reduz as taxas de rejeição aguda, ao mesmo tempo em que permite que a maioria dos pacientes descontinue o uso de esteroides (Kramer et al., 2008). O sirolimus, que não é um inibidor da calcineurina, causa menos hipertensão e nefrotoxicidade (Morath et al., 2007). Outros esquemas que evitam os inibidores da calcineurina baseiam-se no uso do micofenolato mofetil (Guba et al., 2008).

### Estenose de artéria renal pós-transplante

A estenose de artéria renal, frequentemente na linha de sutura, é encontrada em aproximadamente 1 a 5% dos pacientes com hipertensão pós-transplante (Bruno et al., 2004) e deve ser suspeitada pelo aparecimento de um sopro. O diagnóstico deve ser suspeitado se a hipertensão aparece subitamente ou se progride rapidamente ou se a função do enxerto se deteriorar após a introdução de um IECA ou de um BRA. A ultrassonografia duplex com medida do índice de resistência é o método preferido para início da

### Tabela 9.9
### Causas de hipertensão pós-transplante

Terapia imunossupressora
  Esteroides
  Ciclosporina, tacrolimus
Falência do enxerto
  Rejeição crônica
  Doença recorrente
Causas potencialmente tratadas cirurgicamente
  Estenose da artéria renal do enxerto
  Rins nativos
Expansão de volume
  Eritrocitose
  Retenção de sódio
Causas especulativas
  Hipertensão essencial recorrente
    Como causa primária de DRT
    de um doador hipertenso
    ou pré-hipertenso
Outros mecanismos pressores incluindo:
  Endotelina
  Fator de crescimento transformador β
  Óxido nítrico diminuído

avaliação; se for visualizada uma estenose, a arteriografia seguida de angioplastia e colocação de *stent* é o modo de correção usual (Bruno et al., 2004).

## Hipertensão do rim nativo

Se for excluída a estenose do enxerto e sua função estiver normal, os rins nativos podem ser responsáveis pela hipertensão. Se a hipertensão persistir a despeito de terapia clínica intensa, incluindo IECAs ou BRAs, pode ser necessária a remoção dos rins nativos (Frickle et al., 1998).

## Manejo

Os BCCs têm sido amplamente usados para tratar a hipertensão em receptores de transplante, mas os inibidores do SRA, IECAs e BRAs estão sendo cada vez mais usados. O seu uso, revisado por Cruzado e colaboradores (2008) tem prós e contras. Os prós incluem a redução no fator de crescimento transformador β1 e outros marcadores de fibrose, maior redução na proteinúria, melhor controle da hipertensão e prevenção da eritrocitose pós-transplante. Eles também são eficazes na regressão da hipertrofia do ventrículo esquerdo, o que protege ainda mais contra eventos cardíacos (Paoletti et al., 2007). Os contras da inibição do SRA incluem hipercalemia, anemia e um possível declínio na função renal (Cruzado et al., 2008).

A maior parte da hipertensão pós-transplante necessita pelo menos dois fármacos para controle. Um IECA ou BRA e um BCC são as combinações mais prováveis.

Outros fármacos incluindo diuréticos, β-bloqueadores e α-bloqueadores podem ser necessários para controlar a hipertensão pós-transplante que não está relacionada com causas conhecidas ou corrigíveis. Independente dos fármacos usados, o controle intensivo da hipertensão para menos de 130/80 é necessário para proteger o rim além da atenção para outros fatores de risco cardiovascular, incluindo o diabetes recém-diagnosticado (Bloom & Crutchlow, 2008).

Agora que as doenças parenquimatosas foram descritas, será examinada a hipertensão por doenças renovasculares.

## REFERÊNCIAS

Abaterusso C, Lupo A, Ortalda V, et al. Treating elderly people with diabetes and stages 3 and 4 chronic kidney disease. *Clin J Am Soc Nephrol* 2008;3:1185–1194.

Accetta NA, Gladstone EH, DiSogra C, et al. Prevalence of estimated GFR reporting among US clinical laboratories. *Am J Kidney Dis* 2008;52:778–787.

Adler S. Diabetic nephropathy: Linking histology, cell biology, and genetics. *Kidney Int* 2004;66:2095–2106.

Adler AL, Stevens RJ, Manley SE, et al. Development and progression of nephropathy in type 2 diabetes: The United Kingdom Prospective Diabetes Study (UKPDS 64). *Kidney Int* 2003;63:225–232.

Agarwal R. Hypertension and survival in chronic hemodialysis patients–past lessons and future opportunities. *Kidney Int* 2005;67:1–13.

Agarwal R, Alborzi P, Satyan S, et al. Dry-weight reduction in hypertensive hemodialysis patients (DRIP): A randomized, controlled trial. *Hypertension* 2009;53:500–507.

Agarwal R, Metiku T, Tegegne GG, et al. Diagnosing hypertension by intradialytic blood pressure recordings. *Clin J Am Soc Nephrol* 2008;3:1364–1372.

Agodoa LY, Appel L, Bakris GL, et al. Effect of ramipril vs amlopidine on renal outcomes in hypertensive nephrosclerosis. *JAMA* 2001;285:2719–2728.

Alborzi P, Patel NA, Peterson C, et al. Paricalcitol reduces albuminuria and inflammation in chronic kidney disease: A randomized double-blind pilot trial. *Hypertension* 2008;52: 249–255.

American Diabetes Association. Standards of medical care in diabetes-2008. *Diabetes Care* 2008;31:524–526.

Anderson S, Brenner BM. Progressive renal disease: a disorder of adaptation. *QJM* 1989;70:185–189.

Appel LJ, Wright JT Jr, Greene T, et al. Long-term effects of renin-angiotensin system-blocking therapy and a low blood pressure goal on progression of hypertensive chronic kidney disease in African Americans. *Arch Intern Med* 2008;168:832–839.

Baekken M, Os I, Sandvik L, et al. Microalbuminuria associated with indicators of inflammatory activity in an HIV-positive population. *Nephrol Dial Transplant* 2008;23:3130–3137.

Bakris GL, Ritz E. The message for World Kidney Day 2009: Hypertension and kidney disease: A marriage that should be prevented. *Kidney Int* 2009;75:449–452.

Bakris GL, Hart P, Ritz E. Beta blockers in the management of chronic kidney disease. *Kidney Int* 2006;70:1905–1913.

Bakris GL, Ruilope L, Locatelli F, et al. Treatment of microalbuminuria in hypertensive subjects with elevated cardiovascular risk: Results of the IMPROVE trial. *Kidney Int* 2007;72:879–885.

Bakris GL, Toto RD, McCullough PA, et al. Effects of different ACE inhibitor combinations on albuminuria: Results of the GUARD study. *Kidney Int* 2008;73:1303–1309.

Bakris GL, Weir MR, Secic M, et al. Differential effects of calcium antagonist subclasses on markers of nephropathy progression. *Kidney Int* 2004;65:1991–2002.

Bakris GL, Williams M, Dworkin L, et al. Preserving renal function in adults with hypertension and diabetes: A consensus approach. *Am J Kidney Dis* 2000;36:646–661.

Bankir L, Bochud M, Maillard M, et al. Nighttime blood pressure and nocturnal dipping are associated with daytime urinary sodium excretion in African subjects. *Hypertension* 2008;51: 891–898.

Barai S, Bandopadhayaya GP, Bhowmik D, et al. Prevalence of vesicoureteral reflux in patients with incidentally diagnosed adult hypertension. *Urology* 2004;63:1045–1049.

Barsoum RS. Chronic kidney disease in the developing world. *N Engl J Med* 2006;354:997–999.

Barton M. Reversal of proteinuric renal disease and the emerging role of endothelin. *Nat Clin Pract Nephrol* 2008;4:490–501.

Berkman J, Rifkin H. Unilateral nodular diabetic glomerulosclerosis (Kimmelstiel-Wilson): Report of a case. *Metabolism* 1973; 22:715–722.

Berl T. Maximizing inhibition of the renin-angiotensin system with high doses of converting enzyme inhibitors or angiotensin receptor blockers. *Nephrol Dial Transplant* 2008;23:2443–2447.

Berl T, Hunsicker LG, Lewis JB, et al. Impact of achieved blood pressure on cardiovascular outcomes in the Irbesartan Diabetic Nephropathy Trial. *J Am Soc Nephrol* 2005;16: 2170–2179.

Berns JS, Bloom RD. Viral nephropathies: Core curriculum 2008. *Am J Kidney Dis* 2008;52:370–381.

Bilous R, Chaturvedi N, Sjolie AK, et al. Effect of candesartan on microalbuminuria and albumin excretion rate in diabetes: Three randomized trials. *Ann Inter Med* 2009; 151:11–14.

Bloom RD, Crutchlow MF. New-onset diabetes mellitus in the kidney recipient: Diagnosis and management strategies. *Clin J Am Soc Nephrol* 2008;3 (Suppl 2):S38–S48.

Bogaert YE, Chonchol M. Assessing the benefits and harms of statin treatment in patients with chronic kidney disease. *Nat Clin Pract Nephrol* 2008;4:470–471.

Bomback AS, Klemmer PJ. The incidence and implications of aldosterone breakthrough. *Nat Clin Pract Nephrol* 2007;3: 486–492.

Bomback AS, Kshirsagar AV, Amamoo MA, et al. Change in proteinuria after adding aldosterone blockers to ACE inhibitors or angiotensin receptor blockers in CKD: A systematic review. *Am J Kidney Dis* 2008;51:199–211.

Boudville N, Prasad GV, Knoll G, et al. Meta-analysis: Risk for hypertension in living kidney donors. *Ann Intern Med* 2006;145:185–196.

Braden GL, O'Shea MH, Mulhern JG, et al. Acute renal failure and hyperkalemia associated with cyclooxygenase-2 inhibitors. *Nephrol Dial Transplant* 2004;19:1149–1153.

Bragg-Gresham JL, Fissell RB, Mason NA, et al. Diuretic use, residual renal function, and mortality among hemodialysis patients in the Dialysis Outcomes and Practice Pattern Study (DOPPS). *Am J Kidney Dis* 2007;49:426–431.

Brater DC. Use of diuretics in chronic renal insufficiency and nephrotic syndrome. *Semin Nephrol* 1988;8:333–341.

Brenner BM, Cooper ME, de Zeeuw D, et al. Effects of losartan on renal and cardiovascular outcomes in patients with type 2 diabetes and nephropathy. *N Engl J Med* 2001;345:861–869.

Brunelli SM, Thadhani RI, Lynch KE, et al. Association between long-term blood pressure variability and mortality among incident hemodialysis patients. *Am J Kidney Dis* 2008; 52: 716–726.

Bruno S, Rumuzzi G, Ruggenenti P. Transplant renal artery stenosis. *J Am Soc Nephrol* 2004;15:134–141.

Carlstrom M, Lai EY, Steege A, et al. Nitric oxide deficiency and increased adenosine response of afferent arterioles in hydronephrotic mice with hypertension. *Hypertension* 2008;51: 1386–1392.

Casas JP, Chua W, Loukogeorgakis S, et al. Effect of inhibitors of the renin-angiotensin system and other antihypertensive drugs on renal outcomes: Systematic review and meta-analysis. *Lancet* 2005;366:2026–2033.

Catapano F, Chiodini P, De NL, et al. Antiproteinuric response to dual blockade of the renin-angiotensin system in primary glomerulonephritis: Meta-analysis and metaregression. *Am J Kidney Dis* 2008;52:475–485.

Chang SH, Mathew TH, McDonald SP. Analgesic nephropathy and renal replacement therapy in Australia: Trends, comorbidities and outcomes. *Clin J Am Soc Nephrol* 2008;3:768–776.

Chapman N, Dobson J, Wilson S, et al. Effect of spironolactone on blood pressure in subjects with resistant hypertension. *Hypertension* 2007;49:839–845.

Cheng LT, Gao YL, Gu Y, et al. Stepwise increase in the prevalence of isolated systolic hypertension with the stages of chronic kidney disease. *Nephrol Dial Transplant* 2008;23(12):3895–3900.

Coca SG, Krumholz HM, Garg AX, et al. Underrepresentation of renal disease in randomized controlled trials of cardiovascular disease. *JAMA* 2006;296:1377–1384.

Contreras G, Greene T, Agodoa LY, et al. Blood pressure control, drug therapy, and kidney disease. *Hypertension* 2005;46(1): 44–50.

Coresh J, Selvin E, Stevens LA, et al. Prevalence of chronic kidney disease in the United States. *JAMA* 2007;298:2038–2047.

Coresh J, Stevens LA, Levey AS. Chronic kidney disease is common: What do we do next? *Nephrol Dial Transplant* 2008;23:1122–1125.

Crowe E, Halpin D, Stevens P. Early identification and management of chronic kidney disease: Summary of NICE guidance. *Br Med J* 2008;337:a1530.

Cruzado JM, Rico J, Grinyo JM. The renin angiotensin system blockade in kidney transplantation: pros and cons. *Transplant Int* 2008;21:304–313.

Culleton BF, Walsh M, Klarenbach SW, et al. Effect of frequent nocturnal hemodialysis vs conventional hemodialysis on left ventricular mass and quality of life: A randomized controlled trial. *JAMA* 2007;298:1291–1299.

Davenport A, Cox C, Thuraisingham R. Achieving blood pressure targets during dialysis improves control but increases intradialytic hypotension. *Kidney Int* 2008;73:759–764.

De Nicola L, Minutolo R, Bellizzi V, et al. Achievement of target blood pressure levels in chronic kidney disease: A salty question? *Am J Kidney Dis* 2004;43:782–795.

De Zeeuw, Lewis EJ, Remuzzi G, et al. Renoprotective effects of renin-angiotensin-system inhibitors. *Lancet* 2006;367:899–900.

Devarajan P. NGAL in acute kidney injury: From serendipity to utility. *Am J Kidney Dis* 2008;52:395–399.

Diskin CJ, Stokes TJ, Dansby LM, et al. Does the hyperfiltration of minoxidil result in increased proteinuria and loss of renoprotection conferred by angiotensin inhibition? *Kidney Blood Press Res* 2006;29:54–59.

Dronavelli S, Duka I, Bakris GL. The pathogenesis of diabetic nephropathy *Nat Clin Pract Endocrinol Metab* 2008;4:444–452.

DuBose TD Jr. American Society of Nephrology Presidential Address 2006: Chronic kidney disease as a public health threat–new strategy for a growing problem. *J Am Soc Nephrol.* 2007;18:1038–1045.

Duru OK, Li S, Jurkovitz C, et al. Race and sex differences in hypertension control in CKD: Results from the Kidney Early Evaluation Program (KEEP). *Am J Kidney Dis* 2008; 51:192–198.

Eassa WA, Sheir KZ, Gad HM, et al. Prospective study of the long-term effects of shock wave lithotripsy on renal function and blood pressure. *J Urol 2008*;179:964–968.

Elsayed EF, Sarnak MJ, Tighiouart H, et al. Waist-to-hip ratio, body mass index, and subsequent kidney disease and death. *Am J Kidney Dis* 2008;52:29–38.

Estacio RO, Coll JR, Tran ZV, et al. Effect of intensive blood pressure control with valsartan on urinary albumin excretion in normotensive patients with type 2 diabetes. *Am J Hypertens* 2006;19:1241–1248.

Fang W, Oreopoulos DG, Bargman JM. Use of ACE inhibitors or angiotensin receptor blockers and survival in patients on peritoneal dialysis. *Nephrol Dial Transplant* 2008;23:3704–3710.

Fine LG, Norman JT. Chronic hypoxia as a mechanism of progression of chronic kidney diseases: From hypothesis to novel therapeutics. *Kidney Int* 2008;74:867–872.

Fliser D. Ren sanus in corpore sano: The myth of the inexorable decline of renal function with senescence. *Nephrol Dial Transplant* 2005;20:482–485.

Fougue D, Wang P, Laville M et al. Low protein diets delay end-stage renal disease in non-diabetic adults with chronic renal failure. *Nephrol Dial Transplant* 2000;15:1986–1992.

Fox CS, Muntner P. Trends in diabetes, high cholesterol, and hypertension in chronic kidney disease among U.S. adults: 1988–1994 to 1999–2004. *Diabetes Care* 2008;31:1337–1342.

Freedman BI, Sedor JR. Hypertension-associated kidney disease: Perhaps no more. *J Am Soc Nephrol* 2008;19:2047–2051.

Fricke L, Doehn C, Steinhoff J, et al. Treatment of post-transplant hypertension by laparoscopic bilateral nephrectomy? *Transplantation* 1998;65:1182–1187.

Fukuda M, Yamanaka T, Mizuno M, et al. Angiotensin II type 1 receptor blocker, olmesartan, restores nocturnal blood pressure decline by enhancing daytime natriuresis. *J Hypertens* 2008;26:583–588.

Gaede P, Lund-Andersen H, Parving HH, et al. Effect of a multifactorial intervention on mortality in type 2 diabetes. *N Engl J Med* 2008;358:580–591.

Gargollo PC, Diamond DA. Therapy insight: What nephrologists need to know about primary vesicoureteral reflux. *Nat Clin Pract Nephrol* 2007;3:551–563.

Ghose RR, Harindra V. Unrecognised high pressure chronic retention of urine presenting with systemic arterial hypertension. *Br Med J* 1989;298:1626–1628.

Gill JS. Cardiovascular disease in transplant recipients: Current and future treatment strategies. *Clin J Am Soc Nephrol* 2008;3 (Suppl 2):S29–S37.

Glassock RJ, Winearls C. An epidemic of chronic kidney disease: Fact or fiction? *Nephrol Dial Transplant* 2008;23: 1117–1121.

Gomez P, Ruilope LM, Barrios V, et al. Prevalence of renal insufficiency in individuals with hypertension and obesity/overweight: The FATH study. *J Am Soc Nephrol* 2006;17: S194–S200.

Goodship THJ, Stoddart JT, Martinek V, et al. Long-term follow-up of patients presenting to adult nephrologists with chronic pyelonephritis and "normal" renal function. *Q JM* 2000;93:799–803.

Grantham JJ. Clinical practice: Autosomal dominant polycystic kidney disease. *N Engl J Med* 2008;359:1477–1485.

Graves JW. Diagnosis and management of chronic kidney disease. *Mayo Clin Proc* 2008;83:1064–1069.

Griffin KA, Bidani AK. Progression of renal disease: Renoprotective specificity of renin-angiotensin system blockade. *Clin J Am Soc Nephrol* 2006;1:1054–1065.

Griffin KA, Picken MM, Bakris GL, et al. Class differences in the effects of calcium channel blockers in the rat remnant kidney model. *Kidney Int* 1999;44:1849–1860.

Guba M, Rentsch M, Wimmer CD, et al. Calcineurin-inhibitor avoidance in elderly renal allograft recipients using ATG and basiliximab combined with mycophenolate mofetil. *Transplant Int* 2008;21:637–645.

Guidi E, Cozzi MG, Minetti E, et al. Effect of familial hypertension on glomerular hemodynamics and tubuloglomerular feedback after uninephrectomy. *Am J Hypertens* 2001;14:121–128.

Guo H, Karla PA, Gilbertson DT, et al. Artherosclerotic renovascular disease in older US patients starting dialysis, 1996 to 2001. *Circulation* 2007;115:50–58.

Gupta AK, Dahlof B, Dobson J, et al. Determinants of new-onset diabetes among 19,257 hypertensive patients randomized in the Anglo-Scandinavian Cardiac Outcomes Trial–Blood Pressure Lowering Arm and the relative influence of antihypertensive medication. *Diabetes Care* 2008;31:982–988.

Haas M, Rahman MH, Cohn RA, et al. IgA nephropathy in children and adults: Comparison of histologic features and clinical outcomes. *Nephrol Dial Transplant* 2008;23:2537–2545.

Hallan SI, Coresh J, Astor BC, et al. International comparison of the relationship of chronic kidney disease prevalence and ESRD risk. *J Am Soc Nephrol* 2006;17:2275–2284.

Hamming I, Goor H, Navis GJ. ACE inhibitor use and the increased long-term risk of renal failure in diabetes. *Kidney Int* 2006a;70:1377–1378.

Hamming I, Navis G, Kocks MJ, et al. ACE inhibition has adverse renal effects during dietary sodium restriction in proteinuric and healthy rats. *J Pathol* 2006b;209:129–139.

Hermida RC, Calvo C, Ayala DE, et al. Decrease in urinary albumin excretion associated with the normalization of nocturnal blood pressure in hypertensive subjects. *Hypertension* 2005;46:960–968.

Hodge MH. Practicable frequent hemodialysis: A proposal to meet the needs of patients and the requirements of Medicare. *Am J Kidney Dis* 2008;52:387–390.

Hollenberg NK, Price DA, Fisher NDL, et al. Glomerular hemodynamics and the renin-angiotensin system in patients with type 2 diabetes mellitus. *Kidney Int* 2003;63:172–178.

Hollenberg NK, Stevanovic R, Agarwal A, et al. Plasma aldosterone concentration in the patient with diabetes mellitus. *Kidney Int* 2004;65:1435–1439.

Hovind P, Tarnow L, Rossing P, et al. Predictors for the development of microalbuminuria and macroalbuminuria in patients with type 1 diabetes: Inception cohort study. *Br Med J* 2004;328:1105–1109.

Hsu CY, Iribarren C, McCulloch CE, et al. Risk factors for end-stage renal disease: 25-year follow-up. *Arch Intern Med* 2009;169:342–350.

Hsu CY, Ordonez JD, Chertow GM, et al. The risk of acute renal failure in patients with chronic kidney disease. *Kidney Int* 2008;74:101–107.

Ibrahim HN, Foley R, Tan L, et al. Long-term consequences of kidney donation. *N Engl J Med* 2009;360:459–469.

Inrig JK, Patel UD, Gillespie BS, et al. Relationship between interdialytic weight gain and blood pressure among prevalent hemodialysis patients. *Am J Kidney Dis* 2007; 50:108–18, 118.

Jafar TH, Stark PC, Schmid CH, et al. Progression of chronic kidney disease; the role of blood pressure control, proteinuria, and angiotensin-converting enzyme inhibition: A patient-level meta-analysis. *Ann Intern Med* 2003;139:244–252.

Jafar TH, Stark PC, Schmid CH, et al. The effect of angiotensin-converting-enzyme inhibitors on progression of advanced polycystic kidney disease. *Kidney Int* 2005;67:265–271.

Jain M, Townsend RR. Chemotherapy agents and hypertension: A focus on angiogenesis blockade. *Curr Hypertens Rep* 2007;9: 320–328.

Jefferson JA, Shankland SJ, Pichler RH. Proteinuria in diabetic kidney disease: A mechanistic viewpoint. *Kidney Int* 2008;74: 22–36.

Johnson ES, Thorp ML, Platt RW, et al. Predicting the risk of dialysis and transplant among patients with CKD: A retrospective cohort study. *Am J Kidney Dis* 2008;52:653–660.

Jones CA, Krolewski AS, Rogus J, et al. Epidemic of end-stage renal disease in people with diabetes in the United States population: Do we know the cause? *Kidney Int* 2005;67:1684–1691.

Jurkovitz CT, Qiu Y, Wang C, et al. The Kidney Early Evaluation Program (KEEP): Program design and demographic characteristics of the population. *Am J Kidney Dis* 2008;51:S3–S12.

Kallen AJ, Jhung MA, Cheng S, et al. Gadolinium-containing magnetic resonance imaging contrast and nephrogenic systemic fibrosis: A case-control study. *Am J Kidney Dis* 2008;51: 966–975.

Kao WH, Klag MJ, Meoni LA et al. MYH9 is associated with nondiabetic end-stage renal disease in African Americans. *Nat Genet* 2008;40:1185–1192.

Kappel J, Calissi P. Nephrology: 3. Safe drug prescribing for patients with renal insufficiency. *CMAJ* 2002; 166: 473–477.

KDOQI clinical practice guidelines and clinical practice recommendations for diabetes and chronic kidney disease. *Am J Kidney Dis* 2007;49:S12–S154.

Kellum JA, Bellomo R, Ronco C. Definition and classification of acute kidney injury. *Nephron Clin Pract* 2008; 109:c182–187.

Kestenbaum B, Rudser KD, de Boer, IH, et al. Differences in kidney function and incident hypertension: the multiethnic study of atherosclerosis. *Ann Intern Med* 2008;148: 501–508.

Khwaja A, El KM, Floege J, et al. The management of CKD: a look into the future. *Kidney Int* 2007;72:1316–1323.

Kimmelstiel P, Wilson C. Intercapillary lesions in the glomeruli of the kidney. *Am J Pathol* 1936;12:83–97.

Kimura G. Kidney and circadian blood pressure rhythm. *Hypertension* 2008;51:827–828.

Kiryluk K, Rabenou RA, Goldberg ER, et al. The Case: Thirty-one-year old woman with hypertension and abnormal renal imaging. *Kidney Int* 2008;73:659–660.

Kjellstrand CM, Buoncristiani U, Ting G et al. Short daily haemodialysis: Survival in 415 patients treated for 1006 patient-years. *Nephrol Dial Transplant* 2008;23:3283–3289.

Kobayashi M, Hirawa N, Yatsu K, et al. Relationship between silent brain infarction and chronic kidney disease. *Nephrol Dial Transplant* 2009;24(1):201–209.

Kopp JB, Smith MW, Nelson GW et al . MYH9 is a major-effect risk gene for focal segmental glomerulosclerosis. *Nat Genet* 2008;40:1175–1184.

Kovesdy CP, Trivedi BK, Kalantar-Zadeh K, et al. Association of low blood pressure with increased mortality in patients with moderate to severe chronic kidney disease. *Nephrol Dial Transplant* 2006;21:1257–1262.

Kramer BK, Del CD, Margreiter R, et al. Efficacy and safety of tacrolimus compared with ciclosporin A in renal transplantation: three-year observational results. *Nephrol Dial Transplant* 2008;23:2386–2392.

Kujubu DA, Aboseif SR. An overview of nocturia and the syndrome of nocturnal polyuria in the elderly. *Nat Clin Pract Nephrol* 2008;4:426–435.

Kunz R, Friedrich C, Wolbers M, et al. Meta-analysis: Effect of monotherapy and combination therapy with inhibitors of the renin-angiotensin system on proteinuria in renal disease. *Ann Intern Med* 2008;148:30–48.

Kurella TM, Wadley V, Yaffe K, et al. Kidney function and cognitive impairment in US adults: The Reasons for Geographic and Racial Differences in Stroke (REGARDS) Study. *Am J Kidney Dis* 2008;52:227–234.

Laliberte MC, Normandeau M, Lord A, et al. Use of over-the-counter medications and natural products in patients with moderate and severe chronic renal insufficiency. *Am J Kidney Dis* 2007;49:245–256.

Lazarus JM, Bourgoignie JJ, Buckalew VM, et al. Achievement and safety of a low blood pressure goal in chronic renal disease. The modification of diet in renal disease study group. *Hypertension* 1997;29:641–650.

LeBleu VS, Kalluri R. Stem cell-based therapy for glomerular diseases: An evolving concept. *J Am Soc Nephrol* 2008;19: 1621–1623.

Lee AF, MacFadyen RJ, Struthers AD. Neurohormonal reactivation in heart failure patients on chronic ACE inhibitor therapy: A longitudinal study. *Eur J Heart Fail* 1999;1:401–406.

Lee D, Levin A, Simon DR, et al. Longitudinal analysis of performance of estimated glomerular filtration rate as renal function declines in chronic kidney disease. *Nephrol Dial Transplant* 2009;24;109–116.

Levey AS. Nondiabetic kidney disease. *N Engl J Med* 2002;347: 1505–1511.

Levin A, Djurdjev O, Beaulieu M, et al. Variability and risk factors for kidney disease progression and death following attainment of stage 4 CKD in a referred cohort. *Am J Kidney Dis* 2008; 52:661–671.

Lewis EJ. Treating hypertension in the patient with overt diabetic nephropathy. *Semin Nephrol* 2007;27:182–194.

Lurbe E, Redon J, Kesani A, et al. Increase in nocturnal blood pressure and progression to microalbuminuria in type 1 diabetes. *N Engl J Med* 2002;347:797–805.

Luther JM, Golper TA. Blood pressure targets in hemodialysis patients. *Kidney Int* 2008;73:667–668.

Mange KC, Feldman HI, Joffe MM, et al. Blood pressure and the survival of renal allografts from living donors. *J Am Soc Nephrol* 2004;15:187–193.

Mann JF, Ritz E, Kunz R. Renoprotective effects of renin-angiotensin-system inhibitors. *Lancet* 2006;367:900–902.

Mann JF, Schmieder RE, Dyal L et al. Effect of telmisartan on renal outcomes: A randomized trial. *Ann Intern Med* 2009;151: 1–2.

Mann JF, Schmieder RE, McQueen M, et al. Renal outcomes with telmisartan, ramipril, or both, in people at high vascular risk (the ONTARGET study): A multicentre, randomised, double-blind, controlled trial. *Lancet* 2008;372:547–553.

Mauer SM, Steffes MW, Connett J, et al. The development of lesions in the glomerular basement membrane and mesangium after transplantation of normal kidneys to diabetic patients. *Diabetes* 1983;32:948–952.

McCormick BB, Sydor A, Akbari A, et al. The effect of pentoxifylline on proteinuria in diabetic kidney disease: A meta-analysis. *Am J Kidney Dis* 2008;52:454–463.

McCullough PA, Li S, Jurkovitz CT, et al. CKD and cardiovascular disease in screened high-risk volunteer and general populations: The Kidney Early Evaluation Program (KEEP) and National Health and Nutrition Examination Survey (NHANES) 1999–2004. *Am J Kidney Dis* 2008;51: S38–S45.

Menon V, Shlipak MG, Wang X, et al. Cystatin C as a risk factor for outcomes in chronic kidney disease. *Ann Intern Med* 2007;147:19–27.

Messerli FH. The sudden demise of dual renin-angiotensin system blockade or the soft science of the surrogate end point. *J Am Coll Cardiol* 2009;53:468–470.

Mezzano S, Droguett A, Burgos E, et al. Renin-angiotensin system activation and interstitial inflammation in human diabetic nephropathy. *Kidney Int* 2003:64:S64–S70.

Mimran A, du Cailar G. Dietary sodium: The dark horse amongst cardiovascular and renal risk factors. *Nephrol Dial Transplant* 2008;23:2138–2141.

Minutolo R, Borrelli S, Scigliano R, et al. Prevalence and clinical correlates of white coat hypertension in chronic kidney disease. *Nephrol Dial Transplant* 2007a;22:2217–2223.

Minutolo R, De NL, Mazzaglia G, et al. Detection and awareness of moderate to advanced CKD by primary care practitioners: A cross-sectional study from Italy. *Am J Kidney Dis* 2008;52: 444–453.

Minutolo R, Gabbai FB, Borrelli S, et al. Changing the timing of antihypertensive therapy to reduce nocturnal blood pressure in CKD: An 8-week uncontrolled trial. *Am J Kidney Dis* 2007b;50: 908–917.

Mishra J, Ma Q, Prada A, et al. Identification of neutrophil gelatinase-associated lipocalin as a novel early urinary biomarker for ischemic renal injury. *J Am Soc Nephrol* 2003;14: 2534–2543.

Mogensen CE. Progression of nephropathy in long-term diabetes with proteinuria and effect of initial hypertensive treatment. *Scand J Clin Lab Invest* 1976;36:383–388.

Mogensen CE. Microalbuminuria, blood pressure and diabetic renal disease: Origin and development of ideas. *Diabetologia* 1999;42:263–285.

Mogensen CE, Viberti G, Halimi S, et al. Effect of low-dose perindopril/indapamide on albuminuria in diabetes: Preterax in Albuminuria Regression: PREMIER. *Hypertension* 2003;41: 1063–1071.

Mohanram A, Zhang Z, Shahinfar S, et al. The effect of losartan on hemoglobin concentration and renal outcome in diabetic nephropathy of type 2 diabetes. *Kidney Int* 2008;73:630–636.

Moist LM, Foley RN, Barrett BJ, et al. Clinical practice guidelines for evidence-based use of erythropoietic-simulating agents. *Kidney Int* 2008;74:S12–S18.

Morales E, Gutierrez-Solis E, Gutierrez E, et al. Malignant hypertension in HIV-associated glomerulonephritis. *Nephrol Dial Transplant* 2008.

Morath C, Arns W, Schwenger V, et al. Sirolimus in renal transplantation. *Nephrol Dial Transplant* 2007;22 (Suppl 8): viii61–viii65.

MMWR. Morbidity and mortality weekly report. *www cdc gov/mmwr* 2008a;57:8.

MMWR. Morbidity and mortality weekly report. *www cdc gov/mmwr* 2008b;57:12.

Mori T, Polichnowski A, Glocka P, et al. High perfusion pressure accelerates renal injury in salt-sensitive hypertension. *J Am Soc Nephrol* 2008;19:1472–1482.

Nakao N, Yoshimura A, Morita H, et al. Combination treatment of angiotensin-II receptor blocker and angiotensin-converting-enzyme inhibitor in non-diabetic renal disease (COOPERATE): A randomised controlled trial. *Lancet* 2003;361:117–124.

Nelson RG, Bennett PH, Beck GJ, et al. Development and progression of renal disease in Pima Indians with non-insulin-dependent diabetes mellitus. *N Engl J Med* 1996; 334:1636–1642.

Nickolas TL, O'Rourke MJ, Yang J, et al. Sensitivity and specificity of a single emergency department measurement of urinary neutrophil gelatinase-associated lipocalin for diagnosing acute kidney injury. *Ann Intern Med* 2008; 148:810–819.

Ninomiya T, Perkovic V, Gallagher M, et al. Lower blood pressure and risk of recurrent stroke in patients with chronic kidney disease: PROGRESS trial. *Kidney Int* 2008; 73:963–970.

Nolin TD, Naud J, Leblond FA, et al. Emerging evidence of the impact of kidney disease on drug metabolism and transport. *Clin Pharmacol Ther* 2008;83:898–903.

Norris K, Mehrotra R, Nissenson AR. Racial differences in mortality and ESRD. *Am J Kidney Dis* 2008;52:205–208.

O'Hare AM, Choi AI, Bertenthal D, et al. Age affects outcomes in chronic kidney disease. *J Am Soc Nephrol* 2007; 18:2758–2765.

ONTARGET Investigators. Telmisartan, ramipril, or both in patients at high risk for vascular events. *N Engl J Med* 2008;358:1547–1559.

Onuigbo MA, Onuigbo NT. Late onset renal failure from angiotensin blockade (LORFFAB): A prospective thirty-month Mayo Health System clinic experience. *Med Sci Monit* 2005;11: CR462–CR469.

Onuigbo MA, Onuigbo NT. Use of ultrahigh RAAS blockade: Implications for exacerbation of renal failure. *Kidney Int* 2006;69:194–195.

Orth SR, Hallan SI. Smoking: A risk factor for progression of chronic kidney disease and for cardiovascular morbidity and mortality in renal patients–absence of evidence or evidence of absence? *Clin J Am Soc Nephrol* 2008;3:226–236.

Ozkahya M, Ok E, Toz H, et al. Long-term survival rates in haemodialysis patients treated with strict volume control. *Nephrol Dial Transplant* 2006;21:3506–3513.

Palmer BF, Henrich WL. Recent advances in the prevention and management of intradialytic hypotension. *J Am Soc Nephrol* 2008;19:8–11.

Paoletti E, Cassottana P, Amidone M, et al. ACE inhibitors and persistent left ventricular hypertrophy after renal transplantation: A randomized clinical trial. *Am J Kidney Dis* 2007;50:133–142.

Paravicini TM, Touyz RM. NADPH oxidases, reactive oxygen species, and hypertension: Clinical implications and therapeutic possibilities. *Diabetes Care* 2008;31 (Suppl 2):S170–S180.

Parker MG. Resistant hypertension: Core Curriculum 2008. *Am J Kidney Dis* 2008;52:796–802.

Parulkar AA, Pendergrass ML, Granda-Ayala R, et al. Nonhypoglycemic effects of thiazolidinediones. *Ann Intern Med* 2001;134:61–71.

Parving HH, Persson F, Lewis JB, et al. Aliskiren combined with losartan in type 2 diabetes and nephropathy. *N Engl J Med* 2008;358:2433–2446.

Parving HH, Smidt UM, Andersen AR, et al. Early aggressive antihypertensive treatment reduces rate of decline in kidney function in diabetic nephropathy. *Lancet* 1983;I: 1175–1179.

Peralta CA, Shlipak MG, Wassel-Fyr C, et al. Association of antihypertensive therapy and diastolic hypotension in chronic kidney disease. *Hypertension* 2007;50:474–480.

Perez GO, Lespier L, Knowles R, et al. Potassium homeostasis in chronic diabetes mellitus. *Arch Intern Med* 1977;137: 1018–1022.

Perkins BA, Ficociello LH, Silva KH, et al. Regression of microalbuminuria in type 1 diabetes. *N Engl J Med* 2003; 348:2285–2293.

Pickering TG. Target blood pressure in patients with end-stage renal disease: Evidence-based medicine or the emperor's new clothes? *J Clin Hypertens (Greenwich)* 2006; 8:369–375.

Pogue V, Rahman M, Lipkowitz, et al. Disparate estimates of hypertension control from ambulatory and clinic blood pressure measurements in hypertensive kidney disease. *Hypertension* 2009;53:20–27.

Pohl MA, Blumenthal S, Cordonnier DJ, et al. Independent and additive impact of blood pressure control and angiotensin II receptor blockade on renal outcomes in the Irbesartan Diabetic Nephropathy Trial: Clinical implications and limitations. *J Am Soc Nephrol* 2005;16:3027–3037.

Popovic-Rolovic M, Kostic M, Antic-Peco A, et al. Medium- and long-term prognosis of patients with acute poststreptococcal glomerulonephritis. *Nephron* 1991;58:393–399.

PROGRESS Collaborative Group. Randomised trial of a perindopril-based blood-pressure-lowering regimen among 6,105 individuals with previous stroke or transient ischaemic attack. *Lancet* 2001; 358:1033–1041.

Qian Y, Feldman E, Pennathur S, et al. From fibrosis to sclerosis: Mechanisms of glomerulosclerosis in diabetic nephropathy. *Diabetes* 2008;57:1439–1445.

Reed B, McFann K, Kimberling WJ, et al. Presence of De Novo Mutations in autosomal dominant polycystic kidney disease patients without family history. *Am J Kidney Dis* 2008.

Remuzzi G, Benigni A, Remuzzi A. Mechanisms of progression and regression of renal lesions of chronic nephropathies and diabetes. *J Clin Invest* 2006a;116:288–296.

Remuzzi G, Cattaneo D, Perico N. The aggravating mechanisms of aldosterone on kidney fibrosis. *J Am Soc Nephrol* 2008;19:1459–1462.

Remuzzi G, Macia M, Ruggenenti P. Prevention and treatment of diabetic renal disease in type 2 diabetes: The BENEDICT study. *J Am Soc Nephrol* 2006b;17:S90–S97.

Rhee MS, Schmid CH, Stevens LA, et al. Risk factors for proteinuria in HIV-infected and -uninfected Hispanic drug users. *Am J Kidney Dis* 2008;52:683–690.

Ritz E. Obesity and CKD: How to assess the risk? *Am J Kidney Dis* 2008;52:1–6.

Rossing K, Christensen PK, Hovind P, et al. Progression of nephropathy in type 2 diabetic patients. *Kidney Int* 2004; 66: 1596.

Ruggenenti P, Perna A, Benini R, et al. Effects of dihydropyridine calcium channel blockers, angiotensin-converting enzyme inhibition, and blood pressure control on chronic, nondiabetic nephropathies. *J Am Soc Nephrol* 1998;9:2096–2101.

Ruggenenti P, Perticucci E, Cravedi P, et al. Role of remission clinics in the longitudinal treatment of CKD. *J Am Soc Nephrol* 2008;19:1213–1224.

Ruilope LM, Zanchetti A, Julius S, et al. Prediction of cardiovascular outcome by estimated glomerular filtration rate and estimated creatinine clearance in the high-risk hypertension population of the VALUE trial. *J Hypertens* 2007;25: 1473–1479.

Russo LM, Bakris GL, Comper WD. Renal handling of albumin: A critical review of basic concepts and perspective. *Am J Kidney Dis* 2002;39:899–919.

Saab G, Whaley-Connell AT, McCullough PA, et al. CKD awareness in the United States: The Kidney Early Evaluation Program (KEEP). *Am J Kidney Dis* 2008;52:382–383.

Sacks SH, Aparicio SAJR, Bevan A, et al. Late renal failure due to prostatic outflow obstruction: A preventable disease. *Br Med J* 1989;298:156–159.

Safian RD, Textor SC. Renal-artery stenosis. *N Engl J Med* 2001;344:431–442.

Sarafidis PA, Bakris GL. Renin-angiotensin blockade and kidney disease. *Lancet* 2008;372:511–512.

Sarafidis PA, Li S, Chen SC, et al. Hypertension awareness, treatment, and control in chronic kidney disease. *Am J Med* 2008a;121:332–340.

Sarafidis PA, Stafylas PC, Kanaki AI, et al. Effects of renin-angiotensin system blockers on renal outcomes and all-cause mortality in patients with diabetic nephropathy: An updated meta-analysis. *Am J Hypertens* 2008b;21:922–929.

Saruta T, Hayashi K, Ogihara T et al. Effects of candesartan and amlodipine on cardiovascular events in hypertensive patients with chronic kidney disease: Subanalysis of the CASE-J Study. *Hypertens Res* 2009;32:505–512.

Sato A, Saruta T. Aldosterone escape during angiotensin-converting enzyme inhibitor therapy in essential hypertensive patients with left ventricular hypertrophy. *J Int Med Res* 2001;29: 13–21.

Sato A, Hayashi K, Naruse M, et al. Effectiveness of aldosterone blockade in patients with diabetic nephropathy. *Hypertension* 2003;41:64–68.

Schieppati A, Remuzzi G. The future of renoprotection: Frustration and promises. *Kidney Int* 2003;64:1947–1955.

Schlondorff DO. Overview of factors contributing to the pathophysiology of progressive renal disease. *Kidney Int* 2008;74:860–866.

Schmieder RE. The potential role of prorenin in diabetic nephropathy. *J Hypertens* 2007;25:1323–1326.

Schmitt R, Coca S, Kanbay M, et al. Recovery of kidney function after acute kidney injury in the elderly: A systematic review and meta-analysis. *Am J Kidney Dis* 2008;52: 262–271.

Scribner BH. Can antihypertensive medications control BP in haemodialysis patients: Yes or no? *Nephrol Dial Transplant* 1999;14:2599–2601.

Shin GT, Kim DR, Lim JE, et al. Upregulation and function of GADD45gamma in unilateral ureteral obstruction. *Kidney Int* 2008;73:1251–1265.

Sica DA. The kidney and hypertension: Causes and treatment. *J Clin Hypertens (Greenwich)* 2008;10:541–548.

Sica DA, Gehr TW. Diuretic use in stage 5 chronic kidney disease and end-stage renal disease. *Curr Opin Nephrol Hypertens* 2003;12:483–490.

Stevens LA, Coresh J, Levey AS. CKD in the elderly–old questions and new challenges: World Kidney Day 2008. *Am J Kidney Dis* 2008a;51:353–357.

Stevens LA, Coresh J, Schmid CH, et al. Estimating GFR using serum cystatin C alone and in combination with serum creatinine: A pooled analysis of 3,418 individuals with CKD. *Am J Kidney Dis* 2008b;51:395–406.

Strippoli GF, Craig MC, Schena FP, et al. Role of blood pressure targets and specific antihypertensive agents used to prevent diabetic nephropathy and delay its progression. *J Am Soc Nephrol* 2006;17:S153–S155.

Strippoli GF, Navaneethan SD, Johnson DW, et al. Effects of statins in patients with chronic kidney disease: Meta-analysis and meta-regression of randomised controlled trials. *Br Med J* 2008;336:645–651.

Suissa S, Hutchinson T, Brophy JM, et al. ACE-inhibitor use and the long-term risk of renal failure in diabetes. *Kidney Int* 2006;69:913–919.

Suzuki H, Kanno Y, Sugahara S, et al. Effect of angiotensin receptor blockers on cardiovascular events in patients undergoing hemodialysis: An open-label randomized controlled trial. *Am J Kidney Dis* 2008;52:501–506.

Svarstad E, Ureheim L, Iversen BM. Critical renal artery stenoses may cause spectrum of cardiorenal failure and associated thromboembolic events. *Clin Nephrol* 2005;63: 487–492.

Task Force. The Task Force for the Management of Arterial Hypertension of the European Society of Hypertension (ESH) and of the European Society of Cardiology (ESC). *J Hypertens* 2007; 25:1105–1187.

Tolins JP, Raij L. Antihypertensive therapy and the progression of chronic renal disease. Are there renoprotective drugs? *Semin Nephrol* 1991;11:538–548.

Toto RD. Improving outcomes in hemodialysis patients: The need for well-designed clinical trials. *Am J Kidney Dis* 2008;52: 400–402.

Toto RD, Mitchell HC, Smith RD, et al. "Strict" blood pressure control and progression of renal disease in hypertensive nephrosclerosis. *Kidney Int* 1995;48:851–859.

Tsioufis C, Thomopoulos C, Dimitriadis K, et al. Association of obstructive sleep apnea with urinary albumin excretion in essential hypertension: A cross-sectional study. *Am J Kidney Dis* 2008;52:285–293.

Tsukamoto Y. End-stage renal disease (ESRD) and its treatment in Japan. *Nephrol Dial Transplant* 2008;23:2447–2450.

U.S. Renal data systems. Chronic kidney disease. *USRDS 2007*, Bethesda NIH, NIDDKD 2008.

Uzu T, Harada T, Namba T, et al. Thiazide diuretics enhance nocturnal blood pressure fall and reduce proteinuria in immunoglobulin A nephropathy treated with angiotensin II modulators. *J Hypertens* 2005;23:861–865.

Vassalotti JA, Stevens LA, Levey AS. Testing for chronic kidney disease: A position statement from the National Kidney Foundation. *Am J Kidney Dis* 2007;50:169–180.

Vidt DG. Cholesterol emboli: A common cause of renal failure. *Annu Rev Med* 1997;48:375–385.

Vogt L, Waanders F, Boomsma F, et al. Effects of dietary sodium and hydrochlorothiazide on the antiproteinuric efficacy of losartan. *J Am Soc Nephrol* 2008;19:999–1007.

Waikar SS, Liu KD, Chertow GM. Diagnosis, epidemiology and outcomes of acute kidney injury. *Clin J Am Soc Nephrol* 2008;3:844–861.

Walser M, Mitch WE, Maroni BJ, et al. Should protein intake be restricted in predialysis patients? *Kidney Int* 1999;55: 771–777.

Wang Y, Chen X, Song Y, et al. Association between obesity and kidney disease: A systematic review and meta-analysis. *Kidney Int* 2008;73:19–33.

Watts RA, Hoffbrand BI. Hypertension following renal trauma. *J Hum Hypertens* 1987;1:65–71.

Wechsler E, Yang T, Jordan SC, et al. Anti-glomerular basement membrane disease in an HIV-infected patient. *Nat Clin Pract Nephrol* 2008;4:167–171.

Weiner DE, Tighiouart H, Levey AS, et al. Lowest systolic blood pressure is associated with stroke in stages 3 to 4 chronic kidney disease. *J Am Soc Nephrol* 2007;18:960–966.

Weisbord SD, Mor MK, Resnick AL, et al. Prevention, incidence, and outcomes of contrast-induced acute kidney injury. *Arch Intern Med* 2008;168:1325–1332.

Wen CP, Cheng TY, Tsai MK, et al. All-cause mortality attributable to chronic kidney disease: A prospective cohort study based on 462 293 adults in Taiwan. *Lancet* 2008;371:2173–2182.

Wesson DE. Is the ethnic disparity in CKD a symptom of dysfunctional primary care in the US? *J Am Soc Nephrol* 2008;19: 1249–1251.

Whaley-Connell AT, Sowers JR, Stevens LA, et al. CKD in the United States: Kidney Early Evaluation Program (KEEP) and National Health and Nutrition Examination Survey (NHANES) 1999–2004. *Am J Kidney Dis* 2008;51: S13–S20.

Wright JT Jr., Bakris G, Greene T, et al. Effect of blood pressure lowering and antihypertensive drug class on progression of hypertensive kidney disease: Results of the AASK trial. *JAMA* 2002;288:2421–2431.

Writing Team for the Diabetes Control and Complications Trial/Epidemiology of Diabetes Interventions and Complications Research Group. Sustained effect of intensive treatment of type 1 diabetes mellitus on development and progression of diabetic nephropathy: The Epidemiology of Diabetes Interventions and Complications (EDIC) study. *JAMA* 2003;290: 2159–2167.

Xie D, Joffe MM, Brunelli SM, et al. A comparison of change in measured and estimated glomerular filtration rate in patients with nondiabetic kidney disease. *Clin J Am Soc Nephrol* 2008;3:1332–1338.

Young CJ, Gaston RS. Renal transplantation in black Americans. *N Engl J Med* 2000;343:1545–1552.

Zappitelli M, Parikh CR, kcan-Arikan A, et al. Ascertainment and epidemiology of acute kidney injury varies with definition interpretation. *Clin J Am Soc Nephrol* 2008;3: 948–954.

Zhou J, Chen X, Xie Y, et al. A differential diagnostic model of diabetic nephropathy and non-diabetic renal diseases. *Nephrol Dial Transplant* 2008;23:1940–1945.

Zhou XJ, Rakheja D, Yu X, et al. The aging kidney. *Kidney Int* 2008;74:7

# 10

# Hipertensão renovascular

Entre todas as causas identificáveis, relativamente comuns de hipertensão, a hipertensão renovascular (HRV) permanece a mais intrigante: embora a sua fisiopatologia pareça clara, ainda há incerteza sobre a sua prevalência, história natural, diagnóstico e tratamento (Levin et al., 2007).

Estas incertezas refletem uma confluência de fatores:

- A doença renovascular estrutural (DRV) está se tornando mais prevalente à medida que a população se torna mais velha, hipertensa e aterosclerótica (Kuczera et al., 2009).
- A presença de doença renovascular estrutural está sendo reconhecida mais frequentemente, em particular por arteriografias renais, feitas em pacientes submetidos à angiografia coronariana (de Mast e Buetler, 2009).
- A revascularização por angioplastia percutânea/*stent* da doença renovascular estrutural que não foi documentada como sendo a causa da HRV funcional, embora seja tecnicamente fácil e tenha bom retorno financeiro, não se mostrou útil na maioria dos pacientes (Bax et al., 2009).
- Com as investigações crescentes, exames para documentar a HRV funcional (como dosagens de renina em amostras da veia renal) mostraram baixa capacidade preditiva (Aparico et al., 2009).
- Não há dados disponíveis atualmente para provar a superioridade do tratamento clínico, da angioplastia por balão e/ou *stent* ou da reparação cirúrgica daqueles com HRV funcional (Leeser et al., 2009).

O dilema é óbvio: mais pacientes são portadores de doença renovascular estrutural que pode induzir hipertensão e isquemia renal mas a incerteza permanece em relação a como diagnosticá-los e tratá-los (Textor, 2008).

Neste capítulo, é recomendada uma abordagem mais conservadora do que o que tem sido uma prática cada vez mais comum de realizar uma angioplastia/*stent* imediata, sempre que for identificada uma estenose de artéria renal "significativa", um procedimento que é realizado mesmo em pacientes com hipertensão facilmente controlada e com função renal normal. Isso tem levado a um aumento de mais de duas vezes na colocação de *stent* na artéria renal entre 1996 a 2000, como consequência do aumento em 3,9 vezes no procedimento realizado por cardiologistas (Murphy et al., 2007). As vantagens de custo-benefício a longo prazo podem acompanhar esta revascularização "profilática" (van Helvoort-Postulart et al., 2007), mas diante de complicações vistas mesmo nas melhores circunstâncias e na ausência de evidências de que este procedimento melhora o desfecho (Hackam et al., 2008), é aconselhável cautela.

Por outro lado, pacientes com hipertensão refratária e/ou piora da função renal devem ser avaliados para HRV e devem ser tratados adequadamente. Nesses pacientes é importante considerar esta doença porque, quando identificada, ela pode ser aliviada; se deixada sem tratamento, ela pode destruir os rins. A presença de estenose de artéria renal bilateral deve ser considerada em todos os pacientes com insuficiência renal progressiva inexplicada levando à diálise porque a nefropatia isquêmica pode estar envolvida em até 11% destes pacientes (Guo et al.,

2007). Mesmo em pacientes com doença renal terminal (DRT), a correção da estenose da artéria renal pode prevenir, retardar ou evitar a necessidade de diálise (Thatipelli et al., 2008).

## DOENÇA RENOVASCULAR *VERSUS* HIPERTENSÃO RENOVASCULAR

A HRV se refere à hipertensão causada por isquemia renal. É importante entender que a *doença* renovascular pode ou não causar uma hipoperfusão suficiente para desencadear o processo que leva à hipertensão. O problema é que a doença renovascular é muito mais comum do que a HRV. Por exemplo, a arteriografia revelou algum grau de estenose das artérias renais em 32% de 303 pacientes normotensos e em 67% de 193 hipertensos, com uma prevalência crescente com o avançar da idade (Eyler et al., 1962) (Tabela 10.1). Observe que na Tabela 10.1, quase metade dos pacientes *normotensos* com mais de 60 anos de idade tinha lesões ateroscleróticas nos vasos renais.

Estudos mais recentes mostram dados similares. Entre pacientes submetidos a angiografias coronarianas cuja média de pressão arterial (PA) era 143/80 e a de creatinina sérica era 1,1 mL/dL, 47% tinha doença renovascular vista na angiografia renal (Rihal et al., 2002).

Antes que houvesse procedimentos para provar o significado funcional das lesões estenóticas, a cirurgia era realizada com frequência em pacientes hipertensos com rim pequeno unilateral que não tinha HRV reversível. Smith (1956) reconheceu isso desde 1948 como uma aplicação mal orientada do modelo experimental de hipertensão de Goldblatt induzida pelo pinçamento da artéria renal. Smith relatou que apenas 25% dos pacientes eram aliviados da hipertensão pela nefrectomia e avisou que apenas cerca de 2% de todos os hipertensos poderiam ser beneficiados pela cirurgia.

## PREVALÊNCIA DA HIPERTENSÃO RENOVASCULAR

A estimativa de Smith (1956) da prevalência real de HRV pode ser correta. A prevalência varia com a natureza da população hipertensa:

- Em populações de pacientes hipertensos não referidos, a prevalência provavelmente é inferior a 1% (Kalra et al., 2005).
- Em pacientes com características clínicas sugestivas, a prevalência é mais alta: 7,3% de 837 pacientes com características clínicas sugestivas tinham pelo menos 70% de estenose de uma ou ambas artérias renais na arteriografia renal (Buller et al., 2004). Como a maioria das HRV tem origem aterosclerótica, a prevalência obviamente aumenta com a idade (Guo et al., 2007).
- Entre os pacientes com hipertensão maligna acelerada, a prevalência é ainda maior: de 123 adultos com pressão arterial diastólica acima de 125 mmHg e retinopatia grau III ou IV, 4% dos negros e 32% dos brancos tinha HRV (Davis et al., 1979).
- A estenose renal grave também é vista mais frequentemente em pacientes hipertensos com doença aterosclerótica nas artérias periféricas (Leertouwer et al., 2001), nas carótidas ou nas coronárias (Buller et al., 2004); em pacientes idosos com insuficiência cardíaca (Missouris et al., 2000); e em pacientes com hipertensão grave e insuficiência renal rapidamente progressiva, particularmente se ela se desenvolver após a instituição da terapia com inibidores da enzima de conversão da angiotensina

### Tabela 10.1
**Prevalência de lesões na artéria renal em pacientes normotensos e hipertensos**

| Idade | Normotensos | | Hipertensos | |
|---|---|---|---|---|
| Anos | Normal | Lesão | Normal | Lesão |
| 31-40 | 7 | 3 | 6 | 10 |
| 41-50 | 26 | 8 | 14 | 22 |
| 51-60 | 99 | 35 | 28 | 50 |
| 60+ | 69 | 56 | 15 | 48 |

Dados de Eyler WR, Clark M.D., Garman JE, et al. Angiografia das artérias renais incluindo um estudo comparativo da estenose da artéria renal em pacientes com e sem hipertensão. *Radiology 1962;78:879-892.*

(IECA), com bloqueador dos receptores da angiotensina II (BRA) ou com inibidores diretos da renina (IDR) (Krijnen et al., 2004).

- Por outro lado, a HRV é menos comum em negros; em uma série, foi encontrada em 12% dos negros *versus* 28% dos brancos (Hansen et al., 1998).
- Os diabéticos, embora tenham uma maior prevalência de doença da artéria renal (Freedman et al., 2004), têm menos HRV (Valabhji et al., 2000).
- A HRV foi reconhecida em recém-nascidos (Tapper et al., 1987), em crianças (Tullus et al., 2008) e em mulheres grávidas (Thorsteinsdottir et al., 2006).

## MECANISMOS DA HIPERTENSÃO

### Modelos animais

A fisiopatologia da HRV foi identificada pela primeira vez por Goldblatt e colaboradores (1934) que, procurando uma causa renal para a hipertensão primária e não a HRV, colocaram uma pinça em ambas artérias renais de cachorros. As pinças foram colocadas em ocasiões separadas de modo que fosse possível observar o efeito da obstrução unilateral (Figura 10.1). Contudo, com o pequeno grau de constricção que eles usaram, o pinçamento unilateral causou apenas hipertensão transitória. Para a hipertensão permanente, ambas as artérias renais tiveram que ser pinçadas, ou uma pinçada e o rim contralateral removido (Goldblatt, 1975).

Após uma isquemia renal significativa e a acentuada elevação inicial na secreção de renina, os níveis de renina caem mas permanecem inadequadamente elevados e são amplamente responsáveis pelas alterações hemodinâmicas (Welch, 2000). A Figura 10.2 mostra um esquema escalonado para as alterações hemodinâmicas e hormonais que suportam a HRV.

Outros fatores que se inter-relacionam podem estar envolvidos com estes mecanismos primários, inclusive aqueles listados por Textor (Tabela 10.2).

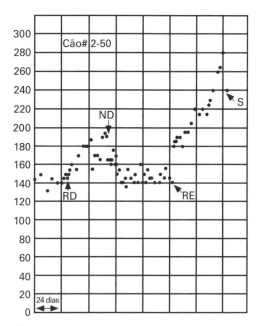

**FIGURA 10.1** Resultados de um dos experimentos originais de Goldblatt. O gráfico mostra a PA média de um cachorro cujo rim direito (RD) sofreu uma constricção moderada com subsequente hipertensão que foi aliviada após nefrectomia direita (ND). Após uma constricção severa da artéria renal esquerda (RE), ocorreu hipertensão mais grave e o animal foi sacrificado (S). (Reimpressa, com permissão, de Hoobler SW. *History of experimental renovascular hypertension. In: Stanley JC, Ernst CB, Fry WJ, eds. Renovascular Hypertension.* Philadelphia, PA: Saunders, 1984:12–19.)

### Estudos em humanos

Assim como nos modelos animais, a HRV em humanos é causada por um aumento na liberação da renina pelo rim isquêmico (Welch, 2000). Simon (2000) sugere que a estenose deve obstruir pelo menos 80% do lúmen arterial para deflagrar o processo. O elevado nível de angiotensina II resultante aumenta a resistência vascular renal, causando um desvio na curva de pressão-natriurese; desta forma, o volume de fluídos é mantido a despeito de uma PA acentuadamente elevada (Granger & Schnackenberg, 2000). Cronicamente, o rim isquêmico continua a secretar renina em excesso e a PA cai quando são administrados inibidores da angiotensina. Quando a estenose é aliviada, a hipertensão recua por meio de uma queda na

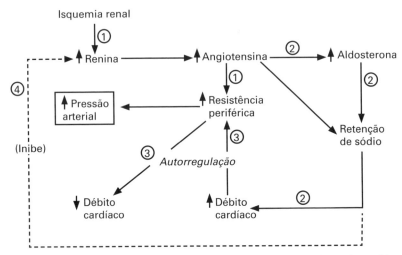

**FIGURA 10.2** Hipertensão com doença renovascular. Alterações hemodinâmicas escalonadas no desenvolvimento da HRV.

resistência periférica e no volume líquido (Valvo et al., 1987).

Assim como no modelo animal, os humanos podem entrar em uma terceira fase, na qual a remoção da estenose ou de todo o rim afetado não aliviará a hipertensão devido a um amplo dano arteriolar e à glomeruloesclerose, isto é, nefropatia isquêmica (Garovic & Textor, 2005). Este fenômeno é clinicamente relevante: quanto mais cedo a lesão arterial que está causando HRV for removida, maior a chance de aliviar a hipertensão. Entre 110 pacientes, a cirurgia corretiva para HRV unilateral foi bem sucedida em 78% daqueles com hipertensão com menos de 5 anos de duração, mas em apenas 25% daqueles com hipertensão de maior duração (Hughes et al., 1981).

## CLASSIFICAÇÃO E CURSO

A causa mais comum de HRV é a estenose aterosclerótica da artéria renal principal; a maioria das demais causas são fibrodisplásicas, mas inúmeras lesões intrínsecas e extrínsecas podem induzir HRV (Tabela 10.3). As características ge-

**Tabela 10.2**
**Mecanismo interativo que mantém a hipertensão e a lesão renal na EAR aterosclerótica**

| Diminuição da perfusão tissular | Isquemia local recorrente |
|---|---|
| Ativação do sistema renina-angiotensina | Depleção ATP |
| Alteração da função endotelial (endotelina, ON, prostaglandinas) | Lesão tubulointersticial |
| Ativação simpaticoadrenérgica | Dano microvascular |
| Aumento dos produtos reativos do oxigênio | Ativação imunológica |
| Liberação de citocinas/inflamação (FN-κB, TNF, TGF-β, PAI-1, IL-1) | Remodelamento vascular |
| Comprometimento da função de transporte tubular | Fibrose intersticial |
| Apoptose/necrose | Ativação renina-angiotensina |
| | Ativação simpaticoadrenérgica |
| | Endotelina |
| | Distúrbios do estresse oxidativo |
| | LDL oxidado |

Modificada de *Textor SC. Atherosclerotic renal artery stenosis: Overtreated but underrated? J Am Soc Nephrol* 2008;19:656–659.

### Tabela 10.3
**Tipos de lesão associada com HRV**

Lesões intrínsecas
  Aterosclerose
  Displasia fibromuscular
    Intimal
    Média
      Dissecção (Edwards et al., 1982)
      Infarto segmental (Salifu et al., 2000)
    Adventícia
  Aneurisma (English et al., 2004)
  Embolia (Scolari et al., 2007)
  Arterite
    Vasculite das grandes artérias
      (Slovut & Olin, 2004)
    Doença de Takayasu (Cakar et al., 2008)
  Malformação ou fístula arteriovenosa
    (Lekuona et al., 2001)
  Dissecção da artéria renal (Kolhe et al., 2004)
    ou aórtica (Rackson et al., 1990)
  Angioma (Farreras-Valenti et al., 1965)
  Neurofibromatose[a] (Watano et al., 1996)
  Trombo tumoral (Jennings et al., 1964)
  Trombose com a síndrome antifosfolipídeos
    (Riccialdelli et al., 2001)
  Trombose após terapia anti-hipertensiva
    (Dussol et al., 1994)
  Rejeição de transplante renal
    (Kasiske et al., 2004)
  Lesão da artéria renal
    Estenose após transplante
      (Tedla et al., 2007)
    Trauma (Myrianthefs et al., 2007)
    Radiação (Shapiro et al., 1977)
    Litotripsia (Smith et al., 1991)
  Cistos intrarrenais (Torres et al., 1991
  Hipoplasia renal unilateral congênita[a] (rim de
    Ask-Upmark) (Steffens et al., 1991)
  Infecção renal unilateral
    (Siamopoulos et al., 1983)
Lesões extrínsecas
  Feocromocitoma ou paraganglioma
    (Nakano et al., 1996)
  Banda fibrosa congênita[a]
    (Silver & Clements, 1976)
  Pressão da cruz diafragmática[a]
    (Deglise et al., 2007)
  Tumores (Restrick et al., 1992)
  Hematoma subcapsular ou perirrenal
    (Nomura et al., 1996)
  Fibrose retroperitoneal (Castle, 1973)
  Pseudocisto perirrenal (Kato et al., 1985)
  Estenose do eixo celíaco com roubo de fluxo
    sanguíneo renal (Alfidi et al., 1972)

[a] Mais comum em crianças.

rais dos tipos mais comuns de estenose da artéria renal estão listadas na Tabela 10.4.

## Lesões ateroscleróticas

Quando comparados com pacientes com hipertensão primária, pacientes com HRV aterosclerótica são mais velhos e têm pressão sistólica mais elevada, dano renal mais extenso e doença vascular em outra região (Buller et al., 2004); hipertrofia ventricular esquerda mais extensa; doença cardíaca isquêmica; insuficiência renal (Zoccali et al., 2002) e, obviamente, menor probabilidade de sobrevida (Conlon et al., 2000).

As lesões ateroscleróticas na artéria renal são parte da aterosclerose sistêmica. O motivo pelo qual o processo progride o suficiente para desencadear HRV apenas em alguns pacientes é desconhecido, mas foram fornecidas evidências de duas possibilidades: infecciosa e genética. As associações genéticas são incertas: Olivieri e colaboradores (2002) relataram um aumento de 2,25 vezes na probabilidade da variante DD de polimorfismo ECA I/D; van Onna e colaboradores (2004) não encontraram associação com o polimorfismo mas sim um coeficiente de probabilidade aumentado 44% com polimorfismo no gene da sintase do óxido nítrico endotelial. Assim como na infecção, uma probabilidade seis vezes maior de doença renovascular foi observada em 100 pacientes com suspeita clínica desta doença quando havia anticorpos contra *Chlamydia* causando pneumonia (van der Vem et al., 2002). Obviamente, o assunto não está definido. Fatores genéticos podem ser responsáveis por uma menor prevalência de HRV em negros. Contudo, quando presente, a doença está associada com hipertensão ainda mais grave e doença vascular extrarrenal mais extensa do que a vista em brancos com HRV (Novick et al., 1994).

### História natural

Como observado por Levin e colaboradores (2007): "Não foram realizados grandes estudos de coorte para avaliar sistematicamente populações específicas para caracterizar a história natural da estenose da artéria renal".

### Tabela 10.4
### Características das duas formas principais de estenose da artéria renal

| História da doença da artéria renal | Incidência (%) | Idade (anos) | Localização da lesão na artéria renal | História natural |
|---|---|---|---|---|
| Aterosclerose | 90 | > 50 | Óstio e 2 cm proximais | Progressão é comum, às vezes para oclusão |
| Displasia fibro-muscular intimal | 1-2 | Crianças e adultos jovens | Artéria renal principal média | Progressão na maioria |
| Medial | 10 | 15-50 | Artéria renal principal distal e ramos | Progressão em 33% |
| Adventícia | < 1 | 15-30 | Artéria renal principal média a distal | Progressão na maioria |

A história natural da estenose da artéria renal aterosclerótica foi examinada por mapeamento duplex repetido da artéria renal em um total de 295 rins em 170 pacientes em um período médio de 33 meses (Caps et al., 1998a). Estes pacientes foram encaminhados devido à insuficiência renal progressiva na presença de hipertensão. Como visto na Figura 10.3, a progressão foi comum naqueles com estenose grave inicialmente (≥ 60%) acompanhada por uma incidência de 21% de atrofia renal, definida como uma redução de 1,0 cm ou mais no comprimento renal (Caps et al., 1998b). A progressão foi associada com uma PA sistólica acima de 160 mmHg, diabetes melito e estenose grave no rim ipsilateral ou no contralateral.

Uma perda de função renal menos progressiva foi observada em dois estudos de pacientes com pelo menos 50% de estenose da artéria renal, reconhecida acidentalmente durante angiografia das coronárias (Conlon et

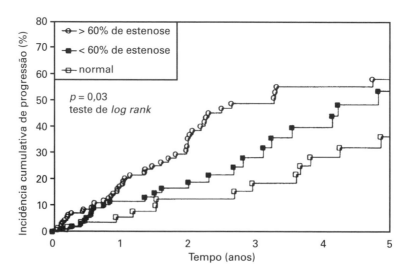

**FIGURA 10.3** Incidência cumulativa de progressão da doença renal estratificada de acordo com o grau basal de estreitamento da artéria renal. O erro padrão foi menor do que 10% em todos os campos durante 5 anos. (Reimpressa, com permissão, de Caps MT, Perissinoto C., Zierler E, et al. *Prospective study of atherosclerotic disease progression in the renal artery.* Circulation 1998a;98:2866-2872.)

al., 2000) ou de doença vascular periférica (Leertouwer et al., 2001). Embora o grau de estenose da artéria renal fosse pelo menos 70% em uma porção significativa destes pacientes, a doença renal terminal desenvolveu-se apenas em 1 dos 188 com doença coronária em quatro anos e em nenhum dos 126 pacientes com doença vascular periférica em 10 anos (Leertouwer et al., 2001). Todos os três estudos examinaram pacientes com doença renal vascular conhecida. Talvez uma melhor reflexão da história natural da HRV venha de um acompanhamento de oito anos de 119 indivíduos com estilo de vida livre, que fizeram uma ultrassonografia duplex renal com uma média de idade de 82 anos (Pearce et al., 2006). Estenoses de artéria renal foram identificadas inicialmente em 6,8%. Após oito anos, nenhum destes havia progredido para oclusão. Em todo o grupo, as estenoses de artéria renal eram vistas agora em 41%, com 4% das lesões consideradas significativas. A PA média do grupo havia se alterado de 136/80 para 145/72 mmHg, a creatinina sérica de 1,0 para 1,3 mg/dL e o tamanho renal havia diminuído em média 0,4 cm.

Estes estudos prospectivos dão um significado adicional à afirmativa de Textor em 2008 de que "A literatura publicada não podia apoiar a imensa expansão observada de intervenção endovascular". Deve ser feita, pelo menos, uma clara distinção entre a probabilidade de progressão de doença da artéria renal identificada em pacientes com características clinicamente sugestivas de HRV e evidência de isquemia renal, por um lado, e em pacientes sem evidência clínica ou funcional de HRV do outro. Mesmo na presença de doença grave bilateral, a progressão do dano renal pode ser retardada sem revascularização se a hipertensão for tratada intensamente: 85% de 68 pacientes tratados clinicamente tiveram função renal estável durante os três anos de acompanhamento (Chábová et al., 2000).

Como a DRV aterosclerótica é uma manifestação local de uma doença sistêmica, a velocidade relativamente baixa de progressão da lesão renal é contrabalançada pela causa de morte mais comum por doença cardiovascular (Kalra et al., 2005).

## Displasia fibromuscular

A Figura 10.4 mostra os dois tipos mais comuns de estenose fibromuscular (Lüscher et al., 1987). Entre estes, a displasia fibromuscular é a mais comum, enquanto as lesões fibrodisplásicas focais são mais comuns em crianças (Tullus et al., 2008).

A displasia fibromuscular medial em geral é vista em mulheres jovens mas tem sido encontrada em pacientes idosos, frequentemente de forma acidental (Plouin et al., 2007). O processo envolve, com frequência, múltiplas outras artérias, mais comumente os vasos carotídeos e vertebrais. Os aneurismas intracranianos não

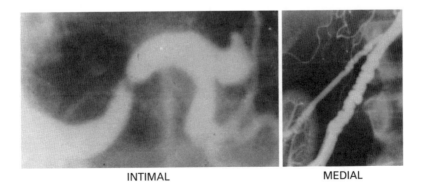

**FIGURA 10.4** Radiografia representativa dos dois principais tipos de displasia fibromuscular. (Reimpressa, com permissão, de Lüscher TF, Lie JT, Stanson AW et al. *Arterial fibromuscular dysplasia.* Mayo Clinic Proc 1987;62:931-952.)

são raros mas a maior parte do envolvimento cerebrovascular é assintomática (Slovut & Olin, 2004). Com as ecografias de alta resolução, Boutouyrie e colaboradores (2003) encontraram padrões anormais da artéria carótida e da espessura da artéria radial na maioria dos 70 pacientes com displasia fibromuscular renal.

A causa de displasia fibromuscular permanece desconhecida, embora o tabagismo e a hipertensão estejam associados com um risco aumentado, assim como a presença da doença em parentes de primeiro grau (Slovut & Olin, 2004). Outras doenças vasculares, em particular a vasculite de grandes artérias, podem necessitar de angiografia para serem distinguidas da displasia fibromuscular (Plouin et al., 2007).

Pacientes com as lesões fibrodisplásicas menos comuns, porém mais claramente localizadas – intimal e adventícia – em geral mostram progressão rápida, de modo que a estenose grave e a hipertensão são observadas com frequência (Sperati et al., 2009).

## Outras causas

Entre as inúmeras causas de HRV listadas na Tabela 10.2, algumas merecem comentários adicionais.

### Aneurismas

Os aneurismas são comuns na fibrodisplasia da média. Aneurismas saculares, em geral na bifurcação da artéria renal, podem induzir hipertensão por vários mecanismos. Eles raramente se rompem e não precisam ser removidos se forem menores do que 2 cm de diâmetro na ausência de sintomas ou de hipertensão grave (English et al., 2004).

### Êmbolos

Vistos mais comumente como uma complicação de angiografia ou de cirurgia vascular, os êmbolos renais de colesterol podem induzir insuficiência renal ou HRV (Scolari et al., 2007). Lesões oculares, cutâneas e outras viscerais são vistas e o diagnóstico pode ser documentado por biópsia das lesões cutâneas.

### Arterite

A arterite aórtica progressiva (arterite de Takayasu ou doença com diminuição pulso) raramente é vista na América do Norte e na Europa, mas é uma causa comum de HRV na China, Índia, Japão, México e Brasil (Weaver et al., 2004). Ela é vista principalmente em crianças e adultos jovens e frequentemente está associada com sinais de inflamação crônica (Cakar et al., 2008).

A HRV é comum em várias síndromes vasculíticas com envolvimento renal, incluindo granulomatose de Wagener (Woodrow et al., 1990), lúpus eritematoso sistêmico (Ward & Studenski, 1992) e a síndrome antifosfolipídeos (Riccialdelli et al., 2001). Estes pacientes podem entrar em uma fase hipertensiva aguda, grave, geralmente associada com níveis de renina plasmática acentuadamente elevados, provavelmente refletindo estenose intrarrenal por múltiplas lesões arteriolares. A hipertensão pode, às vezes, ser revertida acentuadamente com terapia com IECA (Cruzzi & Novarini, 1992).

### Dissecção aórtica

A HRV foi encontrada em aproximadamente 20% dos pacientes com dissecção aórtica (Rackson et al., 1990).

## CARACTERÍSTICAS CLÍNICAS

### Gerais

As características clínicas de doença renovascular como causa de hipertensão são apresentadas na Tabela 10.5 (White et al., 2006). Algumas dessas características foram identificadas em um estudo cooperativo envolvendo 2.442 pacientes hipertensos, 880 com doença renovascular (Maxwell et al., 1972). Dos 880, 502 foram submetidos à cirurgia; destes, 60% tinha lesões ateroscleróticas e 35% doença fibromuscular. As características clínicas de 131 pacientes com doença renovascular curados cirurgicamente foram comparadas com as de portadores de hipertensão essencial em um grupo combinado cuidadosamente (Simon et al., 1972). Entre as características clínicas mais comuns em pacientes com HRV, apenas o sopro abdominal tinha valor discriminatório evidente, ouvido em 46% dos indivíduos com HRV, mas em apenas 9% daqueles com hipertensão essencial. O sopro era ouvido sobre o flanco em 12% daqueles com HRV e em apenas 1% daqueles com hipertensão essencial. Como revisado cuidadosamente por Turnbull (1995), a maioria dos sopros sistólicos são inocentes, porém sopros sisto-diastólicos em hipertensos são sugestivos de HRV.

## Características adicionais

### Hiperaldosteronismo

Pacientes com HRV ocasionalmente têm aldosteronismo secundário grave com hipocalemia devida à perda de potássio urinário mas com sódio baixo, ao contrário do sódio sérico elevado visto no aldosteronismo primário (Agarwall et al., 1999) – todos revertidos com a correção da HRV.

---

**Tabela 10.5**
**Evidências clínicas da HRV**

História
  Instalação de hipertensão antes dos 30 anos em mulheres sem história familiar (displasia fibromuscular)
  Início abrupto ou piora de hipertensão
  Hipertensão grave ou resistente
  Sintomas de doença aterosclerótica em outras áreas
  Tabagismo
  Piora da função renal com inibidor ECA ou bloqueador de receptor AII
  Edema pulmonar súbito recorrente
Exame
  Sopros abdominais
  Outros sopros
  Retinopatia hipertensiva avançada
Laboratório
  Aldosteronismo secundário
    Renina plasmática elevada
    Potássio sérico baixo
    Sódio sérico baixo
  Proteinúria, em geral moderada
  Creatinina sérica elevada
  > 1,5 cm de diferença no tamanho do rim na ultrassonografia
  Atrofia cortical na angiotomografia

---

### Síndrome nefrótica

A proteinúria é comum e alguns pacientes com HRV têm proteinúria na faixa nefrótica, em geral com um dano renal mais grave e, frequentemente, trombose da artéria renal (Halimi et al., 2000).

### Policitemia

Policitemia tem sido vista ocasionalmente em pacientes com HRV, mas níveis de eritropoietina nas veias renal e periférica elevados sem policitemia são muito mais comuns (Grützmacher et al., 1989).

### Dislipidemia

De forma esperada, aqueles com HRV aterosclerótica podem ter dislipidemia, em particular baixos níveis de apolipoproteína $A_1$ (Scoble et al., 1999). A correção da dislipidemia pode reverter a HRV (Khong et al., 2001) e a terapia com estatina pode melhorar o desfecho (Silva et al., 2008).

### Atrofia cortical

A atrofia cortical demonstrável por angiotomografia computadorizada pode ser um marcador morfológico ainda mais precoce de dano isquêmico do que o comprimento renal global (Mounier-Vehier et al., 2002).

## Nefropatia isquêmica

Além da hipertensão, a segunda apresentação clínica mais comum de estenose da artéria renal é a nefropatia isquêmica, que é estimada como causa de DRT em pelo menos 5% dos pacientes que entram em diálise crônica (Levin et al., 2007). A definição usual de nefropatia isquêmica é "comprometimento da função renal além de doença oclusiva da artéria renal principal" (Garovic & Textor, 2005). Contudo, como esses autores escreveram:

> A deterioração da função renal não reflete necessariamente "isquemia" verdadeira. Como a principal função do rim é a filtração, o fluxo de

sangue pelos rins fornece um amplo suprimento de sangue oxigenado por si só. Menos de 10% do fluxo sanguíneo é necessário para as necessidades metabólicas do rim... Para afetar significativamente a função renal, somente na base da lesão vascular, toda a massa renal deve ser afetada. Assim, uma redução na taxa de filtração glomerular (TFG) em pacientes com doença renovascular unilateral implica em alguma outra doença parenquimatosa no rim contralateral e raramente melhora após revascularização renal.

Assumindo que este cenário é correto, o uso das duas terapias dirigidas à correção da doença oclusiva precisa de reconsideração. Primeiro, o uso de medicações anti-hipertensivas reduz a pressão de perfusão para o rim, ativando mecanismos pressóricos para restaurar a perfusão, incluindo alguns, ou todos, os listados na Tabela 10.2. Como Garovic & Textor afirmam:

> Em condições clínicas, a terapia anti-hipertensiva é dirigida à redução da pressão sistêmica para obter benefícios comprovados para redução de morbidade cardiovascular. O preço da redução de pressão em pacientes com doença renovascular pode ser a hipoperfusão do rim pós-estenótico. Isso pode ocorrer durante a terapia com qualquer agente anti-hipertensivo e pode causar perda da TFG quando a pressão de perfusão cai abaixo daquela necessária à autorregulação. A revascularização do rim pode remover a dependência pressórica da TFG nestes pacientes.

Isso leva à segunda reconsideração da terapia, aquela dirigida à correção mecânica da estenose por angioplastia e colocação de *stents*. Como observado por Levin e colaboradores (2007):

> É possível formular a hipótese de que lesões menos graves permitem a transmissão de pressões elevadas à vasculatura renal comprometida, assim exacerbando o processo esclerótico por ativação de fatores tissulares locais associados com estresse endotelial. Neste caso, o tratamento agressivo de lesões menos graves pode ser importante para prevenir lesão parenquimatosa progressiva... A opinião prevalecente sustenta que a intervenção em lesões < 70% não é útil. Contudo, se lesões relativamente menos graves acarretam eventos além da obstrução, parece razoável intervir precocemente no curso da estenose da artéria renal.

Pacientes com nefropatia isquêmica podem ser difíceis de distinguir do grande número com hipertensão primária ou doença renal parenquimatosa primária que progride para insuficiência renal. A possibilidade de doença renovascular bilateral deve ser considerada nos seguintes grupos (Chonchol & Linas, 2006):

- Mulheres jovens com hipertensão grave, nas quais a doença fibrodisplásica é comum.
- Pacientes mais velhos com doença aterosclerótica extensa que subitamente têm uma piora da função renal.
- Hipertensos com azotemia que desenvolvem múltiplos episódios de edema pulmonar agudo.
- Qualquer hipertenso que desenvolve insuficiência renal rapidamente progressiva sem evidência de uropatia obstrutiva.
- Pacientes nos quais a função renal deteriora rapidamente após tratamento com um IECA, BRA ou IDR.

Tais pacientes, se forem candidatos a intervenção, devem ter uma avaliação adequada para determinar a presença de doença oclusiva, mas nenhum estudo controlado foi realizado nestes pacientes para determinar a melhor estratégia. Contudo, entre 59 pacientes submetidos à angioplastia, foi observada uma melhora acentuada na função renal naqueles cujo nível de creatinina sérica havia aumentado rapidamente antes do procedimento (Muray et al., 2002).

## Variantes

### Hipertensão após transplante renal

Como descrito no Capítulo 9, pacientes que desenvolvem hipertensão grave após transplante renal devem ser avaliados para estenose da artéria renal. Estenoses pós-transplante foram relatadas em 1 a 23% dos enxertos renais (Bruno et al., 2004).

## Hipertensão e o rim hipoplásico

Como descrito no Capítulo 9, aqueles pacientes com um rim pequeno mas sem lesão estenótica, que respondem à nefrectomia, geralmente têm níveis elevados de atividade da renina plasmática (ARP) no sangue venoso que drena do rim lesado, sugerindo uma etiologia renovascular (Mizuiri et al., 1992). Do mesmo modo, em pacientes com um rim pequeno e artéria renal totalmente ocluída, a presença de níveis aumentados de renina a partir do rim ocluído é altamente preditiva do controle da hipertensão por nefrectomia (Rossi et al., 2002).

## TESTES FARMACOLÓGICOS

Antes que qualquer teste seja realizado para o diagnóstico de HRV, o clínico deve considerar se, na presença de doença renovascular, deve ser indicada revascularização para fornecer um provável benefício a despeito de possíveis complicações (Textor, 2003). Como enumerado no lado direito da Tabela 10.6, naqueles pacientes com função renal estável e hipertensão estável de longa duração que é responsiva a fármacos anti-hipertensivos facilmente toleradas, a revascularização provavelmente não traria nenhum benefício; portanto, nenhum teste deve ser realizado neles. Por outro lado, naqueles com um ou mais fatores que aumentam a probabilidade de sucesso na revascularização, listados no lado esquerdo da Tabela 10.6, os testes devem ser realizados para definir a extensão da doença renovascular e o seu significado funcional. Naqueles com uma elevada probabilidade de HRV, deve ser feita uma angiografia e, se houver estenose significativa, a revascularização imediata é adequada.

## Regra de previsão clínica

Além da listagem na Tabela 10.6, protocolos mais formais foram propostos para classificar as características clínicas em graus de probabilidade para orientar a decisão de investigação adicional da HRV. Mann e Pickering (1992) cria-

### Tabela 10.6
**Fatores indicativos de resposta à revascularização por HRV aterosclerótica**

| Favoráveis | Não favoráveis |
|---|---|
| Provável resposta da PA | Resposta da PA menos provável |
|   Hipertensão resistente ao tratamento |   Hipertensão estável de longa duração |
|   Hipertensão de recente início/progressão |   PA aceitável/esquema de medicação tolerável |
|   Hipertensão agravando síndrome coronariana aguda | |
|   Função cardíaca comprometida/edema pulmonar frequente | |
| Provável resposta funcional renal | Função renal menos provável de beneficiar-se |
|   Toda a massa renal afetada: rim solitário funcionante/EAR bilateral |   Estenose da artéria renal unilateral com circulação contralateral normal |
|   Queda recente na TFG |   Doença parenquimatosa bilateral (índice de resistência elevado no rim contralateral) |
|   Rins viáveis: fluxo sanguíneo preservado no nefrograma/índice de resistência favorável por ultrassom Doppler |   Função renal estável |
|   Insuficiência renal aguda durante terapia anti-hipertensiva, especialmente com inibidores da ECA/bloqueadores dos receptores AII | |
| Paciente considerado viável com expectativa de vida razoável | Paciente com viabilidade limitada |
| | Comorbidade grave que provavelmente limita a expectativa de vida |

ram um Índice de Suspeita Clínica, dividindo pacientes em *baixo* (que não deveriam fazer mais exames), *moderado* (que deviam fazer exames não invasivos) e *alto* (que podiam ser considerados para fazer arteriografia imediatamente) (Tabela 10.7).

Krijnen e colaboradores (1998) realizaram uma análise de regressão logística de dados de 477 pacientes hipertensos que foram submetidos à angiografia renal devido à suspeita de HRV com hipertensão resistente à medicamentos ou aumentos na creatinina sérica após inibição da ECA. O modelo de pontuação incluía idade, gênero, presença de doença vascular aterosclerótica, instalação recente de hipertensão, índice de massa corpórea, presença de sopro abdominal, níveis de creatinina e de colesterol séricos e tabagismo. A probabilidade de estenose da artéria renal aumentou agudamente à medida que o escore ficou acima de 10, chegando a quase 100% com escores totais de 25. Nestes pacientes, a acurácia diagnóstica do modelo foi similar ao da cintilografia renal.

Embora o poder preditivo destes índices clínicos não tenha sido validado pelos resultados de revascularização, a sua aplicação iria reduzir agudamente o número de investigações que poderiam ser realizadas em pacientes com pouca probabilidade de ter HRV. Apenas aqueles pacientes com características clínicas indicando a presença de HRV que provavelmente iriam responder favoravelmente à revascularização seriam submetidos a testes farmacológicos. O algoritmo apresentado na Figura 10.5 inicia com testes não invasivos que podem confirmar a probabilidade clínica da presença de HRV que provavelmente responderia favoravelmente à revascularização e depois prossegue para os estudos por imagem.

Como observado na Tabela 10.7, aqueles pacientes com um elevado índice de suspeita clínica, nos quais é essencial identificar a presença de HRV, devem iniciar com angiografia contrastada e, se for encontrada uma estenose significativa, serem submetidos imediatamente à angioplastia/*stent*.

### Tabela 10.7
**Exames para HRV: índice de suspeita clínica como guia para a seleção de pacientes para investigação**

**Índice de suspeita clínica**
Baixo (não devem fazer exames)
  Hipertensão limítrofe, leve a moderada, na ausência de indícios clínicos
Moderado (exames não invasivos recomendados)
  Hipertensão grave (PAD > 120 mmHg)
  Hipertensão refratária à terapia padrão, excluindo IECAs e bloqueadores AII
  Instalação abrupta de hipertensão sustentada, moderada a grave com idade < 20 ou
    > 50 anos
  Hipertensão com sopro abdominal ou no flanco sugestivo
  Hipertensão moderada (PAD > 105 mmHg) em um tabagista, em um paciente com evidência de doença vascular oclusiva (cerebrovascular, coronária, vascular periférica) ou em um paciente com elevação inexplicada, porém estável, da creatinina sérica
  Normalização da PA por um IECA em um paciente com hipertensão moderada a grave (particularmente um tabagista ou com início recente da hipertensão)
Alto (pode-se considerar prosseguir diretamente para angiografia)
  Hipertensão grave (PAD > 120 mmHg) com insuficiência renal progressiva ou refratariedade ao tratamento agressivo, particularmente em um paciente que é tabagista ou que tem outras evidências de doença arterial oclusiva
  Hipertensão maligna ou acelerada (retinopatia grau III ou IV)
  Hipertensão com elevação recente da creatinina sérica, quer inexplicada ou induzida reversivelmente por um IECA, bloqueador dos receptores AII ou inibidor direto da renina
  Hipertensão moderada a grave com assimetria renal detectada acidentalmente

Modificada de Mann SJ, Pickering TG. *Detection of renovascular hypertension. State of the art: 1992. Ann Intern Med* 1992;117:845–853.

## Testes para prever a resposta à revascularização

### *Medida da renina*

De acordo com a fisiopatologia descrita anteriormente, a HRV deve estar associada com hipersecreção de renina a partir de um rim que está significativamente hipoperfundido.

### *Sangue periférico*

Embora sejam encontrados níveis elevados de atividade da renina plasmática (ARP) em alguns pacientes com HRV, eles não estão elevados em muitos (Rudnick & Maxwell, 1984), de acordo com as evidências experimentais de que a secreção de renina dos rins pinçados voltam ao "normal" logo após a indução da HRV, enquanto a liberação de renina do rim contralateral é suprimida.

Várias manobras foram usadas para aumentar a liberação de renina na esperança de que pacientes com doença curável mostrassem uma hiper-responsividade, melhorando assim o valor discriminatório dos níveis de ARP (Wilcox, 2000). A manobra mais usada, a resposta da ARP ao captopril, demonstrou valor limitado como um exame de rastreamento (Vasbinder et al., 2001).

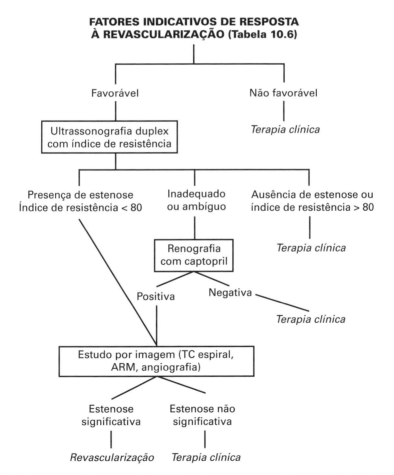

**FIGURA 10.5** Algoritmo para avaliação e terapia da HRV com base na presença de fatores indicativos de uma resposta à revascularização (mostrado na Tabela 10.6).

## Comparação da renina nas veias renais

A comparação dos níveis de renina no sangue de cada veia renal, obtida por cateterismo percutâneo, tem sido usada para estabelecer o diagnóstico e a reversibilidade da HRV com um coeficiente maior do que 1,5:1,0 entre as duas veias renais considerado anormal ou lateralizante. Em relatos iniciais, o coeficiente anormal tinha um poder preditivo de curabilidade de 92%; contudo, 65% daqueles cujo coeficiente do nível de ARP entre as veias renais não lateralizava também melhoravam com cirurgia (Rudnick & Maxwell, 1984). Mais recentemente, o procedimento demonstrou ter um valor preditivo baixo (Hasbak et al., 2002).

## Ultrassonografia dúplex com índice de resistência

A ultrassonografia dúplex é um teste de rastreamento moderadamente acurado com o pico de velocidade sistólica apresentando uma sensibilidade de 85% e uma especificidade de 92% (Williams et al., 2007). Além do mais, a estimativa do índice de resistência a partir da velocidade diastólica final e sistólica máxima mostraram predizer a resposta clínica à revascularização (Radermacher et al., 2001).

Os pacientes podem não responder a uma revascularização tecnicamente efetiva devido ao dano estrutural à vasculatura pós-estenótica, quer seja porque a doença subjacente era hipertensão primária que levou à nefroesclerose ou devido ao desenvolvimento de nefropatia isquêmica. Para medir o grau de resistência vascular além da estenose, as velocidades de fluxo dentro da artéria renal são estimadas por ultrassonografia Doppler e o índice de resistência calculado pela equação: [1-(velocidade diastólica final + velocidade sistólica máxima)] x 100.

O índice de resistência foi medido em 138 pacientes com doença renovascular antes da revascularização por angioplastia ou cirurgia (Radermacher et al., 2001). Nos 35 pacientes com índice de resistência de 80 ou mais, apenas um teve uma queda subsequente de 10 mmHg ou mais na PA. Nos 96 pacientes com um índice de resistência menor do que 80, a PA média caiu pelo menos 10 mmHg em 90 pacientes. Em outra série, o índice previu alterações pós-revascularização na função renal, mas não na PA (Crutchley et al., 2009).

O índice de resistência mostrou correlação com a patologia renal nos tecidos obtidos por biópsia (Ikee et al., 2005), mas tem menos acurácia preditiva na experiência obtida por outros (Drieghe et al., 2008; Krumme & Hollenbeck, 2007). Como visto na Figura 10.5, a ultrassonografia dúplex com índice de resistência é o primeiro exame a ser realizado naqueles com indicações favoráveis para revascularização.

## Mapeamento renal

Parece lógico que a hipoperfusão do rim afetado fosse vista na HRV. Contudo, pelo menos dois fatores podem estar envolvidos na redução do poder discriminatório dos estudos de perfusão renal. Primeiro, por motivos que não são aparentes, há uma considerável assimetria do fluxo sanguíneo renal na ausência de HRV. Assimetria, definida como uma diferença de 25% ou mais entre os dois rins, foi observada em 51% de 148 pacientes hipertensos cujas artérias renais eram patentes na angiografia (van Onna et al., 2003). Certamente, a presença de assimetria aumentou a taxa de resultados falso-positivos da cintilografia renal.

O segundo fator que pode ter um papel é o desenvolvimento frequente de doença renovascular bilateral ou nefropatia isquêmica no rim contralateral, ambas levando a um diferencial reduzido de fluxo sanguíneo. Todavia, a cintilografia de perfusão renal pode ser útil para prever a resposta à revascularização.

A renografia pode ser feita com agentes radiomarcadores que são excretados por filtração glomerular – tecnécio-99 ácido pentacético dietilenotriamina ($^{99}$Tc-DTPA) – ou parcialmente por filtração mas principalmente por secreção tubular para medir o fluxo sanguíneo renal – $^{131}$I-hipurato, ou $^{99}$Tc-mercaptoacetiltriglicina ($^{99}$Tc-MAG$_3$). Quando usados isoladamente, os renogramas isotópicos fornecerão sensibilidade e especificidade de cerca de 75% para o diagnóstico de HRV (Pickering, 1991).

Logo após a observação de que a função renal em um rim isquêmico poderia ser reduzida abruptamente após uma única dose do IECA captopril (Hricick et al., 1983), foi relatado o efeito do captopril sobre a captação renal do $^{99}$Tc-DTPA (Wenting et al., 1984). A redução na captação do $^{99}$Tc-DTPA ou um retardo na excreção do $^{131}$I-hipurato ou $^{99}$Tc-MAG$_3$ podem ser usados para identificar o efeito do IECA na remoção das ações protetoras dos altos níveis de angiotensina II sobre a autorregulação da filtração glomerular e sobre a manutenção do fluxo sanguíneo renal, respectivamente (Figura 10.6).

Para reduzir o custo e o tempo da investigação, a cintilografia renal pós-captopril deve ser feita primeiro. Se o resultado for negativo

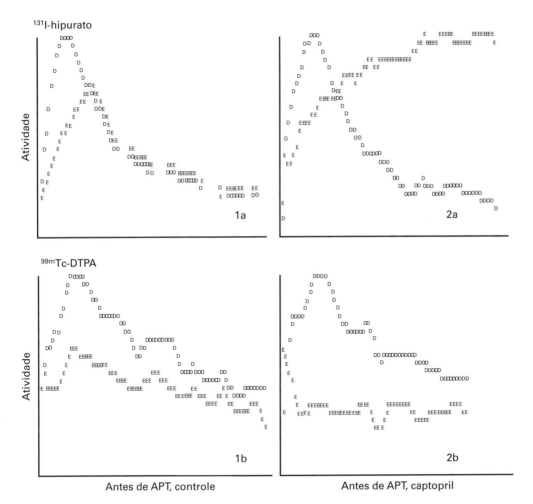

**FIGURA 10.6** Renografia em um homem de 42 anos com hipertensão e estenose da artéria renal esquerda. **E**: rim esquerdo; **D**: rim direito. Após a angioplastia percutânea transluminal (APT), sua hipertensão foi curada. A metade superior da figura mostra o $^{131}$I-hipurato (a) e a metade inferior mostra as curvas de tempo-atividade com tecnécio-99 ácido pentacético dietilenotriamina ($^{99m}$Tc-DTPA) (b) em duas circunstâncias diferentes: (1) antes da APT sem qualquer medicação (controle) e (2) antes da APT, mas com a ingestão de 25 mg de captopril por via oral, 1 hora antes da investigação. O captopril retardou a excreção do $^{131}$I-hipurato e reduziu a captação do $^{99m}$Tc-DTPA apenas no rim esquerdo. (Reimpressa, com permissão, de Geyskes GG, Oei HY, Puylaert BAJ, et al. *Renovascular hypertension identified by captopril-induced changes in the renogram. Hypertension* 1987;9:451–458.)

(como será na maioria das vezes), não há necessidade de um renograma pré-captopril. Se o exame for positivo, o procedimento deve ser repetido no dia seguinte sem captopril para garantir que as diferenças sejam relacionadas com doença vascular reversível e não a dano parenquimatoso.

Como revisado por Taylor (2000), a renografia com IECA é altamente acurada em pacientes com uma probabilidade moderada de HRV e função renal normal, na qual a sensibilidade e especificidade são de aproximadamente 90%. Por meio da combinação de dados de 10 estudos que avaliaram os efeitos da revascularização em 291 pacientes, o valor preditivo positivo médio da renografia com IECA foi de 92%. Resultados menos expressivos foram relatados mais recentemente em pacientes que foram submetidos à angioplastia (Soulez et al., 2003; van Jaarsveld & Deinum, 2001). Como esperado, o teste é menos sensível em pacientes com insuficiência renal; cerca da metade terá um teste indeterminado. O teste pode ser feito em pacientes em uso de vários medicamentos anti-hipertensivos, embora a sensibilidade seja reduzida em pacientes que estão em uso de terapia com IECA ou BRA (Pedersen, 2000) que deve ser descontinuada pelo menos três dias antes da renografia.

## Exames por imagem das artérias renais

### Arteriografia renal por cateter

Por muitos anos, a arteriografia dirigida por cateter foi o único procedimento disponível para visualização dos vasos renais. À medida que exames de imagem não invasivos se tornaram disponíveis, a arteriografia passou a ser menos utilizada, exceto como um procedimento complementar em pacientes submetidos à arteriografia coronariana. Parte da resistência à arteriografia se origina do potencial de nefropatia pelo meio de contraste, particularmente em pacientes com insuficiência renal subjacente. A probabilidade de tal nefropatia tem sido reduzida consideravelmente por procedimentos especiais, incluindo injeções seletivas de pequenos volumes de meio de contraste isosmolar ou de baixa osmolalidade e hidratação preventiva (Bartorelli & Marenzi, 2008). Adicionalmente, êmbolos por placas ateroscleróticas podem causar dano renal (Scolari et al., 2007).

A arteriografia ainda é necessária antes da revascularização, quer seja por cirurgia ou por angioplastia/*stent*, para excluir doença arterial renal dos ramos ou periférica (Reidy, 2002).

Embora a arteriografia renal seja quase sempre bem sucedida no diagnóstico de estenose de artéria renal, ela tem relativamente pouco valor na determinação da curabilidade da HRV (Bookstein et al., 1972). Além do mais, mesmo nas melhores mãos, há uma variabilidade substancial interobservador na graduação da estenose (Reidy, 2002).

### Gradiente de pressão

Medidas do gradiente de pressão por meio da estenose podem ser um preditor útil do sucesso da angioplastia (Leesar et al., 2009).

### Tomografia computadorizada espiral e angiorressonância magnética

Tanto a tomografia computadorizada espiral (TC) quanto a imagem de ressonância magnética (RM) estão sendo cada vez mais usadas para visualizar as artérias renais, por reduzir o risco de nefropatia por meio de contraste e embolização por colesterol ao mesmo tempo em que fornece uma excelente sensibilidade (Textor, 2009). As vantagens mais importantes da angiotomografia espiral computadorizada são a injeção de meio de contraste intravenoso ao invés de diretamente nas artérias renais, a capacidade de visualizar o lúmen e a parede arterial em três dimensões e a capacidade de visualizar vasos acessórios e distais (Figura 10.7).

A RM com uso de gadolínio não envolve radiação ionizante. As sérias complicações da fibrose sistêmica nefrogênica provavelmente ocorrem apenas em pacientes com DRT (Marckmann, 2008). Além da imagem das artérias renais, a RM pode fornecer dados úteis sobre o comprimento e volume renal total. No futuro, novos procedimentos como o uso de RM para avaliar a oxigenação tissular renal, podem melhorar o reconhecimento de isquemia intrarrenal (Textor et al., 2008). Além do mais, novas tecnologias permitem que a RM seja feita sem um meio de contraste (Miyazaki & Lee, 2008).

## Conclusão

O algoritmo apresentado na Figura 10.5 recomenda exames para a HRV aterosclerótica apenas naqueles pacientes que são mais prováveis de ter uma resposta favorável à revascularização. Não há estimativas acuradas disponíveis sobre o número destes pacientes, mas eles provavelmente compõem menos de 5% da população total de hipertensos. O algoritmo pode ser aplicado a pacientes com displasia fibromuscular. Sendo mais jovens, eles geralmente são mais fáceis de identificar em bases clínicas, menos prováveis de ter insuficiência renal ou aterosclerose extensa e mais prováveis de ter uma resposta favorável à terapia clínica ou revascularização.

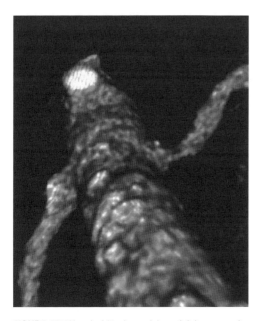

**FIGURA 10.7** Uma incidência caudal-cranial de uma angiotomografia espiral computadorizada demonstrando estenose aterosclerótica da artéria renal esquerda proximal.

Nos poucos pacientes com probabilidade elevada de HRV, nos quais a angiografia direta imediata está indicada, o algoritmo inicia com um exame para confirmar a evidência clínica de uma resposta favorável à revascularização. Apenas aqueles com boas chances de responder devem, então, ser submetidos a exames de imagem para visualizar a extensão da doença renovascular, indicando dessa forma o modo adequado de revascularização.

Como a ultrassonografia Doppler pode medir o índice de resistência ao identificar a doença renovascular e, ainda com experiência limitada, sugerir a probabilidade de resposta à revascularização, este procedimento é uma forma lógica de começar a investigação. Se a ultrassonografia dúplex não estiver disponível ou for tecnicamente inadequada, é recomendada a renografia com captopril.

## TERAPIA

Mesmo que a estenose da artéria renal seja detectada acidentalmente, sua presença indica que o paciente está em risco aumentado de eventos futuros cardiovasculares e renais (Hackam et al., 2007). Portanto, a despeito do cenário clínico, todos os pacientes com doença da artéria renal diagnosticada devem receber terapia clínica intensiva. Se a doença for funcionalmente significativa, pode ser indicada a revascularização da artéria renal.

O menor número de pacientes com displasia fibromuscular funcionalmente significativa são auxiliados pela angioplastia e a cirurgia é necessária apenas naqueles com doença em artérias segmentares (Plouin et al., 2007).

Quando a lesão aterosclerótica é descoberta e seu significado funcional é comprovado, há três opções disponíveis para tratamento: terapia clínica, angioplastia e revascularização cirúrgica. Além disso, é recomendado o controle intensivo de todos os fatores de risco cardiovascular concomitantes.

Nos últimos anos, a angioplastia com colocação de *stent* superou a cirurgia quando há necessidade de revascularização (Murphy et al., 2004). Ao mesmo tempo, à medida que as limitações da revascularização se tornaram óbvias, mais pacientes estão sendo tratados clinicamente, pelo menos até que mostrem evidência de progressão do dano renal ou hipertensão resistente.

## Terapia clínica

A maior experiência tem sido com inibição do sistema renina-angiotensina, em particular com os IECAs. A maior experiência publicada é um estudo de coorte com base populacional com 3.570 pacientes nos quais o diagnóstico de doença renovascular foi feito por meio de várias técnicas (Hackam et al., 2008). Todos os pacientes tinham 65 anos de idade ou mais, com uma média de 74,5. A hipertensão foi diagnosticada em mais de 85% e 64% tinha DRC. O acompanhamento médio foi de dois anos.

O desfecho primário de morte, infarto do miocárdio ou acidente vascular cerebral ocorreu em 10 para cada 100 pacientes/ano nos 53% que receberam um IECA e em 13 para cada 100 pacientes/ano nos 47% que não foram tratados com IECA, uma diferença altamente significativa após ajustes para uma série de possíveis fatores confundidores. Além disso, o número de hospitalizações por insuficiência cardíaca e institucionalização por diálise prolongada foi reduzido em mais de 30%.

O principal problema, como esperado em pacientes cuja perfusão renal é baseada em níveis elevados de angiotensina, foi a insuficiência renal aguda. Isso ocorreu em 1,2 para cada 100 pacientes/ano naqueles em uso de IECA *versus* 0,6 para cada 100 pacientes/ano naqueles sem IECA. Novamente como esperado, a maioria das insuficiências renais agudas ocorrem naqueles com DRC, diabetes ou em uso de diuréticos de alça.

Estes dados estão de acordo com os resultados de outros estudos, porém muito menores (Baxter et al., 2009; Hackam et al., 2007).

Esses dados reconfirmam que a monitorização cuidadosa da função renal é mandatória nos pacientes com doença renovascular ou que são mais propensos a ter doença renovascular, isto é, pacientes nas categorias "moderado" ou "alta" na Tabela 10.7, quando um IECA, BRA ou IDR é iniciado. Se a creatinina sérica se eleva acima de 30% dos níveis basais, o inibidor da renina-angiotensina deve ser suspenso e ser considerada a revascularização (Cohen & Townsend, 2008).

## Angioplastia

Após o primeiro relato de tratamento bem-sucedido de HRV por angioplastia renal transluminal percutânea (Grüntzig et al., 1978), os aspectos técnicos melhoraram continuamente, incluindo o uso de equipamentos de filtragem para recapturar detritos que podem vir a causar ateroembolização (Corriere et al., 2007). O elevado índice de re-estenose com a angioplastia por balão tem levado ao uso cada vez maior de *stents*, particularmente naqueles com lesões ateroscleróticas ostiais (Corriere et al., 2008) ou com HRV pós-transplante (Bruno et al., 2003).

Após milhares de pacientes com doença renovascular, com ou sem prova do seu significado funcional, terem sido submetidos a angioplastia com ou sem *stent*, um estudo foi finalizado e outro está em andamento para determinar se o procedimento é melhor do que a terapia clínica. Os dois estudos são resumidos na Tabela 10.8.

Os resultados do Angioplasty and stenting for renal artery lesion (ASTRAL) foram apresentados em 1º de abril de 2008 mas até o início de 2009 não haviam sido publicados. Resumos da apresentação disponíveis na internet indicam que a angioplastia com *stent* não oferece benefício em relação à terapia clínica. O estudo envolveu 806 pacientes com doença renovascular aterosclerótica, todos com algum grau de insuficiência renal (creatinina sérica média de 2 mg/dL), uma PA média de 151/76 mmHg e uma estenose média de 76% de uma artéria renal. O procedimento de angioplastia com *stent* foi considerado tecnicamente bem-sucedido em 88%. Após 1 ano de acompanhamento, não havia diferença na PA, alterações na creatinina sérica, na taxa de insuficiência renal aguda ou eventos cardiovasculares entre os grupos tratados com revascularização ou com terapia clínica.

Outro grande estudo, o Cardiovascular outcomes with renal atherosclerotic lesions (CORAL), está em andamento (Cooper et al., 2006).

## Cirurgia

Há muitos estudos observacionais não controlados mostrando benefícios da PA e da função renal com a cirurgia (Cherr et al., 2002; Marone et al., 2004). A despeito da crescente probabilidade de que pacientes encaminhados para cirurgia ou falharam na resposta à angioplastia ou têm doença aterosclerótica extensa na aorta ou nos vasos mesentéricos que também necessitam de reparo, os resultados globais com a cirurgia parecem comparáveis com aqueles vistos na angioplastia tecnicamente bem sucedida (Galaria et al., 2005). A mortalidade é mais alta, em média 10%, no período pós-operatório imediato (Modrall et al., 2008).

A cirurgia pode ser a única opção em pacientes com envolvimento das artérias renais principais por arterite (Weaver et al., 2004). Adicionalmente, a nefrectomia pode ser adequada em pacientes com hipertensão refratária e um rim atrófico, não funcionante (Canzanello, 2004).

## A escolha da terapia

Na revisão de literatura recente, inúmeros pontos se tornaram óbvios:

- Pacientes com doença fibrodisplásica têm melhores resultados do que aqueles com doença aterosclerótica quando tratados clinicamente ou por revascularização (Slovut &

### Tabela 10.8
Estudos clínicos de terapia clínica ± angioplastia e *stent* em pacientes com lesão aterosclerótica da artéria renal

| | Astral | Coral |
|---|---|---|
| N° de pacientes | 806 | 1.080 |
| Critério de inclusão | Artéria renal possível de angioplastia ± colocação de *stent*; sem procedimento de revascularização prévio por doença renovascular aterosclerótica | 80-90% de estenose da artéria renal, ou 60-80% de estenose com gradiente transestenótico ≥ 20 mmHg; PA sistólica ≥ 155 mmHg em duas medidas de PA |
| Intervenções | Angioplastia ± *stent versus* medicação isolada | Angioplastia ± *stent versus* medicação isolada |
| Desfecho primário | Curva média de 1/Crs *versus* tempo | Composição de morte cardiovascular, acidente vascular cerebral, IM, hospitalização por IC ou DRT |
| Desfecho secundário | PA, excreção urinária de proteína, eventos vasculares graves, DRT, patência da angiografia em 12 meses | Mortalidade, análise de subgrupo, 1/Crs *versus* tempo, PA, patência da artéria renal, índice de resistência renal, qualidade de vida, custo-eficácia |
| Período de recrutamento | 6 anos | ≈ 4 anos |
| Acompanhamento médio planejado | 1 ano | 2+ anos |

**ECA**: enzima conversora da angiotensina; **BRAs**: bloqueadores dos receptores da angiotensina II; **Astral**: *Angioplasty and stenting for renal artery lesion* (Angioplastia e stent na lesão da artéria renal); **Coral**: *Cardiovascular outcomes with renal atherosclerotic lesions* (Desfechos cardiovasculares nas lesões renais ateroscleróticas); **CV**: cardiovascular; **DRT**: doença renal terminal; **IC**: insuficiência cardíaca; **IM**: infarto do miocárdio; **Crs**: creatinina sérica.

Olin, 2004). Sua melhor resposta provavelmente reflete sua menor idade, menos tempo de hipertensão e menos aterosclerose em outros órgãos. Aqueles que não respondem bem à terapia clínica devem ser submetidos à angioplastia transluminal percutânea (ATP), em geral sem *stent*. A angioplastia cura ou melhora 70 a 90% dos pacientes (Slovut & Olin, 2004).
- Na HRV aterosclerótica, *a terapia clínica*, em geral com IECA ou BRA, e frequentemente com bloqueador dos canais de cálcio, pode ser eficaz por muitos anos (Hackam et al., 2007).
- A *angioplastia* com colocação de *stent* deve ser realizada em pacientes que não toleram ou não respondem à terapia clínica ou que têm comprometimento renal progressivo (Textor, 2008).
- A *revascularização cirúrgica* é muito menos indicada, exceto quando a angioplastia com *stent* não é exequível ou não é bem sucedida ou quando é necessária uma cirurgia abdominal.
- A revascularização ou a angioplastia podem ser indicadas para a nefropatia isquêmica, mais para preservar a função renal do que para controlar a hipertensão (Levin et al., 2007).

Obviamente, ainda há incerteza sobre o diagnóstico e tratamento da HRV. A diferenciação de pacientes com doença renovascular aterosclerótica, que compreendem cerca de 90% daqueles com HRV, entre aqueles que são prováveis ou não prováveis de ter uma resposta favorável à revascularização (mostrado na Tabela 10.6), deve ajudar consideravelmente. No entanto, as incertezas remanescentes são tão grandes que os médicos com experiência no manejo de pacientes com HRV devem estar envolvidos na avaliação e no tratamento destes pacientes.

## TUMORES SECRETORES DE RENINA

Os tumores secretores de renina não são comuns. Desde o reconhecimento do primeiro caso em 1967 (Robertson et al., 1967), apenas cerca de 90 foram relatados (Wong et al., 2008). Como eles já foram bem descritos, poucos têm valor para novas publicações. A maioria destes tumores são relativamente pequenos e são compostos de células justaglomerulares secretoras de renina (i.e., hemangiopericitomas). Outras causas de hipertensão e níveis elevados de renina incluem:

- Tumor de Wilms em crianças, geralmente associados com níveis elevados de pró-renina (Leckie et al., 1994).
- Carcinoma de células renais (Moein & Dehghani, 2000); tumores de vários locais extrarrenais, incluindo pulmão, ovário, fígado, pâncreas, sarcomas e teratomas (Pursell & Quinlan, 2003) e paraganglionoma adrenal (Arver et al., 1999).
- Grandes tumores intrarrenais que comprimem os vasos renais.
- Hiperplasia unilateral de células justaglomerulares (Kuchel et al., 1993).

A maioria dos tumores de origem renal secretores de renina se encaixam em um padrão típico:

- Hipertensão grave em pacientes relativamente jovens: a idade média dos casos relatados é 27 anos (Wong et al., 2008).
- Aldosteronismo secundário, em geral manifestado por hipocalemia.
- Níveis muito altos de pró-renina e renina no sangue periférico: níveis ainda mais altos no rim que abriga o tumor.
- Tumor reconhecível por tomografia computadorizada.
- Morfologicamente, um hemangiopericitoma que se origina do aparelho justaglomerular.

Agora que as causas renais de hipertensão foram explicadas, passaremos as causas associadas com excesso hormonal, em geral de origem adrenal.

## REFERÊNCIAS

Agarwal M, Lynn KL, Richards AM, et al. Hyponatremic-hypertensive syndrome with renal ischemia. *Hypertension* 1999;33: 1020–1024.

Alfidi RJ, Tarar R, Fosmoe RJ, et al. Renal splanchnic steal and hypertension. *Radiology* 1972;102:545–549.

Aparicio L, Boggio G, Waisman G et al. Advances in noninvasive methods for functional evaluation of renovascular disease. *J Am Soc Hypertens* 2009;3:42–51.

Arver S, Jacobsson H, Cedermark B, et al. Malignant human renin producing paraganglionoma—localization with [123]I-MIBG and treatment with [131]I-MIBG. *Clin Endocrinol* 1999;51:631–635.

Bartorelli AL, Marenzi G. Contrast-induced nephropathy. *J Interven Cardiol* 2008;21:74–85.

Bax L, Woittiez AJ, Kouwenberg HJ et al. Stent placement in patients with atherosclerotic renal artery stenosis and impaired renal function: A randomized trial. *Ann Intern Med* 2009;150:840–841.

Bookstein JJ, Abrams HL, Buenger RE, et al. Radiologic aspects of renovascular hypertension. Part 3. Appraisal of arteriography. *JAMA* 1972;221:368–374.

Boutouyrie P, Gimenez-Roqueplo A-P, Fine E, et al. Evidence for carotid and radial artery wall subclinical lesions in renal fibromuscular dysplasia. *J Hypertens* 2003;21:2287–2295.

Bruno S, Remuzzi G, Ruggenenti P. Transplant renal artery stenosis. *J Am Soc Nephrol* 2004;15:134–141.

Buller CE, Norareda JG, Ramanathan K, et al. The profile of cardiac patients with renal artery stenosis. *J Am Coll Cardiol* 2004;43:1606–1613.

Cakar N, Yalcinkaya F, Duzova A, et al. Takayasu arteritis in children. *J Rheumatol* 2008;35:913–919.

Canzanello VJ. Medical management of renovascular hypertension. In: Mansoor GA, ed. *Secondary Hypertension: Clinical Presentation, Diagnosis, and Treatment.* Totowa, NJ: Humana Press Inc.; 2004:91–107.

Caps MT, Perissinotto C, Zierler RE, et al. Prospective study of atherosclerotic disease progression in the renal artery. *Circulation* 1998a;98:2866–2872.

Caps MT, Zierler RE, Polissar NL, et al. Risk of atrophy in kidneys with atherosclerotic renal artery stenosis. *Kidney Int* 1998b; 53:735–742.

Castle CH. Iatrogenic renal hypertension: Two unusual complication of surgery for familial pheochromocytoma. *JAMA* 1973; 225:1085–1088.

Chábová V, Schirger A, Stanson AW, et al. Outcomes of atherosclerotic renal artery stenosis managed without revascularization. *Mayo Clin Proc* 2000;75:437–444.

Cherr GS, Hansen KJ, Craven TE, et al. Surgical management of atherosclerotic renovascular disease. *J Vasc Surg* 2002;35: 236–245.

Chonchol M, Linas S. Diagnosis and management of ischemic nephropathy. *Clin J Am Soc Nephrol* 2006;1:172–181.

Cohen DL, Townsend RR. What should the physician do when creatinine increases after starting an angiotensin-converting enzyme inhibitor or an angiotensin receptor blocker? *J Clin Hypertens (Greenwich)* 2008;10:803.

Conlon PJ, O'Riordan E, Kalra PA. New insights into the epidemiologic and clinical manifestations of atherosclerotic renovascular disease. *Am J Kidney Dis* 2000;35:573–587.

Cooper CJ, Murphy TP, Matsumoto A, et al. Stent revascularization for the prevention of cardiovascular and renal events among patients with renal artery stenosis and systolic hypertension: Rationale and design of the CORAL trial. *Am Heart J* 2006;152:59–66.

Corriere MA, Crutchley TA, Edwards MS. Is embolic protection during renal artery intervention really necessary? *J Cardiovasc Surg (Torino)* 2007;48:443–453.

Corriere MA, Pearce JD, Edwards MS et al. Endovascular management of atherosclerotic renovascular disease: Early results following primary intervention. *J Vasc Surg* 2008;48:580–587.

Coruzzi P, Novarini A. Which antihypertensive treatment in renal vasculitis? *Nephron* 1992;62:372.

Crutchley TA, Pearce JD, Craven TE, et al. Clinical utility of the resistive index in atherosclerotic renovascular disease. *J Vasc Surg* 2009;49:148–155.

Davis BA, Crook JE, Vestal RE, et al. Prevalence of renovascular hypertension in patients with grade III or IV hypertensive retinopathy. *N Engl J Med* 1979;301:1273–1276.

Deglise S, Corpataux JM, Haller C, et al. Bilateral renal artery entrapment by diaphragmatic crura: A rare cause of renovascular hypertension with a specific management. *J Comput Assist Tomogr* 2007;31:481–484.

de Mast Q, Beutler J. The prevalence of artherosclerotic renal artery stenosis in risk groups: A systemic literature review. *J Hypertens* 2009;27:1333–1340.

Drieghe B, Madaric J, Sarno G, et al. Assessment of renal artery stenosis: Side-by-side comparison of angiography and duplex ultrasound with pressure gradient measurements. *Eur Heart J* 2008;29:517–524.

Dussol B, Nicolino F, Brunet P, et al. Acute transplant artery thrombosis induced by angiotensin-converting inhibitor in a patient with renovascular hypertension. *Nephron* 1994;66: 102–104.

Edwards BS, Stanson AW, Holley KE, et al. Isolated renal artery dissection. Presentation, evaluation, management, and pathology. *Mayo Clin Proc* 1982;57:564–571.

English WP, Pearce JD, Craven TE, et al. Surgical management of renal artery aneurysms. *J Vasc Surg* 2004;40:53–60.

Eyler WR, Clark MD, Garman JE, et al. Angiography of the renal areas including a comparative study of renal arterial stenosis in patients with and without hypertension. *Radiology* 1962;78: 879–892.

Farreras-Valenti P, Rozman C, Jurado-Grau J, et al. Gröblad-Strandberg-Touraine syndrome with systemic hypertension due to unilateral renal angioma. *Am J Med* 1965; 39:355–360.

Freedman BI, Hsu FC, Langefeld CD et al. Renal artery calcified plaque associations with subclinical renal and cardiovascular disease. *Kidney Int.* 2004;65:2262–2267.

Galaria II, Surowiec SM, Rhodes JM, et al. Percutaneous and open renal revascularizations have equivalent long-term functional outcomes. *Ann Vasc Surg* 2005;19:218–228.

Garovic VD, Textor SC. Renovascular hypertension and ischemic nephropathy. *Circulation* 2005;112:1362–1374.

Goldblatt H. Reflections. *Urol Clin North Am* 1975;2:219–221.

Goldblatt H, Lynch J, Hanzal RF, et al. Studies on experimental hypertension. I. The production of persistent elevation of systolic blood pressure by means of renal ischemia. *J Exp Med* 1934:59:347–378.

Granger JP, Schnackenberg CG. Renal mechanisms of angiotensin II-induced hypertension. *Semin Nephrol* 2000; 20:417–425.

Grüntzig A, Kuhlmann U, Vetter W, et al. Treatment of renovascular hypertension with percutaneous transluminal dilatation of a renal-artery stenosis. *Lancet* 1978;1:801–802.

Grützmacher P, Radtke HW, Stahl RA, et al. Renal artery stenosis and erythropoietin [Abstract]. *Kidney Int* 1989; 35:326.

Guo H, Karla PA, Gilbertson DT, et al. Artherosclerotic renovascular disease in older US patients starting dialysis, 1996 to 2001. *Circulation* 2007;115:50–58.

Hackam DG, Duong-Hua ML, Mamdani M, et al. Angiotensin inhibition in renovascular disease: A population-based cohort study. *Am Heart J* 2008;156:549–555.

Hackam DG, Spence JD, Garg AX, et al. Role of renin-angiotensin system blockade in atherosclerotic renal artery stenosis and renovascular hypertension. *Hypertension* 2007; 50:998–1003.

Halimi J-M, Ribstein J, Du Cailar G, et al. Nephrotic-range proteinuria in patients with renovascular disease. *Am J Med* 2000;108:120–126.

Hansen KJ, Deitch JS, Dean RH. Renovascular disease in blacks: Prevalence and result of operative management. *Am J Med Sci* 1998;315:337–342.

Hasbak P, Jensen LT, Ibsen H, et al. Hypertension and renovascular disease: Follow-up of 100 renal vein renin samplings. *J Hum Hypertens* 2002;16:275–280.

Hricik DE, Browning PJ, Kopelman R, et al. Captopril-induced functional renal insufficiency in patients with bilateral renal-artery stenosis or renal-artery stenosis in a solitary kidney. *N Engl J Med* 1983;308:373–376.

Hughes JS, Dove HG, Gifford RW Jr, et al. Duration of blood pressure elevation in accurately predicting surgical cure of renovascular hypertension. *Am Heart J* 1981; 101:408–413.

Ikee R, Kobayashi S, Hemmi N, et al. Correlation between the resistive index by Doppler ultrasound and kidney function and histology. *Am J Kidney Dis* 2005;46:603–609.

Jennings RC, Shaikh VAR, Allen WMC. Renal ischaemia due to thrombosis of renal artery resulting in metastases from primary carcinoma of bronchus. *Br Med J* 1964;2:1053–1054.

Kalra PA, Guo H, Kausz AT, et al. Artheroscloretic renovascular disease in United States patients aged 67 years and older: Risk factors, revascularization, and prognosis. *Kidney Int* 2005;68: 293–301.

Kasiske BL, Anjum S, Shah R, et al. Hypertension after kidney transplantation. *Am J Kidney Dis* 2004;43:1071–1081.

Kato K, Takashi M, Narita H, et al. Renal hypertension secondary to perirenal pseudocyst: Resolution by percutaneous drainage. *J Urol* 1985;134:942–943.

Khong TK, Mossouris CG, Belli AM, et al. Regression of atherosclerotic renal artery stenosis with aggressive lipid lowering therapy. *J Hum Hypertens* 2001;15:431–433.

Kolhe N, Downes M, O'Donnell P, et al. Renal artery dissection secondary to medial hyperplasia presenting as loin pain haematuria syndrome. *Nephrol Dial Transplant* 2004;19:495–497.

Krijnen P, van Jaarsveld BC, Deinum J, et al. Which patients with hypertension and atherosclerotic renal artery stenosis benefit from immediate intervention? *J Hum Hypertens* 2004;18:91–96.

Krijnen P, van Jaarsveld BC, Steyerberg EW, et al. A clinical prediction rule for renal artery stenosis. *Ann Intern Med* 1998;129: 705–711.

Krumme B, Hollenbeck M. Doppler sonography in renal artery stenosis—does the Resistive Index predict the success of intervention? *Nephrol Dial Transplant* 2007;22:692–696.

Kuchel O, Horky K, Cantin M, et al. Unilateral juxtaglomerular hyperplasia, hyperreninism and hypokalaemia relieved by nephrectomy. *J Hum Hypertens* 1993;7:71–78.

Kuczera P, Wloszczynska E, Adamczak M et al. Frequancy of renal artery stenosis and variants of renal vascularization in hypertensive patients: Analysis of 1550 angiographies in one centre. *J Human Hypertens* 2009;23:396–401.

Leckie BJ, Birnie G, Carachi R. Renin in Wilms' tumor: Prorenin as an indicator. *J Clin Endocrinol Metab* 1994;79: 1742–1746.

Leertouwer TC, Pattynama PMT, van den Berg-Huysmans A. Incidental renal artery stenosis in peripheral vascular disease. *Kidney Int* 2001;59:1480–1483.

Leesar MA, Varma J, Shapira A et al. Prediction of hypertension improvement after stenting of renal artery stenosis: comparative accuracy of translesional pressure gradients, intravascular ultrasound, and angiography. *J Am Coll Cardiol* 2009;53: 2363–2371.

Lekuona I, Laraudogoitia E, Salcedo A, et al. Congestive heart failure in a hypertensive patient. *Lancet* 2001;357: 358.

Levin A, Linas S, Luft FC, et al. Controversies in renal artery stenosis: A review by the American Society of Nephrology Advisory Group on Hypertension. *Am J Nephrol* 2007;27:212–220.

Lüscher TF, Lie JT, Stanson AW, et al. Arterial fibromuscular dysplasia. *Mayo Clin Proc* 1987;62:931–952.

Mann SJ, Pickering TG. Detection of renovascular hypertension. State of the art: 1992. *Ann Intern Med* 1992; 117:845–853.

Marckmann P. Nephrogenic systemic fibrosis: Epidemiology update. *Curr Opin Nephrol Hypertens* 2008;17:315–319.

Marone LK, Clouse WD, Dorer DJ, et al. Preservation of renal function with surgical revascularization in patients with atherosclerotic renovascular disease. *J Vasc Surg* 2004;39:322–329.

Maxwell MH, Bleifer KH, Franklin SS, et al. Demographic analysis of the study. *JAMA* 1972;220:1195–1204.

Missouris CG, Belli A-M, MacGregor GA. "Apparent" heart failure: A syndrome caused by renal artery stenosis. *Heart* 2000;83: 152–155.

Miyazaki M, Lee VS. Nonenhanced MR angiography. *Radiology* 2008;248:20–43.

Mizuiri S, Amagasaki Y, Hosaka H, et al. Hypertension in unilateral atrophic kidney secondary to ureteropelvic junction obstruction. *Nephron* 1992;61:217–219.

Modrall JG, Rosero EB, Smith ST, et al. Operative mortality for renal artery bypass in the United States: Results from the National Inpatient Sample. *J Vasc Surg* 2008;48:317–322.

Moein MR, Dehghani VO. Hypertension: A rare presentation of renal cell carcinoma. *J Urol* 2000;164:2019.

Mounier-Vehier C, Lions C, Devos P, et al. Cortical thickness: An early morphological marker of atherosclerotic renal disease. *Kidney Int* 2002;61:591–598.

Muray S, Martín M, Amoedo ML, et al. Rapid decline in renal function reflects reversibility and predicts the outcome after angioplasty in renal artery stenosis. *Am J Kidney Dis* 2002;39: 60–66.

Murphy TP, Soares G, Kim M. Increase in utilization of percutaneous renal artery interventions by Medicare beneficiaries, 1996–2000. *Am J Radiol* 2004;183:561–568.

Myrianthefs P, Aravosita P, Tokta R, et al. Resolution of Page kidney-related hypertension with medical therapy: A case report. *Heart Lung* 2007;36:377–379.

Nakano S, Kigoshi T, Uchida K, et al. Hypertension and unilateral renal ischemia (Page kidney) due to compression of a retroperitoneal paraganglioma. *Am J Nephrol* 1996; 16:91–94.

Nomura S, Hashimoto A, Shutou K, et al. Page kidney in a hemodialyzed patient. *Nephron* 1996;72:106–107.

Novick AC, Zaki S, Goldfarb D, et al. Epidemiologic and clinical comparison of renal artery stenosis in black patients and white patients. *J Vasc Surg* 1994;20:1–5.

Olivieri O, Grazioli S, Pizzolo F, et al. Different impact of deletion polymorphism of gene on the risk of renal and coronary artery disease. *J Hypertens* 2002;20:37–43.

Pearce JD, Craven BL, Craven TE, et al. Progression of atherosclerotic renovascular disease: A prospective population-based study. *J Vasc Surg* 2006;44:955–962.

Pedersen EB. New tools in diagnosing renal artery stenosis. *Kidney Int* 2000;57:2657–2677.

Pickering TG. The role of laboratory testing in the diagnosis of renovascular hypertension. *Clin Chem* 1991;37:1831–1837.

Plouin PF, Perdu J, La Batide-Alanore A, et al. Fibromuscular dysplasia. *Orphanet J Rare Dis* 2007;2:28.

Pursell RN, Quinlan PM. Secondary hypertension due to a renin-producing teratoma. *Am J Hypertens* 2003;16:592–595.

Rackson ME, Lossef SV, Sos TA. Renal artery stenosis in patients with aortic dissection: Increased prevalence. *Radiology* 1990;177:555–558.

Radermacher J, Chavan A, Bleck A, et al. Use of Doppler ultrasonography to predict the outcome of therapy for renal-artery stenosis. *N Engl J Med* 2001;344:410–417.

Reidy JF. New diagnostic techniques for imaging the renal arteries. *Curr Opin Nephrol Hypertens* 2002;11:635–639.

Restrick LJ, Ledermann JA, Hoffbrand BI. Primary malignant retroperitoneal germ cell tumour presenting with accelerated hypertension. *J Hum Hypertens* 1992;6:243–244.

Riccialdelli L, Arnaldi G, Giacchetti G, et al. Hypertension due to renal artery occlusion in a patient with antiphospholipid syndrome. *Am J Hypertens* 2001;14:62–65.

Rihal CS, Textor SC, Breen JF, et al. Incidental renal artery stenosis among a prospective cohort of hypertensive patients undergoing coronary angiography. *Mayo Clin Proc* 2002;77: 309–316.

Robertson PW, Klidjian A, Harding LK, et al. Hypertension due to a renin-secreting renal tumour. *Am J Med* 1967;43:963–976.

Rossi GP, Cesari M, Chiesura-Corona M, et al. Renal vein renin measurements accurately identify renovascular hypertension caused by total occlusion of the renal artery. *J Hypertens* 2002;20:975–984.

Rudnick MR, Maxwell MH. Limitations of renin assays. In: Narins RG, ed. *Controversies in Nephrology and Hypertension*. New York: Churchill Livingstone; 1984:123–160.

Salifu MO, Gordon DH, Friedman EA, et al. Bilateral renal infarction in a black man with medial fibromuscular dysplasia. *Am J Kidney Dis* 2000;36:184–189.

Scoble JE, de Takats D, Ostermann ME, et al. Lipid profiles in patients with atherosclerotic renal artery stenosis. *Nephron* 1999;83:117–121.

Scolari F, Ravani P, Gaggi R, et al. The challenge of diagnosing atheroembolic renal disease: Clinical features and prognostic factors. *Circulation* 2007;116:298–304.

Shapiro AL, Cavallo T, Cooper W, et al. Hypertension in radiation nephritis. Report of a patient with unilateral disease, elevated renin activity levels, and reversal after unilateral nephrectomy. *Arch Intern Med* 1977;137:848–851.

Siamopoulos K, Sellars L, Mishra SC, et al. Experience in the management of hypertension with unilateral chronic pyelonephritis: Results of nephrectomy in selected patients. *QJM* 1983;52: 349–362.

Silva VS, Martin LC, Franco RJ, et al. Pleiotropic effects of statins may improve outcomes in atherosclerotic renovascular disease. *Am J Hypertens* 2008;21:1163–1168.

Silver D, Clements JB. Renovascular hypertension from renal artery compression by congenital bands. *Ann Surg* 1976;183: 161–166.

Simon G. What is critical renal artery stenosis? *Am J Hypertens* 2000;13:1189–1193.

Simon N, Franklin SS, Bleifer KH, et al. Clinical characteristics of renovascular hypertension. *JAMA* 1972;220:1209–1218.

Slovut DP, Olin JW. Fibromuscular dysplasia. *N Engl J Med* 2004;350:1862–1871.

Smith HW. Unilateral nephrectomy in hypertensive disease. *J Urol* 1956;76:685–701.

Smith LH, Drach G, Hall P, et al. National High Blood Pressure Education Program (NHBPEP) review paper on complications of shock wave lithotripsy for urinary calculi. *Am J Med* 1991;91:635–641.

Soulez G, Therasse E, Qanadli SD, et al. Prediction of clinical response after renal angioplasty: Respective value of renal Doppler sonography and scintigraphy. *AJR* 2003; 181:1029–1035.

Sperati CJ, Aggarwal N, Arepally A, et al. Fibromuscular dysplasia. *Kidney Int* 2009; 75:333–336.

Steffens J, Mast GJ, Braedel HU, et al. Segmental renal hypoplasia of vascular origin causing renal hypertension in a 3-year-old girl. *J Urol* 1991;146:826–829.

Tapper D, Brand T, Hickman R. Early diagnosis and management of renovascular hypertension. *Am J Surg* 1987; 153:495–500.

Taylor A. Functional testing: ACEI renography. *Semin Nephrol* 2000;20:437–444.

Tedla F, Hayashi R, McFarlane SI, et al. Hypertension after renal transplant. *J Clin Hypertens* (*Greenwich*) 2007;9:538–545.

Textor SC. Stable patients with atherosclerotic renal artery stenosis should be treated first with medical management. *Am J Kidney Dis* 2003;42:858–863.

Textor S. Current approaches to renovascular hypertension. *Med Clin North Am* 2009;3:717–732.

Textor SC. Atherosclerotic renal artery stenosis: Overtreated but underrated? *J Am Soc Nephrol* 2008;19:656–659.

Textor SC, Glockner JF, Lerman LO, et al. The use of magnetic resonance to evaluate tissue oxygenation in renal artery stenosis. *J Am Soc Nephrol* 2008;19:780–788.

Thatipelli M, Misra S, Johnson CM, et al. Renal artery stent placement for restoration of renal function in hemodialysis recipients with renal artery stenosis. *J Vasc Interv Radiol* 2008;19: 1563–1568.

Thorsteinsdottir B, Kane GC, Hogan MJ, et al. Adverse outcomes of renovascular hypertension during pregnancy. *Nat Clin Pract Nephrol* 2006;2:651–656.

Torres VE, Wilson DM, Burnett JC Jr, et al. Effect of inhibition of converting enzyme on renal hemodynamics and sodium management in polycystic kidney disease. *Mayo Clin Proc* 1991; 66:1010–1017.

Tullus K, Brennan E, Hamilton G, et al. Renovascular hypertension in children. *Lancet* 2008;371:1453–1463.

Turnbull JM. Is listening for abdominal bruits useful in the evaluation of hypertension? *JAMA* 1995;274:1299–1301.

Valabhji J, Robinson S, Poulter C, et al. Prevalence of renal artery stenosis in subjects with type 2 diabetes and coexistent hypertension. *Diabetes Care* 2000;23:539–543.

Valvo E, Bedogna V, Gammaro L, et al. Systemic haemodynamics in renovascular hypertension: Changes after revascularization with percutaneous transluminal angioplasty. *J Hypertens* 1987; 5:629–632.

van der Ven AJAM, Hommels MJ, Kroon AA, et al. *Clamydia pneumoniae* seropositivity and systemic and renovascular atherosclerotic disease. *Arch Intern Med* 2002;162: 786–790.

van Helvoort-Postulart D, Dirksen CD, Nelemans PJ, et al. Renal artery stenosis: Cost-effectiveness of diagnosis and treatment. *Radiology* 2007;244:505–513.

van Jaarsveld BC, Deinum J. Evaluation and treatment of renal artery stenosis: Impact on blood pressure and renal function. *Curr Opin Nephrol Hypertens* 2001;10:399–404.

van Onna M, Houben JHM, Kroon AA, et al. Asymmetry of renal blood flow in patients with moderate to severe hypertension. *Hypertension* 2003;41:108–113.

van Onna M, Kroon AA, Houben AJHM, et al. Genetic risk of atherosclerotic renal artery disease: The Candidate Gene Approach in a Renal Angiography cohort. *Hypertension* 2004;44:448–453.

Vasbinder GBC, Nelemans PJ, Kessels AGH, et al. Diagnostic tests for renal artery stenosis in patients suspected of having renovascular hypertension. *Ann Intern Med* 2001; 135:401–411.

Ward MM, Studenski S. Clinical prognostic factors in lupus nephritis. The importance of hypertension and smoking. *Arch Intern Med* 1992;152:2082–2088.

Watano K, Okamoto H, Takagi C, et al. Neurofibromatosis complicated with XXX syndrome and renovascular hypertension. *J Intern Med* 1996;239:531–535.

Weaver FA, Kumar SR, Yellin AE, et al. Renal revascularization in Takayasu arteritis-induced renal artery stenosis. *J Vasc Surg* 2004;39:749–757.

Welch WJ. The pathophysiology of renin release in renovascular hypertension. *Semin Nephrol* 2000;20:394–401.

Wenting GJ, Tan-Tjiong H, Derkx FHM, et al. Split renal function after captopril in unilateral renal artery stenosis. *Br Med J* 1984;288:886–890.

White CJ, Jaff MR, Haskal ZJ, et al. Indications for renal arteriography at the time of coronary arteriography: A science advisory from the American Heart Association Committee on Diagnostic and Interventional Cardiac Catheterization, Council on Clinical Cardiology, and the Councils on Cardiovascular Radiology and Intervention and on Kidney in Cardiovascular Disease. *Circulation* 2006;114:1892–1895.

Wilcox CS. Functional testing: Renin studies. *Semin Nephrol* 2000;20:432–436.

Williams GJ, Macaskill P, Chan SF, et al. Comparative accuracy of renal duplex sonographic parameters in the diagnosis of renal artery stenosis: Paired and unpaired analysis. *Am J Roentgenol* 2007;188:798–811.

Wong L, Hsu TH, Perlroth MG, et al. Reninoma: Case report and literature review. *J Hypertens* 2008;26:368–373.

Woodrow G, Cook JA, Brownjohn AM, et al. Is renal vasculitis increasing in incidence? *Lancet* 1990;336:1583.

Zoccali C, Mallamaci F, Finocchiaro P. Atherosclerotic renal artery stenosis: Epidemiology, cardiovascular outcomes, and clinical prediction rules. *J Am Soc Nephrol* 2002;13:S179–S183.

# 11

# Aldosteronismo primário

Por mais de 40 anos, após Jerome Conn ter caracterizado a síndrome, o aldosteronismo primário (AP) foi considerado uma causa relativamente rara de hipertensão, presente em menos de 1% dos pacientes. Contudo, nos últimos anos, a prevalência desta condição tem sido relatada como sendo muito mais alta, atingindo 40% em grupos altamente selecionados e em cerca de 10% em pacientes encaminhados (Rossi et al., 2006a), tanto que o AP é considerado agora como "a causa mais comum de hipertensão secundária" (Young, 2007b). Esses números podem estar superestimados pelo efeito de confusão do encaminhamento e seleção (Kaplan, 2007), mas a disponibilidade de um simples exame de rastreamento tem levado a um maior reconhecimento de formas mais leves desta condição, particularmente aquelas relacionadas com hiperplasia adrenal bilateral (HAB) (Fender et al., 2008).

Este capítulo abordará aquelas síndromes listadas na Tabela 11.1, nas quais a secreção do mineralocorticoide fisiológico aldosterona está aumentada primariamente. O Capítulo 13 abordará as síndromes causadas por aumento da secreção de outros mineralocorticoides, por exemplo, desoxicorticosterona nas hiperplasias adrenais congênitas, ou por ação do cortisol nos receptores mineralocorticoides, por exemplo, no excesso de mineralocorticoide.

À medida que graus mais leves de AP foram reconhecidos pela ampla aplicação do índice aldosterona/renina (A/R) como um teste de rastreamento ou de detecção, tornou-se claro que a maioria dos pacientes com um índice A/R elevado não têm um adenoma adrenal solitário que possa ser reconhecido pela tomografia computadorizada (TC) ou pela ressonância magnética (Mulatero et al., 2008). Portanto, a amostra venosa adrenal (AVA) bilateral, um procedimento que requer habilidade considerável na realização e aumenta consideravelmente o custo da investigação, agora é reconhecido como necessário para a confirmação do tipo de patologia (Young & Stanson, 2009).

A necessidade de estabelecer o tipo de patologia é crítica: adenomas geralmente devem ser removidos cirurgicamente; a hiperplasia bilateral nunca deve ser abordada cirurgicamente mas irá, quase sempre, responder ao tratamento clínico (Catena et al., 2007; Sukor et al., 2009).

O médico é colocado diante de um dilema: à medida que o diagnóstico do AP tem se tornado mais fácil, o reconhecimento do tipo de patologia se torna mais difícil. Como a TC e a RM frequentemente são enganosas e as AVAs requerem uma habilidade considerável, os pacientes cada vez mais necessitam de encaminhamento para um centro de referência para exames específicos que frequentemente são difíceis de encontrar e caros.

Para evitar este dilema, este texto apresentará a visão de que o exame de rastreamento do índice A/R não deve ser feito de rotina, exceto em pacientes hipertensos com hipocalemia inexplicada, resistência à terapia com três fármacos, após achar um incidentaloma adrenal (como descrito no Capítulo 12) ou nos parentes de pacientes com a síndrome familiar. Esta visão não engloba todos os pacientes recomendados para rastreamento no Endocrime Society Clinical Practice Guidelines (Funder et al., 2008), embora as principais categorias sejam similares. Mesmo se o AP às vezes não seja detectado, a terapia clínica – em particular o bloqueador do receptor de aldosterona espironolactona ou eplerenona – irá, quase sempre, controlar a hipertensão e, quando presente, a hipocalemia e todos os efeitos danosos adicionais do excesso de aldosterona, já que eles são mediados pelos receptores mineralocorticoides. Assim, os pacientes que têm AP provavelmente serão identificados e procedimentos laboratoriais dispendiosos, exames diagnósticos invasivos e cirurgias desnecessárias serão evitadas na maioria dos pacientes que não têm essa condição.

Esta visão, que será detalhada no restante deste capítulo, pode ser muito conservadora. Contudo, até o momento, esta parece ser a melhor conduta, considerando os múltiplos gastos com diagnóstico e a raridade da síndrome.

## DEFINIÇÕES

O aldosteronismo primário (AP) é a síndrome que resulta da hipersecreção autônoma de aldosterona, quase sempre a partir da córtex adrenal, em geral por um adenoma solitário ou hiperplasia bilateral, raramente por uma variante destas duas condições (Tabela 11.1).

A maioria dos casos de aldosteronismo vista na prática clínica é secundária a um aumento na atividade renina-angiotensina em resposta a uma redução na perfusão renal, como visto na estenose de artéria renal ou estados edematosos crônicos. A capacidade de dosar a atividade da renina plasmática (ARP) tem tornado a diferenciação mais fácil, uma vez que a renina está elevada no aldosteronismo secundário e está suprimida no AP.

**Tabela 11.1**
**Síndromes de excesso de mineralocorticoide**

Adenoma produtor de aldosterona
Hiperplasia bilateral
Hiperplasia adrenal unilateral primária
Hiperaldosteronismo familiar ARG, tipo I,
    hiperaldosteronismo familiar, tipo II
Carcinoma adrenal

## INCIDÊNCIA

Após o reconhecimento das múltiplas características do excesso de aldosterona em um único paciente que na cirurgia foi diagnosticado com adenoma adrenal solitário, Conn (1955) caracterizou a síndrome. Na última década, Conn e colaboradores (1965) relataram uma elevada frequência de AP, encontrado em quase 20% dos hipertensos na Universidade de Michigan. Subsequentemente, achou-se que esta elevada prevalência refletia a natureza dos pacientes encaminhados ao centro, altamente selecionados e com suspeita de ter a doença. Na maioria das séries de pacientes não selecionados, relatados nas décadas de 1970 e 1980, o AP clássico foi encontrado em menos de 0,5% dos hipertensos (Kaplan, 1967; Gifford, 1969; Sinclair et al., 1987).

Contudo, no início da década de 1990, com o uso de um simples teste de rastreamento – o índice A/R – um grupo de investigadores de Brisbane, Austrália, relatou o achado de AP em 8,5% de 199 pacientes (Gordon et al., 1993). Subsequentemente, um índice A/R anormal foi relatado em 4 a 39% dos hipertensos (Kaplan, 2007), mas, como indicado mais adiante, isoladamente isso não estabelece o diagnóstico. Embora a incidência de AP seja maior do que se pensava anteriormente, ele provavelmente não é tão comum quanto se acredita hoje em dia.

## CARACTERÍSTICAS CLÍNICAS

A doença é vista, em geral, em pacientes entre os 30 e 50 anos de idade (embora tenham sido observados casos em pacientes com idade entre 3 e 75 anos) e é mais frequente em mulheres do que em homens. A síndrome foi reconhecida durante a gravidez em mulheres hipocalêmicas com níveis de aldosterona ainda mais elevados do que os esperados e, mais importante, com ARP suprimida (Al-Ali et al., 2007).

As características clínicas clássicas do AP são hipertensão, hipocalemia, excreção urinária de potássio excessiva, hipernatremia e alcalose metabólica (Figura 11.1). A presença dessas características reflete a fisiopatologia do excesso de aldosterona.

## Hipertensão

Pacientes com AP são hipertensos, com poucas exceções (Medeau et al., 2008). A pressão arterial (PA) pode ser bastante elevada – a média em uma série de 136 pacientes foi de 205/123 (Ferriss et al., 1978b). Em outra série de 140 pacientes, 28 tinham hipertensão grave, resistente (Bravo et al., 1988). Mais de uma dúzia de casos tinham hipertensão maligna (Kaplan, 1963; Zafiris et al., 1996). O declínio da PA durante a noite em geral está atenuado (Zelinka et al., 2004).

Visto de outra forma, níveis elevados de aldosterona e níveis baixos de renina podem ser vistos antes que a hipertensão se torne manifesta. Entre 3.326 participantes normotensos do *Framingham Heart Study*, houve um gradiente contínuo de risco aumentado de progressão da PA com níveis crescentes de índice A/R (Newton-Cheh et al., 2007). Achados similares foram observados em um acompanhamento de 5 anos de 1.984 normotensos na França (Meneton et al., 2008).

## Complicações

Níveis de aldosterona inapropriados em relação ao sódio exercem efeitos deletérios em vários tecidos por ações rápidas, não genômicas por meio de interação com receptores de mineralocorticoides (Rocha & Funder, 2002). Dessa forma, ocorrem dano vascular (Holaj et al., 2007) e fibrose cardíaca (Diez, 2008) e renal (Reinke et al., 2009) de modo que as complicações cardiovasculares refletem mais do que a hipertensão associada (Milliez et al., 2005). Em particular, a hipertrofia ventricular esquerda geralmente é desproporcional ao nível e à duração da hipertensão (Muiesan et al., 2008).

## Hemodinâmica

Infusões de aldosterona em ovelhas induzem hipertensão por efeitos sobre o rim (Sosa León et al., 2002) e, em humanos, a hipertensão é caracterizada hemodinamicamente por um volume plasmático discretamente expandido, um aumento do conteúdo de sódio total e um aumento da resistência periférica (Bravo, 1994; Williams et al., 1984). Quando 10 pacientes com AP previamente controlados com espironolactona foram estudados duas semanas após a suspensão do fármaco e do reaparecimento da hipertensão, o débito cardíaco e o conteúdo de sódio (volume plasmático e sódio total) se elevaram inicialmente (Wenting et al., 1982) (Figura 11.2). Entre a 2ª e a 6ª semanas, os padrões hemodinâmicos se dividiram em dois tipos: em cinco pacientes, a hipertensão foi mantida por meio de aumento do débito cardíaco; nos outros cinco, o débito cardíaco e o volume sanguíneo voltaram ao seu valor inicial, mas a resistência periférica total se elevou acentuadamente. O conteúdo corporal total de sódio permaneceu expandido em ambos grupos, embora mais naqueles com débito cardíaco aumentado (Man in't Veld et al., 1984). Após a cirurgia, o débito cardíaco caiu nos pacientes de alto fluxo e a resistência periférica caiu nos pacientes de alta resistência.

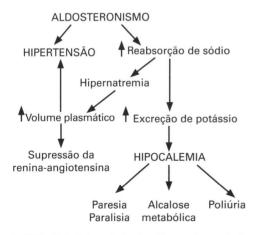

**FIGURA 11.1** Fisiopatologia do aldosteronismo primário. (Reimpressa, com permissão, de Kaplan NM. Primary aldosteronism. In: Astwood EB, Cassidy CE, eds. *Clinical Endocrinology*. Vol. 2. New York: Grune & Stratton; 1968: 468–472)

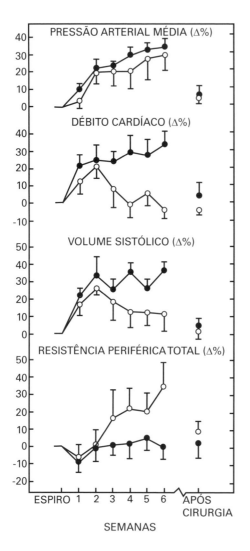

**FIGURA 11.2** Alterações (média ± EP) na hemodinâmica sistêmica após descontinuação do tratamento com espironolactona (Espiro) e após cirurgia em 10 pacientes com aldosteronismo primário. Observe a queda no volume sistólico e no débito cardíaco após duas semanas nos cinco pacientes com hipertensão de alta-resistência (*círculos abertos*) comparados com os cinco pacientes com hipertensão de alto-fluxo (*círculos fechados*). (Reimpressa, com permissão, de Wenting GJ, Man in't Veld AJ, Derkx FHM, et al. *Recurrence of hypertension in primary aldosteronism after discontinuation of spironolactone. Time course of changes in cardiac output and body fluid volumes. Clin Exp Hypertens* 1982;4:1727–1748.)

## *Mecanismo de retenção de sódio*

As ações pressóricas da aldosterona geralmente estão relacionadas com o seu efeito na retenção de sódio por meio da sua ação nos receptores renais de mineralocorticoide (Baxter et al., 2004). Embora os receptores renais de mineralocorticoide sejam igualmente receptivos aos glicocorticoides e aos mineralocorticoides (Arriza et al., 1987; Farman & Rafestin-Oblin, 2001), concentrações relativamente pequenas de aldosterona são capazes de se ligar aos receptores de mineralocorticoides diante de concentrações muito mais altas de glicocorticoides (principalmente o cortisol) devido à ação da enzima 11--hidroxiesteroide desidrogenase, que converte o cortisol (com afinidade igual) em cortisona, que não se liga ao receptor (Walker, 1993).

A aldosterona estimula a reabsorção de sódio por meio de efeitos genômicos complexos que agem coletivamente para aumentar a atividade dos canais epiteliais de sódio na membrana apical (Stokes, 2000). Após uma certa quantidade de expansão volumétrica persistente, os aumentos na pressão de perfusão renal e no fator natriurérico atrial inibem a reabsorção adicional de sódio de modo que ocorre um "escape" da retenção progressiva de sódio, a despeito de um excesso continuado de aldosterona (Yokota et al., 1994).

## Hipocalemia

### *Incidência*

Embora ocasionalmente seja observada normocalemia nos casos clássicos de adenomas produtores de aldosterona (APA) (Conn et al., 1965), a hipocalemia foi comum nas séries relatadas antes do início da década de 1990. Nas séries MRC, a hipocalemia ocorreu em todos os 62 pacientes com um adenoma comprovado e foi persistente em 53; entre os 17 pacientes com hiperplasia, o potássio plasmático foi persistentemente normal em apenas 3 pacientes (Ferriss et al., 1983). Por outro lado, a maioria dos pacientes em séries descritas recentemente são normocalêmicos (Funder et al., 2008). Há inúmeras razões possíveis para que a hipocalemia seja menos comum atualmente. Estas incluem:

- A maioria dos casos que estão sendo reconhecidos agora são causados por hiperplasia adrenal bilateral (HAB) cujas manifestações são, em geral, mais leves do que as vistas com o APA. Isso inclui o grau de perda de potássio.
- Com um rastreamento mais extenso, a maioria dos casos está sendo reconhecida mais precocemente, antes que haja hipocalemia significativa.
- Os pacientes podem apresentar uma perda de potássio considerável sem que haja perda de K$^+$ sérico ao nível definido como hipocalemia. Enquanto o nível usual de K$^+$ de um paciente pode ser de 4,8 mmol/L, uma queda para 3,6 mmol/L pode refletir uma perda significativa de K$^+$, mas pode não ser reconhecida como hipocalemia.
- Pode haver uma desconexão entre a hipertensão e a hipocalemia. A hipertensão pode se desenvolver por outros efeitos não genômicos da aldosterona em adição à mediação genômica de aumento da reabsorção renal de sódio. Assim, a hipertensão pode se desenvolver antes que haja perda significativa de K$^+$.
- Se o paciente reduz a ingestão de sódio para alívio da hipertensão, a perda de potássio diminuirá.
- Deve-se ter cautela para garantir que a hipocalemia não seja negligenciada inadvertidamente. Inúmeros fatores podem causar uma elevação temporária e espúria no potássio plasmático, incluindo: uma punção venosa difícil e dolorosa pode causar elevação do potássio plasmático por múltiplos motivos: se o paciente hiperventilar, a alcalose respiratória faz o potássio sair da célula; a repetição do fechamento forçado do punho faz o potássio sair dos músculos; se o torniquete for deixado, o potássio plasmático se eleva por estase venosa. Em uma série de 152 pacientes com AP, o potássio sérico estava acima de 3,6 mmol/L apenas em 10,5% das amostras obtidas sem fechamento do punho, mas em 69,1% após o fechamento do punho com colocação de torniquete (Abdelhamid et al., 2003).
- Qualquer grau de hemólise.
- Efluxo de potássio das células sanguíneas se a separação do plasma por centrifugação for retardada ou se a amostra for colocada no gelo.

Com quedas significativas no K$^+$ sérico e corporal, a secreção de aldosterona pode cair, mesmo a partir de adenomas autônomos (Kaplan, 1967). Portanto, os níveis de potássio devem ser restaurados antes de se medir os níveis de aldosterona.

## Supressão da liberação de renina

Como consequência da expansão inicial de volume vascular e elevação da PA, os mecanismos barorreceptores nas paredes das arteríolas aferentes renais suprimem a secreção de renina ao ponto do RNAm da renina não ser detectável no rim (Shionoiri et al., 1992). Quase todos os pacientes com AP têm baixos níveis de ARP que respondem mal à postura ereta e aos diuréticos, duas manobras que geralmente elevam a ARP (Montori et al., 2001). Raramente, o dano renal concomitante pode estimular a liberação de renina (Oelkers et al., 2000) mas os níveis de renina quase sempre estão suprimidos, mesmo naqueles com hipertensão maligna (Wu et al., 2000). A presença de renina baixa em pacientes com hipertensão resistente à terapia é um indício da presença de AP (Eide et al., 2004).

## Outros efeitos

- A hipernatremia é usual, ao contrário da maioria das formas de aldosteronismo secundário edematoso, nas quais a concentração de sódio frequentemente é muito baixa;

ou na hipocalemia induzida por diuréticos na qual, em geral, é encontrado um sódio sérico discretamente baixo. Dessa forma, a concentração sérica de sódio pode permitir uma separação clínica útil entre o aldosteronismo primário e o secundário.
- Hipomagnesemia por excreção renal excessiva de magnésio pode produzir tetania.
- A retenção de sódio e a perda de potássio podem ser demonstráveis sempre que essa troca for afetada pela aldosterona: suor, saliva e fezes.
- Os níveis do peptídeo natriurético atrial são apropriadamente elevados para um estado de expansão de volume (Opocher et al., 1992).
- Uma prevalência aumentada de "síndrome metabólica" foi observada em pacientes com AP (Pimenta & Calhoum, 2009). Contudo, esta relação não foi vista em um estudo retrospectivo de caso-controle de 460 pacientes com AP além do que é visto em pacientes com hipertensão primária (essencial) (Matrozova et al., 2009). Além do mais, os níveis de aldosterona plasmática foram correlacionados com o índice de massa corporal em pacientes com hipertensão primária, mas não em pacientes com AP (Rossi et al., 2008a).

## Hiperaldosteronismo familiar tipo II

A ocorrência familiar de aldosteronismo primário (AP) foi relatada pela primeira vez em 1991 (Gordon et al., 1991) e agora tem sido reconhecida em múltiplas famílias, envolvendo mais de 100 pacientes (Sukor et al., 2008). Nenhuma mutação genética específica foi identificada, mas estudos têm sido consistentes com a ligação com um lócus no cromossomo 7p22.

A síndrome é chamada de HF tipo II porque Gordon e associados escolheram chamar o aldosteronismo remediável por glicocorticoides (ARG) de hiperaldosteronismo familiar tipo I.

## Hipertensão resistente

A hipertensão resistente se refere à persistência de PA acima de 140/90 mmHg a despeito da terapia com três medicações anti-hipertensivas, incluindo um diurético, em doses máximas. O AP foi relatado em 20 a 40% dos pacientes com hipertensão resistente (Calhoum et al., 2007) com base em achados de pequenos grupos de pacientes. Em um estudo maior com 251 pacientes com hipertensão resistente, Pimenta e colaboradores (2007) fizeram o diagnóstico de AP em 59 pacientes (24%) com base em estudos hormonais. Esses pacientes subsequentemente foram relatados como tendo níveis de aldosterona mais elevados e evidência indireta de expansão do volume intravascular (Gaddam et al., 2008). Como em outros relatos de elevada prevalência de AP entre hipertensos resistentes, os pacientes foram estudados enquanto faziam uso de inúmeros fármacos que podem alterar de forma variável os níveis de renina e de aldosterona. O número médio destas medicações era 4,2 por paciente e 71% estavam em uso de um β-bloqueador, que é conhecido por baixar a renina mais do que a aldosterona, produzindo testes falso-positivos para AP.

Em um estudo muito mais convincente com 1.616 pacientes com hipertensão resistente, um número muito maior do que o total em todos os estudos prévios, os pacientes foram estudados após a suspensão de todos os fármacos anti-hipertensivos que poderiam alterar os níveis de renina e aldosterona (Douma et al., 2008). O AP foi diagnosticado em 11,3% destes pacientes, usando múltiplos exames para confirmar o diagnóstico. Os autores concluem que como a hipertensão resistente é encontrada em cerca de 10% dos pacientes hipertensos e como o AP está presente em cerca de 10% deles, a prevalência global de AP "na população hipertensa geral não selecionada é muito menor do que é relatado atualmente".

## DIAGNÓSTICO

O diagnóstico de AP é fácil de ser feito em pacientes com hipocalemia não provocada e outras manifestações da síndrome totalmente expressa. O fato de que a hipocalemia estava presente na maioria dos pacientes em séries publicadas antes de 1990, provavelmente reflete a falha em procurar a síndrome em hipertensos normocalêmicos. Na última década, muitos pacientes hipertensos receberam o diagnóstico de AP, a maioria sem hipocalemia. Amplamente, essa frequência maior é uma consequência do maior uso do índice aldosterona/renina (A/R) para detecção de casos. As diretrizes (Funder et al., 2008) enumeram esses grupos como tendo uma elevada prevalência de AP e, portanto, têm necessidade de investigação:

- Hipertensão moderada ou grave, isto é, pacientes com PA sistólica > 160 mmHg ou diastólica maior do que 100 mmHg.
- Hipertensão resistente definida como a PA acima de 140/90, a despeito do tratamento com três medicações anti-hipertensivas. (Esta definição não requer a inclusão de um diurético).
- Hipertensos com *hipocalemia induzida por diuréticos* ou espontânea.
- Hipertensos com incidentaloma adrenal.

A adoção destas diretrizes indicaria a investigação de um amplo segmento da população hipertensa e, antes da sua adoção, deve ser observada a advertência de Grimes & Schulz (2002):

> O rastreamento tem um lado obscuro que frequentemente é negligenciado. Ele pode ser inconveniente, desagradável e caro... Uma segunda onda de lesão pode surgir após a lesão inicial do rastreamento: resultados falso-positivos e falso-negativos levando a intervenções danosas.

Portanto, parece prudente restringir a investigação apenas aos quatro grupos citados nas diretrizes (Funder et al., 2008) pelos seguintes motivos:

- Hipertensão "moderada", sistólica de 160 a 180 ou diastólica de 100 a 110 iria incluir cerca de 25% de todos os hipertensos.
- A hipertensão não deve ser considerada "resistente" a não ser que a terapia inclua um diurético. A prevalência de resistência aparente pode incluir 30% de todos os hipertensos embora muito menos, cerca de 10%, seja realmente resistente.
- A hipocalemia induzida por um diurético pode refletir nada mais do que um diurético eficaz que induz aldosteronismo secundário. Se essa hipocalemia for resistente à reposição de potássio, a probabilidade de AP provavelmente é maior.
- Apenas cerca de 1% dos incidentalomas adrenais tinham AP (Young, 2007a).

## Potássio urinário

Embora o índice A/R tenha substituído amplamente outros testes de detecção de casos, se houver hipocalemia, deve ser coletada uma amostra de urina de 24 horas para dosagem dos níveis de sódio e potássio antes de iniciar a terapia de reposição de potássio, somente após a suspensão dos diuréticos por 3 a 4 dias. Se o sódio urinário estiver acima de 100 mmol/24 horas (para garantir que haja sódio suficiente para permitir a manifestação da perda de potássio), a presença de um nível de potássio acima de 30 mmol/24 horas indica uma perda renal de potássio induzida. Além da ação do mineralocorticoide em excesso nas síndromes de AP, inúmeras outras condições podem necessitar consideração, condições nas quais a hipocalemia é associada com perda renal de potássio (Tabela 11.2).

Quando a origem renal da hipocalemia é reconhecida, pode ser preferível corrigir a hipocalemia com suplementos de potássio, 40 a 80 mmol/dia, após a suspensão do diurético antes de realizar uma investigação adicional. Para restaurar o déficit de potássio corporal após o uso prolongado de diurético, é necessário um mínimo de três semanas, e pode levar meses. Após um intervalo adequado, o suplemento de potássio deve ser descontinuado por pelo menos três dias e os níveis plasmáticos de potássio devem ser dosados novamente. Se o potássio for normal, os níveis plasmáticos de renina e aldosterona devem ser medidos de novo. Lembrar que se a aldosterona plasmática não estiver elevada na presença de hipocalemia, ela deve ser dosada novamente após a reposição de potássio.

## Tabela 11.2
### Causas de hipocalemia por perda renal de potássio

I. Elevada velocidade de fluxo nos ductos coletores corticais (DCC)
   A. Aumento da excreção de sódio, p. ex., diuréticos
   B. Aumento dos osmóis orgânicos
      1. Glicose
      2. Ureia
      3. Manitol
II. Elevada concentração de potássio nos DCC
   A. Com volume intravascular expandido (renina plasmática baixa)
      1. Excesso primário de mineralocorticoide (Tabela 11.1)
      2. Síndrome de Liddle
      3. Anfotericina B
   B. Com volume intravascular contraído (renina plasmática elevada)
      1. Síndrome de Bartter
      2. Síndrome de Giletman
      3. Depleção de magnésio
      4. Aumento da excreção de bicarbonato
      5. Aldosteronismo secundário, p. ex., síndrome nefrótica

## Índice aldosterona/renina (A/R)

O índice A/R é calculado dividindo-se a aldosterona do plasma (normal = 5 a 20 ng/dL) pela ARP (normal = 1 a 3 ng/mL/hr). Se a aldosterona plasmática for medida em picomoles por litro e a ARP em nanogramas por litro, os valores devem ser 27,7 vezes mais altos, isto é, um coeficiente de 20 é igual a um coeficiente de 555 em unidades SI.

Se a concentração da renina plasmática (CRP) – também chamado de teste da renina "direta" ou "ativa" – for obtida, os resultados do índice A/R provavelmente serão relatados como aldosterona plasmática em pmol dividida pela CRP em mU/L (AP/CRP). Os valores da CRP são aproximadamente sete vezes os valores da ARP. Diante de experiência limitada com o estudo direto da renina, Mattsson e Young (2006) aconselham que ele não deve substituir a ARP como teste.

O índice A/R deve ser realizado com atenção ao número de fatores que podem interferir com a sua validade como descrito nas diretrizes (Funder et al., 2008) (Tabela 11.3).

A primeira evidência de que o índice A/R identificava muito mais pacientes com AP do que a pequena porcentagem reconhecida previamente veio de Gordon e colaboradores (1993) do Greenslopes Hospital em Brisbane, Austrália. Os achados do grupo de Brisbane de uma alta prevalência da elevação da taxa plasmática de aldosterona/renina têm sido confirmados por um grande número de investigadores em vários países, principalmente em pacientes encaminhados para centros especializados (Tabela 11.4).

Como observado na Tabela 11.4, há diferenças consideráveis na definição de um índice A/R elevado, com a maioria dos limites de índice A/R representando os valores superiores obtidos em pacientes com hipertensão essencial presumida. A prevalência relatada de um índice A/R elevado em pacientes hipertensos varia de 6 a 39% naqueles encaminhados por hipertensão resistente (Calhoun, 2007).

À despeito do uso disseminado do índice A/R para tomar importantes decisões diagnósticas e terapêuticas, foram feitos poucos estudos das características do teste, isto é, sensibilidade, especificidade e coeficiente de probabilidade em diferentes valores de corte. Na conclusão de uma revisão sistemática de toda a literatura sobre o índice A/R publicado de janeiro de 1966 a outubro de 2001, Montori e Young (2002) afirmam: "Não há nenhuma estimativa válida publicada sobre as características do teste do índice A/R quando usado como um teste de rastreamento para aldosteronismo primário em pacientes com hipertensão essencial presumida".

Em uma tentativa de caracterizar melhor o índice A/R, Montori e colaboradores (2001) estudaram 497 pacientes sob várias circunstâncias. Eles chegaram a duas conclusões: primeiro, o índice variou consideravelmente nos mesmos pacientes quando a postura se alterou de supino a ereto e ainda mais após o tratamento com diuréticos (hidroclorotiazida 25 mg diariamente) por quatro semanas; segundo, o índice era "fortemente e inversamente dependente do nível de ARP", levando à conclusão de que o "índice aldosterona:renina não provê uma me-

## Tabela 11.3
### Medida do índice A/R

A. Preparo
   1. Corrigir a hipocalemia, quando presente
   2. Encorajar o paciente a liberar a ingestão de sódio
   3. Suspender os agentes, por pelo menos quatro semanas, que elevam a renina, mas podem reduzir a aldosterona, causando falso-negativos
      a) Espironolactona, eplerenona, amilorida e triamtereno
      b) Diuréticos expoliadores de potássio
      c) Produtos derivados da raiz do licorice
   4. Suspender qualquer outra medicação que possa afetar o índice A/R por pelo menos duas semanas
      a) Bloqueadores β-adrenérgicos, agonistas centrais α-2 (p. ex., clonidina), anti-inflamatórios não esteroidais que reduzem a renina mais do que a aldosterona causando falso-positivos
      b) Inibidores da enzima conversora da angiotensina, bloqueadores dos receptores da angiotensina, inibidores diretos da renina, bloqueadores dos canais de cálcio di-hidropiridínicos que elevam a renina e reduzem a aldosterona causando falso-positivos
   5. Se necessário, para manter o controle da hipertensão, usar outras medicações anti-hipertensivas que têm efeitos menores sobre o índice A/R (p. ex., verapamil de liberação lenta, doxazosina)
   6. Medicações que contenham estrogênio podem causar CAR falso-positivo quando a CRP (e não a ARP) é medida
B. Condições de coleta de sangue
   1. Coletar o sangue no meio da manhã, após o paciente ter saído da cama há pelo menos 2 horas e estar sentado por 5 a 15 min
   2. Coletar o sangue cuidadosamente, evitando estase e hemólise
   3. Manter a amostra na temperatura ambiente (e não no gelo, porque isso promoverá a conversão da renina inativa em ativa) antes da centrifugação e da congelação rápida dos componentes do plasma aguardando o estudo
C. Fatores a serem considerados na interpretação dos resultados
   1. Idade: em pacientes > 65 anos, a renina pode ser reduzida mais do que a aldosterona apenas pela idade, levando a uma elevação do índice A/R
   2. Hora do dia, alimentação recente, postura e duração de tempo naquela posição
   3. Medicações
   4. Método de coleta sanguínea, inclusive a dificuldade em fazê-lo
   5. Níveis de potássio
   6. A doença renal pode elevar a aldosterona por meio da hipercalemia enquanto reduz a secreção da renina, causando falso-positivos

**A/R**: aldosterona/renina; **CRP**: concentração de renina plasmática; **ARP**: atividade da renina plasmática.
Modificada de Funder JW, Carey RM, Fardella C, et al. *Case detection, diagnosis, and treatment of patients with primary aldosteronism: An Endocrine Society clinical practice guideline. J Clin Endocrinol Metab* 2008;93:3266–3281.

dida da aldosterona circulante independente da renina que seja adequada para determinar se a concentração de aldosterona plasmática está elevada em relação ao ARP... A elevação do índice A/R é, predominantemente, um indicador de baixa ARP" (Montori et al., 2001).

Foram levantadas outras preocupações a respeito da sensibilidade do índice A/R pelos dados de estudos repetidos em 71 pacientes com um APA unilateral comprovado (Tanabe et al., 2003). O índice A/R foi normal (abaixo de 35) em 31% destes pacientes em pelo menos uma ocasião e apenas 37% teve um índice A/R anormal em todas as ocasiões.

O efeito de interferência da terapia diurética observada por Montori e colaboradores (2001) também se aplica a outras medicações anti-hipertensivas. Os β-bloqueadores, por reduzirem a ARP mais do que a aldosterona plasmática, podem aumentar o número de índices A/R falso-positivos e um inibidor da ECA ou um BRA podem causar resultados falso-nega-

## Tabela 11.4
Prevalência de hiperaldosteronismo autônomo e de adenomas produtores de aldosterona (APA) em pacientes avaliados com o índice aldosterona plasmática pela atividade da renina plasmática (A/R)[a]

| Referência | Nº de pacientes | Limiar A/R[a] | A/R elevado | Supressão anormal por cargas de sal | APA comprovado |
|---|---|---|---|---|---|
| Hiramatsu (1981) | 348 | 40 | 7,4% | ND[b] | 2,6% |
| Gordon et al. (1993) | 199 | 30 | 20,0% | 8,5% | 2,5% |
| Lim (1999) | 125 | 27 | 14,0% | ND | ND |
| Lim (2000) | 495 | 27 | 16,6% | 9,2% | 0,4% |
| Nishikawa (2000) | 1.020 | 20 | 6,4% | ND | 4,2% |
| Loh (2000) | 350 | 20 + AP > 15 | 18,0% | 4,6% | 1,7% |
| Rayner (2000) | 216 | 36 + AP > 18 | 32,0% | ND | 2,3% |
| Fardella (2000) | 305 | 25 | 9,5% | 4,9% | 0,3% |
| Douma (2001) | 978 | 30 + AP[c,d] | 21,2% | 13,8% | ND |
| Rossi (2002) | 1.046 | 35 | 12,8% | 6,3% | 1,5% |
| Hood (2002) | 835 | 40 | 12,3% | ND | 0,7% |
| Mulatero (2002) | 2.160 | 50 | 10,6% | 7,0% | 1,6% |
| Calhoun (2002) | 88 | 20 | ND | 20,4% | ND |
| Girerd (2003) | 143 | ND | 39% | ND | 6% |
| Fogari (2003) | 750 | 25 | 12% | 6% | 2% |
| Strauch (2003) | 403 | 50 | 21,6% | 19% | 6,5% |
| Stowasser (2003) | ~300 | 30 | 18,6% | 17,7% | 5% |
| Mosso (2003) | 609 | 25 | 10,2% | 6,1% | 0% |
| Olivieri (2004) | 287 | 50 | 32,4% | ND | ND |
| Giacchetti (2006) | 157 | 40 + AP > 7 após salina IV | 38,8% | 100 | 16,6% |
| Williams (2006) | 347 | 25 + AP > 8 | 7,5% | 3,2 | ND |
| Rossi (2006 a,b) | 1.125 | 40 | 11,2% | ND | 4,8% |
| Douma (2008) | 1.616 | 65 + AP > 15 | 20,9% | 11,3 | ND |

[a] **A/R**: índice de aldosterona plasmática em ng/dL, dividido pela atividade da renina plasmática em ng/Ml/h.
[b] **ND**: não disponível.
[c,d] aumentado.

tivos (Mulatero et al., 2002). Como visto na Tabela 11.3, o efeito desses fármacos deve ser considerado no preparo do paciente antes do teste do índice A/R.

Outra fonte provável de inacurácia com o índice A/R é o erro potencial introduzido pelo uso crescente de testes comerciais de atividade da renina e de aldosterona em laboratórios que não são de pesquisa (Stowasser & Gordon, 2006a).

Como observado por Montori e colaboradores (2001), o motivo mais comum de índices A/R falso-positivos é a presença de um baixo nível de ARP como é encontrado frequentemente em idosos, em negros e em hipertensos. Com a observação não comum de um nível baixo de atividade da renina plasmática (ARP) de 0,3 ng/mL/hora na presença de um nível plasmático normal de aldosterona de 12 ng/dL, teremos um índice A/R de 40 que, pelos critérios atuais da maioria dos investigadores (Tabela 11.4), seria normal.

Para reduzir esta fonte de testes falso-positivos, alguns requerem um nível absolutamente elevado de aldosterona plasmática de 16 ng/dL ou mais para considerar o teste anormal (Young, 2002). Contudo, o grupo de Brisbane não o faz, uma vez que em uma descrição de 54 pacientes com AP documentada, 20 tinham nível de aldosterona plasmática de 15 ng/dL ou menos (Stowasser et al., 2003). Todavia, a exigência uma aldosterona plasmática elevada tem sido documentada em séries recentes, reduzindo os falso-positivos de 30 para 3% em uma delas (Seiler et al., 2004).

Há a necessidade de estabelecer o ponto de corte "correto" do índice A/R de modo a perder poucos com AP, alta sensibilidade, e não necessitar avaliação adicional naqueles sem AP, alta especificidade. Muitas tentativas foram feitas incluindo um estudo de Bernini e colaboradores (2008) que concluiu que o índice A/R de 69 forneceu o melhor resultado de sensibilidade, 98%, e especificidade, 85%. Contudo, o seu índice A/R elevado poderia refletir a população de pacientes que tinham graus severos de aldosteronismo e que estavam em dieta restrita de sódio.

A confusão sobre o desempenho e a interpretação do índice A/R levou os autores das diretrizes de práticas clínicas a essa conclusão:

> Embora fosse claramente desejável fornecer recomendações firmes sobre pontos de corte do índice A/R e de aldosterona plasmática, a variabilidade dos testes entre os laboratórios e a literatura dividida até hoje torna mais prudente apontar as vantagens e desvantagens relativas, deixando aos clínicos a flexibilidade de julgar por eles mesmos (Funder et al., 2008).

Esta posição claramente não é adequada para orientar os médicos que precisam manejar a maioria dos pacientes. O melhor conselho é seguir cuidadosamente todos os passos listados na Tabela 11.3, garantindo que os pacientes sejam preparados adequadamente e a amostra sanguínea seja obtida em condições apropriadas. Então, os níveis de aldosterona plasmática e atividade da renina devem ser examinados sem calcular o índice. Se a ARP for definitivamente baixa (abaixo de 0,5 ng/mL/hora) e a aldosterona plasmática for definitivamente elevada (acima de 15 mg/dL), a mesma medida da aldosterona e de atividade da renina deve ser obtida em outra ocasião, como recomendado por Gordon e Stowasser (2007). Se forem encontrados novamente níveis baixos de ARP e altos de aldosterona, deve ser realizado um teste confirmatório.

Tudo isso presume que o paciente quer e é capaz de ser submetido a uma adrenalectomia laparoscópica se o restante da investigação confirmar a presença de um APA.

## Testes confirmatórios

### Aldosterona elevada e não supressível

Se a ARP for baixa e a aldosterona for elevada, a presença de um nível de aldosterona inapropriadamente elevado e não suprimível deve ser documentado. Isso foi demonstrado pela primeira vez com o teste de supressão salina da aldosterona plasmática (Kem et al., 1971). A aldosterona plasmática é medida antes e depois da infusão de dois litros de solução salina normal em 4 horas. Pacientes com AP têm níveis basais mais altos, porém não suprimem esses níveis após o soro fisiológico para menos de 5 ng/dL (Mulatero et al., 2006). Alguns pacientes com hiperplasia adrenal podem suprimir a um nível entre 5 e 10 ng/dL após o soro fisiológico (Holland et al., 1984), mas o nível não discriminava entre APA e hiperplasia bilateral (Rossi et al., 2007).

Alguns preferem medir os níveis da aldosterona urinária após três dias de carga oral de sódio, com um nível anormal considerado acima de 12 (Young, 2002) ou 14 μg/24 h (Bravo, 1994). Contudo, o grupo de Brisbane observou que tanto os testes com carga oral quanto intravenosa de sal frequentemente são inadequados e utilizam uma dieta rica em sal e grandes doses do mineralocorticoide Florinef durante uma hospitalização de quatro dias, o teste FST (Stowasser et al., 2003).

### Supressão do captopril

Enquanto os níveis plasmáticos de aldosterona eram acentuadamente suprimidos 3 horas após a ingesta oral de 1 mg de captopril por quilograma de peso corporal em pacientes com hipertensão essencial ou hipertensão renovascular, eles permaneciam elevados em pacientes com hiperaldosteronismo primário (Thibonnier et al., 1982). A resposta normal é um acúmulo de aldosterona plasmática de 30% ou mais (Fender et al., 2008).

### Exclusão de aldosteronismo remediável por glicocorticoide (ARG)

O ARG deve ser considerado em um paciente jovem, particularmente se outros membros da família tiveram aldosteronismo ou acidente vascular cerebral hemorrágico. Isso é confirmado mais facilmente pela demonstração de um gene híbrido em uma amostra sanguínea.

## Exclusão de outras doenças

Várias causas de aldosteronismo secundário são facilmente excluídas pela presença de edema e níveis elevados de ARP no sangue periférico. Em adição, há inúmeras formas monogênicas de hipertensão, a maioria envolvendo distúrbios tubulares renais, alguns associados com hipertensão e hipocalemia, que não devem ser confundidos com AP (Stowasser & Gordon, 2006b) (Tabela 11.5).

Aquelas listadas sob "Hipertensão e Hipocalemia" também têm ARP baixa, suprimida, porém todas têm baixos níveis de aldosterona, quer seja devido à secreção de outros mineralocorticoides (hiperaldosteronismo remediável por glicocorticoide e hiperplasia adrenal congênita causada por deficiência de 11β-hidroxilase ou 17-α-hidroxilase) ou devido a aumento de cortisol que age como mineralocorticoide (excesso aparente de mineralocorticoide, a ser apresentado no Capítulo 14), reabsorção de sódio aumentada por canais de sódio ativados (síndrome de Liddle) ou aumento da atividade dos receptores de mineralocorticoide (Geller et al, 2000).

## Aldosteronismo remediável por glicocorticoide (hiperaldosteronismo familiar, tipo I)

Sutherland e colaboradores (1996) descreveram um pai e seu filho com as características clássicas de AP cuja síndrome foi completamente controlada por dexametasona 0,5 mg 4 vezes ao dia (i.e., remediável por glicocorticoide). Subsequentemente, a síndrome mostrou seguir um modo autossômico dominante de herança e estar associada com níveis elevados de cortisol 18-hidroxilado. Ulick e colaboradores (1990) postularam que a síndrome era o resultado da aquisição de atividade da sintase da aldosterona por células da zona fasciculada. Isso explicaria os níveis elevados de esteroides 18-hidroxilados que podem ser suprimidos por glicocorticoides exógenos que por sua vez suprime o ACTH, o estímulo normal à atividade sintética dentro da zona fasciculada.

### Confirmação genética

A correção do postulado de Ulick e colaboradores foi comprovada por Lifton e colaboradores (1992) que encontraram uma "ligação completa do aldosteronismo remediável por glicocorticoide com uma duplicação genética que se origina de um cruzamento desigual, fundindo as cinco regiões regulatórias de 11-β-hidroxilase com as três sequências de códigos da sintase da aldosterona" (Figura 11.3). Os dois genes ficam próximos um do outro no cromossomo humano 8 e são 94% idênticos, provavelmente explicando a propensão ao cruzamento (Dluhy & Lifton, 1999).

### Características clínicas e laboratoriais

À medida que mais pacientes com ARG foram detectados, foram identificadas variações no genótipo e no fenótipo (Holloway et al., 2009). Locais diferentes do cruzamento genético não parecem influenciar o fenótipo, e fenótipos consideravelmente diferentes foram vistos dentro de uma única família que não são responsabilizados por genótipos diferentes (Fallo et al., 2004).

O hiperaldosteronismo geralmente é evidente ao nascer, com herança de um traço autossômico dominante ocorrendo igualmente entre homens e mulheres. A hipertensão em geral é grave, pouco responsiva à terapia anti-hipertensiva comum, mas alguns indivíduos afetados na linhagem são normotensos. Uma prevalência aumentada de acidente vascular cerebral, particularmente hemorragia cerebral por aneurisma intracraniano foi relatada (Dluhy & Lifton, 1999). Cerca de metade dos pacientes afetados são normocalêmicos, explicado por inúmeros fatores, inclusive uma menor atividade mineralocorticoide dos esteroides 18-hidroxilados e a incapacidade do potássio dietético estimular a secreção de aldosterona quando ela se origina da zona fasciculada (Litchfield et al., 1997).

### Diagnóstico

Inicialmente, o diagnóstico definitivo era baseado na supressão da aldosterona pela dexame-

### Tabela 11.5
**Formas monogênicas de hipertensão**

| Distúrbio | Herança | Consequência do gene mutante |
|---|---|---|
| **Hipertensão e hipocalemia** | | |
| Aldosteronismo remediável por glicocorticoide (hiperaldosteronismo familiar, tipo I) | Dominante | Mineralocorticoides aumentados a partir de 11-β-hidroxilase quimérica e genes de síntese da aldosterona |
| Excesso aparente de mineralocorticoide | Recessivo | Inativação reduzida de cortisol devido à deficiência de 11-β-HSD |
| Mutação do receptor de mineralocorticoide | Dominante | Atividade aumentada do receptor de mineralocorticoide |
| Síndrome de Liddle | Dominante | Atividade aumentada do canal epitelial de sódio |
| **Hipertensão e hipercalemia** | | |
| Pseudo-hipoaldosteronismo, tipo II (síndrome de Gordon) | Dominante | Aumento da reabsorção de sódio no túbulo distal |

tasona, mas agora o teste genético está disponível tão facilmente que é o procedimento de escolha.

## Tratamento

Doses supressivas de glicocorticoide exógeno em geral controlarão a hipertensão mesmo que não sejam normalizados todos os distúrbios hormonais (Stowasser et al., 2000). A espironolactona com ou sem um diurético tiazídico tem sido usada sem supressão de glicocorticoides (Dluhy & Lifton, 1999).

## *Aldosteronismo não remediável por glicocorticoides*

Geller e colaboradores (2008) relataram outra forma familiar de aldosteronismo com hipertensão grave que aparece em torno dos sete anos de idade, com níveis muito altos de esteroides 18-hidroxilados que não eram suprimidos pela

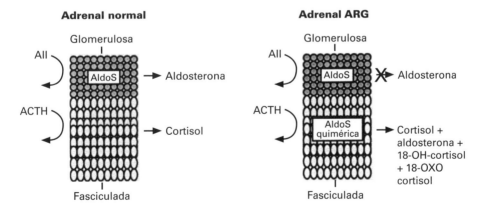

**FIGURA 11.3** A regulação da produção de aldosterona na zona glomerulosa e produção de cortisol na zona fasciculada na adrenal normal, e modelo de anormalidades fisiológicas no córtex adrenal no ARG. A expressão ectópica da atividade enzimática da sintase da aldosterona na zona fasciculada adrenal resulta em ARG. (Reimpressa, com permissão, de Lifton RP, Dluhy RG, Powers M, et al. *Hereditary hypertension caused by chimaeric gene duplications and ectopic expression of aldosterone synthase. Nature Genet* 1992;2:66–74.)

dexametasona. A adrenalectomia bilateral foi realizada devido à hipertensão persistente e à hiperplasia maciça.

### Síndrome de Liddle

Liddle e colaboradores (1963) descreveram membros de uma família com hipertensão, alcalose hipocalêmica e redução significativa da secreção de aldosterona, resultando aparentemente de uma tendência incomum dos rins de conservar sódio e excretar potássio, mesmo na ausência virtual de mineralocorticoides. Tais pacientes têm uma mutação das subunidades β e γ dos canais epiteliais renais de sódio, que causa aumento da reabsorção de sódio no néfron distal (Furuhashi et al., 2005). Como será visto no Capítulo 13, estas características clínicas também são vistas no excesso aparente de mineralocorticoides causado por mutações na desidrogenase 11-β-hidroxiesteroide, impedindo a conversão de cortisol em cortisona.

### Ativação do receptor de mineralocorticoide

Geller e colaboradores (2000) identificaram uma mutação no receptor de mineralocorticoides que causa hipertensão de início precoce, que é exacerbada acentuadamente na gravidez. A exacerbação é uma consequência de uma especificidade alterada do receptor de modo que níveis elevados de progesterona e outros esteroides que não têm os grupos 21-hidroxila se tornam agonistas potentes.

### Síndrome de Gordon

Nesta síndrome rara, o sódio renal aumentado e a retenção de cloro causam hipertensão e supressão do mecanismo renina-aldosterona, mas com hipercalemia (Gordon, 1986). A síndrome, conhecida como pseudo-hipoaldosteronismo tipo II, é herdada como um traço autossômico dominante com pelo menos três lócus tendo sido reconhecidos (Disse-Nicodème et al., 2000). Um índice A/R elevado foi notado com a aldosterona estimulada por hipercalemia e renina suprimida por expansão de volume (Stowasser, 2000).

### Durante a gravidez

A gravidez normal está associada com aldosterona plasmática aumentada e também com atividade de renina elevada. Em 31 casos relatados de AP diagnosticados durante a gravidez, geralmente se apresentando com hipocalemia acentuada, os níveis de renina estavam reduzidos (Lindsay & Nieman, 2006). Além do mais, a hipertensão preexistente devida à AP pode ser melhorada durante a gravidez, talvez por antagonismo dos efeitos da aldosterona elevada pelos altos níveis de progesterona (Murakami et al., 2000). O manejo é complicado pela incapacidade de usar a maioria das terapias clínicas e a adrenalectomia laparoscópica pode ser o tratamento preferido.

## TIPOS DE PATOLOGIA ADRENAL

Quando o diagnóstico de AP é feito, o tipo de patologia adrenal deve ser averiguado, uma vez que a escolha da terapia é diferente: cirúrgica para o adenoma, clínica para a hiperplasia. A necessidade é ainda maior hoje do que no passado, uma vez que o reconhecimento de pacientes com manifestações mais leves de aldosteronismo é mais fácil e é realizado com mais frequência.

## Adenomas produtores de aldosterona

Os adenomas solitários benignos (Figura 11.4) são quase sempre unilaterais e a maioria são pequenos, pesando menos de 6 g e medindo

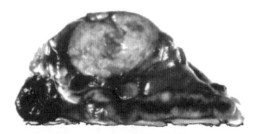

**FIGURA 11.4** Adenoma adrenal solitário com hiperplasia difusa removido de um paciente com aldosteronismo primário.

menos de 3 cm de diâmetro. Em várias séries, de 20 a 85% são menores que 1 cm (Rossi et al., 2001). Histologicamente, a maioria dos adenomas são compostos de células carregadas de lipídios, arranjadas em pequenos ácinos ou cordas, similar em aspecto e arranjos à zona fasciculada normal, a zona média da córtex adrenal. Além do mais, a hiperplasia focal ou difusa, como visto na Figura 11.4, geralmente está presente em ambos os restos da adrenal com o adenoma e a glândula contralateral (Lack et al., 1990).

## Hiperplasia adrenal bilateral HAB (hiperaldosteronismo idiopático)

No final da década de 1960, relatos de hiperaldosteronismo sem adenoma mas sim com HAB começaram a aparecer (Davis et al., 1967) e foi chamado de hiperaldosteronismo idiopático (HAI) (Biglieri et al., 1970). À medida que mais pacientes são rastreados, a proporção de AP relacionados com HAI aumentou de menos de um terço nos anos 70 para mais de dois terços nos anos 2000 (Young, 2007b).

A melhora dos detalhes fornecidos por novos procedimentos de imagem podem levar à confusão: por um lado, como a hiperplasia que frequentemente acompanha um adenoma pode ser reconhecida agora, a hiperplasia adrenal pode ser diagnosticada de forma errada; por outro lado, como a nodularidade frequentemente é vista com hiperplasia, um adenoma pode ser diagnosticado erradamente (Young, 2007b). A presença de hiperplasia bilateral sugere uma resposta secundária a algum mecanismo estimulatório em vez de um crescimento neoplásico primário, mas nenhum foi identificado. Lim e colaboradores (2002) postulam que em hipertensos suscetíveis, uma sensibilidade aumentada à angiotensina II pode induzir gradualmente hiperplasia adrenal que se torna autônoma, isto é, "aldosteronismo terciário".

É preciso lembrar que, logo após a descrição do hiperaldosteronismo associado com HAB, membros da MRC BP Unit na Enfermaria Oeste de Glasgow publicaram uma série de artigos com evidências convincentes de que essa condição era totalmente diferente da síndrome de Conn de adenomas produtores de aldosterona (Tabela 11.6) (Ferriss et al., 1970). Eles definiram a HAB como simplesmente uma forma de hipertensão essencial com renina baixa (McAreavey et al., 1983).

Além do mais, há um aumento progressivo na hiperplasia adrenal nodular com a idade que não tem nenhuma relação com a hipertensão (Tracy & White, 2002). Portanto, a maior frequência de casos com hiperplasia pode simplesmente refletir as alterações naturais da idade: hiperplasia adrenal nodular aumentada com renina progressivamente menor, mas mantendo os níveis de aldosterona (Guthrie et al., 1976), gerando um índice A/R elevado sem hiperaldosteronismo. Este cenário está em conformidade com a crença dos investigadores MRC de que estes pacientes têm "hipertensão essencial com renina baixa" (McAreavey et al., 1983).

## Hiperplasia unilateral

Ainda mais difícil de explicar do que a presença de hiperplasia bilateral são os 30 casos relatados de hiperaldosteronismo que aparentemente são causados por hiperplasia de apenas uma glândula adrenal (Goh et al., 2007).

## Outras patologias

### Carcinoma

Os carcinomas produtores de aldosterona são raros, com apenas 58 relatos desde 1955 até 2003 (Seccia et al., 2005). A maioria está associada com hipersecreção concomitante de outros hormônios adrenais, mas alguns podem hipersecretar apenas a aldosterona (Touitou et al., 1992).

### Condições associadas

Foram relatados casos de AP causado por um adenoma adrenal em associação com acromegalia (Dluhy & Williams, 1969), hiperparatireoidismo primário, a síndrome de neoplasia

### Tabela 11.6
**Diferenças entre adenoma produtor de aldosterona, hiperplasia adrenal bilateral e hipertensão com renina baixa[a]**

| | Adenoma produtor de aldosterona | Hiperplasia adrenal bilateral | Hipertensão essencial com renina baixa |
|---|---|---|---|
| Características clínicas | | | |
|   Idade | Meia-idade | Mais velho | Mais velho |
|   Hipocalemia | Frequente | Menos comum | Incomum |
| Hemodinâmica | | | |
|   Conteúdo de sódio corporal | Aumentado | Normal | Normal |
|   Aldosterona plasmática em resposta à posição supina | Queda | Elevação | Elevação |
| Hormonal | | | |
|   Nível de renina plasmático | Muito baixo | Baixo | Baixo |
|   Nível de aldosterona plasmática | Muito alto | Alto-normal | Normal |
|   Secreção de aldosterona | Autônoma | Responsiva à AII[b] | Responsiva à AII[b] |
|   Supressibilidade da aldosterona a cargas de volume | Mínima | Parcial | Completa |
|   Relação aldosterona:angiotensina | Inversa | Direta | Direta |
|   Esteroides híbridos | Presentes | Ausente | Ausente |
| Alívio por remoção cirúrgica | Comum | Extremamente raro | Nunca |

[a] Baseado em dados incluídos em Ferriss et al (1970) e McAreavey et al (1983).
[b] **AII**: angiotensina II.

endócrina múltipla I (Gordon et al., 1995), neurofibromatose (Biagi et al., 1999), polipose adenomatosa familiar (Alexander et al., 2000), estenose de artéria renal (Mansoor et al., 2002) e doença renal terminal (Kazory & Wainer, 2007).

### Tumores extra-adrenais

Tumores ectópicos únicos, produtores de aldosterona, foram encontrados no rim (Abdelhamid et al., 1996) e no ovário (Kulkarni et al., 1990).

## DIAGNOSTICANDO O TIPO DE PATOLOGIA ADRENAL

Vários procedimentos têm sido usados para diagnosticar o tipo de patologia adrenal, mas a AVA é recomendada atualmente mesmo quando não há ambiguidade aparente pela TC devido à excentricidades da patologia adrenal (Fender et al., 2008). Ainda ocorrem erros: a HAB é operada com sucesso limitado.

### Principais procedimentos

De um modo geral, lesões autônomas que podem ser curadas por cirurgia (adenomas e as raras hiperplasias adrenais primárias) revelam sua autonomia a partir do controle normal da produção de aldosterona pelo mecanismo renina-angiotensina por ter:

a) níveis elevados de aldosterona e seu precursor corticosterona 18-OH (Auchus et al., 2007),
b) pouca ou nenhuma resposta à estimulação da renina-angiontesina como durante o teste de postura ereta, e
c) a produção de esteroides híbridos como o 18-OH-cortisol.

Nenhum desses critérios é recomendado atualmente para medida.

### Tomografia adrenal computadorizada

As diretrizes de práticas clínicas recomendam uma TC adrenal "como estudo inicial no exame do subtipo" (Funder et al., 2008). Outros investigadores também recomendam TC de rotina (Mattsson & Young, 2006; Mulatero et al., 2008; Schirpenbach & Reincke, 2007). Contudo, como afirmado por Rossi e colaboradores (2008b), a "imagem adrenal é insuficiente para obter a discriminação entre APA e HAI" e eles não incluem a TC no seu algoritmo para investigação diagnóstica de AP.

A inacurácia das TCs (que são preferíveis à RM) foi demonstrada claramente na série da Mayo Clinic com 194 pacientes com AP que tinham tanto TC quanto amostra venosa adrenal (AVA), o diferenciador mais acurado (Young et al., 2004). A TC identificou corretamente apenas 53% das lesões unilaterais ou bilaterais. A TC mostrou um APA em 24% dos pacientes que tinham lesões bilaterais e que iriam, por isso ser submetido à adrenalectomia inapropriada. A TC mostrou doença bilateral em 21% que tinham APA e portanto não seriam indicados para adrenalectomia. A TC mostrou um APA na adrenal errada em 12 pacientes. Dados similares mostrando a inacurácia da TC quando comparada com AVA foram publicados por outros investigadores (Magill et al., 2001; Nwariaku et al., 2006).

Os investigadores da Mayo Clinic (Mattsson & Young, 2006) continuam a confiar na presença de um macroadenoma unilateral solitário na TC, maior do que 1 cm, com morfologia adrenal contralateral normal em pacientes com AP abaixo dos 40 anos de idade (que são muito mais prováveis de ter um adenoma do que HAB) para recomendar cirurgia sem AVA. Contudo, eles também reconhecem a necessidade frequente de AVA na maioria dos pacientes cujos achados da TC são menos certos.

## Amostra venosa adrenal (AVA)

A AVA é reconhecida atualmente como um procedimento definitivo para diferenciar a doença unilateral da bilateral em pacientes com AP confirmado. Um dos primeiros relatos do valor da AVA foi o de Rossi e colaboradores (2001), que relataram seus achados em 104 pacientes com AP e achados duvidosos da TC ou RM. A AVA foi exequível em 97,1% das tentativas e, em 80,6% dos casos, amostras bilaterais foram obtidas quase simultaneamente. Com a AVA seletiva bilateral, o valor de aldosterona/cortisol de um lado sobre o lado contralateral de dois ou mais identificou uma fonte unilateral de excesso de aldosterona em 80% dos pacientes. Contudo, foram publicados pelo menos 10 modos de realizar e interpretar a AVA (Kline et al., 2008). Esses investigadores concluem que a maior acurácia é obtida quando os níveis hormonais são usados para confirmar a posição do cateter antes das amostras serem obtidas para calcular a lateralização. Eles também observam que a verdadeira especificidade e sensibilidade da AVA não foram validadas uma vez que apenas aqueles com lateralização são submetidos à cirurgia.

A AVA deve ser realizada apenas em centros experientes no procedimento. Mesmo nas mãos de investigadores experientes, 20% dos pacientes não pode ser caracterizado corretamente pela AVA, embora melhores resultados tenham sido relatados em séries mais recentes (Nwariaku et al., 2006; Young et al., 2004).

Todos os que realizam AVA ou que querem interpretar dados do procedimento devem ler as diretrizes de práticas clínicas (Funder et al., 2008).

## Cintilografia adrenal

As cintilografias adrenais com o isótopo 6-β-[$^{131}$I]-iodometil-19-norcolesterol (NP-59) foram usadas para identificar o local de hipersecreção de aldosterona (Rossi et al., 2008b). Como adenomas pequenos com captação do marcador relativamente baixa podem fornecer resultados falso-negativos (Nakahama et al., 2003), este procedimento raramente é utilizado.

## Plano global

Como visto na Figura 11.5, o diagnóstico do AP deve ser pesquisado em pacientes considerados de alta prevalência. Apenas 10 a 20% destes pacientes terá a combinação de uma ARP baixa e nível elevado de aldosterona. Os pacientes, então, devem ser submetidos a um teste para

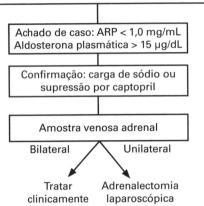

**FIGURA 11.5** Fluxograma diagnóstico para avaliação e tratamento de pacientes com aldosteronismo primário. **AP**: aldosteronismo primário; **ARP**: atividade da renina plasmática.

confirmar o hiperaldosteronismo autônomo. Aproximadamente metade desses pacientes serão confirmados e devem ser submetidos a AVA. Como observado anteriormente, parece não haver valor e haver um potencial para erros graves pela TC, portanto esta não faz parte do algoritmo.

Lembrar que pacientes jovens e, particularmente, aqueles com uma história familiar de aldosteronismo devem ser avaliados para ARG, como descrito anteriormente neste capítulo. O problema de exclusão da hiperfunção adrenal em pacientes com incidentaloma adrenal é abordado na primeira parte do Capítulo 12.

## TERAPIA

Quando o tipo de patologia adrenal é definido, a cirurgia deve ser feita se o diagnóstico for de *adenoma*, e a terapia clínica está indicada se o diagnóstico for de *hiperplasia adrenal*. Há relatos de alívio do aldosteronismo pela remoção de uma glândula hiperplásica unilateralmente (Goh et al., 2007), portanto a cirurgia deve ser realizada se uma AVA definir claramente uma fonte unilateral de hipersecreção de aldosterona.

## Tratamento cirúrgico

### Manejo pré-operatório

Quando o diagnóstico de adenoma é feito, um curso de 3 a 5 semanas de terapia com espironolactona pode ser dado para normalizar os vários distúrbios hidroeletrolíticos, facilitando o manejo anestésico, cirúrgico e pós-operatório.

### Técnica cirúrgica

Com um melhor diagnóstico pré-operatório de adenoma, a adrenalectomia laparoscópica se tornou o procedimento de escolha (Funder et al., 2008). Se for encontrada hiperplasia na cirurgia a despeito do diagnóstico pré-operatório de um adenoma, deve ser feita apenas uma adrenalectomia unilateral. Diante dos maus resultados globais com adrenalectomia bilateral e suas complicações, uma glândula deve ser deixada intacta.

### Curso pós-operatório

A hipertensão é aliviada sem a necessidade de medicações anti-hipertensivas em 35 a 60% e melhorada na maioria dos demais (Letavernier et al., 2008; Pang et al., 2007; Zarnegar et al., 2008). A probabilidade de resolução completa da hipertensão é maior naqueles pacientes que necessitam de apenas duas ou menos medicações anti-hipertensivas no pré-operatório, que não são obesos, que são mulheres e que têm hipertensão há menos de seis anos (Zarnegar et al., 2008).

### Complicações pós-operatórias

#### Hipoaldosteronismo

O paciente, mesmo quando faz uso de espironolactona pré-operatoriamente, pode desenvolver hipoaldosteronismo com incapacidade de conservar sódio e excretar potássio. Isso pode persistir por algum tempo após os níveis de renina retornarem ao normal, de forma análoga à velocidade de retorno da produção de cortisol após a supressão prolongada de ACTH por glicocorticoides exógenos.

A deficiência de aldosterona em geral não é grave ou prolongada e pode ser manejada simplesmente fornecendo uma quantidade adequada de sal sem a necessidade de glicocorticoides exógenos ou terapia com mineralocorticoide.

## *Hipertensão sustentada*

A hipertensão pode persistir por algum tempo; alguns pacientes necessitam anos para o retorno da PA normal. Se a PA não responde, o tecido adrenal hiperfuncionante pode ter sido deixado. Mais provável é a presença de hipertensão primária coincidente como seria esperado em pelo menos 20% dos casos, ou a ocorrência de dano renal significativo por hipertensão prolongada (Reincke et al., 2009). Em 99 pacientes que tinham hiperplasia bilateral, o alívio da hipertensão após adrenalectomia unilateral ou bilateral ocorreu em apenas 9% (Funder et al., 2008).

## Tratamento clínico

A terapia clínica crônica com espironolactona ou eplerenona ou, se eles não forem tolerados, amilorida com ou sem um diurético tiazídico é o tratamento de escolha em pacientes com hiperplasia, pacientes com um adenoma que são incapazes ou não desejam ser submetidos à cirurgia, pacientes que permanecem hipertensos após cirurgia e pacientes com achados duvidosos (Funder et al., 2008).

A espironolactona geralmente reduz a PA e a mantém baixa (Ferriss et al., 1978a). Pacientes com AP tratados com espironolactona tiveram uma regressão mais lenta mas eventualmente igual da hipertrofia do ventrículo esquerdo como aqueles que tiveram adrenalectomia unilateral (Catena et al., 2007). Embora doses mais altas possam ser necessárias inicialmente, uma resposta satisfatória pode então ser mantida com até 25 ou 50 mg ao dia. A combinação de espironolactona com um diurético tiazídico pode fornecer um controle ainda melhor e permitir o uso de menores doses de espironolactona. Com estas doses menores, os vários efeitos colaterais geralmente são de menor importância e apenas 3 de 95 casos foram graves o suficiente para levar à suspensão do fármaco (Ferriss et al., 1978a). Um antagonista mais seletivo dos receptores de aldosterona, eplerenona, está disponível atualmente, fornecendo um menor bloqueio dos receptores, mas menos efeitos colaterais do que a espironolactona (McManus et al., 2008), e provavelmente será a medicação de escolha. Se for necessária terapia anti-hipertensiva adicional, os BCCs podem ser os preferíveis uma vez que, em menores doses, eles têm alguma atividade antagonista dos receptores de aldosterona (Dietz et al., 2008).

Em pacientes com câncer adrenal, vários inibidores da esteroidogênese são úteis. Esses são descritos no próximo capítulo na seção "Tratamento da síndrome de Cushing".

## CONCLUSÕES

O aldosteronismo primário permanece como uma doença fascinante, que é mais comum do que se pensava anteriormente, mas menos comum do que alguns preconizam. Outras formas de hipertensão induzida por mineralocorticoides são apresentadas no próximo capítulo.

## REFERÊNCIAS

Abdelhamid S, Blomer R, Hommel G, et al. Urinary tetrahydroaldosterone as a screening method for primary aldosteronism: A comparative study. *Am J Hypertens* 2003;16:522–530.

Abdelhamid S, Müller-Lobeck, Pahl S, et al. Prevalence of adrenal and extra-adrenal Conn syndrome in hypertensive patients. *Arch Intern Med* 1996;156:1190–1195.

Al-Ali NA, El-Sandabesee D, Steel SA, et al. Conn's syndrome in pregnancy successfully treated with amiloride. *J Obstet Gynaecol* 2007;27:730–731.

Alexander GL, Thompson GB, Schwartz DA. Primary aldosteronism in a patient with familial adenomatous polyposis. *Mayo Clin Proc* 2000;75:636–637.

Arriza JL, Weinberger C, Cerelli G, et al. Cloning of human mineralocorticoid receptor complementary DNA: Structural and functional kinship with the glucocorticoid receptor. *Science* 1987;237:268–275.

Auchus RJ, Chandler DW, Singeetham S, et al. Measurement of 18-hydroxycorticosterone during adrenal vein sampling for primary aldosteronism. *J Clin Endocrinol Metab* 2007;92:2648–2651.

Baxter JD, Funder JW, Apriletti JW, et al. Towards selectively modulating mineralocorticoid receptor function: Lessons from other systems. *Mol Cell Endocrinol* 2004;217:151–165.

Bernini G, Moretti A, Argenio G, et al. Primary aldosteronism in normokalemic patients with adrenal incidentalomas. *Eur J Endocrinol* 2002;146:523–529.

Bernini G, Moretti A, Orlandini C, et al. Plasma and urine aldosterone to plasma renin activity ratio in the diagnosis of primary aldosteronism. *J Hypertens* 2008;26:981–988.

Biagi P, Alessandri M, Campanella G, et al. A case of neurofibromatosis type 1 with an aldosterone-producing adenoma of the adrenal. *J Intern Med* 1999;246:509–512.

Biglieri EG, Schambelan M, Slaton PE Jr, et al. The intercurrent hypertension of primary aldosteronism. *Circ Res* 1970;26/27 (Suppl I):I195–I202.

Bravo EL. Primary aldosteronism: Issues in diagnosis and management. *Endocrinol Metab Clin NA* 1994;23:271–283.

Bravo EL, Fouad-Tarazi FM, Tarazi RC, et al. Clinical implications of primary aldosteronism with resistant hypertension. *Hypertension* 1988;11(Suppl 1):207–211.

Calhoun DA. Is there an unrecognized epidemic of primary aldosteronism? Pro. *Hypertension* 2007;50:447–453.

Calhoun DA, Nishizaka MK, Zaman MA, et al. Hyperaldosteronism among black and white subjects with resistant hypertension. *Hypertension* 2002;40:892–896.

Catena C, Colussi G, Lapenna R, et al. Long-term cardiac effects of adrenalectomy or mineralocorticoid antagonists in patients with primary aldosteronism. *Hypertension* 2007;50:911–917.

Conn JW. Part I. Painting background. Part II. Primary aldosteronism, a new clinical syndrome. *J Lab Clin Med* 1955;43:317.

Conn JW, Cohen ED, Rovner DR, et al. Normokalemic primary aldosteronism: A detectable cause of curable "essential" hypertension. *JAMA* 1965;193:200–206.

Davis WW, Newsome HH Jr, Wright LD Jr, et al. Bilateral adrenal hyperplasia as a cause of primary aldosteronism with hypertension, hypokalemia and suppressed renin activity. *Am J Med* 1967;42:642–647.

Dietz JD, Du S, Bolten CW, et al. A number of marketed dihydropyridine calcium channel blockers have mineralocorticoid receptor antagonist activity. *Hypertension* 2008;51:742–748.

Diez J. Effects of aldosterone on the heart: Beyond systemic hemodynamics? *Hypertension* 2008;52:462–464.

Disse-Nicodème S, Achard JM, Desitter I, et al. A new locus on chromosome 12p13.3 for pseudohypoaldosteronism type II, an autosomal dominant form of hypertension. *Am J Hum Genet* 2000;67:302–310.

Dluhy RG, Lifton RP. Glucocorticoid-remediable aldosteronism. *J Clin Endocrinol Metab* 1999;84:4341–4344.

Dluhy RG, Williams GH. Primary aldosteronism in a hypertensive acromegalic patient. *J Clin Endocrinol* 1969;29:1319–1324.

Douma S, Petidis K, Vogiatzis K, et al. The aldosterone/PRA ratio (ARR) application in the diagnosis of primary aldosteronism [Abstract]. *J Hypertens* 2001;19(Suppl 2):S12.

Douma S, Petidis K, Doumas M, et al. Prevalence of primary hyperaldosteronism in resistant hypertension: a retrospective observational study. *Lancet* 2008;371:1921–1926.

Eide IK, Torjesen PA, Drolsum A, et al. Low-renin status in therapy-resistant hypertension: A clue to efficient treatment. *J Hypertens* 2004;22:2217–2226.

Fallo F, Pilon C, Williams TA, et al. Coexistence of different phenotypes in a family with glucocorticoid-remediable aldosteronism. *J Hum Hypertens* 2004;18:47–51.

Fardella CE, Mosso L, Gomez-Sanchez C, et al. Primary aldosteronism in essential hypertensives: prevalence, biochemical profile, and molecular biology. *J Clin Endocrinol Metab* 2000;85: 1863–1867.

Farman N, Rafestin-Oblin M-E. Multiple aspects of mineralocorticoid sensitivity. *Am J Physiol Renal Physiol* 2001;280:F181–F192.

Ferriss JB, Beevers DG, Boddy K, et al. The treatment of low-renin ("primary") hyperaldosteronism. *Am Heart J* 1978a;96: 97–109.

Ferriss JB, Beevers DG, Brown JJ, et al. Clinical, biochemical and pathological features of low-renin ("primary") hyperaldosteronism. *Am Heart J* 1978b;95:375–388.

Ferriss JB, Brown JJ, Fraser R, et al. Hypertension with aldosterone excess and low plasma-renin: Preoperative distinction between patients with and without adrenocortical tumour. *Lancet* 1970;2:995–1000.

Ferriss JB, Brown JJ, Fraser R, et al. Primary aldosterone excess: Conn's syndrome and similar disorders. In: Robertson JIS, ed. *Handbook of Hypertension.* Vol. 2, Clinical Aspects of Secondary Hypertension, New York: Elsevier; 1983.

Fogari R, Preti P, Mugellini A, et al. Prevalence of primary aldosteronism among hypertensive pateints [Abstract]. *J Hypertens* 2003; 21(Suppl 4): S142.

Freedman BI, Hsu FC, Langefeld CD et al. Renal artery calcified plaque associations with subclinical renal and cardiovascular disease. *Kidney Int* 2004;65:2262–2267.

Funder JW, Carey RM, Fardella C, et al. Case detection, diagnosis, and treatment of patients with primary aldosteronism: An Endocrine Society clinical practice guideline. *J Clin Endocrinol Metab* 2008;93:3266–3281.

Furuhashi M, Kitamura K, Adachi M, et al. Liddle's syndrome caused by a novel mutation in the proline-rich PY motif of the epithelial sodium channel β-subunit. *J Clin Endocrinol Metab* 2005;90:340–344.

Gaddam KK, Nishizaka MK, Pratt-Ubunama MN, et al. Characterization of resistant hypertension: Association between resistant hypertension, aldosterone, and persistent intravascular volume expansion. *Arch Intern Med* 2008;168: 1159–1164.

Geller DS, Farhl A, Pinkerton N, et al. Activating mineralocorticoid receptor mutation in hypertension exacerbated by pregnancy. *Science* 2000;289:119–123.

Geller DS, Zhang J, Wisgerhof MV, et al. A novel form of human mendelian hypertension featuring nonglucocorticoid-remediable aldosteronism. *J Clin Endocrinol Metab* 2008;93:3117–3123.

Giacchetti G, Ronconi V, Lucarelli G, et al. Analysis of screening and confirmatory tests in the diagnosis of primary aldosteronism: Need for a standardized protocol. *J Hypertens* 2006; 24:737–745.

Gifford RW Jr. Evaluation of the hypertensive patient with emphasis on detecting curable causes. *Milbank Mem Fund Q* 1969;47:170–186.

Girerd X, Villeveuve F, Lemaire A, et al. A clinical prediction rule for primary aldosteronism in drug-resistant hypertensive patients referred to an hypertension clinic [Abstract]. *J Hypertens* 2003;21(Suppl 4):S145.

Goh BK, Tan YH, Chang KT, et al. Primary hyperaldosteronism secondary to unilateral adrenal hyperplasia: An unusual cause of surgically correctable hypertension. A review of 30 case. *World J Surg* 2007;31:72–79.

Gordon RD. Syndrome of hypertension and hyperkalemia with normal glomerular filtration rate. *Hypertension* 1986;8:93–102.

Gordon RD, Stowasser M. Primary aldosteronism: The case for screening. *Nat Clin Pract Nephrol* 2007;3:582–583.

Gordon RD, Klemm SA, Stowasser M, et al. How common is primary aldosteronism? Is it the most frequent cause of curable hypertension? *Curr Sci* 1993;11(Suppl 5):S310–S311.

Gordon RD, Stowasser M, Klemm SA, et al. Primary aldosteronismsome genetic, morphological, and biochemical aspects of subtypes. *Steroids*. 1995;60:35–41.

Gordon RD, Stowasser M, Tunny TJ, et al. Clinical and pathological diversity of primary aldosteronism, including a new familial variety. *Clin Exp Pharmacol Physiol* 1991;18:283–286.

Grimes DA, Schulz KF. Uses and abuses of screening tests. *Lancet* 2002;359:881–884.

Guthrie GP Jr, Genest J, Nowaczynski W, et al. Dissociation of plasma renin activity and aldosterone in essential hypertension. *J Clin Endocrinol Metab* 1976;43:446–448.

Hiramatsu K, Yamada T, Yukimura Y, et al. A screening test to identify aldosterone-producing adenoma by measuring plasma renin activity. Results in hypertensive patients. *Arch Intern Med* 1981;141:1589–1593.

Holaj R, Zelinka T, Wichterle D, et al. Increased intima-media thickness of the common carotid artery in primary aldosteronism in comparison with essential hypertension. *J Hypertens* 2007;25:1451–1457.

Holland OB, Brown H, Kuhnert L, et al. Further evaluation of saline infusion for the diagnosis of primary aldosteronism. *Hypertension* 1984;6:717–723.

Holloway CD, MacKenzie R, Fraser S. Effects of genetic variation in the aldosterone synthase (CYO11B2) gene on enzyme function. *Clinical Endocrinology* 2009;70:363–371.

Hood S, Cannon J, Scanlon M, Brown MJ. Prevalence of primary hyperaldosteronism measured by aldosterone to renin ratio and spironolactone testing: Pharst study [Abstract]. *J Hypertens* 2002;20(Suppl 4):S119.

Kaplan NM. Primary aldosteronism with malignant hypertension. *N Engl J Med* 1963;269:1282–1286.

Kaplan NM. Hypokalemia in the hypertensive patient: With observation on the incidence of primary aldosteronism. *Ann Intern Med* 1967;66:1079–1090.

Kaplan NM. Is there an unrecognized epidemic of primary aldosteronism?(Con). *Hypertens* 2007;50:454–458.

Kazory A, Weiner ID. Primary hyperaldosteronism in a ptient with end-stage renal disease. *Nephrol Dial Transplant* 2007;22: 917–919.

Kem DC, Weinberger MH, Mayes DM, et al. Saline suppression of plasma aldosterone in hypertension. *Arch Intern Med* 1971;128:380–386.

Kline GA, Harvey A, Jones C, et al. Adrenal vein sampling may not be a gold-standard diagnostic test in primary aldosteronism: Final diagnosis depends upon which interpretation rule is used. Variable interpretation of adrenal vein sampling. *Int Urol Nephrol* 2008;40:1035–1043.

Kulkarni JN, Mistry RC, Jamat MR, et al. Autonomous aldosterone-secreting ovarian tumor. *Gynecol Oncol* 1990;37: 284–289.

Lack EE, Travis WD, Oertel JE. Adrenal cortical nodules, hyperplasia, and hyperfunction. In: Lack EE, ed. *Contemporary Issues in Surgical Pathology*. Vol. 14, Pathology of the Adrenal Glands. New York: Churchill Livingstone; 1990: 75–113.

Letavernier E, Peyrard S, Amar L, et al. Blood pressure outcome of adrenalectomy in patients with primary hyperaldosteronism with or without unilateral adenoma. *J Hypertens* 2008;26: 1816–1823.

Liddle GW, Bledsoe T, Coppage WS Jr. A familial renal disorder simulating primary aldosteronism but with negligible aldosterone secretion. *Trans Assoc Am Phys* 1963;76: 199–213.

Lifton RP, Dluhy RG, Powers M, et al. Hereditary hypertension caused by chimaeric gene duplications and ectopic expression of aldosterone synthase. *Nature Genet* 1992; 2:66–74.

Lim PO, Rodgers P, Cardale K, et al. Potentially high prevalence of primary aldosteronism in a primary-care population. *Lancet* 1999;353:40.

Lim PO, Brennan G, Jung RT, et al. High prevalence of primary aldosteronism in the Tayside hypertension clinic population. *J Hum Hypertens* 2000;14:311–315.

Lim PO, Struthers AD, MacDonald TM. The neurohormonal natural history of essential hypertension: Towards primary or tertiary aldosteronism? *J Hypertens* 2002;20:11–15.

Lindsay JR, Nieman LK. Adrenal disorders in pregnancy. *Endocrinol Metab Clin N Am* 2006;30:1–20.

Litchfield WR, Coolidge C, Silva P, et al. Impaired potassium-stimulated aldosterone production: A possible explanation for normokalemia in glucocorticoid-remediable aldosteronism. *J Clin Endocrinol Metab* 1997;82:1507–1510.

Loh K-C, Koay ES, Khaw M-C, et al. Prevalence of primary aldosteronism among Asian hypertensive patients in Singapore. *J Clin Endocrinol Metab* 2000;85:2854–2859.

Magill SB, Raff H, Shaker JL, et al. Comparison of adrenal vein sampling and computed tomography in the differentiation of primary aldosteronism. *J Clin Endocrinol Metab* 2001;86: 1066–1071.

Man in't Veld AJ, Wenting GJ, Schalekamp MADH. Distribution of extracellular fluid over the intra- and extravascular space in hypertensive patients. *J Cardiovasc Pharmacol* 1984;6:S143–S150.

Mansoor GA, Malchoff CD, Arici MH, et al. Unilateral adrenal hyperplasia causing primary aldosteronism: Limitations of I-131 norcholesterol scanning. *Am J Hypertens* 2002;15:459–464.

Matrozova J, Steichen O, Amar L, et al. Carbohydrate and lipid metabolism disorders in patients with primary aldosteronism: A controlled cross-sectional study. *Hypertension* 2009;53:506–510.

Mattsson C, Young WF Jr. Primary aldosteronism: diagnostic and treatment strategies. *Nat Clin Pract Nephrol* 2006;2:198–208.

McAreavey D, Murray GD, Lever AF, et al. Similarity of idiopathic aldosteronism and essential hypertension. *Hypertension* 1983; 5:116–121.

McManus F, McInnes G, McConnell J. Drug insight: Eplerenone, a mineralcorticoid-receptor antagonist. *Nat Clin Pract Endocrinol Metab* 2008;4:44.

Medeau V, Moreau F, Trinquart L, et al. Clinical and biochemical characteristics of normotensive patients with primary aldosteronism: A comparison with hypertensive cases. *Clin Endocrinol (Oxf)* 2008;69:20–28.

Meneton P, Galan P, Bertrais S, et al. High plasma aldosterone and low renin predict blood pressure increase and hypertension in middle-aged Caucasian populations. *J Hum Hypertens* 2008;22:550–558.

Milliez P, Girerd X, Plouin PF, et al. Evidence for an increased rate of cardiovascular events in patients with primary aldosteronism. *J Am Coll Cardiol* 2005;45:1243–1248.

Montori VM, Young WF Jr. Use of plasma aldosterone concentration-to-plasma renin activity ratio as a screening test for primary aldosteronism: A systematic review of the literature. *Endocrinol Metab Clin NA* 2002;31:619–632.

Montori VM, Schwartz GL, Chapman AB, et al. Validity of the aldosterone-renin ratio used to screen for primary aldosteronism. *Mayo Clin Proc* 2001;76:877–882.

Mosso L, Carvajal C, Gonzalez A, et al. Primary aldosteronism and hypertensive disease. *Hypertension* 2003;42:161–165.

Muiesan ML, Salvetti M, Paini A, et al. Inappropriate left ventricular mass in patients with primary aldosteronism. *Hypertension* 2008;52:529–534.

Mulatero P, Bertello C, Rossato D, et al. Roles of clinical criteria, computed tomography scan, and adrenal vein sampling in differential diagnosis of primary aldosteronism subtypes. *J Clin Endocrinol Metab* 2008;93:1366–1371.

Mulatero P, Milan A, Fallo F, et al. Comparison of confirmatory tests for the diagnosis of primary aldosteronism. *J Clin Endocrinol Metab* 2006;91:2618–2623.

Mulatero P, Rabbia F, Milan A, et al. Drug effects on aldosterone/plasma renin activity ratio in primary aldosteronism. *Hypertension* 2002;40:897–902.

Murakami T, Ogura EW, Tanaka Y, et al. High blood pressure lowered by pregnancy. *Lancet* 2000;356:1980.

Nakahama H, Fukuchi K, Yoshihara F, et al. Efficacy of screening for primary aldosteronism by adrenocortical scintigraphy without discontinuing antihypertensive medication. *Am J Hypertens* 2003;16:725–728.

Newton-Cheh C, Guo CY, Gona P, et al. Clinical and genetic correlates of aldosterone-to-renin ratio and relations to blood pressure in a community sample. *Hypertension* 2007; 49:846–856.

Nishikawa T, Omura T. Clinical characteristics of primary aldosteronism: Its prevalence and comparative studies on various causes of primary aldosteronism in Yokohama Rosai Hospital. *Biomed Pharmacother* 2000;54(Suppl 1):83–85.

Nwariaku FE, Miller BS, Auchus R, et al. Primary hyperaldosteronism: Effect of adrenal vein sampling on surgical outcome. *Arch Surg* 2006;141:497–502.

Oelkers W, Diederich S, Bähr V. Primary hyperaldosteronism without suppressed renin due to secondary hypertensive kidney damage. *J Clin Endocrinol Metab* 2000;85: 3266–3270.

Olivieri O, Ciacciarelli A, Signorelli D et al. Aldosterone to Renin ratio in a primary care setting: the Bussolengo study. *J Clin Endocrinol Metab* 2004;89:4221–4226.

Opocher G, Rocco S, Carpenéa G, et al. Usefulness of atrial natriuretic peptide assay in primary aldosteronism. *Am J Hypertens* 1992;5:811–816.

Pang TC, Bambach C, Monaghan JC, et al. Outcomes of laparoscopic adrenalectomy for hyperaldosteronism. *ANZ J Surg* 2007;77:768–773.

Pimenta E, Calhoun DA. Aldosterone and metabolic dysfunction. An unresolved issue. *Hypertens* 2009;53:585–586.

Pimenta E, Gaddam KK, Pratt-Ubunama MN, et al. Aldosterone excess and resistance to 24-h blood pressure control. *J Hypertens* 2007;25:2131–2137.

Rayner BL, Opie LH, Davidson JS. The aldosterone/renin ratio as a screening test for primary aldosteronism. *S Afr Med J* 2000;90:394–400.

Reincke M, Rump LC, Quinkler M, et al. Risk factors associated with low glomerular filtration rate in primary aldosteronism. *J Clin Endocrinol Metab* 2009; 94:869–875.

Rocha R, Funder JW. The pathophysiology of aldosterone in the cardiovascular system. *Ann NY Acad Sci* 2002;970: 89–100.

Rossi GP, Belfiore A, Bernini G, et al. Prospective evaluation of the saline infusion test for excluding primary aldosteronism due to aldosterone-producing adenoma. *J Hypertens* 2007;25: 1433–1442.

Rossi GP, Belfiore A, Bernini G, et al. Body mass index predicts plasma aldosterone concentrations in overweight-obese primary hypertensive patients. *J Clin Endocrinol Metab* 2008a;93:2566–2571.

Rossi GP, Bernini G, Caliumi C, et al. A prospective study of the prevalence of primary aldosteronism in 1,125 hypertensive patients. *J Am Coll Cardiol* 2006a;48:2293–2300.

Rossi GP, Bernini G, Desideri G, et al. Renal damage in primary aldosteronism: Results of the PAPY Study. *Hypertension* 2006b;48:232–238.

Rossi GP, Pessina AC, Heagerty AM. Primary aldosteronism: An update on screening, diagnosis and treatment. *J Hypertens* 2008b;26:613–621.

Rossi E, Regolisti G, Negro A, et al. High prevalence of primary aldosteronism using postcaptopril plasma aldosterone to renin ratio as a screening test among Italian hypertensives. *Am J Hypertens* 2002;15:896–902.

Rossi GP, Sacchetto A, Chiesura-Corona M, et al. Identification of the etiology of primary aldosteronism with adrenal vein sampling in patients with equivocal computed tomography and magnetic resonance findings. *J Clin Endocrinol Metab* 2001;86:1083–1090.

Schirpenbach C, Reincke M. Primary aldosteronism: Current knowledge and controversies in Conn's syndrome. *Nat Clin Pract Endocrinol Metab* 2007;3:220–227.

Seccia TM, Fassina A, Nussdorfer GG, et al. Aldosterone-producing adrenocortical carcinoma: an unusual cause of Conn's syndrome with an ominous clinical course. *Endocrinol Relat Cancer* 2005;12:149–159.

Seiler L, Rump LC, Schulte-Mönting J, et al. Diagnosis of primary aldosteronism: Value of different screening parameters and influence of antihypertensive medication. *Eur J Endocrinol* 2004;150:329–337.

Shionoiri H, Hirawa N, Ueda S-I, et al. Renin gene expression in the adrenal and kidney of patients with primary aldosteronism. *J Clin Endocrinol Metab* 1992;74:103–107.

Sinclair AM, Isles CG, Brown I, et al. Secondary hypertension in a blood pressure clinic. *Arch Intern Med* 1987;147:1289–1293.

Sosa León LA, McKinley MJ, McAllen RM, et al. Aldosterone acts on the kidney, not the brain, to cause mineralocorticoid hypertension in sheep. *J Hypertens* 2002;20:1203–1208.

Stokes JB. Understanding how aldosterone increases sodium transport. *Am J Kidney Dis* 2000;36:866–870.

Stowasser M. How common is adrenal-based mineralocorticoid hypertension? *Curr Opin Endocrinol Diabetes* 2000;7:143–150.

Stowasser M, Gordon RD. Monogenic mineralocorticoid hypertension. *Best Pract Res Clin Endocrinol Metab* 2006b;20:401–420.

Stowasser M, Gordon RD. Aldosterone assays: An urgent need for improvement. *Clin Chem* 2006a;52:1640–1642.

Stowasser M, Bachmann, AW, Huggard PR, et al. Treatment of familial hyperaldosteronism type I: Only partial suppression of adrenocorticotropin required to correct hypertension. *J Clin Endocrinol Metab* 2000;85:3313–3318.

Stowasser M, Gordon RD, Gunasekera TG, et al. High rate of detection of primary aldosteronism, including surgically treatable forms, after 'non-selective' screening of hypertensive patients. *J Hypertens* 2003;21;2149–2157.

Strauch B, Zelinka T, Hampf M, et al. Prevalence of primary hyperaldosteronism in moderate to severe hypertension in the Central Europe region. *J Human Hypertens* 2003;17:349–352.

Sukor N, Mulatero P, Gordon RD, et al. Further evidence for linkage of familial hyperaldosteronism type II at chromosome 7p22 in Italian as well as Australian and South American families. *J Hypertens* 2008;26:1577–1582.

Sukor N, Gordon RD, Ku YK et al. Role of unilateral adrenalectomy in bilateral primary aldosteronism: A 22 year single center experience. *J Clin Endocrinol Metab* 2009;94:2437–2445.

Sutherland DJA, Ruse JL, Laidlaw JC. Hypertension, increased aldosterone secretion and low plasma renin activity relieved by dexamethasone. *Can Med Assoc J* 1966;95:1109–1119.

Tanabe A, Naruse M, Takagi S, et al. Variability in the renin/aldosterone profile under random and standardized sampling conditions in primary aldosteronism. *J Clin Endocrinol Metab* 2003;88:2489–2494.

Thibonnier M, Sassano P, Joseph A, et al. Diagnostic value of a single dose of captopril in renin- and aldosterone-dependent, surgically curable hypertension. *Cardiovasc Rev Rep* 1982;3: 1659–1667.

Touitou Y, Boissonnas A, Bogdan A, et al. Concurrent adrenocortical carcinoma and Conn's adenoma in a man with primary hyperaldosteronism: In vivo and in vitro studies. *Acta Endocrinol* 1992;127:189–192.

Tracy RE, White S. A method of quantifying adrenocortical nodular hyperplasia at autopsy: Some use of the method in illuminating hypertension and atherosclerosis. *Ann Diagn Pathol* 2002;6:20–29.

Ulick S, Chan CK, Gill JR Jr, et al. Defective fasciculata zone function as the mechanism of glucocorticoid-remediable aldosteronism. *J Clin Endocrinol Metab* 1990;71:1151–1157.

Walker BR. Defective enzyme-mediated receptor protection: Novel mechanisms in the pathophysiology of hypertension. *Clin Sci* 1993;85:257–263.

Wenting GJ, Man in't Veld AJ, Derkx FHM, et al. Recurrence of hypertension in primary aldosteronism after discontinuation of spironolactone: Time course of changes in cardiac output and body fluid volumes. *Clin Exp Hypertens* 1982; A4:1727–1748.

Williams ED, Boddy K, Brown JJ, et al. Body elemental composition, with particular reference to total and exchangeable sodium and potassium and total chlorine, in untreated and treated primary hyperaldosteronism. *J Hypertens* 1984;2:171–176.

Williams JS, Williams GH, Raji A. Prevalence of primary hyperaldosteronism in mild to moderate hypertension without hypokalemia. *J Hum Hypertens* 2006;20:129–136.

Wu F, Bagg W, Drury PL. Progression of accelerated hypertension in untreated primary aldosteronism. *Aust NZ J Med* 2000;30:91.

Yokota N, Bruneau BG, Kuroski de Bold ML, et al. Atrial natriuretic factor significantly contributes to the mineralocorticoid escape phenomenon: Evidence of a guanylate cyclase-mediated pathway. *J Clin Invest* 1994;94:1938–1946.

Young WF Jr. Primary aldosteronism: Management issues. *Ann NY Acad Sci* 2002;970:61–76.

Young WF, Jr. Clinical practice: The incidentally discovered adrenal mass. *N Engl J Med* 2007a;356:601–610.

Young WF. Primary aldosteronism: Renaissance of a syndrome. *Clin Endocrinol (Oxf)* 2007b;66:607–618.

Young WF, Stanson AW. What are the keys to successful adrenal venous sampling (AVS) in patients with primary aldosteronism? *Clin Endocrinol* 2009;70:14–17.

Young WF Jr, Stanson AW, Thompson GB, et al. Role for adrenal venous sampling in primary aldosteronism. *Surgery* 2004;136:1227–1235.

Zarifis J, Lip GY, Leatherdale B, et al. Malignant hypertension in association with primary aldosteronism. *Blood Press* 1996;5: 250–254.

Zarnegar R, Young WF Jr, Lee J, et al. The aldosteronoma resolution score: Predicting complete resolution of hypertension after adrenalectomy for aldosteronoma. *Ann Surg* 2008;247: 511–518.

Zelinka T, Štrauch B, Pecen L, et al. Diurnal blood pressure variation in pheochromocytoma, primary aldosteronism and Cushing's syndrome. *J Hum Hypertens* 200

# 12

# Feocromocitoma (com uma introdução sobre massas adrenais incidentais)

## MASSAS ADRENAIS INCIDENTAIS

Ao considerar as causas adrenais de hipertensão neste e nos próximos dois capítulos, iniciaremos com um problema clínico comum e crescente – as massas adrenais descobertas acidentalmente. Um *incidentaloma adrenal* é uma massa adrenal, em geral de 1 cm ou mais de diâmetro, descoberta casualmente em uma TC ou RM realizadas por uma indicação não adrenal (Young, 2007b). Enquanto a maioria é benigna e não funcional, um incidentaloma nunca deve ser ignorado porque 10 a 15% será maligno ou funcionalmente ativo. A ressecção precoce pode ser salvadora. Um diagnóstico que não é feito pode ter consequências fatais, inclusive metástases extra-adrenais e crises hipertensivas.

## Prevalência

Quer seja estimada por estudos de autópsia ou de TC, a prevalência de incidentaloma adrenal é de 4 a 6% (Barzon et al., 2003; Bovio et al., 2006). A prevalência aumenta agudamente com a idade – de 0,2% das TCs realizadas em pacientes de 20 a 29 anos de idade a 7% em pacientes com mais de 70 anos de idade (Young et al., 2007b).

## Diagnóstico diferencial

Cada incidentaloma adrenal deve ser avaliado para malignidade e atividade funcional (Young, 2007b). Como mostrado na Tabela 12.1, o diagnóstico diferencial inclui adenocarcinoma adrenal, metástases adrenais, síndrome de Cushing subclínica, feocromocitoma e adenoma produtor de aldosterona.

## Avaliação de malignidade

A malignidade potencial é uma preocupação prioritária. Entre 2.005 pacientes com incidentaloma adrenal, o carcinoma adrenocortical foi detectado em 4,7% e câncer metastático em 2,5% (Young, 2007b).

Como mostrado na Tabela 12.2, o tamanho da massa e seu aspecto na TC ou RM – o *fenótipo da imagem* – são os dois principais indicadores de malignidade (Young, 2007b).

### Tamanho

Os carcinomas adrenocorticais são, tipicamente, grandes; 90% têm pelo menos 4 cm de diâmetro. Entre os pacientes com incidentaloma adrenal maior do que 4 cm de diâmetro, 1 em 4 terá carcinoma adrenocortical (Young, 2007b). Quanto menor o carcinoma no momento da ressecção, mais baixo será o estágio do tumor e melhor o prognóstico (Libe et al., 2007).

### Fenótipo da imagem

Nos adenomas, o citosol é tipicamente carregado de gordura, produzindo características típicas na RM e na TC (Young, 2007b). Na RM ponderada em $T_2$, os adenomas são isointensos, semelhantes ao fígado. Na RM com desvio químico, a perda do sinal ocorre nas imagens fora de fase. Na TC sem contraste, os adenomas be-

## Tabela 12.1
### Avaliação clínica de uma massa adrenal incidental

| Distúrbio | Prevalência[a] (%) | Características clínicas sugestivas |
|---|---|---|
| Síndrome de Cushing | 7,9 | Ganho de peso e síndrome metabólica (intolerância à glicose, dislipidemia, obesidade central) *mais* gordura supraclavicular, pletora facial, facilidade de hematomas, estrias arroxeadas, fraqueza dos músculos proximais, alterações emocionais e cognitivas, infecções oportunísticas, função reprodutora alterada, acne, hirsutismo, osteoporose e leucocitose com linfopenia |
| Feocromocitoma | 5,6 | Hipertensão (paroxística ou sustentada) *mais* surtos de sudorese, cefaleia, palpitações e palidez |
| Aldosteronismo primário | 1,2 | Hipertensão refratária *com* ou *sem* hipocalemia |
| Carcinoma adrenocortical | 4,7 | Dor abdominal (efeito de massa), síndrome de Cushing (efeito cortisol), virilização (efeito androgênico), ginecomastia (efeito estrogênico) e hipocalemia (efeito aldosterona) |
| Câncer metastático | 2,5 | História de câncer extra-adrenal, sinais específicos de câncer |

[a] Porcentagem de massas adrenais descobertas incidentalmente com hiperfunção adrenal ou câncer.
Modificada de Young WF Jr. Prática Clínica: A massa adrenal descoberta acidentalmente. *N Engl J Med* 2007;356:601-610.

nignos têm, tipicamente, um baixo valor de atenuação medido em unidades Housenfield (UH). Se o valor de atenuação da TC não contrastada for menor do que 10 UH, o paciente pode ter a certeza de que o tumor é um adenoma benigno rico em lipídios (Hamrahian et al., 2005; Young, 2007b).

Contudo, até 30% dos adenomas não contém muita gordura e então não podem ser diferenciados de malignidade ou de feocromocitoma pela RM ou pela TC sem contraste. Nestes casos, a TC com contraste é particularmente útil. Se a eliminação do contraste for maior do que 50% 10 minutos após a injeção, o paciente pode ser assegurado (com virtualmente 100% de sensibilidade e especificidade) de que isso é um adenoma benigno. A eliminação é mais lenta no feocromocitoma ou nas malignidades adrenais (Szolar et al., 2005).

### Metástases

Os cânceres primários que comumente metastatizam para as adrenais são carcinomas do pulmão, rim e trato gastrintestinal. As metástases tendem a causar massas adrenais bilaterais e o tumor primário quase sempre é descoberto antes do incidentaloma adrenal (Young, 2007b).

### Avaliação de hiperfunção

A Tabela 12.3 lista os procedimentos de rastreamento e os testes confirmatórios para hiperfunção adrenal, isto é, produção autônoma por um tumor adrenal de cortisol, catecolaminas ou aldosterona. Entre 3.868 pacientes com incidentaloma adrenal em 26 séries, foi encontrada evidência bioquímica de síndrome de Cushing subclínica em 7,9%, de feocromocitoma em 5,6% e de aldosteronismo primário em 1,2% (Barzon et al., 2003).

Deve ser observado que de 1 a 3 quartos dos carcinomas adrenocorticais são hormonalmente ativos. A cossecreção de cortisol e androgênios é o padrão mais comum e é altamente sugestiva de carcinoma adrenocortical (Libe et al., 2007).

### Síndrome de Cushing subclínica

A síndrome de Cushing subclínica precisa ser considerada quando um incidentaloma adrenal

### Tabela 12.2
**Características de imagens típicas (fenótipo) das massas adrenais incidentais**

| Característica | Adenoma adrenal | Carcinoma adrenocortical | Feocromocitoma | Metástase |
|---|---|---|---|---|
| Tamanho | Pequeno (< 3 cm) | Grande (> 4 cm) | Grande (> 3 cm) | Variável |
| Forma | Redondo, liso | Irregular | Redondo, margens claras | Irregular |
| Textura | Homogêneo | Heterogêneo | Heterogêneo, áreas císticas (necrose) | Heterogêneo |
| Lateralidade | Unilateral, solitário | Unilateral, solitário | Unilateral, solitário | Em geral, bilateral |
| Densidade na TC não contrastada (UH) | ≤ 10 | > 10 | > 10 | > 10 |
| TC contrastada | | | | |
| Vascularidade | Não vascular | | | |
| Eliminação @ 10 min | ≥ 50% | Vascular < 50% | Vascular < 50% | Vascular < 50% |
| RM[a] | Isointenso | Hiperintenso | Acentuadamente hiperintenso | Hiperintenso |
| Taxa de crescimento | Estável ou lento (< 1 cm/ano) | Rápido (> 2 cm/ano) | Lento (0,5 – 1,0 cm/ano) | Variável |

[a] Relacionada ao fígado na imagem ponderada em T$_2$
Modificada de Young WF Jr. *The incidentally discovered adrenal mass. N Engl J Med* 2007;356:601–610.

é acompanhado de sinais clínicos sutis de hipercortisolismo. Pacientes podem ter hipertensão, obesidade central, diabetes, fadiga e facilidade para formar hematomas; contudo, eles não têm as largas estrias arroxeadas que não branqueiam ou outros sinais de síndrome de Cushing completamente instalada (Barzon et al., 2003; Mitchell et al., 2007; Terzolo et al., 2007; Tsagarakis et al., 2006). Assim, o quadro clínico é difícil de ser distinguido da síndrome metabólica comum – exceto se os estudos por imagem tenham uma massa adrenal. Os testes de rastreamento padrão para hipercortisolismo – uma excreção urinária elevada de cortisol livre em 24 horas e o teste de supressão da dexametasona 1 mg durante a noite – são muito insensíveis,

### Tabela 12.3
**Avaliação laboratorial de uma massa adrenal incidental**

| Distúrbio adrenal | Testes de rastreamento | Testes confirmatórios |
|---|---|---|
| Síndrome de Cushing subclínica | Teste de supressão noturna da dexametasona (1 mg) | Corticotrofina sérica, cortisol na urina de 24 h; cortisol salivar à meia-noite; teste de supressão da dexametasona em alta dose por 2 dias |
| Feocromocitoma | Metanefrinas fracionadas no plasma e na urina | TC contrastada, RM com gadolínio, considerar cintilografia com [123]I MIBG |
| Aldosteronismo primário | Renina plasmática e aldosterona sérica; excreção urinária de potássio de 24 horas | Teste de supressão da aldosterona com carga de sal; amostra da veia adrenal após comprovar hiperaldosteronismo não supressível; TC |

Modificada de Young WF Jr. *Clinical practice: The incidentally discovered adrenal mass. N Engl J Med* 2007;356:601–610.

produzindo valores normais ou minimamente elevados em até 25% dos casos (Mitchell et al., 2007).

Para melhorar a sensibilidade do teste de supressão noturna da dexametasona de 1 mg, os grupos de Endocrinologia e de Cirurgia Endócrina na UT Southwest recomendam um ponto de corte abaixo do padrão – 1 mg/dL ao invés de 5 mg/dL – para um valor anormalmente elevado de cortisol às 8 horas da manhã (Mitchell et al., 2007). Para evitar resultados falso-positivos, o valor minimamente elevado deve ser confirmado repetidamente e acompanhado por evidência bioquímica adicional de produção excessiva de cortisol em 24 horas como o cortisol urinário não fracionado elevado (> 2 vezes o valor de referência), supressão do ACTH por *feedback* e esteroidogenese proximal (DHEA-S plasmática < 30 mg/dL) (Mitchell et al., 2007).

### Feocromocitoma clinicamente silencioso

Na série da Mayo Clinic, aproximadamente 5% dos incidentalomas adrenais eram feocromocitomas (Young, 2007b). A probabilidade de descobrir um feocromocitoma é aproximadamente 25 vezes mais alta quando a hipertensão é acompanhada por um incidentaloma adrenal do que na população hipertensa em geral. Atualmente, cerca da metade dos feocromocitomas são descobertos acidentalmente; desses, metade não são acompanhados por hipertensão nem por outras características clínicas clássicas (Pacak et al., 2007b; Young, 2007b). O diagnóstico é baseado na bioquímica, isto é, na demonstração da hipersecreção de catecolaminas pelas células cromafínicas adrenais.

### Aldosteronismo primário

Na série da Mayo Clinic, 1% dos incidentalomas eram adenomas produtores de aldosterona (Young, 2007b). O melhor teste de rastreamento é uma amostra sanguínea para pesquisa do nível de aldosterona sérica elevada e da atividade da renina plasmática suprimida (Capítulo 13).

## Manejo

A Figura 12.1 é um algoritmo para avaliação de pacientes com incidentaloma adrenal.

A avaliação hormonal inicial deve incluir os seguintes testes de rastreamento:

a) teste de supressão noturna da dexametasona de 1 mg para síndrome de Cushing subclínica,
b) medida da metanefrina livre plasmática ou da metanefrina fracionada e catecolaminas em uma amostra de urina de 24 horas para feocromocitoma, e
c) medida da aldosterona sérica e da atividade da renina plasmática para aldosteronismo primário.

Mesmo feocromocitomas clinicamente silenciosos podem desencadear crises hipertensivas letais e portanto devem ser ressecados após bloqueio adrenérgico pré-operatório. O adenoma produtor de aldosterona é uma indicação para adrenalectomia laparoscópica quando acompanhado por hipertensão ou hipocalemia.

A abordagem da síndrome de Cushing subclínica é um trabalho em progresso. Em um estudo não controlado de nove pacientes com este diagnóstico, a adrenalectomia unilateral melhorou a hipertensão em seis pacientes e reduziu a gordura supraclavicular e outras características clínicas em todos os nove (Mitchell et al., 2007). Embora preliminares, esses achados provocativos indicam a necessidade de um grande estudo multicêntrico.

Por enquanto, a adrenalectomia para síndrome de Cushing subclínica deve ser considerada em pacientes mais jovens (abaixo dos 40 anos) com hipertensão de recente começo ou deterioração da hipertensão, diabetes ou outras características clínicas de hipercortisolismo. Em pacientes de meia-idade ou mais velhos, uma grande massa adrenal favorece a ressecção. A maioria dos adenomas produtores de cortisol têm 2,5 cm ou mais (Mitchell et al., 2007). Se for realizada cirurgia, a terapia com glicocorticoides deve ser administrada para evitar crise adrenal perioperatória.

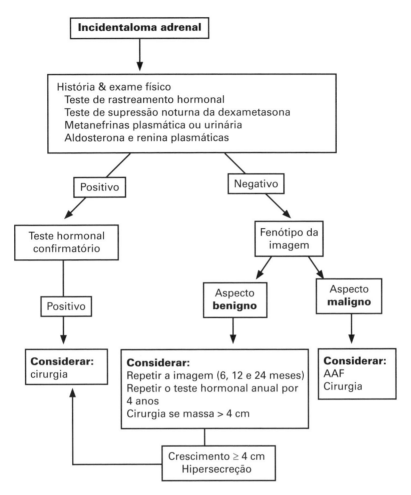

**FIGURA 12.1** Algoritmo para avaliação diagnóstica de uma massa adrenal incidental. **AAF**: aspiração por agulha fina. (Modificada de Young WF Jr. *Clinical practice: The incidentally discovered adrenal mass. N Engl J Med* 2007b;356:601–610.)

A adrenalectomia está indicada quando o aspecto radiológico for suspeito de carcinoma adrenal, a não ser que haja circunstâncias clínicas atenuantes relacionadas à idade avançada e a comorbidades. Se uma massa adrenal for ≥ 6 cm de diâmetro, ela precisa ser ressecada. Se a massa adrenal tiver entre 4 e 6 cm de diâmetro, a idade do paciente e o fenótipo da imagem devem ser considerados. Antes dos 30 anos, os incidentalomas adrenais são tão raros que mesmo uma massa ≤ 4 cm merece consideração para ressecção, particularmente se o fenótipo da imagem for suspeito (Young, 2007b).

A biópsia por aspiração com agulha fina (AAF) raramente é necessária para excluir malignidade porque as características da imagem são altamente preditivas (Young, 2007b). A AAF é usada principalmente para excluir a doença metastática ou infecção (p. ex., TB adrenal). Um feocromocitoma deve ser excluído primeiro pela bioquímica porque a AAF de um feocromocitoma pode desencadear uma crise hipertensiva.

Se a massa tiver um aspecto benigno na TC ou na RM e os estudos hormonais iniciais forem negativos, os estudos por imagem devem ser repetidos a cada seis meses por até dois anos e os estudos de função adrenal devem ser repetidos anualmente por até quatro anos (Young, 2007b). Então, a partir desse momento, o paciente pode ser certificado de que há pouca chance de maiores problemas.

## GENERALIDADES DA HIPERTENSÃO ADRENAL

Como citado anteriormente, os pacientes hipertensos com uma massa adrenal incidental merecem uma investigação de hipertensão adrenal. De fato, todos os pacientes hipertensos merecem *considerações* sobre uma potencial causa adrenal mas, sem uma massa adrenal conhecida, apenas uma pequena porcentagem necessitará de *avaliação*. O desafio diagnóstico é que essas doenças adrenais são raras e produzem sinais e sintomas inespecíficos. Muitos pacientes com hipertensão primária têm surtos recorrentes sugerindo feocromocitoma, hipocalemia sugerindo aldosteronismo primário e obesidade central sugerindo síndrome de Cushing subclínica. A maioria tem função adrenal normal.

Embora incomum, o diagnóstico de hipertensão adrenal pode levar à cura cirúrgica ou pelo menos a uma terapia medicamentosa dirigida altamente eficaz. A remoção de um tumor adrenal hiperfuncionante ou o bloqueio dos efeitos do excesso hormonal nos tecidos-alvo pode ser a única forma de controlar adequadamente a hipertensão e proteger o paciente de dano extremo aos órgãos-alvo e de morte prematura. Esse é, particularmente, o caso com o feocromocitoma.

## FEOCROMOCITOMA E PARAGANGLIOMA

Os *feocromocitomas* são tumores das células cromafínicas adrenais secretores de catecolaminas. Os *paragangliomas* são tumores extra-adrenais de células ganglionares simpáticas ou vagais. A probabilidade de que um paraganglioma secrete catecolaminas varia com a localização, como apresentado na Tabela 12.4. Os paragangliomas secretores de catecolaminas – frequentemente

### Tabela 12.4
### Localização dos paragangliomas

| Localização | Porcentagem (%) |
|---|---|
| Parassimpático (não secretório) | 95 |
| Cabeça e pescoço | |
| Secretores de catecolaminas | |
| Abdominal para-aórtico | 75 |
| Bexiga | 10 |
| Tórax | 10 |
| Cabeça e pescoço | 3 |
| Pelve | 2 |

Modificada de Young WF Jr, Abboud AL. *Editorial: Paraganglioma–all in the family. J Clin Endocrinol Metab* 2006;91:790–792.

chamados de "feocromocitomas extra-adrenais" – estão localizados principalmente no abdome ou na pelve. Paragangliomas vagais não secretores estão localizados principalmente na cabeça e pescoço, envolvendo mais frequentemente as células do glomo do corpo carotídeo. Por motivos clínicos, o termo "*feocromocitoma*" geralmente se refere a qualquer tumor secretor de catecolaminas, quer seja um feocromocitoma adrenal verdadeiro ou um paraganglioma extra-adrenal funcional (Pacak et al., 2007a; Young, 2007a).

A maioria dos feocromocitomas e dos paragangliomas secretam tanto norepinefrina (NE) quanto epinefrina (EPI), com predominância da NE. Alguns secretam primariamente a EPI e um tumor ocasional secretará apenas dopamina. Quando diagnosticados e tratados corretamente, a maioria dos feocromocitomas são curáveis. Quando não diagnosticados ou tratados de forma incorreta, podem ser fatais.

Os feocromocitomas frequentemente passam despercebidos. Em uma série de autópsia na Mayo Clinic, apenas 13 de 54 feocromocitomas comprovados por autópsia foram diagnosticados durante a vida (Young, 2007a). Os 41 feocromocitomas restantes causaram 30 mortes. Em contraste, quando um feocromocitoma é diagnosticado e manejado por uma equipe clínica altamente experiente, os tumores podem ser ressecados de forma bem sucedida com mortalidade perioperatória mínima (Pacak, 2007; Young, 2007a).

## Prevalência

Os feocromocitomas são raros. A prevalência estimada é menor do que 0,2% entre pacientes não selecionados com hipertensão, mas 5% entre aqueles com incidentaloma adrenal (Barzon et al., 2003; Young, 2007a). Como os feocromocitomas são tão raros e podem causar paroxismos letais, o médico precisa ter um alto índice de suspeita e uma abordagem sistemática para rastreamento, localização e cirurgia (Figura 12.2).

## Características clínicas

A Tabela 12.5 enumera as várias características clínicas do feocromocitoma e a Tabela 12.6 enumera o longo diagnóstico diferencial.

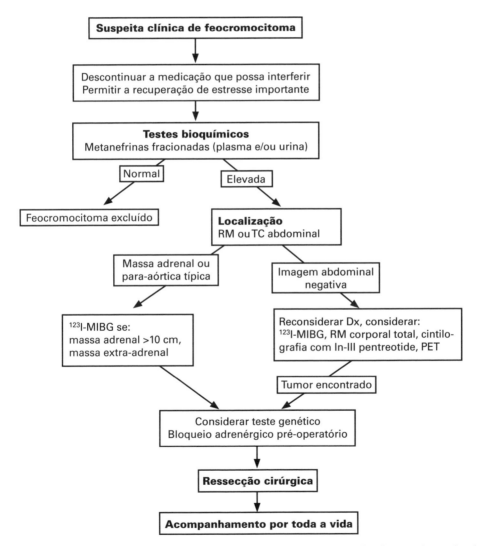

**FIGURA 12.2** Algoritmo para a avaliação diagnóstica de uma suspeita de feocromocitoma. **Feo**: feocromocitoma adrenal ou paraganglioma ou paraganglioma extra-adrenal. **In**: indium. (Modificada de Young WF Jr. *Adrenal causes of hypertension: Pheochromocytoma and primary aldosteronism. Rev Endocrinol Metab Disord* 2007a;8:309–320.)

| Tabela 12.5 Sinais e sintomas do feocromocitoma ||
|---|---|
| **Mais comuns** | **Menos comuns** |
| Hipertensão (sustentada ou paroxística) | Hipotensão postural |
| Sudorese excessiva | Rubor |
| Cefaleias | Perda de peso |
| Palpitações | Diminuição da motilidade gastrintestinal |
| Taquicardia | Aumento da frequência respiratória |
| Ansiedade/nervosismo | Náuseas/vômitos |
| Palidez | Dor no tórax/abdome |
| Tremor | Cardiomiopatia |
| Hiperglicemia de jejum | Tontura |
| Fraqueza, fadiga | Parestesias |
| | Constipação (raramente diarreia) |
| | Distúrbios visuais |

Modificada de Pacak K. *Preoperative management of the pheochromocytoma patient. J Clin Endocrinol Metab* 2007;92:4069–4079.

| Tabela 12.6 Diagnóstico diferencial do surtos do tipo feocromocitoma |
|---|
| Cardiovascular |
|   Hipertensão primária lábil |
|   Taquicardia paroxística |
|   Angina |
|   Edema pulmonar agudo |
|   Eclâmpsia |
|   Crise hipertensiva durante ou após a cirurgia |
|   Hipotensão ortostática |
|   Hipertensão renovascular |
| Psicológico |
|   Ansiedade com hiperventilação |
|   Distúrbio do pânico |
| Neurológico |
|   Neuropatia autonômica |
|   Enxaqueca e cefaleia em salva |
|   Acidente vascular cerebral |
|   Tumor cerebral |
|   Convulsões diencefálicas |
|   Hiper-reflexia autonômica, como na quadriplegia |
|   Disfunção dos barorreceptores |
|   Síndrome de taquicardia postural ortostática (STPO) |
| Endocrinológico |
|   Intolerância aos carboidratos |
|   Tireotoxicose |
|   Insulinoma e hipoglicemia |
|   Carcinoma medular da tireoide |
|   Síndrome da menopausa |
|   Síndrome carcinoide |
|   Mastocitose |
| Farmacológico |
|   Rebote da clonidina |
|   Ingestão de substância simpaticomimética (antigripais contendo fenilefrina, cocaína, metanfetaminas) |
|   Rubor da clorpropamida-álcool |
|   Inibidor da monoamina-oxidase e descongestionante |
|   "Síndrome do homem vermelho" da vancomicina |
| Artificial |
|   Ingestão de simpaticomiméticos |

Os pacientes apresentam tipicamente "surtos" hiperadrenérgicos dramáticos. As características clínicas clássicas são as de ondas paroxísticas de secreção de catecolaminas. A estimulação α- e β-adrenérgica excessiva do sistema cardiovascular produz os cinco "Ps"* do paroxismo (Young WF Jr, 2007c):

- Hipertensão paroxística;
- Cefaleia pulsante;
- Sudorese (perspiração);
- Palpitações;
- Palidez.

O rubor é menos comum do que a palidez porque a NE – a catecolamina dominante – é um vasoconstrictor potente. Diabetes e perda de peso são outros sinais de estado hiperadrenérgico. Alguns pacientes são assintomáticos, alguns são normotensos e outros têm sintomas devido a condições concomitantes.

---

*N. de R. Os cinco "Ps" do inglês correspondem a *Paroxysmal hypertension, Pouding headache, Perspiration, Palpitations* e *Pallor*.

## Hipertensão paroxística

Os paroxismos representam o quadro clássico da doença, mas a hipertensão exclusivamente paroxística com normotensão intercalada é rara. A maioria dos pacientes tem hipertensão sustentada com paroxismos sobrepostos. Os paroxismos podem ser desencadeados por

a) compressão mecânica do tumor (por exercício, postura ereta, inclinação, micção, defecação, edema, palpação do abdome ou um útero gravídico),
b) injeção de substâncias químicas (agentes anestésicos ou contraste radiológico),
c) substâncias que estimulam a síntese (glicocorticoides) e a secreção (histamina, opiáceos, ou nicotina) de catecolaminas,
d) fármacos psiquiátricos que inibem os transportadores da recaptação das aminas biogênicas (antidepressivos tricíclicos, bloqueadores seletivos da recaptação da NE, etc.), e
e) β-bloqueadores que deixam os α-bloqueadores relativamente sem oposição.

Uma revisão recente de 11 relatos de casos indica que a crise do feocromocitoma pode ser induzida por glicocorticoides, inclusive pelo ACTH, pela metilprednisolona e pelo teste de supressão da dexametasona com alta dose (mas não doses de 1 mg) (Rosas et al., 2008). Os paroxismos não ocorrem imediatamente, mas 5 a 36 horas após a administração do glicocorticoide e envolvem necrose tumoral (Rosas et al., 2008). Os paroxismos podem ocorrer sem qualquer provocação evidente, às vezes por necrose tumoral espontânea.

Individualmente, os paroxismos variam em frequência, duração, gravidade e sintomas associados. Eles podem ocorrer muitas vezes ao dia ou apenas em alguns meses. Os paroxismos do feocromocitoma frequentemente são confundidos com ataques de pânico. Os pacientes podem descrever um aperto no abdome que sobe para o tórax ou cabeça, ansiedade, tremores, sudorese, palpitação e paresias.

Os paroxismos do feocromocitoma, às vezes com PA maior do que 250/150, podem causar isquemia miocárdica, cardiomiopatia induzida por catecolaminas com insuficiência cardíaca e taquiarritmias cardíacas (Brown et al., 2005; Kobal et al., 2008).

## Hipotensão

Predominantemente, feocromocitomas produtores de EPI podem apresentar hipotensão, com ataques cíclicos de hipertensão alternando com hipotensão e com síndrome coronariana aguda: depressão difusa do segmento ST, dor torácica, náuseas e vômitos e diaforese (Brown et al., 2005; Kobal et al., 2008). Eles podem causar choque cardiogênico por cardiomiopatia induzida por catecolaminas. Pode ocorrer hipotensão profunda com necrose tumoral espontânea ou com a administração de um α-bloqueador durante a preparação pré-operatória para cirurgia do feocromocitoma (Eisenhofer et al., 2008; Pacak, 2007; Young, 2007a). Mais comumente, os pacientes têm hipotensão postural modesta com taquicardia e tontura. A hipotensão postural indica hipovolemia, que é uma característica do feocromocitoma que nunca foi explicada adequadamente (mas suspeita-se que seja relacionada com a natriurese por pressão). Em um hipertenso jovem não tratado, hipotensão postural e taquicardia podem ser um indício da presença de feocromocitoma.

## Apresentações menos comuns

Os feocromocitomas também podem se apresentar como abdome agudo (por ruptura espontânea do tumor), morte súbita após trauma abdominal leve, acidose lática ou febre alta e encefalopatia. Os paragangliomas da bexiga podem causar hematúria indolor e síncope relacionada à micção (Lenders et al., 2005).

## A regra dos 10 revisada

O ensinamento convencional era de que 10% dos feocromocitomas são extra-adrenais (i.e., paragangliomas secretórios), 10% ocorrem em crianças, 10% são bilaterais, 10% recorrem, 10% são malignos, 10% são descobertos acidentalmente e 10% são familiares. Atualmente, cerca de 50% são descobertos acidentalmente (Plouin & Gimenez-Roqueplo, 2006; Young, 2007a) e 15 a 25% são devidos a uma mutação hereditária na linha germinativa (i.e., mutações que ocorrem em todas as células corporais) (Gimenez-Roqueplo et al., 2006; Martin et al., 2007; Pacak et al., 2007a; Plouin & Gimenez-Roqueplo, 2006; Young, 2007a).

## Feocromocitoma e paraganglioma familiar

Os feocromocitomas e paragangliomas podem ocorrer esporadicamente ou podem ser herdados como um traço autossômico dominante isolado ou como parte das várias síndromes listadas a seguir. Os genes conhecidos causadores da doença são os seguintes:

- *VHL*, um gene supressor tumoral associado com a doença de von Hippel-Lindau dos feocromocitomas (frequentemente bilateral), angiomas retinianos e cerebelares, cistos renais e pancreáticos e carcinoma de células renais.
- *RET* (rearranjados durante a transfecção), um proto-oncogene associado com Neoplasia endócrina múltipla (NEM) tipo 2A (feocromocitoma, carcinoma medular da tireoide, hiperparatireoidismo) ou tipo 2B (feocromocitoma, carcinoma medular da tireoide, neuromas mucosos, espessamento dos nervos corneanos, ganglioneuromatose, fácies magras).
- *NF-1*, associado com neurofibromatose.
- *SDHD*, subunidade genética D da desidrogenase succinato (complexo mitocondrial II), que predispõe ao paraganglioma familiar.
- *SDHB*, subunidade genética B da desidrogenase succinato que também predispõe ao paraganglioma familiar.
- *SDHC*, subunidade genética C da desidrogenase succinato que predispõe principalmente ao paraganglioma vagal não secretório da cabeça e do pescoço.

## Fenótipos diferenciados de NEM2 e síndrome VHL

Os fenótipos clínicos e bioquímicos dos tumores secretores de catecolaminas em NEM2 e na síndrome VHL foram comparados em uma série de 49 pacientes (Pawlu et al., 2005). Pacientes com NEM2 são mais prováveis de sofrer de hipertensão paroxística porque os tumores NEM2 secretam principalmente NE enquanto os tumores na síndrome VHL secretam principalmente EPI. Comparados com os tumores VHL, os tumores NEM2 têm maior expressão tanto da tirosina hidroxilase, a enzima limitadora da velocidade na síntese das catecolaminas quanto da feniletanolamina N-metiltransferase (PNMT), a enzima que converte a NE em EPI.

Com o uso inteligente da genética molecular humana contemporânea, Neumann e colaboradores (2007) mostraram recentemente que a primeira descrição de feocromocitoma de 1866 era, de fato, um caso de síndrome NEM2. A paciente, uma alemã de 18 anos chamada de Mina Roll, apresentou sintomas clássicos de crise de feocromocitoma e, na autópsia, foi demonstrada a presença de tumor adrenal vascular bilateral que se corava de marrom com o fixador cromado (daí o nome "feo crom" que significa "marrom cromado"). Com um trabalho de detetive cuidadoso 120 anos depois, os geneticistas pesquisaram o *European-American Pheochromocytoma Registry* para encontrar quatro membros vivos da família com uma mutação na linha germinativa no gene *RET*, estabelecendo assim o diagnóstico de NEM2. Estes e outros membros da família tinham feocromocitoma e/ou carcinoma medular da tireoide, com este último explicando o bócio no relato original da autópsia de Mina Roll (Neumann et al., 2007). O reconhecimento clínico inicial da síndrome NEM2 é particularmente importante porque o carcinoma medular da tireoide – presente na maioria destes pacientes – representa uma causa importante de morte e assim merece remoção cirúrgica imediata.

## Neurofibromatose

O feocromocitoma ocorre em apenas 1% dos pacientes com neurofibromatose tipo 1. Desde 2006, a neurofibromatose é responsável por apenas 25 casos do total de 565 casos de feocromocitoma no *European-American Pheochromocytoma Registry* (Bausch et al., 2006). Por comparação, a síndrome de von Hippel-Lindau foi responsável por 75 casos, as síndromes paraganglionares por 54 casos e o feocromocitoma esporádico por 380 casos. Todos os 25 de 25 pacientes (100%) com neurofibromatose tinham feocromocitomas adrenais e, desses, três (12%) tinham doença metastática.

## *Paraganglioma familiar*

Descobertas apenas no ano 2000, as síndromes paraganglionares familiares são herdadas como traço autossômico dominante (Martin et al., 2007; Pawlu et al., 2005; Plouin & Gimenez-Roqueplo, 2006; Young & Abboud, 2006). Notadamente, a mutação SDHD é caracterizada por *imprinting materno*, significando que a doença apenas pode ser herdada do pai, enfatizando a importância de uma história familiar detalhada. A mutação SDHB é caracterizada por um alto risco de doença maligna, incluindo paraganglioma metastático, carcinoma de células renais e carcinoma papilar da tireoide. A mutação SDHC está associada principalmente com paragangliomas vagais não secretórios (mais frequentemente tumores do corpo carotídeo) da cabeça e do pescoço; contudo, os dois primeiros casos de feocromocitoma com mutação SDHC foram relatados (Peczkowska et al., 2008).

A tumorigenese pode envolver (a) a falha de apoptose e/ou (b) impulso pseudo-hipóxico (Kaelin, 2007). O tecido cromafínico extra-adrenal normalmente tem um papel importante na produção de catecolaminas no feto em desenvolvimento, mas o tecido se degenera logo após o nascimento. A persistência anormal do tecido fetal pode dar origem ao paraganglioma. A forma mais comum de paraganglioma da cabeça e pescoço envolve as células sensoriais de hipóxia do corpo carotídeo. Sob condições de hipóxia, um fator induzível por hipóxia (FIH) se traduz normalmente do citosol ao núcleo, causando ativação compensatória dos genes envolvidos na angiogênese, eritropoiese, renovação da matriz extracelular e muitos outros processos que defendem contra hipoxia tissular. Em pacientes com paraganglioma familiar, o FIH permanece ativado – não por hipóxia tissular mas sim pelo acúmulo anormal de succinato. Tal estímulo pseudo-hipóxico também é implicado na patogênese molecular da tumorigênese na síndrome VHL, uma vez que o produto genético VHL normalmente está envolvido na contenção tônica do FIH (Kaelin, 2007).

## *Outras condições associadas*

Os tumores secretores de catecolaminas também foram associados com as seguintes condições não familiares:

- *Tríade de Carney* de paraganglioma secretório, tumores do estroma gastrintestinal e condroma pulmonar. A tríade de Carney não parece ser herdada e a base molecular para a associação é desconhecida. Em um estudo recente com 39 pacientes com tríade de Carney, os tumores gastrintestinais e pulmonares não eram causados por mutações SDH inativantes (Matyakhina et al., 2007).
- *Colelitíase*, vista em até 30% dos pacientes com feocromocitoma (Gifford et al., 1994).
- *Diabetes,* com níveis de glicose de jejum acima de 125 mg/dL em 14 de 60 pacientes (Stenstrom et al., 1984).
- *Hipercalcemia* na ausência de hiperparatireoidismo (Kimura et al., 1990).
- *Policitemia* devida ao aumento da produção de eritropoietina (Jacobs & Wood, 1994). Mais frequentemente, um hematócrito elevado está relacionado a um volume plasmático contraído.
- *Hipertensão renovascular*, provavelmente por compressão externa de uma artéria renal pelo feocromocitoma (Gill et al., 2000).
- *Hiperfunção adrenocortical* pode se originar de secreção de ACTH pelo feocromocitoma, um adenoma secretor de cortisol coincidente na outra adrenal ou hiperplasia adrenal bilateral (Pacak, 2007).
- *Rabdomiólise,* que tem ocorrido com a insuficiência renal (Anaforoglu et al., 2008).
- *Megacólon,* relatado em 17 casos (Sweeney et al., 2000).

## *Condições que simulam o feocromocitoma*

A maioria dos pacientes com hipertensão e uma ou mais manifestações de feocromocitoma terminam não tendo este diagnóstico. A Tabela 12.6 enumera as muitas condições que podem simular um feocromocitoma. As mais comuns são o distúrbio do pânico e a hipertensão primária lábil. Outras situações comuns são a hipertensão de rebote da retirada da clonidina, apneia obstrutiva do sono (Capítulo 3) e falência do barorreflexo (Capítulo 2). O último é sugerido por uma história remota de cirurgia da cabeça e do pescoço com terapia de radiação de campo cervical, endarterectomia carotídea recente ou excisão cirúrgica de tumores bilaterais do corpo carotídeo (i.e., paragangliomas vagais).

O *pseudofeocromocitoma* é um diagnóstico de exclusão para pacientes com hipertensão extremamente lábil e sintomas indistinguíveis de um feocromocitoma verdadeiro, mas com exames bioquímicos negativos (tipicamente em múltiplas ocasiões) (Hunt & Lin, 2008; Mann, 2008; Sharabi et al., 2007). Um gatilho emocional pode não ser aparente e também os paroxismos podem se tornar incapacitantes. A secreção adrenomedular excessiva de EPI tem sido implicada mas são necessários maiores estudos (Hunt & Lin, 2008; Sharabi et al., 2007).

## Morte por feocromocitoma

A maioria das mortes está relacionada com a falha em considerar a presença de feocromocitoma nos pacientes que passam por estresse grave como a cirurgia não adrenal ou parto. Muitas mortes são inesperadas e súbitas; o que provavelmente está relacionado com os efeitos induzidos por catecolaminas sobre o músculo cardíaco e sobre o sistema de condução do coração. Pelo menos 7 mortes ocorreram após necrose hemorrágica aguda de um feocromocitoma, a maioria delas após a administração de um β-bloqueador. O feocromocitoma deve ser considerado antes de administrar β-bloqueadores para controlar sintomas tireotóxicos (Ober, 1991), uma vez que pode precipitar uma crise de feocromocitoma.

## Avaliação

### Quando e como rastrear?

A maioria dos pacientes hipertensos *não* necessita de rastreamento para feocromocitoma. As indicações de rastreamento estão listadas na Tabela 12.7. Muitas são derivadas da história do paciente. O rastreamento é indicado para todos os pacientes com incidentaloma adrenal, mesmo que a pressão arterial seja normal.

Uma abordagem sistemática como a listada na Figura 12.2 ajudará a evitar a falha diagnóstica e evitar testes laboratoriais caros e desnecessários (Yu et al., 2009). Há duas etapas para o diagnóstico:

a) determinação bioquímica de hipersecreção autônoma de catecolamina e
b) localização do tumor.

### Diagnóstico bioquímico

Nas duas últimas décadas, o conhecimento científico do metabolismo das catecolaminas e os avanços técnicos na medida dos metabólitos das catecolaminas melhoraram significativamente a detecção bioquímica do feocromocitoma (Eisenhofer et al., 2008; Young, 2007a).

### *Racional científico*

A Figura 12.3 mostra uma visão clara da secreção, captação e metabolismo das catecolaminas fornecida pelo trabalho de Eisenhofer e colaboradores, no NIH (Eisenhofer et al., 2004, 2008; Godlstein et al., 2006).

O feocromocitoma contém grandes quantidades da enzima catecol-O-metil transferase (COMT), que converte a NE e a EPI em derivados O-metilados, normetanefrina (NMN) e metanefrina (MN), que são chamados coletiva-

**Tabela 12.7**
**Quando rastrear um feocromocitoma/ paraganglioma?**

Surtos hiperadrenérgicos
Hipertensão resistente
História familiar de feocromocitoma
Síndrome familiar (p. ex., NEM2, VHL)
Resposta hipertensiva à anestesia
Instalação de hipertensão antes dos 20 anos de idade
Hipertensão com cardiomiopatia dilatada
Incidentaloma adrenal

mente de *metanefrinas (mets)*. As metanefrinas circulam livremente no plasma e são sulfadas quando passam pela circulação gastrintestinal. Os sulfatos conjugados são filtrados pelos rins e excretados na urina. A medida das metanefrinas, quer seja em uma amostra do plasma ou em uma amostra de urina de 24 horas, é muito superior à medida da catecolamina relacionada e revolucionou o diagnóstico do feocromocitoma.

Níveis elevados de metanefrinas no plasma ou na urina são indicadores diagnósticos altamente sensíveis de feocromocitoma por vários motivos. Os níveis plasmáticos de NMN e MN normalmente são muito baixos. Elas são produzidas principalmente dentro das células cromafínicas adrenais e não são produzidas dentro dos nervos simpáticos (como as catecolaminas originais) ou dentro do fígado (como o VMA). Não há COMT nas terminações nervosas simpáticas periféricas. Como resultado, a maior parte da NMN e MN é gerada dentro das células cromafínicas adrenais antes de ser secretada na circulação. Em pacientes com feocromocitoma, as metanefrinas são produzidas continua-

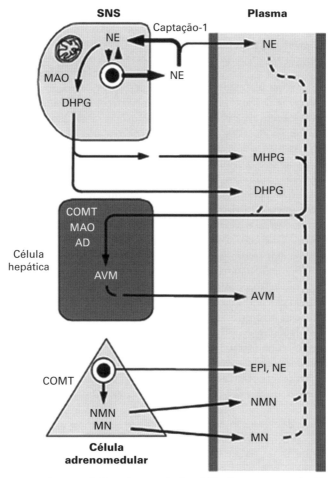

**FIGURA 12.3** Secreção, captação e metabolismo da catecolamina. **SNS**: sistema nervoso simpático; **NE**: norepinefrina; **EPI**: epinefrina; **MAO**: monoaminaoxidase; **DHPG**: 3,4-di-hidroxifenilglicol; **MHPG**: 3-metoxi-4-hidroxifenilglicol; **COMT**: catecolamina-O-metil transferase; **AD**: aldeído desidrogenase; **AVM**: ácido vanilmandélico; **NMN**: normetanefrina; **MN**: metanefrina. (Modificada de Goldstein DS, Eisenhofer G, Kopin, IJ. *Clinical catecholamine neurochemistry: A legacy of Julius Axelrod. Cell Mol Neurobiol* 2006;26:695–702.)

mente dentro do tumor e são secretadas continuamente no plasma por um processo autônomo que é independente da liberação da catecolamina vesicular, que é episódica (Goldstein et al., 2006). Enquanto picos de NE e EPI no plasma podem não ser vistos entre as crises de feocromocitoma, as metanefrinas plasmáticas estão continuamente elevadas e portanto permitem uma maior sensibilidade diagnóstica. Uma elevação de duas vezes na NE plasmática está associada com uma elevação de seis vezes na NMN plasmática (Eisenhofer et al., 2008). As metanefrinas podem ser medidas no plasma (como metanefrinas livres) ou na urina de 24 horas como sulfatos conjugados.

## Qual é o melhor exame: metanefrina plasmática ou urinária?

As medições de metanefrina plasmática e urinária têm suas vantagens e desvantagens, e os especialistas divergem sobre qual é o melhor (Eisenhofer et al., 2008; Pacak, 2007; Young, 2007a). As metanefrinas plasmáticas são mais convenientes para o paciente e têm um maior grau de sensibilidade. Valores normais de metanefrina plasmática virtualmente excluem o diagnóstico de tumores secretores de catecolamina (exceto nos raros casos de paraganglioma secretor de dopamina). Contudo, a especificidade não é ideal, com um índice global de falso-positivos de 15% em algumas séries (Young, 2007a). O índice de falso-positivos aumenta para aproximadamente 25% em pacientes com mais de 60 anos de idade, porque os níveis de catecolamina e metanefrina plasmáticas normalmente se elevam com a idade (Singh, 2004). As medidas urinárias requerem uma coleta de urina de 24 horas mas têm um menor índice de falso-positivos de apenas 2 a 3% (Young, 2007a).

Os participantes do Primeiro Simpósio Internacional sobre Feocromocitoma debateram sobre este tópico e concluíram que qualquer um dos exames, ou ambos, podem ser recomendados como o teste inicial de rastreamento (Pacak et al., 2007a). O conjunto de especialistas concordou em vários outros aspectos e, entre esses, dois merecem consideração especial. Primeiro, qualquer um dos testes é muito superior à medida da catecolamina original isolada. Segundo, o diagnóstico bioquímico deve ser obrigatório antes que sejam solicitados exames por imagem para localizar o tumor; assim, testes bioquímicos adicionais são necessários quando os testes iniciais são duvidosos.

Na realidade, a maioria dos clínicos está solicitando as metanefrinas plasmáticas devido à facilidade de coleta da amostra (Singh, 20004). Se as metanefrinas plasmáticas forem normais, nenhuma avaliação adicional é necessária. Uma elevação de quatro vezes ou mais na NMN livre no plasma é diagnóstica em cerca de 100% dos casos de tumores secretores de catecolamina; os exames por imagem são indicados sem mais testes bioquímicos (Pacak, 2007; Pacak et al., 2007a).

Contudo, resultados em uma zona "cinzenta" (p. ex., elevação de 2 vezes acima da referência) frequentemente são encontrados na prática clínica e necessitam de testes bioquímicos adicionais (Pacak et al., 2007a). Mas, ainda, qual é o melhor teste? Um estudo retrospectivo com 140 pacientes avaliados para feocromocitoma na Mayo Clinic sugeriu que exames de acompanhamento com metanefrinas urinárias fracionadas ou cromogranina A plasmática (outra proteína liberada pelas células cromafínicas) melhoram a acurácia diagnóstica das metanefrinas plasmáticas (Algeciras-Schimnich et al., 2008). Qualquer que seja o método analítico usado, uma atenção cautelosa à técnica usada pode reduzir os resultados falso-positivos, como discutido abaixo.

## Técnica

Para minimizar as reações agudas ao estresse, o laboratório do NIH recomenda que as amostras sanguíneas sejam colhidas somente após o paciente estar em posição supina por pelo menos 20 minutos após a inserção de um cateter venoso (Pacak, 2007). O laboratório da Mayo Clinic obtém a amostra de pacientes ambulatoriais sentados por meio de punção venosa padrão e acha resultados semelhantes (Kudva et al., 2003).

O estudo do ácido vanilmandélico urinário (AVM) não é realizado de rotina devido à sua pobre sensibilidade (Eisenhofer et al., 2004). Cerca de 20% do AVM vem do metabolismo hepático das catecolaminas e metanefrinas circulantes, com os 80% restantes dos metabólitos da NE de neurônios simpáticos (Figura 12.2). Assim, grandes aumentos na secreção adrenal das catecolaminas por um feocromocitoma devem ocorrer antes que seja detectado um aumento no AVM urinário.

Cada vez mais, a medida da metanefrina urinária total por espectrofotometria está sendo substituída por cromatografia líquida-espectrometria de massa tandem, que fornece uma detecção superior das metanefrinas total e fracionadas e evita resultados falso-positivos por interferência do sotalol, labetalol, acetaminofeno e outras medicações com estrutura similar às metanefrinas (Perry et al., 2007). A Figura 12.4 mostra que a espectrometria de massa tandem fornece uma excelente diferenciação dos valores elevados de metanefrina total urinária em pacientes com feocromocitoma de valores normais em pacientes não feo e voluntários normais (Perry et al., 2007). Contudo, o médico solicitante precisa saber a experiência do laboratório, uma vez que os padrões variam (Singh et al., 2005). Exceto pelos α-bloqueadores, a maioria dos anti-hipertensivos não precisa mais ser descontinuado.

A Tabela 12.8 enumera os vários testes e valores de corte clínico do Laboratório da Mayo Clinic.

A Tabela 12.9 lista as condições comuns que podem elevar as metanefrinas, levando a diagnósticos falso-positivos de feocromocitoma. As mais frequentes são as medicações antidepressivas, α-bloqueadores e simpaticomiméticos. O estresse perioperatório, infarto agudo do miocárdio e exacerbação de insuficiência cardíaca podem causar elevações transitórias nas catecolaminas e os testes bioquímicos para feocromocitoma devem ser retardados até que o estresse tenha sido controlado por pelo menos 1 ou 2 semanas (Figura 12.2).

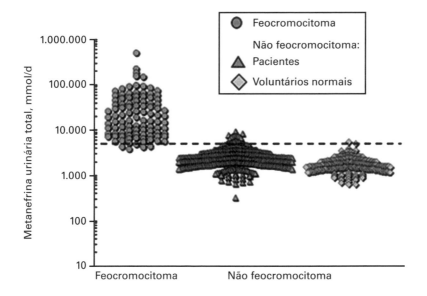

**FIGURA 12.4** Comparação da excreção urinária de 24 horas de metanefrina total (por espectrometria de massa tandem em pacientes com feocromocitoma ou paraganglioma comprovado histologicamente (círculos, n = 102), pacientes com suspeita de feocromocitoma, mas com investigação negativa (triângulos, n = 404) e voluntários saudáveis normotensos (diamantes, n = 221). A linha tracejada é o ponto de corte diagnóstico. (Modificada de Perry CG, Sawka AM, Singh R, et al. *The diagnostic efficacy of urinary fractionated metanephrines measured by tandem mass spectrometry in detection of pheochromocytoma. Clin Endocrinol (Oxf)* 2007;66:703–708.)

| Tabela 12.8 Diagnóstico bioquímico de tumor secretor de catecolamina ||
|---|---|
| Teste | Ponto de corte[a] |
| Sangue | |
|   Normetanefrina plasmática livre | 0,9 nmol/L |
|   Metanefrina plasmática livre | 0,5 nmol/L |
|   Norepinefrina plasmática | 750 pg/mL |
|   Epinefrina plasmática | 110 pg/mL |
|   Dopamina plasmática | 30 pg/mL |
| Urina | |
|   Metanefrinas totais | 1.300 µg/24 h |
|   Normetanefrina | 900 µg/24 h |
|   Metanefrina | 400 µg/24 h |
|   Norepinefrina | 170 µg/24 h |
|   Epinefrina | 300 µg/24 h |
|   Dopamina | 50 µg/24 h |

[a] Valores supino do Laboratório da Mayo Clinic.
Modificada de Singh RJ. Advances in metanephrine testing for the diagnosis of pheochromocytoma. *Clin Lab Med* 2004;24:85–103.

| Tabela 12.9 Causas de testes de metanefrina falso-positivos |
|---|
| Medicações que aumentam as catecolaminas |
|   Antidepressivos |
|   Levodopa |
|   Suspensão de clonidina (dose PRN) |
|   Antipsicóticos |
|   α-bloqueadores |
| Condições que aumentam as catecolaminas |
|   Estresse físico importante (cirurgia, acidente vascular cerebral, IM, etc.) |
|   Apneia obstrutiva do sono |

Modificada de Young WF Jr, Feocromocitoma. In: *ASH Clinical Hypertension Review Course Syllabus*. American Society of Hypertension, 481-494, 2007.

### Pacientes com doença renal terminal

Inúmeros relatos de casos descreveram a presença de feocromocitoma em pacientes com insuficiência renal (Saeki et al., 2003), incluindo vários casos de feocromocitoma e estenose de artéria renal, esta última presumivelmente causada por uma compressão externa pelo tumor (em vez de por aterosclerose ou doença fibromuscular) (Kuzmanovska et al., 2001). O feocromocitoma representa um desafio diagnóstico específico em pacientes com insuficiência renal. As metanefrinas urinárias não são válidas, mesmo em pacientes que não são anúricos, devido a uma excreção renal comprometida. As metanefrinas plasmáticas são a única opção, mas o índice de falso-positivo é de até 25% (Eisenhofer et al., 2005) porque a própria insuficiência renal – DRT ou DRC moderada – é caracterizada por hiperatividade simpática e comprometimento da eliminação das catecolaminas (Capítulo 3). Assim, valores de corte mais altos que o usual são recomendados para evidência bioquímica de feocromocitoma diante de DRT ou DRC (NMN plasmática > 410 pg/mL, MN >142 pg/mL) (Eisenhofer et al., 2005).

### Paraganglioma secretor de dopamina

Um tumor ocasional secretará exclusivamente dopamina porque as células tumorais não têm a enzima dopamina-β-hidroxilase que converte a dopamina em NE e EPI (Gangopadhyay et al., 2008). Estes tumores são extremamente raros e são paragangliomas extra-adrenais em vez de feocromocitomas adrenais. O diagnóstico frequentemente é falho devido à pressão arterial normal e às metanefrinas plasmáticas e urinárias normais. Em vez de surtos hiperadrenérgicos, os sintomas de apresentação são náuseas, vômitos ou psicose (devido à produção excessiva de dopamina) ou uma síndrome inflamatória de febre, perda de peso e uma velocidade de sedimentação elevada. A maioria é descoberta acidentalmente durante uma TC ou RM abdominal para avaliação de dor abdominal. Esses paragangliomas frequentemente são grandes e metastáticos no momento de sua descoberta, levando a um mau prognóstico. O diagnóstico é feito por um nível elevado de dopamina urinária de 24 horas, que em geral é dramático (várias vezes o limite superior de 3.300 nmol/24 horas).

### Testes farmacológicos

Com a melhora e a ampla disponibilidade das medições de metanefrina, testes provocativos perigosos (p. ex., injeção de glucagon) se tornaram obsoletos. O teste de supressão da clonidina, embora seguro, também raramente é necessário para distinguir elevações falso-positivas de positivas verdadeiras no valor das metanefrinas e pode produzir resultados enganadores (Sartori et al., 2008). As catecolaminas e metanefrinas plasmáticas são medidas antes e 3 horas depois de uma única dose oral de 0,03 mg de clonidina (Bravo & Tagle, 2003; Eisenhofer et al., 2008). O princípio é de que a clonidina, um simpaticolítico central, deve causar uma maior redução nas catecolaminas e metanefrinas plasmáticas quando os níveis plasmáticos elevados são devidos à hiperatividade simpática neural em vez de tumores secretores autônomos. Contudo, falso-negativos podem ocorrer em pacientes com feocromocitoma e elevações mínimas nas catecolaminas e metanefrinas plasmáticas porque grande parte da NE e da NMN plasmática é derivada dos nervos simpáticos que continuam a funcionar normalmente e permanecem responsivos à clonidina (Sartori et al., 2008). O teste não pode distinguir elevações falso-positivas de positivas verdadeiras de MN e não é necessário confirmar o diagnóstico de feocromocitoma quando as metanefrinas plasmáticas e urinárias estão elevadas de forma inequívoca (Eisenhofer et al., 2008).

## Localização do tumor

### TC e RM abdominal

Quando o diagnóstico bioquímico de hipersecreção autônoma de catecolamina é certo, o próximo passo é a localização do tumor em preparação para a cirurgia curativa (Figura 12.2). A RM ou TC abdominal e pélvica é o procedimento de imagem inicial, uma vez que 90% dos tumores secretores de catecolaminas são feocromocitomas adrenais e 98% estão localizados no abdome ou pelve (Young, 2007a).

Todavia, o diagnóstico de feocromocitoma nem sempre é claro. A Figura 12.5 mostra quatro diferentes cenários clínicos para ilustrar a importância de considerar o fenótipo da imagem, os sintomas do paciente e o grau de anor-

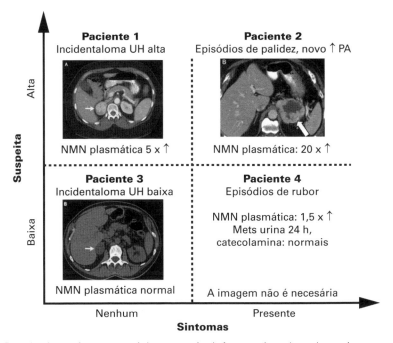

**FIGURA 12.5** Exemplos de 4 pacientes nos quais houve suspeita de feocromocitoma baseada nos sintomas ou em estudos por imagem – TC. **UH**: unidades Hounsefield; **NMN**: normetanefrina; **mets**: metanefrina. (Modificada de Young WF Jr, *Pheochromocytoma, ASH Clinical Hypertension Review Course Syllabus, American Society of Hypertension*, 2007, pp. 481–494.)

malidade bioquímica (Young, 2007c). O paciente 1 e o paciente 3 não tinham sintomas e ambos apresentavam incidentaloma adrenal. No paciente 1, o fenótipo da imagem era suspeito para feocromocitoma e a elevação de cinco vezes a NMN plasmática – na ausência de estresse recente ou de medicação que influenciasse esse valor – confirmou o diagnóstico. No paciente 3, o fenótipo da imagem não era suspeito para feocromocitoma e as metanefrinas plasmáticas normais excluíram o diagnóstico; não foi necessário nenhuma avaliação adicional. O paciente 2 apresentava sintomas clássicos de feocromocitoma e um fenótipo da imagem clássico de uma massa adrenal cística hiperintensa de 3 a 10 cm com centro necrótico; a elevação de 20 vezes no valor da NMN confirmou o diagnóstico. O paciente 4 retrata um cenário clínico comum de uma elevação limítrofe na NMN plasmática, realizada devido a episódios de hipertensão lábil com rubor; subsequentemente, uma metanefrina urinária de 24 horas e níveis de catecolaminas normais foram suficientes para excluir o diagnóstico sem a solicitação de estudos por imagem.

Em pacientes com suspeita de feocromocitoma, o bloqueio adrenérgico pode não ser necessário antes das imagens contrastadas para prevenir uma crise hipertensiva durante a administração intravenosa de material de contraste. Não foram observados paroxismos do feocromocitoma em 17 pacientes com feocromocitoma que receberam contraste não iônico (Bessell-Browne & O'Malley, 2007). De acordo com Pacak (2007):

> O contraste não iônico para TC não tem nenhum efeito apreciável sobre a liberação de NE e EPI em vários tipos de pacientes com feocromocitoma; portanto, o bloqueio adrenérgico não parece necessário como uma medida de precaução específica antes da administração IV de contraste não iônico.

Enquanto os resultados deste pequeno estudo aguardam confirmação, o gadolínio claramente não estimula o feocromocitoma, assim eliminando a necessidade de bloqueio adrenérgico antes de RM contrastada com gadolínio. Tanto a RM quanto a TC têm sensibilidades (90 a 100%) e especificidades (70 a 80%) similares para feocromocitoma adrenal, enquanto a RM pode detectar paragangliomas pélvicos que não são vistos na TC ou $^{131}$I-metaiodobenzilguanidina (MIBG) (Garovic et al., 2004). Assim as RMs com gadolínio são a técnica preferida quando disponível.

## Estudos adicionais por imagem

Se a imagem abdominal for negativa, a cintilografia com $^{123}$I-MIBG pode ser usada para localizar o tumor (Figura 12.2). O radiofármaco é captado seletivamente pelo transportador de NE nos tumores secretores de catecolaminas, mas tem um índice de resultado falso-negativo de 15% (Young, 2007c). Alguns especialistas recomendam uma cintilografia MIBG confirmatória antes de todas as cirurgias de feocromocitoma (Pacak, 2007); outros acreditam que isto não é necessário uma vez que o MIBG pode produzir resultados falso-positivo e falso-negativo (Garovic et al., 2004). Procedimentos adicionais de localização incluem RM de todo o corpo, rastreamento com In-III pentreotide e o mapeamento PET com F-fluordesoxiglicose é superior ao mapeamento MIBG para detecção de feocromocitoma metastático (Timmers et al., 2009), $^{11}$C-hidroxiefedrina ou 6-[$^{18}$F] fluor-dopamina (Young, 2007a).

## Teste genético

O objetivo do teste genético é identificar indivíduos com alto risco de desenvolvimento de tumores novos ou recorrentes secretores de catecolaminas. Nesses indivíduos, o rastreamento frequente bioquímico e por imagem pode detectar tumores iniciais que ainda não metastatizaram, aumentando a chance de cura cirúrgica.

Alguns especialistas recomendam teste genético para todos os pacientes com tumores secretores de catecolaminas e seus parentes em primeiro grau (Gimenez-Roqueplo et al., 2006; Pacak et al., 2007a), mas outros recomendam uma abordagem mais seletiva e custo-eficaz (Eric & Neumann, 2009; Young, 2007a). A taxa exata de herança familiar é desconhecida devido a falha diagnóstica fora de centros acadêmicos e viés no encaminhamento para esses centros. As estimativas atuais são de que 20 a 30% de todos os feocromocitomas e paragangliomas são herdados, com mutações nas linhas germinativas sendo encontradas em 7,5 a 27% de tumores aparentemente esporádicos, isto é, aqueles sem a evidência de síndromes associadas ou história familiar após uma avaliação completa (Gimenez--Roqueplo et al., 2006; Pacak et al., 2007a).

Contudo, nos Estados Unidos, o resultado de testes genéticos de rotina em pacientes com feocromocitoma adrenal esporádico – definido como doença unilateral, uma história familiar negativa e ausência de sinais sindrômicos ou sintomas – é baixo (Young & Abboud, 2006). Todavia, todos os pacientes devem ser monitorizados para achados de uma das síndromes familiares, algumas das quais podem ser detectadas no exame físico. Estas incluem angiomas retinianos na síndrome VHL, uma massa tireoideana em NEM2, manchas café com leite na neurofibromatose tipo 1 e uma massa no pescoço nas síndromes paraganglionares. A avaliação e monitorização de parentes de primeiro grau também é importante já que cada um desses distúrbios é transmitido como um traço autossômico dominante.

*Quem deve ser testado?* O teste genético tem um resultado melhor e deve ser considerado em pacientes com um ou mais do seguinte:

a) paraganglioma,
b) feocromocitoma adrenal bilateral,
c) feocromocitoma adrenal unilateral e uma história familiar de feocromocitoma/paraganglioma,
d) feocromocitoma adrenal bilateral antes dos 40 anos de idade e achados clínicos sugestivos de um distúrbio sindrômico (Young & Abboud, 2006; Erlic & Neumann, 2009).

O consentimento informado deve ser obtido e todos os membros da família devem receber aconselhamento genético.

*Quais genes devem ser testados?* Para eliminar a despesa desnecessária (e, frequentemente, não reembolsável) dos testes genéticos para todas as mutações conhecidas nas linhagens germinativas que causam feocromocitoma e paraganglioma, os genes devem ser testados sequencialmente, com a ordem fornecida pelo cenário clínico (Young & Abboud, 2006; Erlic & Neumann, 2009). Por exemplo, um paciente com um paraganglioma abdominal secretor de catecolaminas é mais provável de ter uma mutação em SHDB, SDHD ou VHL, nesta ordem. Assim, o gene SDHB deve ser testado primeiro e nenhum outro teste será necessário se for identificada uma mutação. Um paciente com feocromocitoma adrenal bilateral – mas sem carcinoma medular da tireoide – é mais provável de ter mutações em VHL, seguido por RET; se for identificada uma mutação VHL, o RET não precisa ser testado.

## Manejo

A ressecção cirúrgica é o tratamento de escolha. A maioria dos feocromocitomas são benignos e podem ser excisados com elevado índice de cura. A mortalidade operatória é menor do que 3% quando os pacientes são manejados por uma equipe médica experiente (Pacak, 2007; Young, 2007a).

### *Manejo pré-operatório*

São necessários bloqueios α- e β-adrenérgicos para prevenir uma crise do feocromocitoma na sala de cirurgia. Uma ingesta liberal de sal é necessária para prevenir hipotensão pós-operatória. O manejo pré-operatório deve começar 10 dias antes da cirurgia para garantir um bloqueio adrenérgico efetivo e expansão de volume. Na ausência de estudos controlados randomizados, a maioria dos especialistas recomenda a seguinte abordagem (Pacak, 2007; Young, 2007a).

### *α-Bloqueio*

A fenoxibenzamina é um α-bloqueador irreversível que produz um bloqueio α-adrenérgico mais completo e mais sustentado do que o doxazosina ou outros α-bloqueadores usados comumente na prática clínica. Consequentemente, os efeitos colaterais incluem hipotensão ortostática e taquicardia reflexa, miose, congestão nasal, falha na ejaculação, diarreia e fadiga. Os efeitos colaterais são menos graves com a doxazosina, prazosina ou terazosina, que portanto são preferidas para manejo paliativo a longo prazo do excesso de catecolaminas diante de um feocromocitoma metastático para o qual não há opção de cura cirúrgica. Na preparação pré-operatória a curto prazo para a excisão do feocromocitoma, a fenoxibenzamina é preferida porque o bloqueio α tem maior duração. Isso também fornece um tempo adequado para re-expandir um volume plasmático contraído antes da cirurgia.

O protocolo da Mayo Clinic é o seguinte (Prys-Roberts, 2000; Young, 2007a). A dose inicial da fenoxibenzamina é 10 mg BID. A dose é aumentada em 10 a 20 mg a cada 2 a 3 dias, como necessário, para controlar a pressão arterial e os sintomas do excesso de catecolaminas. A dose média final é de 20 a 100 mg por dia. A meta de PA sentado é menos de 120/80 mmHg. A hipotensão ortostática é muito comum quando o bloqueio α é feito em paciente com depleção de volume, que tipicamente acompanha o excesso crônico de catecolaminas. Assim, o paciente deve ser instruído cuidadosamente a liberar a ingesta de sal para atingir uma PA sistólica de pé maior do que 90 mmHg.

## β-Bloqueio

Exceto em pacientes com intolerância aos β-bloqueadores, o β-bloqueio está indicado para controlar a taquicardia sinusal e outras taquiarritmias induzidas pelas catecolaminas, mas *apenas* após um α-bloqueio eficaz ter sido obtido (o que, em geral, leva de 4 a 7 dias). Se usados isoladamente, os β-bloqueadores podem exacerbar a hipertensão por deixar uma vasoconstricção mediada por receptor-α sem bloqueio. Os β-bloqueadores também podem precipitar edema pulmonar se houver uma cardiomiopatia induzida por catecolaminas (Prys-Roberts, 2000). Assim, o β-bloqueador deve ser iniciado com uma dose baixa e ser titulado cuidadosamente. O protocolo da Mayo Clinic usa propranolol de ação curta, com uma dose inicial de 10 mg a cada 6 horas (Young, 2007a). Nos 3 a 5 dias seguintes, a dose é aumentada gradualmente e convertida para uma formulação de ação prolongada para eliminar a taquicardia antes da cirurgia.

O protocolo do NIH é similar (Pacak, 2007). β-bloqueio e ingesta liberal de sal são adicionadas à fenoxibenzamina. Os desfechos recomendados são uma PA sentado menor do que 130/80 mmHg, PA sistólica de pé maior do que 100 mmHg, uma frequência cardíaca sentado de 60 a 70 bpm e frequência cardíaca de pé de 70 a 80 bpm.

## Bloqueio dos canais de cálcio

Os BCCs têm sido usados de forma eficaz e com segurança como um adjunto ao bloqueio α-/β- e como uma forma alternativa de terapia primária para manejo pré-operatório e intraoperatório do feocromocitoma (Bravo & Tagle, 2003; Pacak, 2007). Esses fármacos bloqueiam o sinal do cálcio intracelular que produz vasoconstricção α-adrenérgica em resposta à NE. De acordo com Bravo (2004), na Cleveland Clinic:

> Estes agentes [BCCs] não produzem hipotensão e portanto podem ser usados com segurança em pacientes que são normotensos, mas têm episódios ocasionais de hipertensão paroxística,

Os BCCs também podem ser úteis na prevenção do espasmo arterial coronariano induzido por catecolaminas, que ocorrem ocasionalmente em pacientes com feocromocitoma.

A nicardipina é o BCC usado mais comumente para manejo do feocromocitoma (Young, 2007a). A nicardipina pode ser dada por via oral (30 a 60 mg BID) para controlar a pressão arterial antes da cirurgia e por via intravenosa (5 a 15 mg por hora) para controlar a pressão arterial na sala de cirurgia.

## Inibição da síntese de catecolaminas

A α-metil-paratirosina (metirosina) inibe a tirosina hidrolase, que catalisa a fase inicial na síntese da catecolamina. Os efeitos colaterais podem ser incapacitantes, particularmente quando a medicação é usada por mais de uma semana. Estes incluem sedação, depressão, ansiedade, pesadelos, urolitíase, diarreia, galactorreia e sinais extrapiramidais. De acordo com Young (2007a):

> Embora alguns centros defendam que este agente deve ser usado rotineiramente no pré-operatório, a maioria o reserva primariamente para pacientes que não podem ser tratados com o protocolo típico de bloqueio α- e β-combinados devido a causas cardiopulmonares (p. ex., broncoespasmo). A α-metil-paratirosina (metirosina) deve ser usada com cuidado e apenas quando outros agentes forem ineficazes ou (em adição ao bloqueio α- e β-) em pacientes nos quais a manipulação ou destruição do tumor (p. ex., ablação por radiofrequência de locais metastáticos) será realizada.

O protocolo da Mayo Clinic é o seguinte (Young, 2007a): metirosina, 250 mg a cada 6 horas no 1º dia, 1.500 mg a cada 6 horas no 2º dia, 750 mg a cada 6 horas no 3º dia e 1.000 mg a cada 6 horas no dia anterior ao procedimento (4º dia) com a última dose na manhã do procedimento (5º dia). Com este "curso curto" o principal efeito colateral é hipersonolência (Young, 2007).

## Crise hipertensiva aguda

As crises hipertensivas agudas podem ocorrer antes ou durante a cirurgia e devem ser tratadas com terapia intravenosa (ver também Capítulo 8). As opções incluem nitroprussiato de sódio, nicardipina ou fentolamina. O nitroprussiato é a terapia mais usada para todas as formas de crise hipertensiva, incluindo o feocromocitoma. O nitroprussiato deve ser evitado na gravidez e em pacientes com insuficiência renal devido à toxicidade do tiocianato. A nicardipina é uma boa alternativa; uma infusão intravenosa é iniciada a 5 mg por hora e a velocidade de infusão pode ser aumentada em 2,5 mg por hora a cada 15 minutos até uma dose máxima de 15 mg por hora. A fentolamina raramente é usada atualmente e pode não estar prontamente disponível; o protocolo é uma dose teste de 1 mg seguida por bolos repetidos de 5 mg.

## Cirurgia e anestesia

A cirurgia do feocromocitoma é um procedimento de alto risco, mas índices de sobrevivência de 98 a 100% podem ser obtidos em centros experientes (Pacak, 2007; Young, 2007a). A maioria dos especialistas recomenda internação hospitalar no dia anterior à cirurgia para garantir uma expansão adequada de volume (solução salina com dextrose 5% intravenosa) e administração da dose final pré-operatória de agentes bloqueadores na manhã da cirurgia.

A maioria dos anestésicos pode ser usada se o paciente foi preparado adequadamente, mas vários agentes (incluindo fentanil, letamina e morfina) devem ser evitados porque podem, potencialmente, estimular o feocromocitoma a secretar catecolaminas. A atropina deve ser evitada para prevenir taquicardia por bloqueio vagal. Os parâmetros hemodinâmicos devem ser monitorizados cautelosamente durante a cirurgia.

Com uma localização pré-operatória adequada do tumor, a adrenalectomia laparoscópica tornou-se o procedimento de escolha para a excisão de um feocromocitoma unilateral com menos de 8 a 10 cm de diâmetro. Com a abordagem cirúrgica retroperitoneal, a permanência hospitalar é de cerca de dois dias (Young, 2007a). Tumores maiores requerem adrenalectomia aberta. Uma abordagem cirúrgica pela linha média anterior é necessária nos paragangliomas abdominais, enquanto abordagens cirúrgicas especializadas são necessárias para excisar paragangliomas no pescoço, tórax e bexiga. Procedimentos que poupam a cortical (adrenalectomia parcial) foram advogados para pacientes com feocromocitomas bilaterais nas síndromes VHL e NEM2.

Após a cirurgia, os pacientes necessitam de monitorização na UTI nas primeiras 24 horas. Hipotensão e hipoglicemia são as duas principais complicações pós-operatórias e podem ocorrer subitamente a despeito de preparação pré-operatória cuidadosa (Lenders et al., 2005). A hipotensão é devida, principalmente, à hipovolemia e deve ser tratada com fluidos intravenosos e, se necessário, agentes pressóricos. A hipotensão também pode ser causada por insuficiência adrenocortical transitória, particularmente se ambas glândulas adrenais forem manipuladas durante a cirurgia. Os níveis de glicose sanguínea devem ser monitorizados cuidadosamente e os fluidos intravenosos devem conter dextrose a 5% como uma medida contra hipoglicemia que resulta da retirada súbita das catecolaminas e um aumento rebote da secreção de insulina (Lenders et al., 2005).

A pressão arterial frequentemente é normalizada no momento da alta hospitalar, mas pode permanecer elevada por várias semanas após uma cirurgia bem sucedida. Quase 50% dos pacientes permanece com algum grau de hipertensão devido ao remodelamento vascular persistente e dano a órgãos-alvo associado à hipertensão ou hipertensão primária coexistente.

## Acompanhamento pós-operatório

### Acompanhamento pós-operatório inicial

As metanefrinas fracionadas plasmáticas e urinárias devem ser medidas 1 a 2 semanas após a cirurgia. Se os níveis forem normalizados completamente, a cirurgia é considerada um sucesso. Níveis elevados indicam um tumor residual, um segundo feocromocitoma ou metástases.

### Acompanhamento pós-operatório a longo prazo

Após uma adrenalectomia bem sucedida, os pacientes devem ser submetidos a testes bioquímicos anuais pelo resto da vida para detectar tumores recorrentes, novos tumores ou doença metastática. Estudos por imagem não são necessários a não ser que os níveis de metanefrina tornem-se elevados. O risco de recorrência por toda a vida varia com o genótipo.

## Feocromocitoma durante a gravidez

O feocromocitoma é uma causa rara porém importante de mortalidade materno-fetal. O diagnóstico frequentemente é falho porque a prevalência estimada é de apenas 1 em 54.000 gestações e o feocromocitoma pode ser assintomático até ao parto (Kondziella et al., 2007). A gravidez pode precipitar uma crise de feocromocitoma devido aos movimentos fetais, ao crescimento uterino ou ao parto. A mortalidade materna e fetal excede os 50% se não for diagnosticado. Com o diagnóstico e manejo adequados, a mortalidade materna cai para 2% e a mortalidade fetal para 15%. Se for diagnosticado no primeiro ou segundo trimestre, o feocromocitoma deve ser removido cirurgicamente após bloqueio adrenérgico pré-operatório. Se for diagnosticado no terceiro trimestre, a cirurgia do feocromocitoma deve ser realizada durante um parto cesariano feito para minimizar o estresse do parto (Kondziella et al., 2007).

## Feocromocitoma em crianças

Os feocromocitomas e os paragangliomas são tumores extremamente raros em crianças. Uma revisão de prontuários, retrospectiva recente no banco de dados da Mayo Clinic de 1975 a 2005, identificou 30 pacientes com menos de 18 anos de idade com feocromocitoma ou paraganglioma comprovados histologicamente (Pham et al., 2006). A maioria era adolescente. A proporção de paraganglioma (60%), doença metastática (47%) ou mutação genética ou história familiar de feocromocitoma/paraganglioma (30%) era consideravelmente maior nessas crianças do que das séries de adultos da mesma instituição. Outras séries indicam que em crianças, aproximadamente 40% dos feocromocitomas estavam associados a mutações genéticas conhecidas (Havekes et al., 2009). A doença metastática era mais provável naqueles com doença aparentemente esporádica, paraganglioma e diâmetro tumoral maior do que 6 cm. É essencial diferenciar o paraganglioma (com metanefrinas fracionadas e dopamina) de neuroblastomas retroperitoneais, que são muito mais comuns em crianças e não requerem bloqueio adrenérgico pré-operatório. Em crianças, também é essencial diferenciar o feocromocitoma de distúrbio de hiperatividade e déficit de atenção (DHDA) (Havekes et al., 2009).

## Feocromocitoma maligno

A doença maligna é definida pela presença de metástases distais e não pela histologia (Pacak et al., 2007a; Scholz et al., 2007). O risco de malignidade é altamente dependente do genótipo: metástases estão presentes no diagnóstico em 36% dos paragangliomas devidos à mutação SDHB, mas estão presentes em menos de 10% de todos os outros tumores secretores de catecolaminas (Scholz et al., 2007). A presença de metástases distantes elimina a possibilidade de cura cirúrgica. De um modo geral, a taxa de sobrevida em cinco anos é de apenas 36 a 64% (Pacak et al., 2007a), embora o prognóstico seja variado, com menos de 50% dos pacientes tendo um curso indolente com uma sobrevida maior do que 20 anos e outros tendo um curso extremamente agressivo com uma sobrevida de 1 a 3 anos (Young, 2007a). A sobrevida a longo prazo é mais provável nas metástases ósseas, que podem ser solitárias, do que com metástases para o fígado, pulmão e linfonodos.

As opções terapêuticas atuais são limitadas e incluem:

a) cirurgia para reduzir a carga tumoral,
b) radiação externa para metástases ósseas solitárias,
c) ablação por radiofrequência para metástases hepáticas solitárias com menos de 4 cm de diâmetro,
d) radioterapia sistêmica com $^{131}$I-MIBG em pacientes com imagens diagnósticas $^{131}$I-MIBG fortemente positivas,
e) octreotide ou outro análogo da somatostatina nos raros pacientes com imagem diagnósticas octreotide altamente positivas e
f) quimioterapia com ciclofosfamida, vincristina e dacarbazina (Eisenhofer et al., 2008).

Com qualquer destas modalidades, as respostas frequentemente são parciais e de curta duração. A terapia com $I^{131}$ requer a preparação com perclorato de sódio ou iodeto de potássio para proteger a glândula tireoide e descontinuação de fármacos que interferem com a captação de MIBG (Scholz et al., 2007). O tratamento prolongado com bloqueadores α e β e, às vezes, metirosina, pode ser necessário para diminuir sintomas de excesso de catecolaminas, que podem ser graves. Novas terapias estão sendo avaliadas, com resultados encorajadores, mas preliminares, com o inibidor da tirosina cinase, sunitinib (Joshua et al., 2009). Maiores pesquisas são necessárias.

## REFERÊNCIAS

Algeciras-Schimnich A, Preissner CM, Young WF Jr, et al. Plasma chromogranin A or urine fractionated metanephrines follow-up testing improves the diagnostic accuracy of plasma fractionated metanephrines for pheochromocytoma. *J Clin Endocrinol Metab* 2008;93:91–95.

Anaforoglu I, Ertorer ME, Haydardedeoglu FE, et al. Rhabdomyolysis and acute myoglobinuric renal failure in a patient with bilateral pheochromocytoma following open pyelolithotomy. *South Med J* 2008;101:425–427.

Barzon L, Sonino N, Fallo F, et al. Prevalence and natural history of adrenal incidentalomas. *Eur J Endocrinol* 2003; 149:273–285.

Bausch B, Borozdin W, Neumann HP. Clinical and genetic characteristics of patients with neurofibromatosis type 1 and pheochromocytoma. *N Engl J Med* 2006;354:2729–2731.

Bessell-Browne R, O'Malley ME. CT of pheochromocytoma and paraganglioma: Risk of adverse events with i.v. administration of nonionic contrast material. *Am J Roentgenol* 2007;188:970–974.

Bovio S, Cataldi A, Reimondo G, et al. Prevalence of adrenal incidentaloma in a contemporary computerized tomography series. *J Endocrinol Invest* 2006;29:298–302.

Bravo EL. Pheochromocytoma: current perspectives in the pathogenesis, diagnosis, and management. *Arq Bras Endocrinol Metabol* 2004;48:746–750.

Bravo EL, Tagle R. Pheochromocytoma: State-of-the-art and future prospects. *Endocrinol Rev* 2003;24:539–553.

Brown H, Goldberg PA, Selter JG, et al. Hemorrhagic pheochromocytoma associated with systemic corticosteroid therapy and presenting as myocardial infarction with severe hypertension. *J Clin Endocrinol Metab* 2005;90:563–569.

Eisenhofer G, Huysmans F, Pacak K, et al. Plasma metanephrines in renal failure. *Kidney Int* 2005;67:668–677.

Eisenhofer G, Kopin IJ, Goldstein DS. Catecholamine metabolism: a contemporary view with implications for physiology and medicine. *Pharmacol Rev* 2004;56:331–349.

Eisenhofer G, Siegert G, Kotzerke J, et al. Current progress and future challenges in the biochemical diagnosis and treatment of pheochromocytomas and paragangliomas. *Horm Metab Res* 2008;40:329–337.

Erlic Z, Neumann HP. When should genetic testing be obtained in a patient with phaeochromocytoma or paraganglioma? *Clin Endocrinol (Oxf)* 2009;70:354–357.

Gangopadhyay K, Baskar V, Toogood A. A case of exclusive dopamine-secreting paraganglioma. *Clin Endocrinol (Oxf)* 2008; 68:494–495.

Garovic VD, Hogan MC, Kanakiriya SK, et al. Labile hypertension, increased metanephrines and imaging misadventures. *Nephrol Dial Transplant* 2004;19:1004–1006.

Gifford RW Jr, Manger WM, Bravo EL. Pheochromocytoma. *Endocrinol Metab Clin North Am* 1994;23: 387–404.

Gill IS, Meraney AM, Bravo EL, et al. Pheochromocytoma coexisting with renal artery lesions. *J Urol* 2000;164:296–301.

Gimenez-Roqueplo AP, Lehnert H, Mannelli M, et al. Phaeochromocytoma, new genes and screening strategies. *Clin Endocrinol (Oxf)* 2006;65:699–705.

Goldstein DS, Eisenhofer G, Kopin IJ. Clinical catecholamine neurochemistry: A legacy of Julius Axelrod. *Cell Mol Neurobiol* 2006;26:695–702.

Hamrahian AH, Ioachimescu AG, Remer EM, et al. Clinical utility of noncontrast computed tomography attenuation value (hounsfield units) to differentiate adrenal adenomas/hyperplasias from nonadenomas: Cleveland Clinic experience. *J Clin Endocrinol Metab* 2005;90:871–877.

Havekes B, Romijn JA, Eisenhofer G, et al. Update on pediatric pheochromocytoma. *Pediatr Nephrol* 2009;24: 943–950.

Hunt J, Lin J. Paroxysmal hypertension in a 48-year-old woman. *Kidney Int* 2008;74:532–535.

Jacobs P, Wood L. Recurrent benign erythropoietin-secreting pheochromocytomas. *Am J Med* 1994;97:307–308.

Joshua AM, Ezzat S, Asa SL, Evans A, Broom R, Freeman M, Knox JJ. Rationale and evidence for sunitinib in the treatment of malignant paraganglioma/pheochromocytoma. *J Clin Endocrinol Metab* 2009;94:5–9.

Kaelin WG Jr. The von Hippel-Lindau tumor suppressor protein and clear cell renal carcinoma. *Clin Cancer Res* 2007;13:680s–684s.

Kimura S, Nishimura Y, Yamaguchi K, et al. A case of pheochromocytoma producing parathyroid hormone-related protein and presenting with hypercalcemia. *J Clin Endocrinol Metab* 1990;70:1559–1563.

Kobal SL, Paran E, Jamali A, et al. Pheochromocytoma: Cyclic attacks of hypertension alternating with hypotension. *Nat Clin Pract Cardiovasc Med* 2008;5:53–57.

Kondziella D, Lycke J, Szentgyorgyi E. A diagnosis not to miss: Pheochromocytoma during pregnancy. *J Neurol* 2007; 254: 1612–1613.

Kudva YC, Sawka AM, Young WF Jr. Clinical review 164: The laboratory diagnosis of adrenal pheochromocytoma: The Mayo Clinic experience. *J Clin Endocrinol Metab* 2003;88:4533–4539.

Kuzmanovska D, Sahpazova E, Kocova M, et al. Phaeochromocytoma associated with reversible renal artery stenosis. *Nephrol Dial Transplant* 2001;16:2092–2094.

Lenders JW, Eisenhofer G, Mannelli M, et al. Phaeochromocytoma. *Lancet* 2005;366:665–675.

Libe R, Fratticci A, Bertherat J. Adrenocortical cancer: Pathophysiology and clinical management. *Endocrinol Relat Cancer* 2007; 14:13–28.

Mann SJ. Severe paroxysmal hypertension (pseudopheochromocytoma). *Curr Hypertens Rep* 2008;10:12–18.

Martin TP, Irving RM, Maher ER. The genetics of paragangliomas: A review. *Clin Otolaryngol* 2007;32:7–11.

Matyakhina L, Bei TA, McWhinney SR, et al. Genetics of carney triad: recurrent losses at chromosome 1 but lack of germline mutations in genes associated with paragangliomas and gastrointestinal stromal tumors. *J Clin Endocrinol Metab* 2007;92: 2938–2943.

Mitchell IC, Auchus RJ, Juneja K, et al. "Subclinical Cushing's syndrome" is not subclinical: improvement after adrenalectomy in 9 patients. *Surgery* 2007;142:900–905.

Neumann HP, Vortmeyer A, Schmidt D, et al. Evidence of MEN-2 in the original description of classic pheochromocytoma. *N Engl J Med* 2007;357:1311–1315.

Ober KP. Pheochromocytoma in a patient with hyperthyroxinemia. *Am J Med* 1991;90:137–138.

Pacak K. Preoperative management of the pheochromocytoma patient. *J Clin Endocrinol Metab* 2007;92: 4069–4079.

Pacak K, Eisenhofer G, Ahlman H, et al. Pheochromocytoma: Recommendations for clinical practice from the First International Symposium. October 2005. *Nat Clin Pract Endocrinol Metab* 2007a;3:92–102.

Pacak K, Eisenhofer G, Grossman A. The incidentally discovered adrenal mass. *N Engl J Med* 2007b;356:2005.

Pawlu C, Bausch B, Reisch N, et al. Genetic testing for pheochromocytoma-associated syndromes. *Ann Endocrinol (Paris)* 2005;66:178–185.

Peczkowska M, Cascon A, Prejbisz A, et al. Extra-adrenal and adrenal pheochromocytomas associated with a germline SDHC mutation. *Nat Clin Pract Endocrinol Metab* 2008;4:111–115.

Perry CG, Sawka AM, Singh R, et al. The diagnostic efficacy of urinary fractionated metanephrines measured by tandem mass spectrometry in detection of pheochromocytoma. *Clin Endocrinol (Oxf)* 2007;66:703–708.

Pham TH, Moir C, Thompson GB, et al. Pheochromocytoma and paraganglioma in children: A review of medical and surgical management at a tertiary care center. *Pediatrics* 2006;118: 1109–1117.

Plouin PF, Gimenez-Roqueplo AP. Pheochromocytomas and secreting paragangliomas. *Orphanet J Rare Dis* 2006; 1:49.

Prys-Roberts C. Phaeochromocytoma–recent progress in its management. *Br J Anaesth* 2000;85:44–57.

Rosas AL, Kasperlik-Zaluska AA, Papierska L, et al. Pheochromocytoma crisis induced by glucocorticoids: A report of four cases and review of the literature. *Eur J Endocrinol* 2008;158:423–429.

Saeki T, Suzuki K, Yamazaki H, et al. Four cases of pheochromocytoma in patients with end-stage renal disease. *Intern Med* 2003;42:1011–1015.

Sartori M, Cosenzi A, Bernobich E, et al. A pheochromocytoma with normal clonidine-suppression test: How difficult the biochemical diagnosis? *Intern Emerg Med* 2008;3:61–64.

Scholz T, Eisenhofer G, Pacak K, et al. Clinical review: Current treatment of malignant pheochromocytoma. *J Clin Endocrinol Metab* 2007;92:1217–1225.

Sharabi Y, Goldstein DS, Bentho O, et al. Sympathoadrenal function in patients with paroxysmal hypertension: Pseudopheochromocytoma. *J Hypertens* 2007;25:2286–2295.

Singh RJ. Advances in metanephrine testing for the diagnosis of pheochromocytoma. *Clin Lab Med* 2004;24:85–103.

Singh RJ, Grebe SK, Yue B, et al. Precisely wrong? Urinary fractionated metanephrines and peer-based laboratory proficiency testing. *Clin Chem* 2005;51:472–473.

Stenstrom G, Sjostrom L, Smith U. Diabetes mellitus in phaeochromocytoma: Fasting blood glucose levels before and after surgery in 60 patients with phaeochromocytoma. *Acta Endocrinol (Copenh)* 1984;106:511–515.

Sweeney AT, Malabanan AO, Blake MA, et al. Megacolon as the presenting feature in pheochromocytoma. *J Clin Endocrinol Metab* 2000;85:3968–3972.

Szolar DH, Korobkin M, Reittner P, et al. Adrenocortical carcinomas and adrenal pheochromocytomas: Mass and enhancement loss evaluation at delayed contrast-enhanced CT. *Radiology* 2005;234:479–485.

Terzolo M, Bovio S, Pia A, et al. Subclinical Cushing's syndrome. *Arq Bras Endocrinol Metabol* 2007;51:1272–1279.

Timmers HJ, Eisenhofer G, Carrasquillo JA, Chen CC, Whatley M, Ling A, Adams KT, Pacak K. Use of 6-[18F]-fluorodopamine positron emission tomography (PET) as first-line investigation for the diagnosis and localization of non-metastatic and metastatic phaeochromocytoma (PHEO). *Clin Endocrinol (Oxf)* 2009;71:11-7.

Tsagarakis S, Vassiliadi D, Thalassinos N. Endogenous subclinical hypercortisolism: Diagnostic uncertainties and clinical implications. *J Endocrinol Invest* 2006;29:471–482.

Young WF Jr. Adrenal causes of hypertension: Pheochromocytoma and primary aldosteronism. *Rev Endocr Metab Disord* 2007a; 8:309–320.

Young WF Jr. Clinical practice: The incidentally discovered adrenal mass. *N Engl J Med* 2007b;356:601–610.

Young WF Jr, Pheochromocytoma, ASH Clinical Hypertension Review Course Syllabus, American Society of Hypertension, 2007c, pp. 481–494.

Young WF Jr, Abboud AL. Editorial: Paraganglioma–all in the family. *J Clin Endocrinol Metab* 2006;91:790–792.

Yu R, Nissen NN, Chopra P, et al. Diagnosis and treatment of pheochromocytoma in an academic hospital from 1997 to 2007. *Am J Med* 2009;122:85–95.

# 13

# Hipertensão induzida por cortisol ou deoxicorticosterona

O capítulo anterior descreveu as síndromes de hipertensão induzidas pelo excesso de catecolaminas. Este capítulo abordará as síndromes nas quais a hipertensão é induzida por outros esteroides adrenais: *cortisol*, seja em excesso (síndrome de Cushing) ou com aumento da exposição aos receptores de mineralocorticoides (RMCs) (excesso aparente de mineralocorticoides [EAM] e ingestão de alcaçuz); ou *deoxicorticosterona* (DOC) (hiperplasia adrenal congênita [HAC]). A síndrome de Cushing subclínica é o distúrbio hormonal mais comum que se origina de incidentaloma adrenal encontrado nas cintilografias adrenais (Young, 2007) como discutido no Capítulo 12.

## SÍNDROME DE CUSHING

### Significado

Embora a síndrome de Cushing seja rara, deve-se suspeitar da doença em pacientes com a síndrome metabólica (Weigensberg et al., 2008). Além disso, à medida que formas mais leves e cíclicas da síndrome de Cushing têm sido reconhecidas (Zerikly et al., 2009), a confirmação laboratorial do diagnóstico tem se tornado mais difícil a despeito da disponibilidade de melhores estudos hormonais (Newell-Price et al., 2006; Nieman et al., 2008).

Quando presente, a síndrome de Cushing é uma doença séria. A hipertensão está presente em mais de 75% dos pacientes com a síndrome de Cushing (Arnaldi et al., 2003) e, frequentemente, é de difícil tratamento (Fallo et al., 1993). Se a síndrome não estiver completamente controlada, contribui para um aumento de 5 vezes na mortalidade (Newell-Price et al., 2006).

### Fisiopatologia

A síndrome de Cushing é causada por um excesso de cortisol endógeno na forma idiopática ou excesso de esteroides exógenos na forma iatrogênica, que é mais comum, e pode ser resultado, inclusive, do uso de cremes cosméticos contendo corticosteroides (Druce et al., 2008). A doença idiopática pode ser dependente ou independente do ACTH (Tabela 13.1; Figura 13.1). O tipo mais comum, chamado de doença de Cushing, é causado por hiperprodução de ACTH por um microadenoma pituitário com resultante hiperplasia adrenal difusa bilateral. A produção ectópica de ACTH pode vir de múltiplos tipos de tumor, com o maior número sendo carcinoma maligno de pequenas células do pulmão (Boscaro et al., 2001). Em adição, as células adrenocorticais podem abrigar receptores "ilegítimos", respondendo a ligantes incomuns (Bertherat et al., 2005).

As formas, independentes do ACTH, são principalmente adenomas adrenais benignos ou carcinomas malignos, mas várias formas de hiperplasia podem trazer dificuldades diagnósticas. Como observado no Capítulo 12, o número de tumores adrenais encontrados incidentalmente por TC ou RM abdominal está crescendo. Até 20% desses incidentalomas adrenais, ao serem reconhecidos, secretam cortisol de forma parcialmente desregulada, frequentemente em

## Tabela 13.1
### Prevalência de vários tipos de síndrome de Cushing em três séries separadas (em porcentagens)

| Referência | Orth (1995) | Newell-Price et al. (1998) | Boscaro et al. (2000) |
|---|---|---|---|
| Nº de pacientes | 630 | 306 | 302 |
| **Dependente de ACTH** | | | |
| ACTH pituitário (doença de Cushing) | 68 | 68 | 66 |
| Síndrome ACTH ectópico | 12 | 10 | 7 |
| Síndrome CRH ectópico | < 1 | 5 | < 1 |
| Hiperplasia adrenal macronodular | | | 2 |
| **Independente de ACTH** | | | |
| Adenoma adrenal | 10 | 8 | 18 |
| Carcinoma adrenal | 8 | 7 | 6 |
| Hiperplasia micronodular | 1 | 2 | < 1 |
| Hiperplasia adrenal por outros estímulos (p. ex., PIG) | < 1 | | < 1 |
| Ingestão de glicocorticoides exógenos | | | |

associação com hipertensão, diabetes e obesidade generalizada (Rossi et al., 2000). Durante 5 anos, cerca de 7% daqueles que inicialmente têm regulação normal do cortisol desenvolvem hiperfunção subclínica (Barzon et al., 2002). A adrenalectomia pode estar indicada para alguns que apresentam características clínicas mas têm testes hormonais "subclínicos" (Mitchell et al., 2007).

Inúmeras variantes interessantes foram relatadas, incluindo:

- Doença com remissão espontânea (Ishibashi et al., 1993);
- Doença cíclica ou periódica (Zerikly et al., 2009);
- Associação com distúrbios hipotalâmicos estabelecidos (Dubois et al., 2007);
- Transição de doença dependente da pituitária para independente da pituitária (Hermus et al., 1988);
- Hiperplasia macronodular bilateral independente do ACTH, que frequentemente é maciça (Doppman et al., 2000), pode ser familiar (Vezzosi et al., 2007) e pode estar associada com a expressão de receptores ectópicos de vários hormônios incluindo o polipeptídio inibitório gástrico (PIG), vasopressina, agonistas β-adrenérgicos, LH/CG humana ou serotonina 5-HT$_4$ (Bertherat et al., 2005; Lacroix et al., 2001); tais receptores também são encontrados ocasionalmente em adenomas adrenais;
- Displasia micronodular pigmentada, na maioria dos casos como parte de uma síndrome familiar autossômica dominante, com mixomas cardíacos e cutâneos, o complexo de Carney (Malchoff, 2000);
- Associação com feocromocitoma (Lee et al., 2008), quimiodectoma e tumores carcinoides (Tremble et al., 2000);
- Aumento da sensibilidade dos receptores periféricos de glicocorticoides causando características clínicas sem aumento dos níveis de cortisol (van Rossum & Lamberts, 2004).

## Hipertensão com excesso de glicocorticoide

A hipertensão está presente em cerca de 75% dos pacientes com síndrome de Cushing. A gravidade da hipertensão pode estar relacionada com a abolição da queda normal na pressão arterial durante a noite, vista após a administração de glicocorticoides exógenos e em pacientes com síndrome de Cushing (Zelinka et al., 2004). Quanto maior a duração da hipertensão,

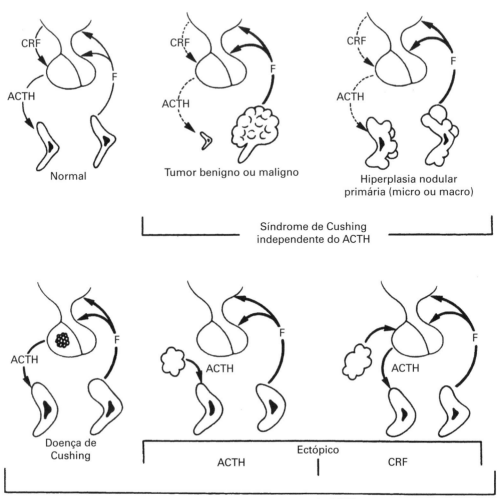

**FIGURA 13.1** Causas de síndrome de Cushing endógena. As lesões na parte de cima se originam dentro da adrenal. As lesões da parte inferior se originam na pituitária (doença de Cushing) ou da produção ectópica de ACTH ou fator de liberação da corticotropina (CRF). **F**: cortisol. (Modificada de Carpenter PC. *Diagnostic evaluation of Cushing syndrome. Endocrinol Metab Clin NA* 1988;17:445–472.)

maior a probabilidade de ela persistir após o alívio da síndrome (Suzuki et al., 2000).

A hipertensão é relativamente rara em pacientes que tomam glicocorticoides exógenos devido ao uso de derivados esteroides com menor atividade mineralocorticoide do que o cortisol. Contudo, elevações significativas na pressão arterial podem ocorrer dentro de cinco dias da administração de cortisol em doses relativamente altas (Whitworth et al., 2000).

## Mecanismos da hipertensão

Múltiplos mecanismos podem ser responsáveis pela hipertensão tão comum na síndrome de Cushing. Os mecanismos podem incluir:

- Uma ação de retenção de sódio pelos níveis elevados de cortisol. Embora o cortisol seja um mineralocorticoide 300 vezes menos potente do que a aldosterona, normalmente é secretado 200 vezes mais cortisol; esse nível é

aumentado em duas vezes ou mais na síndrome de Cushing. Com níveis elevados de cortisol, a capacidade da 11β-hidroxiesteroide desidrogenase 2 (11β-HSD2) de converter o cortisol em cortisona é superada, permitindo que o cortisol aja nos RMCs (Quinkler & Stewart, 2003; Ulick et al., 1992b).
- Os glicocorticoides ativam diretamente os receptores de glicocorticoides no músculo liso vascular para aumentar a pressão arterial em ratos (Goodwin et al., 2008) e estimulam a sinalização mineralocorticoide nas células do músculo liso vascular *in vitro*, independente dos níveis de aldosterona (Molnar et al., 2008).
- Aumento da produção de *mineralocorticoides*. Embora seja notado apenas em pacientes com tumores adrenais, níveis aumentados de 19-nor-DOC (Ehlers et al., 1987), DOC e, menos comumente, aldosterona (Cassar et al., 1908) foram encontrados em pacientes com todas as formas da síndrome.
- A estimulação dos receptores de glicocorticoide no cérebro posterior dorsal (Scheuer et al., 2004).
- Atividade reduzida de vários mecanismos vasodepressores (Saruta, 1996), em particular o óxido nítrico endotelial (Mangos et al., 2000).
- Níveis aumentados de substrato da renina e uma responsividade aumentada a vários *pressores* (Pirpiris et al., 1992).
- Outros mecanismos também podem estar envolvidos, inclusive um aumento na eritropoietina (Whitworth et al., 2000) ou na endotelina (Kirilov et al., 2003).

## Características clínicas

São vistos muito mais pacientes com características cushingoides do que os poucos que realmente têm a síndrome. A síndrome é mais provável em pacientes com as características clínicas mostradas na Tabela 13.2 (Newell-Price et al., 2006). Adicionalmente, uma hipocalemia significativa em geral é observada com a síndrome de ACTH ectópica devido aos níveis muito altos de cortisol (Torpy et al, 2002).

Em geral, a síndrome de Cushing em crianças é manifestada por ganho de peso e retardo no crescimento, com hipertensão sistólica observada em 93% de 63 pacientes jovens (Magiakou et al., 1997). Felizmente, eles em geral tornam-se normotensos após alguns meses da cura cirúrgica, mas podem ter efeitos adversos residuais relacionados à hipertensão (Lodish et al., 2009).

### Pseudossíndrome de Cushing

Cerca de 50 a 80% dos pacientes com síndrome de Cushing atendem aos critérios de depressão maior e podem ter problemas cognitivos e psicológicos persistentes, mesmo após a remissão cirúrgica (Arnaldi et al., 2003). Por outro lado, pacientes com *depressão* endógena sem síndrome de Cushing podem ter hipercortisolismo pouco supressível, relacionado à frequência de pulso aumentada do ACTH (Mortola et al.,

**Tabela 13.2**
**Características clínicas da síndrome de Cushing**

| Características clínicas | Incidência aproximada (%) |
|---|---|
| Gerais | |
| Obesidade | 80-95 |
| Troncular | 45-95[a] |
| Hipertensão | 70-90 |
| Cefaleia | 10-50 |
| Pele | |
| Pletora facial | 70-90 |
| Hirsutismo | 70-80 |
| Estria arroxeadas | 50-70[a] |
| Contusões | 30-70[a] |
| Neuropsiquiátrica | 60-95 |
| Disfunção gonadal | |
| Distúrbios menstruais | 75-95 |
| Impotência ou diminuição da libido | 65-95 |
| Musculoesquelética | |
| Osteopenia | 75-85 |
| Paresia por miopatia | 30-90[a] |
| Metabólica | |
| Intolerância à glicose/diabetes | 40-90 |
| Cálculo renal | 15-20 |

[a] Características mais discriminatórias
Modificada de Nieman LK et al. *The diagnosis of Cushing's syndrome. J Clin Endocrinol Metab* 2008; 93(5):1526–1540.

1987), mas seus níveis de cortisol basal geralmente são normais e não respondem ao hormônio liberador da corticotropina (CRH) (Yanovski et al., 1998).

Os *alcoolistas* frequentemente mostram inúmeras características sugestivas de síndrome de Cushing, incluindo hipertensão e secreção de cortisol elevada (Badrick et al., 2008), que provavelmente reflete a secreção aumentada de fator de liberação da corticotropina (Groote Veldman & Meinders, 1996). Por outro lado, 20% dos pacientes com síndrome de Cushing têm esteatose hepática na TC (Rockall et al., 2003).

*Mulheres grávidas* frequentemente têm características sugestivas da síndrome de Cushing; o raro aparecimento de síndrome de Cushing durante a gravidez pode impor dilemas diagnósticos (Solomon & Seely, 2006).

## Diagnóstico laboratorial

Há dois cenários de certo modo contraditórios em relação ao diagnóstico da síndrome de Cushing. Primeiro, a doença está sendo investigada em mais pacientes com características clínicas sugestivas como diabéticos obesos mal controlados; em um estudo, foram encontrados 4% com síndrome de Cushing (Leibowitz et al., 1996). Esse cenário requer exames de rastreamento com elevada especificidade, isto é, poucos falso-positivos – de modo que menos suspeitos terão que ser submetidos a extensos testes confirmatórios (Newell-Price, 2008).

O segundo cenário se relaciona com o tempo, geralmente longo, entre a instalação dos sintomas e o momento do diagnóstico, em média de 29 meses em um estudo multicêntrico feito na Itália (Invitti et al., 1999). Esse cenário requer testes confirmatórios com elevada sensibilidade, isto é, poucos falso-negativos – de modo que todos os pacientes possam ser corretamente identificados o mais cedo possível. Diante da séria natureza e da frequente irreversibilidade das complicações da doença, a melhor conduta é realizar inúmeros exames em um curto período de tempo para obter o poder preditivo máximo (Findling & Ralf, 2006). Todavia, a controvérsia persiste sobre qual o ponto de corte adequado em exames diferentes para prover o melhor resultado (Newell-Price, 2008).

### Testes de rastreamento

Para a interpretação dos níveis de cortisol, 1 µg/dL = 27 mmol/L.

A extensão da investigação de pacientes com suspeita de síndrome de Cushing varia com a situação clínica. Um teste de supressão da dexametasona (TSD) de 1 mg durante a noite será adequado na maioria dos pacientes com características minimamente sugestivas; pacientes com características altamente sugestivas devem ter a medição repetida do cortisol livre na urina de 24 horas (CUL) e cortisol sérico ou salivar à meia-noite (Arnaldi et al., 2003; Findling & Raff, 2006; Nieman et al., 2008) (Figura 13.2). Nos dados de 4.126 pacientes, Pecori e colaboradores (2007) observaram que o cortisol sérico da meia-noite, usando um ponto de corte de 1,8 µg/dL (50 mmol/L), tinha uma especificidade de apenas 20% enquanto a combinação do TSD e CUL tinha especificidade de 91%. Todavia, a facilidade de obter a amostra e a elevada sensibilidade do controle salivar da noite levou Findling & Raff (2006) a recomendar este exame como o melhor teste de rastreamento. A Sociedade de Endocrinologia recomenda qualquer um dos três testes de rastreamento: cortisol urinário, cortisol salivar noturno ou teste de supressão da dexametasona (Nieman et al., 2008) devido à sua similar acurácia (Elamin et al., 2008).

### *Cortisol urinário livre (CUL)*

O CUL de 24 horas provê uma medida integrada do cortisol circulante livre. A cromatografia líquida de alta performance associada com espectrometria de massa fornece uma melhor especificidade do que os imunoensaios. O limite normal superior é de 40 a 50 µg/24 horas (1.100 a 1.380 mmol/L) e um valor 4 vezes maior geralmente faz o diagnóstico (Findling & Raff, 2006). O nível pode estar reduzido em pacien-

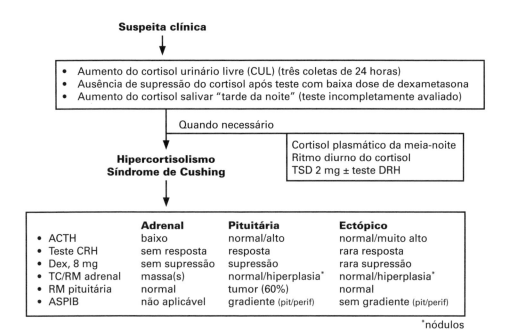

**FIGURA 13.2** Vias diagnósticas da síndrome de Cushing. **Dex**: dexametasona; **TSD**: teste de supressão da dexametasona; **ASPIB**: amostra do seio petrosal inferior bilateral. (Modificada de Arnaldi G, Angeli A, Atkinson AB, et al. *Diagnosis and complications of Cushing syndrome: A consensus statement*. J Clin Endocrinol Metab 2003;88:5593–5602.)

tes com dano renal ou estar elevado nos volumes urinários aumentados por meio da redução da fração de cortisol filtrado que é metabolizada em cortisona ou reabsorvida. Uma vez que o nível é variado, em geral são estudadas três amostras diárias.

## Supressão plasmática durante a noite

Para rastreamento, o simples teste de supressão de 1 mg de dexametasona ao deitar (TSD), que mede o cortisol plasmático às 8 horas da manhã seguinte, tem funcionado bem, mas para ter uma sensibilidade adequada o valor de corte deve ser de 1,8 μg/dL em vez do valor de corte previamente recomendado de 5 μg/dL (Findling et al., 2004). Contudo, no nível mais baixo, resultados falso-positivos são vistos em cerca de 10% de pacientes não Cushing e resultados falso-negativos são vistos em cerca de 20% dos pacientes com doença de Cushing (Findling & Raff, 2006).

## Cortisol salivar tarde da noite

Um nível de cortisol sérico ou salivar tarde da noite elevado é o marcador mais precoce e mais sensível da síndrome de Cushing (Findling & Raff, 2006). Ao invés da inconveniência de coletar amostras sanguíneas, a medida do cortisol salivar em amostras obtidas facilmente tem sido aceita com rapidez como um teste de rastreamento válido, inclusive em crianças (Batista et al., 2007). Níveis acima de 0,3 μg/dL (8,6 mmol/L) são anormais (Findling & Raff, 2006).

## Teste de supressão com baixa dose de dexametasona e combinação TSD-CRH

Os TSDs podem produzir resultados anômalos porque a hipersecreção do hormônio pode ser cíclica ou variável. Os estados de pseudocushing, inclusive a depressão, podem ser excluídos de forma mais apropriada pela adição de um teste de estimulação do CRH após o término do teste com baixa dose de dexametasona (Yanovski et al., 1998). Contudo, Gatta et al (2007) não observaram acurácia diagnóstica adicional pela adição de estimulação do CRH ao TSD usando um ponto de corte do cortisol plasmático 15 minutos após o CRH de 4 µg/dL (110 mmol/L). O nível de cortisol plasmático 15 minutos após CRH (1 µg/kg) está acima de 1,4 µg/dL (40 mmol/L) em pacientes com síndrome de Cushing, mas permanece suprimido em indivíduos normais e pacientes com pseudocushing.

## Estabelecendo a causa da síndrome de Cushing

Quando a síndrome de Cushing for diagnosticada, a causa anatômica precisa ser determinada acuradamente para orientar a terapia (Figura 13.2). Diante de todas as excentricidades clínicas e armadilhas laboratoriais, que frequentemente confundem o diagnóstico diferencial da etiologia da síndrome de Cushing, o encaminhamento a um centro de referência médico com experiência em lidar com tais pacientes é sempre uma medida adequada.

### Análise da corticotropina (ACTH)

A medida do ACTH plasmático é o primeiro passo, usando análises imunométricas de dois locais, que são específicas, sensíveis e confiáveis, capazes de detectar com confiança valores abaixo de 10 pg/mL. Uma concentração de ACTH suprimida abaixo de 5 pg/mL indica síndrome de Cushing relacionada à adrenal, em geral por um tumor adrenal. Contudo, outros estímulos de receptores adrenocorticais, como os peptídeos insulinotrópicos e vasopressina, podem induzir hiperplasia adrenal nodular bilateral com ACTH plasmático suprimido. O ACTH plasmático normal ou elevado, acima de 20 pg/mL, indica síndrome de Cushing dependente do ACTH por um tumor pituitário ou ectópico. Quando os valores estão entre 10 e 20 pg/mL, está indicado um teste de estimulação do CRH (Arnaldi et al., 2003).

### Teste de estimulação do hormônio liberador da corticotropina

A maioria dos tumores pituitários respondem ao CRH IV (1 µg/kg) com a liberação de ACTH plasmático enquanto os tumores adrenais não o fazem. Infelizmente, alguns tumores ectópicos secretores de ACTH expressam o receptor de CRH e também respondem. Findling & Raff (2006) recomendam um teste de CRH em pacientes com síndrome de Cushing cujos níveis de ACTH plasmático estão no limite inferior. A resposta do ACTH em geral é exagerada se o tumor pituitário expressar o receptor CRH e é atenuada nos tumores adrenais.

### Supressão com altas doses de dexametasona

Usando o critério de supressão do CUL para menos de 10% da linha de base para o diagnóstico de doença de Cushing dependente da pituitária, o TSD de alta dose (2 mg 4 vezes ao dia por 2 dias) fornece 70 a 80% de sensibilidade e próximo de 100% de especificidade (Boscaro et al., 2001). Contudo, os resultados não separam claramente o ACTH ectópico de tumores pituitários e esse teste não é mais recomendado (Findling & Raff, 2006).

### RM pituitária

Na maioria dos pacientes, a medida do ACTH plasmático será seguida por uma RM pituitária com gadolínio. Dessa forma, um discreto adenoma pituitário será visto em cerca de 60% dos pacientes; se o tumor for maior do que 6 mm em tamanho não são necessários outros estudos e o paciente pode ser encaminhado a um neurocirurgião pituitário (Arnaldi et al., 2003). Deve ser lembrado que quase 15% da população em geral abriga tumores pituitários acidentais, embora a maioria esteja abaixo de 5 mm de diâmetro (Karavitaki et al., 2007). Como alguns pacientes com tumor ectópico secretor de ACTH têm achados pituitários anormais na RM, a amostra do seio petroso inferior bilateral está indicada naqueles com características clínicas sugerindo um tumor ectópico, como a rápida instalação dos sintomas ou hipocalemia (Findling & Raff, 2006).

### Amostra do seio petroso inferior

A amostra simultânea bilateral do seio petroso inferior (SPI) é um modo potente de confirmar se a fonte da corticotropina é a pituitária ou não, especialmente se a imagem for negativa. A proporção de ACTH central para o periférico maior do que três após a estimulação do CRH fornece uma sensibilidade de 95 a 97% e especificidade de 100% no diagnóstico de doença de Cushing dependente da pituitária (Arnaldi et al., 2003). Em uma série de 185 procedimentos do SPI foi encontrada menos discriminação, com um poder preditivo positivo de 99% mas apenas 20% de poder preditivo negativo (Swearingen et al., 2004). Diante da dificuldade técnica com o SPI, podem ser realizadas amostras da veia jugular interna e apenas pacientes com resultados negativos serem encaminhados para SPI (Ilias et al., 2004).

Se os dados clínicos e laboratoriais apontam para um tumor ectópico secretor de ACTH, são usados atualmente a TC e/ou RM do pescoço, tórax e abdome e, para tumores ocultos, cintilografia com o análogo da somatostatina, $^{111}$In-pentetreotide, para localizar o tumor (De Herder & Lamberts, 1999). A tomografia com emissão de pósitrons com outros precursores marcados identificou tumores carcinoides secretores de ACTH (Dubois et al., 2007).

## Tratamento

### Tratamento da hipertensão

Até que seja instituída a terapia definitiva, a hipertensão que acompanha a síndrome de Cushing pode ser tratada, temporariamente, com os agentes anti-hipertensivos usuais descritos no Capítulo 7 (Fallo et al., 1993). Como o excesso de volume provavelmente está envolvido, um diurético, talvez em combinação com um antagonista da aldosterona, espironolactona ou eplerenona, é uma escolha inicial adequada. Após a terapia definitiva, a hipertensão geralmente melhora, mas os fatores de risco de aterosclerose em geral persistem, provavelmente devido à obesidade abdominal residual e resistência à insulina (Barahona et al., 2009).

### Tratamento da síndrome em geral

Diante da morbidade a longo prazo, associada com a síndrome de Cushing, a condição deve ser tratada tão rapidamente quanto possível após o diagnóstico ter sido estabelecido (Biller et al., 2008). A escolha da terapia definitiva depende da causa da síndrome (Tabela 13.3).

- Na maioria dos pacientes que têm doença de Cushing dependente de ACTH com um tumor pituitário, a remoção microcirúrgica transesfenoidal é o tratamento de escolha (Mullan & Atkinson, 2008). Em algumas circunstâncias, a adrenalectomia bilateral ou a radioterapia estereotática (Petit et al., 2008) pode ser usada se a cirurgia da pituitária não for bem sucedida ou quando não for encontrado tumor pituitário (Pouratian et al., 2007).
- Os tumores adrenais benignos devem ser removidos cirurgicamente, cada vez mais por laparoscopia (Chow et al., 2008).
- No câncer adrenal e nos tumores ectópicos ACTH que não podem ser ressecados, a remoção da adrenal pode ser útil, mas a quimioterapia em geral é necessária (Abiven et al., 2006).
- As medicações listadas na Tabela 13.3 são usadas principalmente para superar com rapidez as complicações graves, quer seja em preparação para a cirurgia ou sempre que o tratamento definitivo precisar ser retardado (Mullan & Atkinson, 2008).

### Acompanhamento

Com a terapia definitiva, foram observadas taxas de remissão de 70 a 80%, definidas como níveis de cortisol plasmático e urinário normais e resolução dos estigmas clínicos (Arnaldi et al., 2003; Mullan & Atkinson, 2008). Contudo, cerca de 25% dos pacientes com Cushing dependente da pituitária têm recorrência 5 anos após uma cirurgia transesfenoidal inicialmente

## Tabela 13.3
### Terapias para a síndrome de Cushing

| Classe | Local | Terapia |
|---|---|---|
| Cirurgia | Pituitária | Microssecção transesfenoidal; hipofisectomia transfrontal |
|  | Adrenal | Adrenalectomia unilateral; adrenalectomia bilateral |
| Radiação |  | Raio X fracionado (4-6 semanas) |
|  |  | Dose única |
|  |  |   Gama |
|  |  |   Aceleração linear |
|  |  |   Próton fortemente carregado |
| Medicamentos | Que agem no hipotálamo-pituitária | Antagonistas da serotonina (cipro-heptadina, ritanserina) |
|  |  | Agonistas da dopamina (bromocriptina, lisurida) |
|  |  | Agonistas GABA (valproato sódico) |
|  |  | Análogos da somatostatina (octreotide) |
|  | Inibidores da síntese de esteroides adrenocorticais | $\gamma$-agonista PPAR |
|  |  | Mitotano |
|  |  | Metirapona |
|  |  | Aminoglutetimida |
|  |  | Cetoconazol |
|  | Antagonista dos glicocorticoides | Etomidato |
|  |  | Mifepristona |

bem sucedida, de modo que o acompanhamento de perto e por longo prazo é necessário (Patil et al., 2008).

## SÍNDROMES COM AUMENTO DO ACESSO DO CORTISOL AOS RECEPTORES MINERALOCORTICOIDES

Menos comuns do que a síndrome de Cushing causada por excesso de cortisol são síndromes nas quais níveis de cortisol normais ou aumentados exercem um efeito mineralocorticoide pela ligação com os RMCs renais. Como apresentado na Figura 13.3, o RMC renal normal é tão receptivo aos glicocorticoides quanto aos mineralocorticoides. A isoforma da enzima 11β-hidroxiesteroide desidrogenase tipo 2 (11β-HSD2) nos túbulos renais acima dos receptores converte normalmente as grandes quantidades de cortisol totalmente ativo em cortisona inativa, assim deixando os RMCs abertos aos efeitos da aldosterona (Quinkler & Stewart, 2003).

Contudo, há deficiências congênitas e adquiridas da enzima 11β-HSD2, de modo que os níveis normais de cortisol permanecem amplamente ativos, inundando os RMCs e induzindo a síndrome completa de excesso de mineralocorticoide: retenção de sódio, perda de potássio e hipertensão com supressão virtualmente completa da secreção de renina e de aldosterona (Stewart, 2003).

## Deficiência de 11β-HSD2: excesso aparente de mineralocorticoide

O excesso aparente de mineralocorticoide (EAM) é um distúrbio autossômico recessivo que foi identificado em cerca de 100 pacientes. A síndrome é caracterizada clinicamente por consanguinidade familiar, baixo peso ao nascer, falha no desenvolvimento, instalação de hipertensão grave na infância, com extenso dano a órgãos-alvo, hipercalciúria, nefrocalcinose e insuficiência renal (Chemaitilly et al., 2003). Como observado, estão presentes retenção de sódio, hipocalemia, aldosterona baixa e baixos níveis de renina.

### Genética

Logo após o primeiro caso ter sido descrito (Werder et al., 1974), Ulick e colaboradores (1979) reconheceram que essas crianças não

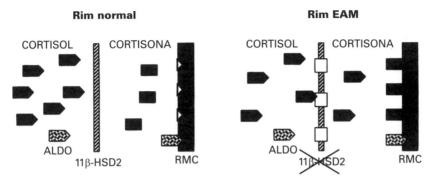

**FIGURA 13.3** Proteção do receptor mediada pela enzima. Normalmente, a 11β-desidrogenase (11β-HSD2) converte o cortisol em cortisona inativa no néfron mais proximal, protegendo receptores de mineralocorticoide (RMC) do cortisol e permitindo acesso seletivo para aldosterona. Quando a 11β-HSD2 é defeituosa, por exemplo, deficiência congênita (Rim EAM) ou após a administração de alcaçuz, o cortisol ganha acesso inadequado aos receptores mineralocorticoides, resultando em retenção de sódio e perda de potássio. (Modificada de Cerame BI, New MI. *Hormonal hypertension in children: 11β-Hydroxylase deficiency and apparent mineralocorticoid excess*. J Ped Endocrinol Metab 2000;13:1537–1547.)

metabolizavam o cortisol normalmente. Alguns anos mais tarde, Stewart e colaboradores (1988), em estudos em um paciente de 20 anos de idade com a síndrome, reconheceram um defeito na conversão renal de cortisol-cortisona e demonstraram a deficiência da enzima 11β-HSD2. Atualmente, foram identificadas inúmeras mutações no gene 11β-HSD em pacientes com EAM (Carvajal et al., 2003; Cerame e New, 2000; Lin-Su et al., 2004).

Algumas dessas mutações resultam apenas em inibição parcial da enzima 11β-HSD2 como evidenciado por uma proporção maior de metabólitos da cortisona urinária em relação ao cortisol e um curso clínico mais leve, com maior peso ao nascer, idade mais tardia de apresentação (Nunez et al., 1999) e em pelo menos um paciente, apenas uma leve hipertensão com renina baixa (Wilson et al., 1998). Obviamente, mutações que resultam em menos inibição da enzima foram pesquisadas em pacientes com hipertensão "essencial"; alguns pesquisadores as encontraram, mas a maioria não (Quinkler & Stewart, 2003). Foi proposto um papel de comprometimento da atividade da 11β-HSD2 para a sensibilidade ao sódio (Ferrari et al., 2001), retardo no crescimento intrauterino (McTernan et al., 2001) e pré-eclâmpsia (Schoof et al., 2001).

Foi proposta uma intrigante possibilidade de que a atividade reduzida da 11β-HSD2 possa ocorrer com o envelhecimento e, assim, possa estar envolvida na hipertensão em idosos (Henschkowski et al., 2008). Funder (2008) aconselha cuidado na aceitação desta proposta.

### Variante

Alguns pacientes com as características da EAM têm um defeito não na transformação de cortisol em cortisona mas na redução de cortisol em metabólitos inativos devido a uma deficiência da enzima 5β-redutase (Ulick et al., 1992a). Os níveis elevados resultantes de cortisol mantém os RMCs inundados do mesmo modo que quando há deficiência de 11β-HSD2.

### Terapia

A terapia em geral é baseada no bloqueio competitivo do RMC com espironolactona (Dave-Sharma, 1998) ou eplerenona (Funder, 2000). A supressão do cortisol endógeno com dexametasona também tem sido usada (Quinkler & Stewart, 2003). A cura foi relatada em um paciente após o transplante de um rim com atividade normal da 11β-HSD2 (Palermo et al., 1998).

### Inibição da 11β-HSD2: ácido glicirretínico (alcaçuz)

Desde o início dos anos 50, o ácido glicirrizínico, o ingrediente ativo do extrato de alcaçuz, é conhecido por causar hipertensão, retenção de sódio e perda de potássio. Stewart e colaboradores (1987) e Edwards e colaboradores (1988) reconheceram as similaridades entre a síndrome induzida por alcaçuz e a síndrome de EAM e documentaram que o alcaçuz inibia a mesma enzima 11β-HSD2 renal que era deficiente na EAM. Estes efeitos eram acompanhados por uma queda na cortisona e uma elevação na excreção do cortisol, refletindo a inibição da atividade renal da 11β-HSD2.

Quantidades relativamente pequenas de alcaçuz, cerca de 50 g diárias por duas semanas, produzem uma elevação da pressão arterial em pessoas normotensas (Sigurjonsdottir et al., 2001). A síndrome também foi induzida pelos extratos de alcaçuz em tabaco mastigável, em balas e em fitoterápicos (Sontia et al., 2008). Os bloqueadores dos receptores da aldosterona (espironolactona e eplerenona) mostraram aliviar todos os efeitos da hipertensão induzida por alcaçuz (Quaschning et al., 2001). Melhor ainda é reconhecer e parar com o hábito.

### *Excesso intenso de cortisol*

A capacidade de conversão cortisol-corticosterona mediada por 11β-HSD e de inativação da 5β-redutase pode ser superada por enormes quantidades de cortisol. Ulick e colaboradores (1992b) mostraram que esse era o mecanismo responsável pelas características significativas do excesso de mineralocorticoide – hipocalemia importante e hipertensão – que são vistas em pacientes com tumores ectópicos produtores de ACTH nos quais os níveis de cortisol são muito mais altos do que em outras causas de síndrome de Cushing (Torpy et al., 2002).

### Resistência aos glicocorticoides

As formas esporádica e familiar de resistência dos receptores dos glicocorticoides, relacionadas com várias mutações no gene do receptor (Charmandari et al., 2008), têm níveis aumentados de cortisol circulante mas sem os estigmas típicos da síndrome de Cushing (Kino et al., 2002). Muitos destes pacientes têm hipertensão que pode simular excesso de mineralocorticoide. Além do mais, entre 60 pacientes hipertensos com idade abaixo de 36 anos, 45 tinham níveis aumentados de metabólitos urinários de glicocorticoides, sugerindo uma resistência parcial dos receptores de glicocorticoides com subsequente aumento dos efeitos mineralocorticoides (Shamin et al., 2001).

## EXCESSO DE DEOXICORTICOSTERONA (DOC): HIPERPLASIA ADRENAL CONGÊNITA (HAC)

Quantidades excessivas do mineralocorticoide DOC podem causar hipertensão (Ferrari & Bonny, 2003). A substância pode originar-se de adrenais hiperplásicas com deficiências enzimáticas ou dos raros tumores secretores de DOC (Gröndal et al., 1990).

Foram reconhecidos defeitos em todas as enzimas envolvidas na síntese dos esteroides adrenais (Figura 13.4). Esses defeitos são herdados de forma autossômica recessiva e suas manifestações resultam de níveis inadequados de produtos finais da síntese de esteroides – em particular, o cortisol. Os baixos níveis de cortisol levam a um aumento da secreção de ACTH, aumentando ainda mais o acúmulo dos esteroides precursores proximais ao bloqueio enzimático e estimulando a esteroidogênese em vias que não estão bloqueadas (Tabela 13.4).

As manifestações clínicas da HAC, frequentemente óbvias ao nascer, variam com o grau de deficiência enzimática e a mistura de esteroides secretados pelas glândulas adrenais hiperplásicas. O tipo mais comum, a deficiência de 21-hidroxilase, talvez responsável por 90% de todas as HACs, não está associada com hipertensão, mas é acompanhada por uma elevada prevalência de tumor adrenal testicular que pode levar à impotência (Martinez-Aguayo et al., 2007).

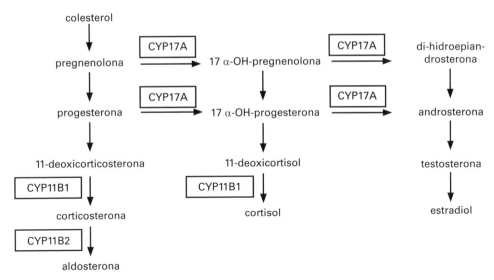

**FIGURA 13.4** A via dos esteroides adrenais.

As duas formas de HAC nas quais ocorre hipertensão são causadas por deficiência das enzimas de 11β-hidroxilase (CYP11B1) ou 17-hidroxilase (CYP17A). Embora estas sejam causas raras de hipertensão, foram observadas deficiência enzimáticas parciais em mulheres hirsutas (Lucky et al., 1986), de modo que alguns adultos hipertensos podem ter formas sutis, não reconhecidas de HAC.

## Deficiência de 11-hidroxilase

Muito menos comum do que a deficiência de 21-hidroxilase em adultos hiperandrogenizados (Escobar-Morreale et al., 2008), esta é a segunda forma mais comum de HAC e, em geral, é reconhecida na infância porque, como mostrado na Figura 13.4, o defeito desencadeia a produção excessiva de androgênios. A deficiência enzimática impede a hidroxilação do 11-deoxicortisol, resultando em deficiência de cortisol e previne a conversão de DOC em corticosterona e aldosterona. Os elevados níveis de DOC induzem hipertensão e hipocalemia, as características esperadas do excesso de mineralocorticoides. Dessa forma, a síndrome exibe virilização de infantes, hipertensão e hipocalemia.

A deficiência enzimática tem sido atribuída à várias mutações no gene *CYP 11B1* (Andrew et al., 2007). A síndrome é diagnosticada pelo achado de níveis elevados de 11-deoxicortisol e DOC na urina e no plasma. O tratamento, assim como em todas as síndromes de HAC, é com glicocorticoides, que devem aliviar a hipertensão e hipocalemia e permitir que a criança se desenvolva normalmente. O diagnóstico e tratamento pré-natal mostraram prevenir a virilização (Cerame et al., 1999).

## Deficiência de 17-hidroxilase

Ao contrário das deficiências de 21-hidroxilase e 11-hidroxilase, a HAC causada por deficiência de 17-hidroxilase está associada, tipicamente, com a ausência de hormônios sexuais, levando a uma masculinização incompleta em homens e amenorreia primária em mulheres em adição à hipertensão e hipocalemia (Figura 13.4; Tabela 13.4). Esse é o primeiro distúrbio hipertensivo da esteroidogênese que foi identificado (Biglieri et al., 1966). Quase 40 diferentes mutações no CYP17 foram descritas atualmente e há uma considerável variabilidade nas características clínicas e hormonais (Rosa et al., 2007).

Agora que as várias causas renais e adrenais de hipertensão foram descritas, passaremos a descrever uma variedade ainda maior de formas menos comuns.

## Tabela 13.4
### Síndromes de hiperplasia adrenal congênita

| Enzima | Local do defeito | | Níveis de esteroides | | | Características clínicas | |
|---|---|---|---|---|---|---|---|
| | Precursor aumentado | Produto diminuído | 17-OH-P ou P' triol | DOC | Aldo | Virilização | Hipertensão |
| 21-hidroxilase | | | | | | | |
| Sem perda de sal | 17-hidroxiprogesterona | 11-Deoxicortisol, cortisol | ↑↑↑ | N | N | Acentuada | Não |
| Com perda de sal | Progesterona | 11-DOC, cortisol | ↑↑↑ | ↓ | ↓↓ | Acentuada | Não |
| 11-hidroxilase | 11-deoxicortisol | Cortisol | N, ↑ | ↑↑ | ↓↓, N | Acentuada | Sim |
| | 11-deoxicorticosteroide | Corticosterona | | | | | |
| 17-hidroxilase | Progesterona | Cortisol | ↓↓ | ↑↑ | ↓, N, ↑ | Ausente | Sim |
| | Pregnenolona | 17-hidroxipregnenolona | | | | | |
| 3β-ol-desidrogenase | Pregnenolona | Progesterona, cortisol | N, ↑ | N, ↓ | ↓, N | Discreta | Não |
| Proteína STAR | Colesterol | Todos os esteroides | ↓↓ | ↓↓ | ↓↓ | Ausente | Não |

**17-ks**: 17-cetoesteroides; **17-OH-P**: 17-hidroxiprogesterona; **P'triol**: pregnanetriol; **Aldo**: aldosterona; **N**, normal; ↑: aumentado em vários graus; ↓: diminuído em vários graus.

# REFERÊNCIAS

Abiven G, Coste J, Groussin L, et al. Clinical and biological features in the prognosis of adrenocortical cancer: Poor outcome of cortisol-secreting tumors in a series of 202 consecutive patients. *J Clin Endocrinol Metab* 2006;91(7):2650–2655.

Andrew M, Barr M, Davies E, et al. Congenital adrenal hyperplasia in a Nigerian child with a novel compound heterozygote mutation in CYP11B1. *Clin Endocrinol (Oxf)* 2007;66(4): 602–603.

Arnaldi G, Angeli A, Atkinson AB, et al. Diagnosis and complications of Cushing's syndrome: A consensus statement. *J Clin Endocrinol Metab* 2003;88(12):5593–5602.

Badrick E, Bobak M, Britton A, et al. The relationship between alcohol consumption and cortisol secretion in an aging cohort. *J Clin Endocrinol Metab* 2008;93(3):750–757.

Barahona M, Sucunza N, Resmini E, et al. Persistant body fat mass and inflammatory marker increases after long-term cure of Cushing's syndrome. *J Clin Endocrinol Metab* 2009.

Barzon L, Fallo F, Sonino N, et al. Development of overt Cushing's syndrome in patients with adrenal incidentaloma. *Eur J Endocrinol* 2002;146:61–66.

Batista DL, Riar J, Keil M, et al. Diagnostic tests for children who are referred for the investigation of Cushing syndrome. *Pediatrics* 2007;120(3):e575–e586.

Bertherat J, Contesse V, Louiset E, et al. In vivo and *in vitro* screening for illegitimate receptors in ACTH-independent macronodular adrenal hyperplasia (AIMAH) causing Cushing's syndrome: Identification of two cases of gonadotropin/gastric inhibitory polypeptide-dependent hypercortisolism. *J Clin Endocrinol Metab* 2005:90;1302–1310.

Biglieri EG, Herron MA, Brust N. 17-Hydroxylation deficiency in man. *J Clin Invest* 1966;45:1946–1954.

Biller BM, Grossman AB, Stewart PM, et al. Treatment of adrenocorticotropin-dependent Cushing's syndrome: A consensus statement. *J Clin Endocrinol Metab* 2008;93(7): 2454–2462.

Boscaro M, Barzon L, Fallo F, et al. Cushing's syndrome. *Lancet* 2001;357:783–791.

Carvajal CA, Gonzalez AA, Romero DG, et al. Two homozygous mutations in the 11β-hydroxysteroid dehydrogenase type 2 gene in a case of apparent mineralocorticoid excess. *J Clin Endocrinol Metab* 2003;88:2501–2507.

Cassar J, Loizou S, Kelly WF, et al. Deoxycorticosterone and aldosterone excretion in Cushing's syndrome. *Metabolism* 1980;29: 115–119.

Cerame BI, Newfield RS, Pascoe L, et al. Prenatal diagnosis and treatment of 11β-hydroxylase deficiency congenital adrenal hyperplasia resulting in normal female genitalia. *J Clin Endocrinol Metab* 1999;84:3129–3134.

Charmandari E, Kino T, Ichijo T, et al. Generalized glucocorticoid resistance: Clinical aspects, molecular mechanisms, and implications of a rare genetic disorder. *J Clin Endocrinol Metab* 2008;93:1563–1572.

Chemaitilly W, Wilson RC, New MI. Hypertension and adrenal disorders. *Curr Hypertens Rep* 2003;5:498–504.

Chow JT, Thompson GB, Grant CS, et al. Bilateral laparoscopic adrenalectomy for corticotrophin-dependent Cushing's syndrome: a review of the Mayo Clinic experience. *Clin Endocrinol (Oxf)* 2008;68(4):513–519.

Dave-Sharma S, Wilson RC, Harbison MD, et al. Examination of genotype and phenotype relationships in 14 patients with apparent mineralocorticoid excess. *J Clin Endocrinol Metab* 1998;83:2244–2254.

De Herder WW, Lamberts SWJ. Tumor localization—The ectopic ACTH syndrome. *J Clin Endocrinol Metab* 1999;84: 1184–1185.

Doppman JL, Chrousos GP, Papanicolaou DA, et al. Adrenocorticotropin-independent macronodular adrenal hyperplasia: An uncommon cause of primary adrenal hypercortisolism. *Radiology* 2000;216:797–802.

Druce M, Goldstone AP, Tan TM, et al. The pursuit of beauty. *Lancet* 2008;371(9612):596.

Dubois S, Morel O, Rodien P, et al. A Pulmonary adrenocorticotropin-secreting carcinoid tumor localized by 6-Fluoro-[18F]L-dihydroxyphenylalanine positron emission/computed tomography imaging in a patient with Cushing's syndrome. *J Clin Endocrinol Metab* 2007;92(12):4512–4513.

Edwards CRW, Burt D, McIntyre MA, et al. Localisation of 11β-hydroxysteroid dehydrogenase-tissue specific protector of the mineralocorticoid receptor. *Lancet* 1988;2:986–989.

Ehlers ME, Griffing GT, Wilson TE, et al. Elevated urinary 19-nor-deoxycorticosterone glucuronide in Cushing's syndrome. *J Clin Endocrinol Metab* 1987;64:926–930.

Elamin MB, Murad MH, Mullan R, et al. Accuracy of diagnostic tests for Cushing's syndrome: A systematic review and metaanalyses. *J Clin Endocrinol Metab* 2008;93(5):1553–1562.

Escobar-Morreale HF, Sanchon R, San Millan JL. A prospective study of the prevalence of nonclassical congenital adrenal hyperplasia among women presenting with hyperandrogenic symptoms and signs. *J Clin Endocrinol Metab* 2008;93(2): 527–533.

Fallo F, Paoletta A, Tona F, et al. Response of hypertension to conventional antihypertensive treatment and/or steroidogenesis inhibitors in Cushing's syndrome. *J Intern Med* 1993;234: 595–598.

Ferrari P, Bonny O. Forms of mineralocorticoid hypertension. *Vitam Horm* 2003;66:113–156.

Ferrari P, Sansonnens A, Dick B, et al. In vivo 11β-HSD-2 activity: Variability, salt-sensitivity, and effect of licorice. *Hypertension* 2001;38:1330–1336.

Findling JW, Raff H. Cushing's Syndrome: Important issues in diagnosis and management. *J Clin Endocrinol Metab* 2006; 91(10):3746–3753.

Findling JW, Raff H, Aron DC. The low-dose dexamethasone suppression test: A reevaluation in patients with Cushing's syndrome. *J Clin Endocrinol Metab* 2004;89: 1222–1226.

Funder JW. Eplerenone, a new mineralocorticoid antagonist: In vitro and in vivo studies. *Curr Opin Endocrinol Diab* 2000;7: 138–142.

Funder J. Chipping away at "essential" hypertension. *Am J Hypertens* 2008;21(6):600.

Gatta B, Chabre O, Cortet C, et al. Reevaluation of the combined dexamethasone suppression-corticotropin-releasing hormone test for differentiation of mild Cushing's disease from pseudo-Cushing's syndrome. *J Clin Endocrinol Metab* 2007;92(11): 4290–4293.

Goodwin JE, Zhang J, Geller DS. A critical role for vascular smooth muscle in acute glucocorticoid-induced hypertension. *J Am Soc Nephrol* 2008:19;1291–1299.

Gröndal S, Eriksson B, Hagenäs L, et al. Steroid profile in urine: A useful tool in the diagnosis and follow up of adrenocortical carcinoma. *Acta Endocrinol (Copenh)* 1990;122: 656–663.

Groote Veldman R, Meinders AE. On the mechanism of alcohol-induced pseudo-Cushing's syndrome. *Endocrinol Rev* 1996;17: 262–268.

Henschkowski J, Stuck AE, Frey BM, et al. Age-dependent decrease in 11beta-hydroxysteroid dehydrogenase type 2 (11beta-HSD2) activity in hypertensive patients. *Am J Hypertens* 2008;21(6):644–649.

Hermus AR, Pieters GF, Smals AG, et al. Transition from pituitary-dependent to adrenal-dependent Cushing's syndrome. *N Engl J Med* 1988;318:966–970.

Ilias I, Chang R, Pacak K, et al. Jugular venous sampling: An alternative to petrosal sinus sampling for the diagnostic evaluation of adrenocorticotropic hormone-dependent Cushing's syndrome. *J Clin Endocrinol Metab* 2004; 89:3795–3800.

Invitti C, Giraldi FP, de Martin M, et al. Diagnosis and management of Cushing's syndrome: Results of an Italian multicentre study. *J Clin Endocrinol Metab* 1999;84:440–448.

Ishibashi M, Shimada K, Abe K, et al. Spontaneous remission in Cushing's disease. *Arch Intern Med* 1993;153:251–255.

Karavitaki N. Nonfunctioning pituitary adenomas: The consequences of a 'watch and wait' approach. *Clin Endocrinol (Oxf)* 2007;1365–2265.

Kino T, Vottero A, Charmandari E, et al. Familial/sporadic glucocorticoid resistance syndrome and hypertension. *Ann NY Acad Sci* 2002;970:101–111.

Kirilov G, Tomova A, Dakovska L, et al. Elevated plasma endothelin as an additional cardiovascular risk factor in patients with Cushing's syndrome. *Eur J Endocrinol* 2003; 149:549–553.

Lacroix A, N'Diaye N, Tremblay J, et al. Ectopic and abnormal hormone receptors in adrenal Cushing's syndrome. *Endocrine Rev* 2001;22:75–110.

Lee P, Bradbury RA, Sy J, et al. Phaeochromocytoma and mixed corticomedullary tumour—A rare cause of Cushing's syndrome and labile hypertension in a primigravid woman postpartum. *Clin Endocrinol (Oxf)* 2008;68(3):492–494.

Leibowitz G, Tsur A, Chayen SD, et al. Pre-clinical Cushing's syndrome: An unexpected frequent cause of poor glycaemic control in obese diabetic patients. *Clin Endocrinol* 1996;44: 717–722.

Lin-Su K, Zhou P, Arora N, et al. *In vitro* expression studies of a novel mutation Δ299 in a patient affected with apparent mineralocorticoid excess. *J Clin Endocrinol Metab* 2004;89: 2025–2027.

Lodish MB, Sinaii N, Patronas N, et al. Blood pressure in pediatric patients with Cushing syndrome. *J Clin Endocrinol Metab* 2009;94:2002–2008.

Lucky AW, Rosenfield FL, McGuire J, et al. Adrenal androgen hyperresponsiveness to adrenocorticotropin in women with acne and/or hirsutism: Adrenal enzyme defects and exaggerated adrenarche. *J Clin Endocrinol Metab* 1986; 62:840–848.

Magiakou MA, Mastorakos G, Zachman K, et al. Blood pressure in children and adolescents with Cushing syndrome before and after surgical cure. *J Clin Endocrinol* 1997;82:1734–1738.

Malchoff CD. Carney complex—Clarity and complexity. *J Clin Endocrinol Metab* 2000;85:4010–4012.

Mangos GJ, Walker BR, Kelly JJ, et al. Cortisol inhibits cholinergic vasodilatation in the human forearm. *Am J Hypertens* 2000;13:1155–1160.

Martinez-Aguayo A, Rocha A, Rojas N, et al. Testicular adrenal rest tumors and Leydig and Sertoli cell function in boys with classical congenital adrenal hyperplasia. *J Clin Endocrinol Metab* 2007;92(12):4583–4589.

McTernan CL, Draper N, Nicholson H, et al. Reduced placental 11β-hydroxysteroid dehydrogenase type 2 mRNA levels in human pregnancies complicated by intrauterine growth reduction: An analysis of possible mechanisms. *J Clin Endocrinol Metab* 2001;86:4979–4983.

Mitchell IC, Auchus RJ, Juneja K, et al. "Subclinical Cushing's syndrome" is not subclinical: Improvement after adrenalectomy in 9 patients. *Surgery* 2007;142(6):900–905.

Molnar GA, Lindschau C, Dubrovska G, et al. Glucocorticoid-related signaling effects in vascular smooth muscle cells. *Hypertension* 2008;51(5):1372–1378.

Mortola JF, Liu JH, Gillin JC, et al. Pulsatile rhythms of adrenocorticotropin (ACTH) and cortisol in women with endogenous depression: Evidence for increased ACTH pulse frequency. *J Clin Endocrinol Metab* 1987;65:962–968.

Mullan KR, Atkinson AB. Endocrine clinical update: where are we in the therapeutic management of pituitary-dependent hypercortisolism? *Clin Endocrinol (Oxf)* 2008;68(3): 327–337.

Newell-Price J. Diagnosis of Cushing's syndrome: Comparison of the specificity of first-line biochemical tests. *Nat Clin Pract Endocrinol Metab* 2008;4(4):192–193.

Newell-Price J, Bertagna X, Grossman AB, et al. Cushing's syndrome. *Lancet* 2006;367(9522):1605–1617.

Nieman LK, Biller BM, Findling JW, et al. The diagnosis of Cushing's Syndrome: An Endocrine Society Clinical Practice Guideline. *J Clin Endocrinol Metab* 2008;93(5):1526–1540.

Nunez BS, Rogerson FM, Mune T, et al. Mutant of 11β-hydroxysteroid dehydrogenase (11-HSD2) with partial activity. *Hypertension* 1999;34:638–642.

Palermo M, Cossu M, Shackleton CHL. Cure of apparent mineralocorticoid excess by kidney transplantation. *N Engl J Med* 1998;329:1782–1788.

Pirpiris M, Sudhir K, Yeung S, et al. Pressor responsiveness in corticosteroid-induced hypertension in humans. *Hypertension* 1992;19:567–574.

Patil CG, Prevedello DM, Lad SP, et al. Late recurrences of Cushing's disease after initial successful transsphenoidal surgery. *J Clin Endocrinol Metab* 2008;93(2):358–362.

Pecori GF, Ambrogio AG, De MM, et al. Specificity of first-line tests for the diagnosis of Cushing's syndrome: Assessment in a large series. *J Clin Endocrinol Metab* 2007;92(11):4123–4129.

Petit JH, Biller BM, Yock TI, et al. Proton stereotactic radiotherapy for persistent adrenocorticotropin-producing adenomas. *J Clin Endocrinol Metab* 2008;93(2):393–399.

Pouratian N, Prevedello DM, Jagannathan J, et al. Outcomes and management of patients with Cushing's disease without pathological confirmation of tumor resection after transsphenoidal surgery. *J Clin Endocrinol Metab* 2007;92(9):3383–3388.

Quaschning T, Ruschitzka FT, Shaw S, et al. Aldosterone receptor antagonism normalizes vascular function in liquorice-induced hypertension. *Hypertension* 2001;37:801–805.

Quinkler M, Stewart PM. Hypertension and the cortisol-cortisone shuttle. *J Clin Endocrinol Metab* 2003;88:2384–2392.

Rockall AG, Sohaib SA, Evans D, et al. Hepatic steatosis in Cushing's syndrome: A radiological assessment using computer tomography. *Eur J Endocrinol* 2003;149:543–548.

Rosa S, Duff C, Meyer M, et al. P450c17 deficiency: Clinical and molecular characterization of six patients. *J Clin Endocrinol Metab* 2007;92(3):1000–1007.

Rossi R, Tauchmanova L, Luciano A, et al. Subclinical Cushing's syndrome in patients with adrenal incidentaloma: Clinical and biochemical features. *J Clin Endocrinol Metab* 2000;85:1440–1448.

Saruta T. Mechanism of glucocorticoid-induced hypertension. *Hypertens Res* 1996;19:18.

Scheuer DA, Bechtold AG, Shank SS, et al. Glucocorticoids act in the dorsal hindbrain to increase arterial pressure. *Am J Physiol Heart Circ Physiol* 2004;286:H458–H467.

Shamim W, Yousufuddin M, Francis DP, et al. Raised urinary glucocorticoid and adrenal androgen precursors in the urine of young hypertensive patients: Possible evidence for partial glucocorticoid resistance. *Heart* 2001;86:139–144.

Sigurjonsdottir HA, Manhem K, Wallerstedt S. Liquorice-induced hypertension—A linear dose-response relationship. *J Hum Hypertens* 2001;15:549–552.

Solomon CG, Seely EW. Hypertension in pregnancy. *Endocrinol Metab Clin North Am* 2006;35(1):157–171.

Sontia B, Mooney J, Gaudet L, et al. Pseudohyperaldosteronism, liquorice, and hypertension. *J Clin Hypertens* 2008;10:153–157.

Stewart PM, Corrie JET, Shackleton CHL, et al. Syndrome of apparent mineralocorticoid excess: A defect in the cortisol-cortisone shuttle. *J Clin Invest* 1988;82:340–349.

Stewart PM, Wallace AM, Valentino R, et al. Mineralocorticoid activity of liquorice: 11-Beta-hydroxysteroid dehydrogenase deficiency comes of age. *Lancet* 1987;2:821–824.

Suzuki T, Shibata H, Ando T, et al. Risk factors associated with persistent postoperative hypertension in Cushing's syndrome. *Endocrine Res* 2000;26:791–795.

Swearingen B, Katznelson L, Miller K, et al. Diagnostic errors after inferior petrosal sinus sampling. *J Clin Endocrinol Metab* 2004;89:3752–3763.

Torpy DJ, Mullen N, Ilias J, et al. Association of hypertension and hypokalemia with Cushing's syndrome caused by ectopic ACTH secretion: A series of 58 cases. *Ann NY Acad Sci* 2002;970:134–144.

Tremble JM, Buxton-Thomas M, Hopkins D, et al. Cushing's syndrome associated with a chemodectoma and a carcinoid tumour. *Clin Endocrinol* 2000;52:789–793.

Ulick S, Levine LS, Gunczler P, et al. A syndrome of apparent mineralocorticoid excess associated with defects in the peripheral metabolism of cortisol. *J Clin Endocrinol Metab* 1979;49:757–764.

Ulick S, Tedde R, Wang JZ. Defective ring A reduction of cortisol as the major metabolic error in the syndrome of apparent mineralocorticoid excess. *J Clin Endocrinol Metab* 1992a;74:593–599.

Ulick S, Wang JZ, Blumenfeld JD, et al. Cortisol inactivation overload: A mechanism of mineralocorticoid hypertension in the ectopic adrenocorticotropin syndrome. *J Clin Endocrinol Metab* 1992b;74:963–967.

van Rossum EFC, Lamberts SWJ. Polymorphisms in the glucocorticoid receptor gene and their associations with metabolic parameters and body composition. *Recent Prog Hormone Res* 2004;59:333–357.

Vezzosi D, Cartier D, Regnier C, et al. Familial adrenocorticotropin-independent macronodular adrenal hyperplasia with aberrant serotonin and vasopressin adrenal receptors. *Eur J Endocrinol* 2007;156(1):21–31.

Weigensberg MJ, Toledo-Corral CM, Goran MI. Association between the metabolic syndrome and serum cortisol in overweight Latino youth. *J Clin Endocrinol Metab* 2008;93(4):1372–1378.

Werder E, Zachmann M, Völlmin JA, et al. Unusual steroid excretion in a child with low-renin hypertension. *Res Steroids* 1974;6:385–395.

Whitworth JA, Mangos GJ, Kelly JJ. Cushing, cortisol, and cardiovascular disease. *Hypertension* 2000;36:912–916.

Wilson RC, Dave-Sharma S, Wei J-Q, et al. A genetic defect resulting in mild low-renin hypertension. *Proc Natl Acad Sci USA* 1998;95:10200–10205.

Yanovski JA, Cutler GB Jr, Chrousos GP, et al. The dexamethasone-suppressed corticotropin-releasing hormone stimulation test differentiates mild Cushing's disease from normal physiology. *J Clin Endocrinol Metab* 1998;83:348–352.

Young WF Jr. Clinical practice: The incidentally discovered adrenal mass. *N Engl J Med* 2007;356(6):601–610.

Zelinka T, Štrauch B, Pecen L, et al. Diurnal blood pressure variation on pheochromocytoma, primary aldosteronism, and Cushing's syndrome. *J Hum Hypertens* 2004;18:107–111.

Zerikly RK, Eray E, Faiman C, et al. Cyclic Cushing Syndrome due to an ectopic pituitary adenoma. *Nat Clin Pract Endocrinol Metab* 2009;5(3):174–179.

# 14

# Outras formas identificáveis de hipertensão

Como descrito no Capítulo 3, a patogênese da hipertensão primária (essencial) provavelmente envolve múltiplos mecanismos. Além do envolvimento de condições óbvias como o manejo renal de sódio, do sistema renina-angiotensina e do sistema nervoso simpático, cujos papéis alterados podem ser determinados geneticamente, participam inúmeros fatores ambientais. Entre esses fatores, a ingestão de sódio e potássio, o ganho de peso e o estresse muito provavelmente são agentes causais. Outros, como o tabagismo e o álcool, podem elevar a pressão arterial (PA), mas geralmente são considerados contributórios e não causais, uma vez que, ao serem descontinuados, o efeito pressor desaparece.

Como descrito nos Capítulos 9 a 13, foram caracterizadas inúmeras causas identificáveis de hipertensão secundária. Em adição àquelas, que refletem primariamente anormalidades renais e hormonal adrenal, foram identificadas várias outras, em geral formas menos comuns de hipertensão, as quais serão apresentadas neste capítulo. A apresentação adicional da hipertensão na infância é mostrada no Capítulo 16.

## COARCTAÇÃO DA AORTA

A constricção do lúmen da aorta pode ocorrer em qualquer local da sua extensão, mas é vista mais comumente logo após a origem da artéria subclávia esquerda, na inserção do ligamento arterioso ou logo abaixo dele. Esta lesão representa aproximadamente 7% de todas as doenças cardíacas congênitas. Hipertensão nas extremidades superiores com pulsos femorais diminuídos ou ausentes é a apresentação usual (Tabela 14.1).

A separação tradicional nos tipos infantil (pré-ductal) e adulto (pós-ductal) é considerada inadequada, com muitas lesões pré-ductais não sendo identificadas até a idade adulta. Como Jenkins e Ward (1999) afirmam:

> Um espectro de lesões é reconhecido agora e são apenas aqueles com a obstrução mais grave (p. ex., atresia ou interrupção do arco aórtico) ou defeitos cardíacos associados que invariavelmente se apresentam na infância. A maioria dos outros casos são identificados agora em exames médicos de rotina. De qualquer forma, a idade de apresentação está relacionada com a gravidade e não com o local da obstrução, como resultado de insuficiência cardíaca ou, ocasionalmente, acidente vascular cerebral (AVC), dissecção aórtica ou endocardite.

### Fisiopatologia

Se a coarctação for proximal ao ducto arterioso, hipertensão pulmonar, insuficiência cardíaca e cianose da parte inferior do corpo ocorrem precocemente. Antes de a cirurgia ser possível, 45 a 84% dos bebês com coarctação da aorta morriam no primeiro ano de vida (Campbell, 1970).

Pacientes com lesões pós-ductais menos graves não apresentam dificuldades na infância. Contudo, eles quase sempre desenvolvem doença cardiovascular prematura; nas duas maiores séries de casos autopsiados vistos antes do advento de cirurgia efetiva, a idade média do óbito foi 34 anos (Campbell, 1970). As causas de morte refletiram a carga pressórica ao coração e as lesões cardíacas e cerebrais associadas.

### Tabela 14.1
### Sintomas e sinais de coarctação

**Sintomas**
 Cefaleia
 Pés frios
 Dor nas pernas com os exercícios

**Sinais**
 Hipertensão
 Impulso apical hiperdinâmico
 Sopros na parte anterior e posterior do tórax
 Pulsações no pescoço
 Pulso femoral fraco

Além da óbvia obstrução ao fluxo sanguíneo, a coarctação provavelmente envolve uma anormalidade maior com defeitos encontrados na camada média vascular proximal e distal (Niwa et al., 2001) que podem, por sua vez, refletir o defeito celular inato (Swan et al., 2002). A presença de aneurisma intracraniano em 10% dos adultos com coarctação (Connolly et al., 2003) pode refletir essa fraqueza vascular subjacente. Além do mais, após o insulto inicial da coarctação, inúmeros processos secundários como hipertrofia ventricular esquerda são iniciados e podem persistir mesmo após o reparo do problema. Portanto, a detecção e o reparo precoces são críticos (Daniels, 2001).

## Reconhecimento de coarctação

A hipertensão nos braços com pulsos femorais fracos em uma pessoa jovem sugere fortemente coarctação. Com uma constricção mínima, os sintomas podem não aparecer até tardiamente na vida (Dubrey & Mittal, 2008). Frequentemente o coração é grande e mostra sofrimento ventricular esquerdo no eletrocardiograma. A radiografia de tórax pode ser diagnóstica, demonstrando o sinal do "três" pela dilatação da aorta acima e abaixo da constricção e entalhe das costelas devido aos vasos colaterais aumentados. O diagnóstico atualmente é feito pela ecocardiografia e por mapeamento com Doppler colorido.

A coarctação aórtica atípica em adultos representa, mais provavelmente, arterite de Takayasu, ou doença sem pulso que, em geral, afeta o arco aórtico e também pode envolver a aorta descendente (Numano et al., 2000) ou as artérias renais (Weaver et al., 2004). Esta vasculite de grandes vasos pode ser tratada com sucesso com angioplastia com balão (Tyagi et al., 1992), mas geralmente melhora com corticosteroides (Numano et al., 2000).

## Manejo

O reparo precoce por cirurgia ou angioplastia (Weber & Cyran, 2008) é recomendado atualmente sendo encontrados índices muito baixos de recoarctação (Pearl et al., 2004). Se o reparo for retardado até a idade adulta, há uma maior probabilidade de hipertensão persistente, que pode ser grave. Todavia, o reparo geralmente melhora a hipertensão (Duara et al., 2008). Mesmo naqueles com PA de repouso normal, pode haver uma resposta exagerada da PA ao exercício (Hager et al., 2008), mas Vriend e colaboradores (2004) não encontraram uma relação independente desta resposta com a massa ventricular esquerda.

Obviamente, os pacientes precisam ser acompanhados de perto após o reparo e qualquer grau de hipertensão precisa ser tratado intensamente (Ou et al., 2008).

## DISTÚRBIOS HORMONAIS

### Hipotireoidismo

A hipertensão, particularmente a diastólica, pode ser mais comum em pacientes com hipotireoidismo. Entre 40 pacientes acompanhados prospectivamente durante o tempo em que se tornaram hipotireoideos após terapia com iodo radioativo para tratar tireotoxicose, 16 (40%) desenvolveram uma PA diastólica mais alta do que 90 mmHg (Streeten et al., 1988). Pacientes com hipotireoidismo tendem a ter um baixo débito cardíaco com diminuição da contratilidade e comprometimento do relaxamento diastólico (Danzi & Klein, 2003). Para manter a perfusão tissular, a resistência periférica aumenta, a partir de uma combinação de aumento da responsividade dos receptores α-adrenérgicos, níveis aumentados de atividade nervosa simpática (Fletcher & Weetman, 1998) e aldosterona (Fommei & Iervesi, 2002). Essas condições tenderiam a aumentar a PA diastólica mais do que a sistólica, o padrão usual visto no hipotireoidismo (Saito & Saruta, 1994).

O hipotireoidismo subclínico, definido pelo aumento do hormônio estimulador da tireotropina, mas com níveis normais de tiroxina livre, não foi associado com aumento na prevalência de hipertensão (Walsh et al., 2006), mas uma metanálise de 10 estudos populacionais observou um risco relativo 51% mais alto de doença coronária em pacientes abaixo de 65 anos (Ochs et al., 2008).

## Hipertireoidismo

Uma PA sistólica elevada, mas com diastólica diminuída, é comum em pacientes com hipertireoidismo associado com um débito cardíaco aumentado e resistência periférica reduzida. Mesmo após uma terapia bem sucedida, a morbidade cardiovascular persiste (Metso et al., 2008).

## Hiperparatireoidismo

O hiperparatireoidismo primário (HPTP), visto anteriormente apenas como uma doença sintomática com hipercalcemia significativa, agora é reconhecido mais comumente em pacientes assintomáticos com nível de cálcio sérico minimamente elevado (Silverberg et al., 2009). Frequentemente, a hipercalcemia é observada apenas após terapia tiazídica. O manejo de tais pacientes permanece em questão. A maioria dos cirurgiões prefere operar; a maioria dos não cirurgiões prefere observar (Mihai et al., 2008). Com a paratireoidectomia minimamente invasiva dirigida por mapeamento disponível atualmente, a cirurgia vem ganhando popularidade (Fang et al., 2008).

A hipertensão é comum no HPTP (Snijder et al., 2007) e, quando presente, contribui para o aumento do risco de eventos cardiovasculares que, juntamente com a PA, podem não ser melhorados pela paratireoidectomia (Vertergaard & Mosekilde, 2003). Alguns não acham nenhuma correlação entre o cálcio sérico ou níveis do paratormônio com a PA (Lumachi et al., 2002); outros acham que os níveis intactos do paratormônio são associados de forma positiva e independente com a hipertensão (Taylor et al., 2008).

## Deficiência de vitamina D

Do outro lado do espectro, baixos níveis plasmáticos de 25-hidroxivitamina D têm sido associados com mais hipertensão (Forman et al., 2008), infarto do miocárdio (Giovannucci et al., 2008), derrames (Pilz et al., 2008) e mortalidade (Dobnig et al., 2008; Melamed et al., 2008). Testes com suplementos de vitamina D não mostraram um efeito sobre a incidência de hipertensão (Margolis et al., 2008), mas podem mostrar renoproteção (Alborzi et al., 2008).

## Acromegalia

A hipertensão é observada em aproximadamente 35% dos pacientes com acromegalia e é um fator de risco para o aumento da taxa de mortalidade (Dekkers et al., 2008 a, b). A hipertensão está relacionada com inúmeros fatores: retenção de sódio, aumento da vasoconstricção mediada pelo sistema simpático, redução da vasodilatação dependente do endotélio e remodelamento hipertrófico das artérias de resistência (Rizzoni et al., 2004). A hipertrofia ventricular esquerda e o comprometimento da função sistólica são esperados (Bogazzi et al., 2008). As diretrizes para o manejo estão disponíveis (Melmed et al., 2009). Quando a condição está controlada, a hipertensão geralmente melhora (Colao et al., 2008).

# APNEIA OBSTRUTIVA DO SONO

A apneia obstrutiva do sono (AOS) pode ser a causa mais comum de hipertensão reversível nos Estados Unidos (Somers et al., 2008). A

AOS é comum, raramente é diagnosticada e está associada com uma incidência significativa de hipertensão (Kapa et al., 2008). Em dois grandes estudos populacionais nos Estados Unidos, cerca de 20% dos adultos tinham AOS leve, definido como um índice de apneia-hipopneia (IAH) de pelo menos 5 episódios durando 10 segundos ou mais por hora de sono, e 1 em 15 adultos tinha AOS em um grau mais severo (Young et al., 2004). Em um acompanhamento de cinco anos de indivíduos que inicialmente tinham um estudo do sono normal, 16% desenvolveram AOS, e 7,5% tinham um grau moderado a severo (Tisher et al., 2003). Young e colaboradores (2004) estimaram que 75 a 80% dos pacientes com AOS, que poderiam se beneficiar de tratamento, permanecem sem diagnóstico. Crianças saudáveis nos demais aspectos podem ter padrões respiratórios anormais durante o sono que estão associados com uma elevação da PA ambulatorial de 24 horas, oscilações matinais e remodelamento ventricular esquerdo (Amin et al., 2008) (ver também Capítulo 3).

Mais do que apenas mau sono pode afligir os pacientes com AOS: a sua relativa probabilidade de morte súbita cardíaca ocorrendo da 0:00 às 6:00 horas foi 2,6 vezes mais frequente do que na população em geral (Gami et al., 2004). A associação de AOS e hipertensão tem efeitos aditivos na aterosclerose (Drager et al., 2009).

## Características clínicas e diagnóstico

A AOS deve ser considerada em pacientes com as características clínicas de obesidade crescente, roncos altos, sono intermitente e sonolência diurna (Tabela 14.2). Embora a AOS seja comum em pacientes com obesidade mórbida, os mais afetados não são "Pickwickianos". Um aumento de 10% no peso está associado com um aumento de 6 vezes no risco de desenvolvimento de AOS entre indivíduos inicialmente livres desta condição (Peppard et al., 2000a). Virtualmente todos os indivíduos com AOS roncam, mas apenas cerca da metade das pessoas que roncam por mais da metade da noite têm apneia do sono (Ferini-Strambi et al., 1999). O diagnóstico pode ser feito por um estudo do sono em casa (Tishler et al., 2003) e por uma polissonografia por toda a noite em um laboratório do sono, com registros contínuos de respiração, eletroencefalograma, eletromiograma, movimentos oculares, eletrocardiograma, saturação de $O_2$ e PA.

**Tabela 14.2**
**Características clínicas da AOS**

**História**
Roncos[a]
Apneia durante o sono
Agitação ou despertar
Episódios de sufocação
Diaforese ou enurese noturna
Atividade motora anormal durante o sono
Sonolência diurna excessiva[a]
Cefaleias
Perda de memória ou concentração
Alterações de personalidade, depressão
Angina
Diminuição da libido, impotência

**Exame físico**
Hipertensão[a]
Sobrepeso, particularmente visceral[a]

**Anormalidades da cavidade oral**
Amígdalas aumentadas
Espessamento da úvula
Palato mole longo e redundante

**Achados cardiovasculares**
Aumento da variabilidade da frequência cardíaca
Hipertrofia ventricular esquerda
Arritmias
Distúrbios de condução

[a] Mais útil para considerar o diagnóstico

## Associação com hipertensão

### Incidência

Múltiplos estudos transversais e observacionais demonstraram de forma inequívoca uma maior prevalência e incidência de hipertensão sistêmica em proporção direta com a gravidade da apneia do sono (Hiestand et al., 2006) (Figura 14.1). Lavie e colaboradores (2000) observaram que cada evento apneico por hora de sono aumentava a probabilidade de hipertensão em 1%, enquanto cada diminuição de 10% na saturação de $O_2$ aumentava a probabilidade em 13%.

Uma história de roncos, por si só, está associada com um aumento da incidência de hipertensão. Entre 73.000 enfermeiras americanas acompanhadas por oito anos, o risco de desenvolvimento de hipertensão aumentou em 29% naquelas que roncavam esporadicamente e 55% naquelas que roncavam regularmente quando comparadas com aquelas que diziam que não roncavam (Hu et al., 1999). A associação era independente de idade, índice de massa corporal, circunferência da cintura e outros fatores do estilo de vida.

O risco de hipertensão é maior em indivíduos mais jovens do que naqueles com mais de 60 anos (Kapa et al., 2008) e é independente de todos os outros fatores de risco relevantes (Lavie et al., 2000). Além do mais, a prevalência de apneia do sono é ainda mais alta tanto em pacientes com hipertensão não controlada (Gus et al., 2008) quanto em pacientes com acidente vascular cerebral (Mohsenin, 2001). Tipicamente, pacientes com AOS têm uma PA que não diminui (*nondipping*) durante o sono e uma elevação acentuada da PA matinal; quando monitorizados por MAPA (monitorização ambulatorial da PA) (Amin et al., 2008).

## Mecanismos da hipertensão

Inúmeros mecanismos possíveis de hipertensão persistente como consequência da AOS foram propostos. Aumento da atividade simpática (Wolk et al., 2003), aumento do nível dos marcadores de inflamação (Ishikawa et al., 2008), cortisol (Vgontzas et al., 2007) e eritropoietina (Winnicki et al., 2004) foram medidos em pacientes com apneia do sono, juntamente com um maior grau de rigidez arterial (Protogerou et al., 2008). Baixos níveis de atividade da renina plasmática e níveis aumentados de aldosterona urinária foram observados em metade de 72 pacientes com hipertensão resistente e características sugestivas de AOS (Calhoun et al., 2004).

## Tratamento

Perda de peso – mesmo apenas 10% do peso corporal (Peppard et al., 2000b) – e exercícios regulares (Sherrill et al., 2008) irão ajudar a

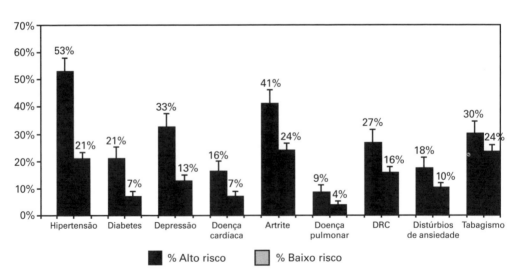

**FIGURA 14.1** Prevalência de doença crônica entre indivíduos com baixo ou alto risco de apneia do sono pelo questionário de Berlin. (Reimpressa, com permissão, de Hiestand DM, Britz P, Goldman M et al. *Prevalence of symptoms and risk of sleep apnea in the US population: Results from the national sleep foundation sleep in America 2005 poll. Chest* 2006;130: 780–786.)

longo prazo; evitar a posição supina durante o sono pode ajudar a curto prazo (Kuhlmann et al., 2009). O melhor alívio é por meio de pressão positiva contínua das vias aéreas que, em estudos controlados, mostrou aliviar os sintomas (Patel et al., 2003) e reduzir a PA diurna e noturna em até 10 mmHg naqueles com IAH maior do que 30 (Kuhlmann et al., 2009). Contudo, foi vista uma redução menor ou nenhuma redução na PA em estudos controlados randomizados de pressão positiva contínua das vias aéreas em pacientes com AOS menos grave (Alajmi et al., 2007).

Terapias alternativas são necessárias uma vez que a AOS não controlada leva a sérias complicações cardiovasculares (Bradley & Floras, 2009).

Se a hipertensão persistir, devem ser usadas medicações anti-hipertensivas. Em um estudo sequencial de um agente de cada classe de anti-hipertensivos, cada um administrado por seis semanas a 40 hipertensos com AOS, o atenolol 50 mg/dia, permitiu a maior redução da PA no consultório e monitorizada por 24 horas quando comparado com a anlodipina, o enalapril, o losartan ou a hidroclorotiazida (Kraiczi et al., 2000). Pacientes que permanecem incomodados pela sonolência diurna podem ser ajudados pelo fármaco não anfetamínico, modafinil (Carl & Sica, 2007).

## DISTÚRBIOS NEUROLÓGICOS

Além do acidente vascular cerebral, inúmeros distúrbios aparentemente diferentes do sistema nervoso central e periférico podem causar hipertensão. Muitos o fazem por meio de um mecanismo comum envolvendo descargas do sistema nervoso simpático a partir de centros vasomotores em resposta a uma pressão intracraniana aumentada. A elevação da pressão sistêmica é necessária para restaurar a perfusão cerebral.

Como observado nos Capítulos 4 e 7, pacientes com acidente vascular cerebral agudo podem ter elevações transitórias acentuadas na PA. Raramente, pode ocorrer hipertensão episódica sugestiva de um feocromocitoma após um infarto cerebral (Manger, 2008).

### Doença de Alzheimer

A presença de hipertensão ao final da meia idade (68 anos) foi associada com um declínio na função cognitiva naqueles re-examinados aos 81 anos (Reinprecht et al., 2003). Contudo, uma conexão causal entre hipertensão e doença de Alzheimer permanece especulativa (Patterson et al., 2008). A doença de início tardio, que é responsável por 90 a 95% de todos os casos, parece estar relacionada com fatores de risco vascular, incluindo hipertensão e aterosclerose. Análises prospectivas de grandes populações forneceram resultados variados em relação à ligação com hipertensão prévia: alguns não encontraram nenhuma associação (Lidsay et a., 2002); a maioria encontrou alguma associação (Cechetto et al., 2008; Kalaria et al., 2008; Kivipelto et al., 2006). Uma vez estabelecida, a doença de Alzheimer geralmente está acompanhada por menos hipertensão e a PA aparentemente melhora à medida que o processo piora, mesmo sem perda de peso (Morris et al., 2000). Há alguma evidência de que os bloqueadores dos receptores de angiotensina (BRAs) e inibidores da enzima conversora da angiotensina (IECAs) de ação central podem reduzir a progressão da perda cognitiva (Kehoe & Wilcock, 2007; Sink et al., 2009).

### Tumores cerebrais

Tumores intracranianos, especialmente aqueles originados na fossa posterior, podem causar hipertensão (Pallini et al., 1995). Em alguns pacientes, a hipertensão paroxística e outras características que sugerem excesso de catecolaminas podem apontar erradamente para o diagnóstico de feocromocitoma. O problema pode ser confundido por uma incidência aumentada de tumores neuroectodérmicos, alguns dentro do sistema nervoso central, em pacientes com feocromocitoma. Ao contrário de pacientes com um feocromocitoma que sempre têm níveis elevados de catecolaminas, pacientes com um tumor cerebral podem ter aumento dos níveis de catecolamina durante um paroxismo de hipertensão, mas níveis normais em outros momentos (Manger, 2008).

## Quadriplegia

Pacientes com lesões transversas da medula cervical acima da origem dos neurônios simpáticos toracolombares perdem o controle central dos estímulos simpáticos. A estimulação de nervos abaixo da lesão, assim como na distensão vesical ou intestinal, pode causar atividade simpática reflexa pela medula espinhal isolada induzindo hipertensão, sudorese, rubor, piloereção e cefaleia, uma síndrome descrita como *hiper-reflexia autonômica*. Tais pacientes têm respostas pressóricas acentuadamente exageradas a vários estímulos (Krum et al., 1992). A hipertensão pode ser grave e persistente o suficiente para causar acidente vascular cerebral e morte. Um α-bloqueador controlou a síndrome (Chancellor et al., 1994).

## Traumatismo craniano grave

Imediatamente após trauma craniano grave, a PA pode se elevar devido a um estado hiperdinâmico mediado por atividade nervosa simpática excessiva (Simard & Bellefleur, 1989). Se a hipertensão for persistente e grave, um β-bloqueador de ação curta (p. ex., esmolol) deve ser administrado. É necessário cuidado no uso de vasodilatadores como a hidralazina e o nitroprussiato, que podem aumentar o fluxo sanguíneo cerebral e a pressão intracraniana (Van Aken et al., 1989). Além do mais, a hipotensão é uma ameaça ainda maior (Winchell et al., 1996).

## Outros distúrbios neurológicos

A hipertensão pode ser vista com:

- Síndrome de Guillain-Barré (Minami et al., 1995)
- Insônia familiar fatal, uma doença de príons com atrofia grave do tálamo (Portaluppi et al., 1994)
- Falência dos barorreceptores (Heusser et al., 2005)
- Falência autonômica com hipotensão ortostática e hipertensão supina, frequentemente ajudada pela nitroglicerina transdérmica ao deitar (Jordan et al., 1999)
- Doença de Parkinson, na qual a hipotensão postural grave também pode ser acompanhada por hipertensão noturna (Arias-Vera et al., 2003)

## DISTÚRBIOS SOMÁTICOS FUNCIONAIS

A ansiedade e a depressão são comuns na população em geral e ainda mais prevalentes em pacientes com hipertensão e doença cardiovascular (Davies et al., 2004). Nos Estados Unidos, a incidência de morbidade psicológica certamente está aumentando como consequência da ameaça persistente de terrorismo e o retorno de mais soldados da invasão do Iraque (Wilson et al., 2007). Um distúrbio de ansiedade foi observado em 19,5% de pacientes consecutivos vistos em 15 clínicas de cuidados primários nos Estados Unidos em 2005 (Kroenke et al., 2007).

Pacientes ansiosos são mais propensos a ter uma PA ambulatorial elevada, o "efeito do avental branco", que pode persistir em várias visitas ambulatoriais (Pickering & Clemow, 2008). Se as leituras da PA forem feitas por medida domiciliar ou monitorização ambulatorial é possível descobrir se os pacientes têm hipertensão do avental branco (Verberk et al., 2006). Esses pacientes, obviamente, serão mais ansiosos a não ser que sua reação excessiva seja reconhecida e sua ansiedade em relação à PA seja aliviada.

Mesmo sendo tão comum, a ansiedade e suas manifestações frequentemente não são reconhecidas como responsáveis por inúmeros sintomas (Pickering & Clemow, 2008). Devido à falha comum em reconhecer a natureza subjacente de várias síndromes funcionais (Wessely et al., 1999) (Tabela 14.3), os pacientes e seus médicos frequentemente entram em um ciclo vicioso: mais e mais exames, frequentemente com resultados falso-positivos; mais e mais diagnósticos incorretos de doença "orgânica"; mais e mais terapias ineficazes; mais e mais ansiedade; e mais e mais sintomas funcionais.

### Tabela 14.3
### Síndromes somáticas funcionais por especialidades

| Especialidade | Síndrome |
| --- | --- |
| Gastroenterologia | Síndrome do intestino irritável, dispepsia não ulcerosa |
| Ginecologia | Síndrome pré-menstrual, dor pélvica crônica |
| Reumatologia | Fibromialgia |
| Cardiologia | Dor torácica atípica ou não cardíaca |
| Pneumologia | Síndrome de hiperventilação |
| Infectologia | Síndrome de fadiga crônica (pós-viral) |
| Neurologia | Cefaleia tensional |
| Odontologia | Disfunção da articulação temporomandibular; dor facial atípica |
| Otorrinolaringologia | Síndrome do globo |
| Alergia | Sensibilidade química múltipla |

Modificada de Wessely S, Nimnuan C, Sharpe N. *Functional somatic syndromes: One or many? Lancet* 1999; 354:936–939.

## Hiperventilação induzida por ansiedade

O problema é encontrado com frequência em pacientes hipertensos, quer seja devido à sua preocupação por ter "a assassina silenciosa" ou devido à sua má resposta à terapia anti-hipertensiva. Em 300 pacientes consecutivos encaminhados à mim, em geral porque a hipertensão era de difícil controle, 104 tinham sintomas atribuíveis à hiperventilação induzida por ansiedade (Kaplan, 1997) (Figura 14.2). Os sinais e sintomas de ataque de pânico englobam todas essas mesmas manifestações, mas vão além delas incluindo medo de ter uma crise emocional, perder o controle ou ansiedade ainda mais aguda e estão associados com uma reatividade aumentada dos nervos simpáticos vasoconstrictores (Katon, 2006). Entre 351 pacientes hipertensos selecionados aleatoriamente de uma clínica de cuidados primários em Sheffield, Reino Unido, os ataques de pânico ocorreram em 18% durante os seis meses anteriores e em 37% durante toda a vida (Davies et al., 1999). O diagnóstico relatado de hipertensão em geral antecedeu a instalação dos ataques de pânico. A ansiedade e os ataques de pânico eram ainda mais comuns entre os pacientes que tinham intolerância inespecífica a múltiplos fármacos anti-hipertensivos (Davies et al., 2003).

Muitos destes pacientes haviam sido submetidos a extensas investigações de tontura, cefaleia, dor torácica, fadiga e similares (Newman-Toker et al., 2008). Quando os sintomas são reproduzidos por hiperventilação voluntária e aliviados por respiração repetida em um saco de papel, o reconhecimento dos mecanismos frequentemente fornece alívio imediato e abre caminho para o uso apropriado para os exercícios de respiração, outras terapias cognitivas ou, se necessário, medicações ansiolíticas.

A depressão pode não ser mais comum na hipertensão não controlada (Lenoir et al., 2008), mas é observada com frequência após um ataque cardíaco ou acidente vascular cerebral (Gump et al., 2005). Os antidepressivos podem aumentar o risco de hipertensão (Lincht et al., 2009).

## ESTRESSE FÍSICO AGUDO

A hipertensão pode aparecer durante vários estresses físicos agudos, em geral refletindo uma descarga simpática intensa e, às vezes, com uma contribuição de aumento do sistema renina-angiotensina por contração de volume.

### Condições cirúrgicas

#### *Hipertensão perioperatória*

Além dos motivos descritos na cobertura da anestesia e hipertensão no Capítulo 7, por inúmeras razões, a hipertensão pode ser um problema durante e logo após a cirurgia. Leituras pós-operatórias elevadas podem estar relacionadas com dor, hipoxia e hipercapnia, e estresse físico e emocional. Essas causas devem ser manejadas

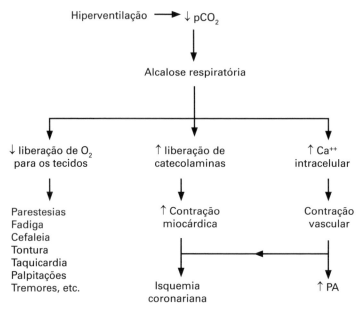

**FIGURA 14.2** Os mecanismos pelos quais a hiperventilação aguda pode induzir vários sintomas, isquemia coronariana e uma elevação na pressão arterial (PA). **Ca**: cálcio; **pCO$_2$**: pressão parcial de dióxido de carbono.

antes de tratar a PA elevada com anti-hipertensivos.

As elevações acentuadas na PA foram medidas durante a realização de um pneumoperitônio para cirurgia abdominal laparoscópica (Joris et al., 1998). A elevação da PA foi acompanhada por aumentos nas catecolaminas, cortisol e vasopressina sanguíneas e foi atenuada por clonidina pré-operatória.

## Cirurgia cardiovascular

A Tabela 14.4 resume as causas de hipertensão associadas com cirurgia de forma temporal (Vuylsteke et al., 2000).

### Bypass *coronariano*

Aproximadamente um terço dos pacientes apresentará hipertensão após colocação de *bypass* coronariano, em geral iniciando nas primeiras 2 horas após a cirurgia e durando de 4 a 6 horas. A terapia imediata pode ser importante para prevenir a falência cardíaca pós-operatória ou infarto do miocárdio. Além do aprofundamento da anestesia, várias medicações anti-hipertensivas parenterais têm sido usadas, inclusive o nitroprussiato e a nitroglicerina (Vuylsteke et al., 2000).

### Outras cirurgias cardíacas

A hipertensão tem sido relatada, embora menos frequentemente, após outras cirurgias cardíacas. Virtualmente todos pacientes que são submetidos a transplante cardíaco ortotópico desenvolvem hipertensão (Taegtmeyer et al., 2004) e perdem a queda noturna usual na PA, provavelmente por uma combinação de fatores, inclusive os efeitos de agentes imunossupressores (ver a seção sobre Ciclosporina e Tacrolimus mais adiante neste capítulo), comprometimento do controle dos barorreceptores por desnervação cardíaca e incapacidade de excretar sódio normalmente (Eisen, 2003). A hipertensão pode ser controlada por IECAs ou bloqueadores dos canais de cálcio como monoterapia, cada um eficaz em aproximadamente metade dos pacientes (Rockx & Haddad, 2007).

### Tabela 14.4
### Hipertensão associada com cirurgia cardíaca

**Pré-operatória**
Ansiedade, angina
Descontinuação da terapia anti-hipertensiva
Rebote dos β-bloqueadores em pacientes com doença arterial coronariana

**Intraoperatória**
Indução anestésica: intubação traqueal; manipulação nasofaríngea, uretral ou retal
Antes do *bypass* cardiopulmonar (durante a esternotomia e retração torácica)
*Bypass* cardiopulmonar
Após o *bypass* cardiopulmonar (durante a cirurgia)

**Pós-operatória**
Precoce (dentro de 2 h)
  Causa óbvia: hipoxia, hipercapnia, dificuldades ventilatórias, hipotermia, tremores, despertar da anestesia
  Sem causa óbvia: após revascularização miocárdica; menos frequentemente após substituição valvular; após ressecção de coarctação da aorta
Tardia (semanas a meses)
  Após substituição da válvula aórtica por homoenxertos

Modificada de Estafanous FG, Tarazi RC. *Systemic arterial hypertension associated with cardiac surgery. Am J Cardiol* 1980;46:685–694.

## *Endarterectomia carotídea*

A hipertensão pós-operatória pode ser particularmente grave em pacientes com doença cerebrovascular conhecida, que são submetidos a endarterectomia carotídea, talvez devido a alteração da atividade barorreflexa (Sigaudo-Roussel et al., 2002). O tratamento mais lógico seria com um β-bloqueador de ação curta ao invés de um vasodilatador que pode aumentar ainda mais o fluxo sanguíneo cerebral.

## VOLUME INTRAVASCULAR AUMENTADO

Se o volume vascular estiver aumentado em um grau significativo durante um curto período, a resposta natriurética renal pode não ser capaz de excretar o excesso de volume, particularmente se a função renal também estiver comprometida. Transportadores de oxigênio livre à base de hemoglobina (HBOC) causam hipertensão por vasoconstricção secundária a eliminação do óxido nítrico (ON). Tanto o ON inalado quanto o nitrito de sódio intravenoso, dados antes da infusão de HBOC, previnem hipertensão subsequente em ratos e ovelhas (Yu et al., 2008).

## Terapia com eritropoietina

A eritropoietina recombinante humana está sendo usada amplamente para corrigir a anemia da insuficiência renal crônica. À medida que o hematócrito se eleva, também aumentam a PA e a viscosidade sanguínea; quase um terço dos pacientes desenvolveu hipertensão clinicamente importante (Luft et al., 2000). Isso pode se somar ao perigo reconhecido atualmente de tratar a anemia da doença renal crônica (Vaziri, 2008).

## Policitemia e hiperviscosidade

Pacientes com policitemia primária frequentemente são hipertensos, e alguns hipertensos têm uma policitemia relativa que pode se resolver quando a PA é reduzida. A hipertensão vista nos estados policitêmicos também poderia refletir uma viscosidade sanguínea aumentada. Quedas significativas na PA foram vistas em 12 pacientes hipertensos com policitemia quando a viscosidade sanguínea foi reduzida sem alteração do volume sanguíneo (Bertinieri et al., 1998).

## AGENTES QUÍMICOS QUE CAUSAM HIPERTENSÃO

A Tabela 14.5 enumera vários agentes químicos que podem causar hipertensão, indicando o seu mecanismo, quando conhecido. Algumas dessas substâncias, como os antiácidos contendo sódio, álcool, insulina, alcaçuz, anticoncepcionais orais e inibidores da monoamina oxidase, são abordados em outro local neste livro devido à sua frequência ou características especiais.

### Cafeína

A cafeína é, provavelmente, a substância mais consumida no mundo e seu uso quase certamente irá aumentar com a impressionante proliferação de *Starbucks* e seus similares. Como um antagonista no receptor de adenosina, ela eleva agudamente a PA por elevar a resistência periférica por meio de um aumento na rigidez aórtica (Vlachopoulos et al., 2007). Embora a tolerância a esse efeito pressor tenha sido amplamente assumida, tal tolerância foi observada em apenas metade dos consumidores regulares (Lovallo et al., 2004). Contudo, a ingesta habitual de café não foi associada com um aumento da incidência de hipertensão entre mulheres (Winkelmayer et al., 2005) ou homens (Klag et al., 2002). A despeito de alguns dados conflitantes, a ingestão habitual de cafeína não demonstrou aumentar o risco de doença cardiovascular (Greenberg et al., 2007).

Assim, os efeitos da cafeína sobre a hipertensão podem, a longo prazo, ser neutros mas, pelo menos agudamente, pode ser observado um efeito pressor. Talvez a melhor estratégia curso seja fazer o paciente verificar a PA domiciliar antes e uma hora após tomar café ou chá. Aqueles que apresentarem um efeito pressor significativo devem ser aconselhados a reduzir ou parar o consumo de cafeína.

### Nicotina e tabagismo

Quase 25% dos adultos nos Estados Unidos são fumantes e quase um terço começou a fumar antes dos 16 anos (Schoenborn et al., 2003). Obviamente, o enorme perigo do tabagismo não é incutido adequadamente nos jovens e eles são induzidos facilmente a fumar por meio da propaganda e do cinema, que mostra esse hábito como aparentemente benigno (Dalton et al., 2003).

Como descrito no Capítulo 6, mesmo em fumantes crônicos, cada cigarro induz uma resposta pressórica (Mahmud & Feely, 2003). Enquanto a PA periférica retorna quase ao nível basal dentro de 15 minutos, a pressão dentro da aorta permanece elevada. Além do mais, os índices de rigidez das grandes artérias começa mais elevado nos fumantes crônicos e permanece mais alto do que nos não fumantes. Essas consequências hemodinâmicas do tabagismo têm sido subestimadas por dois motivos: primeiro, no ambiente livre do tabaco no qual os pacientes são vistos, a PA em geral é medida bem depois do término dos efeitos agudos; segundo, a PA no braço (periférica) em geral é erroneamente mais baixa nos fumantes crônicos que têm a amplificação da pressão aortica-braquial reduzida (Mahmud & Feely, 2003). Um aumento agudo similar na rigidez das grandes artérias foi visto nos consumidores de charutos (Vlachopoulos et al., 2004).

Dados sobre a prevalência de hipertensão persistente entre tabagistas não são consistentes: a maioria observa uma PA mais alta registrada por monitorização ambulatorial enquanto continuam a fumar (Oncken et al., 2001), mas se a PA é medida enquanto os indivíduos não estão fumando, é vista pouca hipertensão (Halimi et al., 2002; Primatesta et al., 2001). Ao contrário, quando fumantes crônicos param de fumar a sua PA tende a se elevar (Lee et al., 2001), em grande parte devido ao ganho de peso (Halimi et al., 2002).

Foi observado que o tabagismo tem um efeito profundamente deletério sobre a função renal (Orth & Ritz, 2002) e sobre a função cognitiva (Sabia et al., 2008). Além do mais, os 2.983 fumantes incluídos no estudo HOT (Hypertension Optimal Treatment) foi o único subgrupo a apresentar um *maior* risco de eventos cardiovasculares importantes quando recebiam um tratamento mais intenso para reduzir a PA (Zanchetti et al., 2003). Como o autor ob-

### Tabela 14.5
### Hipertensão induzida por agentes químicos

| Mecanismo | Exemplos |
|---|---|
| **Expansão do volume de líquidos** | |
| Aumento da ingesta de sódio | Antiácidos, alimentos industrializados (Capítulo 6) |
| Efeito mineralocorticoide | Alcaçuz (Capítulo 13); cortisona (Capítulo 14); esteroides anabolizantes (Owens et al., 1998) |
| Estimulação da renina-angiotensina | Estrogênios (anticoncepcionais orais; Capítulo 11) |
| Inibição das prostaglandinas | AINEs (Solomon, 2004) |
| **Estimulação da atividade simpática** | |
| Agentes simpaticomiméticos | Cafeína (Lovallo et al., 2004); cocaína (Tuncel et al., 2002); efedrina (Bent, 2008); metilenodioximetanfetamina (MDMA, *ecstasy*) (Lester et al., 2000); metilfenidato (Ritalina) (Ballard et al., 1976); nicotina (Halimi et al., 2002); fenciclidina (Sernulan) (Eastman & Cohen, 1975); fenilpropanolamina (Kernan et al., 2000) |
| Interação com inibidores da monoaminaoxidase | Alimentos com elevado conteúdo de tiramina (p. ex., vinho tinto, queijos envelhecidos) (Liu & Rustgi, 1987) |
| Anestésicos | Ketamina (Broughton Pipkin & Waldron, 1983) |
| Alcaloides do ergot | Ergotamina (Joyce & Gubbay, 1986) |
| Agonista dos receptores da dopamina | Bromocriptina (Bakht et al., 1990) |
| Antidopaminérgicos | Metoclopramida (Roche et al., 1985) |
| Análogo da sandostatina | Sandostatina LAR (Pop-Busui et al., 2000) |
| **Interferência com substâncias anti-hipertensivas** | |
| Inibição da síntese das prostaglandinas | AINEs (Izhar, 2004) |
| Inibição da captação neuronal | Antidepressivos tricíclicos (Walsh et al., 1992); sibutramina (Bray, 2002) |
| **Resposta paradoxal aos anti-hipertensivos** | |
| Retirada, seguida por ↑ catecol | Clonidina (Metz et al., 1987) |
| Vasoconstricção α-adrenérgica sem oposição | β-bloqueadores (Drayer et al., 1976) |
| Atividade simpaticomimética intrínseca | Pindolol (Collins & King, 1972) |
| Combinação de bloqueio α e β | Propranolol + clonidina (Warren et al., 1979) |
| **Mecanismos desconhecidos** | |
| Intoxicação por metais pesados | Chumbo (Nash et al., 2003); mercúrio (Valzeboer et al., 1997); tálio (Bank et al., 1972) |
| Agentes químicos | Dissulfeto de carbono (Egeland et al., 1992); arsênico (Rahman et al., 1999); metilcloreto (Scharnweber et al., 1974); bifenil policlorinado (Kreiss et al., 1981) |
| Inseticidas | Paration (Tsachalinas et al., 1971) |
| Picada de inseto | Aranha (Weitzman et al., 1971); escorpião (Gueron & Yaron, 1970) |
| Agentes diagnósticos | Indigo carmim (Wu & Johnson, 1969); pentagastrina (Merguet et al., 1968); hormônio liberador da tirotropina (Rosenthal et al., 1987) |
| Agentes terapêuticos | Ciclosporina (Zhang & Victor, 2000); clozapina (Henderson et al., 2004); dissulfiram (Volicer & Nelson, 1984); |

(continua)

| Tabela 14.5 Hipertensão induzida por agentes químicos (continuação) ||
|---|---|
| **Mecanismo** | **Exemplos** |
| Agentes terapêuticos | eritropoietina (Luft, 2000); fitoterápicos (De Smet, 2002); indinavir (Cattelan et al., 2000); lítio (Michaelli et al., 1984) |
| Álcool | Álcool (Sierksma et al., 2004) |

Adaptada de Grossman E, Messerli FH. Pressão arterial elevada: um efeito colateral de fármacos, venenos e alimentos. *Arch Intern Med* 1995;155:450-460.

serva, esses dados "fortalecem a necessidade de esforços orquestrados para persuadir os pacientes a parar de fumar".

Felizmente, as terapias de reposição de nicotina que ajudam o paciente a parar de fumar não parecem ter efeito deletério sobre o sistema cardiovascular (Benowitz et al., 2002).

## Álcool

O álcool é uma espada de dois gumes: em excesso, é uma causa importante de distúrbio social, trauma e morte; em doses moderadas, é um protetor contra ataques cardíacos, acidente vascular cerebral, diabetes e, provavelmente, demência (Rehm et al., 2003). Parte dos seus diversos papéis envolve a hipertensão: em excesso, o álcool eleva a PA; com moderação, pode proteger contra o desenvolvimento de hipertensão (ver também Capítulos 3 e 6).

### A relação com a hipertensão

Quando consumido em quantidades equivalentes a três doses usuais – uma dose usual de 330 mL de cerveja, 120 mL de vinho ou 40 mL de uísque, que contém cerca de 12 gramas de etanol – o álcool causa um efeito depressor imediato e subsequentemente um efeito pressor (Rosito et al., 1999). Essas alterações são refletidas nas medidas da rigidez arterial pela velocidade da onda de pulso (Mahmud & Feely, 2002; Sierksma et al., 2004).

Em grandes estudos populacionais, a incidência de hipertensão está aumentada entre aqueles que bebem mais de três doses ao dia (Ohira et al., 2009), quer seja em uma relação linear dose-resposta (Fuchs et al., 2001) ou com um limiar no qual quantidades menores estão associadas com uma redução modesta (Thadhani et al., 2002). A cessação de um consumo elevado de bebidas geralmente é seguida por uma queda significativa na PA (Ohira et al., 2009).

Os mecanismos do efeito pressor de grandes quantidades de etanol não são bem definidos, mas em quantidades moderadas, foram observados múltiplos efeitos benéficos que podem ser traduzidos em ações anti-hipertensivas e efeitos protetores múltiplos. Esses efeitos incluem melhora na tolerância à glicose e sensibilidade à insulina (Davies et al., 2002), redução na lipoproteína (a) juntamente com elevação do HDL-colesterol (Catena et al., 2003) e diminuição dos níveis de marcadores inflamatórios como as interleucinas e a proteína C reativa (Volpato et al., 2004).

### Relação com outras doenças

O consumo leve a moderado, isto é, menos de três doses ao dia, tem mostrado fornecer múltiplos efeitos benéficos como detalhado no Capítulo 6.

Essa gama de benefícios deve ser balanceada pelo potencial de encorajamento ao abuso de álcool e uma elevada prevalência de consumo excessivo entre idosos (O`Connell et al., 2003). A gota é mais comum entre consumidores ainda mais leves (Choi et al., 2004). Além disso, o consumo de álcool além de 1,5 doses ao dia mostrou aumentar o risco de câncer de mama em mulheres pós-menopausa (Chen et al., 2002), embora tenha sido observada uma reduzida mortalidade por câncer entre os consumidores de vinho (Gronbaek et al., 2000). E, a despeito da redução já citada nos casos de demência, foi observado um aumento linear de atrofia cerebral com a ingesta de álcool (Ding et al., 2004). Além disso, como descrito no Capítulo 6, uma mutação genética pode fazer que algumas pessoas tenham problemas com pequenas quantidades de álcool (Chen et al., 2008).

Aqueles que escolhem beber moderadamente devem ter permissão para continuar a fazê-lo. O tipo de bebida alcoólica provavelmente é irrelevante, o maior benefício associado ao vinho (Di Castelnuovo et al., 2002) provavelmente reflete um estilo de vida mais saudável (Barefoot et al., 2002) e melhor funcionamento psicológico (Mortensen et al., 2001) entre consumidores de vinho em oposição aos consumidores de cerveja e de uísque.

Não hesitamos em permitir que hipertensos bebam com moderação, contudo, outros especialistas não acreditam que o consumo de qualquer quantidade de álcool deva ser recomendado por médicos (Wilson, 2003).

## Anti-inflamatórios não esteroidais

Os anti-inflamatórios não esteroidais (AINEs) são bem conhecidos por atenuar o efeito anti-hipertensivo da maioria dos agentes anti-hipertensivos, com a aparente exceção dos bloqueadores dos canais de cálcio (White, 2007). Essa interferência provavelmente reflete uma inibição dos mecanismos contrarregulatórios dependentes da prostaglandina no rim que foram invocados pelos anti-hipertensivos. Essa inibição das enzimas ciclo-oxigenase pode induzir a retenção renal de sódio e assim, aumentar a PA e precipitar hipertensão, aumentando o risco de acidente vascular cerebral (Haag et al., 2008)

Uma elevada prevalência de nefropatia induzida por analgésicos foi observada na Austrália (Chang et al., 2008), mas não nos Estados Unidos (Agodoa et al., 2008).

A elevação mais impressionante no risco de instalação de hipertensão foi observada com o inibidor seletivo da Cox-2, rofecoxib (Vioxx) (Solomon et al., 2004). Nesse estudo retrospectivo de caso-controle, o risco relativo de hipertensão de início recente foi 2,1 vezes maior com o rofecoxib do que com o celecoxib (Celebra). Esse achado coincide com a maior elevação na PA e o edema visto com este agente em hipertensos com osteoartrite (Whelton et al., 2002). Como consequência de uma maior incidência de ataques cardíacos e acidente vascular cerebral com o rofecoxib, o fármaco foi retirado do mercado (Chang & Harris, 2005). Contudo, não foi visto nenhum aumento no risco cardiovascular com os AINEs que são menos específicos para a Cox-2, incluindo o celecoxib (Warner & Mitchell, 2008).

## Agentes imunossupressores

Após todos os transplantes de órgãos, é necessária a imunossupressão para a sobrevida do enxerto. A introdução da ciclosporina em 1983 melhorou enormemente a sobrevida a longo prazo. Contudo, logo se tornaram óbvias complicações importantes, inclusive nefrotoxicidade e hipertensão. Problemas similares acompanharam o uso de outro inibidor da calcineurina, o tacrolimus. Mais recentemente, a rapamicina, sirolimus e everolimus, foram introduzidos com menos hipertensão mas com mais toxicidade (Morath et al., 2007). Como resultado, a imunossupressão sequencial é usada atualmente, envolvendo esteroides adrenais bem como outros agentes imunossupressores (Guba et al., 2008).

O transplante cardíaco é seguido por mais hipertensão do que o transplante renal. Ela é vista em cerca de metade dos receptores e está relacionada principalmente com o esquema imunossupressor mais intenso necessário (Roche et al., 2008).

### Tratamento

Os bloqueadores dos canais de cálcio foram a primeira classe a mostrar um benefício no controle da hipertensão pós-transplante, mas o bloqueio renina-angiotensina é amplamente usado atualmente em associação (Cruzado et al., 2008; Rockx & Haddad, 2007).

## Quimioterapia

À medida que a quantidade, variedade e eficácia dos agentes quimioterapêuticos aumenta, os sobreviventes de câncer a longo prazo estão apresentando maiores índices de mortalidade por doenças cardiovasculares do que por recorrência do câncer (Jain & Townsend, 2007). A hipertensão emergiu como a comorbidade mais comum que leva à menor sobrevida e é mais frequente com agentes que interrompem a angiogênese.

Não há vantagem óbvia de uma classe de anti-hipertensivos sobre outras, mas é necessário o controle adequado da hipertensão.

## Outros agentes

Talvez a causa mais frequente de hipertensão quimicamente induzida esteja relacionada com alimentos ou medicações que contém grandes quantidades de sódio. Efeitos mais dramáticos são vistos com o uso de agentes simpaticomiméticos. Grandes quantidades desses fármacos, disponíveis em venda livre como fitoterápicos (De Smet, 2002) e como descongestionantes nasais (p. ex., pseudoefedrina) e, até recentemente, como supressores de apetite (p. ex., fenilpropanolamina), podem elevar a PA o suficiente para induzir, em raras ocasiões, encefalopatia hipertensiva, acidente vascular cerebral e infarto agudo do miocárdio (Kernan et al., 2000). Em doses usuais, contudo, a pseudoefedrina não eleva a PA, mesmo em pacientes em uso de β-bloqueadores (Mores et al., 1999). O risco muito elevado de reações adversas da efedrina (Bent, 2008) levou à restrição do seu uso nos Estados Unidos. Talvez o meio mais seguro de prevenir estas várias interações seja aconselhar hipertensos a evitar todas as medicações de venda livre ou fitoterápicos e a informar o médico que prescreve outras medicações sobre o seu esquema terapêutico para hipertensão.

O uso de agentes de *doping* contaminou seriamente os esportes de competição (Sjoqvist et al., 2008). Felizmente, a hipertensão é incomum com o seu uso.

## Drogas ilícitas

A maconha, ou δ-9-tetraidrocanabinol, em quantidades moderadas aumenta a frequência cardíaca, mas pode reduzir a PA (Frishman et al., 2003); os antagonistas dos receptores canabinoides do tipo 1 podem reduzir a PA (Van Gaal et al., 2008).

A cocaína (Turcel et al., 2002) e as anfetaminas (Lester et al., 2000) podem causar hipertensão transitória, porém significativa, que pode levar a acidente vascular cerebral e dano cardíaco grave. A maioria das mortes relacionadas à cocaína estão associadas com dano miocárdico similar ao que é visto no excesso de catecolaminas e agravado pela hipertensão aguda (Lange e Hillis, 2001). O uso crônico de cocaína não parece induzir hipertensão (Brecklin et al., 1998), mas pode estar associado com doença renal crônica (Vupputuri et al., 2004).

O próximo capítulo analisa a hipertensão em mulheres grávidas ou em uso de estrogênios.

## REFERÊNCIAS

Agodoa LY, Francis ME, Eggers PW. Association of analgesic use with prevalence of albuminuria and reduced GFR in US adults. *Am J Kidney Dis* 2008;51:573–583.

Alajmi M, Mulgrew AT, Fox J, et al. Impact of continuous positive airway pressure therapy on blood pressure in patients with obstructive sleep apnea hypopnea: A meta-analysis of randomized controlled trials. *Lung* 2007;185:67–72.

Alborzi P, Patel NA, Peterson C, et al. Paricalcitol reduces albuminuria and inflammation in chronic kidney disease: A randomized double-blind pilot trial. *Hypertension* 2008;52:249–255.

Amin P, Patel NA, Paterson C, et al. Activity-adjusted 24-hour ambulatory blood pressure and cardiac remodeling in children with sleep disordered breathing. *Hypertension* 2008;51:84–91.

Arias-Vera JR, Mansoor GA, White WB. Abnormalities in blood pressure regulation in a patient with Parkinson's disease. *Am J Hypertens* 2003;16:612–613.

Bakht FR, Kirshon B, Baker T, Cotton DB. Postpartum cardiovascular complicartions after bromocriptine and cocaine use. *Am J Obstet Gynecol* 1990;162:1065–1066.

Ballard JE, Boileau RA, Sleator EK, et al. *JAMA* 1976;236:2870–2874.

Bank WJ, Pleasure DE, Suzuki K, et al. Thallium poisoning. *Arch Neurol* 1972;26:456–464.

Barefoot JC, Grønbæk M, Feaganes JR, et al. Alcoholic beverage preference, diet, and health habits in the UNC Alumni Heart Study. *Am J Clin Nutr* 2002;76:466–472.

Benowitz NL, Hansson A, Jacob P III. Cardiovascular effects of nasal and transdermal nicotine and cigarette smoking. *Hypertension* 2002;39:1107–1112.

Bent S. Herbal medicine in the United States: Review of efficacy, safety, and regulation: Grand rounds at University of California, San Francisco Medical Center. *J Gen Intern Med* 2008;23: 854–859.

Bertinieri G, Parati G, Ulian L, et al. Hemodilution reduces clinic and ambulatory blood pressure in polycythemic patients. *Hypertension* 1998;31:848–853.

Bogazzi F, Lombardi M, Strata E, et al. High prevalence of cardiac hypertrophy without detectable signs of fibrosis in patients with untreated active acromegaly: An in vivo study using magnetic resonance imaging. *Clin Endocrinol* 2008;68: 361–368.

Bradley TD, Floras JS. Obstructive sleep apnoea and its cardiovascular consequences. *Lancet* 2009;373:82–93.

Bray GA. Sibutramine and blood pressure: A therapeutic dilemma. *J Hum Hypertens* 2002;16:1–3.

Brecklin CS, Gopaniuk-Folga A, Kravetz T, et al. Prevalence of hypertension in chronic cocaine users. *Am J Hypertens* 1998; 11:1279–1283.

Broughton-Pipkin FB, Waldron BA. Ketamine hypertension and the renin-angiotensin system. *Clin Exp Hypertens* 1983;5: 875–883.

Calhoun DA, Nishizaka MK, Zaman MA, et al. Aldosterone excretion among subjects with resistant hypertension and symptoms of sleep apnea. *Chest* 2004;125:112–117.

Campbell M. Natural history of coarctation of the aorta. *Br Heart J*. 1970;32:633–640.

Carl D, Sica DA. Obstructive sleep apnea, hypertension and wakefulness-promoting agents. *Curr Hypertens Rep* 2007;9: 329–331.

Catena C, Novello M, Dotto L, et al. Serum lipoprotein(a) concentrations and alcohol consumption in hypertension: Possible relevance for cardiovascular damage. *J Hypertens* 2003;21: 281–288.

Cattelan A, Trevenzoli M, Naso A, et al. Severe hypertension and renal atrophy associated with indinavir. *Clin Infect Dis* 2000; 30:619–621.

Cechetto DF, Trevenzoli M, Naso A, et al. Vascular risk factors and alzheimer's disease. *Expert Rev Neurother* 2008;8: 743–750.

Chancellor MB, Erhard MJ, Hirsch IH, et al. Prospective evaluation of terazosin for the treatment of autonomic dysreflexia. *J Urol* 1994;151:111–113.

Chang IJ, Harris RC. Are all COX-2 inhibitors created equal? *Hypertension* 2005;45(2):178–180.

Chang SH, Mathew TH, McDonald SP. Analgesic nephropathy and renal replacement therapy in Australia: Trends, comorbidities and outcomes. *Clin J Am Soc Nephrol* 2008;3:768–776.

Chen WY, Colditz GA, Rosner B, et al. Use of postmenopausal hormones, alcohol, and risk for invasive breast cancer. *Ann Intern Med* 2002;137:798–804.

Chen L, smith GD, Harbord RM, et al. Alcohol intake and blood pressure: A systematic review implementing a Mendelian randomization approach. *P Los Med* 2008;5(3):461–471.

Choi HK, Atkinson K, Karlson EW, et al. Alcohol intake and risk of incident gout in men: A prospective study. *Lancet* 2004; 363:1277–1281.

Colao A, Terzolo M, Bondanelli M, et al. GH and IGF-1 excess control contributes to blood pressure control: Results of an observational, retrospective, multicentre study in 105 hypertensive acromegalic patients on hypertensive treatement. *Clin Endocrinol* 2008;69:613–620.

Collins IS, King IW. Pindolol (Visken LB 46): A new treatment for hypertension. *Curr Ther Res* 1972;14:185–194.

Connolly HM, Huston J III, Brown RD Jr, et al. Intracranial aneurysms in patients with coarctation of the aorta: A prospective magnetic resonance angiographic study of 100 patients. *Mayo Clin Proc* 2003;78:1491–1499.

Cruzado JM, Rico J, Grinyo JM. The renin angiotensin system blockade in kidney transplantation: Pros and cons. *Transpl Int* 2008;21:304–313.

Dalton MA, Sargent JD, Beach ML, et al. Effect of viewing smoking in movies on adolescent smoking initiation: A cohort study. *Lancet* 2003;362:281–285.

Daniels SR. Repair of coarctation of the aorta and hypertension: Does age matter? *Lancet* 2001;358:89.

Danzi S, Klein I. Thyroid hormone and blood pressure regulation. *Curr Hypertens Rep* 2003;5:513–520.

Davies MJ, Baer DJ, Judd JT, et al. Effects of moderate alcohol intake on fasting insulin and glucose concentrations and insulin sensitivity in postmenopausal women: A randomized controlled trial. *JAMA* 2002;287:2559–2562.

Davies SJC, Ghahramani P, Jackson PR, et al. Association of panic disorder and panic attacks with hypertension. *Am J Med* 1999;107: 310–316.

Davies SJ, Jackson PR, Potokar J, et al. Treatment of anxiety and depressive disorders in patients with cardiovascular disease. *Br Med J* 2004;328:939–943.

Davies SJ, Jackson PR, Ramsay LE, et al. Drug intolerance due to nonspecific adverse effects related to psychiatric morbidity in hypertensive patients. *Arch Intern Med* 2003;163:592–600.

De Smet PA. Herbal remedies. *N Engl J Med* 2002;347:2046–2056.

Dekkers OM, Pereira AM, Romijn JA. Treatment and follow-up of clinically nonfunctioning pituitary macroadenomas. *J Clin Endocrinol Metab* 2008a;93:3717–3726.

Dekkers OM, Viermasz NR, Pereira AM, et al. Mortality in acromegaly: A metaanalysis. *J Clin Endocrinol Metab* 2008b;93: 61–67.

Di Castelnuovo A, Rotondo S, Iacoviello L, et al. Meta-analysis of wine and beer consumption in relation to vascular risk. *Circulation* 2002;105:2836–2844.

Ding J, Eigenbrodt ML, Mosley TH Jr, et al. Alcohol intake and cerebral abnormalities on magnetic resonance imaging in a community-based population of middle-aged adults: The Atherosclerosis Risk in Communities (ARIC) study. *Stroke* 2004;35:16–21.

Dobnig H, Pilz S, Scharnagl H, et al. Independent association of low serum 25-hydroxyvitamin d and 1,25-dihydroxyvitamin d levels with all-cause and cardiovascular mortality. *Arch Intern Med* 2008;168:1340–1349.

Drager LF, Bortolotto LA, Krieger EM, et al. Additive effects of obstructive sleep apnea and hypertension on early markers of carotid atherosclerosis. *Hypertension* 2009;53:64–69.

Drayer JIM, Keim JH, Weber MA, et al. Unexpected pressor response to propranolol in essential hypertension. *Am J Med* 1976;60:887–893.

Duara R, Theodore S, Sarma PS, et al. Correction of coarctation of aorta in adult patients—impact of corrective procedure on long-term recoarctation and systolic hypertension. *Thorac Cardiovasc Surg* 2008;56:83–86.

Dubrey SW, Mittal TK. Coarctraction of the aorta, hypertension and associated features. *B J Hos Med* 2008;69:110.

Eastman JW, Cohen SN. Hypertensive crisis and death associated with phencyclidine poisoning. *JAMA* 1975;231: 1270–1271.

Egeland GM, Burkhart GA, Schnorr TM, et al. Effects of exposure to carbon disulfide on low density lipoprotein cholesterol concentration and diastolic blood pressure. *Br J Indust Med* 1992;49:287–293.

Eisen HJ. Hypertension in heart transplant recipients: More than just cyclosporine. *J Am Coll Cardiol* 2003;41: 433–434.

Fang W, Tseng L, Chen J, et al. The management of high-risk patients with primary hyperparathyroidism-minimally invasive parathyroidectomy vs. medical treatment. *Clin Endocrinol* 2008;68:520–528.

Ferini-Strmbi L, Zucconi M, Castrovono V, et al. Snoring & sleep apnea: A population study in Italian women. *Sleep* 1999; 22:859–864.

Fletcher AK, Weetman AP. Hypertension and hypothyroidism. *J Hum Hypertens* 1998;12:79–82.

Fommei E, Iervasi G. The role of thyroid hormone in blood pressure homeostasis: Evidence from short-term hypothyroidism in humans. *J Clin Endocrinol Metab* 2002;87:1996–2000.

Forman JP, Curhan GC, Taylor EN. Plasma 25-hydroxyvitamin D levels and risk of incident hypertension among young women. *Hypertension* 2008;52:828–832.

Frishman WH, Del Vecchio A, Sanal S, et al. Cardiovascular manifestations of substance abuse: Part 2: Alcohol, amphetamines, heroin, cannabis, and caffeine. *Heart Dis* 2003;5: 253–271.

Fuchs FD, Chambless LE, Whelton PK, et al. Alcohol consumption and the incidence of hypertension. *Hypertension* 2001;37:1242–1250.

Gami AS, Howard DE, Olson EJ, et al. Altered circadian variation of sudden cardiac death in patients with obstructive sleep apnea [Abstract]. *Circulation* 2004;110(Suppl. 3):III-818.

Giovannucci E, Liu Y, Hollis BW, et al. 25-hydroxyvitamin D and risk of myocardial infarction in men: A prospective study. *Arch Intern Med* 2008;168:1174–1180.

Greenberg JA, Dunbar CC, Schnoll R, et al. Caffeinated beverage intake and the risk of heart disease mortality in the elderly: A prospective analysis. *Am J Clin Nutr* 2007;85: 392–398.

Grønbæk M, Becker U, Johansen D, et al. Type of alcohol consumed and mortality from all causes, coronary heart disease, and cancer. *Ann Intern Med* 2000;133:411–419.

Guba M, Rentsch M, Wimmer CD, et al. Calcineurin-inhibitor avoidance in elderly renal allograft recipients using ATG and basiliximab combined with mycophenolate mofetil. *Eur Soc Organ Transplant* 2008;21:637–645.

Gueron M, Yaron R. Cardiovascular manifestations of severe scorpion sting. *Chest* 1970;57:156–162.

Gump BB, Matthews KA, Eberly LE, et al. Depressive symptoms and mortality in men: Results from the Multiple Risk Factor Intervention trial. *Stroke* 2005;36:98–102.

Gus M, Goncalves SC, Martinez D, et al. Risk for obstructive sleep apnea by Berlin questionnaire, but not daytime sleepiness, is associated with resistant hypertension: A case-control study. *Am J Hypertens* 2008;21:832–835.

Haag MD, Bos MJ, Hofman A, et al. Cyclooxygenase selectivity of nonsteroidal anti-inflammatory drugs and risk of stroke. *Arch Intern Med* 2008;168:1219–1224.

Hager A, Kanz S, Kaemmerer H, et al. Exercise capacity and exercise hypertension after surgical repair of isolated aortic coarctation. *Am J Cardiol* 2008;101:1777–1780.

Halimi JM, Giraudeau B, Vol S, et al. The risk of hypertension in men: Direct and indirect effects of chronic smoking. *J Hypertens* 2002;20:187–193.

Henderson DC, Daley TB, Kunkel L, et al. Clozapine and hypertension: A chart review of 82 patients. *J Clin Psychiatry* 2004;65: 686–689.

Heusser K, Tank J, Luft FC, et al. Baroreflex failure. *Hypertension* 2005;45:834–839.

Hiestand DM, Britz P, Goldman M, et al. Prevalence of symptoms and risk of sleep apnea in the US population: Results from the national sleep foundation sleep in America 2005 poll. *Chest* 2006;130: 780–786.

Hu FB, Willett WC, Colditz GA, et al. Prospective study of snoring and risk of hypertension in women. *Am J Epidemiol* 1999;150: 806–816.

Ishikawa J, Hoshide S, Eguchi K, et al. Increased low-grade inflammation and plasminogen-activator inhibitor-1 level in nondippers with sleep apnea syndrome. *J Hypertens* 2008;26: 1181–1187.

Izhar M, Alusa T, Folker A, et al. Effects of COX inhibition on blood pressure and kidney function in ACE inhibitor-treated blacks nd Hispanics. *Hypertension* 2004;43:573–577.

Jain M, Townsend RR. Chemotherapy atents and hypertension: A focus on angiogenesis blockade. *Curr Hypertens Rep* 2007; 9:320–328.

Jenkins NP, Ward C. Coarctation of the aorta: Natural history and outcome after surgical treatment. *QJM* 1999;92: 365–371.

Jordan J, Shannon JR, Pohar B, et al. Contrasting effects of vasodilators on blood pressure and sodium balance in the hypertension of automatic failure. *J Am Soc Nephrol* 1999;10:35–42.

Joris JL, Chiche J-D, Canivet J-LM, et al. Hemodynamic changes induced by laparoscopy and their endocrine correlates: Effects of clonidine. *J Am Coll Cardiol* 1998;32:1389–1396.

Joyce DA, Gubbay SS. Arterial complications of migrane treatment with methysergide and parenteral ergotamine. *BMJ* 1986;285:260–261.

Kalaria RN, Maestre GE, Arizaga R, et al. Alzheimer's disease and vascular dementia in developing countries: Prevalence, management, and risk factors. *Lancet Neurol* 2008; 7:812–826.

Kapa S, Sert Kuniyoshi FH, Somers VK. Sleep apnea and hypertension: Interactions and implications for management. *Hypertension* 2008;51:605–608.

Kaplan NM. Anxiety-induced hyperventilation: A common cause of symptoms in patients with hypertension. *Arch Intern Med* 1997;157:945–948.

Katon WJ. Panic Disorder. *N Engl J Med* 2006;354:2360–2367.

Kehoe PG, Wilcock GK. Is inhibition of the renin-angiotensin system a new treatment option for Alzheimer's disease? *Lancet Neurol* 2007;6:373–378.

Kernan WN, Viscoli CM, Brass LM, et al. Phenylpropanolamine and the risk of hemorrhagic stroke. *N Engl J Med* 2000;343: 1826–1832.

Kivipelto M, Ngandu T, Laatikainen T, et al. Risk score for the prediction of dementia risk in 20 years among middle aged people: A longitudinal, population-based study. *Lancet Neurol* 2006;5:735–741.

Klag MJ, Wang NY, Meoni LA, et al. Coffee intake and risk of hypertension: The Johns Hopkins precursors study. *Arch Intern Med* 2002;162:657–662.

Kraiczi H, Hedner J, Peker Y, et al. Comparison of atenolol, amlodipine, enalapril, hydrochlorothiazide, and losartan for antihypertensive treatment of patients with obstructive sleep apnea. *Am J Respir Crit Care Med* 2000;161:1423–1428.

Kreiss K, Zack MM, Kimbrough RD, et al. Association of blood pressure and polychlorinated biphenyl levels. *JAMA* 1981;245:2505–2509.

Kroenke K, Spitzer RL, Williams JBW, et al. Anxiety orders in primary care: Prevalence, impairment, comobidity, and detection. *Arch Intern Med* 2007;146:317–325.

Krum H, Louis WJ, Brow DJ, et al. Pressor dose responses and baroreflex sensitivity in quadriplegic spinal cord injury patients. *J Hypertens* 1992;10:245–250.

Kuhlmann U, Bormann FG, Becker HF. Obstructive sleep apnoea: Clinical signs, diagnosis and treatment. *Nephrol Dial Transplant* 2009;24:8–14.

Lange RA, Hillis LD. Cardiovascular complications of cocaine use. *N Engl J Med* 2001;345:351–358.

Lavie P, Herer P, Hoffstein V. Obstructive sleep apnoea syndrome as a risk factor for hypertension: Population study. *Br Med J* 2000;320:179–182.

Lee DH, Ha MH, Kim JR, et al. Effects of smoking cessation on changes in blood pressure and incidence of hypertension: A 4-year follow-up study. *Hypertension* 2001;37: 194–198.

Lenoir H, Lacombe JM, Dufouil C, et al. Relationship between blood pressure and depression in the elderly. The Three-City Study. *J Hypertens* 2008;26:1765–1772.

Lester SJ, Baggott M, Welm S, et al. Cardiovascular effects of 3,4-methylenedioxymethamphetamine: A double-blind, placebo-controlled trial. *Ann Intern Med* 2000;133:969–973.

Licht CM, de Geus EJ, Seldenrijk A, et al. Depression is associated with decreased blood pressure, but antidepressant use increases the risk for hypertension. *Hypertension* 2009;53:631–638.

Lindsay J, Laurin D, Verreault R, et al. Risk factors for Alzheimer's disease: A prospective analysis from the Canadian Study of Health and Aging. *Am J Epidemiol* 2002; 156:445–453.

Liu L, Rustgi AK. Cardiav myonecrosis in hypertensive crises associated with monoamine oxidase inhibitor therapy. *Am J Med* 1987;82:1060–1064.

Lovallo WR, Wilson MF, Vincent AS, et al. Blood pressure response to caffeine shows incomplete tolerance after short-term regular consumption. *Hypertension* 2004;43:760–765.

Luft FC. Erythropoietin and arterial hypertension. *Clin Nephrol* 2000;53(Suppl.):S61–S64.

Lumachi F, Ermani M, Luisetto G, et al. Relationship between serum parathyroid hormone, serum calcium and arteriol blood pressure in patients with primary hyperparathyroidism: Results of multivariate analysis. *Eur J endocrinol* 2002;146: 643–647.

Macdonald S, Thomas SM, Cleveland TJ, Gaines PA. Angioplasty or stenting in adult coarctation of the aorta? *Cardiovas Interven Rdiol* 2003;26:357–364.

Mahmud A, Feely J. Divergent effect of acute and chronic alcohol on arterial stiffness. *Am J Hypertens* 2002;15:240–243.

Mahmud A, Feely J. Effect of smoking on arterial stiffness and pulse pressure amplification. *Hypertension* 2003;41: 183–187.

Manger WM. "Cerebral Vasculiites": Mistaken cause of fluctuating blood pressure and neurological manifestations. *Kidney Int* 2008;73:354–359.

Margolis KL, Ray RM, Van Horn L, et al. Effect of calcium and vitamin D supplementation on blood pressure in postmenopausal women: Results from the women's health initiative clinical trial. *Hypertension* 2008;52:847–855.

Melamed ML, Michos ED, Post W, et al. 25-hydroxyvitamin D levels and the risk of mortality in the general population. *Arch Intern Med* 2008;168:1629–1637.

Melmed S, Colao A, Barkan A, et al. Guidelines for acromegaly management: An update. *J Clin Endocrinol Metab* 2009;94: 1509–1517.

Merguet P, Ewers HR, Brouwers HP. Blitdruck und herzfrequenz von normotonikern nach maximaler stimulation der magensekretion mit penta grasrin. *Kongr Innere Med* 1968;80: 561–564.

Metso S, Auvinen A, Salmi J, et al. Increased long-term cardiovascular morbidity among patients treated with radioactive iodine for hyperthyroidsm. *Clin Endocrinol* 2008;68:450–457.

Metz S, Klein C, Morton N. Rebound hypertension after discontinuation of transdermal clonidine therapy. *Am J Med* 1987;82:17–19.

Michaeli J, Ben-Ishav D, Kidron R, Dasberg H. Severe hypertension and lithium intoxication. *JAMA* 1984;251: 1680.

Mihai R, Wass JAH, Sadler GP. Asymptomatic hyperparathyroidism-need for multicentre studies. *Clin Endocrinol* 2008;68: 155–164.

Minami N, Imai Y, Miura Y, et al. The mechanism responsible for hypertension in a patient with Guillain-Barré syndrome. *Clin Exp Hypertens* 1995;17:607–617.

Mohsenin V. Sleep-related breathing disorders and risk of stroke. *Stroke* 2001;32:1271–1278.

Morath C, Arns W, Schwenger V, et al. Sirolimus in renal transplantation. *Nephrol Dial Transplant* 2007;22(Suppl. 8): viii61–viii65.

Mores M, Campia U, Navarra P, et al. No cardiovascular effects of single-dose pseudoephedrine in patients with essential hypertension treated with beta-blockers. *Eur J Clin Pharmacol* 1999;55:251–254.

Morris MC, Scherr PA, Herbert LE, et al. The cross-sectional association between blood pressure and Alzheimer's disease in a biracial community population of older persons. *J Gerontol* 2000;55A:M130–M136.

Mortensen EL, Jensen HH, Sanders SA, et al. Better psychological functioning and higher social status may largely explain the apparent health benefits of wine: A study of wine and beer drinking in young Danish adults. *Arch Intern Med* 2001;161:1844–1848.

Nash D, Magder L, Lustberg M, et al. Blood lead, blood pressure, and hypertension in perimenopausal and postmenopausal women. *JAMA* 2003;289:1523–1532.

Newman-Toker DE, Hsieh YH, Camargo CA Jr, et al. Spectrum of dizziness visits to US emergency departments: Cross-sectional analysis from a nationally representative sample. *Mayo Clin Proc* 2008;83:765–775.

Niwa K, Perloff JK, Bhuta SM, et al. Structural abnormalities of great arterial walls in congenital heart disease: Light and electron microscopic analyses. *Circulation* 2001;103: 393–400.

Numano F, Okawara M, Inomata H, et al. Takayasu's arthritis. *Lancet* 2000;356:1023–1025.

O'Connell H, Chin AV, Cunningham C, et al. Alcohol use disorders in elderly people—redefining an age old problem in old age. *Br Med J* 2003;327:664–667.

Ochs N, Auer R, Bauer DC, et al. Subclinical thyroid dysfunction and the risk for coronary heart disease and mortality. *Ann Intern Med* 2008;148:832–845.

Ohira T, Tanigawa T, Tabata M, et al. Effects of habitual alcohol intake on ambulatory blood pressure, heart rate, and its variability among Japanese men. *Hypertension* 2009;53: 13–19.

Oncken CA, White WB, Cooney JL, et al. Impact of smoking cessation on ambulatory blood pressure and heart rate in postmenopausal women. *Am J Hypertens* 2001; 14:942–949.

Orth SR, Ritz E. The renal risks of smoking: An update. *Curr Opin Nephrol Hypertens* 2002;11:483–488.

Ou P, Celemajer DS, Jolivet O, et al. Increased central aortic stiffness and left ventricular mass in normotensive young subjects after successful coarctation repair. *Am Heart J* 2008;155: 187–193.

Owens P. Lyons S, O'Brien ET. Body beautiful? *J Hum Hypertens* 1998;12:485–487.

Pallini R, Lauretti L, Fernández E. Chronic arterial hypertension as unique symptom of brainstem astrocytoma. *Lancet* 1995;345: 1573.

Patel SR, White DP, Malhotra A, et al. Continuous positive airway pressure therapy for treating sleepiness in a diverse population with obstructive sleep apnea: Results of a meta-analysis. *Arch Intern Med* 2003;163:565–571.

Patterson C, Feightner JW, Garcia A, et al. Diagnosis and treatment of dementia: 1. Risk assessment and primary prevention of Alzheimer disease. *CMAJ* 2008;178:548–556.

Pearl JM, Manning PB, Franklin C, et al. Risk of recoarctation should not be a deciding factor in the timing of coarctation repair. *Am J Cardiol* 2004;93:803–805.

Peppard PE, Young T, Palta M, Skatrud J. Prospective study of the association between sleep-disordered breathing and hypertension. *N Engl J Med* 2000a;342:1378–1384.

Peppard PE, Young T, Palta M, et al. Longitudinal study of moderate weight change and sleep-disordered breathing. *JAMA* 2000b;284:3015–3021.

Pickering TG, Clemow L. Paroxysmal hypertension: The role of stress and psychological factors. *J Clin Hypertens* 2008;10: 575–581.

Pilz S, Dobnig H, Fischer JE, et al. Low vitamin d levels predict stroke in patients referred to coronary angiography. *Stroke* 2008;39:2611–2613.

Pop-Busui R, Chey W, Stevens MJ. Severe hypertension induced by the long-acting somatostatin analogue sandostatin LAR in a patient with diabetic autonomic neuropathy. *J Clin Endocrinol Metab* 2000;85:943–946.

Portaluppi F, Cortelli P, Avoni P, et al. Diurnal blood pressure variation and hormonal correlates in fatal familial insomnia. *Hypertension* 1994;23:569–576.

Primatesta P, Falaschetti E, Gupta S, et al. Association between smoking and blood pressure: Evidence from the health survey for England. *Hypertension* 2001;37:187–193.

Protogerou AD, Laaban J, Czernichow S, et al. Structural and functional arterial properties in patients with obstructive sleep apnea syndrome and cardiovascular cormobidities. *J Hum Hypertens* 2008;22:415–422.

Rahman M, Tondel M, Ahmad A, et al. Hypertension and arsenic exposure in Bangladesh. *Hypertension* 1999;33:74–78.

Rehm J, Room R, Graham K, et al. The relationship of average volume of alcohol consumption and patterns of drinking to burden of disease: An overview. *Addiction* 2003;98:1209–1228.

Reinprecht F, Elmståhl S, Janzon L, et al. Hypertension and changes of cognitive function in 81-year-old men: A 13-year follow-up of the population study "Men born in 1914," Sweden. *J Hypertens* 2003;21:57–66.

Rizzoni D, Porteri E, Giustina A, et al. Acromegalic patients show the presence of hypertrophic remodeling of subcutaneous small resistance arteries. *Hypertension* 2004;43:561–565.

Roche H, Hyman G, Nahas G. Hypertension and intravenous antidopaminergic drugs. *N Engl J Med* 1985;312:1125–1126.

Roche SI, Kaufmann J, Dipchand AI, et al. Hypertension after pediatric heart transplantation is primarily associated with immunosuppressive regimen. *J Heart Lung Transplant* 2008; 27:501–507.

Rockx MA, Haddad H. Use of calcium channel blockers and angiotensin-converting enzyme inhibitors after cardiac transplantation. *Cur Opin Cardiol* 2007;221:128–132.

Rosenthal E, Najm YC, Maisey MN, Curry PVL. Pressor effects of thyrotrophin releasing hormone during thyroid function testing. *BMJ* 1987;294:806–807.

Rosito GA, Fuchs FD, Duncan BB. Dose-dependent biphasic effect of ethanol on 24-h blood pressure in normotensive subjects. *Am J Hypertens* 1999;12:236–240.

Sabia S, Marmot M, Dufouil C, et al. Smoking history and cognitive function in middle age from the Whitehall II study. *Arch Intern Med* 2008;168(11):1165–1173.

Saito I, Saruta T. Hypertension in thyroid disorders. *Endocrinol Metab Clin North Am* 1994;23:379–386.

Scharnweber HC, Spears GN, Cowles SR. Chronic methyl chloride intoxication in six industrial workers. *J Occup Med* 1974;16:112–113.

Schoenborn CA, Vickerie JL, Barnes PM. *Cigarette Smoking Behavior of Adults: United States, 1997–98. Adv Data from Vital and Health Statistics; No 331.* Hyattsville, MD: National Center for Health Statistics; 2003.

Sherrill DL, Kotchou K, Quan SF. Association of physical activity and human sleep disorders. *Arch Intern Med* 1998;158: 1894–1989.

Sierksma A, Muller M, van der Schouw YT, et al. Alcohol consumption and arterial stiffness in men. *J Hypertens* 2004;22:357–362.

Sigaudo-Roussel D, Evans DH, Naylor AR, et al. Deterioration in carotid baroreflex during carotid endarterectomy. *J Vasc Surg* 2002;36:793–798.

Silverberg SJ, Lewiecki EM, Mosekilde L, et al. Presentation of asymptomatic primary hyperparathyroidism: Proceedings of the third international workshop. *J Clin Endocrinol Metab* 2009;94:351–365.

Simard JM, Bellefleur M. Systemic arterial hypertension in head trauma. *Am J Cardiol* 1989;63:32C–35C.

Sink KM, Leng X, Williamson J, et al. Angiotensin-converting enzyme inhibitors and cognitive decline in older adults with hypertension: Results from the cardiovascular health study. *Arch Intern Med* 2009;169:1195–1202.

Sjoqvist F, Garle M, Rane A. Using of doping agents, particularly anabolic steroids, in sports and society. *Lancet* 2008;371: 1872–1882.

Snijder MB, Lips P, Seidell JC, et al. Vitamin D status and parathyroid hormone levels in relation to blood pressure: A population-based study in older men and women. *J Intern Med* 2007;261:558–565.

Solomon DH, Schneeweiss S, Levin R, et al. Relationship between COX-2 Specific inhibitors and hypertension. *Hypertension* 2004;44:140–145.

Somers VK, white DP, Amin R, et al. Sleep apnea and cardiovascular disease. *Circulation* 2008;118:1080–1111.

Streeten DHP, Anderson GH Jr, Howland T, et al. Effects of thyroid function on blood pressure: Recognition of hypothyroid hypertension. *Hypertension* 1988;11:78–83.

Swan L, Ashrafian H, Gatzoulis MA. Repair of coarctation: A higher goal? *Lancet* 2002;359:977–978.

Taegtmeyer AB, Crook AM, Barton PJR, et al. Reduced incidence of hypertension after heterotopic cardiac transplantation compared to orthotopic cardiac transplantation. *J Am Coll Cardiol* 2004;44:1254–1260.

Taylor EN, Curhan GC, Forman JP. Parathyroid hormone and the risk of incident hypertension. *J Hypertens* 2008;26:1390–1394.

Thadhani R, Camargo CA Jr, Stampfer MJ, et al. Prospective study of moderate alcohol consumption and risk of hypertension in young women. *Arch Intern Med* 2002;162:569–574.

Tishler PV, Larkin EK, Schluchter MD, et al. Incidence of sleep-disordered breathing in an urban adult population: The relative importance of risk factors in the development of sleep-disordered breathing. *JAMA* 2003;289:2230–2237.

Tsachalinas D, Logaras G, Paradelis A. Observations in 246 cass of acute poisoning with parathion in Greece. *Eup J Toicol Environ Hyg.*1971;4:46–49.

Tuncel M, Wang Z, Arbique D, et al. Mechanism of the blood pressure-raising effect of cocaine in humans. *Circulation* 2002;105:1054–1059.

Tyagi S, Kaul UA, Nair M, et al. Balloon angioplasty of the aorta in Takayasy's arteritis. *Am Heart J* 1992;124:876–882.

Van Aken H, Cottrell JE, Anger C, et al. Treatment of intraoperative hypertensive emergencies in patients with intracranial disease. *Am J Cardiol* 1989;63:43C–47C.

Van Gaal L, Pi-Sunyer X, Despres JP, et al. Efficacy and safety of rimonabant for improvement of multiple cardiometabolic risk factors in overweight/obese patients: Pooled 1-year data from the Rimonabant in Obesity (RIO) program. *Diabetes Care* 2008;31(Suppl 2):S229–S240.

Vaziri ND. Anemia and anemia correction: Surrogate markers or causes of morbidity in chronic kidney disease? *Nat Clin Pract Nephrol* 2008;4:436–445.

Velzeboer SCJM, Frenkel J, de Wolff FA. A hypertensive toddler. *Lancet* 1997;349:1810.

Verberk WJ, Kroon AA, Thien T, et al. Prevalence of the white-coat effect at multiple visits before and during treatment. *J Hypertens* 2006;24:2357–2363.

Vestergaard P, Mosekilde L. Cohort study on effects of parathyroid surgery on multiple outcomes in primary hyperparathyroidism. *Br Med J* 2003;327:530–534.

Vgontzas AN, Pejovic S, Zoumakis E, et al. Hypothalamic-pituitary-adrenal axis activity in obese men with and without sleep apnea: Effects of continuous positive airway pressure therapy. *J Clin Endocrinol Metab* 2007;92:4199–4207.

Vlachopoulos C, Alexopoulos N, Panagiotakos D, et al. Cigar smoking has an acute detrimental effect on arterial stiffness. *Am J Hypertens* 2004;17:299–303.

Vlachopoulos CV, Vyssoulis GG, Alexopoulos NA, et al. Effect of chronic coffee consumption on aortic stiffness and wave reflections in hypertensive patients. *Eur J Clin Nutr* 2007; 61:796–802.

Volicer L, Nelson KL. Development of reversible hypertension during disulfram therapy. *Arch Intern Med* 1984; 144:1294–1296.

Volpato S, Pahor M, Ferrucci L, et al. Relationship of alcohol intake with inflammatory markers and plasminogen activator inhibitor-1 in well-functioning older adults: The Health, Aging, and Body Composition study. *Circulation* 2004;109:607–612.

Vriend JW, van Montfrans GA, Romkes HH, et al. Relation between exercise-induced hypertension and sustained hypertension in adult patients after successful correction of aortic coarctation. *J Hypertens* 2004;22:501–509.

Vupputuri S, Batuman V, Muntner P, et al. The risk for mild kidney function decline associated with illicit drug use among hypertensive men. *Am J Kidney Dis* 2004;43:629–635.

Vuylsteke A, Feneck RO, Jolin-Mellgård Å, et al. Perioperative blood pressure control: A prospective study of patient management in cardiac surgery. *J Cardiothorac Vasc Anesth* 2000;14:269–273.

Walsh JP, Bremner AP, Bulsara MK, et al. Subclinical thyroid dysfunction and blood pressure: A community-based study. *Clin Endocrinol* 2006;65:486–491.

Walsh BT, Hadgan CM, Wong LM. Increased pulse and blood pressure associated with desipramine treatment of bulimia nervosa. *J Clin Psychopharmacol* 1992;12:163–168.

Warner TD, Mitchell JA. COX-2 selectivity alone does not define the cardiovascular risks associated with non-steroidal anti-inflammatory drugs. *Lancet* 2008;371:270–273.

Warren SE, Ebert E, Swerdlin A-H, et al. Clonidine and propranolol paradoxical hypertension. *Arch Intern Med* 1979; 139:253.

Weaver FA, Kumar SR, Yellin AE, et al. Renal revascularization in Takayasu arteritis-induced renal artery stenosis. *J Vasc Surg* 2004;39:749–757.

Weber HS, Cyran SE. Endovascular stenting for native coarctation of the aorta is an effective alternative to surgical intervention in older children. *Congenit Heart Dis* 2008;3:54–59.

Wessely S, Nimnuan C, Sharpe N. Functional somatic syndromes: One or many? *Lancet* 1999;354:936–939.

Whelton A, White WB, Bello AE, et al. Effects of celecoxib and rofecoxib on blood pressure and edema in patients ≥65 years of age with systemic hypertension and osteoarthritis. *Am J Cardiol* 2002;90:959–963.

White WB. Cardiovascular effects of the cyclooxygenase inhibitors. *Hypertension* 2007;49:408–418.

Wilson JF. Should doctors prescribe alcohol to adults? *Ann Intern Med* 2003;139:711–714.

Wilson JF. Posttraumatic stress disorder needs to be recognized in primary care. *Ann Intern Med* 2007;146:617–620.

Winchell RJ, Simons RK, Hoyt DB. Transient systolic hypertension. *Arch Surg* 1996;131:533–539.

Winkelmayer WC, Stampfer MJ, Willett WC, et al. Habitual caffeine intake and the risk of hypertension in women. *JAMA* 2005;294:2330–2335.

Winnicki M, Shamsuzzaman A, Lanfranchi P, et al. Erythropoietin and obstructive sleep apnea. *Am J Hypertens* 2004; 17:783–786.

Wolk R, Shamsuzzaman AS, Somers VK. Obesity, sleep apnea, and hypertension. *Hypertension* 2003;42:1067–1074.

Wu CC, Johnson AJ. The vasopressor effect of indigo carmine. Henry Ford *HospMed J* 1969;17:131–134.

Young T, Skatrud J, Peppard PE. Risk factors for obstructive sleep apnea in adults. *JAMA* 2004;291:2013–2016.

Yu B, Raher MJ, Volpato GP, et al. Inhaled nitric oxide enables artificial blood transfusion without hypertension. *Circulation* 2008;117:1982–1990.

Zanchetti A, Hansson L, Clement D, et al. Benefits and risks of more intensive blood pressure lowering in hypertensive patients of the HOT study with different risk profiles: Does a J-shaped curve exist in smokers? *J Hypertens* 2003;21:797–804.

Zhang W, Victor RG. Calcineurin inhibitors cause renal afferent activation in rats: A novel mechanism of cyclosporine-induced hypertension. *Am J Hypertens* 2000;13:999–1004.

# 15
# Hipertensão associada à gravidez e à pílula

A hipertensão ocorre em aproximadamente 10% das primeiras gestações e em 8% de todas as gestações (Roberts et al., 2003). A pré-eclâmpsia (PE), definida como a instalação de hipertensão com proteinúria após 20 semanas de gestação, é a principal causa de mortalidade materna e neonatal em todo o mundo (Maynard et al., 2008). Embora a mortalidade materna por PE tenha diminuído nos países desenvolvidos, ela permanece uma causa comum de parto pré-termo de bebês de baixo peso por retardo no crescimento intrauterino (Sibai, 2008a). Como observado no Capítulo 3, quando esses bebês se tornam adultos, eles têm um risco aumentado de hipertensão e de doença cardiovascular bem como uma maior probabilidade de PE nas suas próprias gestações (Dempsey et al., 2003). Além do mais, a percentagem de PE está aumentando, provavelmente pela idade materna mais avançada e maior incidência de gravidez múltipla (Wallis et al., 2008).

A hipertensão é vista mais frequentemente em usuários de anticoncepcionais orais (ACOs), mesmo que o risco absoluto seja pequeno (Kaunitz, 2008). Embora as causas de hipertensão relacionadas à gravidez ou aos ACOs não sejam completamente conhecidas, se estas formas de hipertensão forem reconhecidas precocemente e forem manejadas de forma adequada, a morbimortalidade que elas causam pode ser reduzida.

## TIPOS DE HIPERTENSÃO DURANTE A GRAVIDEZ

### Classificação

A classificação fornecida pelo relatório do National HBPEP Working Group de 2000 é a seguinte:

- *Hipertensão crônica*: hipertensão definida como uma pressão arterial (PA) sistólica acima de 140 mmHg ou diastólica acima de 90 mmHg (considerada com o desaparecimento dos sons de Korotkoff, fase V), presente antes da gravidez ou diagnosticada antes da 20ª semana de gestação ou que persiste além de seis semanas após o parto.
- *Hipertensão gestacional* (HG): hipertensão detectada pela primeira vez após a 20ª semana de gestação, sem proteinúria. Algumas desenvolverão PE; se não, e se a PA retornar ao normal no pós-parto, pode ser determinado o diagnóstico de *hipertensão transitória da gravidez*; se a PA permanecer elevada no pós-parto, o diagnóstico é de *hipertensão crônica*.
- *PE:* hipertensão detectada pela primeira vez após a 20ª semana de gestação (ou mais cedo na doença trofoblástica) com proteinúria de pelo menos 300 mg em uma amostra de 24 horas. Um índice de proteína/creatinina em uma única amostra de

0,3 ou mais geralmente é confiável (Coté et al., 2008).
- *Eclâmpsia:* PE com convulsões que não podem ser atribuídas a outras causas. As convulsões podem aparecer dois dias ou mais após o parto (Karumanchi & Lindheimer, 2008b).
- *PE sobreposta à hipertensão crônica:* em um estudo prospectivo com 822 mulheres com hipertensão crônica, 22% desenvolveu PE (Chappell et al., 2008).

## Problemas no diagnóstico de pré-eclâmpsia

Há problemas inerentes ao diagnóstico de uma síndrome de causa desconhecida com base apenas em sinais altamente inespecíficos. Por exemplo, a PA na gravidez normal geralmente cai no primeiro e segundo trimestres, apenas retornando ao nível pré-gravidez no terceiro trimestre. Como as mulheres com hipertensão crônica têm uma queda ainda maior no início, o aumento subsequente no final da gravidez pode dar a impressão de aparecimento de PE. Além disso, aquelas com hipertensão crônica podem ter proteinúria não diagnosticada previamente: quando vistas após a metade do termo, o diagnóstico de PE parece ainda mais correto.

A distinção entre hipertensão crônica e PE tem um interesse mais do que acadêmico: na primeira, a hipertensão é o principal problema enquanto que a "pré-eclâmpsia é mais do que hipertensão; ela é uma síndrome sistêmica e várias das suas complicações não hipertensivas podem ter risco de morte quando as elevações de pressão são bastante leves" (National HBPEP Working Group, 2000). O manejo da hipertensão e da gravidez, bem como o prognóstico para futuras gestações, varia com o diagnóstico. A conclusão, contudo, é clara: quando em dúvida, faça o diagnóstico de PE e institua o tratamento, porque mesmo a PE mais leve pode progredir rapidamente. Se a PE for diagnosticada e manejada de modo correto, os riscos para a mãe e o bebê podem ser amplamente superados (Lindheimer et al., 2009).

Obviamente, as mulheres devem ser avaliadas antes da concepção. Se forem hipertensas, a terapia deve ser revisada para excluir IECAs, BRAs ou inibidores diretos da renina. Se houver doença renal, é necessária uma observação mais cuidadosa uma vez que há um risco aumentado de um desfecho adverso (Fischer et al., 2004). O conhecimento prévio da PA e da função renal é essencial.

## MONITORIZAÇÃO DA PRESSÃO ARTERIAL DURANTE A GRAVIDEZ

### Leitura ambulatorial

As excentricidades das leituras ambulatoriais de PA, observadas no Capítulo 2, obviamente estão em jogo durante a gravidez. Contudo, erros na medida da PA têm uma importância ainda mais imediata, possivelmente levando a tratamento excessivo de algumas pacientes diagnosticadas incorretamente como hipertensas, contudo, os riscos são maiores naquelas com pressões elevadas que prenunciam PEs que não são reconhecidas.

As várias diretrizes descritas no Capítulo 2 devem ser seguidas na medição da PA durante a gravidez. Para o nível diastólico, o desaparecimento do som (fase 5) é mais acurado, confiável e mais facilmente verificável do que o seu abafamento (fase 4) (Higgins & de Swiet, 2001). Inicialmente, a PA deve ser medida em ambos os braços já que uma diferença de 10 mmHg ou mais foi observada em 8,3% das mulheres grávidas (Poon et al., 2008b). Deve ser usado o braço com a maior leitura.

Em uma metanálise de 34 estudos envolvendo 60.599 mulheres, Cnossen e colaboradores (2008) observaram que o preditor mais acurado de PE naquelas consideradas de baixo risco foi uma PA média de 90 mmHg ou mais, durante o primeiro ou o segundo trimestre. Em mulheres consideradas de alto risco, o melhor preditor foi uma PA diastólica de 75 mmHg ou mais durante a 13ª a 20ª semana de gestação.

### Leituras domiciliares

Nas suas revisões de medida de PA durante a gravidez, Chancellor & Thorp (2008) concluíram:

Que mulheres grávidas podem se beneficiar de uma avaliação clínica mais superficial e de suas inacurácias inerentes. Os equipamentos de registro de pressão arterial em domicílio não são caros e superam alguns dos problemas clínicos. Na nossa experiência, as mulheres são organizadas o suficiente para gastar tempo e energia necessários para padronizar o ambiente e seguir o protocolo de forma consistente. De posse destes dados, elas serão capazes de fornecer aos clínicos informações mais acuradas sobre as tendências na pressão arterial durante a gravidez.

Até que a monitorização domiciliar da pressão arterial se torne mais difundida, a maioria das mulheres será monitorizada por leituras ocasionais no ambulatório. As definições dadas anteriormente neste capítulo são baseadas na leitura ambulatorial, com a advertência de que, a não ser que a mulher esteja com graves problemas, leituras repetidas devem ser tomadas antes de diagnosticar qualquer forma de hipertensão.

## Monitorização ambulatorial

Na gravidez normal, são encontradas pressões mais baixas no meio do termo, com elevações a níveis não gestacionais próximas ao termo (Ferguson et al., 1994) (Figura 15.1). A queda normal da PA diastólica do meio da gravidez não foi vista em mulheres com baixos níveis educacionais, que tinham uma incidência aumentada de PE (Silva et al., 2008).

Os dados na Figura 15.1 eram de conjuntos únicos de medidas MAPA em um estudo

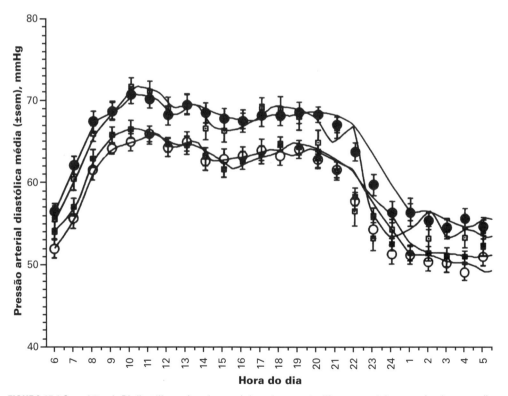

**FIGURA 15.1** Os padrões da PA diastólica registrados a cada hora durante três diferentes estágios gestacionais e em mulheres não grávidas. PA diastólica média (± sem) foi registrada em milímetros de mercúrio. *Quadrados abertos com pontos*, não grávidas; *círculos abertos*, 18 a 22 semanas de gravidez; *quadrados sólidos*, 30 a 32 semanas de gravidez; *círculos sólidos*, 36 a 38 semanas de gravidez. (Adaptada de Ferguson JH, Neubauer BL, Shaar CJ. *Ambulatory blood pressure monitoring during pregnancy. Establishment of standards of normalcy.* Am J Hypertens 1994;7:838–843.)

transversal. Ainda mais impressionantes são os dados de um estudo prospectivo longitudinal em 403 mulheres que iniciaram com PA normal durante o primeiro trimestre e que tinham registros de MAPA repetidos feitos a cada 4 semanas (Hermida et al., 2004). Um nível maior altamente significativo da PA diurna e durante o sono foi observado *durante o primeiro trimestre* em 128 mulheres que haviam desenvolvido HG e nas 40 que desenvolveram PE tardiamente, em comparação com as 235 que permaneceram normotensas. Esses dados sugerem que a MAPA pode fornecer a melhor ferramenta disponível atualmente para a identificação precoce de mulheres que são predispostas à HG ou PE. Além do mais, aquelas que desenvolveram PE tinham maior atenuação da redução noturna da PA durante o terceiro trimestre quando comparadas com aquelas que tinham apenas HG, de modo que o procedimento pode fornecer informações adicionais do desenvolvimento de PE. Obviamente, são necessários mais estudos cuidadosos de MAPA durante a gravidez.

### Análise da onda de pulso

Como descrito nos Capítulos 2 e 3, a análise da onda de pulso está sendo usada cada vez mais como uma forma não invasiva de medir a complacência arterial e a PA central. Com um tonômetro sensível, a onda de pulso radial é medida juntamente com a PA braquial e pelo uso de fórmulas, a onda de pulso central é visualizada.

Em um estudo de 10 mulheres entre a 11ª e a 13ª semanas de gestação, a análise da onda de pulso foi anormal em 12 das 14 mulheres que desenvolveram PE com um índice de falso-positivo de 11% (Khalil et al., 2009). Com mais experiência, o procedimento pode ter um papel no rastreamento inicial.

## ALTERAÇÕES CIRCULATÓRIAS NA GRAVIDEZ NORMAL

Medidas seriadas iniciadas antes da concepção têm mostrado a evolução das profundas alterações da gravidez normal. Em 10 mulheres, nove delas nulíparas, que foram estudadas antes e repetidamente durante a gravidez, diminuições significativas na resistência vascular sistêmica resultaram em uma queda da PA, a despeito de um aumento no débito cardíaco (DC), mesmo antes da placentação (Chapman et al., 1998) (Figura 15.2). Como os autores observam, "portanto, é provável que fatores maternos, possivelmente relacionados com a função ovariana ou função estendida do corpo lúteo, sejam responsáveis pela vasodilatação periférica inicial observada na gravidez humana" (Chapman et al., 1998).

A elevação progressiva nos volumes plasmático sanguíneo são, provavelmente, adaptações feitas por meio de retenção urinária de sódio, para corrigir a vasodilatação e queda na PA. A baixa PA e a circulação com menos volume que o necessário provocam um aumento na secreção de renina e, secundariamente, um aumento nos níveis de aldosterona. A elevação, de certo modo tardia, no peptídeo atrial natriurético plasmático é uma evidência de que, a despeito do volume sanguíneo aumentado, a circulação central não é expandida de forma excessiva. Como consequência de vasodilatação renal, o fluxo plasmático renal e a filtração glomerular aumentam e a resistência vascular renal diminui.

Ao mesmo tempo em que as várias forças elevam o nível de renina-angiotensina-aldosterona, a gravidez normal produz inúmeros mecanismos para proteger a circulação da mãe e do feto da vasoconstricção intensa, retenção de volume e perda de potássio que os níveis elevados de angiotensina II e de aldosterona iriam produzir normalmente. Estes incluem resistência relativa aos efeitos pressores da angiotensina II, refletindo uma regulação para baixo dos receptores de angiotensina II pelos elevados níveis de angiotensina II circulantes (Baker et al., 1992) e antagonismo pela prostaciclina derivada do endotélio e pelo óxido nítrico (ON) (Magness et al., 1996).

Seria esperado que as grandes quantidades de mineralocorticoides potentes presentes durante a gravidez aumentassem a reabsorção de sódio ao custo de uma perda renal progressiva de potássio, embora mulheres grávidas sejam normocalêmicas. Isso parece ser o resultado de níveis elevados de progesterona, que agem como um antagonista da aldosterona (Brown et al., 1986).

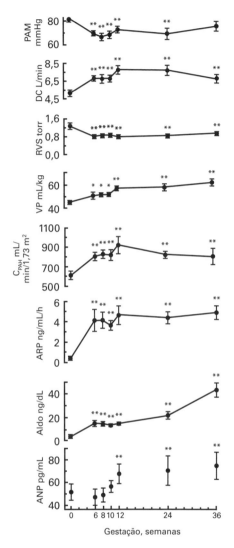

**FIGURA 15.2** Alterações na pressão arterial média (**PAM**), **DC** (débito cardíaco), resistência vascular sistêmica (**RVS**), volume plasmático (**VP**), fluxo renal efetivo medido pela depuração do para-amino-hipurato (**C$_{PAH}$**), atividade da renina plasmática (**ARP**), aldosterona plasmática (aldo) e peptídeo atrial natriurético (**ANP**) em 10 mulheres estudadas na fase multifolicular do ciclo menstrual e nas semanas 6, 8, 10, 12, 24 e 36 de gestação. *$P<0,05$, **$p <0,01$. (Adaptada de Chapman AB, Abraham WT, Zamudio S, et al., *Temporal relationships between hormonal and hemodynamic changes in early human pregnancy.* Kidney Int *1998;54:2056–2063.*)

Como confirmado por Rang e colaboradores (2008) em um estudo de 28 mulheres, a gravidez normal é um estado de baixa PA associado com vasodilatação acentuada que reduz a resistência periférica, juntamente com um volume expandido que aumenta o DC. O fluxo sanguíneo renal é acentuadamente elevado e o sistema renina-angiotensina é ativado, mas com efeitos atenuados.

## PRÉ-ECLÂMPSIA

A maioria das PEs se manifesta próximo ao final da gravidez com poucas complicações graves maternas e fetais. Em uma menor porcentagem, 10 a 30%, a PE se manifesta mais cedo, antes da 34ª semana, com frequente restrição ao crescimento intrauterino (CIUR) e mais complicações maternas (Sibai, 2008b). Valensise e colaboradores (2008) caracterizaram a hemodinâmica materna de 75 mulheres com PE precoce e de 32 com PE tardia, todas estudadas inicialmente por ultrassonografia Doppler das artérias uterinas na 24ª semana de gestação. A Figura 15.3 resume os achados que também foram observados por outros investigadores (Khaw et al., 2008; Mei et al., 2008; Rang et al., 2008).

A partir destes estudos, Valensise e colaboradores (2008) concluíram que "a PE precoce é mediada pela placenta, ligada a uma invasão de trofoblastos defeituosos com uma elevada percentagem de Doppler de artéria uterina alterados; a PE tardia está ligada com fatores constitucionais, como um elevado índice de massa corporal".

## Epidemiologia

As causas de PE devem explicar as seguintes características, como delineado por Chesley (1985):

- Ela ocorre quase exclusivamente durante a primeira gravidez; nulíparas são 6 a 8 vezes mais suscetíveis do que as multíparas. Primigestas mais velhas são mais suscetíveis do que as mais jovens.
- Ela ocorre mais frequentemente naquelas com fetos múltiplos, mola hidatiforme ou diabetes.

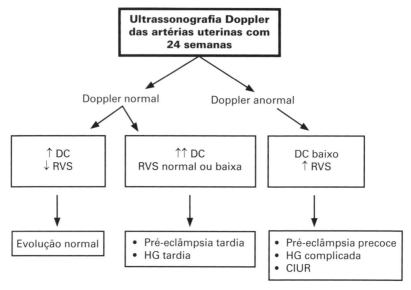

**FIGURA 15.3** Hemodinâmica uteroplacental e materna com 24 semanas e desfecho subsequente da gravidez. **DC**: débito cardíaco; **RVS**: resistência vascular sistêmica; **HG**: hipertensão gestacional; **CIUR**: crescimento intrauterino retardado. (Modificada de Valenise H, Vasapollo B, Gagliardi G, et al. *Early and late preeclampsia: Two different maternal hemodynamic states in the latent phase of the disease. Hypertension* 2008;52:873–880.)

- A incidência aumenta à medida que o termo se aproxima; é incomum antes do final do segundo trimestre.
- As características da síndrome são hipertensão, edema, proteinúria e, quando avançada, convulsões e coma.
- Há alterações patológicas renal e hepática características.
- A síndrome tem uma tendência hereditária; em famílias de mulheres que tiveram PE, a síndrome se desenvolveu em 25% das filhas e netas, mas em apenas 6% das noras.
- Ela desaparece rapidamente quando a gravidez termina.

Como listado na Tabela 15.1, múltiplos fatores de risco de PE foram identificados (Dekker & Sibai, 2001). O que permanece desconhecido é o mecanismo desencadeador, o gatilho que deflagra o curso, frequentemente explosivo, desta estranha doença que perturba 1 em 10 das primeiras gestações e raramente é vista novamente. A dificuldade na identificação de uma causa específica está relacionada com a provável presença de múltiplos mecanismos e a falta de um modelo experimental de PE. Outra dificuldade é a incapacidade de identificar os mecanismos patogênicos iniciais, que permanecem invisíveis à tecnologia atual. A maior parte do que é reconhecido são as manifestações tardias de um processo que é iniciado muito antes. Como será observado, não está disponível nenhum teste útil de rastreamento para prever o desenvolvimento de PE (Conde-Agudelo et al., 2004).

A situação está se alterando. O reconhecimento de variações, na circulação materna, de vários fatores pró-angiogênicos e anti-angiogênicos abriu espaço para a previsão mais precoce. Como será visto, os fatores angiogênicos evidentemente estão envolvidos na patogênese da PE. Como descrito pela primeira vez por Maynard e colaboradores (2003) e agora amplamente documentado, a liberação desses fatores a partir de uma placenta mal perfundida para a circulação materna capturou rapidamente o primeiro lugar na competição pelos preditores precoces de PE. Entre os relatos da medida desses fatores para a previsão de PE, com resultados mostrando sensibilidade de 70 a 100% e especificidade de 80 a 100% estão: Hirashima e colaboradores (2008), Lim e colaboradores (2008), Romero e colaboradores (2008) e Stepan e colaboradores (2007).

## Fisiopatologia

Qualquer fator é fundamentalmente responsável, como afirma Walker (2000): "A pré--eclâmpsia é o resultado de um gatilho placentário inicial, que não tem efeito adverso na mãe e uma reação sistêmica materna que produz os sinais e sintomas clínicos do distúrbio". A patogênese da PE é dividida logicamente em dois estágios: primeiro, uma perfusão defeituosa da placenta e segundo, uma reação sistêmica materna.

### Migração trofoblástica deficiente

A principal hipótese atual para o gatilho placentário é a má perfusão da placenta com hipoxia, proposta pela primeira vez há mais de 50 anos (Page, 1948) e agora relacionada com deficiente migração e invasão trofoblástica. Como observado por Roberts & Catov (2008):

> Na pré-eclâmpsia, o CIUR e, interessantemente, também em um terço dos casos de nascimento prematuro, os vasos miometriais e deciduais maternos que perfundem o local da placenta não sofrem o remodelamento normal da gravidez. Na gravidez normal, a invasão trofoblástica está associada com um diâmetro muito aumentado e a remoção do músculo liso vascular da parede daqueles vasos. Isso resulta em vasos com maior diâmetro, flácidos e não responsivos, que aumentam consideravelmente a perfusão placentária (Figura 15.4). Essas alterações não estão presentes em gestações complicadas por CIUR, pré-eclâmpsia e algumas com parto prematuro.

### Hipoperfusão uteroplacentária

As consequências da migração trofoblástica deficiente com retenção da média musculo--elástica nas artérias espirais podem explicar os principais fenômenos que geralmente são responsabilizados pela fisiopatologia da PE: hipoperfusão uteroplacentária. A hipoperfusão uteroplacentária se ajusta com as circunstâncias clínicas reconhecidas nas quais a PE é mais comum: *massa placentária reduzida em relação às necessidades* (primeira gravidez em mulheres jovens, gêmeos, mola hidatiforme) e *vasculatura uterina comprometida* (diabetes e hipertensão preexistente).

**Tabela 15.1**
**Fatores de risco de PE**

**Fatores de risco crônicos ou pré-concepcionais**
*Fatores de risco relacionados ao parceiro*
 Nuliparidade, primipaternidade
 Exposição limitada ao esperma, gravidez em adolescentes, inseminação artificial
 Parceiro que foi pai de uma gravidez pré-eclâmptica em outra mulher
 Qualquer um dos pais foi produto de uma gravidez complicada por PE
*Fatores de risco específicos da mãe*
 História prévia de PE
 Idade materna avançada
 Intervalos longos entre as gestações
 História familiar
 Raça negra ou hispânica
 Paciente que necessita de doação de oócito
 Inatividade física
 Presença de distúrbio específico subjacente
 Hipertensão crônica e doença renal
 Obesidade, resistência à insulina, baixo peso materno ao nascer
 Diabetes gestacional, diabetes melito tipo 1
 Resistência à proteína C ativada (fator V de Leiden), deficiência de proteína S
 Anticorpos antifosfolipídios
 Hiperomocisteinemia
*Fatores exógenos*
 Tabagismo (diminui o risco)
 Estresse, pressão psicossocial relacionada ao trabalho
 Dieta inadequada
**Fatores de risco associados à gravidez**
 Gravidez múltipla
 Infecção do trato urinário
 Anomalias congênitas estruturais
 Hidropsia fetal
 Anomalias dos cromossomos (trissomia do 13, triploidia)
 Mola hidatiforme

Modificada de Dekker G, Sibai B. Primary, secondary, and tertiary prevention of preeclampsia. *Lancet* 2001; 357:209–215.

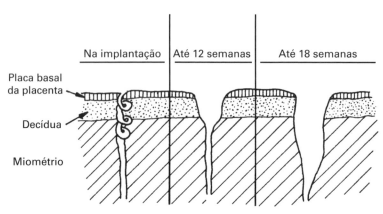

**FIGURA 15.4** A invasão normal das artérias espirais pelos trofoblastos os converte em deltas e assim melhora o fluxo sanguíneo. Essa invasão é defeituosa na PE. (Adaptada de Chamberlain G. *Raised blood pressure in pregnancy. Br Med J* 1991;302:1454–1458.)

## O estímulo placentário

A nossa compreensão da fisiopatologia da PE tem se expandido acentuadamente nos últimos anos. Nas palavras de Karumanchi & Lindheimer (2008a): "As observações iniciais relacionadas a este distúrbio eram de que, tipicamente, todos os sinais e sintomas se resolviam rapidamente após a retirada da placenta." Assim, era natural focar neste órgão como a fonte da doença. Nesse caso, duas proteínas antiangiogênicas, hiperproduzidas pela placenta, que penetravam na circulação materna se tornaram as moléculas candidatas a responsáveis pela pré-eclâmpsia fenotípica. Uma é a tirosina kinase-1 *Fms-like* solúvel (sFlt1), um inibidor endógeno do fator de crescimento vascular endotelial e do fator de crescimento placentário sinalizador, que pode regular a angiogênese placentária; a outra é uma endoglina solúvel, um correceptor circulante que pode inibir o sinal de transformação do fator de crescimento-β1 na vasculatura (Levine et al., 2006). Os níveis sanguíneos maternos de ambas proteínas anti-angiogênicas estão aumentados em pacientes pré-eclâmpticas comparados com aquelas de gestações não complicadas, semanas a meses antes da instalação dos sinais e sintomas.

> ...Contudo, à medida que os dados que suportam um papel significativo para fatores antiangiogênicos na produção da síndrome materna estão aparecendo gradualmente (as pesquisas concentradas primariamente na sFlt1), a causa de comprometimento da placentação e de maior regulação de proteínas antiangiogênicas em placentas de mulheres destinadas a desenvolver pré-eclâmpsia permanecem desconhecidas.

A resposta à questão de qual é "a causa de comprometimento da placentação e de maior regulação de proteínas antiangiogênicas na placenta" pode ter sido dada por Zhou e colaboradores (2008). Como observado por Karumanchi e Lindheimer (2008a):

> Em 1999, em um artigo, uma equipe de pesquisadores encabeçada por Fred Luft em Berlin, observou que autoanticorpos agonistas do receptor da angiotensina II tipo 1 ($AT_1$) estavam presentes na circulação de mulheres pré-eclâmpticas. (Wallukat et al., 1999).
>
> O artigo de Zhou e colaboradores (2008) é particularmente interessante porque ele combina autoanticorpos com fatores antiangiogênicos sugerindo que estes autoanticorpos circulantes podem ser responsáveis pela maior regulação de sFlt1 placentária na pré-eclâmpsia... Estes dados sugerem um elo no qual os autoanticorpos $AT_1$ podem ser a causa de aumento dos níveis de sFlt1 na gravidez em mulheres destinadas a ter pré-eclâmpsia, um mecanismo mediado pela placenta.

...Os achados de Zhou e colaboradores (2008) de que os autoanticorpos AT1 podem regular para cima a sFlt1 aumentam a esperança de que o antagonismo da via sinalizadora $AT_1$ em pacientes pré-eclâmpticas pode ser um alvo terapêutico útil nessas pacientes.

Por mais que isso possa parecer atraente, as causas primárias de comprometimento da placentação e de produção de autoanticorpos do receptor $AT_1$ permanecem desconhecidas. Estudos feitos em camundongas (Kanasaki et al., 2008) e ratas (LaMarca et al 2008) grávidas podem fornecer modelos experimentais para revelar a causa primária.

## Uma doença ou duas

Como observado anteriormente, os dados epidemiológicos sugerem que a instalação precoce de PE (antes de 34 semanas) pode ser uma doença diferente da PE que ocorre próximo ao termo, em geral após 37 semanas. Como observado por Roberts e Catov (2008): "Os dados suportam um conceito de que a pré-eclâmpsia precoce está associada com a redução da perfusão placentária e é uma doença diferente da pré-eclâmpsia a termo na qual a perfusão reduzida pode não ser um componente importante (Figura 15.5, painel 1)".

Em vez desse modelo de duas doenças, Robert e Catov (2008) fornecem evidência de que a PE é uma única doença, porém com graus diferentes. Eles explicam: O primeiro estágio foi proposto como sendo a redução da perfusão placentária e o segundo a resposta materna a essa perfusão reduzida. Neste modelo, a perfusão placentária reduzida poderia resultar em CIUR ou parto prematuro (ou em ambos), mas a síndrome materna de pré-eclâmpsia ocorreria apenas em mulheres nas quais "os fatores constitucionais" (genética, comportamento, ambiente, etc.) tornassem a mãe sensível aos efeitos da perfusão placentária reduzida... Este modelo de interação materno-fetal fornece uma explicação alternativa para a apresentação heterogênea da pré-eclâmpsia inicial e tardia que não duas doenças diferentes. O painel 2 na Figura 15.5 indica a pré-eclâmpsia como uma doença com manifestações diferentes, dependendo das contribuições relativas na constituição materna e da perfusão placentária reduzida. Assim, uma perfusão profundamente reduzida (A) resulta em pré-

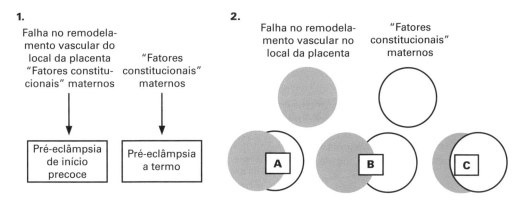

**FIGURA 15.5** Gênese da PE de início precoce e tardio. O painel 1 indica PE precoce e tardia como um distúrbio com duas origens diferentes, com apenas a PE pré-termo sendo relacionada com a perfusão reduzida. O painel 2 ilustra uma origem comum, perfusão placentária reduzida e "fatores constitucionais maternos" (genéticos, comportamentais, ambientais). A PE pode ocorrer com contribuição materna mínima e perfusão primariamente reduzida, (**A**) com uma contribuição relativamente similar de ambos fatores (**B**) ou com uma sensibilidade materna aumentada com perfusão reduzida mínima predominante (**C**). (Reproduzida, com permissão, de Roberts JM, Catov JM. *Preeclampsia more than 1 disease: Or is it? Hypertension* 2008;51:989–990.)

-eclâmpsia em virtualmente qualquer mulher e estaria acompanhada por CIUR. Graus menores de perfusão reduzida (B) poderiam resultar em CIUR com ou sem pré-eclâmpsia dependendo da constituição materna; enquanto nas mulheres profundamente sensíveis uma perfusão minimamente reduzida (ou talvez meramente o resultado de uma perfusão normal) são suficientes para levar à pré-eclâmpsia (C).

Qual é o modelo adequado? Sugerimos ambos. A gênese da perfusão reduzida é muito diferente do que pode causar a resposta aumentada à redução da perfusão proposta. De uma perspectiva genética, os genes maternos e fetais (paternos) que contribuem para a perfusão placentária reduzida, provavelmente são bastante diferentes daqueles que tornam a mulher sensível aos resultados da perfusão diminuída.

## A síndrome materna

O que começa na placenta se torna clinicamente manifestado na mãe. Como afirmam Maynard e colaboradores (2008):

> As manifestações clínicas da pré-eclâmpsia refletem uma disfunção endotelial disseminada, resultando em vasoconstricção e isquemia de órgão-alvo. A incubação de células endoteliais com soro de mulheres com pré-eclâmpsia resulta em disfunção endotelial; daí, foi levantada a hipótese de que fatores circulantes, provavelmente originários da placenta, são responsáveis pelas manifestações da doença (Roberts & Gammill, 2005).
>
> Dúzias de marcadores séricos de ativação endotelial e de disfunção endotelial estão alterados em mulheres com pré-eclâmpsia, inclusive antígenos de von Willebrand, fibronectina celular, fator tissular solúvel, E-selectina solúvel, fator de crescimento derivado das plaquetas e endotelina. Há evidência de estresse oxidativo e ativação plaquetária. A inflamação geralmente está presente; por exemplo, é observada a infiltração de neutrófilos no músculo liso vascular da gordura subcutânea, com aumento da expressão de IL-8 do músculo liso vascular e de molécula de adesão intercelular-1 (ICAM-1). Várias dessas aberrações ocorrem bem antes do início dos sintomas, apoiando o papel central da disfunção endotelial na patogênese da pré-eclâmpsia.

Assim, há muitos culpados possíveis pela disfunção endotelial que pode causar os vários danos tissulares vistos nas mulheres com PE. A gravidez normal é acompanhada de disfunção endotelial mínima, mas seu grau e velocidade de progressão são muito maiores naquelas que desenvolvem PE, mesmo antes da doença clínica ser reconhecida (Khan et al., 2005). Maynard e colaboradores (2008) dão precedência à interferência das ações de fatores pró-angiogênicos VEGF e PlGF pelos altos níveis do sFlt1 antiangiogênico. Eles observam que: "A ilustração experimental mais marcante do efeito do antagonismo VEGF em humanos vem dos estudos de antiangiogênese no câncer, nos quais anticorpos anti-VEGF produzem proteinúria, hipertensão e perda da fenestração endotelial glomerular" (Zhu et al., 2007).

## Diagnóstico

A hipertensão que se desenvolve após a 20ª semana de gestação com proteinúria em uma jovem nulípara provavelmente é PE, particularmente se ela tiver uma história familiar positiva para a síndrome. Como os pacientes em geral não têm sintomas, o cuidado pré-natal é crucial para detectar os sinais precocemente e, assim, evitar as perigosas sequelas da síndrome completamente desenvolvida.

### Detecção precoce

De acordo com a lista de fatores de risco conhecidos (Tabela 15.1), mulheres com as seguintes características devem ser avaliadas com mais atenção (Poon et al., 2008a):

- Primeira gravidez
- PE prévia
- ≥ 10 anos da última gestação
- Índice de massa corporal ≥ 35
- História familiar de PE (mãe ou irmã)
- A gestante teve baixo peso ao nascer

- PA diastólica ≥ 80 mmHg
- Proteinúria (≥ + em mais de uma ocasião e ≥ 300 mg em 24 horas)
- Gravidez múltipla
- Condições clínicas subjacentes
    - Hipertensão preexistente
    - Doença renal preexistente
    - Diabetes preexistente
    - Presença de anticorpos antifosfolipídios

Inúmeros testes clínicos e laboratoriais foram usados no passado para reconhecer a PE antes do seu desenvolvimento e para diferenciá-la da hipertensão primária. Após a revisão de 87 estudos relevantes de mais de 7.000 artigos publicados de 1996 a 2003, Conde-Agudelo e colaboradores (2004) concluíram: "Desde 2004, não há um teste de rastreamento clinicamente útil para predizer o desenvolvimento de pré-eclâmpsia". A situação pode estar mudando com as medidas dos fatores pró-angiogênicos e antiangiogênicos descritas previamente (Herse et al., 2009; Roberts, 2008).

## *Hipertensão*

O critério da PA é baseado na leitura de 140/90 mmHg ou mais, registrado em pelo menos duas ocasiões, com um intervalo de 6 horas ou mais. Obviamente, não é possível confirmar os níveis de pressão por muitas semanas, como é recomendado em pacientes não grávidas.

### *Excesso de diagnóstico*

A despeito da maior mortalidade perinatal global mesmo com elevações transitórias da pressão, em pacientes individuais há uma chance significativa de diagnóstico excessivo de PE com base nesses valores, que foram observados com um valor preditivo positivo de apenas 23 a 33% e valor preditivo negativo de 81 a 85% (Dekker & Sibai, 2001). PA e frequência cardíaca ambulatoriais mais altas estão presentes na 18° semana de gestação naquelas que desenvolveram PE posteriormente; mas esses sinais também têm um baixo valor preditivo (Hermida et al., 2004). Portanto, múltiplas leituras e um acompanhamento cuidadoso por pelo menos alguns dias ou semanas são necessários em mulheres que apresentam tais achados na ausência de qualquer outra característica sugestiva antes que os clínicos possam fazer o diagnóstico ou instituir a terapia.

### *Consequências*

Por outro lado, o nível da pressão não precisa ser muito elevado para que haja sérias consequências: as mulheres podem apresentar convulsões devido a encefalopatia hipertensiva com pressões de apenas 160/100 mmHg. Como observado no relato da National HBPEP Working Group (2000):

> O espectro clínico da pré-eclâmpsia varia de formas leves a graves. Na maioria das mulheres, a progressão por este espectro é lenta e o distúrbio pode progredir além da pré-eclâmpsia leve. Em outras, a doença progride mais rapidamente, passando de leve a grave em dias ou semanas. Nos casos mais graves, a progressão pode ser fulminante, com a pré-eclâmpsia leve evoluindo para pré-eclâmpsia grave ou eclâmpsia dentro de dias ou mesmo horas. Assim, para o manejo clínico, a pré-eclâmpsia deve ser diagnosticada excessivamente porque o maior objetivo no seu manejo é a prevenção de morbimortalidade materna e fetal, primariamente controlando o momento do parto.

## *Proteinúria*

A proteinúria é definida como a presença de mais de 300 mg de proteína na urina de 24 horas ou 300 mg/L em duas amostras aleatórias, coletadas com um intervalo de pelo menos 4 horas entre elas. O índice proteína-creatinina em uma amostra aleatória de urina é uma forma razoável de excluir proteinúria significativa (Coté et al., 2008).

## *Hiperuricemia*

Roberts e colaboradores (2005) observaram que a hiperuricemia era tão importante quanto a proteinúria na identificação do risco fetal em mulheres com HG.

## Diagnóstico diferencial

A maioria das mulheres com características típicas de hipertensão *de novo* na gravidez sem nenhum outro distúrbio óbvio acabam tendo PE (Maynard et al., 2008). O reconhecimento da PE sobreposta à hipertensão crônica pode ser mais difícil. Como descrito no relato da National HBPEP Working Group (2000):

> Pré-eclâmpsia pode ocorrer em 15 a 25% das mulheres já hipertensas (i.e., que têm hipertensão crônica)... O diagnóstico da pré-eclâmpsia sobreposta é altamente provável com os achados seguintes:

- Proteinúria de início recente ou de aumento súbito;
- Em mulheres com hipertensão e sem proteinúria no início da gravidez (< 20 semanas);
- Em mulheres com hipertensão e proteinúria antes de 20 semanas de gestação;
- Um aumento súbito da PA em uma mulher cuja hipertensão estava bem controlada previamente;
- Trombocitopenia (contagem de plaquetas <100.000 células por mm$^3$);
- Um aumento na ALT (alanina aminotransferase) ou AST (aspartato aminotransferase) a níveis anormais.

A presença de retinopatia hipertensiva, descrita no Capítulo 4, ou hipertrofia ventricular esquerda também favorece a hipertensão crônica.

## Manifestações de doença mais grave

### Coagulação intravascular

Como visto na Figura 15.6, a ativação da coagulação intravascular e subsequente deposição de fibrina pode ser responsável por grande parte do dano orgânico eventual visto na PE grave. Foram medidos níveis plasmáticos elevados dos indicadores de ativação plaquetária (β-tromboglobulina), coagulação (complexos trombina-antitrombina III) e dano celular endotelial (fibronectina e laminina) até quatro semanas antes da instalação das características clínicas de PE (Powers et al., 2008). Vários marcadores inflamatórios são encontrados após o processo ter começado (Freeman et al., 2004).

### Síndrome HELLP

Algumas mulheres desenvolvem uma complicação mais grave da PE: a síndrome HELLP, que envolve hemólise, enzimas hepáti-

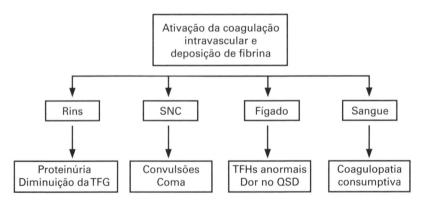

**FIGURA 15.6** Modelo proposto para explicar as consequências da ativação da coagulação intravascular e deposição de fibrina na fisiopatologia da PE. **SNC**: sistema nervoso central; **TFG**: taxa de filtração glomerular; **TFH**: teste de função hepática; **QSD**: quadrante superior direito. (Modificada de Friedman SA. *Preeclampsia: A review of the role of prostaglandins. Obstet Gynecol* 1988;71:122–137.)

cas elevadas e baixa contagem de plaquetas (Walker, 2000). A síndrome compartilha muitas características com a síndrome hemolítica-urêmica e púrpura trombocitopênica trombótica (PTT). Se a PTT inicial for acompanhada por outras manifestações da síndrome HELLP, a mortalidade materna ocorre em quase metade dos casos (Martin et al., 2008). Os corticosteroides podem ser úteis (van Runnard Heimel et al., 2008), mas a indução do trabalho de parto geralmente é necessária (Alanis et al., 2008).

## Fluxo sanguíneo cerebral

Como será observado, podem ocorrer convulsões (i.e., eclâmpsia) com ou sem manifestações prévias de PE. Muitas mulheres com PE desenvolvem cefaleia; algumas desenvolvem cegueira cortical (Apollon et al., 2000) e outras características neurológicas de encefalopatia hipertensiva. Como descrito no Capítulo 8, a encefalopatia hipertensiva reflete o avanço da hiperperfusão nos vasos com vasoespasmo. Achados similares foram descritos na PE: tanto o vasoespasmo (Brackley et al., 2000) quanto o edema cerebral (Schwartz et al., 2000) que refletem um aumento no fluxo sanguíneo cerebral com uma falha de autorregulação (Belfort et al., 2008).

O sulfato de magnésio profilático é reconhecido atualmente como essencial para a prevenção de eclâmpsia.

## Manejo

O relatório do National HBPEP Working Group (2000) fornece três princípios para manejo:

1. O parto é sempre a terapia adequada para a mãe, mas pode não ser para o feto. A pedra angular do manejo obstétrico da PE baseia-se na probabilidade de sobrevivência do feto sem complicações neonatais significativas *in utero* ou no berçário.
2. As alterações fisiopatológicas da PE grave indicam que a má perfusão é o principal fator que leva a transtorno fisiológico materno e ao aumento da morbimortalidade perinatal. Tentativas de tratar a PE por natriurese ou pela redução da PA podem exacerbar as alterações fisiopatológicas.
3. As alterações patogênicas da PE estão presentes muito antes dos critérios diagnósticos clínicos se manifestarem. Esses achados sugerem que alterações irreversíveis que afetam o bem-estar fetal podem estar presentes antes do diagnóstico clínico. Se houver uma justificativa para o manejo que não o parto, seria um paliativo da condição materna para permitir a maturação fetal e o amadurecimento cervical.

### Pré-eclâmpsia grave

O manejo da PE difere em pacientes com doença leve em relação aos que têm PE grave (Tabela 15.2). O manejo expectante da PE grave antes da 24ª semana de gestação quase sempre é inútil e deve ser oferecido ao término da gestação (Bombrys et al., 2008). Norwitz e Funai (2008) concluíram que

> Não há nenhum benefício clínico da mãe permanecer grávida com o diagnóstico de pré-eclâmpsia grave. Ao concordar com um tratamento expectante continuado, ela está assumindo um risco pequeno porém significativo para si própria em uma tentativa de retardar o parto até atingir uma idade gestacional mais favorável. Na nossa opinião, o manejo expectante da pré-eclâmpsia grave distante do termo deve ser feito apenas em circunstâncias específicas: se a mulher tiver uma gestação viável ≥ 24 semanas de gestação) sem evidência de CIUR, se ela estiver internada em uma unidade de cuidados terciários e se ela concordar em assumir o risco potencial para sua saúde por continuar com a gravidez após um longo aconselhamento por especialistas em medicina materno-infantil e neonatologia.

### Pré-eclâmpsia leve

#### Manejo não farmacológico

Monitorização: Lindheimer e colaboradores (2008) afirmam: "A suspeita de pré-eclâmpsia é

| **Tabela 15.2** |
|---|
| **Critérios para o diagnóstico de PE grave** |

**Sintomas**
 Disfunção do sistema nervoso central como a visão borrada ou cefaleia grave
 Distensão da cápsula hepática com dor no quadrante superior direito

**Sinais**
 PA acima de 160 mmHg sistólica ou 110 mmHg diastólica antes e após 6 horas de repouso
 Edema pulmonar
 Acidente vascular cerebral
 Cegueira cortical
 CIUR

**Achados laboratoriais**
 Proteinúria > 5 g/dia
 Oligúria < 500 mL/dia e/ou creatinina sérica acima de 1,2 mg/dL
 Síndrome HELLP
 Lesão hepática com transaminase sérica duas vezes acima do normal
 Trombocitopenia abaixo de 100.000 plaquetas/mm$^3$
 Coagulopatia com tempo de protrombina prolongado ou fibrinogênio baixo

Modificada de Norwitz ER, Funais EF. *Expectant management of severe preeclampsia remote from term: Hope for the best, but expect the worst. Am J Obstet Gynecol* 2008;199:209–212.

suficiente para recomendar a internação." Após a avaliação inicial, em algumas situações, pode ser possível cuidados diários em uma clínica (Turnbull et al., 2004).

Repouso: Em mulheres internadas por várias indicações pré-termo, o repouso absoluto no leito mostrou reduzir a incidência de PE e CIUR (Abenhaim et al., 2008). No outro extremo, a atividade física intensa pode aumentar o risco de PE (Oersterdal et al., 2009).

Dieta: As evidências atuais favorecem a manutenção de ingesta usual de sódio para evitar uma maior redução da perfusão placentária (Knuist et al., 1998). Suplementos de cálcio, embora ditos eficazes para prevenção de PE em populações de alto risco, não são úteis para a terapia (Hofmeyr et al., 2008). Como a cafeína pode aumentar o risco de aborto, parece prudente restringir a sua ingesta ainda mais em mulheres com PE (Weng et al., 2008).

## *Terapia farmacológica*

O relato do *Seventh Joint National Committee* (JNC-7) (Chobanian et al., 2003) afirma:

> A terapia anti-hipertensiva deve ser prescrita apenas para segurança materna; ela não melhora o desfecho perinatal e pode afetar adversamente o fluxo sanguíneo uteroplacentário. A seleção de agentes anti-hipertensivos e a via de administração depende da antecipação do momento do parto. Se o parto estiver há mais de 48 horas, a metildopa oral é preferida devido a sua conhecida segurança. O labetalol oral é uma alternativa e outros β-bloqueadores e antagonistas do cálcio também são aceitáveis com base em dados limitados. Se o parto for iminente, os agentes parenterais são práticos e eficazes (Tabela 15.3). Os anti-hipertensivos são administrados antes da indução do trabalho de parto para PA diastólicas persistentes de 105 a 110 mmHg ou mais, direcionando-as para níveis de 95 a 105 mmHg.

A preferência dada à hidralazina no relatório do National HBPEP Group de 2000 provavelmente não é garantida. Como observado em uma metanálise de todos os 21 estudos controlados randomizados, publicados entre 1966 e 2002 envolvendo 893 mulheres que receberam anti-hipertensivos de ação curta para hipertensão grave na gravidez, a hidralazina estava associada com mais efeitos colaterais maternos e fetais do que a nifedipina, isradipina ou labetalol (Magee et al., 2003).

O sulfato de magnésio foi documentado de forma conclusiva como necessário à prevenção das convulsões eclâmpticas, quando comparado com placebo (Magpie Trial Collaborative Group, 2002) ou bloqueadores dos canais de cálcio (Belfort et al., 2003). Em adição, o seu uso fornece neuroproteção a bebês nascidos antes de 30 semanas de gestação, como pode ser necessário em mulheres com PE grave (Crowther et al., 2003).

## Consequências a longo prazo

Após o parto, as mulheres que tiveram PE continuam a ter um maior risco de hipertensão,

## Tabela 15.3
### Tratamento da hipertensão aguda grave na PE

| | |
|---|---|
| Hidralazina | 5 mg IV em bolo, depois 10 mg a cada 20-30 minutos até um máximo de 25 mg; repetir após várias horas, se necessário |
| Labetalol | 20 mg IV em bolo, depois 40 mg 10 minutos mais tarde, 80 mg a cada 10 minutos por duas doses adicionais até um máximo de 220 mg |
| Nifedipina | 10 mg VO, repetir a cada 20 minutos até um máximo de 30 mg. Cuidado ao usar a nifedipina com sulfato de magnésio; pode haver queda pressórica abrupta. A nifedipina de ação curta não é aprovada pela FDA-US para o manejo da hipertensão |
| Nitroprussiato de sódio (raramente, quando os outros falham) | 0,25 µg/kg/min até um máximo de 5 µg/kg/min. Pode ocorrer intoxicação fetal por cianeto se for usada por > 4 horas |

diabetes e obesidade (Berends et al., 2008). Parte desse risco continuado reflete o seu estado pré-gravidez, mas ocorrência prévia de PE se soma o que estava presente antes. Como consequência, essas mulheres sofrem mais doenças cardiovasculares (Valdes et al., 2009) e renais (Vikse et al., 2008) mais tarde na vida. O risco imediato de complicações graves é baixo e, se receberem aconselhamento e acompanhamento adequados, elas podem alterar o estilo de vida melhor do que a maioria devido à sua experiência prévia durante a gravidez (Hertig et al., 2008).

Cerca de 15 a 20% das mulheres que tiveram PE irão tê-la novamente em gestações subsequentes. A probabilidade é maior naquelas com idade gestacional mais baixa no primeiro parto e obesidade crescente (Mostello et al., 2008). Elas devem ser monitorizadas mais de perto durante gestações subsequentes desde a 12ª semana (Sibai et al., 2008).

## Prevenção

Dekker e Sibai (2001) dividiram a prevenção em três estágios:

1. A prevenção *primária* obviamente será difícil sem o conhecimento da causa. Contudo, evitar os fatores de risco conhecidos (Tabela 15.1) pode ajudar. Em particular, evitar a gravidez em adolescentes, reduzir a obesidade e a resistência à insulina, fornecendo uma nutrição adequada e evitando nascimentos múltiplos durante gestações assistidas.

2. A prevenção *secundária* envolve a identificação da síndrome o mais cedo possível e o uso de estratégias que parecem influenciar os mecanismos patogênicos. Estas incluem aspirina de baixas doses (Duley et al., 2001), fibras dietéticas (Qiu et al., 2008), ácido fólico (Wen et al., 2008) e suplementação de cálcio (Hofmeyr et al., 2008). Os suplementos de óleo de peixe foram testados em seis estudos multicêntricos e demonstraram reduzir o parto prematuro mas não afetar qualquer outro desfecho (Olsen et al., 2000). Em adição, a redução do estresse oxidativo por antioxidantes pode agir em modelos animais (Hoffmann et al., 2008), mas nem a vitamina C nem a vitamina E foi preventiva (Roberts e Kennedy, 2008).

3. A prevenção *terciária* envolve as várias alterações no estilo de vida e as terapias descritas sob Manejo.

## ECLÂMPSIA

A eclâmpsia é definida pela ocorrência de convulsões devido à encefalopatia hipertensiva no cenário de uma PE (Karumanchi & Lindheimer, 2008b). Esta grave complicação está se tornando menos comum à medida que há um pré-natal mais eficiente, mas ainda é vista em 1% de todas as gestações em sociedades em desenvolvimento (Miguil & Chekairi, 2008).

## Características clínicas

A eclâmpsia é uma forma de encefalopatia hipertensiva que, com base do mapeamento da RM, é caracterizada por um edema vasogênico inicial reversível que pode levar a isquemia cerebral irreversível e infarto (Zeeman et al., 2004). As características foram bem definidas entre os 383 casos confirmados que ocorreram no Reino Unido durante 1992 (Douglas & Redman, 1994): 85% das convulsões ocorreram dentro da primeira semana da última visita da gestante ao seu médico, 77% ocorreram no hospital e 38% ocorreram antes que a proteinúria e a hipertensão fossem documentadas; 38% ocorreu antes do parto; 18% das mulheres morreu e 35% teve pelo menos uma complicação importante; a taxa de natimortos foi de 22:1.000 e a de mortes neonatais foi de 34:1.000.

## Manejo

O parto é retardado até que as convulsões tenham cessado, a PA esteja controlada e o equilíbrio hidroeletrolítico esteja adequado. Com o tratamento padronizado a seguir, administrado a 245 casos consecutivos de eclâmpsia, ocorreu apenas uma morte materna e todos os fetos, exceto um, dos que estavam vivos no início do tratamento e pesavam 1,8 kg ou mais ao nascer, sobreviveram (Pritchard et al., 1984):

- Sulfato de magnésio para controlar convulsões;
- Controle da hipertensão grave (PA diastólica, 110 mmHg) com injeções intravenosas intermitentes de hidralazina;
- Evitar diuréticos e agentes hiperosmóticos;
- Limitação da ingesta de fluidos, a não ser que haja uma perda excessiva de fluidos;
- Parto tão logo as convulsões tenham parado e a consciência tenha sido recuperada.

## HIPERTENSÃO CRÔNICA E GRAVIDEZ

À medida que mais mulheres nos países desenvolvidos retardam as gestações até a terceira ou quarta década, a prevalência de hipertensão preexistente provavelmente atingirá 5% (Roberts et al., 2003).

Mulheres grávidas podem ter qualquer um dos outros tipos de hipertensão listados no Capítulo 1. Como a PA geralmente cai durante a primeira metade da gravidez, a hipertensão preexistente pode não ser reconhecida se a mulher for vista pela primeira vez nesse período. Se a pressão for elevada nas primeiras 20 semanas, contudo, a hipertensão crônica e não a PE quase sempre é a causa.

A gravidez parece desencadear a hipertensão primária latente em mulheres cujas pressões retornam ao normal entre gestações, mas eventualmente permanecem elevadas. Na maioria das pacientes, essa "hipertensão transitória" aparece tardiamente na gravidez, não está acompanhada por proteinúria significativa ou edema e melhora dentro de 10 dias após parto. A hipertensão transitória geralmente recorre em gestações subsequentes e, frequentemente, é a base para o erro diagnóstico na PE em mulheres multíparas (National HBPEP Working Group, 2000).

Para elucidar a verdadeira natureza da hipertensão vista durante a gravidez, em geral é necessário acompanhar a paciente no pós-parto. Aos 3 meses, a completa resolução das várias alterações vistas na gravidez terá ocorrido de modo que, quando indicado, podem ser obtidos exames adicionais para elucidar a causa da hipertensão.

## Riscos para a mãe e para o feto

Mulheres com hipertensão crônica têm um risco maior de PE sobreposta e deslocamento placentário, e pelo menos os bebês do sexo masculino têm um risco três vezes maior de mortalidade perinatal (Zetterström et al., 2008). Mesmo sem PE sobreposta, mulheres com hipertensão crônica têm gestações mais complicadas com mais retardo do crescimento intrauterino e mortalidade perinatal (Chappell et al., 2008). Esses riscos são ainda maiores em mulheres negras nos Estados Unidos, naquelas com PA diastólica acima de 110 mmHg durante o primeiro trimestre e naquelas com proteinúria no início da gravidez (Sibai et al., 1998). Naquelas com creatinina sérica excedendo 2,0 mg/dL, foi relatada uma chance em três de progressão para doença renal terminal após a gravidez (Epstein, 1996), de modo que essas mulheres devem ser aconselhadas a não engravidar. Todavia, foram relatadas gestações bem sucedidas na maioria das mulheres que engravidam durante a diálise crônica (Bagon et al., 1998).

## Manejo

Mulheres com hipertensão leve a moderada devem ser observadas de perto, avisadas dos sinais iniciais da PE e ter o parto na 37ª semana de gestação. Elas devem ser avisadas a não se exercitar intensamente, não ingerir bebidas alcoólicas e não fumar, e a restringir a ingestão de sódio a 100 mmol por dia (National HBPEP Working Group, 2000).

Ainda há incertezas a respeito da decisão de usar (ou continuar) os agentes anti-hipertensivos e sobre quais fármacos escolher entre os disponíveis (Tabela 15.4). Como afirmado por Roberts et al (2003):

> Os médicos não têm evidências suficientes para saber qual terapia farmacológica é melhor, quando começar o tratamento, com que intensidade tratar ou se devem parar o tratamento e esperar que o efeito hipotensor da gravidez normal seja suficiente para controlar a pressão arterial. O único estudo para o tratamento da hipertensão durante a gravidez com adequado acompanhamento do bebê (7,5 anos) foi realizado há 25 anos com a alfametildopa, hoje em dia raramente usada em mulheres não grávidas [Cockburn et al., 1982]. Estudos clínicos anteriores também não observaram um efeito benéfico do tratamento da hipertensão leve sobre o desfecho da gravidez. Não houve redução na mortalidade perinatal, deslocamento da placenta ou pré-eclâmpsia sobreposta... Devido ao desconhecimento dos efeitos a longo prazo de qualquer tratamento sobre os bebês, esses estudos levaram à recomendação de tratar apenas com base na pressão arterial suficientemente elevada que trouxesse risco agudo potencial à mãe [National HBPEP Working Group, 2000]. Não está claro se esta é uma estratégia adequada... Mesmo em mulheres com pressão arterial elevada suficientemente para justificar a terapia para seu próprio benefício, não está claro se o tratamento é benéfico ou prejudicial ao feto. Em vários estudos, o tratamento de mulheres hipertensas resultou em um aumento do risco de restrição ao crescimento nos bebês [von Dadelszen et al., 2000]. Não se sabe se esta é uma consequência inevitável da redução da pressão arterial durante a gravidez ou se é devida a uma redução excessiva da pressão arterial ou a medicações específicas.

Essas mesmas incertezas persistem em 2009 (Lindheimer et al., 2009).

### Tabela 15.4
**Medicações orais para tratamento de hipertensão crônica na gravidez**

| Agente | Comentários |
|---|---|
| Metildopa | Preferido com base nos estudos de acompanhamento a longo prazo que garantem a segurança |
| β-bloqueadores | Relatos de retardo no crescimento intrauterino (atenolol) |
| Labetalol | Cada vez mais preferido em relação à metildopa devido aos efeitos colaterais reduzidos |
| Antagonistas do cálcio (nifedipina) | Dados limitados. Não há aumento na teratogenicidade com a exposição |
| Diuréticos | Não são agentes de primeira-linha. Provavelmente seguros para reduzir a retenção de fluidos de outros agentes |
| IECAs, bloqueadores dos receptores de A-II, inibidores diretos da renina | Contraindicados. Há relatos de toxicidade fetal e morte |

Como observado na Tabela 15.4, os fármacos que bloqueiam o sistema renina-angiotensina estão contraindicados durante a gravidez, mesmo durante o primeiro trimestre (Cooper et al., 2006). A hipertensão durante a gravidez, quer tratada ou não, aumenta discretamente o risco de malformações fetais (Caton et al., 2009). Certas medicações fitoterápicas também podem causar malformações congênitas (Chuang et al., 2006), de modo que mulheres grávidas devem ser aconselhadas a não fazer uso de nenhuma delas.

## Outras causas de hipertensão durante a gravidez

Formas secundárias identificáveis de hipertensão ocorrem apenas raramente na gravidez (Lindsay & Nieman, 2006). O diagnóstico pode ser confundido pelas múltiplas alterações no sistema renina-aldosterona e outros sistemas hormonais que ocorrem durante a gravidez e a sua terapia pode se tornar difícil devido aos eventos adversos no feto. A discussão destas várias formas identificáveis de hipertensão durante a gravidez é apresentada nos capítulos respectivos.

# SÍNDROMES PÓS-PARTO

Em mulheres que tiveram PE, é necessária a monitorização de perto após o parto (Hertig et al., 2008). Como observado anteriormente, a PE e a eclâmpsia podem aparecer após o parto. Dependendo da PA, a dose de agentes anti-hipertensivos deve ser reduzida e eles podem não ser necessários por algumas semanas. Se a PA permanecer elevada com seis semanas de pós-parto, deve ser feita uma investigação de outras causas de hipertensão. O uso de anti-inflamatórios não esteroidais pode contribuir para a hipertensão pós-parto (Makris et al., 2004).

A *cardiomiopatia pós-parto* é uma forma rara, porém grave, de disfunção sistólica do ventrículo esquerdo, relatada em cerca de 1 em 3.000 nascimentos vivos (Mielniczuk et al., 2006), que aparece no último mês da gravidez ou dentro de 5 meses após o parto na ausência de causas identificáveis ou doença cardíaca previamente conhecida (Habli et al., 2008). A biópsia endomiocárdica frequentemente revela miocardite (Felker et al., 2000).

## Hipertensão e lactação

A amamentação não eleva a PA da mãe (Robson et al., 1989) e pode proteger o bebê de hipertensão subsequente (Singhal & Lucas, 2004). Todos os fármacos anti-hipertensivos tomados pela mãe entram no leite materno; a maioria está presente em concentrações muito baixas, exceto o atenolol e o acebutolol (Podynow & August, 2008). Revisões amplas de fármacos para mulheres grávidas e lactantes estão disponíveis na literatura (Weiner & Buhimschi, 2004).

# HIPERTENSÃO COM ANTICONCEPCIONAIS ORAIS

Os ACOs têm sido usados por milhões de mulheres desde o início dos anos 60. Os ACOs são seguros para a maioria das mulheres, mas seu uso tem alguns riscos.

## Incidência de hipertensão

A PA se eleva um pouco na maioria das mulheres que usam ACOs contendo estrogênio (Kotchen & Kotchen, 2003). Em um estudo prospectivo de coorte com quase 70.000 enfermeiras durante quatro anos entre 1989 e 1993, quando a dose de estrogênio era 2 a 3 vezes maior do que a dose dos ACOs atuais, o risco relativo global de hipertensão foi 50% maior nas usuárias atuais de ACOs comparado com as que nunca usaram e 10% mais alta comparado com as que já usaram (Chasan-Taber et al., 1996). O aumento de 50% no risco relativo se traduz em 41 casos por 10.000 pessoa/ano de uso de ACO.

## Fatores predisponentes

No *U.S. Nurses Study*, o risco de hipertensão não foi modificado significativamente pela idade, história familiar de hipertensão, etnia ou índice de massa corporal (Chasan-Taber et al., 1996). Mulheres com PE prévia parecem ter pouco risco adicional.

## Curso clínico

Na maioria das mulheres que desenvolve hipertensão durante o uso de ACO, a doença é leve e, em mais da metade, a PA retorna ao normal quando o ACO é suspenso (Weir, 1978). Em algumas mulheres, a hipertensão é grave, acelera rapidamente para a fase maligna e causa dano renal irreversível (Lim et al., 1987).

Entre mulheres nulíparas que recentemente suspenderam o uso dos ACOs e engravidaram, o risco de desenvolvimento de HG foi reduzido mas o risco de PE aumentou discretamente (Thadhani et al., 1999).

## Mecanismo

Não se sabe se os ACOs causam hipertensão *de novo* ou simplesmente desencadeiam o surgimento de hipertensão que, eventualmente, iria aparecer de modo espontâneo. O mecanismo da hipertensão induzida por ACO também é desconhecido, particularmente porque o estrogênio parece ser vasodilatador (Lee et al., 2000). Foram identificadas alterações na função endotelial (Virdis et al., 2003), no sistema renina-angiotensina-aldosterona (Ribstein et al., 1999) e na sensibilidade à insulina (Godsland et al., 1992).

## Riscos em perspectiva

Com as formulações prévias de altas doses, os riscos das várias doenças cardiovasculares, incluindo a hipertensão, eram aumentados. Com as formulações de baixas doses usadas atualmente *não* há aumento do risco de mortalidade global ou de infarto do miocárdio, há um risco reduzido de câncer ovariano e uterino, mas um risco aumentado de tromboembolismo venoso, acidente vascular cerebral e câncer cervical e mamário (Vessey et al., 2003). A mortalidade se elevou em 24% naquelas que fumavam de 1 a 14 cigarros por dia e 114% nas que fumavam 15 ou mais (Vessey et al., 2003). O risco associado com o tabagismo é maior em mulheres acima de 35 anos de idade (Kaunitz, 2008).

É importante reconhecer que os aumentos relatados no risco relativo se traduzem apenas em pequenos aumentos no risco absoluto. Como visto na Tabela 15.5, o número de casos de infarto do miocárdio e acidente vascular cerebral se eleva com a idade, com o tabagismo e com a hipertensão preexistente, mas ainda permanece consideravelmente mais baixo do que a mortalidade vista na gravidez.

## Diretrizes para o uso dos anticoncepcionais orais

As diretrizes publicadas pelo *American College of Obstetrics and Gynecology* (ACOG, 2001) concorda com o uso de ACO em mulheres com

**Tabela 15.5**
Estimativas específicas da idade das taxas em excesso de infarto do miocárdio e acidente vascular cerebral isquêmico atribuível ao uso de ACOs com baixas doses de estrogênio e mortalidade relacionada à gravidez

| Variável | Idade, anos | | |
|---|---|---|---|
| | 20-24 | 30-34 | 40-44 |
| Nº de casos excedidos de infarto do miocárdio e acidente vascular cerebral isquêmico atribuível aos ACOs (por 100.000 mulheres/ano de uso) | | | |
| Entre não fumantes | 0,4 | 0,6 | 2 |
| Entre fumantes | 1 | 2 | 20 |
| Entre mulheres hipertensas | 4 | 7 | 29 |
| Nº de mortes relacionadas à gravidez | 10 | 12 | 45 |

Modificada de Petitti DB. *Clinical practice: Combination estrogen-progestin oral contraceptives.* N Engl J Med 2003;349:1443–1450.

hipertensão controlada, mas não naquelas com hipertensão não controlada, acima de 160/100 mmHg (Tabela 15.6).

Quando os ACOs são usados, devem ser tomadas as seguintes precauções:

- Deve ser prescrita a menor dose efetiva de estrogênio e progesterona;
- A PA deve ser medida pelo menos a cada seis meses e sempre que a mulher se sentir mal;
- Se a PA se elevar significativamente, o ACO deve ser suspenso e ser fornecida outra forma de anticoncepção;
- ACOs à base apenas de progesterona não estão associados com fatores de risco cardiovascular (Merki-Feld et al., 2008);
- Se a PA não se normalizar dentro de três meses deve ser feita uma investigação adequada e iniciada terapia.

## TERAPIA DE REPOSIÇÃO DE ESTROGÊNIO E HIPERTENSÃO

Após uma reavaliação importante da segurança e benefício da terapia de reposição hormonal estrogênica (TRH) na pós-menopausa, provavelmente muito menos mulheres estarão em uso de TRH (Calleja-Agius & Brincat, 2008). Todavia, a TRH pode ser útil no período pós-menopausa imediato (Clarkson, 2008) e muitas mulheres continuarão a usar a TRH já que nada mais previne as ondas de calor de forma eficaz (Medical Letter, 2004).

Diante do efeito conhecido pró-hipertensivo dos estrogênios administrados em doses suprafisiológicas para anticoncepção, há preocupações de que as doses menores para reposição também podem elevar a PA, se somando à frequente elevação na PA após a menopausa rela-

**Tabela 15.6**
Resumo das diretrizes para o uso de anticoncepcionais orais combinados – estrogênio-progesterona – em mulheres com características que podem aumentar o risco de efeitos adversos

| Variáveis | Diretrizes ACOG | Diretrizes OMS |
|---|---|---|
| Tabagista, > 35 anos de idade | | |
|    < 15 cigarros/dia | Risco inaceitável | O risco geralmente supera os benefícios |
|    ≥ 15 cigarros dia | Risco inaceitável | Risco inaceitável |
| Hipertensão | | |
| PA controlada | Risco aceitável; sem definição de controle de pressão arterial | O risco geralmente supera os benefícios se a PA sistólica for 140-159 mmHg e a PA diastólica for 90-99 mmHg |
| PA não controlada | Risco inaceitável; sem definição de PA não controlada | Risco inaceitável se PA sistólica for ≥ 160 mmHg ou PA diastólica ≥ 100 mmHg |
| História de acidente vascular cerebral, doença cardíaca isquêmica ou tromboembolismo venoso | Risco inaceitável | Risco inaceitável |
| Diabetes | Risco aceitável se não houver outros fatores de risco cardiovascular nem lesão de órgão-alvo | O benefício supera os riscos se não houver lesão de órgão-alvo e o diabetes tiver ≤ 20 anos de duração |
| Hipercolesterolemia | Risco aceitável se LDL colesterol < 160 mg/dL e sem outros fatores de risco cardiovascular | O coeficiente de risco-benefício depende da presença ou ausência de outros fatores de risco cardiovascular |

Modificada de Petitti DB. Clinical practice. *Combination estrogen-progestin oral contraceptives.* N Engl J Med 2003;349:1443–1450.

cionada com aumento do peso corporal e da idade (Coylewright et al., 2008). Embora a hipertensão tenha sido relatada com doses elevadas de estrogênio pós-menopausa, a maioria dos estudos controlados observou nenhuma diferença ou uma *diminuição* na PA ambulatorial e uma maior redução da PA noturna em usuários de TRH (Coylewright et al., 2008), particularmente no período inicial da TRH (Barton & Meyer, 2009). Mulheres que já são hipertensas podem ter uma queda na PA com o estradiol transdérmico (Ahmed et al., 2008; Chu et al., 2008; Vongpatanasin et al., 2003).

Além da aparente benignidade na sua relação com a hipertensão, a TRH tem características experimentais (Marfella et al., 2008) e clínicas a seu favor. Como resumido por Birge (2008):

> Dados clínicos e bioquímicos disponíveis são suficientemente convincentes para recomendar a terapia hormonal em baixas doses ou transdérmica para o manejo dos sintomas da menopausa quando possível. Mulheres que iniciam a terapia hormonal com baixas doses ou transdérmica não têm um maior risco de doença cardiovascular, acidente vascular cerebral, doença venosa trombótica e câncer de mama. As evidências sugerem que estes desfechos são afetados favoravelmente pela terapia hormonal de baixas doses e persistem com a continuação da terapia.

A seguir, veremos a hipertensão em crianças e adolescentes, um problema cada vez maior.

## REFERÊNCIAS

Abenhaim HA, Bujold E, Benjamin A, et al. Evaluating the role of bedrest on the prevention of hypertensive diseases of pregnancy and growth restriction. *Hypertens Pregnancy* 2008;27: 197–205.

ACOG Committee on Practice Bulletins-Gynecology. ACOG Practice Bulletin. The use of hormonal contraception in women with coexisting medical conditions. Number 18, July 2000. *Int J Gynaecol Obstet* 2001;75:93–106.

Ahmed SB, Culleton BF, Tonelli M, et al. Oral estrogen therapy in postmenopausal women is associated with loss of kidney function. *Kidney Int* 2008;74:370–376.

Alanis MC, Robinson CJ, Hulsey TC, et al. Early-onset severe preeclampsia: Induction of labor vs elective cesarean delivery and neonatal outcomes. *Am J Obstet Gynecol* 2008; 199:262–266.

Apollon KM, Robinson JN, Schwartz RB, et al. Cortical blindness in severe preeclampsia: Computer tomography, magnetic resonance imaging, and single-photon-emission computed tomography findings. *Obstet Gynecol* 2000;95: 1017–1019.

Bagon JA, Vernaeve H, De Muylder X, et al. Pregnancy and dialysis. *Am J Kidney Dis* 1998;31:756–765.

Baker PN, Broughton Pipkin F, et al. Longitudinal study of platelet angiotensin II binding in human pregnancy. *Clin Sci* 1992;82:377–381.

Barton M, Meyer MR. Postmenopausal Hypertension: Mechanism and Therapy. *Hypertens* 2009;54:11–18.

Belfort M, Allred J, Dildy G. Magnesium sulfate decreases cerebral perfusion pressure in preeclampsia. *Hypertens Pregnancy* 2008;27:315–327.

Belfort MA, Anthony J, Saade GR, et al. Nimodipine Study Group. A comparison of magnesium sulfate and nimodipine for the prevention of eclampsia. *N Engl J Med* 2003;348: 304–311.

Berends AL, de Groot CJ, Sijbrands EJ, et al. Shared constitutional risks for maternal vascular-related pregnancy complications and future cardiovascular disease. *Hypertension* 2008;51: 1034–1041.

Birge SJ. Hormone therapy and stroke. *Clin Obstet Gynecol* 2008;51:581–591.

Bombrys AE, Barton JR, Nowacki EA, et al. Expectant management of severe preeclampsia at less than 27 weeks' gestation: Maternal and perinatal outcomes according to gestational age by weeks at onset of expectant management. *Am J Obstet Gynecol* 2008;199:247–256.

Brackley KJ, Ramsay MM, Broughton Pipkin F, et al. The maternal cerebral circulation in pre-eclampsia: Investigations using Laplace transform analysis of Doppler waveforms. *Br J Obstet Gynecol* 2000;107:492–500.

Brown MA, Sinosich MJ, Saunders DM, et al. Potassium regulation and progesterone-aldosterone interrelationships in human pregnancy: A prospective study. *Am J Obstet Gynecol* 1986; 155:349–353.

Calleja-Agius J, Brincat MP. Hormone replacement therapy post Women's Health Initiative study: Where do we stand? *Curr Opin Obstet Gynecol* 2008;20:513–518.

Caton AR, Bell EM, Druschel CM, et al. Antihypertensive medication use during pregnancy and the risk of cardiovascular malformations. *Hypertension* 2009;54:63–70.

Chancellor J, Thorp JM Jr. Blood pressure measurement in pregnancy. *BJOG* 2008;115:1076–1077.

Chapman AB, Abraham WT, Zamudio S, et al. Temporal relationships between hormonal and hemodynamic changes in early human pregnancy. *Kidney Int* 1998;54:2056–2063.

Chappell LC, Enye S, Seed P, et al. Adverse perinatal outcomes and risk factors for preeclampsia in women with chronic hypertension: A prospective study. *Hypertension* 2008;51: 1002–1009.

Chasan-Taber L, Willett WC, Manson JE, et al. Prospective study of oral contraceptives and hypertension among women in the United States. *Circulation* 1996;94:483–489.

Chesley LC. Diagnosis of preeclampsia. *Obstet Gynecol* 1985;65: 423–425.

Chobanian AV, Bakris GL, Black HR, et al. Seventh report of the Joint National Committee on Prevention, Detection, Evaluation, and Treatment of High Blood Pressure. *Hypertension* 2003;42:1206–1252.

Chu MC, Cushman M, Solomon R, et al. Metabolic syndrome in postmenopausal women: The influence of oral or transdermal estradiol on inflammation and coagulation markers. *Am J Obstet Gynecol* 2008;199:526–527.

Chuang CH, Doyle P, Wang JD, et al. Herbal medicines used during the first trimester and major congenital malformations: An analysis of data from a pregnancy cohort study. *Drug Saf* 2006;29:537–548.

Clarkson TB. Can women be identified that will derive considerable cardiovascular benefits from postmenopausal estrogen therapy? *J Clin Endocrinol Metab* 2008;93:37–39.

Cnossen JS, Vollebregt KC, de VN, et al. Accuracy of mean arterial pressure and blood pressure measurements in predicting pre-eclampsia: Systematic review and meta-analysis. *Br Med J* 2008;336:1117–1120.

Cockburn J, Moar VA, Ounsted M, et al. Final report of study on hypertension during pregnancy: The effects of specific treatment on the growth and development of the children. *Lancet* 1982;1:647–649.

Conde-Agudelo A, Villar J, Lindheimer M. World Health Organization systematic review of screening tests for preeclampsia. *Obstet Gynecol* 2004;104:1367–1391.

Cooper WO, Hernandez-Diaz S, Arbogast PG, et al. Major congenital malformations after first-trimester exposure to ACE inhibitors. *N Engl J Med* 2006;354:2443–2451.

Cote AM, Brown MA, Lam E, et al. Diagnostic accuracy of urinary spot protein:creatinine ratio for proteinuria in hypertensive pregnant women: Systematic review. *Br Med J* 2008;336: 1003–1006.

Coylewright M, Reckelhoff JF, Ouyang P. Menopause and hypertension: An age-old debate. *Hypertension* 2008;51: 952–959.

Crowther CA, Hiller JE, Doyle LW, et al. Australasian Collaborative Trial of Magnesium Sulphate (ACTOMg SO4) Collaborative Group. Effect of magnesium sulfate given for neuroprotection before preterm birth: A randomized controlled trial. *JAMA* 2003;290:2669–2676.

Dekker G, Sibai B. Primary, secondary, and tertiary prevention of pre-eclampsia. *Lancet* 2001;357:209–215.

Dempsey JC, Williams MA, Luthy DA, et al Weight at birth and subsequent risk of preeclampsia as an adult. *Am J Obstet Gynecol* 2003;189:494–500.

Douglas KA, Redman CWG. Eclampsia in the United Kingdom. *Br Med J* 1994;309:1395–1400.

Duley L, Henderson-Smart D, Knight M, et al. Antiplatelet drugs for prevention of pre-eclampsia and its consequences. *Br Med J* 2001;322:329–333.

Epstein FH. Pregnancy and renal disease. *N Engl J Med* 1996;335: 277–278.

Felker GM, Jaeger CJ, Klodas E, et al. Myocarditis and long-term survival in peripartum cardiomyopathy. *Am Heart J* 2000;140: 785–791.

Ferguson JH, Neubauer BL, Shaar CJ. Ambulatory blood pressure monitoring during pregnancy. Establishment of standards of normalcy. *Am J Hypertens* 1994;7:838–843.

Fischer MJ, Lehnerz SD, Hebert JR, et al. Kidney disease is an independent risk factor for adverse fetal and maternal outcomes in pregnancy. *Am J Kidney Dis* 2004;43:415–423.

Freeman DJ, McManus F, Brown EA, et al. Short- and long-term changes in plasma inflammatory markers associated with preeclampsia. *Hypertension* 2004;43:708–714.

Godsland IF, Walton C, Felton C, et al. Insulin resistance, secretion, and metabolism in users of oral contraceptives. *J Clin Endocrinol Metab* 1992;74:64–70.

Habli M, O'Brien T, Nowack E, et al. Peripartum cardiomyopathy: Prognostic factors for long-term maternal outcome. *Am J Obstet Gynecol* 2008;199:415.

Hermida RC, Ayala DE, Fernandez JR, et al. Reproducibility of the tolerance-hyperbaric test for diagnosing hypertension in pregnancy. *J Hypertens* 2004;22:565–572.

Herse F, Verlohren S, Wenzel K, et al. Prevalence of autoantibodies against the angiotensin II type 1 receptor and soluble fms-like tyrosine kinase 1 in a gestational age-matched case study. *Hypertnsion* 2009;53:393–398.

Hertig A, Watnick S, Strevens H, et al. How should women with pre-eclampsia be followed up? New insights from mechanistic studies. *Nat Clin Pract Nephrol* 2008;4:503–509.

Higgins JR, de Sweit M. Blood-pressure measurement and classification of pregnancy. *Lancet* 2001;357:131–135.

Hirashima C, Ohkuchi A, Matsubara S, et al. Alteration of serum soluble endoglin levels after the onset of preeclampsia is more pronounced in women with early-onset. *Hypertens Res* 2008;31: 1541–1548.

Hoffmann DS, Weydert CJ, Lazartigues E, et al. Chronic tempol prevents hypertension, proteinuria, and poor fetoplacental outcomes in BPH/5 mouse model of preeclampsia. *Hypertension* 2008;51:1058–1065.

Hofmeyr GJ, Mlokoti Z, Nikodem VC, et al. Calcium supplementation during pregnancy for preventing hypertensive disorders is not associated with changes in platelet count, urate, and urinary protein: A randomized control trial. *Hypertens Pregnancy* 2008;27:299–304.

Kanasaki K, Palmsten K, Sugimoto H, et al. Deficiency in catechol-O-methyltransferase and 2-methoxyoestradiol is associated with pre-eclampsia. *Nature* 2008;453:1117–1121.

Karumanchi SA, Lindheimer MD. Preeclampsia pathogenesis: "Triple a rating"-autoantibodies and antiangiogenic factors. *Hypertension* 2008a;51:991–992.

Karumanchi SA, Lindheimer MD. Advances in the understanding of eclampsia. *Curr Hypertens Rep* 2008b;10:305–312.

Kaunitz AM. Clinical practice. Hormonal contraception in women of older reproductive age. *N Engl J Med* 2008; 358:1262–1270.

Khalil AA, Cooper DJ, Harrington KF. Pulse wave analysis: A preliminary study of a novel technique for the prediction of pre-eclampsia. *BJOG* 2009;116:268–276.

Khan F, Belch JJ, MacLeod M, et al. Changes in endothelial function precede the clinical disease in women in whom preeclampsia develops. *Hypertension* 2005;46:1123–1128.

Khaw A, Kametas NA, Turan OM, et al. Maternal cardiac function and uterine artery Doppler at 11–14 weeks in the prediction of pre-eclampsia in nulliparous women. *BJOG* 2008;115: 369–376.

Knuist M, Bonsel GJ, Zondervan HA, et al. Low sodium diet and pregnancy-induced hypertension: A multi-centre randomised controlled trial. *Br J Obstet Gynecol* 1998; 105:430–434.

Kotchen JM, Kotchen TA. Impact of female hormones on blood pressure: Review of potential mechanisms and clinical studies. *Curr Hypertens Rep* 2003;5:505–512.

LaMarca B, Wallukat G, Llinas M, et al. Autoantibodies to the angiotensin type I receptor in response to placental ischemia and tumor necrosis factor alpha in pregnant rats. *Hypertension* 2008;52:1168–1172.

Lee AFC, McFarlane LC, Struthers AD. Ovarian hormones in man: Their effects on resting vascular tone, angiotensin converting enzyme activity and angiotensin II-induced vasoconstriction. *Br J Clin Pharmacol* 2000;50:73–76.

Levine RJ, Lam C, Qian C, et al. Soluble endoglin and other circulating antiangiogenic factors in preeclampsia. *N Engl J Med* 2006;355:992–1005.

Lim KG, Isles CG, Hodsman GP, et al. Malignant hypertension in women of childbearing age and its relation to the contraceptive pill. *Br Med J* 1987;294:1057–1059.

Lim JH, Kim SY, Park SY, et al. Effective prediction of pre-eclampsia by a combined ratio of angiogenesis-related factors. *Obstet Gynecol* 2008;111:1403–1409.

Lindheimer MD, Taler SJ, Cunningham FG. Hypertension in pregnancy. *J Clin Hypertens* 2009;11(4):214–225.

Lindsay JR, Nieman LK. Adrenal disorders in pregnancy. *Endocrinol Metab Clin N Am* 2006;35:1–20.

Magee LA, Cham C, Waterman EJ, et al. Hydralazine for treatment of severe hypertension in pregnancy: Meta-analysis. *Br Med J* 2003;327:955–960.

Magness RR, Rosenfeld CR, Hassan A, et al. Endothelial vasodilator production by uterine and systemic arteries. I. Effects of ANG II on $PGI_2$ and NO in pregnancy. *Am J Physiol* 1996;270:H1914–H1923.

Magpie Trial Collaborative Group. Do women with preeclampsia, and their babies, benefit from magnesium sulphate? The Magpie Trial: A randomised placebo-controlled trial. *Lancet* 2002; 359:1877–1890.

Makris A, Thornton C, Hennessy A. Postpartum hypertension and nonsteroidal analgesia. *Am J Obstet Gynecol* 2004; 190:577–578.

Marfella R, Di FC, Portoghese M, et al. Proteasome activity as a target of hormone replacement therapy-dependent plaque stabilization in postmenopausal women. *Hypertension* 2008;51: 1135–1141.

Martin JN Jr, Bailey AP, Rehberg JF, et al. Thrombotic thrombocytopenic purpura in 166 pregnancies: 1955–2006. *Am J Obstet Gynecol* 2008;199:98–104.

Maynard S, Epstein FH, Karumanchi SA. Preeclampsia and angiogenic imbalance. *Annu Rev Med* 2008;59:61–78.

Maynard SE, Min JY, Merchan J, et al. Excess placental soluble fms-like tyrosine kinase 1 (sFlt1) may contribute to endothelial dysfunction, hypertension, and proteinuria in preeclampsia. *J Clin Invest* 2003;111:649–658.

Medical Letter. Treatment of menopausal vasomotor symptoms. *Med Let* 2004;46:98–99.

Mei S, Gu H, Wang Q, et al. Pre-eclampsia outcomes in different hemodynamic models. *J Obstet Gynaecol Res* 2008; 34:179–188.

Merki-Feld GS, Imthurn B, Seifert B. Effects of the progestagen-only contraceptive implant Implanon on cardiovascular risk factors. *Clin Endocrinol (Oxf)* 2008;68:355–360.

Mielniczuk LM, Williams K, Davis DR, et al. Frequency of peripartum cardiomyopathy. *Am J Cardiol* 2006;97:1765–1768.

Miguil M, Chekairi A. Eclampsia, study of 342 cases. *Hypertens Pregnancy* 2008;27:103–111.

Mostello D, Kallogjeri D, Tungsiripat R, et al. Recurrence of preeclampsia: Effects of gestational age at delivery of the first pregnancy, body mass index, paternity, and interval between births. *Am J Obstet Gynecol* 2008;199:55–57.

National High Blood Pressure Education Program Working Group on High Blood Pressure in Pregnancy. Report of the National High Blood Pressure Education Program Working Group on High Blood Pressure in Pregnancy. *Am J Obstet Gynecol* 2000; 183:S1–S22.

Norwitz ER, Funai EF. Expectant management of severe preeclampsia remote from term: Hope for the best, but expect the worst. *Am J Obstet Gynecol* 2008;199:209–212.

Olsen S, Secher NJ, Tabor A, et al. Randomised clinical trials of fish oil supplementation in high risk pregnancies. *Br J Obstet Gynaecol* 2000;107:382–395.

Østerdal ML, Strom M, Klemmensen AK, et al. Does leisure time physical activity in early pregnancy protect against pre-eclampsia? Prospective cohort in Danish women. *BJOG* 2009;116:98–107.

Page EW. Placental dysfunction in eclamptogenic toxemias. *Obstet Gynecol Surv* 1948;3:615–628.

Podymow T, August P. Update on the use of antihypertensive drugs in pregnancy. *Hypertension* 2008;51:960–969.

Poon LC, Kametas NA, Pandeva I, et al. Mean arterial pressure at 11(+0) to 13(+6) weeks in the prediction of pre-eclampsia. *Hypertension* 2008a;51:1027–1033.

Poon LC, Kametas N, Strobl I, et al. Inter-arm blood pressure differences in pregnant women. *BJOG* 2008b;115: 1122–1130.

Powers RW, Catov JM, Bodnar LM, et al. Evidence of endothelial dysfunction in preeclampsia and risk of adverse pregnancy outcome. *Reprod Sci* 2008;15:374–381.

Pritchard JA, Cunningham FG, Pritchard SA. The Parkland Memorial Hospital protocol for treatment of eclampsia: Evaluation of 245 cases. *Am J Obstet Gynecol* 1984;148: 951–963.

Qiu C, Coughlin KB, Frederick IO, et al. Dietary fiber intake in early pregnancy and risk of subsequent preeclampsia. *Am J Hypertens* 2008;21:903–909.

Rang S, van Montfrans GA, Wolf H. Serial hemodynamic measurement in normal pregnancy, preeclampsia, and intrauterine growth restriction. *Am J Obstet Gynecol* 2008;198:519.

Ribstein J, Halimi J-M, du Cailar G, et al. Renal characteristics and effect of angiotensin suppression in oral contraceptive use. *Hypertension* 1999;33:90–95.

Roberts JM. Preeclampsia: New approaches but the same old problems. *Am J Obstet Gynecol* 2008;199:443–444.

Roberts JM, Catov JM. Preeclampsia more than 1 disease: Or is it? *Hypertension* 2008;51:989–990.

Roberts JM, Gammill HS. Preeclampsia: Recent insights. *Hypertension* 2005;46:1243–1249.

Roberts JM, Kennedy S. A randomized controlled trial of antioxidant vitamins to prevent serious complications associated with pregnancy related hypertension in low risk, nulliparous women. *Am J Obstet Gynecol* 2008;199:S4.

Roberts JM, Bodnar LM, Lain KY, et al. Uric acid is as important as proteinuria in identifying fetal risk in women with gestational hypertension. *Hypertension* 2005;46:1263–1269.

Roberts JM, Pearson G, Cutler J, et al. Summary of the NHLBI Working Group on Research on Hypertension During Pregnancy. *Hypertension* 2003;41:437–445.

Robson SC, Dunlop W, Bavs RJ, et al. Hemodynamic effects of breast-feeding. *Br J Obstet Gynaecol* 1989;96:1106–1108.

Romero R, Kusanovic JP, Than NG, et al. First-trimester maternal serum PP13 in the risk assessment for preeclampsia. *Am J Obstet Gynecol* 2008;199:122.

Schwartz RB, Feske SK, Polak JF, et al. Preeclampsia-eclampsia: Clinical and neuroradiographic correlates and insights into the pathogenesis of hypertensive encephalopathy. *Radiology* 2000; 217:371–376.

Sibai BM. Intergenerational factors: A missing link for preeclampsia, fetal growth restriction, and cardiovascular disease? *Hypertension* 2008a;51:993–994.

Sibai BM. Maternal and uteroplacental hemodynamics for the classification and prediction of preeclampsia. *Hypertension* 2008b;52:805–806.

Sibai BM, Koch MA, Freire S, et al. Serum inhibin A and angiogenic factor levels in pregnancies with previous preeclampsia and/or chronic hypertension: Are they useful markers for prediction of subsequent preeclampsia? *Am J Obstet Gynecol* 2008;199:268–269.

Sibai BM, Lindheimer M, Hauth J, et al. Risk factors for preeclampsia, abruptio placentae, and adverse neonatal outcomes among women with chronic hypertension. *N Engl J Med* 1998;339:667–671.

Silva LM, Steegers EA, Burdorf A, et al. No midpregnancy fall in diastolic blood pressure in women with a low educational level: The Generation R Study. *Hypertension* 2008;52:645–651.

Singhal A, Lucas A. Early origins of cardiovascular disease: Is there a unifying hypothesis? *Lancet* 2004;363:1642–1645.

Stepan H, Unversucht A, Wessel N, et al. Predictive value of maternal angiogenic factors in second trimester pregnancies with abnormal uterine perfusion. *Hypertension* 2007; 49:818–824.

Thadhani R, Stampfer MJ, Chasan-Taber L, et al. A prospective study of pregravid oral contraceptive use and risk of hypertensive disorders of pregnancy. *Contraception* 1999;60:145–150.

Turnbull DA, Wilkinson C, Gerard K, et al. Clinical, psychosocial, and economic effects of antenatal day care for three medical complications of pregnancy: A randomised controlled trial of 395 women. *Lancet* 2004;363:1104–1109.

Valdes G, Quezada F, Marchant, E, et al. Association of remote hypertension in pregnancy with coronary artery disease: A case-control study. *Hypertension* 2009;53:733–738.

Valensise H, Vasapollo B, Gagliardi G, et al. Early and late preeclampsia: Two different maternal hemodynamic states in the latent phase of the disease. *Hypertension* 2008;52:873–880.

van Runnard Heimel PJ, Kavelaars A, Heijnen CJ, et al. HELLP syndrome is associated with an increased inflammatory response, which may be inhibited by administration of prednisolone. *Hypertens Pregnancy* 2008;27:253–265.

Vessey M, Painter R, Yeates D. Mortality in relation to oral contraceptive use and cigarette smoking. *Lancet* 2003;362: 185–191.

Vikse BE, Irgens LM, Leivestad T, et al. Preeclampsia and the risk of end-stage renal disease. *N Engl J Med* 2008; 359:800–809.

Virdis A, Pinto S, Versari D, et al. Effect of oral contraceptives on endothelial function in the peripheral microcirculation of healthy women. *J Hypertens* 2003;21:2275–2280.

von Dadelszen P, Ornstein MP, Bull SB, et al. Fall in mean arterial pressure and fetal growth restriction in pregnancy hypertension: A meta-analysis. *Lancet* 2000;355:87–92.

Vongpatanasin W, Tuncel M, Wang Z, et al. Differential effects of oral versus transdermal estrogen replacement therapy on C-reactive protein in postmenopausal women. *J Am Coll Cardiol* 2003;41:1358–1363.

Walker JJ. Pre-eclampsia. *Lancet* 2000;356:1260–1265.

Wallis AB, Saftlas AF, Hsia J, et al. Secular trends in the rates of preeclampsia, eclampsia, and gestational hypertension, United States, 1987–2004. *Am J Hypertens* 2008;21: 521–526.

Wallukat G, Homuth V, Fischer T, et al. Patients with preeclampsia develop agonistic autoantibodies against the angiotensin AT1 receptor. *J Clin Invest* 1999;103:945–952.

Weiner CP, Buhimschi C. *Drugs for Pregnant and Lactating Women.* Philadelphia, PA: Churchill Livingstone; 2004.

Weir RJ. When the pill causes a rise in blood pressure. *Drugs* 1978;16:522–527.

Wen SW, Chen XK, Rodger M, et al. Folic acid supplementation in early second trimester and the risk of preeclampsia. *Am J Obstet Gynecol* 2008;198:45–47.

Weng X, Odouli R, Li DK. Maternal caffeine consumption during pregnancy and the risk of miscarriage: A prospective cohort study. *Am J Obstet Gynecol* 2008;198:279, e1–8.

Zeeman GG, Fleckenstein JL, Twickler DM, et al. Cerebral infarction in eclampsia. *Am J Obstet Gynecol* 2004;190:714–720.

Zetterstrom K, Lindeberg SN, Haglund B, et al. The association of maternal chronic hypertension with perinatal death in male and female offspring: A record linkage study of 866,188 women. *BJOG* 2008;115:1436–1442.

Zhou CC, Ahmad S, Mi T, et al. Autoantibody from women with preeclampsia induces soluble Fms-like tyrosine kinase-1 production via angiotensin type 1 receptor and calcineurin/nuclear factor of activated T-cells signaling. *Hypertension* 2008;51: 1010–1019.

Zhu X, Wu S, Dahut WL, et al. Risks of proteinuria and hypertension with bevacizumab, an antibody against vascular endothelial growth factor: Systematic review and meta-analysis. *Am J Kidney Dis* 2007;49:186–193.

# 16

# Hipertensão na infância e na adolescência

A hipertensão, especialmente a hipertensão primária relacionada à obesidade, não deve ser considerada incomum em crianças e adolescentes. Este capítulo descreverá as características da hipertensão em crianças e adolescentes e também irá examinar as evidências cada vez mais fortes de que a gênese da doença cardiovascular em adultos tem sua origem na infância (Williams et al., 2002).

## PREVALÊNCIA DE HIPERTENSÃO NOS JOVENS

A hipertensão na infância foi reconhecida pela primeira vez na metade dos anos 60 como resultado do trabalho de Londe e colaboradores (Londe et al., 1971). Inicialmente, os limites usados para definir hipertensão nos jovens eram os mesmos usados em adultos. Obviamente, a hipertensão era extremamente rara em crianças mas podia afetar até 2% dos adolescentes (Tabela 16.1). Estudos de rastreamento posteriores aplicaram percentis populacionais da pressão arterial (PA) como o limiar para o diagnóstico e confirmaram que menos de 2% das crianças tinham hipertensão (Fixler et al., 1979). Estes programas de rastreamento também demonstraram a importância de realizar medidas repetidas da PA antes de rotular a criança como hipertensa: estudos que usaram apenas uma medida de PA encontraram "prevalências" significativamente mais altas do que estudos nos quais eram realizados rastreamentos repetidos (Tabela 16.1).

O impacto da epidemia de obesidade na infância sobre a prevalência de hipertensão nos jovens pode ser visto em vários estudos recentes do Houston Screening Project (McNiece et al., 2007a; Sorof et al., 2002; 2004a). Em múltiplas publicações, estes investigadores demonstraram uma prevalência aumentada de hipertensão em crianças obesas – de até 4,5% – comparado com crianças não obesas. De fato, um exame recente de dados da PA em crianças de 8 a 17 anos do NHANES e de outros estudos populacionais conduzidos nos Estados Unidos de 1963 a 2002 demonstraram claramente um aumento na prevalência de PA elevada em crianças (Figura 16.1), com grande parte desse aumento atribuído ao aumento da obesidade em crianças (Din-Dzietham et al., 2007). De acordo com essa análise, a prevalência de pré-hipertensão atingiu atualmente 10% e a prevalência de hipertensão quase 4%. A grande preocupação é que esse aumento foi muito maior em crianças negras não hispânicas e mexicanas-americanas do que em crianças brancas (Figura 16.1).

## PRECURSORES INFANTIS DE HIPERTENSÃO E DOENÇA CARDIOVASCULAR NO ADULTO

Está cada vez mais claro que a hipertensão e outras doenças cardiovasculares em adultos têm a sua origem na infância. Não apenas os níveis da PA, mas também outros fatores de risco cardiovasculares conhecidos podem ser medidos nos jovens e depois relacionados com o desenvolvimento subsequente de hipertensão e suas manifestações cardiovasculares na vida adulta. O significado da hipertensão nos jovens é ainda mais enfatizado por muitos estudos que documentam a ocorrência de dano hipertensivo nos órgãos-alvo em crianças e adolescentes.

### Tabela 16.1
**Prevalência de hipertensão em crianças e adolescentes a partir de estudos de rastreamento**

| Local do estudo | Número de rastreados | Idade (anos) | Número de rastreamentos | Critérios normativos | Prevalência | Referência |
|---|---|---|---|---|---|---|
| Edmonton, Canadá | 15.594 | 15-20 | 1 | 150/95 | 2,2% | Silverberg et al. (1975) |
| Nova Iorque, Estados Unidos | 3.537 | 14-19 | 2 | 140/90 | 1,2% HAS 2,4% HAD | Kilcoyne et al. (1974) |
| Dallas, Texas, Estados Unidos | 10.641 | 14 | 3 | 95º percentil | 1,2% HAS 0,4% HAD | Fixler et al. (1979) |
| Minneapolis, MN, Estados Unidos | 14.686 | 10-15 | 1 | 1987 TF | 4,2% | Sinaiko et al. (1989) |
| Tulsa, OK, Estados Unidos | 5.537 | 14-19 | 1 | 1987 TF | 6,0% | O'Quin et al. (1992) |
| Minneapolis, MN, Estados Unidos | 14.686 | 10-15 | 2 | 1996 WG | 0,8% HAS 0,4% HAD | Adrogue et al. (2001) |
| Houston, TX, Estados Unidos | 5.102 | 12-16 | 3 | 1996 WG | 4,5% | Sorof et al. (2004a) |
| Houston, TX, Estados Unidos | 6.790 | 11-`7 | 3 | 2004 4º Relatório | 3,2% HA 15,7% PHA | McNiece et al. (2007a) |

**HAD**: hipertensão diastólica; **PHA**: pré-hipertensão; **HAS**: hipertensão sistólica; **TF**: Relato da Segunda Força Tarefa (Força tarefa de controle de pressão arterial em crianças, 1987); **WG**: *Working Group Report* (Grupo de trabalho do programa nacional de educação em pressão arterial elevada, 1996).

## Rastreamento da pressão arterial

O padrão da PA ao longo do tempo, chamado de rastreamento, tem sido examinado por inúmeros investigadores, mais notavelmente em Muscatine, Iowa (Lauer et al., 1993) e Bogalusa, Louisiana (Berenson, 2002). Em todos os estudos, o melhor indicador preditivo de PA subsequentemente elevada de forma sustentada é um antecedente de PA elevada (Bao et al.,

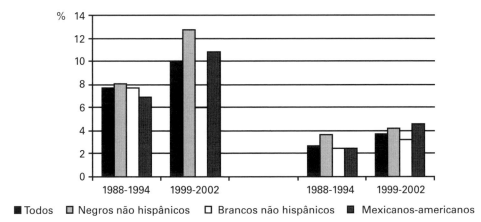

**FIGURA 16.1** Prevalência de pré-hipertensão (barras da esquerda) e hipertensão (barras da direita) entre crianças americanas no período de 1999 a 2002 comparado com 1988 a 1994. (Dados de Din-Dzietham R, Liu Y, Bielo MV et al. *High blood pressure trends in children and adolescents in national surveys*, 1963 to 2002. *Circulation* 2007;116:1488–1496.)

1995). Embora uma PA inicialmente elevada possa não evoluir para uma elevação sustentada posteriormente, Lauer e colaboradores (1993) observaram que 24% dos adultos jovens cujas pressões já haviam excedido o percentil 90° quando criança tinham PA na idade adulta maior do que o percentil 90°, uma porcentagem que é 2,4 vezes maior do que esperado. No estudo de coorte de Bogalusa, 40% daqueles com PA sistólica e 37% com PA diastólica acima do percentil 80° na linha de base continuaram a ter PA acima do percentil 80° após 15 anos (Bao et al., 1995).

O rastreamento é mais consistente se os níveis de PA elevados na infância forem combinados com obesidade, uma história de hipertensão nos pais ou aumento da massa do ventrículo esquerdo pela ecocardiografia (Lauer et al., 1993; Shear et al., 1986).

Diante da maior prevalência de hipertensão em adultos negros do que em brancos, foram feitas comparações sobre o fenômeno do rastreamento em crianças brancas e negras (Lane e Gill, 2004). Crianças negras têm PA média significativamente mais alta do que as crianças brancas, mesmo após ajustes para potenciais problemas como ganho de peso (Bao et al., 1995), crescimento ou condições socioeconômicas (Dekkers et al., 2002). Dekkers e colaboradores (2002) observaram que diferenças étnicas na PA sistólica se manifestavam mais cedo em meninas do que em meninos e ambas diferenças, sistólicas e diastólicas, tendiam a aumentar com a idade.

A importância do rastreamento da PA foi enfatizada em uma recente metanálise de 50 estudos de coorte conduzidos entre 1970 e 2006 (Chen & Wang, 2008). O coeficiente médio de rastreamento foi de 0,38 para PA sistólica e 0,28 para PA diastólica e a força do rastreamento da PA aumentou com a idade na linha de base para ambas PA sistólica e diastólica. Os autores concluíram que uma PA elevada em crianças prevê a probabilidade de hipertensão na idade adulta, dando importância à intervenção precoce para reduzir as taxas de hipertensão em adultos.

## Dano aos órgãos-alvo pela hipertensão nos jovens

A hipertrofia ventricular esquerda (HVE), o aumento da espessura da camada íntima-média carotídea (ECIMC) e mesmo o comprometimento da função cognitiva representam evidências concretas das consequências de uma PA elevada na infância e o potencial de morbidade por toda a vida. A HVE foi demonstrada pela primeira vez em jovens hipertensos por Laird e Fixler (1981) e subsequentemente demonstrada a sua ocorrência em uma proporção significativa de crianças e adolescentes hipertensos, com uma prevalência relatada variando em 20 e 41%, dependendo dos critérios diagnósticos utilizados (Brady et al., 2008; Flynn & Alderman, 2005; Hanevold, 2004; McNiece et al., 2007b; Sorof et al., 2003). É especialmente interessante que o desenvolvimento de HVE em jovens pode não estar relacionado com a gravidade da elevação da PA. Enquanto estudos do grupo de Houston demonstraram repetidamente a correlação entre a gravidade da elevação da PA e a probabilidade de desenvolvimento de HVE (McNiece et al., 2007b), um grande estudo multicêntrico falhou em demonstrar qualquer relação entre HVE e parâmetros específicos de elevação de PA (Brady et al., 2008). Como será discutido posteriormente, isso enfatiza a necessidade de realizar ecocardiografia no diagnóstico de hipertensão e daí em diante, periodicamente em crianças e adolescentes, como recomendado no Quarto Relatório (National High Blood Pressure Education Program Working Group, 2004).

A ECIMC elevada, bem documentada como consequência cardiovascular da PA elevada em grandes estudos populacionais (Vos et al., 2003), também foi encontrada em crianças e adolescentes com hipertensão primária em relatos de centros únicos (Lande et al., 2006; Litwin et al., 2006; Sorof et al., 2003). Enquanto os estudos iniciais de ECIMC em jovens hipertensos foram confundidos pelos efeitos da obesidade (Litwin et al., 2006; Sorof et al., 2003), um estudo conduzido cuidadosamente, que controlou o índice de massa corporal (IMC), demonstrou uma relação definida entre a PA elevada e a ECIMC elevada em pacientes jovens (Lande et al., 2006).

Um efeito adicional aos órgãos-alvo da PA elevada descrito recentemente no jovem é a função cognitiva comprometida (Lande et al., 2003). Enquanto a hipertensão de longa duração foi reconhecida há muito tempo como um fator de risco de desenvolvimento de comprometimento da função cognitiva e mesmo demência em idosos (Paglieri et al., 2004), este estudo demonstrou que crianças e adolescentes com PA maior do que o percentil 90° tinham pior desempenho em testes selecionados de cognição comparados com crianças normotensas. Este achado provocativo, embora requeira confirmação, acrescenta um impulso às recomendações das diretrizes para instituição de terapia medicamentosa anti-hipertensiva em crianças e adolescentes com PA persistentemente elevada.

Há menos dados pediátricos disponíveis sobre o outro dano importante a órgão-alvo causado pela hipertensão, a lesão renal. Embora a hipertensão comumente acompanhe a doença renal crônica (DRC) em crianças, ela raramente é a sua causa (Shatat & Flynn, 2005). Mesmo a microalbuminúria, que é vista comumente em adultos hipertensos, raramente é vista em crianças com hipertensão isolada, mesmo quando há HVE (Sorof et al., 2004b). Contudo, um estudo mais recente demonstrou que aproximadamente 58% dos adolescentes hipertensos tinha microalbuminúria, com uma prevalência aumentada na hipertensão estágio 2 quando comparado com o estágio 1 (Assadi, 2007). A redução da PA no último estudo foi acompanhada de uma diminuição na microalbuminúria e na HVE. Devido a esses dados conflitantes, definitivamente são necessários estudos adicionais para determinar os efeitos renais da PA elevada em jovens.

## PA na infância e doença cardiovascular subsequente

Não há dados, no momento, que documentem claramente a relação entre a PA na infância e a morbimortalidade cardiovascular na idade adulta. Contudo, inúmeros estudos têm mostrado que a PA e outros fatores de risco cardiovascular tradicionais na infância predizem a presença subsequente de ECIMC (Davies et al., 2001; Li et al., 2003; Raitakari et al., 2003; Vos et al., 2003) e rigidez arterial (Juonala et al., 2006; Li et al., 2004), dois marcadores substitutos bem aceitos para aterosclerose e eventos cardiovasculares.

Adicionalmente, estudos longitudinais têm demonstrado que crianças com PA elevada têm um maior risco de desenvolvimento de síndrome metabólica quando adultos (Sun et al., 2007) e que componentes da síndrome metabólica, um fator de risco importante de morbidade cardiovascular, ocorrem ao longo do tempo, desde a infância até a idade adulta (Chen et al., 2007). Analisados em conjunto, esses dados indicam que ao longo do tempo, a morbimortalidade em adultos estarão mais ligadas a precursores da infância e enfatizam a necessidade de intervenção.

## FATORES CAUSAIS POTENCIAIS DE HIPERTENSÃO NA INFÂNCIA

### O papel crítico da obesidade

A obesidade está aumentando em um ritmo alarmante entre crianças e adolescentes em todas as sociedades desenvolvidas, e – assim como em muitos outros comportamentos aberrantes – os Estados Unidos lidera as estatísticas (Lissau et al., 2004). Dados recentes indicam que essa tendência não mostra sinais de redução (Ogden et al., 2006). Infelizmente, a obesidade em adolescentes acompanha a obesidade em adultos (Kvaavik et al., 2003), determinando as bases para todas as consequências. A expansão da cintura em crianças em idade escolar, medida pela circunferência abdominal, é um preditor particularmente sinistro da síndrome metabólica que aflige agora a maior parte dos adultos nos Estados Unidos (Rudolf et al., 2004; Sun et al., 2008).

A PA média de crianças e adolescentes nos Estados Unidos tem se elevado em 1,4/3,3 mmHg de 1990 a 2000, principalmente como consequência da obesidade crescente (Muntner et al., 2004), e a prevalência de hipertensão e pré-hipertensão aumentou (Din-Dzietham et al., 2007). As crianças com sobrepeso que têm hipertensão também podem manifestar doença cardiovascular muito mais grave, avaliada pelos marcadores substitutos como dislipidemia (Flynn e Alderman, 2005) ou aumento da massa do ventrículo esquerdo e ECIMC (Sorof et al., 2004b). A combinação de obesidade na infância, PA elevada e outros fatores de risco cardiovascular tem levado a repetidas previsões de que uma epidemia de doença cardiovascular em adultos é iminente (Bibbins-Domingo et al., 2007; Daniels, 1999).

Além do mais, uma maior frequência de distúrbios respiratórios relacionados ao sono e apneia do sono tem sido vista em crianças obesas (Wing et al., 2003) e pode, como ocorre em adultos, elevar a PA. Tem sido proposto que a apneia do sono pode ser uma explicação para o desenvolvimento de hipertensão em algumas crianças obesas (Reade et al., 2004).

### Baixo peso ao nascer e crescimento na primeira infância

Estudos populacionais conduzidos por Barker e colaboradores demonstraram uma correlação inversa entre o peso ao nascer e a PA na idade adulta (Gamborg et al., 2007; Law et al., 2002; Zureik et al., 1996). Também foi observada uma relação entre o peso ao nascer e doença coronariana e diabetes tipo 2 (Barker et al., 2002). As explicações propostas para estes achados incluem nutrição materna deficiente (Barker et al., 1993; Law et al., 1991), levando possivelmente à aquisição de um número reduzido de néfrons (Mackenzie et al., 1996). Estudos de autópsia que demonstraram um número reduzido de néfrons em pacientes com hipertensão primária (Keller, 2003) acrescentaram evidências intrigantes à última hipótese.

Outros dados indicam que o crescimento na primeira infância pode ser mais importante do que o peso ao nascer como uma influência sobre a PA futura. Aquelas crianças que eram pequenas ao nascer, mas que tiveram ganho de peso acelerado logo após nascer (Singhal et al., 2003) ou entre a idade de 1 e 5 anos (Law et al., 2002), têm mais resistência à insulina, obesidade e mais tarde hipertensão. Esta associação entre rápido ganho de peso pós-natal e PA mais elevada foi documentado prospectivamente em crianças de 3 anos de idade (Belfort et al., 2007), 8 anos de idade (Burke et al., 2004) e 11 a 14 anos (Falkner et al., 2004).

Aqueles bebês que foram amamentados e por isso têm uma menor taxa de ganho de peso durante a infância têm PA mais baixa mais tarde do que aqueles que foram alimentados com fórmulas enriquecidas (Singhal et al., 2001). Embora essa proteção contra a PA mais alta da amamentação possa ter sido exagerada por publicações seletivas (Owen et al., 2003), o peso da evidência apoia uma associação (Martin et al., 2004). Há dúvidas se há algo a mais em relação à amamentação do que uma taxa reduzida de ganho excessivo de peso (Grummer-Strawn & Mei, 2004), mas um crescimento inicial mais lento parece ser benéfico para a saúde cardiovascular a longo prazo (Singhal et al., 2004).

## Outros fatores que determinam a pressão arterial

Múltiplos fatores foram correlacionados com os níveis de PA em crianças (Tabela 16.2) e foram examinados como fatores causais potenciais de hipertensão na infância. Alguns fatores são ou genéticos ou ambientais, mas a maioria tem contribuições de ambos os tipos. A altura, a massa corporal e o desenvolvimento somático dependem não apenas de influências genéticas, mas também de nutrição e de exercícios. A ingesta de sódio pode exercer seus efeitos sobre a PA naqueles que são geneticamente predispostos a níveis mais altos de PA e são sensíveis ao sódio, especialmente os afro-americanos (Wilson et al., 1996). Adolescentes obesos também têm uma maior responsividade à ingesta de sódio (Rocchini et al., 1989). Foi observada uma associação entre a PA e um aumento da atividade nervosa simpática em brancos e aumento da atividade nervosa parassimpática em afro-americanos (Urbina et al., 1998). A reatividade da PA a algumas formas de estresse reflete uma reatividade vascular aumentada em crianças e adolescentes com PAs que são mais altas e mais lábeis (Saab et al., 2001).

## Fatores genéticos

A hereditariedade da PA foi estabelecida décadas atrás pelo achado de uma correlação de níveis da PA entre os pais e seus descendentes, mas nenhuma correlação entre pais e filhos adotivos (Biron et al., 1976). Estudos publicados recentemente demonstraram que uma grande porcentagem de crianças e adolescentes com hipertensão primária têm história familiar positiva para hipertensão em um dos pais ou dos avós (Flynn & Alderman, 2005; Robinson et al., 2005). As influências genéticas foram mostradas em comparações entre irmãos (Wang et al., 1999) e entre gêmeos (monozigóticos e dizigóticos) e suas famílias (Schieken, 1993).

A Tabela 16.3 enumera algumas das diferenças relatadas entre crianças normotensas com uma história familiar *versus* aquelas com uma história familiar negativa de hipertensão. É provável que polimorfismos genéticos ainda não descobertos possam ser responsáveis pelo desenvolvimento de hipertensão "primária" em famílias, e que combinação com fatores ambientais possam explicar o aparecimento precoce de hipertensão em algumas crianças e adolescentes não obesos.

## Fatores ambientais

Entre os fatores ambientais, o aumento da massa corporal já foi discutido como um im-

### Tabela 16.2
**Fatores relacionados com os níveis de pressão arterial em crianças e adolescentes**

**Genéticos**
Anormalidades autonômicas
 (Lopes et al., 2000)
Deleção do gene ECA (Taittonen et al., 1999)
Etnia (Hohn et al., 1994; Sorof et al., 2004a)
Aumento da sensibilidade ao sal em
 afro-americanos (Wilson et al., 1996)
Obesidade (Sorof et al., 2004a)
Nível da PA em pais e irmãos (Schieken, 1993)
**Ambientais**
Peso ao nascer (Huxley et al., 2002)
Amamentação (Martin et al., 2004)
Crescimento na primeira infância
 (Belfort et al., 2007)
Ganho de peso neonatal (Singhal et al., 2004)
Condição socioeconômica
 (Dekkers et al., 2002)
Exercício (Alpert, 2000)
**Mistos genéticos e ambientais**
Altura (Daniels et al., 1996)
Peso (Sorof et al., 2004a)
Massa corporal (Kvaavik et al., 2003)
Frequência do pulso (Zhou et al., 2000)
Crescimento somático e maturação sexual
 (Daniels et al., 1996)
Ingesta de sódio e de outros nutrientes
 (Falkner et al., 2000)
Reatividade do sistema nervoso simpático
 (Urbina et al., 1998)
Estresse (Saab et al., 2001)
Ácido úrico (Feig & Johnson, 2007)

### Tabela 16.3
**Características de normotensos com HF+ comparado com normotensos com história familiar**

↑ Rigidez da artéria carótida
 (Meaney et al., 1999)
↑ Reatividade da pressão arterial (Lemne, 1998)
↑ Níveis de leptina e insulina
 (Makris et al., 1999)
↑ Pulso e PAD com o exercício dinâmico;
 ↑ pulso com exercícios isométricos
 (Mehta et al., 1996)
↑ PAS em adolescentes afro-americanos do sexo masculino homozigóticos para o polimorfismo da deleção do gene ECA (Taittonen et al., 1999)
↑ Taxa de contratransporte sódio-lítio
 (McDonald et al., 1987)
↑ PA no sono em adolescentes afro-americanos medido pela MAPA (Harshfield et al., 1994)
↑ Atividade dos componentes do sistema nervoso autônomo (Lopes et al., 2000)
Índices cardíacos:
 ↑ coeficiente septo intravascular: índice de massa da parede posterior (de Leonardis et al., 1988)
 ↑ espessura do septo interventricular durante a sístole (Hansen et al., 1992)
 ↑ Índice de massa do ventrículo esquerdo (IMVE) (van Hooft et al., 1993)

**PAS**: pressão arterial sistólica
**PAD**: pressão arterial diastólica.

portante determinante de níveis mais altos de PA durante a infância e a adolescência. A relação entre sódio e PA foi amplamente revisada no Capítulo 3. Uma extensa revisão da literatura sobre dieta e PA em crianças e adolescentes sugeriu que a ingesta de sódio está relacionada com uma PA mais elevada em crianças e adolescentes enquanto os dados sobre potássio e cálcio não revelaram efeitos significativos (Simons-Morton & Obarzanek, 1997). Em outro estudo, Falkner e colaboradores (2000), usando o folato como um substituto para adequação da ingestão de micronutrientes, concluíram que adolescentes afro-americanos com maior ingesta de folatos e micronutrientes tinham menor PA diastólica média. A ingestão de cafeína também foi associada com uma PA elevada em adolescentes, com maior efeito em afro-americanos do que em brancos (Savoca et al., 2004).

## PREVENÇÃO DE HIPERTENSÃO

A necessidade de reconhecimento precoce e manejo adequado da PA elevada em crianças está sendo cada vez mais enfatizada (National High Blood Pressure Education Program Working Group, 2004). Os médicos que trabalham com crianças e suas famílias estão em uma posição ideal para introduzir medidas preventivas que garantirão a saúde cardiovascular no futuro (Kavey et al., 2003).

As crianças e suas famílias necessitam de informações detalhadas sobre a ingestão dietética ideal, com uma orientação cultural adequada. Quando as necessidades diárias de colesterol e a mielinização do sistema nervoso central forem atendidas (tipicamente em torno dos dois anos de idade), deve ser providenciada uma recomendação para a ingestão prudente de gordura, como na dieta DASH (Appel et al., 1997; Couch et al., 2008). As refeições em família constituem o ambiente ideal para criar hábitos saudáveis para toda a vida.

Do mesmo modo, atividades familiares que incluem exercícios adequados para cada idade são úteis, não apenas para prevenir a hipertensão, mas também para controlar a obesidade (Torrance et al., 2007). As famílias devem ser informadas sobre os efeitos deletérios de agentes pressores – inclusive o tabaco, drogas ilícitas e anti-inflamatórios não esteroidais (AINEs) – e seu potencial de aumento da PA com o uso crônico. Com essas medidas pró-ativas, a saúde das crianças será melhorada. Ainda não se sabe se a hipertensão será evitada.

## CLASSIFICAÇÃO E DIAGNÓSTICO DE HIPERTENSÃO EM CRIANÇAS E ADOLESCENTES

Os critérios diagnósticos para PA elevada na infância são baseados no conceito de que a PA em crianças aumenta com a idade e com o tamanho corporal, o que torna impossível utilizar uma única medida de PA para definir hipertensão como é feito em adultos. Isso foi reconhecido pelos primeiros investigadores de hipertensão juvenil, que inicialmente adotaram o limite dos adultos de 140/90 mmHg, mas posteriormente observaram que isso representava um nível grave de elevação da PA, particularmente em crianças menores, e que os dados populacionais eram necessários para melhor definir o que constituía uma PA elevada em jovens (Loggie, 1977). Além do mais, a falta de desfechos cardiovasculares na infância necessita que as definições de PA normal e elevada sejam critérios estatísticos derivados de estudos transversais em grande escala de PA em crianças normais.

Sob os auspícios do *National Heart, Lung and Blood Institute*, foram publicadas diretrizes com recomendações para identificação e manejo da PA elevada em crianças em quatro ocasiões desde 1977. O mais recente, "O Quarto relatório sobre diagnóstico, avaliação e tratamento da pressão arterial elevada em crianças e adolescentes" (National High Blood Pressure Education Program Working Group, 2004), é notável por sua adaptação da terminologia e critérios de estadiamento utilizados nas diretrizes para hipertensão em adultos (Chobanian et al., 2003) para o problema de hipertensão na infância e por sua ênfase na prevenção de doenças cardiovasculares em adultos por meio da intervenção precoce em crianças e adolescentes com PA elevada.

## Definições e classificação da pressão arterial elevada

A PA normal em crianças entre 1 e 17 anos é definida como PA sistólica e diastólica menor do que o percentil 90° para idade, sexo e altura e hipertensão é definida como PA sistólica e/ou diastólica persistentemente ≥ 95° percentil (Tabelas 16.4 e 16.5). Crianças com PA sistólica ou diastólica entre o percentil 90° e 95°, ou adolescentes com PA ≥ 120/80, são classificados como pré-hipertensos, de acordo com a terminologia usada nas recomendações do JNC-7 para adultos (Chobanian et al., 2003).

### Tabela 16.4
**Níveis de pressão arterial para meninos por idade e percentil da altura[a]**

| Idade (anos) | Percentil PA ↓ | PA sistólica (mmHg) 5 | 10 | 25 | 50 | 75 | 90 | 95 | PA diastólica (mmHg) 5 | 10 | 25 | 50 | 75 | 90 | 95 |
|---|---|---|---|---|---|---|---|---|---|---|---|---|---|---|---|
| 1 | 50 | 80 | 81 | 83 | 85 | 87 | 88 | 89 | 34 | 35 | 36 | 37 | 38 | 39 | 39 |
|   | 90 | 94 | 95 | 97 | 99 | 100 | 102 | 103 | 49 | 50 | 51 | 52 | 53 | 53 | 54 |
|   | 95 | 98 | 99 | 101 | 103 | 104 | 106 | 106 | 54 | 54 | 55 | 56 | 57 | 58 | 58 |
|   | 99 | 105 | 106 | 108 | 110 | 112 | 113 | 114 | 61 | 62 | 63 | 64 | 65 | 66 | 66 |
| 2 | 50 | 84 | 85 | 87 | 88 | 90 | 92 | 92 | 39 | 40 | 41 | 42 | 43 | 44 | 44 |
|   | 90 | 97 | 99 | 100 | 102 | 104 | 105 | 106 | 54 | 55 | 56 | 57 | 58 | 58 | 59 |
|   | 95 | 101 | 102 | 104 | 106 | 108 | 109 | 110 | 59 | 59 | 60 | 61 | 62 | 63 | 63 |
|   | 99 | 109 | 110 | 111 | 113 | 115 | 117 | 117 | 66 | 67 | 68 | 69 | 70 | 71 | 71 |
| 3 | 50 | 86 | 87 | 89 | 91 | 93 | 94 | 95 | 44 | 44 | 45 | 46 | 47 | 48 | 48 |
|   | 90 | 100 | 101 | 103 | 105 | 107 | 108 | 109 | 59 | 59 | 60 | 61 | 62 | 63 | 63 |
|   | 95 | 104 | 105 | 107 | 109 | 110 | 112 | 113 | 63 | 63 | 64 | 65 | 66 | 67 | 67 |
|   | 99 | 111 | 112 | 114 | 116 | 118 | 119 | 120 | 71 | 71 | 72 | 73 | 74 | 75 | 75 |
| 4 | 50 | 88 | 89 | 91 | 93 | 95 | 96 | 97 | 47 | 48 | 49 | 50 | 51 | 51 | 52 |
|   | 90 | 102 | 103 | 105 | 107 | 109 | 110 | 111 | 62 | 63 | 64 | 65 | 66 | 66 | 67 |
|   | 95 | 106 | 107 | 109 | 111 | 112 | 114 | 115 | 66 | 67 | 68 | 69 | 70 | 71 | 71 |
|   | 99 | 113 | 114 | 116 | 118 | 120 | 121 | 122 | 74 | 75 | 76 | 77 | 78 | 78 | 79 |
| 5 | 50 | 90 | 91 | 93 | 95 | 96 | 98 | 98 | 50 | 51 | 52 | 53 | 54 | 55 | 55 |
|   | 90 | 104 | 105 | 106 | 108 | 110 | 111 | 112 | 65 | 66 | 67 | 68 | 69 | 69 | 70 |
|   | 95 | 108 | 109 | 110 | 112 | 114 | 115 | 116 | 69 | 70 | 71 | 72 | 73 | 74 | 74 |
|   | 99 | 115 | 116 | 118 | 120 | 121 | 123 | 123 | 77 | 78 | 79 | 80 | 81 | 81 | 82 |
| 6 | 50 | 91 | 92 | 94 | 96 | 98 | 99 | 100 | 53 | 53 | 54 | 55 | 56 | 57 | 57 |
|   | 90 | 105 | 106 | 108 | 110 | 111 | 113 | 113 | 68 | 68 | 69 | 70 | 71 | 72 | 72 |
|   | 95 | 109 | 110 | 112 | 114 | 115 | 117 | 117 | 72 | 72 | 73 | 74 | 75 | 76 | 76 |
|   | 99 | 116 | 117 | 119 | 121 | 123 | 124 | 125 | 80 | 80 | 81 | 82 | 83 | 84 | 84 |
| 7 | 50 | 92 | 94 | 95 | 97 | 99 | 100 | 101 | 55 | 55 | 56 | 57 | 58 | 59 | 59 |
|   | 90 | 106 | 107 | 109 | 111 | 113 | 114 | 115 | 70 | 70 | 71 | 72 | 73 | 74 | 74 |
|   | 95 | 110 | 111 | 113 | 115 | 117 | 118 | 119 | 74 | 74 | 75 | 76 | 77 | 78 | 78 |
|   | 99 | 117 | 118 | 120 | 122 | 124 | 125 | 126 | 82 | 82 | 83 | 84 | 85 | 86 | 86 |
| 8 | 50 | 94 | 95 | 97 | 99 | 100 | 102 | 102 | 56 | 57 | 58 | 59 | 60 | 60 | 61 |
|   | 90 | 107 | 109 | 110 | 112 | 114 | 115 | 116 | 71 | 72 | 72 | 73 | 74 | 75 | 76 |
|   | 95 | 111 | 112 | 114 | 116 | 118 | 119 | 120 | 75 | 76 | 77 | 78 | 79 | 79 | 80 |
|   | 99 | 119 | 120 | 122 | 123 | 125 | 127 | 127 | 83 | 84 | 85 | 86 | 87 | 87 | 88 |
| 9 | 50 | 95 | 96 | 98 | 100 | 102 | 103 | 104 | 57 | 58 | 59 | 60 | 61 | 61 | 62 |
|   | 90 | 109 | 110 | 112 | 114 | 115 | 117 | 118 | 72 | 73 | 74 | 75 | 76 | 76 | 77 |
|   | 95 | 113 | 114 | 116 | 118 | 119 | 121 | 121 | 76 | 77 | 78 | 79 | 80 | 81 | 81 |
|   | 99 | 120 | 121 | 123 | 125 | 127 | 128 | 129 | 84 | 85 | 86 | 87 | 88 | 88 | 89 |

(continua)

**552** Hipertensão clínica de Kaplan

**Tabela 16.4**
**Níveis de pressão arterial para meninos por idade e percentil da altura[a] (cont.)**

| Idade (anos) | Percentil PA ↓ | PA sistólica (mmHg) ← Percentil de altura → |     |     |     |     |     |     | PA diastólica (mmHg) ← Percentil de altura → |     |     |     |     |     |     |
|---|---|---|---|---|---|---|---|---|---|---|---|---|---|---|---|
|   |   | 5 | 10 | 25 | 50 | 75 | 90 | 95 | 5 | 10 | 25 | 50 | 75 | 90 | 95 |
| 10 | 50 | 97  | 98  | 100 | 102 | 103 | 105 | 106 | 58 | 59 | 60 | 61 | 61 | 62 | 63 |
|    | 90 | 111 | 112 | 114 | 115 | 117 | 119 | 119 | 73 | 73 | 74 | 75 | 76 | 77 | 78 |
|    | 95 | 115 | 116 | 117 | 119 | 121 | 122 | 123 | 77 | 78 | 79 | 80 | 81 | 81 | 82 |
|    | 99 | 122 | 123 | 125 | 127 | 128 | 130 | 130 | 85 | 86 | 86 | 88 | 88 | 89 | 90 |
| 11 | 50 | 99  | 100 | 102 | 104 | 105 | 107 | 107 | 59 | 59 | 60 | 61 | 62 | 63 | 63 |
|    | 90 | 113 | 114 | 115 | 117 | 119 | 120 | 121 | 74 | 74 | 75 | 76 | 77 | 78 | 78 |
|    | 95 | 117 | 118 | 119 | 121 | 123 | 124 | 125 | 78 | 78 | 79 | 80 | 81 | 82 | 82 |
|    | 99 | 124 | 125 | 127 | 129 | 130 | 132 | 132 | 86 | 86 | 87 | 88 | 89 | 90 | 90 |
| 12 | 50 | 101 | 102 | 104 | 106 | 108 | 109 | 110 | 59 | 60 | 61 | 62 | 63 | 63 | 64 |
|    | 90 | 115 | 116 | 118 | 120 | 121 | 123 | 123 | 74 | 75 | 75 | 76 | 77 | 78 | 79 |
|    | 95 | 119 | 120 | 122 | 123 | 125 | 127 | 127 | 78 | 79 | 80 | 81 | 82 | 82 | 83 |
|    | 99 | 126 | 127 | 129 | 131 | 133 | 134 | 135 | 86 | 87 | 88 | 89 | 90 | 90 | 91 |
| 13 | 50 | 104 | 105 | 106 | 108 | 110 | 111 | 112 | 60 | 60 | 61 | 62 | 63 | 64 | 64 |
|    | 90 | 117 | 118 | 120 | 122 | 124 | 125 | 126 | 75 | 75 | 76 | 77 | 78 | 79 | 79 |
|    | 95 | 121 | 122 | 124 | 126 | 128 | 129 | 130 | 79 | 79 | 80 | 81 | 82 | 83 | 83 |
|    | 99 | 128 | 130 | 131 | 133 | 135 | 136 | 137 | 87 | 87 | 88 | 89 | 90 | 91 | 91 |
| 14 | 50 | 106 | 107 | 109 | 111 | 113 | 114 | 115 | 60 | 61 | 62 | 63 | 64 | 65 | 65 |
|    | 90 | 120 | 121 | 123 | 125 | 126 | 128 | 128 | 75 | 76 | 77 | 78 | 79 | 79 | 80 |
|    | 95 | 124 | 125 | 127 | 128 | 130 | 132 | 132 | 80 | 80 | 81 | 82 | 83 | 84 | 84 |
|    | 99 | 131 | 132 | 134 | 136 | 138 | 139 | 140 | 87 | 88 | 89 | 90 | 91 | 92 | 92 |
| 15 | 50 | 109 | 110 | 112 | 113 | 115 | 117 | 117 | 61 | 62 | 63 | 64 | 65 | 66 | 66 |
|    | 90 | 122 | 124 | 125 | 127 | 129 | 130 | 131 | 76 | 77 | 78 | 79 | 80 | 80 | 81 |
|    | 95 | 126 | 127 | 129 | 131 | 133 | 134 | 135 | 81 | 81 | 82 | 83 | 84 | 85 | 85 |
|    | 99 | 134 | 135 | 136 | 138 | 140 | 142 | 142 | 88 | 89 | 90 | 91 | 92 | 93 | 93 |
| 16 | 50 | 111 | 112 | 114 | 116 | 118 | 119 | 120 | 63 | 63 | 64 | 65 | 66 | 67 | 67 |
|    | 90 | 125 | 126 | 128 | 130 | 131 | 133 | 134 | 78 | 78 | 79 | 80 | 81 | 82 | 82 |
|    | 95 | 129 | 130 | 132 | 134 | 135 | 137 | 137 | 82 | 83 | 83 | 84 | 85 | 86 | 87 |
|    | 99 | 136 | 137 | 139 | 141 | 143 | 144 | 145 | 90 | 90 | 91 | 92 | 93 | 94 | 94 |
| 17 | 50 | 114 | 115 | 116 | 118 | 120 | 121 | 122 | 65 | 66 | 66 | 67 | 68 | 69 | 70 |
|    | 90 | 127 | 128 | 130 | 132 | 134 | 135 | 136 | 80 | 80 | 81 | 82 | 83 | 84 | 84 |
|    | 95 | 131 | 132 | 134 | 136 | 138 | 139 | 140 | 84 | 85 | 86 | 87 | 87 | 88 | 89 |
|    | 99 | 139 | 140 | 141 | 143 | 145 | 146 | 147 | 92 | 93 | 93 | 94 | 95 | 96 | 97 |

[a] Para usar a tabela, primeiro aplique a altura da criança em uma curva de crescimento padrão. A PAS e PAD medida da criança são comparadas com os números apresentados na tabela de acordo com a idade da criança e o percentil de altura.
**PA**: pressão arterial.
Reproduzida do *National High Blood Pressure Education Program Working Group on High Blood Pressure in Children and Adolescents. The Fourth Report on the Diagnosis, Evaluation, and Treatment of High Blood Pressure in Children and Adolescents. National Heart, Lung, and Blood Institute, Bethesda, Maryland. Pediatrics* 2004;114:555-576.

Adicionalmente, o Quarto Relatório fornece diretrizes para o estadiamento da gravidade da hipertensão em crianças e adolescentes que então pode ser usado clinicamente para orientar a avaliação e o manejo (Tabela 16.6). Crianças ou adolescentes com hipertensão estágio 2 devem ser avaliados e tratados mais rapidamente e/ou de forma mais agressiva do que aqueles com graus menores de elevação da PA. A abordagem global à classificação da PA elevada em crianças e adolescentes é resumida na Figura 16.2.

## Avaliação

### Confirmação da elevação da PA

O primeiro passo na avaliação da criança ou do adolescente hipertenso é confirmar se a PA está realmente elevada. Uma vez que as distribuições

## Tabela 16.5
### Níveis de pressão arterial para meninas por idade e percentil da altura[a]

| Idade (anos) | Percentil PA ↓ | PA sistólica (mmHg) ← Percentil de altura → |     |     |     |     |     |     | PA diastólica (mmHg) ← Percentil de altura → |     |     |     |     |     |
|---|---|---|---|---|---|---|---|---|---|---|---|---|---|---|
|   |   | 5 | 10 | 25 | 50 | 75 | 90 | 95 | 5 | 10 | 25 | 50 | 75 | 90 | 95 |
| 1 | 50 | 83 | 84 | 85 | 86 | 88 | 89 | 90 | 38 | 39 | 39 | 40 | 41 | 41 | 42 |
|   | 90 | 97 | 97 | 98 | 100 | 101 | 102 | 103 | 52 | 53 | 53 | 54 | 55 | 55 | 56 |
|   | 95 | 100 | 101 | 102 | 104 | 105 | 106 | 107 | 56 | 57 | 57 | 58 | 59 | 59 | 60 |
|   | 99 | 108 | 108 | 109 | 111 | 112 | 113 | 114 | 64 | 64 | 65 | 65 | 66 | 67 | 67 |
| 2 | 50 | 85 | 85 | 87 | 88 | 89 | 91 | 91 | 43 | 44 | 44 | 45 | 46 | 46 | 47 |
|   | 90 | 98 | 99 | 100 | 101 | 103 | 104 | 105 | 57 | 58 | 58 | 59 | 60 | 61 | 61 |
|   | 95 | 102 | 103 | 104 | 105 | 107 | 108 | 109 | 61 | 62 | 62 | 63 | 64 | 65 | 65 |
|   | 99 | 109 | 110 | 111 | 112 | 114 | 115 | 116 | 69 | 69 | 70 | 70 | 71 | 72 | 72 |
| 3 | 50 | 86 | 87 | 88 | 89 | 91 | 92 | 93 | 47 | 48 | 48 | 49 | 50 | 50 | 51 |
|   | 90 | 100 | 100 | 102 | 103 | 104 | 106 | 106 | 61 | 62 | 62 | 63 | 64 | 64 | 65 |
|   | 95 | 104 | 104 | 105 | 107 | 108 | 109 | 110 | 65 | 66 | 66 | 67 | 68 | 68 | 69 |
|   | 99 | 111 | 111 | 113 | 114 | 115 | 116 | 117 | 73 | 73 | 74 | 74 | 75 | 76 | 76 |
| 4 | 50 | 88 | 88 | 90 | 91 | 92 | 94 | 94 | 50 | 50 | 51 | 52 | 52 | 53 | 54 |
|   | 90 | 101 | 102 | 103 | 104 | 106 | 107 | 108 | 64 | 64 | 65 | 66 | 67 | 67 | 68 |
|   | 95 | 105 | 106 | 107 | 108 | 110 | 111 | 112 | 68 | 68 | 69 | 70 | 71 | 71 | 72 |
|   | 99 | 112 | 113 | 114 | 115 | 117 | 118 | 119 | 76 | 76 | 76 | 77 | 78 | 79 | 79 |
| 5 | 50 | 89 | 90 | 91 | 93 | 94 | 95 | 96 | 52 | 53 | 53 | 54 | 55 | 55 | 56 |
|   | 90 | 103 | 103 | 105 | 106 | 107 | 109 | 109 | 66 | 67 | 67 | 68 | 69 | 69 | 70 |
|   | 95 | 107 | 107 | 108 | 110 | 111 | 112 | 113 | 70 | 71 | 71 | 72 | 73 | 73 | 74 |
|   | 99 | 114 | 114 | 116 | 117 | 118 | 120 | 120 | 78 | 78 | 79 | 79 | 80 | 81 | 81 |
| 6 | 50 | 91 | 92 | 93 | 94 | 96 | 97 | 98 | 54 | 54 | 55 | 56 | 56 | 57 | 58 |
|   | 90 | 104 | 105 | 106 | 108 | 109 | 110 | 111 | 68 | 68 | 69 | 70 | 70 | 71 | 72 |
|   | 95 | 108 | 109 | 110 | 111 | 113 | 114 | 115 | 72 | 72 | 73 | 74 | 74 | 75 | 76 |
|   | 99 | 115 | 116 | 117 | 119 | 120 | 121 | 122 | 80 | 80 | 80 | 81 | 82 | 83 | 83 |
| 7 | 50 | 93 | 93 | 95 | 96 | 97 | 99 | 99 | 55 | 56 | 56 | 57 | 58 | 58 | 59 |
|   | 90 | 106 | 107 | 108 | 109 | 111 | 112 | 113 | 69 | 70 | 70 | 71 | 72 | 72 | 73 |
|   | 95 | 110 | 111 | 112 | 113 | 115 | 116 | 116 | 73 | 74 | 74 | 75 | 76 | 76 | 77 |
|   | 99 | 117 | 118 | 119 | 120 | 122 | 123 | 124 | 81 | 81 | 82 | 82 | 83 | 84 | 84 |
| 8 | 50 | 95 | 95 | 96 | 98 | 99 | 100 | 101 | 57 | 57 | 57 | 58 | 59 | 60 | 60 |
|   | 90 | 108 | 109 | 110 | 111 | 113 | 114 | 114 | 71 | 71 | 71 | 72 | 73 | 74 | 74 |
|   | 95 | 112 | 112 | 114 | 115 | 116 | 118 | 118 | 75 | 75 | 75 | 76 | 77 | 78 | 78 |
|   | 99 | 119 | 120 | 121 | 122 | 123 | 125 | 125 | 82 | 82 | 83 | 83 | 84 | 85 | 86 |
| 9 | 50 | 96 | 97 | 98 | 100 | 101 | 102 | 103 | 58 | 58 | 58 | 59 | 60 | 61 | 61 |
|   | 90 | 110 | 110 | 112 | 113 | 114 | 116 | 116 | 72 | 72 | 72 | 73 | 74 | 75 | 75 |
|   | 95 | 114 | 114 | 115 | 117 | 118 | 119 | 120 | 76 | 76 | 76 | 77 | 78 | 79 | 79 |
|   | 99 | 121 | 121 | 123 | 124 | 125 | 127 | 127 | 83 | 83 | 84 | 84 | 85 | 86 | 87 |
| 10 | 50 | 98 | 99 | 100 | 102 | 103 | 104 | 105 | 59 | 59 | 59 | 60 | 61 | 62 | 62 |
|   | 90 | 112 | 112 | 114 | 115 | 116 | 118 | 118 | 73 | 73 | 73 | 74 | 75 | 76 | 76 |
|   | 95 | 116 | 116 | 117 | 119 | 120 | 121 | 122 | 77 | 77 | 77 | 78 | 79 | 80 | 80 |
|   | 99 | 123 | 123 | 125 | 126 | 127 | 129 | 129 | 84 | 84 | 85 | 86 | 86 | 87 | 88 |
| 11 | 50 | 100 | 101 | 102 | 103 | 105 | 106 | 107 | 60 | 60 | 60 | 61 | 62 | 63 | 63 |
|   | 90 | 114 | 114 | 116 | 117 | 118 | 119 | 120 | 74 | 74 | 74 | 75 | 76 | 77 | 77 |
|   | 95 | 118 | 118 | 119 | 121 | 122 | 123 | 124 | 78 | 78 | 78 | 79 | 80 | 81 | 81 |
|   | 99 | 125 | 125 | 126 | 128 | 129 | 130 | 131 | 85 | 85 | 86 | 87 | 87 | 88 | 89 |
| 12 | 50 | 102 | 103 | 104 | 105 | 107 | 108 | 109 | 61 | 61 | 61 | 62 | 63 | 64 | 64 |
|   | 90 | 116 | 116 | 117 | 119 | 120 | 121 | 122 | 75 | 75 | 75 | 76 | 77 | 78 | 78 |
|   | 95 | 119 | 120 | 121 | 123 | 124 | 125 | 126 | 79 | 79 | 79 | 80 | 81 | 82 | 82 |
|   | 99 | 127 | 127 | 128 | 130 | 131 | 132 | 133 | 86 | 86 | 87 | 88 | 88 | 89 | 90 |
| 13 | 50 | 104 | 105 | 106 | 107 | 109 | 110 | 110 | 62 | 62 | 62 | 63 | 64 | 65 | 65 |
|   | 90 | 117 | 118 | 119 | 121 | 122 | 123 | 124 | 76 | 76 | 76 | 77 | 78 | 79 | 79 |

(continua)

### Tabela 16.5
**Níveis de pressão arterial para meninas por idade e percentil da altura[a] (cont.)**

| Idade (anos) | Percentil PA ↓ | PA sistólica (mm Hg) ← Percentil de altura → |  |  |  |  |  |  | PA diastólica (mm Hg) ← Percentil de altura → |  |  |  |  |  |  |
|---|---|---|---|---|---|---|---|---|---|---|---|---|---|---|---|
| | | 5 | 10 | 25 | 50 | 75 | 90 | 95 | 5 | 10 | 25 | 50 | 75 | 90 | 95 |
| | 95 | 121 | 122 | 123 | 124 | 126 | 127 | 128 | 80 | 80 | 80 | 81 | 82 | 83 | 83 |
| | 99 | 128 | 129 | 130 | 132 | 133 | 134 | 135 | 87 | 87 | 88 | 89 | 89 | 90 | 91 |
| 14 | 50 | 106 | 106 | 107 | 109 | 110 | 111 | 112 | 63 | 63 | 63 | 64 | 65 | 66 | 66 |
| | 90 | 119 | 120 | 121 | 122 | 124 | 125 | 125 | 77 | 77 | 77 | 78 | 79 | 80 | 80 |
| | 95 | 123 | 123 | 125 | 126 | 127 | 129 | 129 | 81 | 81 | 81 | 82 | 83 | 84 | 84 |
| | 99 | 130 | 131 | 132 | 133 | 135 | 136 | 136 | 88 | 88 | 89 | 90 | 90 | 91 | 92 |
| 15 | 50 | 107 | 108 | 109 | 110 | 111 | 113 | 113 | 64 | 64 | 64 | 65 | 66 | 67 | 67 |
| | 90 | 120 | 121 | 122 | 123 | 125 | 126 | 127 | 78 | 78 | 78 | 79 | 80 | 81 | 81 |
| | 95 | 124 | 125 | 126 | 127 | 129 | 130 | 131 | 82 | 82 | 82 | 83 | 84 | 85 | 85 |
| | 99 | 131 | 132 | 133 | 134 | 136 | 137 | 138 | 89 | 89 | 90 | 91 | 91 | 92 | 93 |
| 16 | 50 | 108 | 108 | 110 | 111 | 112 | 114 | 114 | 64 | 64 | 65 | 66 | 66 | 67 | 68 |
| | 90 | 121 | 122 | 123 | 124 | 126 | 127 | 128 | 78 | 78 | 79 | 80 | 81 | 81 | 82 |
| | 95 | 125 | 126 | 127 | 128 | 130 | 131 | 132 | 82 | 82 | 83 | 84 | 85 | 85 | 86 |
| | 99 | 132 | 133 | 134 | 135 | 137 | 138 | 139 | 90 | 90 | 90 | 91 | 92 | 93 | 93 |
| 17 | 50 | 108 | 109 | 110 | 111 | 113 | 114 | 115 | 64 | 65 | 65 | 66 | 67 | 67 | 68 |
| | 90 | 122 | 122 | 123 | 125 | 126 | 127 | 128 | 78 | 79 | 79 | 80 | 81 | 81 | 82 |
| | 95 | 125 | 126 | 127 | 129 | 130 | 131 | 132 | 82 | 83 | 83 | 84 | 85 | 85 | 86 |
| | 99 | 133 | 133 | 134 | 136 | 137 | 138 | 139 | 90 | 90 | 91 | 91 | 92 | 93 | 93 |

[a] Para usar a tabela, primeiro aplique a altura da criança em uma curva de crescimento padrão. A PAS e PAD medida da criança são comparadas com os números apresentados na tabela de acordo com a idade da criança e o percentil de altura.
**PA**: pressão arterial.
Reproduzida do *National High Blood Pressure Education Program Working Group on High Blood Pressure in Children and Adolescents. The Fourth Report on the Diagnosis, Evaluation, and Treatment of High Blood Pressure in Children and Adolescents. National Heart, Lung, and Blood Institute, Bethesda, Maryland. Pediatrics* 2004;114:555–576.

da PA publicadas no Quarto relatório são baseadas nas PAs auscultadas e visto que as inacurácias inerentes das PAs oscilométricas e suas variações comparadas com as PAs auscultadas nos jovens (Kaufmann et al., 1996; Park et al., 2001; Pickering et al., 2005), recomenda-se que se a PA da criança se mostra elevada com o uso de um equipamento automático, ela deve ser confirmada pela ausculta. As exceções devem incluir bebês e crianças menores que são incapazes de cooperar com a determinação manual da PA. Além do mais, a não ser que haja sintomas de hipertensão, a PA da criança ou dos adolescentes deve estar elevada em pelo menos três ocasiões antes de ser feito o diagnóstico de hipertensão (National High Blood Pressure Education Program Working Group, 2004).

As técnicas de medida manual da PA recomendadas pela American Heart Association (Pickering et al., 2005), em relação ao tamanho do manguito, posição do paciente etc. devem ser seguidas em crianças e adolescentes quando possível. Como em adultos, o quinto som de Korotkoff deve ser relatado como a PA diastólica, exceto naquelas crianças e adolescentes nos quais os sons de Korotkoff podem ser ouvidos até o "zero"; nessas crianças, o quarto som de Korotkoff deve ser relatados como a PA diastólica (National High Blood Pressure Education Program Working Group, 2004).

## Monitorização ambulatorial da PA, hipertensão do avental branco e hipertensão mascarada

A monitorização ambulatorial da PA (MAPA) foi endossada como uma técnica adequada para avaliação da PA elevada em crianças e adolescentes (National High Blood Pressure Education Program Working Group, 2004; Urbina et al., 2008b). As indicações de MAPA em crianças incluem a identificação da hipertensão do avental branco e a hipertensão mascarada, a avaliação do controle da PA naquelas tratadas com anti-hipertensivos e a investigação de episódios de hipotensão (Sorof & Portman, 2000; Flynn, 2000; Lurbe et al., 2004; Urbina et al., 2008b). Recentemente, o uso de MAPA em uma população pediátrica encaminhada mostrou reduzir o custo da avaliação da PA elevada pela identificação daquelas com hipertensão do avental branco, que então podiam ter uma investigação menos extensa (Swartz et al., 2008).

Crianças e adolescentes com hipertensão secundária mostraram ter hipertensão noturna mais significativa e maior hipertensão diastólica diurna do que aquelas com hipertensão primária (Flynn, 2002) bem como uma atenuação da

**Tabela 16.6**
**Classificação da hipertensão em crianças e adolescentes, com a frequência de medida e recomendações de terapia**

|  | Percentil[a] da PAS ou PAD | Frequência de medida da PA | Alterações terapêuticas no estilo de vida | Terapia farmacológica |
|---|---|---|---|---|
| Normal | < 90º | Verificar novamente no próximo exame físico agendado | Encorajar dieta saudáveis, sono e atividade física | – |
| Pré-hipertensão | 90º a 95º ou se a PA exceder 120/80 mesmo se abaixo do percentil 90º até < 95º[b] | Verificar novamente em seis meses | Aconselhamento sobre controle do peso se tiver sobrepeso, introduzir atividade física e dieta | Nenhuma a não ser que haja indicações convincentes como DRC, diabetes, insuficiência cardíaca e HVE |
| Hipertensão estágio 1 | Percentil 95º a 99º mais 5 mmHg | Verificar novamente em 1-2 semanas ou antes se o paciente for sintomático; se persistentemente elevada em 2 ocasiões adicionais, avaliar ou encaminhar para cuidados dentro de um mês | Aconselhamento sobre controle do peso se tiver sobrepeso, introduzir atividade física e dieta | Iniciar terapia com base em indicações na Tabela 6 ou se houver indicações convincentes como acima |
| Hipertensão estágio 2 | > 99º mais 5 mm Hg | Avaliar e encaminhar para cuidados dentro de um mês ou imediatamente se o paciente for sintomático | Aconselhamento sobre controle do peso se tiver sobrepeso, introduzir atividade física e dieta | Iniciar terapia |

[a] Para sexo, idade e altura medida em pelo menos três ocasiões separadas; se as categorias sistólica e diastólica forem diferentes, classificar pelo valor mais alto.
[b] Isso ocorre tipicamente em crianças com 12 anos de idade para a PAS e 16 anos de idade para a PAD.
**PA**: pressão arterial; **DRC**: doença renal crônica; **PAD**: pressão arterial diastólica, **HVE**: hipertrofia de ventrículo esquerdo; **PAS**: pressão arterial sistólica.
Adaptada do *National High Blood Pressure Education Program Working Group on High Blood Pressure in Children and Adolescents. The Fourth Report on the Diagnosis, Evaluation, and Treatment of High Blood Pressure in Children and Adolescents. National Heart, Lung, and Blood Institute, Bethesda, Maryland. Pediatrics* 2004;114:555–576.

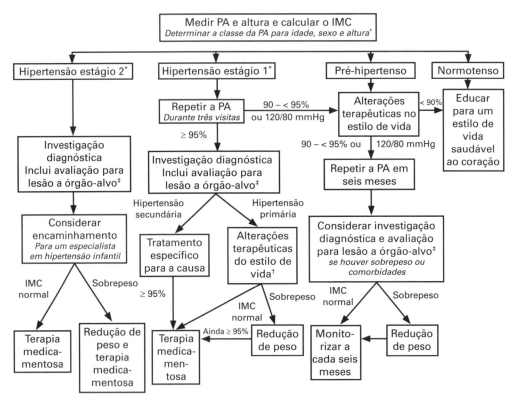

**FIGURA 16.2** Algoritmo de manejo sugerido para crianças e adolescentes com pressão arterial elevada. **IMC**: índice de massa corporal. *Ver Tabelas 16.4 a 16.6. †Modificação dietética e atividade física. ‡Especialmente se mais jovens, PA muito alta, pouco ou nenhuma história familiar, diabetes ou outros fatores de risco. (Reproduzida do *National High Blood Pressure Education Program Working Group on High Blood Pressure in Children and Adolescents. The Fourth Report on the Diagnosis, Evaluation, and Treatment of High Blood Pressure in Children and Adolescents. National Heart, Lung, and Blood Institute, Bethesda, Maryland. Pediatrics* 2004;114:555–576.)

queda noturna (Seeman et al., 2005), sugerindo que a monitorização ambulatorial pode ser usada para identificar crianças que precisam de uma avaliação mais agressiva das causas subjacentes de hipertensão.

A hipertensão do avental branco parece ser pelo menos tão comum em crianças quanto em adultos (Sorof, 2000). Em adultos, a hipertensão do avental branco não parece estar associada com morbimortalidade cardiovascular significativa (Pickering et al., 1999), de modo que o tratamento farmacológico não é recomendado nestes pacientes. Portanto, a comprovação de que uma criança tem hipertensão do avental branco pode ajudar a evitar uma exposição desnecessária à medicações e a reduzir testes diagnósticos desnecessários (Swartz et al., 2008). Contudo, estudos recentes indicaram que crianças diagnosticadas com hipertensão do avental branco na verdade têm sinais precoces de lesão a órgão-alvo, como aumento da massa ventricular esquerda (Kavey et al., 2007; Lande et al., 2008; Stabouli et al., 2005). Esses dados, em combinação com os dados de estudos de registros que sugerem que essas crianças provavelmente têm um maior risco de desenvolvimento de hipertensão no futuro, mostram que as crianças com hipertensão do avental branco devem modificar o estilo de vida e devem ser acompanhadas prospectivamente para monitorizar o desenvolvimento de hipertensão definitiva.

A hipertensão mascarada também foi descrita recentemente em populações pediátricas (Lurbe et al., 2005; Matsuoka & Awazu, 2004; Stabouli et al., 2005) e está associada com dano hipertensivo a órgãos-alvo, especificamente HVE (Lurbe et al., 2005; McNiece et al., 2007b; Stabouli et al., 2005; Urbina, 2008a). Tais crianças provavelmente merecem uma maior avaliação para as causas subjacentes de hipertensão e instituição de tratamento farmacológico. Contudo, como a MAPA permanece uma técnica especializada em pediatria, são necessários outros estudos para identificar grupos de crianças com risco aumentado de hipertensão mascarada que iriam se beneficiar da MAPA.

## Diagnóstico diferencial

Tradicionalmente, a maior parte da hipertensão em crianças parece ser secundária a um distúrbio subjacente. Como pode ser visto na Tabela 16.7, este com certeza é o caso em bebês e crianças menores. Em crianças hipertensas com essas faixas etárias, a doença renal, a doença renovascular e a doença cardíaca frequentemente serão encontradas após uma avaliação diagnóstica adequada. A hipertensão primária em crianças menores é, portanto, geralmente considerada um diagnóstico de exclusão (Arar et al., 1994).

Em adolescentes, contudo, a hipertensão provavelmente é primária. Isso foi demonstrado claramente há mais de uma década em um estudo de mais de 1.000 crianças hipertensas avaliadas em um hospital infantil na Polônia (Wyszynska et al., 1992). Nessa série, a grande maioria dos adolescentes com PA persistentemente elevada não tinha causa subjacente identificável. Outras características que apoiam o diagnóstico de hipertensão primária incluem crescimento normal (e/ou obesidade), falta de sintomas de hipertensão, história clínica prévia sem nada digno de nota e uma história familiar de hipertensão (Flynn & Alderman, 2005). Adolescentes hipertensos que se ajustam a esse perfil podem não precisar de uma avaliação tão extensa quanto os que não se ajustam.

## Avaliação diagnóstica

A hipertensão na infância e na adolescência é tipicamente assintomática, embora até metade dos pacientes possam relatar um ou mais sintomas, mais frequentemente cefaleia (Croix & Feig, 2006). Em atletas adolescentes, a cefaleia pode ocorrer após exercício intenso. Sintomas como convulsões, rinorragia, tontura e síncope são raros e, quando presentes, sugerem que a elevação da PA foi exacerbada por substâncias ingeridas ou por estresse emocional. Por outro lado, se esses sintomas ocorrem em conjunto com PA elevada em uma criança mais jovem, pode haver um indício de hipertensão secundária. Por esse motivo, é importante incluir uma revisão sistemática determinada a descobrir sinais e sintomas de condições subjacentes como doença renal que podem estar causando a elevação da PA.

A história familiar deve incluir não apenas a hipertensão, mas também as condições e

### Tabela 16.7
**Causas de hipertensão na infância por faixa etária**

|  | Bebês[a] (%) | Idade escolar (%) | Adolescentes (%) |
|---|---|---|---|
| *Primária/essencial* | < 1 | 15-30 | 85-95 |
| *Secundária* | 99 | 70-85 | 5-15[b] |
| Doença renal parenquimatosa | 20 | 60-70 | |
| Renovascular | 25 | 5-10 | |
| Endócrina | 1 | 3-5 | |
| Coarctação aórtica | 35 | 10-20 | |
| Nefropatia de refluxo | 0 | 5-10 | |
| Neoplásica | 4 | 1-5 | |
| Miscelânea | 20 | 1-5 | |

[a] Menos de 1 ano de idade.
[b] A especificação das causas geralmente é similar a das crianças em idade escolar.

complicações associadas como a dislipidemia, acidente vascular cerebral, infarto do miocárdio e diabetes. Muitas substâncias comuns ou ilícitas usadas em crianças e adolescentes podem elevar a PA, incluindo medicações prescritas e de venda livre (p. ex., corticosteroides ou descongestionantes) e drogas ilícitas como anfetaminas e cocaína.

O exame físico deve começar com a organização dos parâmetros de crescimento, especialmente a altura e o IMC, e medidas da PA em ambos os braços e em pelo menos uma perna. Então, o exame deve se concentrar na detecção de sinais de causas de hipertensão secundária, como diminuição dos pulsos femorais, sopros abdominais e estigma cushingoide (Tabela 16.8).

Exceto em crianças muito pequenas, a probabilidade de que uma criança assintomática com PA persistentemente elevada tenha uma causa subjacente para a elevação é remota. Em crianças com uma causa identificável da hipertensão, a história e o exame físico em geral revelam evidências sugestivas da causa, de modo que não está indicada uma avaliação diagnóstica detalhada de crianças sem evidências sugestivas. Os testes básicos de rastreamento, incluindo a bioquímica e os lipídios séricos, bem como o exame de urina, devem ser feitos em todos os pacientes. Estudos especializados específicos

### Tabela 16.8
**Achados do exame físico e etiologia da hipertensão em crianças e adolescentes**

| | Achados | Possível etiologia |
|---|---|---|
| Sinais vitais | Taquicardia | Hipertireoidismo, feocromocitoma, neuroblastoma, hipertensão primária |
| | Diminuição dos pulsos femorais; PA menor nas pernas do que nos braços | Coarctação da aorta |
| Altura/peso | Retardo do crescimento | Insuficiência renal crônica |
| | Obesidade | Hipertensão primária, síndrome metabólica |
| | Obesidade truncal/central | Síndrome de Cushing |
| Cabeça e pescoço | Fácies de lua cheia | Síndrome de Cushing |
| | Fácies de duende | Síndrome de Williams (renovascular) |
| | Pescoço em teia | Síndrome de Turner (coarctação da aorta) |
| | Tireomegalia, proptose | Hipertireoidismo |
| Pele | Palidez, rubor, diaforese | Feocromocitoma |
| | Acne, hirsutismo, estria | Síndrome de Cushing, uso de anabolizantes |
| | Manchas café com leite | Neurofibromatose (renovascular), doença de Von Hippel-Lindau (feocromocitoma) |
| | Adenoma sebáceo | Esclerose tuberosa (doença renal cística) |
| | Eritema malar | Lúpus eritematoso sistêmico |
| Tórax | Mamilos afastados/tórax em escudo | Síndrome de Turner (coarctação da aorta) |
| | Sopro cardíaco | Coarctação da aorta |
| | Atrito de fricção | Lúpus eritematoso sistêmico (pericardite) |
| | Elevação apical | HVE/hipertensão crônica |
| Abdome | Massa | Tumor de Wilms, neuroblastoma, feocromocitoma |
| | Sopro epigástrico/flanco | Estenose da artéria renal |
| | Rins palpáveis | Doença dos rins policísticos, hidronefrose, rim multicístico-displásico |
| Genitália | Ambígua/virilização | Hiperplasia adrenal |
| Extremidades | Edema | Doença renal parenquimatosa |
| | Edema articular | Lúpus eritematoso sistêmico |
| | Fraqueza muscular | Hiperaldosteronismo, síndrome de Liddle |

podem ser necessários em algumas crianças, particularmente naquelas com hipertensão sintomática ou hipertensão estágio 2 (Flynn, 2001; National High Blood Pressure Education Program Working Group, 2004).

Como discutido anteriormente, deve ser considerada a inclusão da MAPA na avaliação de todas as crianças e adolescentes com elevação persistente da PA no consultório (Urbina et al., 2008b), para identificar as crianças com hipertensão do avental branco ou com hipertensão mascarada e também para identificar crianças com possível hipertensão secundária. Devido à elevada frequência de HVE em crianças e adolescentes hipertensos (Flynn & Alderman, 2005; Hanevold et al., 2004; Sorof et al., 2004b), a ecocardiografia deve ser parte da avaliação básica, especialmente se for necessária intervenção farmacológica, de modo que a reversão das anormalidades possa ser monitorizada e correlacionada com a adequação do controle da PA.

## MANEJO DA HIPERTENSÃO EM CRIANÇAS E ADOLESCENTES

O tratamento da hipertensão em crianças e adolescentes ainda é amplamente empírico porque não há estudos a longo prazo de intervenção dietética ou terapia farmacológica (Kay et al., 2001). Embora atualmente haja mais dados sobre segurança e eficácia da terapia medicamentosa do que no passado (Flynn & Daniels, 2006), a decisão de administrar uma medicação a uma criança deve ser individualizada.

### Manejo não farmacológico

As organizações de consensos enfatizam que o tratamento da hipertensão em crianças e adolescentes deve começar com medidas não farmacológicas (Figura 16.2) (National High Blood Pressure Education Program Working Group, 2004). Embora a magnitude da alteração na PA possa ser modesta, a perda de peso, os exercícios aeróbicos e as modificações dietéticas têm mostrado reduzir a PA em crianças e adolescentes (Torrance et al., 2007). Por exemplo, para os exercícios, o treinamento sustentado por 3 a 6 meses tem resultado em uma redução de 6 a 12 mmHg para PA sistólica e de 3 a 5 mmHg para diastólica (Alpert, 2000). Contudo, a cessação do treinamento em geral é seguida prontamente por uma elevação na PA para os níveis pré-exercício. É importante enfatizar que as atividades aeróbicas como corrida, caminhada e ciclismo são preferidas às formas de exercício estático para o manejo da hipertensão (Alpert & Fox, 1995).

Muitas crianças podem já estar participando em uma ou mais atividades adequadas e podem necessitar apenas aumentar a frequência e a intensidade dessas atividades para ver um benefício em termos de redução da PA. A hipertensão NÃO é considerada uma contraindicação à participação em esportes competitivos, desde que a PA da criança esteja controlada (AAP Committee on Sports Medicine and Fitness, 1997).

Vários estudos têm demonstrado que a perda de peso em adolescentes obesos reduz a PA (Figueroa-Colon et al., 1996; Rocchini et al., 1988; Torrance et al., 2007). A perda de peso não apenas reduz a PA mas também melhora outros fatores de risco cardiovascular como a dislipidemia e a resistência à insulina (Reinehr et al., 2006; Williams et al., 2002). Em estudos nos quais foi obtida a redução do IMC de cerca de 10%, a redução da PA a curto prazo foi na faixa de 8 a 12 mmHg. Infelizmente, a perda de peso é notoriamente difícil e em geral não é bem sucedida, especialmente no ambiente de cuidados primários (Epstein et al., 1998). Programas completos têm melhores taxas de sucesso. Contudo, a identificação de uma complicação da obesidade como a hipertensão talvez possa fornecer a motivação necessária aos pacientes e suas famílias para fazer as alterações necessárias no estilo de vida.

O papel da dieta no tratamento da hipertensão tem recebido mais atenção, com mais ênfase no sódio. Quando a hipertensão está estabelecida, a "sensibilidade ao sal" se torna mais comum e a redução da ingestão de sódio pode ser benéfica (Cutler, 1999; Weinberger, 1996). Outros componentes da dieta que foram examinados em pacientes com hipertensão incluem o potássio e o cálcio, tendo ambos mostrado efeitos anti-hipertensivos (Cutler, 1999; Gillman et al., 1992). Portanto, uma dieta pobre em sódio e enriquecida com potássio e cálcio pode ser ainda mais eficaz do que uma dieta apenas restrita em sódio.

Um exemplo desse tipo de dieta é a chamada "Dieta DASH", que mostrou ter um claro efeito redutor da PA em adultos com hipertensão, mesmo naqueles em uso de medicação anti-hipertensiva (Appel et al., 1997). Um estudo recente com um plano alimentar do tipo DASH confirmou a sua eficácia na redução da PA em crianças hipertensas (Couch et al., 2008). A dieta DASH também incorpora medidas projetadas para reduzir a ingestão de gorduras, uma estratégia importante dada a presença frequente de hipertensão e lipídios elevados em crianças e adolescentes, e imperativa para começar a prevenção da doença cardiovascular na idade adulta o mais cedo possível (Gidding, 1993; Kavey et al., 2003; Williams et al., 2002).

## Manejo farmacológico

Como discutido anteriormente, há dados que documentam o desenvolvimento de lesão hipertensiva aos órgãos-alvo em crianças e adolescentes hipertensos, e uma quantidade crescente de dados sugere que a PA elevada em jovens pode ter efeitos cardiovasculares adversos na idade adulta. Contudo, também pode ser argumentado que as consequências a longo prazo de hipertensão não tratada em uma criança ou adolescente hipertenso, assintomático sem hipertensão secundária subjacente ou lesão hipertensiva de órgão-alvo permanecem desconhecidas (Kay et al., 2001). Há uma significativa ausência de dados sobre os efeitos de medicações anti-hipertensivas sobre o crescimento e desenvolvimento de crianças. Portanto, deve ser verificada uma indicação definitiva para o início da terapia farmacológica em jovens antes da prescrição de medicamentos.

As indicações aceitas para o uso de medicações anti-hipertensivas em crianças e adolescentes incluem o seguinte (National High Blood Pressure Education Program Working Group, 2004):

- hipertensão sintomática
- hipertensão secundária
- lesão hipertensiva a órgão-alvo
- diabetes (tipo 1 e 2)
- hipertensão persistente a despeito de medidas não-farmacológicas (Figura 16.2)

A redução farmacológica da PA em crianças hipertensas que caem em uma dessas categorias provavelmente resulta em um benefício para a saúde.

Foram propostas indicações adicionais para o uso de medicações anti-hipertensivas, todas baseadas na premissa de redução do risco de doenças renais e cardiovasculares futuras. Por exemplo, como a presença de múltiplos fatores de risco cardiovasculares (PA elevada, hiperlipidemia, tabagismo, etc.) aumenta o risco cardiovascular de forma exponencial e não aditiva (Kavey et al., 2003), sugere-se que a terapia anti-hipertensiva seja instituída se a criança ou adolescente tiverem hiperlipidemia. Do mesmo modo, a elevação da PA noturna e/ou atenuação da redução noturna vista pela MAPA aumentam a probabilidade de desenvolvimento de dano hipertensivo a órgão-alvo e outros desfechos cardiovasculares adversos (Clement et al., 2003), sugerindo que a medicação deve ser iniciada em crianças hipertensas com variação circadiana anormal da PA.

O número de medicações anti-hipertensivas que foram estudadas sistematicamente em crianças tem aumentado acentuadamente na última década devido a incentivos fornecidos à indústria farmacêutica sob os auspícios do Ato de modernização de alimentos e medicamentos de 1997 (FDAMA, do inglês *Food and Drug Administration Modernization Act*) e legislação subsequente (Flynn, 2003; Flynn & Daniels, 2006). A Tabela 16.9 destaca o aumento de medicações anti-hipertensivas aprovadas pela FDA que ocorreu desde a aprovação do FDAMA. Os resultados publicados de estudos clínicos patrocinados pela indústria (que foram resumidos em outra parte [Flynn & Daniels, 2006]) podem ser usados para orientar a prescrição de agentes anti-hipertensivos em crianças e adolescentes que necessitam tratamento farmacológico, aumentando assim a confiança do médico

## Tabela 16.9
### Impacto do Ato de Modernização da *Food and Drug Administration* (FDAMA) e Legislação Sucessiva nas indicações pediátricas de medicamentos anti-hipertensivos

| Indicação pediátrica antes do FDAMA | Nova indicação pediátrica desde o FDAMA[a] | Em estudo, aguardando uso ou estudos futuros antecipados |
|---|---|---|
| Captopril[b] | Anlodipina | Alisquireno |
| Clorotiazida | Benazepril | Candesartan |
| Diazóxido[b] | Enalapril | Olmesartan |
| Furosemida | Eplerenona[c] | Ramipril |
| Hidralazina | Fenoldopam | Nitroprussiato de sódio |
| Hidroclorotiazida | Fosinopril | Telmisartan |
| Metildopa | Irbesartan[c] | |
| Minoxidil | Losartan | |
| Propranolol | Lisinopril | |
| Espironolactona | Metoprolol | |
| Valsartan | | |

[a] Não inclui medicamentos estudados e com exclusividade garantida, mas não com indicação pediátrica.
[b] Sem recomendação de dose específica incluída na bula.
[c] A bula afirma especificamente que o fármaco não é eficiente em crianças hipertensas.

que trata essas crianças. As recomendações de dose contidas na Tabela 16.10 incorporam dados de muitos desses estudos.

Não foram conduzidos estudos comparando as diferentes classes de anti-hipertensivos em crianças; portanto, a escolha do agente anti-hipertensivo inicial para uso em crianças permanece uma preferência pessoal do médico. Diuréticos e β-bloqueadores, que eram recomendados como terapia inicial no primeiro e no segundo relatórios da Força Tarefa (Blumenthal et al., 1977; Task Force on Blood Pressure Control in Children, 1987), têm um longo registro de segurança e eficácia em crianças hipertensas e ainda são considerados adequados para uso pediátrico. Do mesmo modo, novas classes de agentes, inclusive os inibidores da enzima conversora da angiotensina (IECA), bloqueadores dos canais de cálcio (BCC) e bloqueadores dos receptores da angiotensina (BRA) mostraram ser seguros e bem tolerados em crianças hipertensas em estudos recentes patrocinados pela indústria (Flynn & Daniels, 2006), e agora são indicadas para crianças e podem ser prescritas quando adequado (Tabela 16.9).

Deve-se considerar o uso de classes específicas de medicações anti-hipertensivas em crianças hipertensas com condições clínicas específicas subjacentes ou concomitantes. O melhor exemplo seria o uso de IECAs ou BRAs em crianças com diabetes ou doença renal proteinúrica. Isto se compara com a abordagem descrita no relatório do JNC-7, que recomenda que classes específicas de agentes anti-hipertensivos sejam usados em adultos em certas categorias de alto risco (Chobanian et al., 2003).

Os fármacos anti-hipertensivos em crianças geralmente são prescritos de forma escalonada (Figura 16.3): inicialmente é administrada a menor dose recomendada, depois a dose é aumentada até que seja atingida a maior dose recomendada ou até que a criança apresente efeitos adversos da medicação, quando então um segundo fármaco, de uma classe terapêutica diferente, deve ser adicionado e assim por diante até que a PA desejada seja atingida (Flynn & Daniels, 2006). Em crianças com hipertensão primária não complicada e sem lesão de órgão-alvo, a meta da PA deve ser menor do que o percentil 95º para idade, sexo e altura, enquanto em crianças com hipertensão secundária, diabetes ou lesão de órgão-alvo a meta da PA deve ser menor do que o percentil 90º para idade, sexo e altura (National High Blood Pressure Education Program Working Group, 2004).

Embora não seja uma medicação anti-hipertensiva, o alopurinol foi relatado recentemente como eficaz na redução da PA em um

### Tabela 16.10
### Doses recomendadas dos agentes anti-hipertensivos selecionados para uso em crianças e adolescentes hipertensos

| Classe | Fármaco | Dose inicial | Intervalo | Dose máxima[a] |
|---|---|---|---|---|
| Antagonista dos receptores de angiotensina | Eplerenona | 25 mg/dia | QD-BID | 100 mg/dia |
|  | Espironolactona[b] | 1 mg/kg/dia | QD-BID | 3,3 mg/kg/dia até 100 mg/dia |
| IECAs | Benazepril[b] | 0,2 mg/kg/dia até 10 mg/dia | QD | 0,6 mg/kg/dia até 40 mg/dia |
|  | Captopril[b] | 0,3-0,5 mg/kg/dose | BID-TID | 6 mg/kg/dia até 450 mg/dia |
|  | Enalapril[b] | 0,08 mg/kg/dia | QD | 0,6 mg/kg/dia até 40 mg/dia |
|  | Fosinopril | 0,1 mg/kg/dia até 10 mg/dia | QD | 0,6 mg/kg/dia até 40 mg/dia |
|  | Lisinopril[b] | 0,07 mg/kg/dia até 5 mg/dia | QD | 0,6 mg/kg/dia até 40 mg/dia |
|  | Quinapril | 5-10 mg/dia | QD | 80 mg/dia |
| BRA | Candersatan | 4 mg/dia | QD | 32 mg/dia |
|  | Losartan[b] | 0,75 mg/kg/dia até 50 mg/dia | QD | 1,4 mg/kg/dia até 100 mg/dia |
|  | Olmersartan | 2,5 mg/dia | QD | 40 mg/dia |
|  | Valsartan[b] | 1,3 mg/kg/dia até 40 mg/dia < 6 anos: 5-10 mg/dia | QD | 2,7 mg/kg/dia até 160 mg/dia < 6 anos: 80 mg/dia |
| Antagonistas adrenérgicos $\alpha$ e $\beta$ | Labetalol[b] | 2-3 mg/kg/dia | BID | 10-12 mg/kg/dia até 1.2 g/dia |
|  | Carvedilol | 0,1 mg/kg/dose até 12,5 mg BID | BID | 0,5 mg/kg/dose até 25 mg BID |
| Antagonistas $\beta$-adrenérgicos | Atenolol[b] | 0,5-1 mg/kg/dia | QD-BID | 2 mg/kg/dia até 100 mg/dia |
|  | Bisoprolol/HCTZ | 0,04 mg/kg/dia até 2,5/6,25 mg/dia | QD | 10/6,25 mg/dia |
|  | Metoprolol | 1-2 mg/kg/dia | BID | 6 mg/kg/dia até 200 mg/dia |
|  | Propranolol | 1 mg/kg/dia | BID-TID | 16 mg/kg/dia até 640 mg/dia |
| BCC | Anlodipina[b] | 0,06 mg/kg/dia | QD | 0,3 mg/kg/dia até 10 mg/dia |
|  | Felodipina | 2,5 mg/dia | QD | 10 mg/dia |
|  | Isradipina[b] | 0,05-0,15 mg/kg/dose | TID-QID | 0,8 mg/kg/dia até 20 mg/dia |
|  | Nifedipina de liberação lenta | 0,25-0,5 mg/kg/dia | QD-BID | 3 mg/kg/dia até 120 mg/dia |
| Agonistas $\alpha$ centrais | Clonidina[b] | 5-10 mcg/kg/dia | BID-TID | 25 mcg/kg/dia até 0,9 mg/dia |
| Diuréticos | Amilorida | 5-10 mg/dia | QD | 20 mg/dia |
|  | Clortalidona | 0,3 mg/kg/dia | QD | 2 mg/kg/dia até 50 mg/dia |
|  | Furosemida | 0,5-2 mg/kg/dose | QD-BID | 6 mg/kg/dia |
|  | HCTZ | 0,5-1 mg/kg/dia | QD | 3 mg/kg/dia até 50 mg/dia |

(continua)

### Tabela 16.10
### Doses recomendadas dos agentes anti-hipertensivos selecionados para uso em crianças e adolescentes hipertensos (continuação)

| Classe | Fármaco | Dose inicial | Intervalo | Dose máxima[a] |
|---|---|---|---|---|
| Vasodilatadores | Hidralazina | 0,25 mg/kg/dose | TID-QID | 7,5 mg/kg/dia até 200 mg/dia |
| | Minoxidil | 0,1-0,2 mg/kg/dia | BID-TID | 1 mg/kg/dia até 50 mg/dia |

[a] A dose adulta máxima recomendada nunca deve ser excedida.
[b] Informação sobre a preparação de uma suspensão extemporânea estável está disponível para estes agentes.
**BID**: 2 vezes ao dia; **HCTZ**: Hidroclorotiazida; **QD**: 1 vez ao dia; **QID**: 4 vezes ao dia; **TID**: 3 vezes ao dia; **ACE**: enzima conversora de angiotensina.

pequeno estudo com adolescentes hipertensos (Feig et al., 2008) dando suporte a um papel para o ácido úrico no desenvolvimento de hipertensão (Feig & Johnson, 2007). Contudo, são necessários mais estudos confirmatórios antes de advogar a redução do ácido úrico como tratamento de hipertensão, especialmente devido ao perfil adverso de risco conhecido do alopurinol.

O tratamento da hipertensão na infância deve incluir a monitorização continuada da PA, vigilância de efeitos colaterais das medicações, monitorização periódica da função renal e eletrólitos (em crianças tratadas com IECAs ou diuréticos), aconselhamento a respeito de outros fatores de risco cardiovasculares e ênfase continuada nas alterações terapêuticas no estilo de vida. A lesão da hipertensão a órgãos-alvo

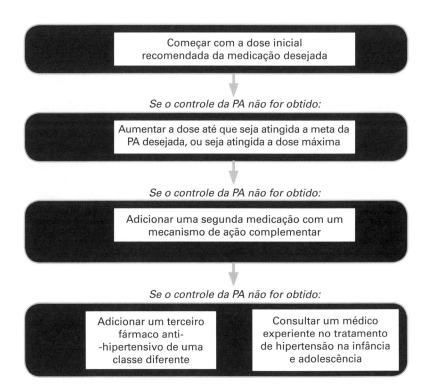

**FIGURA 16.3** Abordagem escalonada ao manejo farmacológico de hipertensão na infância.

como a HVE, quando presente, deve ser reavaliada periodicamente.

Também pode ser adequado considerar a terapia "decrescente" em crianças e adolescentes selecionados. Isso envolve uma tentativa de redução gradual na dose da medicação após um curso extenso com bom controle de PA, com a meta eventual de descontinuar completamente a terapia medicamentosa. As crianças com hipertensão primária não complicada, especialmente adolescentes obesos que perdem peso de forma satisfatória e mantém essa perda, são os melhores candidatos à retirada da medicação. Essas crianças devem receber monitorização continuada da PA após a retirada da medicação bem como ter mantida a terapia não farmacológica.

## TÓPICOS ESPECIAIS

### Hipertensão na infância

Estão disponíveis alguns dados normativos de boa qualidade sobre níveis de PA em recém-nascidos e prematuros. Adicionalmente, a PA na infância varia de acordo com o tamanho corporal, idade gestacional e idade pós-conceptual, entre outros fatores (Flynn, 2004a). Usando os gráficos publicados por Zubrow e colaboradores, a hipertensão sistêmica em bebês prematuros pode ser definida como PA sistólica ou diastólica que persistentemente excede a média +2 desvios padrões para bebês de idade pós-conceptual similar. Após um mês de idade, a hipertensão é definida com PA sistólica ou diastólica maior do que o percentil 95º para a idade e sexo daquele bebê (Task Force on Blood Pressure Control in Children, 1987).

Embora um estudo tenha encontrado que 28% dos bebês com peso ao nascer menor do que 1,5 kg tinham pelo menos uma PA elevada documentada durante sua permanência na UTI neonatal (Al-Aweel et al., 2001), a incidência real de hipertensão em recém-nascidos é muito baixa, variando de 0,2% em recém-nascidos saudáveis a 0,7 e 2,5% em recém-nascidos de alto risco (Flynn, 2004a). Contudo, certas categorias de bebês têm um risco significativamente maior. Por exemplo, a probabilidade de hipertensão está aumentada em recém-nascidos com história de cateterização da artéria umbilical, naqueles que sofrem insuficiência renal aguda na UTI ou naqueles com doença pulmonar crônica comparados com aqueles sem estes fatores de risco (Saliem et al., 2007). Por outro lado, a hipertensão é tão incomum em bebês a termo, saudáveis em outros aspectos, que a determinação de rotina da PA nem é recomendada (AAP Committee on Fetus and Newborn, 1993).

O diagnóstico diferencial de hipertensão em recém-nascidos e bebês mais velhos é amplo (Tabelas 16.7 e 16.11). As categorias mais importantes de causas de hipertensão neonatal incluem a doença renovascular (mais comumente tromboembolismo aórtico ou renal relacionado com a artéria umbilical) (Bauer et al., 1975), doença renal parenquimatosa e displasia broncopulmonar (Alagappan & Malloy, 1998; Saliem et al., 2007). A causa cardíaca mais comum é a coarctação da aorta torácica, na qual a hipertensão pode persistir ou recorrer após o reparo cirúrgico (O'Sullivan et al., 2002). Para uma discussão mais ampla, o leitor é encorajado a consultar outras referências (Flynn, 2004a).

A investigação de bebês hipertensos deve proceder de forma similar à avaliação de crianças mais velhas com hipertensão. Há uma variabilidade significativa da PA entre os membros superiores e inferiores em neonatos (Crossland et al., 2004), de modo que é importante ser consistente na escolha da extremidade para medida da PA. Uma revisão completa da história do bebê e um exame físico dirigido deve apontar a causa subjacente na maioria dos casos. Exames laboratoriais selecionados devem ser obtidos como indicado. A ultrassonografia renal é particularmente útil devido à preponderância de causas renais (Tabela 16.11).

A terapia da hipertensão neonatal deve ser moldada à gravidade da hipertensão e ao estado clínico geral do bebê. Por exemplo, bebês criticamente enfermos com hipertensão grave devem ser tratados com medicações intravenosas em infusão contínua, uma vez que isso permitirá o maior controle da magnitude e velocidade da redução da PA. Por outro lado, bebês com hipertensão leve que estão relativamente bem podem ser tratados com medicações orais. As doses recomendadas de agentes anti-hipertensivos em bebês podem ser encontradas na Tabela 16.12. Infelizmente, as iniciativas de legislação que aumentaram os dados sobre a eficácia e a segurança de fármacos pediátricos não se estenderam aos bebês (Flynn, 2003). Assim, a escolha de medicações anti-hipertensivas para uso em neonatos depende da experiência individual de cada médico.

## Hipertensão aguda grave

A fisiopatologia, o manejo e o desfecho da hipertensão grave em crianças e adolescentes foi revisada em detalhes recentemente (Flynn & Tullus, 2009; Patel & Mitsnefes, 2005). Muitos aspectos são similares às emergências e urgências hipertensivas em adultos, como revisado no Capítulo 8. Contudo, alguns aspectos singulares merecem consideração.

As condições subjacentes que podem produzir hipertensão aguda grave em uma criança

### Tabela 16.11
### Causas de hipertensão neonatal

**Renovascular**
  Tromboembolismo
  Estenose da artéria renal
  Coarctação aórtica
  Trombose venosa renal
  Compressão da artéria renal
  Aneurisma aórtico abdominal
  Calcificação arterial idiopática
  Síndrome de rubéola congênita

**Doença renal parenquimatosa**
  Congênita
    Doença renal policística
    Doença renal multicística-displásica
    Esclerose tuberosa
    Obstrução da junção uretero-pélvica
    Hipoplasia renal unilateral
    Megareuter primário
    Síndrome nefrítica congênita
  Adquirida
    Necrose tubular aguda
    Necrose cortical
    Nefrite intersticial
    Síndrome hemolítico-urêmica
    Obstrução (cálculos, tumores)

**Pulmonar**
  Displasia broncopulmonar
  Pneumotórax

**Cardíaca**
  Coarctação aórtica

**Endócrina**
  Hiperplasia adrenal congênita
  Hiperaldosteronismo
  Hipertireoidismo
  Pseudohipoaldosteronismo tipo II
    (Síndrome de Gordon)

**Medicamentos/intoxicações**
  Bebê
    Dexametasona
    Agentes adrenérgicos
    Intoxicação por vitamina D
    Teofilina
    Cafeína
    Pancurônio
    Fenilefrina
  Materna
    Cocaína
    Heroína

**Neoplasia**
  Tumor Wilms
  Nefroma mesoblástico
  Neuroblastoma
  Feocromocitoma

**Neurológico**
  Dor
  Hipertensão intracraniana
  Convulsões
  Disautonomia familiar
  Hematoma subdural

**Diversos**
  Nutrição parenteral total
  Defeito de fechamento da parede abdominal
  Hemorragia adrenal
  Hipercalcemia
  Tração
  MOEC
  Asfixia natal
  Hipertensão primária

**MOEC**: membrana de oxigenação extracorpórea.

ou adolescente incluem comumente a doença renal aguda e crônica, transplante de órgãos, estenose da artéria renal e doença renal congênita como a doença policística autossômica recessiva. A não aderência ao tratamento em pacientes com hipertensão estabelecida, a causa mais comum de hipertensão aguda grave em adultos (Bender et al., 2006) raramente ocorre em pacientes pediátricos.

A encefalopatia hipertensiva é o sintoma com risco de morte mais frequente em crianças e adolescentes com hipertensão grave, enfatizando a necessidade de uma redução lenta e controlada na PA para prevenir complicações que se originam da perda dos processos autorregulatórios normais (Adelman et al., 2000). Sintomas menos graves podem incluir náuseas, vômitos ou irritabilidade incomum; como esses sintomas podem ser de certo modo inespecíficos, especialmente em crianças mais jovens, deve ser mantido um elevado grau de suspeita clínica.

Embora não haja as recomendações baseadas em evidências, a meta usual no tratamento das emergências hipertensivas é reduzir a PA em não mais do que 25% nas primeiras oito horas, com um retorno gradual à PA normal/meta em 24 a 48 horas (Flynn & Tallus, 2009). O tratamento das emergências hipertensivas em crianças deve ser iniciado com uma infusão contínua de medicação anti-hipertensiva intravenosa, sendo a nicardipina e o labetalol os agentes mais usados. O agonista dos receptores da dopamina fenoldopam também foi relatado como eficaz (Strauser et al., 1999), embora aparentemente sejam ne-

**Tabela 16.12**
**Doses recomendadas de agentes anti-hipertensivos selecionados para tratamento de bebês hipertensos**

| Classe | Fármaco | Via | Dose | Intervalo |
|---|---|---|---|---|
| IECAs[a] | Captopril | Oral | < 3 m: 0,01-0,5 mg/kg/dose<br>Max 2 mg/kg/dia<br>> 3 m: 0,15-0,3 mg/kg/dose<br>Max 6 mg/kg/dia | TID |
|  | Enalapril | Oral | 0,08-0,6 mg/kg/dia | QD-BID |
|  | Lisinopril | Oral | 0,07/0,6 mg/kg/dia | QD |
| Antagonista α e β | Labetalol | Oral | 0,5-1,0 mg/kg/dia<br>Max 10 mg/kg/dia | BID-TID |
|  |  | IV | 0,20-1,0 mg/kg/dose<br>0,25-3,0 mg/kg/h | Q4-6h<br>Infusão |
| Antagonistas β | Esmolol | IV | 100-500 µg/kg/min | Infusão |
|  | Propranolol | Oral | 0,5-1,0 mg/kg/dose<br>Max 8-10 mg/kg/dia | TID |
| BCC | Anlodipina | Oral | 0,05-0,3 mg/kg/dose<br>Max 0,6 mg/kg/dia | QD-BID |
|  | Isradipina | Oral | 0,05-0,15 mg/kg/dose<br>Max 0,8 mg/kg/dia | QID |
|  | Nicardipina | IV | 1-4 µg/kg/min | Infusão |
| Diuréticos | Clorotiazida | Oral | 5-15 mg/kg/dose | BID |
|  | Hidroclorotiazida | Oral | 1-3 mg/kg/dose | QD |
|  | Espironolactona | Oral | 0,25-1,0 mg/kg/dose | BID |
| Vasodilatadores | Hidralazina | Oral | 0,25-1,0 mg/kg/dose<br>Max 7,5 mg/kg/dia | TID-QID |
|  |  | IV | 0,15-0,6 mg/kg/dose | Q4h |
|  | Minoxidil | Oral | 0,1-0,2 mg/kg/dose | BID-TID |

[a] Não recomendado para bebês de idade gestacional corrigida < 40 semanas.
**BID**: 2 vezes ao dia; **IV**: Intravenoso; **Q**: sempre; **QD**: 1 vez ao dia; **QID**: 4 vezes ao dia; **TID**: 3 vezes ao dia.

cessárias doses mais altas em crianças do que em adultos (Hammer et al., 2008).

Os agentes anti-hipertensivos orais podem ser usados em pacientes pediátricos com hipertensão aguda grave que não têm sintomas potencialmente fatais. A escolha do anti-hipertensivo oral para uso no manejo da hipertensão grave em pacientes pediátricos é razoavelmente limitada. A nifedipina de ação curta, que permanecia em uso em crianças até recentemente (Yiu et al., 2004) não é mais recomendada (Flynn & Tallus, 2009). Para as doses recomendadas dos fármacos orais e intravenosos úteis no tratamento da hipertensão em crianças e adolescentes com hipertensão aguda grave, ver a Tabela 16.13.

### Tabela 16.13
### Fármacos anti-hipertensivos para manejo da hipertensão grave em crianças e adolescentes

| Fármaco | Classe | Dose | Via | Comentários |
|---|---|---|---|---|
| **Útil para pacientes com hipertensão grave e sintomas com risco de morte** | | | | |
| Esmolol | Bloqueador β-adrenérgico | 100-500 µg/kg/min | Infusão IV | Ação muito curta-preferência por constante infusão. Pode causar profunda bradicardia. |
| Hidralazina | Vasodilatador direto | 0,2-0,6 mg/kg/dose | IV, IM | Deve ser administrado a cada 4h quando administrado em bolo IV. |
| Labetalol | Bloqueador adrenérgico α e β | bolo: 0,20-1,0 mg/kg/dose, até 40 mg/dose Infusão: 0,25-3,0 mg/kg/h | bolo IV ou infusão | Asma e insuficiência cardíaca declarada são contraindicações relativas. |
| Nicardipina | BCC | bolo: 30 µg/kg até 2 mg/dose Infusão: 0,5-4 µg/kg/min | bolo IV ou infusão | Pode causar taquicardia reflexa. |
| Nitroprussiato de sódio | Vasodilatador direto | 0,5-10 µg/kg/min | Infusão IV | Monitorar níveis de cianeto no uso prolongado (> 72h) ou na insuficiência renal; ou coadministrar com tiossulfato de sódio. |
| **Útil para pacientes com hipertensão grave, com sintomas menos significantes** | | | | |
| Clonidina | Agonista α central | 0,05-0,1 mg/dose, pode ser repetida até 0,8 mg dose total | VO | Efeitos colaterais incluem boca seca e sonolência. |
| Enalaprilato | IECAs | 0,05-0,10 mg/kg/dose até 1,25 mg/dose | bolo IV | Pode causar hipotensão prolongada e insuficiência renal aguda, especialmente em neonatos |
| Fenoldopam | Agonista do receptor de dopamina | 0,2-0,8 µg/kg/min | Infusão IV | Produziu reduções modestas na PA em um estudo clínico pediátrico em pacientes de até 12 anos |
| Hidralazina | Vasodilatador direto | 0,25 mg/kg/dose até 25 mg/dose | VO | Suspensão extemporânea estável apenas por 1 semana. |
| Isradipina | BCC | 0,05-0,1 mg/kg/dose até 5 mg/dose | VO | Suspensão estável pode ser combinada |
| Minoxidil | Vasodilatador direto | 0,1-0,2 mg/kg/dose até 10 mg/dose | VO | Vasodilatador oral mais potente; ação longa |

# REFERÊNCIAS

Adelman RD, Coppo R, Dillon MJ. The emergency management of severe hypertension. *Pediatr Nephrol.* 2000; 14:422–427.

Adrogue HE, Sinaiko AR. Prevalence of hypertension in junior high school-aged children: effect of new recommendations in the 1996 Updated Task Force Report. *Am J Hypertens* 2001;14 (5 Pt 1):412–414.

Alagappan A. Malloy MH. Systemic hypertension in very low-birth weight infants with bronchopulmonary dysplasia: incidence and risk factors. *Am J Perinatol* 1998;15:3–8.

Al-Aweel I, Pursley DM, Rubin LP, et al. Variations in prevalence of hypotension, hypertension and vasopressor use in NICUs. *J Perinatol* 2001;12:272–278.

Alpert BS, Fox ME. Hypertension. In: Goldberg B, ed. *Sports and Exercise for Children with Chronic Health Conditions.* Champaign, IL; Human Kinetics, 1995;pp. 197–205.

Alpert BS. Exercise as a therapy to control hypertension in children. *Int J Sports Med* 2000;21(Suppl 2):S94–S96.

American Academy of Pediatrics Committee on Fetus and Newborn. Routine evaluation of blood pressure, hematocrit and glucose in newborns. *Pediatrics* 1993;92:474–476.

American Academy of Pediatrics Committee on Sports Medicine and Fitness. Athletic participation by children and adolescents who have systemic hypertension. *Pediatrics* 1997;99:637–638.

Appel LJ, Moore TJ, Obarzanek E, et al. A clinical trial of the effects of dietary patterns on blood pressure. *N Engl J Med* 1997;336:1117–1124.

Arar MY, Hogg RJ, Arant BS Jr, et al. Etiology of sustained hypertension in children in the southwestern United States. *Pediatr Nephrol* 1994;8:186–189.

Assadi F. Effect of microalbuminuria lowering on regression of left ventricular hypertrophy in children and adolescents with essential hypertension. *Pediatr Cardiol* 2007; 28:27–33.

Barker DJ, Gluckman PD, Godfrey KM, et al. Fetal nutrition and cardiovascular disease in adult life. *Lancet* 1993;341:938–941.

Barker DJ, Eriksson JG, Forsen T, Osmond C. Fetal origins of adult disease: strength of effects and biological basis. *Int J Epidemiol* 2002;31:1235–1239.

Bauer SB, Feldman SM, Gellis SS, et al. Neonatal hypertension: a complication of umbilical-artery catheterization. *N Engl J Med* 1975;293:1032–1033.

Belfort MB, Rifas-Shiman SL, Rich-Edwards J, et al. Size at birth, infant growth, and blood pressure at three years of age. *J Pediatr* 2007;151:670–674.

Bender SR, Fong MW, Heitz S, Bisognano JD. Characteristics and management of patients presenting to the emergency department with hypertensive urgency. *J Clin Hypertens* 2006;8: 12–18.

Berenson GS. Childhood risk factors predict adult risk associated with subclinical cardiovascular disease: The Bogalusa Heart Study. *Am J Cardiol* 2002;90:3L–7L.

Bibbins-Domingo K, Coxson P, Pletcher MJ, et al. Adolescent overweight and future adult coronary heart disease. *N Engl J Med* 2007;357:2371–2379.

Biron P, Mongeau JG, Bertrand D. Familial aggregation of blood pressure in 558 adopted children. *Can Med Assoc J* 1976;115: 773–774.

Blumenthal S, Epps RP, Heavenrich R, et al. Report of the task force on blood pressure control in children. *Pediatrics* 1977;59: 797–820.

Brady TM, Fivush B, Flynn JT, Parekh R. Ability of blood pressure to predict left ventricular hypertrophy in children with primary hypertension. *J Pediatr* 2008;152:73–78, 78.e1.

Burke V, Beilin LJ, Blake KV, et al. Indicators of fetal growth do not independently predict blood pressure in 8-year-old Australians: A prospective cohort study. *Hypertension* 2004;43: 208–213.

Chen X, Wang Y. Tracking of blood pressure from childhood to adulthood: A systematic review and meta-analysis. *Circulation* 2008;117:3171–3180.

Chen W, Srinivasan SR, Li S, et al. Clustering of long-term trends in metabolic syndrome variables from childhood to adulthood in Blacks and Whites: the Bogalusa Heart Study. *Am J Epidemiol* 2007;166:527–533.

Chobanian AV, Bakris GL, Black HR, et al. The seventh report of the joint national committee on prevention, detection, evaluation, and treatment of high blood pressure: the JNC 7 report. *JAMA* 2003;289:2560–2572.

Clement DL, De Buyzere ML, De Bacquer DA, et al. Prognostic value of ambulatory blood-pressure recordings in patients with treated hypertension. *N Engl J Med* 2003; 348:2407–2415.

Couch SC, Saelens BE, Levin L, et al. The efficacy of a clinic-based behavioral nutrition intervention emphasizing a DASH-type diet for adolescents with elevated blood pressure. *J Pediatr* 2008;152:494–501.

Croix B, Feig DI. Childhood hypertension is not a silent disease. *Pediatr Nephrol* 2006;21:527–532.

Crossland DS, Furness JC, Abu-Harb M, et al. Variability of four limb blood pressure in normal neonates. *Arch Dis Child Fetal Neonatal Ed* 2004;89:F325–F327.

Cutler JA. The effects of reducing sodium and increasing potassium intake for control of hypertension and improving health. *Clin & Exp Hypertens* 1999;21:769–783.

Daniels SR, Obarzanek E, Barton BA, et al. Sexual maturation and racial differences in blood pressure in girls: the National Heart, Lung, and Blood Institute Growth and Health Study. *J Pediatr* 1996;129:208–213.

Daniels SR. Is there an epidemic of cardiovascular disease on the horizon? *J Pediatr* 1999;134:665–666.

Davis PH, Dawson JD, Riley WA, Lauer RM. Carotid intimal-medial thickness is related to cardiovascular risk factors measured from childhood through middle age: The Muscatine Study. *Circulation* 2001;104:2815–2819.

Dekkers JC, Snieder H, van den Oord EJCG, Treiber FA. Moderators of blood pressure development from childhood to adulthood: A 10-year longitudinal study. *J Pediatr* 2002;141: 770–779.

de Leonardis V, De Scalzi M, Falchetti A, et al. Echocardiographic evaluation of children with and without family history of essential hypertension. *Am J Hypertens* 1988;1(3 Pt 1):305–308.

Din-Dzietham R, Liu Y, Bielo MV, Shamsa F. High blood pressure trends in children and adolescents in national surveys, 1963 to 2002. *Circulation* 2007;116:1488–1496.

Epstein LH, Myers MD, Raynor HA, Saelens BE. Treatment of pediatric obesity. *Pediatrics* 1998;101:554–570.

Falkner B, Sherif K, Michel S, Kushner H. Dietary nutrients and blood pressure in urban minority adolescents at risk for hypertension. *Arch Pediatr Adolesc Med* 2000;154:918–922.

Falkner B, Hulman S, Kushner H. Effect of birth weight on blood pressure and body size in early adolescence. *Hypertension* 2004;43:203–207.

Feig DI, Johnson RJ. The role of uric acid in pediatric hypertension. *J Ren Nut*. 2007;17:79–83.

Feig DI, Soletsky B, Johnson RJ. Effect of allopurinol on blood pressure of adolescents with newly diagnosed essential hypertension. *JAMA* 2008;300:924–932.

Figueroa-Colon R, Franklin FA, Lee JY, et al. Feasibility of a clinic-based hypocaloric dietary intervention implemented in a school setting for obese children. *Obes Res* 1996;4:419–429.

Fixler DE, Laird WP, Fitzgerald V, et al. Hypertension screening in schools: results of the Dallas study. *Pediatrics* 1979;63:32–36.

Flynn JT. Impact of ambulatory blood pressure monitoring on the management of hypertension in children. *Blood Press Monitor* 2000;5:211–216.

Flynn JT. Evaluation and management of hypertension in childhood. *Prog Ped Cardiol* 2001;12:177–188.

Flynn JT. Differentiation between primary and secondary hypertension in children using ambulatory blood pressure monitoring. *Pediatrics* 2002;110:89–93.

Flynn JT. Successes and shortcomings of the FDA Modernization Act. *Am J Hypertens* 2003;16:889–891.

Flynn JT. Neonatal Hypertension. In: Portman R, Sorof J, Ingelfinger J, eds. *Pediatric Hypertension*. Totowa, NJ: Humana Press, 2004:351–370.

Flynn JT, Alderman MH. Characteristics of children with primary hypertension seen at a referral center. *Pediatr Nephrol* 2005; 20:961–966.

Flynn JT, Daniels SR. Pharmacologic treatment of hypertension in children and adolescents. *J Pediatrics* 2006;149: 746–754

Flynn JT, Tullus K. Severe hypertension in children and adolescents: Pathophysiology and treatment. *Pediatr Nephrol* 2009; 24:1101–1112.

Gamborg M, Byberg L, Rasmussen F, et al. Birth weight and systolic blood pressure in adolescence and adulthood: meta-regression analysis of sex- and age-specific results from 20 Nordic studies. *Am J Epidemiol* 2007;166:634–645.

Gidding SS. Relationships between blood pressure and lipids in childhood. *Pediatr Clin North Am* 1993;40:41–49.

Gillman MW, Oliveria SA, Moore LL, et al. Inverse association of dietary calcium with systolic blood pressure in young children. *JAMA* 1992;267:2340–2343.

Grummer-Strawn LM, Mei Z. Does breastfeeding protect against pediatric overweight? Analysis of longitudinal data from the Centers for Disease Control and Prevention Pediatric Nutrition Surveillance System. *Pediatrics* 2004;113:e81–e86.

Hammer GB, Verghese ST, Drover DR, et al. Pharmacokinetics and pharmacodynamics of fenoldopam mesylate for blood pressure control in pediatric patients *BMC Anesthesiology* 2008;8:6 doi:10.1186/1471–2253-8-6.

Hanevold C, Waller J, Daniels S, et al. The effects of obesity, gender, and ethnic group on left ventricular hypertrophy and geometry in hypertensive children: A collaborative study of the International Pediatric Hypertension Association. *Pediatrics* 2004;113:328–333.

Hansen HS, Nielsen JR, Hyldebrandt N, Froberg K. Blood pressure and cardiac structure in children with a parental history of hypertension: the Odense Schoolchild Study. *J Hypertens* 1992;10:677–682.

Harshfield GA, Alpert BS, Pulliam DA, et al. Ambulatory blood pressure recordings in children and adolescents. *Pediatrics* 1994;94(2 Pt 1):180–184.

Hohn AR, Dwyer KM, Dwyer JH. Blood pressure in youth from four ethnic groups: the Pasadena Prevention Project. *J Pediatr* 1994;125:368–373.

Huxley R, Neil A, Collins R. Unravelling the fetal origins hypothesis: is there really an inverse association between birthweight and subsequent blood pressure? *Lancet* 2002; 360:659–665.

Juonala M, Viikari JS, Rönnemaa T, et al. Elevated blood pressure in adolescent boys predicts endothelial dysfunction: the cardiovascular risk in young Finns study. *Hypertension* 2006;48:424–430.

Kaufmann MA, Pargger H, Drop LJ. Oscillometric blood pressure measurements by different devices are not interchangeable. *Anesth Analg* 1996;82:377–381.

Kavey REW, Daniels SR, Lauer RM, et al. American Heart Association guidelines for primary prevention of atherosclerotic cardiovascular disease beginning in childhood. *Circulation* 2003;107:1562–1566.

Kavey RE, Kveselis DA, Atallah N, Smith FC. White coat hypertension in childhood: evidence for end-organ effect. *J Pediatr* 2007;150:491–497.

Kay JD, Sinaiko AR, Daniels SR. Pediatric hypertension. *Am Heart J* 2001;142:422–432.

Keller G, Zimmer G, Mall G, Ritz E, Amann K. Nephron number in patients with primary hypertension. *N Engl J Med* 2003; 348:101–108.

Kilcoyne MM, Richter RW, Alsup PA. Adolescent hypertension. I. Detection and prevalence. *Circulation* 1974;50: 758–764.

Kvaavik E, Tell GS, Klepp K-I. Predictors and tracking of body mass index from adolescence into adulthood. *Arch Pediatr Adolesc Med* 2003;157:1212–1218.

Laird WP, Fixler DE. Left ventricular hypertrophy in adolescents with elevated blood pressure: assessment by chest roentgenography, electrocardiography, and echocardiography. *Pediatrics* 1981;67:255–259.

Lande MB, Kaczorowski JM, Auinger P, et al. Elevated blood pressure and decreased cognitive function among school-age children and adolescents in the United States. *J Pediatr* 2003;143:720–724.

Lande MB, Carson NL, Roy J, Meagher CC. Effects of childhood primary hypertension on carotid intima media thickness: a matched controlled study. *Hypertension* 2006; 48:40–44.

Lande MB, Meagher CC, Fisher SG, et al. Left ventricular mass index in children with white coat hypertension. *J Pediatr.* 2008;153:50–54.

Lane DA, Gill P. Ethnicity and tracking blood pressure in children. *J Human Hypertens* 2004;18:223–228.

Lauer RM, Clarke WR, Mahoney LT, Witt J. Childhood predictors for high adult blood pressure. The Muscatine Study. *Pediatr Clin North Am* 1993;40:23–40.

Law CM, Barker DJ, Bull AR, Osmond C. Maternal and fetal influences on blood pressure. *Arch Dis Child* 1991;66: 1291–1295.

Law CM, Shiell AW, Newsome CA, et al. Fetal, infant, and childhood growth and adult blood pressure: A longitudinal study from birth to 22 years of age. *Circulation* 2002;105: 1088–1092.

Lemne CE. Increased blood pressure reactivity in children of borderline hypertensive fathers. *J Hypertens* 1998; 16:1243–1248.

Li S, Chen W, Srinivasan SR, Berenson GS. Childhood blood pressure as a predictor of arterial stiffness in young adults: The Bogalusa Heart Study. *Hypertension* 2004;43: 541–546.

Li S, Chen W, Srinivasan SR, et al. Childhood cardiovascular risk factors and carotid vascular changes in adulthood: The Bogalusa Heart Study. *JAMA* 2003;290:2271–2276.

Lissau I, Overpeck MD, Ruan WJ, et al. Body mass index and overweight in adolescents in 13 European countries, Israel, and the United States. *Arch Pediatr Adolesc Med* 2004;158:27–33.

Litwin M, Niemirska A, Sladowska J, et al. Left ventricular hypertrophy and arterial wall thickening in children with essential hypertension. *Pediatr Nephrol* 2006;21:811–819.

Loggie JM. Juvenile hypertension. *Compr Ther* 1977; 3:47–54.

Londe S, Bourgoignie JJ, Robson AM, Goldring D. Hypertension in apparently normal children. *J Pediatr* 1971;78:569–577.

Lopes HF, Silva HB, Consolim-Colombo FM, et al. Autonomic abnormalities demonstrable in young normotensive subjects who are children of hypertensive parents. *Braz J Med Bio Res* 2000;33:51–54.

Lurbe E, Sorof JM, Daniels SR. Clinical and research aspects of ambulatory blood pressure monitoring in children. *J Pediatr* 2004;144:7–16.

Lurbe E, Torro I, Alvarez V, et al. Prevalence, persistence, and clinical significance of masked hypertension in youth. *Hypertension* 2005;45:493–498.

Mackenzie HS, Lawler EV, Brenner BM. Congenital oligonephropathy: The fetal flaw in essential hypertension? *Kidney Int Suppl* 1996;55:S30–S34.

Makris TK, Stavroulakis GA, Krespi PG, et al. Elevated plasma immunoreactive leptin levels preexist in healthy offspring of patients with essential hypertension. *Am Heart J* 1999; 138(5 Pt 1):922–925.

Martin RM, Ness AR, Gunnell D, et al. Does breast-feeding in infancy lower blood pressure in childhood? The Avon Longitudinal Study of Parents and Children (ALSPAC). *Circulation* 2004;109:1259–1266.

Matsuoka S, Awazu M. Masked hypertension in children and young adults. *Pediatr Nephrol* 2004;19:651–654.

McDonald A, Trevisan M, Cooper R, et al. Epidemiological studies of sodium transport and hypertension. *Hypertension* 1987; 10(5 Pt 2):I42–147.

McNiece KL, Poffenbarger TS, Turner JL, et al. Prevalence of hypertension and pre-hypertension among adolescents. *J Pediatr* 2007a;150:640–644.

McNiece KL, Gupta-Malhotra M, Samuels J, et al. Left ventricular hypertrophy in hypertensive adolescents: analysis of risk by 2004 National High Blood Pressure Education Program Working Group staging criteria. *Hypertension* 2007b; 50:392–395.

Meaney E, Samaniego V, Alva F, et al. Increased arterial stiffness in children with a parental history of hypertension. *Pediatr Cardiol* 1999; 20:203–205.

Mehta SK, Super DM, Anderson RL, et al. Parental hypertension and cardiac alterations in normotensive children and adolescents. *Am Heart J* 1996;131:81–88.

Muntner P, He J, Cutler JA, et al. Trends in blood pressure among children and adolescents. *JAMA* 2004;291:2107–2113.

National High Blood Pressure Education Program Working Group on Hypertension Control in Children and Adolescents (1996) Update on the 1987 task force report on high blood pressure in children and adolescents: a working group report from the National High Blood Pressure Education Program. *Pediatrics* 98:649–658.

National High Blood Pressure Education Program Working Group on High Blood Pressure in Children and Adolescents. The Fourth Report on the Diagnosis, Evaluation, and Treatment of High Blood Pressure in Children and Adolescents. National Heart, Lung, and Blood Institute, Bethesda, Maryland. *Pediatrics* 2004;114:555–576.

Ogden CL, Carroll MD, Curtin LR, et al. Prevalence of overweight and obesity in the United States, 1999–2004. *JAMA* 2006; 295:1549–1555.

O'Quin M, Sharma BB, Miller KA, Tomsovic JP. Adolescent blood pressure survey: Tulsa, Oklahoma, 1987 to 1989. *South Med J* 1992;85:487–490.

O'Sullivan JJ, Derrick G, Darnell R. Prevalence of hypertension in children after early repair of coarctation of the aorta: a cohort study using casual and 24 hour blood pressure measurement. *Heart* 2002;88:163–166.

Owen CG, Whincup PH, Gilg JA, Cook DG. Effect of breast feeding in infancy on blood pressure in later life: Systematic review and meta-analysis. *BMJ* 2003;327:1189–1195.

Paglieri C, Bisbocci D, Di Tullio MA, et al. Arterial hypertension: a cause of cognitive impairment and of vascular dementia. *Clin Exp Hypertens* 2004; 26:277–285.

Park MK, Menard SW, Yuan C. Comparison of auscultatory and oscillometric blood pressures. *Arch Pediatr Adolesc Med* 2001; 155:50–53.

Patel HP, Mitsnefes M. Advances in the pathogenesis and management of hypertensive crisis. *Curr Opin Pediatr* 2005; 17:210–214.

Pickering TG, Coats A, Mallion JM, et al. Blood Pressure Monitoring. Task force V: White-coat hypertension. *Blood Press Monit* 1999;4:333–341.

Pickering TG, Hall JE, Appel LJ et al. Recommendations for Blood Pressure Measurement in Humans and Experimental Animals. Part 1: Blood Pressure Measurement in Humans. A Statement for Professionals from the Subcommittee of Professional and Public Education of the American Heart Association Council on High Blood Pressure Research. *Hypertension* 2005;45:142–161.

Raitakari OT, Juonala M, Kähönen M, et al. Cardiovascular risk factors in childhood and carotid artery intima-media thickness in adulthood: The Cardiovascular Risk in Young Finns Study. *JAMA* 2003;290:2277–2283.

Reade EP, Whaley C, Lin JJ, et al. Hypopnea in pediatric patients with obesity hypertension. *Pediatr Nephrol* 2004;19:1014–1020.

Reinehr T, de Sousa G, Toschke AM, Andler W. Long-term follow-up of cardiovascular disease risk factors in children after an obesity intervention. *Am J Clin Nutr* 2006;84:490–496.

Robinson RF, Batisky DL, Hayes JR, et al. Significance of heritability in primary and secondary pediatric hypertension. *Am J Hypertens* 2005;18:917–921.

Rocchini AP, Katch V, Anderson J, et al: Blood pressure in obese adolescents: Effect of weight loss. *Pediatrics* 1988;82:16–23.

Rocchini AP, Key J, Bondie D, et al. The effect of weight loss on the sensitivity of blood pressure to sodium in obese adolescents. *N Engl J Med* 1989;321: 580–585.

Rudolf MCJ, Greenwood DC, Cole TJ, et al. Rising obesity and expanding waistlines in schoolchildren: A cohort study. *Arch Dis Child* 2004;89:235–237.

Saab PG, Llabre MM, Ma M, et al. Cardiovascular responsivity to stress in adolescents with and without persistently elevated blood pressure. *J Hypertens* 2001;19:21–27.

Saliem WR, Falk MC, Shadbolt B, Kent AL. Antenatal and postnatal risk factors for neonatal hypertension and infant follow-up. *Pediatr Nephrol* 2007;22:2081–2087.

Savoca MR, Evans CD, Wilson ME, et al. The association of caffeinated beverages with blood pressure in adolescents. *Arch Pediatr Adolesc Med* 2004;158:473–477.

Schieken RM. Genetic factors that predispose the child to develop hypertension. *Pediatr Clin North Am* 1993; 40:1–11.

Seeman T, Palyzová D, Dusek J, Janda J. Reduced nocturnal blood pressure dip and sustained nighttime hypertension are specific markers of secondary hypertension. *J Pediatr* 2005;147: 366–371.

Shatat IF, Flynn JT. Hypertension in children with chronic kidney disease. *Adv Chron Kid Dis* 2005; 12:378–384.

Shear CL, Burke GL, Freedman DS, Berenson GS. Value of childhood blood pressure measurements and family history in predicting future blood pressure status: results from 8 years of follow-up in the Bogalusa Heart Study. *Pediatrics* 1986;77: 862–869.

Silverberg DS, Nostrand CV, Juchli B, et al. Screening for hypertension in a high school population. *Can Med Assoc J* 1975; 113:103–108.

Simons-Morton DG, Obarzanek E. Diet and blood pressure in children and adolescents. *Pediatr Nephrol* 1997; 11:244–249.

Sinaiko AR, Gomez-Marin O, Prineas RJ. Prevalence of "significant" hypertension in junior high school-aged children: the Children and Adolescent Blood Pressure Program. *J Pediatr* 1989;114(4 Pt 1):664–669.

Singhal A, Cole TJ, Lucas A. Early nutrition in preterm infants and later blood pressure: Two cohorts after randomised trials. *Lancet* 2001;357:413–419.

Singhal A, Fewtrell M, Cole TJ, Lucas A. Low nutrient intake and early growth for later insulin resistance in adolescents born preterm. *Lancet* 2003;361:1089–1097.

Singhal A, Cole TJ, Fewtrell M, et al. Is slower early growth beneficial for long-term cardiovascular health? *Circulation* 2004;109: 1108–1113.

Sorof JM, Portman RJ. White coat hypertension in children with elevated casual blood pressure. *J Pediatr* 2000; 137:493–497.

Sorof JM, Poffenbarger T, Franco K, et al. Isolated systolic hypertension, obesity, and hyperkinetic hemodynamic states in children. *J Pediatr* 2002;140:660–666.

Sorof JM, Alexandrov AV, Cardwell G, Portman RJ. Carotid artery intimal-medial thickness and left ventricular hypertrophy in children with elevated blood pressure. *Pediatrics* 2003;111: 61–66.

Sorof JM, Lai D, Turner J, et al. Overweight, ethnicity, and the prevalence of hypertension in school-aged children. *Pediatrics* 2004a;113:475–482.

Sorof JM, Turner J, Martin DS, et al. Cardiovascular risk factors and sequelae in hypertensive children identified by referral versus school-based screening. *Hypertension* 2004b; 43:214–218.

Stabouli S, Kotsis V, Toumanidis S, et al. White-coat and masked hypertension in children: association with target-organ damage. *Pediatr Nephrol* 2005;20:1151–1155.

Strauser LM, Pruitt RD, Tobias JD. Initial experience with fenoldopam in children. *Am J Ther* 1999;6:283–288.

Sun SS, Grave GD, Siervogel RM, et al. Systolic blood pressure in childhood predicts hypertension and metabolic syndrome later in life. *Pediatrics* 2007;119:237–246.

Sun SS, Liang R, Huang TT, et al. Childhood obesity predicts adult metabolic syndrome: the Fels Longitudinal Study. *J Pediatr* 2008;152:191–200.

Swartz SJ, Srivaths PR, Croix B, Feig DI. Cost-effectiveness of ambulatory blood pressure monitoring in the initial evaluation of hypertension in children. *Pediatrics* 2008;122: 1177–1181.

Taittonen L, Uhari M, Kontula K, et al. Angiotensin converting enzyme gene insertion/deletion polymorphism, angiotensinogen gene polymorphisms, family history of hypertension, and childhood blood pressure. *Am J Hyperten* 1999;12(9 Pt 1): 858–866.

Task Force on Blood Pressure Control in Children. Report of the Second Task Force on Blood Pressure Control in Children—1987. National Heart, Lung, and Blood Institute, Bethesda, Maryland. *Pediatrics* 1987;79:1–25.

Torrance B, McGuire KA, Lewanczuk R, McGavock J. Overweight, physical activity and high blood pressure in children: a review of the literature. *Vasc Health Risk Manag* 2007;3:139–149.

Urbina EM, Bao W, Pickoff AS, Berenson GS. Ethnic (black-white) contrasts in heart rate variability during cardiovascular reactivity testing in male adolescents with high and low blood pressure: the Bogalusa Heart Study. *Am J Hypertens* 1998; 11:196–202.

Urbina E. Removing the mask: The danger of hidden hypertension. *J Pediatr* 2008a;152:455–456.

Urbina E, Alpert B, Flynn J, et al. Ambulatory blood pressure monitoring in children and adolescents: recommendations for standard assessment: a scientific statement from the American Heart Association Atherosclerosis, Hypertension, and Obesity in Youth Committee of the council on cardiovascular disease in the young and the council for high blood pressure research. *Hypertension* 2008b;52:433–451.

van Hooft IM, Grobbee DE, Waal-Manning HJ, Hofman A. Hemodynamic characteristics of the early phase of primary hypertension. The Dutch Hypertension and Offspring Study. *Circulation*. 1993;87:1100–1106.

Vos LE, Oren A, Uiterwaal C, et al. Adolescent blood pressure and blood pressure tracking into young adulthood are related to subclinical atherosclerosis: the Atherosclerosis Risk in Young Adults (ARYA) study. *Am J Hypertens* 2003; 16:549–555.

Wang X, Wang B, Chen C, et al. Familial aggregation of blood pressure in a rural Chinese community. *Am J Epidemiol* 1999; 149: 412–420.

Weinberger MH. Salt sensitivity of blood pressure in humans. *Hypertension* 1996;27:481–490.

Williams CL, Hayman LL, Daniels SR, et al. Cardiovascular health in childhood: A statement for health professionals from the Committee on Atherosclerosis, Hypertension, and Obesity in the Young (AHOY) of the Council on Cardiovascular Disease in the Young, American Heart Association. *Circulation* 2002; 106:143–160.

Wilson DK, Bayer L, Sica DA. Variability in salt sensitivity classifications in black male versus female adolescents. *Hypertension* 1996;28:250–255.

Wing JK, Hui SH, Pak WM, et al. A controlled study of sleep related disordered breathing in obese children. *Arch Dis Child* 2003;88:1043–1047.

Wyszynska T, Cichocka E, Wieteska-Klimczak A, et al. A single center experience with 1025 children with hypertension. *Acta Pædiatrica* 1992;81:244–246.

Yiu V, Orrbine E, Rosychuk RJ, et al. The safety and use of short-acting nifedipine in hospitalized hypertensive children. *Pediatr Nephrol* 2004;19:644–650.

Zhou L, Ambrosius WT, Newman SA, et al. Heart rate as a predictor of future blood pressure in schoolchildren. *Am J Hypertens*. 2000;13:1082–1087.

Zubrow AB, Hulman S, Kushner H, Falkner B. Determinants of blood pressure in infants admitted to neonatal intensive care units: A prospective multicenter study. *J Perinatol* 1995;15: 470–479.

Zureik M, Bonithon-Kopp C, Lecomte E, Siest G, Ducimetiere P. Weights at birth and in early infancy, systolic pressure, and left ventricular structure in subjects aged 8 to 24 years. *Hypertension* 1996;27:339–345.

# Apêndice

# Informação ao paciente

## O QUE É HIPERTENSÃO?

Para a maioria das pessoas, uma pressão sanguínea acima de 140/90 mmHg é considerada hipertensão. O limite superior, a pressão sistólica, é a maior pressão nas artérias quando o coração bate e as enche. O limite inferior, a pressão diastólica, é a pressão mais baixa nas artérias quando o coração relaxa entre as batidas.

Como parte do envelhecimento, os vasos sanguíneos costumam ficar rígidos ou duros, tornando-os menos capazes de dilatar quando o sangue flui a partir do coração. Assim, a pressão sistólica costuma aumentar com o avanço da idade.

## O QUE CAUSA HIPERTENSÃO?

Na maioria dos pacientes, não pode ser encontrada nenhuma causa específica. Em cerca de 10%, pode ser encontrada uma causa específica que pode ser resolvida por meio de tratamento clínico ou cirúrgico.

O termo usado para o tipo usual de hipertensão é "essencial", mas "primária" é preferível. Os seguintes fatores estão envolvidos:

- Hereditariedade
- Obesidade
- Alto consumo de sódio
- Estresse psicológico

Além disso, inúmeros outros fatores podem influenciar, inclusive:

- Consumo excessivo de álcool (mais de 2 a 3 doses por dia)
- Tabagismo
- Apneia no sono
- Remédios fitoterápicos
- Pílulas de emagrecimento e outros estimulantes, tais como efedra
- Inatividade física

## HIPERTENSÃO PODE SER CURADA?

Normalmente não. Algumas pessoas que perdem o excesso de peso de forma considerável, reduzem o alto consumo de sódio (ou álcool) e aliviam o estresse podem ter a redução da pressão sanguínea a níveis normais.

## QUAIS AS CONSEQUÊNCIAS DA HIPERTENSÃO?

Por colocar uma sobrecarga no coração e nos vasos sanguíneos, a hipertensão, em conjunto com outros fatores de risco, induz ataques cardíacos, insuficiência cardíaca, derrames e lesão renal. Os outros fatores de risco cardiovascular importantes são:

- Tabagismo
- Nível anormal de lipídios no sangue (colesterol LDL elevado ou colesterol HDL reduzido)
- Diabetes

## COMO A HIPERTENSÃO É TRATADA?

O tratamento deve sempre incluir uma melhora nos hábitos de vida, incluindo:

- Parar de fumar

- Perder o excesso de peso
- Aumentar a atividade física
- Diminuir o consumo de sódio (mais fácil de ser cumprida lendo os rótulos dos alimentos industrializados e evitando qualquer um com mais de 300 mg de sódio por porção)
- Não beber além de uma quantidade saudável de álcool – uma dose por dia para mulheres e duas para homens (as porções são 360 mL de cerveja, 120 mL de vinho e 45 mL de uísque).

Fármacos anti-hipertensivos são, geralmente, necessários. Estes incluem 3 tipos:

- **Diuréticos:** removem parte do excesso de sódio e líquidos da circulação
- **β-bloqueadores:** diminuem a frequência e a força da contração cardíaca
- **Vasodilatadores:** abrem os vasos sanguíneos – este grupo inclui inibidores da enzima conversora de angiotensina, bloqueadores de angiotensina e bloqueadores dos canais de cálcio.

Todas estas substâncias podem causar efeitos colaterais, e o seu médico deve ser contatado em caso de mal-estar após começar com um ou mais fármacos. A ação da maioria dos fármacos pode ser reduzida com ganho de peso, sódio ou álcool em excesso, e consumo de certos fármacos tais como anti-inflamatórios não esteroidais (ibuprofeno, naprosin, celebrex, etc.). Informe o seu médico sobre todos os remédios tomados, com ou sem prescrição. Tome suas pílulas todos os dias no mesmo horário, geralmente após acordar.

## COMO GARANTIR CONTROLE SOBRE A HIPERTENSÃO?

No passado, apenas determinadas medições no consultório médico eram usadas para determinar o grau de hipertensão. Cada vez mais tem aumentado o número de medidas feitas em casa com um aparelho semi-automático à bateria para garantir tratamento adequado e não excessivo. Com um aparelho assim, custando entre 40 a 100 dólares, é possível monitorar a pressão sanguínea, particularmente quando há alterações no tipo ou dosagem de medicamentos.

## DIRETRIZES PARA MONITORAMENTO DE PRESSÃO SANGUÍNEA EM CASA

### Equipamento

O aparelho deve ser verificado em relação a um manômetro de mercúrio no consultório médico para garantir a acurácia. O manguito deve ser largo o bastante para circular o braço. Para a maioria dos adultos, deve ser usado um "manguito largo de adulto". Se o aparelho vier com um manguito menor, deve ser substituído por um maior.

### Procedimento

Não fumar ou beber café por 30 minutos antes da leitura. Sentar com as costas e braços apoiados, o braço ao nível do coração (no meio do peito). Após 3 a 5 minutos sentado quieto, fazer duas leituras com um minuto entre elas. Se as duas leituras diferirem por mais de 10 mm (pontos), fazer leituras adicionais a cada minuto até que elas estejam dentro de 10 mmHg.

Registrar as leituras dessa forma:

| Data | Hora | Primeira leitura | Segunda leitura | Circunstâncias |
|---|---|---|---|---|
| 3 de maio | 7 | 150/95 | 145/90 | Antes do café da manhã |
| 5 de maio | 6 | 135/85 | 130/80 | Após exercício |
| 7 de maio | 8 | 110/70 | 105/60 | Tonto após levantar |

Se as leituras forem feitas para diagnosticar hipertensão, devem ser feitas o máximo de vezes possível, de 4 a 5 por dia, por algumas semanas.

Se as leituras forem feitas para monitorar o tratamento, 2 ou 3 leituras uma vez por semana podem ser adequadas.

Fazer uma leitura ao sentir mal-estar, como vertigem ou tontura ou se tiver uma forte dor de cabeça. Normalmente não é possível afirmar que a pressão está se elevando, mas a pressão pode aumentar se houver ansiedade.

As leituras podem variar em até 40 mmHg de um momento para outro. Elas raramente permanecem as mesmas. Levar o seu diário de registros para a próxima consulta.

# Índice

Obs: Os números de página seguidos de "f" indicam figuras e os seguidos de "t" indicam tabelas.

## A

AASK (*African American Study of Kidney Disease and Hypertension*). Ver African American Study of Kidney Disease and Hypertension (AASK)
AB/CD, algoritmo, 307-308, 307-308f, 314-317
Ação, modo de
　agentes inibidores adrenérgicos
　　bloqueadores dos receptores α-adrenérgicos, 274-276, 274-275f
　　bloqueadores β-adrenérgicos, 277-279, 277-279f
　aldosterona, bloqueadores da, 267-270
　bloqueadores dos canais de cálcio (BCCs), 284-285t
　　ativação simpática, 284-285
　　di-hidropiridínicos (DHP), 284-285
　　duração, 284-286, 285-286t
　　não di-hidropiridínicos (não DHP), 284-285
　bloqueadores dos receptores da angiotensina II (BRAs), 298-302
　diuréticos, 258-260, 260-261f, 267-270
　enzima conversora da angiotensina, inibidores da (IECAs)
　　efeitos, 292-294
　　farmacocinética, 290-292, 292-293f
　　farmacodinâmica dos, 290-293, 292-293f
　　monoterapia, 293-294
　　morbimortalidade, redução da, 293-294
　　terapia combinada, 293-294
Acebutolol
　bloqueadores β-adrenérgicos
　　atividade simpaticomimética intrínseca, 277-279
　　eficácia anti-hipertensiva, 279-280
　　propriedades farmacológicas dos, 278-279t
　　fármacos anti-hipertensivos disponíveis nos EUA, 257-259t, 313t
　hipertensão e lactação, 536-537
Acetaminofeno, 227-230, 470-472
Acetilcolina, 91-92, 95-96
Acidente vascular cerebral. *Ver* Doença cerebrovascular
Ácido úrico, sérico, 173-175
Ácido vanilmandélico (AVM), 469-470f, 470-472
Ácidos graxos, metabólitos dos, 111-113
Acromegalia, 447-448, 500-501

ACTH (hormônio adrenocorticotrópico). *Ver* Hormônio adrenocorticotrópico (ACTH)
Acupuntura, 242-243
Adenomas
　adrenal
　　adenomas produtores de aldosterona (APA), 441-442t, 446-447
　　cintilografia adrenal, 448-450
　　hipocalemia, 436-437
　　Cushing, síndrome de, 482-485
　　feocromocitoma
　　　avaliação de hiperfunção, 459-460
　　　avaliação de malignidade, 482-483
　　　manejo, 460-461
Adenosina, 64-66
Adolescência. *Ver* Infância e adolescência
Adrenal, amostra venosa (AVA), 448-450
　aldosteronismo primário, 433-434, 448-450
　hipertensão primária, 174-176
Adrenal, glândula
　deoxicorticosterona, 492-493
　feocromocitoma, 478-479
　hiperplasia unilateral, 447-448
Adrenal, hiperplasia
　bilateral
　　aldosteronismo primário, 433-434, 446-448
　　feocromocitomas, 466-467, 475-476
　　massa adrenal incidental, 458-459
　　síndrome de Cushing, 482-483, 489-490
　hiperplasia adrenal congênita (HAC), 492-495
　supressão salina, teste de, 442-443
Adrenal, incidentaloma
　avaliação de hiperfunção
　　aldosteronismo primário, 459-460
　　avaliação laboratorial, 458-459, 459-460t
　　feocromocitoma clinicamente silencioso, 459-460
　　síndrome de Cushing subclínica, 459-460
　avaliação de malignidade
　　fenótipo da imagem, 457-459, 458-459t
　　metástases, 458-459
　　tamanho, 457-458
　diagnóstico diferencial, 457-458, 458-459t
　manejo
　　adrenalectomia, 460-462

algoritmo, 460-461, 460-461f
biópsia de aspiração por agulha fina (AAF), 461-462
prevalência, 457-458
Adrenalectomia
  aldosteronismo primário
    diagnóstico, 442-443
    gravidez, 446-447
    remediável por glicocorticoide, 444-446
    TC, varredura, 448-450
    tratamento cirúrgico, 450-451
  incidentaloma adrenal, 460-462
  síndrome de Cushing, 482-483, 489-490
Adrenérgica, fármacos inibidores
  agonistas-α centrais
    agonista dos receptores imidazolínicos, 272-274
    efeitos colaterais, 270-272
    eficácia anti-hipertensiva, 270-272
    guanabenz, 271-272
    guanfacine, 271-274
    mecanismo, 271-272f
    metildopa, 270-272
  alvos dos fármacos, 270-272f
  β-bloqueadores vasodilatadores, 280-282
  bloqueadores β-adrenérgicos
    diferenças farmacológicas, 277-280, 278-279f, 278-279t
    efeitos colaterais, 279-282
    eficácia anti-hipertensiva, 279-280
    modo de ação, 277-279, 277-279f
  bloqueadores dos receptores α-adrenérgicos
    efeitos colaterais, 275-276
    eficácia anti-hipertensiva, 275-276
    experiência ALLHAT, 275-276
    modo de ação, 274-276, 274-275f
  inibidores adrenérgicos periféricos
    guanetidina, 274-275
    reserpina, 272-275
    sulfato de guanadrel, 274-275
Adrenérgicos, agentes, e hipertensão neonatal, 62-64t
Aducina, gene, 260-261
Adultos jovens
  displasia fibromuscular medial, 413-417
  hipertensão primária, 62-63
  hipertensão renovascular com nefropatia isquêmica, 417-419
  rastreamento da pressão arterial, 544-547
*African American Study of Kidney Disease and Hypertension* (AASK)
  doença renal crônica (DRC), 160-162
    bloqueadores dos canais de cálcio, 389-390
    manejo, 380-382
  nefroesclerose hipertensiva, 209-212
Afro-americanos. *Ver* Negros
Agonista α central
  efeitos colaterais, 272-275

eficácia anti-hipertensiva, 270-272
guanabenz, 271-272
guanfacine, 271-274
imidazolina, agonista do receptor, 272-274
mecanismo do, 271-272f
metildopa, 272-274
Alanina aminotransferase (ALT), 529-531
Albuminúria
  bloqueador do receptor AT1, 301-302
  diabéticos, 329-331
  hipertensão primária, 159-160
  hipertensão renal parenquimatosa, 374-375, 385-388
  inibidor direto da renina, 304-305
Álcool, ingesta de, 43f, 93f, 510-511
Álcool, moderação no uso do
  efeitos benéficos do, 239-241
  efeitos na pressão arterial do, 238-239
  recomendações, 239-241
Aldosterona, bloqueadores da
  efeitos colaterais, 269-270
  eficácia anti-hipertensiva, 269-270
  modo de ação, 267-270
Aldosterona, receptores da, bloqueadores dos, 490-492
Aldosterona/renina, índice (A/R)
  concentração da renina plasmática (CRP), 439-440
  medida do, 440-441, 440-441t
  prevalência, 440-441, 441-442t
  testes falso-positivos, 441-443
Aldosteronismo primário (AP)
  aldosteronismo remediável por glicocorticoides
    aldosteronismo não remediável por glicocorticoides, 444-446
    ativação do receptor de mineralocorticoide, 444-446
    características clínicas e laboratoriais, 444-446
    confirmação genética, 444-445, 444-446f
    diagnóstico, 444-446
    síndrome de Gordon, 446-447
    síndrome de Liddle, 444-446
  características clínicas
    complicações, 435-436
    fisiopatologia, 434-435, 434-435f
    hemodinâmicas, 435-436, 435-436f
    mecanismo de retenção de sódio, 436-437
    pressão arterial (PA), 434-436
  índice aldosterona/renina (A/R), rastreamento, 433-434
  definição, 434-435
  diagnóstico
    diretrizes, 439-440
    formas monogênicas, 444-445, 444-445t
    índice aldosterona/renina plasmática, 446-447
    potássio urinário, 439-440, 439-440t
    testes confirmatórios, 442-443
  efeitos, 437-439

hiperaldosteronismo familiar tipo II, 437-439
hipertensão resistente, 437-439
hipocalemia, incidência de, 436-437
incidência, 434-435
síndrome de excesso de mineralocorticoide, 433-434, 434-435t
supressão da liberação de renina, 436-437
tipos de patologia adrenal
   adenoma produtor de aldosterona, 446-447, 446-447f
   amostra venosa adrenal, 448-450
   carcinoma, 447-448
   cintilografia adrenal, 448-450
   condições associadas, 447-448
   fluxograma diagnóstico, 448-450, 450-451f
   hiperplasia adrenal bilateral, 446-448, 447-448t
   hiperplasia unilateral, 447-448
   tomografia computadorizada adrenal, 448-450
   tumor extra-adrenal, 447-448
tratamento cirúrgico
   complicações pós-operatórias, 450-451
   curso pós-operatório, 450-451
   manejo pré-operatório, 450-451
   técnica cirúrgica, 450-451
tratamento clínico, 450-452
Aldosteronismo remediável por glicocorticoide (hiperaldosteronismo familiar, tipo I)
   aldosteronismo não remediável por glicocorticoide, 444-446
   ativação do receptor de mineralocorticoide, 444-446
   características clínicas e laboratoriais, 444-446
   confirmação genética, 444-445, 444-446f
   diagnóstico, 444-446
   síndrome de Gordon, 446-447
   síndrome de Liddle, 444-446
Alho, 242-243
Alimentação
   hipotensão postural, 162-163, 325-326
   variabilidade da pressão arterial, 34-35
Alisquireno, 102-104
Alisquireno. *Ver* Inibidores diretos da renina (IDR)
ALLHAT, 199-201, 262-266, 275-276
   bloqueadores dos receptores α-adrenérgicos, 274-275
   diuréticos tiazídicos e diabetes de recente começo, 264-266, 328-329
   enzima conversora da angiotensina, 86-87, 211-212f, 256-257, 289-292
   fármacos em investigação, 304-307
   recomendações para tratamento, 212-214
Alopurinol, 92-95, 118-120, 173-175, 264-266, 389-390t
ALT (alanina aminotransferase), 527-528
Altitude e hipertensão primária, 127-128
Alzheimer, doença de, 159-160, 502-503

American College of Obstetrics and Gynecology – ACOG, 536-537
American Diabetes Association 296-297, 383
American Heart Association (AHA)
   medição da pressão arterial no consultório, 46-48, 50-52, 53-55f
   medida da pressão arterial em crianças e adolescentes, 553-554
American Stroke Association, 362-363
Amilorida, 267-269
Aminoglutetimida, 489-490t
Amiodarona, 391-392t
Anabolizantes, esteroides, 509t
Androgênios
   deficiência de hidroxilase, 492-493
   feocromocitoma, 459-460
   hipertensão primária, 120-122
Anemia e doença renal crônica, 507-508
Aneroide, esfigmomanômetro, 46-48
Anestesia
   estresse físico agudo, 553-554
   feocromocitoma, 476-478
   tratamento da hipertensão, 333-335
Aneurisma, da aorta abdominal, 156-157
Aneurismas
   fisiopatologia, 498-499
   hipertensão primária, 156-157
   hipertensão renovascular, 416-417
Anfetaminas, 512-513, 568-569
Angina
   bloqueadores dos canais de cálcio, 282-284
   bloqueadores dos receptores β-adrenérgicos, 279-280
   doença arterial coronariana, 331-332
Angioedema, 296-298
Angioplastia, hipertensão renovascular e, 407-410, 422-428
Angiotensina II
   aterosclerose, patogênese da, 149-152
   cardíaca, 302-304
   doença cerebrovascular, 301-304
   eritrocitose, 296-298
   IECAs, 289-292
   imunização, 304-307
   natriurese de pressão, recomposição da, 82-84f, 84-86, 411-412
   nefropatia diabética, 407-408
   polimorfismo do gene do receptor (-1332G/A), 152-154
   receptores e efeitos, 70-72, 100-104, 522-523
   resistência periférica, 296-298f
Angiotensina II, bloqueadores dos receptores da (BRAs), 298-299f, 300-301t
   acidente vascular cerebral, prevenção de, 199-201f, 301-302, 331-333
   angioedema, 300-304

# Índice

anti-hipertensivos orais disponíveis nos EUA, 313-314
bloqueadores da aldosterona, 263-264, 269-270, 279-280, 388-389
bloqueadores dos canais de cálcio administrados com, 194-195
custo-eficácia do tratamento da hipertensão, 203-206, 317-319
doença cardíaca, 302-304
doença cerebrovascular, 301-304
doença renal crônica não diabética, 298-299, 385-387
doença renal, 301-302
doença vascular periférica, 332-333
efeitos colaterais, 302-304
eficácia anti-hipertensiva, 301-302
enzima conversora da angiotensina, 298-299f
  gene da enzima conversora da angiotensina, genótipo DD, 388-389
estudos após, 194-196, 197t
estudos controlados por placebo em pacientes com derrame, 194-198, 197t, 301-302
gravidez, 304-305, 317-318t
hipertensão renovascular, 257-259, 385-387
hipertrofia ventricular esquerda, 329-331, 401-402
idosos, 411-412
insuficiência cardíaca congestiva, 155-157, 156-157t, 201-203
modo de ação, 298-302
natriurese de pressão, recomposição da, 82-84, 82-84f, 86-87
nefropatia diabética, 269-270, 304-305, 329-331, 385-388, 396-398
negros, 290-292
pacientes em diálise, 392-393
parenteral, para emergências hipertensivas, 364-366
pós-infarto do miocárdio, 425-426
renografia, descontinuação antes da, 423-424
suplemento de potássio para hipocalemia induzida por diuréticos, 263-264
transplante renal, 399-401
Angiotensinogênio
  genes do, alelo 235T do, 260-261
  obesidade com hipertensão primária, 81-82f, 113-114, 260-261, 292-293f
  sensibilidade ao sódio, 75-77, 80-82, 235-236
Anlodipina
  anti-hipertensivos orais nos EUA, 312-317
  diabetes, 328-329
  doença coronariana, 209-212
  perfil cardiovascular, 285-288
  tratamento medicamentoso, 255-256
Anos de vida, ajustado por qualidade
  testes laboratoriais para avaliação de pacientes hipertensos, 170-175
  tratamento da hipertensão, 203-206

Ansiedade
  bloqueadores dos receptores β-adrenérgicos, 506-507t
  distúrbios somáticos funcionais e hipertensão, 504-506
  feocromocitoma, condições simuladoras, 464-465t, 465-466
  variabilidade da pressão arterial, 23-24, 34-36t, 50-52
Antiácidos, 507-508, 509t
Antibióticos, 391-392t
Anticoncepcionais orais (ACO), gravidez
  curso clínico, 536-537
  diretrizes, 537-539, 538-539t
  fatores predisponentes, 536-537
  incidência, 536-537
  mecanismos, 536-537
Anti-hipertensivos, terapia medicamentosa, 257-259t
  aderência ao
    diretrizes, 253-255, 255-256t
    efeitos colaterais, 256-257
    envolvimento dos pacientes, 253-255
    estudo VALUE – Avaliação do uso prolongado de valsartan, 255-256
    intervalo de dose, 255-257
    visitas de acompanhamento, 256-257
  angiotensina II, bloqueadores dos receptores da (BRAs), 298-299f, 300-301t
    doença cardíaca, 302-304
    doença cerebrovascular, 301-304
    doença renal, 301-302
    efeitos colaterais, 302-304
    eficácia anti-hipertensiva, 301-302
    modo de ação, 298-302
  bloqueadores dos canais de cálcio (BCCs)
    efeitos colaterais, 288-290, 288-289t
    eficácia anti-hipertensiva, 285-288
    modo de ação, 284-286
  diuréticos
    agentes poupadores de potássio, 267-269
    bloqueadores da aldosterona, 267-269
    diuréticos de alça, 266-269
    modo de ação, 267-270
    néfron, 257-259f
    tiazídicos, 261-267
  enzima conversora da angiotensina, inibidores da (IECAs), 298-299
    doença cardíaca, 294-296
    doença cerebrovascular, 294-296
    doença renal, 294-297
    efeitos colaterais, 296-299
    modo de ação, 290-294
    renina-angiotensina, sistema, 289-290f
  infância e adolescência
    abordagem escalonada, 561-563, 561-563f
    classes, 561-563

doses recomendadas, 560-561, 562-563t
indicações pediátricas, 561-563, 560-561t
indicações, 560-561
inibidores adrenérgicos
   agonista α central, 270-274
   alvos do fármaco, 272-274
   β-bloqueadores vasodilatadores, 280-282
   bloqueadores dos receptores α-adrenérgicos, 274-276
   bloqueadores β-adrenérgicos, 277-282
   inibição adrenérgica periférica, 272-275
inibidores diretos da renina (IDR), 302-305
vasodilatadores diretos, 282-283t
   hidralazina, 282-284, 282-283f
   minoxidil, 282-284
   nitratos, 282-284
Anti-inflamatórios não esteroidais (AINEs), 511-512
Antioxidantes
   alterações vasculares, 241-242
   hipertensão renovascular, 95-96
   nebivolol, 280-282
   polifenóis, 125-127, 241-242
   pressão arterial, 95-96
Aorta
   aneurisma abdominal, 156-157
   coarctação da, 27-28t, 64-70, 557-559t, 563-565
      fisiopatologia, 498-500
      lesões da, 498-499
      manejo, 499-500
      reconhecimento de, 499-500
      sintomas e sinais, 498-500t
   parede aórtica, espessura da, 62-64
   ruptura abdominal, 39-40
Aorta abdominal, 39-40
Aorta abdominal, aneurisma da, 156-157
Aórtica, dissecção
   hipertensão renovascular, 416-417
   história natural de hipertensão, 158-159
   labetalol, 280-282
Aórtica, estenose, 156-157
Apneia obstrutiva do sono (AOS)
   características clínicas e diagnóstico, 500-501, 501-503t
   hipertensão
      incidência, 500-503, 502-503f
      mecanismos, 501-503
      tratamento, 501-503
Artéria renal, estenose da
   aldosteronismo primário, 461-462
   glomeruloesclerose nodular, 393-394
   hipertensão maligna acelerada, 362-363
   hipertensão renovascular, 409-411
   IECAs, 327-328
   lesão vascular e nível da pressão arterial, 186-187
   prevalência de, 410-411t
   transplante renal, 399-401

Artéria renal, oclusão da, 382-384
Artéria umbilical, cateterismo da, 563-565
ASCOT, 269-270, 275-276, 317-321
Aspartato aminotransferase (AST), 529-531
AST (aspartato aminotransferase), 529-531
Aterosclerose, lesões da
   associações genéticas, 412-415
   história, 412-415, 414-416f
Avapro, 300-301t
Avental branco, hipertensão do
   características, 42-44
   hipertensos idosos, 42-43
   história e prognóstico da, 43-46
   história natural, 43-44
   medida da pressão arterial em crianças e adolescentes, 554-557
   medida domiciliar da pressão arterial, 50-52
   PA leitura da, sistólica e ambulatorial diurna, 40-43, 42-43f
   prognóstico, 43-46, 43-44f
   variabilidade da pressão arterial, 40-46

## B

Bariátrica, cirurgia, 117-119, 226-227
Barorreceptores
   arco aórtico, 64-66
   hipotensão postural em idosos, 162-163
   transplante cardíaco, 506-507
   variabilidade da pressão arterial, 34-35
Bebês e recém-nascidos
   hipertensão, 532-536
   hipertrofia ventricular esquerda, 154-156
   medida da pressão arterial no consultório, 44-50
   baixo peso ao nascer, e doença cardiovascular posterior, 88-90, 547-548
Benazepril
   amlodipina, combinado com, 312-314t
   anti-hipertensivos orais disponíveis nos EUA, 313t
   características, 292-293t
   enzima conversora da angiotensina, inibição da, 289-290
Bendrofluazida e disfunção erétil, 266-267
Benefícios
   álcool, consumo leve ou moderado, 510-511
   controle da hipertensão, 15-16, 16-17f
   redução da ingestão de sódio, 227-236
Benicar, 300-301t
Benidipina, 284-285
Benzotiazida, 258-260t
Betaxolol
   anti-hipertensivos orais disponíveis nos EUA, 313t
   bloqueadores dos receptores β-adrenérgicos, 278-279f, 278-279t
Biorretroalimentação e pressão arterial, 241-242
Bisoprolol
   anti-hipertensivos orais disponíveis nos EUA, 313t

cirurgia, 333-335
HCTZ combinada com, 562-563t
terapia combinada com diuréticos tiazídicos, 262-263
*Blood Pressure Lowering Treatment Trialist's Collaboration,* 199-201
Bloqueadores dos canais de cálcio (BCCs)
   efeitos colaterais, 288-290, 288-289t
   eficácia anti-hipertensiva, 286-288t
     determinantes da, 285-
     efeitos renais, 286-288
   modo de ação, 284-285t
     ativação simpática, 284-285
     di-hidropiridinas (DHP), 284-285
     duração, 284-286, 286-288t
     não di-hidropiridinas (não DHP), 284-285
Bogalusa Heart Study, 119-120
*Bothrops jararaca,* 290-292
Brancos
   enzima conversora da angiotensina, inibidores da, 294-296
   escolha de fármacos, diretrizes para, 307-312
   fármacos anti-hipertensivos, primeira escolha de, 312-314
   hipertensão renovascular, 410-411
   receptores β-adrenérgicos, bloqueadores dos, 278-279
Brevibloc, 364-365t
British National Institute for Clinical Excellence (NICE), 372-373
Bromocriptina, 489-490t, 509t
Broncoespasmo e IECAs, 296-298
Bucindolol, 278-279t
Bumetanida, 267-269

## C

Cabelo, 282-284
Cafeína
   hipertensão neonatal, causas de, 565-566t
   hipertensão primária, 123-124
   hipertensão, 507-508
Cálcio, alterações no metabolismo do, 264-266
Cálcio, dietético, 127-128, 236-238
   negros e história natural da hipertensão, 167-168
Cálcio, excreção do
   bloqueadores, dos receptores β-adrenérgicos, 278-279
   diminuída, com redução do sódio dietético, 232-232t
   hipocalemia, 264-266
Cálcio, parenteral, 289-290
Cálcio, suplementação de
   dados clínicos, 234-236
   recomendações, 235-236
Canadian Hypertension Education Program, 314-317
Câncer
   células renais, 307-309, 428-429, 465-466
   estômago, 74-76, 232-232t
Câncer de mama, 537-539
Características clínicas
   aldosteronismo primário (AP), 434-435
   apneia obstrutiva do sono (AOS), 500-501, 501-503t
   eclâmpsia, 533-534
   hiperplasia adrenal congênita, 494
   hipertensão maligna acelerada, 355, 360-361, 360-361f
   nefropatia diabética, 392-393
   paraganglioma e feocromocitoma, 466-469
   síndrome de Cushing, 485-486t
Cardiovasculares, doenças (DCV)
   infância e adolescência
     espessura da camada íntima-média carotídea aumentada (ECIMC), 546-547
     função cognitiva, 546-547
     hipertrofia ventricular esquerda, 546-547
     lesão renal, 545-546
     pressão arterial, 546-548
     rastreamento da pressão arterial, 544-547
   risco aumentado de
     gênero, 13-16
     hipertensão diastólica elevada (HDE), 17-18, 17-18f
     hipertensão sistólica elevada (HSE), 15-18
     incidência de eventos cardiovasculares, 13-14, 13-14f
     PAE em, 15-16f, 16-17f
     papel da idade, 15-16, 16-17f
     pressão de pulso, 15-16
     raça e, 15-16, 15-16f
     risco relativo *versus* risco absoluto, 17-20, 18-20f
   risco diminuído de
     PA natural *versus* induzida por tratamento, 18-20
     prevenção de, 20-21
     racional para, 18-20, 20-21t
Carótida, artéria, doença da, 159-160
Carótida, endarterectomia da, 506-507
Carótida, espessura da camada íntima-média da (ECIMC), 546-547
Carótida, seios da, barorreceptores dos, 66-67, 69-70
Carteolol, 257-259t, 278-279t
Carvedilol, 280-282, 389-390
Catarata, sódio dietético, 235-236t
Catecolamina
   agonista α-central, 270-274
   crise, induzida pela tiamina, 366-367
   feocromocitoma, 467-472, 472-474f, 473-475t, 476-478
   tumor cerebral, nível no, 502-503
CDC Diabetes Cost-effectiveness Group, 203-205
Cefaleia, 168-171
   histórias do paciente, 168-170t
Celebrex, 511-512

Celecoxib, 511-512
Celiprolol, 278-279t
Cérebro, tumor do, 502-503
Cerebrovascular, doença, 158-160
 bloqueadores dos receptores da angiotensina II (BRAs), 300-302
 inibidores da enzima conversora da angiotensina (IECAs), 293-294
Cetoconazol, 489-490t
Charcot-Bouchard, aneurisma de, 301-302
*Chlamydia pneumoniae*, anticorpos contra, 412-415
Ciclosporina, 399-401
Cintura, circunferência da, 227-228, 547-548
Circulação, alterações da, na gravidez normal, 521-523, 522-523f
Cirrose, com ascite, 105-106t
Cistatina C, 159-160
Claudicação intermitente, 151f, 152-154
Clindamicina, 391-392t
Cloreto, cotransporte de, 258-260
Cloreto, reabsorção de, 266-267, 444-445t
Clorotiazida, 258-260, 560-561t, 566-567
Clorpropamida, 391-392t
Clortalidona
 anti-hipertensivos disponíveis nos EUA, 257-259t
 diabetes de recente começo, 264-266
 diuréticos tiazídicos, 260-261
Cobertura universal (nacional) de cuidados de saúde, 252-253
Colelitíase, 466-467
Cortisol/deoxicorticosterona (DOC)
 hiperplasia adrenal congênita (HAC)
  deficiência de 11-hidroxilase, 492-495
  deficiência de 17-hidroxilase, 493-495
  síndromes, 492-493, 494t
  síntese de esteroides adrenais, 492-493f
 receptores de mineralocorticoides
  ácido glicirretínico, 490-492
  excesso aparente de mineralocorticoide (EAM), 490-492
  proteção dos receptores mediada por enzima, 490-492f
  resistência aos glicocorticoides, 490-492
 síndrome de Cushing. *Ver* Cushing, síndrome
Crânio, traumatismo do, 362-363t, 504-505
Crescimento, fator de, vascular, 164-166
Crianças
 classificação da PA, 24-25
 paraganglioma e feocromocitoma, 465-466
Crises hipertensivas
 definições
  emergência hipertensiva, 356-357, 356-358t
  encefalopatia hipertensiva, 356-357
  hipertensão maligna acelerada, 356-357
  urgência hipertensiva, 356-357
  encefalopatia hipertensiva. *Ver* Encefalopatia

 hipertensão grave não controlada, 367-369
 hipertensão maligna acelerada, 356-357
Cromafínicas, células, e feocromocitoma, 461-462, 469-472
Cromogranina A, níveis de, 470-472
Curva J, da pressão arterial, 212-214, 327-328
Cushing, síndrome de, 457-458
 características clínicas, 485-486t
 causas
  estudo da corticotropina (ACTH), 487-489
  IRM pituitária, 487-489
  seio petrosal inferior (SPI), 487-490
  supressão com dexametasona em altas doses, 487-489
  teste de estimulação do hormônio de liberação da corticotropina, 487-489
 excesso de glicocorticoide, 484-486
 fisiopatologia
  causas, 482-485t
  dependente/independente do ACTH, 482-486t
  variações, 483-485
 pseudossíndrome de Cushing, 485-486
 rastreamento, testes de
  cortisol salivar noturno, 486-489
  cortisol urinário livre, 486-487
  supressão plasmática noturna, 486-487
  teste de supressão da dexametasona e TSD-CRH combinados, 487-489
  vias diagnósticas, 486-487f
 significado, 482-483
 tratamento, 489-491, 489-490t
Cushing, síndrome de, dependente do ACTH, 483-485, 487-489
Cushing, síndrome de, independente do ACTH, 482-485, 487-489

# D

Dacarbazina, 479-480
Darusentan, 305-307
Dedos, equipamentos para medição da pressão arterial, 48-49
Definições
 aldosteronismo primário, 433-434
 crise hipertensiva, 356-357
 emergências hipertensivas, 356-357
 hipertensão operacional, 21-30
 hipertensão, conceitual, 11-23
 hipotensão postural, 162-163
 urgências hipertensivas, 356-357
Degenerina/proteínas epiteliais dos canais de sódio, 99-101
Demência
 álcool e, 510-511
 bloqueadores dos canais de cálcio, 282-290
 em idosos, considerações especiais em, 323-325
 história natural da hipertensão, 159-160

Deoxicorticosterona (DOC). *Ver* Cortisol/
  deoxicorticosterona (DOC).
Depressão
  distúrbios somáticos funcionais, 504-505
  síndrome de Cushing e, 485-486
Descongestionantes, 557-559
Desfechos cardíacos, avaliação de prevenção (HOPE),
  197t, 256-257, 294-296
Desfechos da terapia. *Ver* Terapêuticas, metas.
Dexametasona
  aldosteronismo remediável por glicocorticoides,
    444-445
  deficiência de 11β-HSD2, 490-492
  hipertensão neonatal, causas de, 565-566t
Dexametasona, teste de supressão da
  dose alta, 464-465
  massas adrenais incidentais, 461-462
  síndrome de Cushing, 459-460
*Diabetes Control and Complications Trial*, 394-396
Diabetes melito
  álcool, 238-239
  baixo peso ao nascer e desenvolvimento tardio de,
    86-90
  bloqueadores dos canais de cálcio, 307-309
  bloqueadores dos receptores β-adrenérgicos,
    275-282
  BRAs, 385-387
  complicações do, 328-329f, 329-331
  crianças e adolescentes, indicações de tratamento,
    560-561
  custo-eficácia do tratamento, 203-206
  diuréticos tiazídicos, 258-260
  escolha da terapia, considerações especiais, 323-328
  estudos controlados por placebo, 194-196, 197t
  feocromocitoma com hipotensão, 465-466
  hipertensão primária e, 117-118
  hipertensão renal parenquimatosa, 392-398
  hipocalemia, 263-264
  hipoglicemia com IECAs, 296-298
  IECAs, 329-331
  instalação recente, 264-266, 293-294, 327-329
  lesões ateroscleróticas com hipertensão
    renovascular, 412-415
  medição domiciliar da pressão arterial, 50-52
  meta da terapia anti-hipertensiva, 212-214
  nefropatia diabética, 392-396
  óxido nítrico, disponibilidade de, com
    o envelhecimento, 90-91
  pacientes hipertensos, 166-167
  pré-eclâmpsia, 522-523
  prevenção de, 167-168
  pró-renina, 101-104
  redução de peso e modificações do estilo de vida,
    382-385
  síndrome metabólica e obesidade, 327-329
  sódio-lítio, contratransporte, 548-549t
  tipo 1, 102-104, 393-394
  tipo 2, 108-117
Diabetes Prevention Program, 328-331
Diálise crônica
  manejo, 399-400, 399-400f
  hipertensão, papel da
  causas, 398-399t, 399-400
Diária, terapia, 312-314t, 314-317
Disfunção erétil, 266-267
Dislipidemia, 170-172
Displasia broncopulmonar, 563-565, 565-566t
Displasia fibromuscular adventicial, 413-415t,
  416-417
Displasia fibromuscular, 413-417, 414-416t
Diuréticos
  bloqueadores da aldosterona, 267-269
  de alça, 266-269
  modo de ação, 267-270
  néfron, 257-259f
  poupadores de potássio, 267-269
  tiazídicos
    clortalidona, 260-261
    determinantes da resposta, 258-261
    dose, 262-263
    duração de ação, 261-263
    efeitos colaterais, 262-267
    eficácia anti-hipertensiva, 261-262, 261-262f
    indapamida, 260-262
    metolazona, 261-262
    modo de ação, 258-260, 260-261f
    morbidade cardiovascular, proteção 262-263
    reabsorção de sódio, 257-259f
    resistência, 262-263
Doença arterial coronariana (DAC), 156-157
Doença arterial crônica, 201-203, 212-214
Doença cardíaca isquêmica, (DCI), 9-10, 10-11f, 12-13
Doença renal aguda
  causas, 376-378
  doadores renais, 376-378
  glomerulonefrite aguda, 375-378
  injúria renal aguda (IRA)
    gadolínio e fibrose sistêmica nefrogênica,
      375-376
    reconhecimento, 375-376
  obstrução do trato urinário e refluxo, 376-378
Doença renal crônica (DRC), 159-163, 207-210
  classificação, 374-375t
  em idosos, 393-394, 393-394f
  hipertensão renal parenquimatosa, 373-374f
  inibidores da enzima conversora da angiotensina
    (IECAs), 289-292
  mecanismos
    lesão estrutural, início e progressão, 379-381,
      381-382f
    pressão arterial elevada, 378-379, 379-381t
    proteinúria, 379-381, 381-382t

taxa de filtração glomerular (TFG), 379-382
papel da hipertensão, 378-379
prevenção, estudos de
   α-bloqueadores, 389-390
   β-bloqueadores, 389-390
   bloqueadores da aldosterona, 388-389
   bloqueadores dos canais de cálcio, 388-390
   diuréticos, 388-389
   minoxidil, 389-392
terapia intensiva, manejo
   perigos da, 380-384, 383f
   proteinúria, 380-382
terapia, modo de
   algoritmo, 381-382
   alterações no estilo de vida, 382-385
   anemia, inibidores do SRA, 388-389
   BRA e IECA, combinação, 382-385
   BRA e inibidores diretos da renina, 387-388
   BRAs, 382-385
   combinação, 382-387
   IECA/BRA, terapia com, doses maiores, 387-388
   IECAs, 382-385, 382-384f
   inibição SRA prolongada, 385-387
   inibidores do sistema renina-angiotensina (SRA), 387-388
terapias futuras, 393-394
torsemida, 267-269
tratamento anti-hipertensivo, 239-241, 382-385
Doença vascular periférica (DVP), 158-159

# E

ECA I/D, polimorfismo, variante DD do, 412-415
Eclâmpsia
   características clínicas, 533-534
   definição, 533-534
   encefalopatia hipertensiva, 362-363
   manejo, 533-534
*Ecstasy* (metilenodioxi-metanfetamina), 509t
Edecrin, 258-260t.
Edema
   bloqueadores dos canais de cálcio, dependente, 307-309
   crônico, e recomposição da natriurese de pressão, 82-84
   eclâmpsia e pré-eclâmpsia, 533-534, 522-531
   glomerulonefrite aguda, 375-378
Eficácia, dos anti-hipertensivos
   bloqueadores da aldosterona, 269-270
   bloqueadores do receptor $\alpha_1$-adrenérgico, 275-276
   bloqueadores do receptor β-adrenérgico, 275-282
   bloqueadores dos canais de cálcio, 286-288
   carvedilol, 280-282
   clonidina, 272-274
   diretrizes para a escolha dos fármacos, 305-311
   diuréticos tiazídicos, 261-262
   hidralazina, 282-283
   IECAs, 261-262
   labetalol, 280-282
   metildopa, 270-272
   minoxidil, 282-284
   reserpina, 272-275
Efonidipina, 284-285
Ehlers-Danlos, síndrome de, 158-159
Ejaculação, falha na, 280-282
Ejeção, fração de, 155-156
Eletrocardiograma, na hipertensão maligna acelerada, 356-357, 356-358t
Êmbolos
   displasia fibromuscular, 413-416t
   hipertensão renovascular, arteriografia para, 409-429
Emergência, hipertensiva, 356-367
Enalapril
   angina, 331-332
   anti-hipertensivos orais disponíveis nos EUA, 312-314t
   apneia obstrutiva do sono, 501-503
   benefícios do tratamento IECA *versus* placebo, 197t
   características, 292-293t
   cirurgia, considerações especiais para, 333-335
   diretrizes para escolha de fármacos, 305-307
   doença arterial coronariana, 331-332
   dose infantil, 248t
   doses pediátricas, 560-561t
   IECAs, 292-293t
   intervalo de doses, 255-257
   nefropatia diabética, 294-296, 392-393
   relação dose-resposta, 309-311, 310-312f
   terapia inicial com baixas doses para pacientes de alto risco, 211-212
Enalaprilato
   crianças e adolescentes, emergências, 567-568t
   parenteral, para emergências hipertensivas, 364-365t, 364-366
Encefalopatia
   diagnóstico diferencial, 362-363, 362-363f
   eclâmpsia, 533-534
   fisiopatologia
      alterações do sistema nervoso central, 360-362
      autorregulação vasomotora, 360-362, 360-362f
   pré-eclâmpsia, 528-531
Endarterectomia, 506-507
Endotelial, disfunção
   acromegalia, 500-501
   aterosclerose, patogênese da, 149-152
   baixo peso ao nascer, e desenvolvimento posterior de, 88-89
   doença vascular periférica, 332-333
   hipertensão maligna acelerada, 356-358
   IECAs, 293-294
   inflamação, 111-113
   medicação liporedutora e efeitos anti-hipertensivos, 241-242

peso, reversão da redução, 226-227
pré-eclâmpsia, 522-523, 523-524f, 527-528
tabagismo, atenuação do relaxamento por, 125-127
Endotelina
    cálcio e alterações na membrana celular na hipertensão, 90-91
    função endotelial, efeito na, 84-85f, 84-86
Endotelina, antagonistas da, 305-307
    fármacos em investigação, 304-307
    insuficiência cardíaca, 110-111
Endotelina-9-10, 80-82t
Endotélio, células progenitoras do, 293-294
Endotélio, função do
    diabetes com hipertensão primária, 99-101
    estatinas e IECAs, 329-331
    hipertensão primária, 91-92
    substâncias vasoativas, 92-95
Envelhecimento
    hipotensão postural, 162-163
    noctúria, 86-87
    populacional, e tratamento da hipertensão, 9-10
Enzima conversora da angiotensina, inibidores da (IECAs), 298-299, 425-426
    aldosteronismo primário, 257-259
    angina, 201-203
    anti-hipertensivos orais disponíveis nos EUA, 313-314t
    arterite com hipertensão renovascular, 356-358, 411-412, 417-418
    benefício do tratamento *versus* placebo, 186-187, 197t, 199-201f
    bloqueadores da aldosterona, 263-264, 269-270, 388-389
    bloqueadores dos canais de cálcio combinados com, 145-146t, 194-195
    características do, 292-293t
    curva J e terapia anti-hipertensiva, 212-214
    diabéticos, 199-201, 294-296, 304-305, 387-388
    diálise, pacientes em, 382-385
    dilatação arterial e venosa, 364-366
    diuréticos, 194-196, 201-205, 261-262, 275-276, 285-286
    doença cardíaca, 294-296
    doença cerebrovascular, 294-296
    doença renal, 294-297
    doença renal aguda, 376-378
    doença renal não diabética, crônica, 394-396
    doença vascular periférica, 332-335
    dose em crianças e adolescentes, 560-561, 562-563t
    efeitos colaterais
        ações farmacológicas, 296-299, 296-297t
        efeitos colaterais inespecíficos, 296-299
        estrutura química, 296-298
    emergências hipertensivas em crianças e adolescentes, 566-567
    escolha dos fármacos, diretrizes para, 305-307
    estatinas e, 201-203
    estudos após 194-196, 197t
    estudos controlados por placebo, 194-196, 197t, 301-302
    glomerulonefrite aguda, 375-378
    gravidez, 296-298
    hipertensão renovascular, 257-260, 385-387
    hipertensão renovascular com nefropatia isquêmica, 378-379, 409-412
    hipertrofia ventricular esquerda, 261-262, 277-279
    idosos, 307-308, 323-325, 411-412
    infarto do miocárdio, após o, 201-203
    jovens, pacientes brancos, 314-317
    modo de ação
        efeitos, 292-294
        farmacocinética, 290-292, 292-293f
        farmacodinâmica, 290-293, 292-293f
        monoterapia, 293-294
        morbimortalidade, redução da, 293-294
        terapia combinada, 293-294
    morbimortalidade, 262-263, 293-294, 302-304, 314-317
    natriurese de pressão, recomposição da, 261-262
    negros, 304-305, 314-317
    parenteral, para emergências hipertensivas, 305-307, 364-365t
    renina-angiotensina, sistema, 289-290f
    renografia, descontinuação antes do, 423-424
    síndrome metabólica e obesidade, 108-110
    terapia combinada, 288-289, 293-294
    terapia medicamentosa para hipertensão, 20-21, 23-24, 29-30, 147-149, 207-210
    transplante cardíaco, 506-507, 511-512
    ventrículo esquerdo, índice de massa do, 205-206
Esfigmomanômetro
    equipamento oscilométrico automático, 48-49
    equipamentos de punho e de dedo, 48-49
    manômetro, 46-49
    posição do manguito, 46-48
    tamanho da bolsa, 46-48
Estenose aórtica, 156-157
Estilo de vida, modificações
    acupuntura, 242-243
    alho e fitoterápicos, 242-243
    antioxidantes, 241-242
    aumento da atividade física
        dados clínicos, 236-239
        recomendações, 238-239
    cafeína, 241-242
    consumo moderado de álcool
        efeitos benéficos, 239-241
        efeitos na pressão arterial, 238-239
        recomendações, 239-241
    dieta e fármacos hipolipemiantes, 241-242
    doença cardiovascular, proteção, 224-226

fibras, 239-241
folatos, 242-243
gordura dietética, 239-242
magnésio, suplementação de, 236-238
melatonina, 242-243
nitratos dietéticos, 239-241
peso, redução do
    dados clínicos, 226-228, 226-227t, 227-228f
    recomendações, 227-230
potássio, suplementação de
    dados clínicos, 234-238
    recomendações, 235-236
prevenção, potencial de
    benefícios, 220-222, 220-222t
    diabetes, 220-222
    Dietary Approach do Stop Hypertension, (DASH), 220-222t, 222-226, 222-224f
    hipertensão, incidência de, 222-223, 222-224t
    intervenção não farmacológica, estudo de, em idosos (TONE), 222-223, 222-223f
    JNC-7, relatório do, 220-222
proteína, ingestão de, 241-242
relaxamento, 241-243
simpatectomia cirúrgica, 242-243
sódio da dieta, redução do
    antecedentes, 227-230
    benefícios, 232-234
    desfecho, segurança, 234-236
    efeito anti-hipertensivo, 227-234
    infarto do miocárdio, 232-234
    mortalidade, 232-234
    perturbações lesivas, 232-234
    suplementação de cálcio
        dados clínicos, 236-239
        recomendações, 238-239
    tabagismo, cessação, 224-227
    terapia individual, problemas da, 224-226
Estômago, cirurgia de *bypass* do, 226-227
Estresse oxidativo,
    pré-eclâmpsia, 527-528
    resistência periférica, 79-82, 80-82t
Estrogênio, terapia de reposição de (TRH), 537-539
Estudos clínicos, em pacientes não tratados, 149-152
Estudos clínicos, problemas com, 183-185, 188-190, 194-196f
Etacrínico, ácido, 267-269
Étnicos, grupos
    escolha da terapia, considerações especiais na, 323-325
    história natural da hipertensão, 164-167
    rigidez aterosclerótica, 152-154
Exercícios aeróbicos
    manejo da hipertensão, crianças e adolescentes, 559-560
    suplementação de magnésio e, 236-238

## F

Fadiga
    aldosteronismo primário, hipocalemia no, 479-480
    bloqueadores dos receptores β-adrenérgicos, 279-280
Falso-positivo, resultado de exames, 171-173
Febre, alta, e feocromocitoma, 478-479
Feixe de elétrons, tomografia computadorizada, 424-425
Felodipina
    anti-hipertensivos orais disponíveis nos EUA, 312-314t
    bloqueadores dos canais de cálcio, 286-288t, 307-311
    doença renal crônica não diabética, 382-385
    doses pediátricas, 326-327t
    enalapril, combinado com, 292-293t
    intervalo de dose para controle da hipertensão, 255-256
    toronja, suco de, interação com, 322-323
    urgências hipertensivas, 366-369
Femoral, pulso, 557-559
Fenofibrato, 391-392t
Fenoldopam
    emergência hipertensivas pediátricas, 560-561t, 561-563
    parenteral, para emergências hipertensivas, 364-365t, 364-367
Fentanyl hidromorfona, 392-393t
Feocromocitoma
    hipertensão adrenal, 461-462
    massa adrenal incidental
        avaliação de hiperfunção, 458-460, 459-460t
        avaliação de malignidade, 457-459, 458-459t
        diagnóstico diferencial, 457-458, 470-472t
        incidentaloma adrenal, 457-458
        manejo, 460-462, 460-461f
        prevalência, 457-458
    paraganglioma. *Ver* Paraganglioma e feocromocitoma
Feocromocitoma, diagnóstico bioquímico, 467-474
Fetal, desenvolvimento, 89-90, 125-127
Fibra, dietética, 239-241
Fibrilação atrial, 156-157
Fibromuscular, displasia, 413-417, 414-416t
Filtração glomerular, taxa de (TFG), 379-381
    avaliação de pacientes hipertensos, 155-157
    BCCs, 388-389
    cálculo da, 379-381
    doença renal, 159-162
    doença renal crônica não diabética, 394-398
    IECAs, 382-385
    natriurese de pressão, recomposição da, 82-84
    nefropatia diabética, 392-396, 395f
Filtros, usados na angioplastia renal, 399-401

Florinef, 442-443
Fluido, retenção de
  diuréticos tiazídicos, 269-270
  guanetidina, 274-275
Fluido, volume de
  diálise crônica, 396-398
  feocromocitoma, 457-458
Fluidos, ingestão de, limitada
  eclâmpsia, manejo da, 366-367
  glomerulonefrite aguda, 375-378
Fluxo sanguíneo cerebral (FSC)
  encefalopatia hipertensiva, 360-362, 356-358t
  pré-eclâmpsia, 529-531
Fluxo sanguíneo renal
  agonista α-central, 270-272
  assimetria do, 422-424
  fenoldopam, 364-366
  gravidez, 444-447
  isquemia, 413-415
  prostaglandinas, 84-86
Food and Drug Modernization Act (FDAMA), 560-561, 560-561t
*Framingham Heart Study*, 25-27f
  doença cardiovascular e nível de PA, 13-14
  envelhecimento, impacto do, com hipertensão associada, 9-10
Frequência cardíaca, débito cardíaco, 67-70, 293-294
Furosemida, 266-269

## G

GABA, agonistas, 489-490t
Gabapentina, 391-392t
Gastrintestinal, sintomas, hipertensão maligna acelerada, 356-358t
Gastroplastia, 226-227
Gene, terapia com, na hipertensão primária, 61-62
Gênero, diferenças
  hipertensão do avental branco, 42-43
  hipertrofia ventricular esquerda, 154-155
  incidência de hipertensão, 25-27, 25-27f
  prevalência de hipertensão na população dos EUA, 24-25
  rastreamento da pressão arterial em crianças, 544-546
  rigidez aterosclerótica, 152-154
  risco de mortalidade por DCI e níveis de pressão arterial, 13-14
Genéticos, fatores
  adenomas produtores de aldosterona, 446-447
  aldosteronismo primário, 448-450
  aldosteronismo remediável por glicocorticoides, 437-439, 442-446
  associação com, na hipertensão primária, 61-63
  bloqueadores dos receptores β–adrenérgicos, 275-276

defeitos hereditários na excreção renal de sódio, 86-87
deficiência de 11β-HSD2, 489-492
distúrbios tubulares renais hereditários, 444-445
diuréticos tiazídicos, 258-260
hipertensão primária, papel na, 61-63, 66-67
hipertrofia ventricular esquerda e hipertensão, 154-155
história natural da hipertensão, 144-145
lesões ateroscleróticas com hipertensão renovascular, 410-411
negros, e história natural da hipertensão, 163-164, 164-166t
pré-eclâmpsia, 490-492
pressão arterial em crianças, 549-551, 551-552t
sensibilidade ao sódio, 74-76
Gengival, hiperplasia, 288-289
Genitourinário, sistema, 275-276
Gestacional, hipertensão (HG), 519-520
Gitleman, síndrome de, 124-126f
Glaucoma, 39-40
Gliburida, 391-392t
Glicirrizínico, ácido, 490-492
Gliclazida, 391-392t
Glicocorticoide, resistência do receptor de, 490-492
Glicocorticoides
  arterite de Takayasu, 158-159
  síndrome de Cushing, 483-485
Glicose, intolerância à,
  diuréticos tiazídicos, 264-266
  síndrome de Cushing, 483-485
Glicose sérica
  controle da, e nefropatia diabética, 394-396
  diabetes com hipertensão primária, 108-110
  efeitos colaterais, bioquímica, da terapia da hipertensão, 20-21
  estresse físico agudo e hipertensão, 505-506
  feocromocitoma benigno, cuidados pós-operatórios, 478-479
  infarto do miocárdio e β-bloqueadores, 201-203
  metabolismo da, e magnésio dietético, 236-238
  pré-hipertensão, 145-146
*Global Utilization of Streptokinase and Tissue Plasminogen Activator for Occluded Coronary Arteries-1 Trial*, 156-157
Glomerular, obsolescência acelerada, 356-357
Glomeruloesclerose
  nefropatia diabética, 378-379
  rim contralateral, com estenose renal, 417-418
Glomerulonefrite aguda
  doença renal aguda, 376-378
  encefalopatia hipertensiva, 360-361
Glomerulopatia, e retenção renal de sódio, 75-79
Glucagon, teste de estimulação do, 472-474
Gordon, síndrome de, 444-445t, 446-447

Gordura alimentar
 crianças e adolescentes, 549-551
 DASH, dieta, 239-241
Gota
 álcool, 510-511
 diuréticos tiazídicos, hiperuricemia na, 258-260
Grandes vasos, doença dos, 156-159
Gravidez e pílula
 alterações circulatórias, 521-523, 522-523f
 anticoncepcionais orais (ACO)
  curso clínico, 536-537
  diretrizes, 537-539, 538-539t
  fatores predisponentes, 536-537
  incidência, 536-537
  mecanismo, 536-537
  riscos, 536-539, 537-539t
 eclâmpsia
  características clínicas, 533-534
  definição, 533-534
  manejo, 533-534
 hipertensão crônica
  causas, 534-537
  medicações orais, 534-536, 534-536t
  riscos para a mãe e para o feto, 533-536
 monitorização da pressão arterial
  análise da onda de pulso, 521-522
  medição domiciliar, 520-522
  medição no consultório, 520-522
  monitorização ambulatorial, 520-522, 521-522f
 pré-eclâmpsia (PE), Ver Pré-eclâmpsia (PE)
 síndrome pós-parto
  cardiomiopatia periparto, 536-537
  e lactação, 536-537
 terapia de reposição hormonal (estrogênio), 537-539
 tipos
  aspectos diagnósticos da pré-eclâmpsia, 519-522
  classificação, 519-520
Guanabenz
 agonistas α-central, 270-272, 313t
 anti-hipertensivos orais disponíveis nos EUA, 312-314t
 pilotos, considerações especiais para terapia de, 323-325
Guanadrel
 anti-hipertensivos orais disponíveis nos EUA, 312-314t
 inibidores adrenérgicos periféricos, 280-282, 313t
 pilotos, considerações especiais para terapia de, 323-325
Guanetidina
 anti-hipertensivos orais disponíveis nos EUA, 312-314t
 inibidores adrenérgicos periféricos, 280-282, 313t
 pilotos, considerações especiais para terapia de, 323-325

Guanfacine
 agonistas α-central, 270-272, 313t
 anti-hipertensivos orais disponíveis nos EUA, 312-314t
Guillain-Barre, síndrome de, 504-505

# H

HCTZ (hidrocolotiazida). Ver Hidroclorotiazida (HCTZ)
HELLP, síndrome, e pré-eclâmpsia, 529-532, 530-532t
Hematócrito, hipertensão primária e, 170-172
Hemodinâmica
 aldosteronismo primário, hipertensão, 435-436f
 características das medicações anti-hipertensivas, 298-299
 hipertensão renovascular, 411-412f, 523-524f
 pré-eclâmpsia, 522-523
Hemólise
 hipertensão maligna acelerada, 359-360
 síndrome HELLP com pré-eclâmpsia, 529-531
Hepático, metabolismo, bloqueadores dos receptores β-adrenérgicos, 277-279
Hidrato de cloral, 391-392f
Hidroclorotiazida (HCTZ), 260-261, 314-317, 562-563t
Hiperaldosteronismo familiar, tipo I. Ver Aldosteronismo remediável por glicocorticoide (hiperaldosteronismo familiar, tipo I)
Hiperaldosteronismo idiopático. Ver Hiperplasia adrenal bilateral (hiperaldosteronismo idiopático)
Hipercalcemia, 296-298, 296-297t
Hiperparatireoidismo primário (HPTP), 499-501
Hiperplasia adrenal bilateral (hiperaldosteronismo idiopático), 446-448, 447-448t
Hiperplasia adrenal congênita (HAC),
 deficiência de 11-hidroxilase, 492-495
 deficiência de 17-hidroxilase, 493-495
 hiperplasia adrenal, 492-495
 síndromes, 492-493, 494t
 síntese de esteroides adrenais, 492-493f
Hiperplasia adrenal unilateral, 434-435t
Hiperplasia gengival, 288-289
Hiperplasia medular bilateral, 446-447
Hipertensão
 comparação entre fármacos,
  efeitos adversos, 307-311
  eficácia, 305-308, 307-308f
  morbimortalidade, redução da, 307-309
 controle ineficaz
  médicos, 253-255
  pacientes, 252-255
  terapia, 253-255
 hipertensão resistente
  causas identificáveis, 322-323
  condições associadas, 322-323
  diagnóstico e manejo, 321-322, 322-323f

# Índice

  não adesão, 321-323
  resposta inadequada, 321-322
  tratamento, 322-325
 prevenção, 335-336
 terapia, escolha da
  anti-hipertensivos orais, 312-314t
  considerações, 323-336
  descontinuação, 319-322
  primeiro fármaco, 312-321
  relação dose-resposta, 309-312, 309-312f
  segundo fármaco, 319-321, 319-321f
  terceiro e quarto fármacos, 319-321
  tratamento
   fármacos anti-hipertensivos. *Ver* Anti-hipertensivos, terapia medicamentosa
   modificações no estilo de vida. *Ver* Estilo de vida, modificações
Hipertensão, complicações da, e local de nascimento, 149-152, 152-154
Hipertensão, estudo de prevenção da (TROPHY), 207-210
Hipertensão, fármacos de primeira escolha na, 317-319, 326-328
Hipertensão, grupos populacionais
 definição conceitual, 11-23, 13-20f, 20-21t
  fatores, 12-13t
  papel do paciente e piora da qualidade de vida, 20-21
  polipílula, 21-23
  terapia, efeitos colaterais bioquímicos, 20-23
 definições operacionais, 21-25, 23-24f, 23-24t
 doença cardíaca isquêmica (DCI), taxa de mortalidade, 9-10, 10-11f
 incidência, 25-27
 prevalência, 25-27
  população adulta nos EUA, 24-27
 prevenção, 29-30
 risco
  estratégia de, 28-30
  PAS, distribuição, 28-29, 28-29f
 taxa de controle, 9-10, 10-11t
 tipos e causas, 25-28, 27-28t
Hipertensão, informações ao paciente
 causas, 573-574
 consequências, 573-574
 controle, 574-575
 definição, 573-574
 diretrizes para monitorização domiciliar da pressão arterial
  equipamento, 574-575
  procedimento, 574-575
 tratamento
  estilo de vida, hábitos do, 573-574
  fármacos anti-hipertensivos, 574-575
Hipertensão, tratamento
 benefícios

  custo-eficácia, 203-206
  evidências epidemiológicas, 186-187
  experimentos em animais, 187-188
  experimentos naturais, 186-188
  progressão, 186-187
  terapia anti-hipertensiva, estudos clínicos, 187-188
 diretrizes
  avaliação de risco, 206-210
  estratificação de risco, 209-212t
  fatores prognósticos, 208-210t
  irracionalidades e inconsistências, 205-206
  limites, para instituição de terapia, 207-210t
  nível da PA, 205-206
  recomendações, 208-210
  risco cardiovascular absoluto, 205-207, 206-207f
 estudo TROPHY, 207-210
 estudos controlados randomizados, problemas
  diretrizes, 192-194
  metanálises e revisões sistemáticas, 192-194
  soluções, 190-192
  subestimativas, 188-190
  superestimativas, 188-191, 190-191t, 191-192f
  tratamento anti-hipertensivo, 187-188
  validade dos dados, do estudo, 190-192
 limites, pacientes de alto risco
  DAC, 209-212, 209-212f
  DRC, 208-212, 211-212f
 manejo global, 209-212, 206-207f
 metas
  curva J, 211-214
  estratégias populacionais, 214-215
  recomendações, 212-214
  terapia adequada, 214-215
 resultado de estudos
  em cardíacos, 201-203
  em diabéticos, 199-203, 201-202t
  em idosos com HSI, 196-200, 196-198f
  em mulheres, 199-201
  em negros, 199-201
  estudos antes de 1995, 194-196, 194-195t
  estudos controlados com placebo após 1995, 194-198, 197f, 197t
  na doença cerebral, 201-203
  na hipertensão maligna, 192-194
  na hipertensão menos grave, 192-195
  na idade avançada, 106-108, 199-201, 198-200f, 198-200t
Hipertensão, tratamento, propaganda e custo-eficácia, 203-205
Hipertensão crônica
 causas, 534-537
 gravidez e, 533-536
 medicações orais, 534-536, 534-536t
 risco materno e fetal, 533-534
Hipertensão diastólica isolada (HSI), 17-18, 17-18f

Hipertensão estabelecida
   estudos clínicos, 149-152
   observações não controladas a longo prazo, 147-150
Hipertensão glomerular, nefropatia diabética, 392-394
Hipertensão identificável
   agentes químicos, 509t, 510-511t
      álcool, 510-511
      cafeína, 507-508
      nicotina e tabagismo, 507-508, 510-511
      agentes simpaticomiméticos, 511-512
      anti-inflamatórios não esteroidais (AINEs), 511-512
   apneia obstrutiva do sono (AOS)
      características clínicas e diagnóstico, 500-501, 501-503t
      incidência, 500-503, 502-503f
      mecanismo, 501-503
      tratamento, 501-503
   coarctação da aorta
      fisiopatologia, 498-500
      lesões, 498-499
      manejo, 499-500
      reconhecimento, 499-500
      sintomas e sinais, 498-499, 499-500t
   distúrbios hormonais
      acromegalia, 500-501
      deficiência de vitamina D, 500-501
      hiperparatireoidismo, 499-501
      hipertireoidismo, 499-500
      hipotireoidismo, 499-500
   distúrbios neurológicos, 504-505
      doença de Alzheimer, 502-503
      quadriplegia, 504-505
      trauma craniano, 504-505
      tumor cerebral, 502-503
   distúrbios somáticos funcionais, 504-505t
      hipertensão do avental branco, 504-505
      hiperventilação induzida por ansiedade, 505-506, 505-506f
   drogas ilícitas, 512-513
   estresse físico agudo,
      cirurgia cardiovascular, 506-507, 506-507t
      hipertensão perioperatória, 505-507
   imunossupressores, 511-512
   quimioterapia, 511-512
   volume intravascular, aumentado
      policitemia e hiperviscosidade, 507-508
      terapia com eritropoietina, 507-508
Hipertensão inicial, 147-149
Hipertensão maligna acelerada
   avaliação
      achados laboratoriais, 359-360
      avaliação das condições do paciente, 357-359, 359-360t
      causas identificáveis de, 359-361
   características clínicas
      achados fundoscópicos, 356-359, 357-359f
      sintomas e sinais, 356-358, 356-358t
   mecanismos
      alterações estruturais, 356-357
      fatores humorais, 356-358
      iniciação e progressão, 356-357, 357-359f
   prognóstico, 360-361
Hipertensão não controlada, 369-370
Hipertensão primária
   ácido úrico, 119-122
   avaliação de pacientes
      causas identificáveis, 173-176, 173-176t
      exame físico, 170-172, 170-172f
      história, 167-171, 168-170t
      risco cardiovascular global, 174-178, 176-178t
      testes laboratoriais, 170-175, 171-173f
   complicações
      causas de morte, 152-154
      doença cardíaca, 152-157
      doença dos grandes vasos, 156-159
      doença renal, 159-162
      doenças cerebrovasculares, 158-160
      lesões arteriais, 149-154
   considerações gerais, 61-63, 62-63f
   determinantes ambientais
      álcool, 125-128, 127-128f
      cafeína, 125-127
      exposições tóxicas, 130-131
      nutrientes, 129-131
      tabaco, 125-127
      temperatura e altitude, 127-128
      vitamina D, 127-130
   diabetes, 115-118
   diferenças de gênero, 120-122
      androgênios, 120-122
      estrogênios, 120-122
      fatores hemorreológicos, 120-122
   genes e ambiente
      aspectos étnicos e raciais, 123-127
      determinante genética, 122-124
      história familiar, 122-123
   hipertensão estabelecida
      estudos clínicos, 149-152
      não controlada, observações a longo prazo, 147-150
   hipertensão inicial, 147-149
   história natural, 144-145, 145-146f
      americanos, 166-167
      diabetes, 166-167
      idosos, 160-164
      mulheres, 163-164
      negros, 163-166, 164-166t
      obesidade, 166-168, 166-167f
      prevenção, 167-168
   mecanismos renais. *Ver também* Mecanismo renal

defeitos renais hereditários, excreção de sódio, 86-87
dieta rica em sal, 74-76
excesso de sódio, 72-76
ganho de peso pós-natal, 89-90
limitações, 89-90
natriurese de pressão, 80-87
oligonefropatia congênita, 88-90
redução do número de néfrons, 86-87, 88-89f
sensibilidade e resistência ao sal, 79-82
mecanismos vasculares
  disfunção endotelial e óxido nítrico (ON), 90-96
  rarefação microvascular, 99-101
  remodelamento vascular, 95-101
  vasoconstricção, 90-91, 90-91f
obesidade. *Ver também* Hipertensão relacionada à obesidade
  epidemia, 110-111, 110-111f
  prevenção, 118-119, 119-120t
pré-hipertensão, 145-147, 145-147f
renina-angiotensina-aldosterona, sistema, 99-101, 100-101f
  ações mediadas por receptor, 101-104
  aldosterona e regulação dos canais de sódio, 99-102
  atividade da renina plasmática (ARP), 102-108
  células-T e hipertensão induzida por AngII, 108-109-108-110
síndrome metabólica
  critérios, diagnósticos, 115-117, 115-117t
  patogênese, 117-118, 117-118f
sistema nervoso simpático
  angiotensina II, efeitos centrais, 70-72
  barorreceptores, 64-66, 70-72
  compressão do tronco cerebral, 70-72
  estímulo simpático central, 66-67
  estresse físico e emocional, 69-72
  hiperatividade simpática, 67-70, 69-70f
  influência cortical, 67-68
  mecanismo, 66-67f
  receptores adrenérgicos, 66-68, 67-68f
  reflexos excitatórios, 64-66
  regulação simpática a longo prazo, 67-70
subtipos hemodinâmicos
  hipertensão diastólica, 62-64
  hipertensão sistólica isolada, 62-64
  hipertensão sistólica, 62-64
Hipertensão relacionada à obesidade
adipocitocina, interação com, 111-113, 111-113f
epidemia, 108-111, 110-111f
mecanismos neurais
  acúmulo de gordura hepática, 114-115
  apneia obstrutiva do sono, 113-115, 113-114f
  ativação célula-T, 115-117
  hiperatividade SRAA, 115-117
  hipertensão, variante neurogênica da, 114-115
prevenção, 118-120, 119-120t

Hipertensão renal parenquimatosa
diálise crônica
  manejo, 398-401
  papel da hipertensão, 398-399, 398-399t
doença renal aguda. *Ver* Doença renal aguda
doença renal crônica (DRC). *Ver* Doença renal crônica
doença renal terminal (DRT), aspectos da
  dados, 372-375
  papel da hipertensão, 374-375
  prevalência de fatores de risco, 372-373, 373-374f
  soluções práticas, 374-378, 374-375t
nefropatia diabética. *Ver* Nefropatia diabética
terapia de substituição renal (TSR), 372-374
transplante renal
  estenose de artéria renal pós-transplante, 399-401
  hipertensão do rim nativo, 399-401
  hipertensão pós-transplante, causas de, 399-401t
  imunossupressão, 399-401
  manejo, 399-402
Hipertensão renovascular (HRV)
características clínicas
  atrofia cortical, 417-418
  dislipidemia, 417-418
  hiperaldosteronismo, 417-418
  indícios clínicos, 325t
  nefropatia isquêmica, 417-419
  policitemia, 417-418
  rim hipoplásico, 418-419
  síndrome nefrótica, 417-418
  transplante renal, 418-419
classificação e curso
  aneurismas, 416-417
  arterite, 416-417
  displasia fibromuscular, 413-417, 414-416f
  dissecção aórtica, 416-417
  êmbolos, 416-417
  estenose da artéria renal, tipos de, 412-415, 414-416t
  lesões ateroscleróticas, 412-
  tipos 413-415t
fatores, 409-410
mecanismos
  estudos em animais, 411-412
  modelos animais, 410-412, 411-415t
prevalência, 410-411
terapia
  angioplastia, 425-428, 426-428t
  cirurgia, 426-428
  seleção, 426-429
  terapia clínica, 425-426
testes diagnósticos
  algoritmo de avaliação e terapia, 419-421, 421-422f
  arteriografia por cateter, 423-425
  cintilografia renal, 422-424, 423-424f

comparação da renina nas veias renais, 421-424
fatores de resposta da revascularização, 418-419t
medidas da renina, 419-421
regra de predição clínica, 419-421, 419-421t
sangue periférico, 421-422
tomografia computadorizada espiral e angioressonância magnética, 424-425, 424-425f
ultrassonografia duplex resistiva, 422-424
tumor secretor de renina, 428-429
*versus* doença renovascular, 409-411, 410-411t
Hipertensão resistente
causas identificáveis, 322-323
condições associadas, 322-323
diagnóstico e manejo, 321-322, 322-323f
não aderência, 321-322
resposta inadequada, 321-322
tratamento, 322-325
Hipertensão sistólica isolada (HSI), 15-18
em idosos, 196-198, 196-198f
*versus* hipertensão combinada sistólica e diastólica, 144-145, 145-146t
Hipertensiva, emergência
definições, 356-357, 356-358t
medicação parenteral, 364-365t
clevidipina, 364-366
diuréticos, 366-367
esmolol, 366-367
fenoldopam, 364-366
fentolamina, 366-367
hidralazina, 366-367
labetalol, 366-367
nicardipina, 364-366
nitroglicerina, 364-366
nitroprussiato, 364-366
seleção de fármacos, critérios de, 366-367
terapia, início da, 362-363
terapia, monitorização da, 362-365
Hipertensiva, urgência, 366-367
agentes orais, seleção dos, 367-369t
captopril, 367-369
clonidina, 367-369
diuréticos, 369-370
labetalol, 369-370
nifedipina, 367-369
definições, 356-357
manejo, 369-370
Hipertireoidismo, 499-500
Hipertrofia excêntrica do ventrículo esquerdo, 155-156
ecocardiogramas, hipertrofia ventricular esquerda, 154-156
Hipertrofia prostática benigna
bloqueadores dos receptores $\alpha_1$-adrenérgicos, 274-276
noctúria, 170-171
Hipertrofia ventricular esquerda, (HVE), 546-547
associações, 154-156

consequências, 155-156
padrões, 155-156
prevalência, 154-155
regressão, 155-156
Hiperuricemia, 264-266
Hipocalemia, 436-437
arritmias ventriculares, 263-264
diuréticos, como indutor de prevenção, 263-264
repleção, 263-266
morte súbita, 263-264
perda urinária de $K^+$, 262-264
Hipoglicemia, 296-298
Hipomagnesemia, 264-266
Hiponatremia, 264-266
Hipotireoidismo, 499-500
Histórias familiares
aldosteronismo, 450-451
avaliação de pacientes hipertensos, 122-123
genética, papel da, 122-123
hipertensão em crianças e adolescentes, 556-557
Hormônio adrenocorticotrópico (ACTH)
aldosteronismo primário, remediável por glicocorticoide, 444-445
terapia, 450-451
feocromocitoma
avaliação de hiperfunção, 459-460
hipertensão paroxística, 464-465
hipertensão renovascular, 466-467
síndrome de Cushing
ensaio do ACTH, 487-489
fisiopatologia, 482-483, 483-485t
pituitária, IRM da, 487-489
pseudossíndrome de Cushing, 485-486
seio petrosal inferior (SPI), 487-490
teste de estimulação da liberação da corticotrofina, 487-489
tratamento da, 489-491
Hypertension Detection and Follow-up Program (HDFP), 23-24f, 194-195t, 194-196, 194-196f

# I

Idade
bloqueadores dos canais de cálcio e, 285-286
doença cardiovascular (DCV), 15-16, 16-17f
hipertensão do avental branco, 40-46
hipertensão, tratamento e, 198-200f, 198-200t
infância e adolescência, 551-553t
Idosos
bloqueadores da aldosterona, 267-270
bloqueadores dos canais de cálcio, 282-286
diretrizes para escolha dos fármacos, 305-307
diuréticos tiazídicos, 258-260, 262-263
doença cardiovascular e nível da pressão arterial, 12-13, 13-14f

emergências hipertensivas e redução gradual da PA, 362-363
fármacos, primeira escolha, na hipertensão, 312-321
hipertensão, história natural da, 10-11f, 145-146t, 155-156, 158-159
hipertensão do avental branco, 40-46
hipertensão renovascular, 409-429
hipertensão sistólica, 15-16
hipertensão sistólica isolada, 62-64, 96-97, 149-152, 162-163, 199-201f
hiponatremia, 264-266
idade avançada, 145-146, 199-203
não tratados, em estudos de hipertensão estabelecida, 144-145, 145-146f, 149-152
pressão de pulso, 15-16
pseudo-hipertensão, 48-49
sódio, dietético, 227-230
terapia, escolha da, considerações especiais na, 323-328
IMC, índice de massa corporal, 119-120
Imidazolina, antagonista dos receptores da, 271-272f, 272-274
Imunossupressores. *Ver* Ciclosporina
Incidentalomas
aldosteronismo primário, rastreamento de, 439-440
massa adrenal incidental, 459-460
síndrome de Cushing independente do ACTH, 487-489
Indapamida
anti-hipertensivos orais disponíveis nos EUA, 312-314t
benefício do tratamento com IECA *VS* placebo, 197t, 199-201
diuréticos tiazídicos, 260-262
perda de potássio, diminuição da, com redução do sódio dietético, 232-234
prevenção de acidente cardiovascular, considerações especiais para, 301-302
Índigo carmim, 509t
Indinavir, 510-511t
Infância e adolescência
cardiovascular, doença
espessura da camada íntima-média carotídea aumentada, 546-547
função cognitiva, 546-547
hipertrofia ventricular esquerda (HVE), 546-547
lesão renal, 546-547
pressão arterial, 545-546
rastreamento da PA, 544-547
classificação e diagnóstico
avaliação diagnóstica, 556-561, 559-560t
diagnóstico diferencial, 556-557, 556-557t
hipertensão do avental branco, 556-557
hipertensão mascarada, 556-557
monitorização ambulatorial da PA (MAPA), 552-553

PA, elevação da, confirmação da, 551-553
hipertensão aguda grave
anti-hipertensivos orais, 563-565, 566-567t
emergências hipertensivas, tratamento das, 565-566
sintomas, 565-566
infância
causas, 563-565, 565-566t
doses recomendadas, 563-565, 566-567t
manejo não farmacológico, 559-560
medicações anti-hipertensivas
abordagem escalonada, 561-563, 561-563f
classes, 560-561
doses recomendadas, 563-565, 566-567t
indicações pediátricas, 556-557, 556-557t
indicações, 556-557
obesidade, 545-546
pressão arterial, níveis de, 548-549t
algoritmo de manejo, 554-556, 554-556f
definição, 549-551
fatores ambientais, 549-551
fatores genéticos, 548-549
medida, frequência de, e recomendações terapêuticas, 552-554, 552-554t
meninas, percentis de idade e altura, 552-554t
meninos, percentis de idade e altura, 551-554t
prevalência, 542-546, 544-545t
prevenção, 547-548
Infância, hipertensão na
causas, 563-565, 565-566t
doses recomendadas, 563-565, 566-567t
Infância, primeira, crescimento e doença cardiovascular, 546-548
Infecção e doença renovascular, 412-415
Inibidores diretos da renina (IDR), 302-305, 385-387
Injúria renal aguda (IRA)
gadolínio e fibrose sistêmica nefrogênica, 375-376
reconhecimento, 375-376
Insônia familiar fatal, 504-505
Instituto Nacional de Coração, Pulmão e Sangue, 194-195t
Ioga, 241-242
Isquêmica, doença cardíaca (DCI), 9-10, 10-11f, 12-13

## J

John Henryism, 164-166
Joint National Committee (JNC-7), classificação da pressão arterial, 21-24

## K

Keith-Wagener, retinopatia de, 356-357
Ketamina, 476-478
Korotkoff, sons de
amplificação do, 49-50
crianças e adolescentes, 554-556
medida da pressão arterial no consultório, 45-47t

## M

Marcadores inflamatórios
  aldosterona e hipertensão primária, 174-176
  avaliação de pacientes hipertensos, 173-175
  citocinas, reduzidas, com redução do peso, 115-117
  hipertensão primária, 173-175
  síndrome metabólica e hipertensão primária, 125-127
  terapia de reposição hormonal (estrogênio) e hipertensão, 537-539
Mecanismo renal
  dieta rica em sal
    mecanismo dependente de volume, 75-79, 77-79f
    mecanismo independente de volume, 78-82
    retenção de sódio, 75-77, 75-77t
  excesso de sódio
    estudos de alimentação, 74-76
    estudos de migração, 73-74
    estudos em animais, 74-76, 75-77f
    estudos epidemiológicos, 72-74, 73-76f
    intervenções dietéticas populacionais, 73-76
  excreção de sódio, 86-87
  ganho de peso pós-natal, 89-90
  hipertensão dependente de sal em adultos, 86-87, 88-89f
  limitações, 89-90
  natriurese de pressão
    apoio experimental, 81-82, 82-84f
    curva de pressão-excreção de sódio, 82-84, 82-84f
    inflamação renal, 86-87
    mecanismo extrarrenal, 84-87
    mecanismo intrarrenal, 84-85
    noctúria, 86-87
    sistema de endotelina medular renal, 84-86
    sistema dopaminérgico renal, 84-86
    SRAA intrarrenal, 84-86, 84-85f
  oligonefropatia congênita, 88-90
  sensibilidade e resistência ao sal
    hipertensão humana monogênica e hipotensão, 79-82, 81-82f
    mecanismos fisiopatológicos, 80-82t
    metodologia de pesquisa clínica, 79-82
Medida da pressão arterial em consultório, 44-50, 45-47t
Metolazona, 261-262
Microalbuminúria, 159-160, 393-394
Mineralocorticoide, excesso aparente de (EAM), 489-492
Mineralocorticoides, receptores de
  ácido glicirretínico, 490-492
  excesso aparente de mineralocorticoides (EAM), 489-492
  proteção do receptor mediada por enzima, 489-491f
  resistência aos glicocorticoides, 490-492

Minoxidil, DRC
  agentes hipolipemiantes, 389-392
  anemia, 389-390
  intervalo do, 389-390
  modificação de dose, 391-392, 391-392t
  proteína, restrição dietética de, 389-390
Morte
  feocromocitoma, por, 467-469
  lesões arteriais, com história natural de hipertensão, 152-154
  morte súbita
    apneia obstrutiva do sono, e hipertensão, 500-503
    diuréticos tiazídicos, hipocalemia com, 262-264
    envolvimento de órgão-alvo, 152-157
    exercício, durante o, 236-238
    feocromocitoma com hipertensão paroxística, 502-503
    parada cardíaca, ao acordar, 39-40
Mulheres
  considerações especiais para, 323-325
  crianças e adolescentes, níveis de pressão arterial em, 538-539t
  displasia fibromuscular medial, 413-415
  hipertensão renovascular com nefropatia isquêmica, 428-429
  história natural de hipertensão, 149-152
  terapia anti-hipertensiva, benefícios da, 220-222
*Multiple Risk Factor Intervention Trial*
  raça, mortalidade por DAC, e nível da pressão arterial, 15-16
  risco populacional de hipertensão, 28-29, 28-29f

## N

Nadolol
  anti-hipertensivos orais disponíveis nos EUA, 313t
  bloqueadores dos receptores β-adrenérgicos, 257-259t, 277-279, 278-279t, 313t
  doença renal crônica não diabética, 396-398f
*National Health and Nutrition Examination Surveys* (NHANES), 24-25
  chumbo e hipertensão primária, 130-131
  controle da hipertensão, estado atual, 251-252
  hipertensão sistólica isolada e risco cardiovascular, 16-17
  idosos hipertensos, 160-162
  índice de mortalidade, e melhora do controle da hipertensão, 28-29
  obesidade, 166-168
  pressão de pulso, alargamento da, 15-16
  prevalência de hipertensão na população dos EUA, 24-25
  proteína da dieta e controle da hipertensão, 241-242
*National Health Epidemiologic Follow-up Study*, 25-27
National High Blood Pressure Education Program
  hipertensão, tipos, durante a gravidez, 446-447
  pré-eclâmpsia, 522-524

pré-eclâmpsia, manejo, 528-529
risco populacional por hipertensão, 28-29
tratamento, recomendações para o, 252-253
National Institute for Clinical Excelence (NICE), 252-253
Natriurese
   hipertensão maligna acelerada, 356-357
   retenção renal de sódio, 75-79, 77-79f
   20-HETE, 80-82t
Nebivolol, 278-279t, 280-282
Necrose fibrinoide, 356-358
Nefazodona, 391-392t
Nefrectomia
   hipertensão renovascular com rim hipoplásico, 418-419
   hipertensão renovascular, 410-411
Néfron
   isquemia do, e hipertensão primária, 84-86
   número reduzido, e hipertensão, 86-89, 547-548
Nefropatia
   diabetes, 115-118
   hipertensão renovascular, 417-419
   IECAs, 286-288, 294-296
   meio de contraste, 424-425
Nefropatia diabética
   curso, 393-394, 395f
   fatores de risco, manejo, 392-393, 393-394t
   manejo
      controle glicêmico, 394-396
      terapia anti-hipertensiva, 394-396, 396-398f
   mecanismos
      angiotensina II, 394-396
      fatores, 393-394, 395f
      hipertensão glomerular, 393-396
      hipertensão, 394-396
      renina-angiotensina, 394-396
   patologia e características clínicas, 392-393
   seleção de fármacos
      fármacos adicionais, 396-398
      IECAs, BRAs e IDRs, 394-398
      terapias, 396-398
Nefropatia isquêmica
   definição, 417-418
   doença renovascular bilateral, 417-419
   terapias, 417-418
Nefrótica, síndrome, 417-418, 439-440t
Negros
   acidente vascular cerebral, 277-279
   aldosteronismo remediável com glicocorticoides, 444-445
   bloqueadores dos canais de cálcio, eficácia dos, 285-286
   bloqueadores dos receptores β-adrenérgicos, 275-282
   crianças, rastreamento da pressão arterial em, 545-546

   diuréticos tiazídicos, 261-262
   doença coronariana em, mortalidade da, 15-16
   doença renal, 159-160, 412-415
   doença renal terminal, 378-379
   escolha da terapia, considerações especiais, 323-325
   escolha de fármacos, diretrizes para, 305-307
   hidralazina e nitratos para insuficiência cardíaca congestiva, 201-203
   hipertensão, fármacos de primeira escolha na, 310-312
   hipertrofia ventricular esquerda e hipertensão, 154-155
   história natural da hipertensão, 144-147
   natriurese de pressão na retenção renal de sódio, 80-82, 82-84f
   prevalência da hipertensão na população dos EUA, 24-25
   sódio, redução na dieta do, 227-230
   suplementação de potássio, 234-236
   terapia anti-hipertensiva, benefícios da, 199-201
   terapia anti-hipertensiva, metas da, 212-214
   vasodilatadores diretos, 282-284
Neurológico, estado
   emergências hipertensivas e redução gradual da pressão arterial, 362-363
   encefalopatia hipertensiva, 362-363
   hipertensão maligna acelerada, 356-358t
Neuropatia autonômica, 396-398
Neurovascular, descompressão, 70-72
Nicardipina, emergências hipertensivas, 364-366
Nicotina e tabagismo, 507-508, 510-511
Noctúria, 170-171
Nova Zelândia, diretrizes da, para início de terapia anti-hipertensiva, 256-257, 257-259t

# O

Obesidade abdominal, 167-168, 207-210, 266-267, 327-328
   avaliação de pacientes hipertensos, 170-171
   hipertensão primária, 115-117
   hipertensão resistente, 322-323
   redução de peso, 226-227, 382-385
   síndrome metabólica, 115-117, 327-328
Obesidade, 547-548
   apneia obstrutiva do sono, 500-503
   crianças, 544-548
   diabetes com hipertensão primária, 115-118
   escolha da terapia, considerações especiais, 327-329
   exercícios aeróbicos, 236-238
   hipertensão primária, 108-117
   hipertensão resistente, 322-323
   hipertensos, 170-172
   negros, 212-214
   pré-hipertensão, 145-147
   prevenção de hipertensão na população dos EUA, 29-30

risco populacional de hipertensão, 28-30
síndrome de Cushing, 459-460
síndrome metabólica, 115-117
Octreotide, 489-490t
Óleo de peixe, suplemento de (ácido graxo ômega-3), 241-242
Oligúria, 375-376
Olmesartan, 312-314t
Omapatrilato, 305-307
Ômega 3, ácido graxo (suplemento de óleo de peixe), 241-242
11-hidroxilase, deficiência, 492-495, 494t
11β-hidroxiesteroide desidrogenase, 9-10, 106-108
11β-hidroxilase (CYP11B1), 492-493
11β–hidroxiesteroide desidrogenase tipo 10-11, isoforma da, (11β-HSD2), 260-261, 489-492
Opiáceos, 272-274, 464-465
Organização Mundial de Saúde, Sociedade Internacional de Hipertensão (OMS/SIH), 23-24
Órgão-alvo, lesão do, 74-82
Orlistat, 227-230
Oslo, estudo de, 149-150t, 194-195t
Osteopenia, 485-486t
Osteoporose
  cálcio, suplementação de, 235-238
  consumo de álcool, moderado, 239-241
  diuréticos tiazídicos, 263-264
  sódio, ingesta de, 231-232, 232-234t
Ouabaína, 78-79

## P

PA, Monitorização ambulatorial (MAPA), 520-522f, 552-554
  esquema de avaliação, 53-55, 53-55f
  hipertensão do avental branco (HJB) e, 40-43
    história natural da, 43-44
    prognóstico, 42-44, 43-44f
  limites recomendados, 54-55t
  qualidades técnicas da, 52-53, 53-55t
  vantagens da, 53-55
  variabilidade da PA, 34-35, 34-35f, 38-39
  *versus* MDPA, 50-52
PA, monitorização domiciliar da PA (MDPA), 33-34, 50-52, 52-53t
Paraganglioma e feocromocitoma
  acompanhamento pós-operatório, 478-479
  características clínicas
    apresentações menos comuns, 470-472
    fenótipos diferentes de MEN2 e síndrome VHL, 465-467
    gene causador da doença, 470-472
    hipertensão paroxística, 464-466
    hipotensão, 465-466
    mortes, 472-474
    neurofibromatose, 466-467
    paraganglioma familiar, 466-467
    pseudofeocromocitoma, 467-469
    regra de 10 revisada, 465-466
    simulação de feocromocitoma, 467-469
    sinais e sintomas, 462-465, 464-465t
    surtos tipo feocromocitoma, diagnóstico diferencial, 462-465, 464-465t
    tumor secretor de catecolamina, 466-469
  cirurgia e anestesia, 476-479
  em crianças, 478-479
  crise hipertensiva aguda, 476-478
  diagnóstico bioquímico
    doença renal terminal, 470-472
    metanefrinas da urina/plasma, 469-472
    paraganglioma secretor de dopamina, 472-474
    racional científico, 467-470, 469-470f
    técnica, 470-472, 471-472f, 471-472t
    teste farmacológico, 472-474
  feocromocitoma maligno, 478-480
  gravidez, 478-479
  indicações de rastreamento, 467-469, 467-469t
  localização do tumor
    estudos por imagem, 473-475
    TC e RM abdominal, 472-475, 473-475f
    teste genético, 473-476
  localização, 461-462t
  manejo pré-operatório
    bloqueador do canal de cálcio, 476-478
    inibição da síntese de catecolaminas, 476-478
    α-bloqueador, 475-476
    β-bloqueador, 475-476
  prevalência, 462-464, 462-464f
Parto
  eclâmpsia, manejo da, 533-534
  pré-eclâmpsia, manejo da, 529-531
Peptídeos natriuréticos atriais, 123-124, 437-439, 522-523f
Perda auditiva, 267-269
Perigo, diferença de, nos estudos clínicos, 190-191
Peso, ganho de
  acelerado, pós-natal, 89-90, 547-548
  bloqueador dos receptores β-adrenérgicos, 278-279
  cessação do tabagismo, 224-226
Peso, perda de
  apneia obstrutiva do sono, 501-503
  crianças e adolescentes, 559-560
  descontinuação da terapia após, 319-322
  diabéticos, 328-329
  modificação no estilo de vida, 220-226
Peso, redução do,
  dados clínicos, 226-228, 226-227t, 227-228f
  recomendações de, 227-230
Polipílula, 21-23
Poluição do ar e hipertensão primária, 130-131
Potássio, agentes poupadores de, 267-269

Potássio, suplementação de
　dados clínicos, 234-236, 235-236f
　recomendações, 235-236
Prática clínica, aplicação dos resultados de estudos, 183-187, 188-191t
Pré-eclâmpsia (PE)
　coagulação intravascular, 529-531, 530-532f
　consequência a longo prazo, 532-533
　definição, 519-520
　diagnóstico
　　consequências, 528-529
　　detecção precoce, 528-529
　　diagnóstico diferencial, 529-531
　　excesso de diagnóstico, 528-529
　　hiperuricemia, 529-531
　　proteinúria, 528-529
　epidemiologia
　　causas, 523-524
　　fatores de risco, 523-524, 524-526t
　fisiopatologia
　　estímulo placentário, 524-527
　　hipoperfusão útero-placentária, 524-526
　　migração trofoblástica deficiente, 524-526, 526-527f
　　fluxo sanguíneo cerebral, 529-531
　　gênese do início precoce e tardio, 526-527, 527-528f
　　hemodinâmica útero-placentária e materna, 523-524, 523-524f
　manejo
　　farmacológico, 532-533, 532-533t
　　não farmacológico, 530-532
　　PE grave, 530-532, 530-532t
　prevenção, 532-534
　síndrome HELLP, 529-531
　síndrome materna, 527-529
Pré-hipertensão, 145-147, 145-147f
Pressão arterial (PA)
　ambulatório, monitorização. *Ver* Monitorização ambulatorial da pressão arterial (MAPA)
　avental branco, efeito
　　ambiente, 39-42
　　medidor, 40-42, 40-42f
　avental branco, hipertensão do
　　características, 42-44
　　história natural, 43-44
　　PA ambulatorial sistólica e diurna, leituras da, 40-43, 42-43f
　　prognóstico, 43-46, 43-44f
　classificação
　　crianças, 24-25
　　hipertensão sistólica, 24-25
　　lábil, 24-25
　　limítrofe, 24-25
　　pré-hipertensão, 23-25, 23-24t
　hipertensão mascarada, 44-46
　medição
　　infância, rastreamento na, 544-547
　　monitorização ambulatorial, 5255, 53-55f
　　medição domiciliar da, 50-52, 52-53t
　medição no consultório
　　diretrizes, 45-47t, 49-50
　　esfigmomanômetro, 45-49
　　posição do paciente e do braço, 44-47, 46-48f
　　significado, 49-50
　　técnica, 48-50
　pressão arterial central, 54-55, 54-55f, 54-55t
　sono e despertar
　　não redutor, 39-40
　　onda matinal, 39-40
　　padrão normal, 38-39
　　queda excessiva, 39-40
　variação
　　nível da PA, 34-38
　　sensibilidade do barorreflexo, 36-38
　　tipos, 34-38, 38-39t
　　variação biológica, 34-36
　　variação da medida, 34-36, 34-36t
Pressão arterial, classificação da
　diretrizes para, 20-21, 24-25, 27-28t
　hipertensão em crianças e adolescentes, 546-547, 556-557
　hipertensão, tipos de, durante a gravidez, 517-518
Pressão arterial, medida da, equipamentos eletrônicos para, 52-53, 53-55t
Pressão arterial, redução da, benefício absoluto da, 199-201
Pressão arterial, redução gradual
　acidente cardiovascular, isquêmico agudo, 369-370
　em idosos, 325-326
　emergências hipertensivas, 362-363
　encefalopatia hipertensiva, 360-362
　relação dose-resposta, 309-311
　urgências hipertensivas, medicação oral para, 367-370
Pressão arterial, variabilidade da, 34-39
Pressão arterial diurna, variação da, 34-35
Previsão clínica, regra para revascularização, 421-422, 421-422t
Primário, Aldosteronismo. *Ver* Aldosteronismo primário (AP)
*Prospective Studies Collaboration*, 17-18
　gênero, risco de mortalidade por DCI e níveis de pressão arterial, 13-14
　envelhecimento, impacto do, e hipertensão associada, 9-10
　mortalidade e risco de inativação, 12-13
Punho, equipamentos de medição da PA, 48-49

## Q

Quadriplegia, 504-505
Qualidade de vida
　efeitos adversos em fármacos, 307-309

rótulo de hipertensão, 20-21
sintomas relacionados com ansiedade, 167-168
Queloides e hipertensão, 164-166
Quimase, 99-101
Químicos, agentes, e hipertensão, 509-511t
  álcool, 510-511
  cafeína, 507-508
  nicotina e tabagismo, 509-511
Quimiodectoma, 483-485
Quimioterapia, hipertensão identificável, 511-512
Quinapril
  anti-hipertensivos orais disponíveis nos EUA, 312-314t
  benefícios do tratamento *versus* placebo, 197t
  características, 292-293t
  IECAs, 257-259t

# R

Raça. *Ver também* Étnicos, grupos
  bloqueadores dos canais de cálcio, eficácia dos, 309-311
  doença coronariana, mortalidade por e nível de pressão arterial, 15-16
  incidência de hipertensão, 25-27, 25-27f
  prevalência de hipertensão na população dos EUA, 24-25
Radiofrequência, ablação de feocromocitoma, 476-478
Ramipril
  anti-hipertensivos orais disponíveis nos EUA, 312-314t
  benefícios do tratamento *versus* placebo, 201-202t
  características, 292-293t
  doença renal crônica não diabética, 394-396
  estenose aórtica, 293-294
  estudos controlados por placebo para sintomas cardíacos, 196-198
  IECAs, 282-283t, 314-317
  intervalo de dose, 255-257
  pacientes diabéticos, 176-177t
Ramipril Efficacy in Nephropaty (REIN), estudo, 389-390
Randomizados, estudos controlados por placebo antes de 1995, 194-196
Randomizados, estudos controlados por placebo após 1995, 194-198
Randomizados, estudos controlados, 194-198, 194-195t, 197t
*Randomized Evaluation Study* (RALES), 267-269
*Rauwolfia*, 242-243, 272-274
Raynaud, fenômeno de, 286-288
Reações de alerta e medida da pressão arterial, 50-52
Rebote, da pressão arterial
  agonista α-central, 270-272
  clonidina, 272-274, 367-369
Receptores $β_1$, seletividade dos, 277-280

Receptores β-adrenérgicos, bloqueadores dos
  angina, 331-332
  anti-hipertensivos orais disponíveis nos EUA, 313-314t
  atletas, 333-335
  bloqueadores da aldosterona, usados com, 267-269
  brancos, pacientes jovens
  catecolaminas, fluxos de, na descontinuação dos agonistas α-centrais, 270-272
  cirurgia, considerações especiais para, 333-335
  classificação da, 278-279f
  crianças e adolescentes, doses em, 560-561, 562-563t
  crianças e adolescentes, emergências na, 566-567
  custo-eficácia, 203-205
  diálise, pacientes de, 398-399
  diretrizes para escolha do fármaco, 305-307
  diuréticos, combinados com, 317-318
  diuréticos tiazídicos, hipocalemia, 263-264
  dose em bebês, 565-566t
  efeitos colaterais, bioquímicos, da terapia da hipertensão, 20-23
  elevação da pressão arterial pelo tabagismo, 226-227
  endarterectomia carotídea, 506-507
  estresse físico agudo, 505-506
  estudos antes de 1995, 194-196
  hidralazina administrada com, 282-283
  hipertensão sistólica isolada, 198-200t
  hipertrofia ventricular esquerda, 329-331
  hipotensão postural, 325-326
  inibidores adrenérgicos, 257-259t, 269-275
  insuficiência cardíaca congestiva, 201-203, 277-279
  lesão craniana, 504-505
  morbimortalidade, nas diretrizes gerais para escolha dos fármacos, 305-307, 307-308f
  nefropatia diabética, redução da progressão da, 394-396
  negros, 314-317
  obesidade, 327-328
  propriedades farmacológicas, 278-279t
  pseudoefedrina, 511-512
  resposta paradoxal, 509t
  síndrome metabólica, 108-110, 327-328
  sintomas cardíacos, eficácia na redução dos, 201-203
  terapia, início da, com níveis menores para pacientes de alto risco, 208-210
  transplante renal, hipertensão após, 399-401
  ventrículo esquerdo, índice de massa do, 288-289f
Relaxamento, terapia de, 241-242
Remodelamento, do sistema vascular
  complicações da hipertensão, história natural do, 164-166
  hipertensão no, 101-102, 101-102f

Remodelamento, prevenção de
  hipertrofia ventricular esquerda, após IM, 154-156
  inibidores da enzima conversora da angiotensina, 289-290
Renina, atividade da, plasmática (ARP), 439-443
Renina, tumores secretores de, 428-429
Renina-angiotensina-aldosterona, sistema, 99-101, 100-101f
  aldosterona, regulação dos canais de sódio, 99-102
  Ang II, ações mediadas pelo receptor, 101-102, 101-102f
  atividade da renina plasmática (ARP),
    ensaios clínicos, 102-106, 104-106f
    fatores que afetam o, 104-106, 105-106t
    hipertensão primária, 104-108
    representação esquemática, 104-106, 105-106f
  hipertensão induzida pelas células T
    evidência experimental, 108-110
    evidência translacional, 108-110
    imunidade adaptativa, 108-109, 108-109f
    proteína e renina, 101-104
Repouso no leito, e pressão arterial, 242-243
Resistência vascular
  hipertensão diastólica, 62-64
  hipertensão primária, 79-82
  inibição adrenérgica periférica, 272-275
  mecanismo celular, 90-91
  recomposição do barorreceptor, 70-72
  remodelamento hipertrófico, 96-97
Ressonância magnética, imagem de, 424-425
Rim, doença aguda do
  causas, 376-378
  doadores renais, 376-378
  glomerulonefrite aguda, 375-378
  injúria renal aguda (IRA)
    gadolínio e fibrose sistêmica nefrogênica, 375-376
    reconhecimento, 375-376
  obstrução do trato urinário e refluxo, 376-378
Rim, lesão aguda do,
  gadolínio e fibrose sistêmica nefrogênica, 375-376
  reconhecimento, 375-376
Risco absoluto
  cardiovascular, e pressão arterial elevada, 17-20, 18-20f
  em estudos clínicos, estimativa baseada em, 188-191, 190-191t
Risco relativo, cardiovascular, 211-212f

## S

Seio petrosal inferior, amostra do, 486-487f, 487-489
Síndromes familiares. *Ver* Genéticos, fatores
Sistema nervoso simpático
  aumento do MSNA, 70-72
  barorreceptores, 64-66
  estímulo simpático central, 66-67
  hiperatividade simpática, 67-70, 69-70f
  hipertensão refratária, 72-73
  influências corticais, 67-68
  mecanismo
    angiotensina II, efeito central, 70-72
    compressão do tronco cerebral, 70-72
    estresse físico e emocional, 69-72
    mecanismo central e reflexo, 66-67f
    recomposição dos barorreceptores, 70-72
    receptores adrenérgicos, 66-68, 67-68f
    reflexos excitatórios, 64-66
    regulação simpática a longo prazo, 67-70
Sociedades industrializadas
  atividade física, falta de, 220-222
  história natural da hipertensão, 144-145
  ingesta de sódio excessiva na hipertensão primária, 72-73
Sopros abdominais, 557-559, 557-559t
Superdosagem
  bloqueadores dos canais de cálcio, 289-290
  relação dose-resposta, 309-312

## T

Tabaco, evitar o, 224-227
Tacrolimus, 399-401
Takayasu, arterite de
  hipertensão renovascular, 413-415t, 416-417
  história natural de hipertensão, 158-159
  reconhecimento da coarctação, 499-500
Tamsulosin, 275-276
Taxa de filtração glomerular estimada (TFG), 159-160
Terapêuticas, metas
  desfechos da terapia, determinantes dos, 188-190
  em idosos, 323-326
  emergências hipertensivas pediátricas, 394-396
  hipertensão pediátrica, medicações para, 566-567
  recomendações consistentes, ausência de, 212-214
Terapia, diretrizes da
  anticoncepcionais orais, com hipertensão, 537-539
  em idosos, 325-326t
  medicações, escolha de, 305-314
  pressão arterial, nível de, em crianças e adolescentes, 549-554
  problemas com, 192-194
  recomendações consistentes, ausência de, 212-214
Testes genéticos, 473-475
Tomografia computadorizada (TC), 424-425
Toranja, suco de
  bloqueadores dos canais de cálcio, interação medicamentosa com, 307-309
  hipertensão resistente, 322-323
Torsemida, 267-269
Transplante cardíaco, 506-507, 511-512
Transplante renal
  estenose de artéria renal pós-transplante, 399-401
  hipertensão do rim nativo, 399-401

hipertensão pós-transplante, causas de, 399-401t
  imunossupressão, 399-401
  manejo, 399-402
Triamtereno, 267-269
Tronco cerebral, compressão do, 70-72
Tumor cerebral, 502-503
Tumor de Wilms, 428-429
Tumores secretores de renina, 428-429

## U

*U.K. Prospective diabetes study*, 208-212
*U.S. Nurses Study*, 536-537
*U.S. Public Health Service Cooperative Study*, 242-243
Ultrassonografia
  na hipertensão renovascular, 422-424
  na infância e adolescência, 563-565
Urgência hipertensiva, 362-370
Urina, análise da, 170-172, 359-360
Urinário, trato, 376-378
Uterina, vasculatura, e pré-eclâmpsia, 524-526

## V

Valsartan
  anti-hipertensivos orais disponíveis nos EUA, 312-314t
  controle da hipertensão, 255-256
  HCTZ, combinado com, 314-317
*Valsartan Antihypertensive Long-term Use Evaluation* (VALUE), estudo, 255-256, 328-329f
*Valsartan Heart Failure Trial*, 269-270
Vanlev, 305-307
Vascular, mecanismo
  disfunção endotelial, ON
    inibição ON, 92-95
    medida da, 94-95
    regulação do tônus vascular, 91-92f
    superóxido, 91-92, 92-95f, 95-96
    via de sinalização dependente de redox, 94-95f
    vitaminas antioxidantes, 95-96
  rarefação microvascular, 99-101
  remodelamento vascular
    avaliação, 96-101, 98-99f
    mecanismo, 95-96, 96-97f
    vasoconstricção, 90-91, 90-91f
Vascular, sistema, 20-21t
Vasculite, das grandes artérias, 414-417

Vasoativos, agentes, 92-95f
Vasoconstricção, 90-91
Vasodilatação
  bloqueador dos receptores $\beta$-adrenérgicos, 275-282
  crianças e adolescentes, 545-546t
  direta, anti-hipertensivos orais disponíveis nos EUA, 312-314t
Vasodilatadores diretos, 316t
  hidralazina, 282-284, 282-283f
  minoxidil, 282-284
  nitratos, 282-284
Vasopeptidase, inibidores da, 305-307
Vasopressina, 84-86, 483-485, 487-489, 506-507
Vegetariana, dieta, 239-241
Venoso, Acúmulo, 162-163
Ventrículo esquerdo, hipertrofia do (HVE), 546-547
  associações, 154-156
  consequências, 155-156
  padrões, 155-156
  prevalência, 154-155
  regressão, 155-156
Ventrículo esquerdo, hipertrofia excêntrica do, 155-156
  ecocardiogramas, hipertrofia do ventrículo esquerdo, 154-156
Vesicoureteral, refluxo, 376-378
*Veterans Administration Cooperative Study Group on Antihypertensive Agents*, 149-150t, 192-195
Vigabatrin, 391-392t
Vigilantes do peso, programa, 227-228
Vincristina, 479-480
Vioxx, 511-512
Virilização, 492-495, 494t
Vitamina C, 533-534
Vitamina D, 127-128, 264-266, 392-393, 500-501, 565-566
Vitamina E, 95-96, 533-534
Von Hippel-Lindau, síndrome de, 465-467

## W

Wegener. granulomatose de, 416-417
Wilms, tumor de, 428-429

## Z

Zaroxolyn. *Ver* Metolazona.